主编　何立群

慢性肾脏病新机制
与新方药研究

上海科学技术出版社

图书在版编目（CIP）数据

慢性肾脏病新机制与新方药研究／何立群主编. —上海：
上海科学技术出版社,2018.3
ISBN 978 - 7 - 5478 - 3786 - 3

Ⅰ.①慢…　Ⅱ.①何…　Ⅲ.①慢性病-肾病（中医）-中
医治疗法②慢性病-肾病（中医）-验方-汇编　Ⅳ.①R256.5
②R289.51

中国版本图书馆 CIP 数据核字（2017）第 270836 号

慢性肾脏病新机制与新方药研究

主编　何立群

上海世纪出版股份有限公司
上 海 科 学 技 术 出 版 社　出版
（上海钦州南路 71 号　邮政编码 200235）

上海世纪出版股份有限公司发行中心发行
200001　上海福建中路 193 号　www.ewen.co
浙江新华印刷技术有限公司印刷
开本 787×1092　1/16　印张 28.25
字数：580 千字
2018 年 3 月第 1 版　2018 年 3 月第 1 次印刷
ISBN 978 - 7 - 5478 - 3786 - 3/R · 1502
定价：98.00 元

内 容 提 要

慢性肾脏病是临床常见病、危重病，目前还缺乏有效的治疗方法，而中医药在治疗中已显示出优势和广阔的前景。本书的研究内容均为上海中医药大学附属曙光医院何立群教授领衔的研究团队近三十年的原创成果，书中对肾脏病的发病机制提出新的看法，并对临床治疗提供具有中医特色的新治法、新方药，力求做到基础理论与临床实践相结合，反映目前肾脏病诊治的新水平和新进展。

本书可供临床肾脏科医师以及相关科研人员参考使用。

编委会名单

主　编　何立群

编　委（以姓氏笔画为序）

主 编 介 绍

何立群,医学博士,上海中医药大学附属曙光医院博士生导师,博士后合作导师,主任医师,教授,国家临床重点专科、国家中医药管理局肾病重点学科和专科带头人,上海市重点学科(肾病)、上海市教委肾病创新团队带头人,上海市中医临床肾病研究基地负责人,上海市海派名医童少伯学术思想研究基地负责人。先后任上海市中医药研究院中医肾病研究所所长,上海中医药大学附属曙光医院肾内科主任,上海中医药大学附属曙光医院肾病中心主任,上海中医药大学肾内科学科带头人;国际科技合作计划评价同行专家,国家自然科学基金同行评议专家,国家发展改革委员会药品价格评审专家,国家食品药品监督管理总局药品评审专家,中华中医药学会内科分会常务委员,中华中医药学会肾病分会副主任委员兼秘书长,世界中医药联合会医案专业委员会第一届副会长,世界中医药联合会用药安全研究专业委员会第一届副会长,中国民族医药学会肾病分会副会长,世界中医药联合会肾病专业委员会第三届常务理事,中国医师协会肾脏病学分会全国委员,中国中西医结合学会第五届肾脏疾病专业委员会常务委员,中国保健专家委员会委员,中华医学微量元素学会、中华预防医学会微量元素与健康学会理事,上海中医药学会常务理事,上海中医药学会肾病专业委员会主任委员,上海市中西医结合学会肾病专业委员会副主任委员,上海市市级医疗单位劳模联谊会第三届理事会理事,上海市政府采购咨询专家,上海市卫生系列高级专业技术职务任职资格评审委员会委员兼学科组中医一组组长和上海市药监局医疗器械产品审评咨询专家,上海中医药学会中青年学术研究分会委员。国际 *Journal of Integrative Nephrology and Andrology*(《中西医结合肾脏和男科杂志》)编委,《中华临床医师杂志》《中国中西医结合肾病杂志》《中国医刊》《临床肾脏病杂志》《上海中西医结合学报》等 8 家国内核心杂志的常务编委和编委,《中国临床医生杂志》特邀编委,《中国实验动物学报》特约审稿人。

1997 年入选上海市卫生系统百名跨世纪优秀学科带头人培养计划(简称"百人计划"),2001 年经专家评审和打擂台进入第二期培养,1999 年获首届上海市"董廷瑶中医药基金"一等奖和第七届上海市卫生系统"银蛇奖",卫生局行政记大功一次。2000 年获全国卫生系统优秀工作者。2001 年获上海市劳动模范,2006 年成为上海市医学领军人才。2008 年入选上海市优秀学科带头人计划,2009 年成为上海市领军人才,2013 年获上海市卫生系统先进工作者。2017 年入选第四届"上海市名中医"。

长期从事中西医防治慢性肾脏疾病的临床和基础研究,1995~1996 年任日本富山医科药科大学和汉药研究所客座研究员,进行大黄、麻黄等中药和降氮汤、温脾汤等复方治疗慢性肾衰、糖尿病肾病作用的研究,2006 年以高级访问学者到美国 Baylor 医药院进行中医中药对慢性肾衰抗纤维化疗效及机制的研究。主持国家自然基金(4 项)、国家"十一五"支撑计划、科技部中医药行业专项、上海市重点研究项目等 16 项,以第一作者或通讯作者发表论文 400 余篇,SCI 30 余篇,获授权专利 8 项,主编著作 9 部,已培养硕士、博士 100 余名。首创抗纤灵冲剂从瘀血、肾衰冲剂从热毒和健脾清化合剂从湿热治疗慢性肾衰系列方药;提出和论证中医内外同治慢性肾脏病伴大量蛋白尿的优化方案,研究成果以第一完成者两获教育部科技进步二等奖,两次获得上海市科技进步二等奖,三次获得中华中医药学会科学技术奖二等奖,两次获得中国中西医结合学会科学技术奖二等奖以及上海市中医药学会和上海市中西医结合学会科学技术一等奖各 1 项。

序 一

　　慢性肾脏病是对公众健康威胁十分严重的一种疾病,具有患病率高、致残性高、医疗费用高的特点,同时还会引发多种心脑血管系统的疾病,增加心脑血管疾病患者的病死率,国内外医学专家已将其列为21世纪威胁公众健康的主要疾病之一。美国国立卫生研究院流行病学调查研究显示,11%的人口患有不同程度的肾功能异常,他们所花的医疗费用占据了美国医疗预算费用总额的24%;我国虽然还没有这方面的准确统计数据,基本情况大体相似。可以说对世界上任何一个国家而言,治疗慢性肾脏病的花费都是一个巨大的负担。目前全世界有100多万人依靠透析维持生存,这个数字还在以每年平均8%的幅度增长。我国慢性肾脏病患者数以亿计,据2006年北京大学肾脏疾病研究所与北京市疾病预防控制中心联合进行的流行病学调查显示,肾脏病总患病率为9.3%,如果每年其中有1%的患者发展为尿毒症,按此推算,政府要为此投入1 210亿元人民币用作治疗费用,给国家和家庭带来的经济负担极为沉重。所以,慢性肾脏病的早诊、早治就显得尤为重要。肾脏病的早期治疗取决于早期诊断,早期诊断的关键在于患者能早期就诊。然而,我国公众对自己是否患有肾脏病的知晓率却只有1%,由此可见,做好公众的科普宣传教育有多么重要和紧迫。

　　数千年来,中医药为中华民族的繁衍昌盛做出了不可磨灭的贡献。中医"治未病"的思想即重在养生和保健的思想,体现了医学发展的真正目的;中医药学对自然和生命的深邃认识、先进理念和独特的思想方法,有可能对现代生命科学的发展发挥重要的启示作用;中医药学作为中华民族的原创性医学,具有成熟的理论体系和丰富的实践经验,它的整体论观念对于各种疾病,特别是慢性病(包括慢性肾脏病、蛋白尿、血尿、早中期慢性肾功能不全等)具有独特的优势。

　　多年的临床经验显示,肾脏病只有早期及时治疗,才能有效延缓慢性肾脏病的进展。早期发现的肾脏病患者,其治疗费用一般每年仅需几百元至几千元,但如发现在晚期,人均治疗费用(透析加药费)就需要约10万元。中医中药在防治慢性肾脏病、阻止或延缓其进展方面已取得显著成就,展示出广阔的应用前景。有效中医方药的临床研究和创制,对于广大慢性肾脏病患者来说不啻是一个福音,产生的社会效益和经济效益将十分巨大。

　　何立群教授率领研究团队和他的学生们在中医药防治慢性肾脏病进展,特别是针对诱发因素的治疗方面,开展了长期的研究,取得了优异成果。《慢性肾脏病新机制与新方药研究》一书,是他们集体研究成果的汇编,是30余年潜心研究的心血结晶。他们根据中医理论和临床经验创立了新的治疗方法和中药方剂,对肾脏病的发病机制提出新的观点,为临床治疗提供了具有中医特色的新治法、新方药;提出了治疗慢性肾脏病中医论治新方法——从肝、从瘀、从火、从风论治肾病;创制慢性肾脏病新方药,从中医理论、组方原则、临床疗效、实验机制和体外研究等角度,研究和总结了活血化瘀抗纤灵方、健脾化湿健脾清化方、益气温阳活血抗纤灵二号方、清热养阴糖肾宁、化痰祛瘀矢志方和心肾同治肾心宁方等多种中药新药,力求做到基础理论与临床实践相结合,反映目前肾脏病诊治的新水平和新进展。

防治终末期肾病的中药研究,是何立群教授团队研究成果的一个重要方面。慢性肾脏病如不早期积极干预,最终结果将导致终末期肾病,严重危害人类健康和生命。解决这个问题的关键环节,是要早期切断慢性肾脏病的发生和进展途径,包括预防和治疗慢性肾脏病、抗肾纤维化。这就需要针对这个目标,努力研发疗效明确、经济安全的中药新药,包括以中草药成分为主体的中药复方,通过积极防治,减少终末期肾脏病对于人类生命健康造成的巨大的威胁,从根本上减轻社会和家庭的沉重经济负担。何立群教授率领研究团队在这方面开展了积极的探索,取得了显著的成就。

我相信,在肾脏病患者人数庞大、防治形势严峻的情况下,本书的出版不仅具有重要的科学意义,也具有广泛的应用价值,将对慢性肾脏病的防治和中医药事业的创新发展发挥显著的作用。

陈凯先

中国科学院院士
上海市科学技术协会主席
中华中医药学会副会长
上海中医药大学学术委员会主任
2017 年 12 月

序　二

　　没有全民健康，就没有全面小康。"实施健康中国战略"提出要为人民群众提供全方位、全周期健康服务，要坚持预防为主，坚持中西医并重。中华民族在数千年文明发展的历程中，不断丰富对生命、健康和疾病的认识，形成了系统的中医药理论体系和丰富的技术方法，中医治未病和整体观的思想体现了医学的最终发展目的，让人们不生病、少生病、晚生病、不生大病。新时代，健康中国建设面对"慢性病井喷"，中医药的优势必将更加突出，作用更大。

　　对世界上任何一个国家来说，治疗慢性肾病的花费都是一个巨大的负担。据了解，目前全世界有 100 多万人靠透析生存，并以每年平均 8% 的幅度在增长。我国的慢性肾脏病患者总数已达到 1.21 亿，据推算这其中每年将有 1% 的患者发展为尿毒症，政府为此要投入约 1 200 亿元人民币用作治疗费用，随着糖尿病、高血压发病人数的快速增加及人口老龄化进程加快，慢性肾脏病所带来的问题也日趋严重。因此慢性肾脏病的早期诊断、早期治疗就显得尤为重要，只有在肾脏病早期及时治疗，才能为很好地控制病情提供机会。中医中药在防治慢性肾脏病进展方面已取得显著的成就，显示出广阔的应用前景，何立群教授率领研究团队和他的学生们通过 30 余年努力，在中医药防治慢性肾脏病进展特别是诱发因素治疗方面取得了优异的成绩，根据中医理论和临床经验创立了新的治疗方法和中药方药，《慢性肾脏病新机制与新方药研究》一书就是他们近 30 年来研究心血的结晶。

　　何立群医学博士长期从事中医药防治慢性肾脏病的临床和基础研究，精研中医名家之学说，继承和发扬中医在肾脏病领域中的学术思想，认为慢性肾脏病虽以益肾、清利、化瘀为法，然而在临床治疗中还是要辨证施治，如湿邪日久及肾，需肝肾同调；从肝论治，当疏养相合；风邪为患，惟宗以调肝、气血分治，擅长应用健脾补肾、清热化湿、活血化瘀及大方、药，在治疗慢性肾脏病、肾病综合征、蛋白尿、血尿、肾性高血压、慢性尿路感染、肾盂肾炎、肾小管间质病变及干预肾纤维化等方面取得显著的成绩，根据自己的临床经验研制出治疗肾病综合征蛋白尿的经验方"四蚕汤"和治疗慢性肾衰的中成药制剂抗纤灵方，在治疗肾病综合征蛋白尿和改善肾功能及肾纤维化方面已取得明显的临床及实验效果。他曾于 1995—1996 年在日本富山医科药科大学和汉药研究所做客座研究员，进行大黄、麻黄等中药和降氮汤、温脾汤等复方治疗慢性肾衰、糖尿病肾病作用的研究，2006 年以高级访问学者到美国 Baylor 医药院进行中医中药对慢性肾衰抗纤维化疗效及机制的研究，回国后对国外有关慢性肾脏病新的发病机制，应用中西医结合进行深入的研究,应用临床与体内、外研究方法,带领研究团队开展所创制的新方药治疗早、中期慢性肾衰、糖尿病肾病、尿酸性肾病、慢性肾脏病伴发心脏病变等的疗效和机制研究,首创的一种治疗慢性肾衰的药物复合物和治疗高尿酸血症和尿酸性肾病的矢志方获国家知识产权局专利,首创的从湿热、瘀血和热毒的角度治疗早、中期慢性肾衰而研制的系列方药取得显著的临床疗效。

欣闻《慢性肾脏病新机制与新方药研究》一书即将付梓,感于何立群教授孜孜之用心,数十年来未曾懈怠,努力传承中医前辈大家的经验,带领众弟子在中医肾病领域不辞辛劳,追梦求索,不断创新,才有这洋洋洒洒数十万字研究成果,为中医药百花园中添上一朵奇葩,喝彩之余,愿读者从中大受裨益,为健康中国而携手迈进新征程。

郑锦

上海市卫生与计划生育委员会

2017 年 12 月

前　　言

三十年风雨兼程,三十年努力奋进。

三十余年医学职业生涯对我来说哪些是很重要的关键词呢? 我的硕士生导师钟念文老师,我的博士生导师蔡淦老师,是你们把我从刚入门的上海中医药大学毕业的新兵慢慢培养成在临床和科研方面取得一些成绩的肾病医生;陈莲芳老师是您在我 1997 年申请上海市卫生局百名医学跨世纪人才培养计划(简称"百人计划")中给予我很多的帮助,从而使我获得了第一个人才培养计划,这是我成长的起点;2000 年沈庆法老师是您带领我走入了中华中医药学会中医肾病分会殿堂,使我结识更多的中医学术大家,从而学到更多的中医理论和临床经验;更为难能可贵的是我敬爱的陈凯先院士对我各方面无微不至的关怀和支持,是您给了我更多的机会和更大的平台,使我在中西医结合肾病研究领域得到更大的发展和取得明显的进步。当然还有我三十年来所带教的近百余名学生以及与我并肩工作学习的同事和同学,正是因为你们的不懈努力和坚忍不拔,才有了集 30 余年临床和实验研究成果的洋洋洒洒 50 余万字的《慢性肾脏病新方药和新机制研究》一书,这是你们多年来心血的结晶,是我们人生中宝贵的财富。

本书的特点是根据中医理论以及笔者多年的临床经验总结出有效中医药方剂,从辨证施治、临床研究、动物实验和体外研究的角度系统评价其临床疗效和作用机制,以其在减少终末期肾病对于人类的生命健康和社会经济的发展造成巨大的威胁,在患病人数令人震惊、肾脏病防治形势严峻的情况下,积极寻求经济、简单、安全、高效的治疗慢性肾脏病,延缓慢性肾功能进展的中医中药,开发出效果明确、成本低廉的以中草药成分为主体的中药复方,早期延缓或切断慢性肾脏病的发生和进展的途径,尽快研发出预防和治疗慢性肾脏病抗肾纤维化的中医中药,为中医中药走向世界作出我们应有的贡献。

在我职业生涯的末期,还有一个名字更使我刻骨铭心,在我华丽转身的同时,让我看清了一些人一些事,使我在不断反省自己过去的同时,翻开了人生新篇章。其实在生活的阡陌中,没有人改变得了纵横交错的曾经,只是在渐行渐远的回望里,那些痛过的、哭过的都演绎成了坚强,那些不忍遗忘的、念念不忘的都风干成了风景。人总是要告别青春,奔向中年,迈向老年的,这是自然规律。岁月似歌,人生如茶。于流光中慢斟细酌,品味生活的千姿百态,姑且时光流逝,红颜老去,这缕心香依然傲然于岁月的枝头,如花绽放。中年是一本耐读的书,书页里内涵丰富,于深沉中有一种旷大,于矜持中有一种恬淡。为了寻找梦开始的地方,我愿意去漂浮,追逐时空永恒,水天苍茫,挥洒着思想的泉水,守护着光荣和梦想,耸立着希望和理想的丰碑。

在 2018 新年来临之际,我要表达的是思念之情、感谢之意。祝福曾经的,现在的,将来的每一位同仁、同学和学生,就像千江的水是不一样的,但千江上的月亮是永恒不变,我的感激之情也是始终不渝。感谢至亲至爱的家人,感谢给我指点迷津的人,感谢选择相信我的人,感谢路过我青春的人,感谢途经我生命的每一个人,也感谢那些善良的素未谋面的人,感谢有您,成就今天的我,感恩有您,冬天有春暖花开般的惊艳。感谢你们关注和支持我所有的过往,这些都值得我倍加珍惜,衷心祝愿你们,我最敬爱的朋友,不管经历千转百回,即使错过花、错过雨,彩虹也一定属于您,在人生的旅途上一切安康便是我最真诚的祝愿。

在本书的编写过程中得到出版社的大力支持和帮助,更为难得的是中国科学院院士、上海市科协主席陈凯先和中共上海市卫生和计划生育委员会副书记郑锦研究员在百忙之中为本书作序,感激之情无以言表。希望本书的出版能为广大患者、中西医肾病医师及医学院校师生提供一本慢性肾脏病临床新方药和疗效机制新研究和新成果的集锦,但由于编著者水平有限,书中难免有错误疏漏之处,恳请广大读者及专家同道不吝赐教。

2017 年 12 月

目　　录

第 一 篇

概　　论

　　在美国肾脏病基金会（National Kidney Foundation，NKF）1999 年公布的"肾脏病生存质量指导"（K/DOQI）指南中首次提出慢性肾脏病（chronic kidney disease，CKD）的概念，近年来随着大家对其认识的不断完善，2012 年 KDIGO（kidney disease：improving global outcome）组织重新修订 CKD 的定义和分期。该定义指出：对健康有影响的肾脏结构或功能异常超过 3 个月。其中，肾脏损害标志（1 项或多项）包括：白蛋白尿（尿白蛋白排泄率≥30mg/24h；尿白蛋白尿肌酐比值≥30mg/g）、尿沉渣异常、肾小管疾病导致的电解质或其他异常、组织学检查异常、影像学检查异常、有肾移植史；GFR（肾小球滤过率）<60ml/（min·1.73m^2）；以上情况之一持续>3 个月。CKD 的重新分期是根据病因、GFR 和白蛋白尿（ACR）来进行的，即 CGA 分期。其中病因包括肾小球疾病、肾小管间质疾病、血管疾病、囊性和先天性疾病等；根据 GFR 不同，共分为 G1［GFR≥90ml/（min·1.73m^2）］、G2［GFR 60～89ml/（min·1.73m^2）］、G3a［GFR 45～59ml/（min·1.73m^2）］、G3b［GFR 30～44ml/（min·1.73m^2）］、G4［GFR 15～29ml/（min·1.73m^2）］和 G5［GFR <15ml/（min·1.73m^2）］六期；根据尿白蛋白尿肌酐比值的不同，分为 A1（ACR<30mg/g）、A2（ACR30～299mg/g）和 A3（ACR≥300mg/g）三期。

　　CKD 是危害人类健康的主要疾病之一，从 2002 年世界卫生组织提出 CKD 的定义及分型分期以来，CKD 的发病率与其他慢性疾病比较，一直位居较高的水平，如英国发现肾功能异常的患者占总人数的 5.2%，在美国则这个比例高达 12%。CKD 患者导致住院风险增高，增加心血管事件的发生率，增加患者的死亡率，CKD 也使得人群中贫困患者增高，引起健康素质下降等不良结果。中国的研究提示，2012 年国内成年人 CKD 的患病率已经达到 10.8%；日本一项大于 20 岁的普通人群研究显示，CKD1 期、CKD2 期和 CKD3 期、CKD4 期、CKD5 期发病率分别为 0.6%、1.7%、10.4%、0.2%。

　　CKD 已经是继心脑血管、肿瘤等疾病之后的又一个严重危害人类健康的重要疾病。更为严重的是，CKD 在国内存在着发病率高、心血管病伴发率高、病死率高和知晓率低、防治率低、并发症知晓率低等"三高三低"的特点。因此，对于 CKD 疾病的预防和治疗显得尤为重要，一旦确诊 CKD，如不积极治疗，最终会成为终末期肾脏病（ESRD），假如我国对 ESRD 的治疗率能够达到日本目前的水平，那么就意味着每年需要新增加近千亿元的治疗费用。而且全球 CKD 的患者正逐步增多，需要采取透析治疗和肾脏移植治疗的肾功能衰竭患者人数也在不断上升，给卫生保健资源造成较大负担，已成为重要的公共卫生问题。在西方发达国家，糖尿病已成为 CRF 首位原发病，而在我国 CRF 患病率目前低于美国、挪威等国家,可能与我国高血压与糖尿病患病率的增长主要集中于近 15～20 年,而这些疾病累及肾脏还需 10 年时间有关。

我国内地的 CKD 流行病学研究刚刚起步,目前工作也主要限于部分大城市,且结果相差较大。不同地区各年龄人的 CKD 患病率、构成情况及其危险因素等数据均不清楚。北京大学第一医院肾内科在国内率先进行了 ≥40 岁人群 CKD 流行病学研究(2004 年),结果显示 CKD 患病率为 9.4%,知晓率仅为 8.3%。此后广州市区 ≥20 岁人群 CKD 患病情况调查(2006—2007 年)显示,CKD 患病率为 10.1%,知晓率仅为 9.7%,其中血尿者占相当比例,与我国 ESRD 首要病因为肾小球肾炎相符,表明我国 CKD 与西方国家有不同之处。郑州市 ≥20 岁人群 CKD 流行病学研究(2008 年)结果显示,CKD 患病率 13.57%,知晓率仅为 8.27%。上海市浦东新区 CKD 流行病学调查(2008 年)显示 CKD 的患病率为 11.0%。安徽省 ≥18 岁人群 CKD 流行病学研究(2012 年)结果显示,CKD 患病率为 10.4%,知晓率仅为 6.5%。全国性 CKD 横断面调查表明,我国 CKD 总患病率达 10.8%,CKD 患者预计近 1.2 亿,但 CKD 知晓率仅为 12.5%。

一、CKD 危险因素的流行病学分析

糖尿病是世界上多数国家 ESRD 发生的最主要病因。2011 年美国肾脏病数据系统(USRDS)的数据显示,进展为 ESRD 的新患者中有 43.8% 为糖尿病患者。随着许多发展中国家人群饮食习惯和生活方式的西化,糖尿病的发病率也日趋升高。最新糖尿病流行病学调查结果公布:我国 20 岁以上的成人糖尿病患病率已经超过 10%,达到 11.66%(人口标化率为 11.28%),其中男性 13.31%(人口标化率为 12.91%),女性 10.59%(人口标化率为 10.299%)。随着年龄的增加,糖尿病的患病率明显增加,男性的患病率明显高于女性。

高血压是 CKD 发生、进展的重要原因。高血压患者 ESRD 的罹患率为 28.1%,仅次于糖尿病患者。刘伟佳等于 2004 年 6—9 月对广州市 13 个区 ≥15 岁的 23 485 名居民进行 3 个阶段分层随机抽样调查,结果显示高血压患病率为 17.2%(标化患病率 11.4%)。高血压和糖尿病患病率的增加对我国 CKD 疾病谱产生一定影响,使得 CKD 患病的危险因素与发达国家类似。

高脂血症也是 CKD 危险因素,在高脂血症情况下,低密度脂蛋白可经氧化修饰,对肾小管细胞产生直接损害。而损害或活化的肾小管上皮细胞能合成和分泌多种与炎症、纤维化、化学趋化和吸附有关的细胞因子及肽类物质,直接或间接参与肾小管和间质的慢性进行性病变。已有许多研究证实,外源性和内源性的高脂血症都会引起肾损伤,日本、澳大利亚、新加坡等国的调查都显示高脂血症是 CKD 的危险因素。另外,大量研究证实,年龄也是 CKD 相关危险因素。正常情况下,随年龄增高,GFR 下降速度约为 $1ml/(min \cdot 1.73m^2)$,故年龄本身就是 CKD 发生发展的危险因素。

小儿肾脏病流行病学方面研究显示,近乎囊括所有现有诊断的肾实质疾病,包括各种原发性、继发性、家族遗传性的肾小球肾炎和肾病综合征、肾脏发育异常和畸形，以及各类肾小管-间质疾病等和部分尿路感染与畸形。与成人 CKD 以糖尿病、高血压、向心性肥胖等后天性原因为主不同，小儿因自身生长发育的特征，CKD 病因主要突出与围生、发育、遗传有关的因素，大致包括：①围生期疾病引起肾缺血、缺氧、栓塞等致慢性肾脏病者；②有家族遗传性肾脏病史者；③肾发育异常及不全者；④泌尿系有梗阻性或反流性疾病者；⑤反复泌尿系感染致肾瘢痕形成者；⑥有急性肾炎或肾病综合征史者；⑦全身性疾病肾累及者，如系统性红斑狼疮、过敏性紫癜、溶血尿毒症综合征等。

二、发病机制

CKD 已成为全球威胁公众健康的公共卫生问题，给患者本人、家庭、社会都带来一定的负担。引起 CKD 的原因较多，且各因素之间互相影响，通过一系列复杂的生化反应，最终导致 CKD 的发生和发展，通过对 CKD 发病原因、发病机制等进行研究，可以了解其发病规律，并针对相关病因治疗，才能做到延缓 CKD 的进展，防止 ESRD 的发生。CKD 发病机制比较复杂，主要有以下几个方面。

（一）肾脏纤维化与 CKD

肾小球硬化和肾间质纤维化，即我们通常所说的肾纤维化，是指肾脏在感染、毒性损害等各种因子作用下的自身病理修复过程。肾纤维化的形成过程有固有细胞损伤、炎性细胞浸润、促进或抑制纤维化因子的平衡失调、细胞外基质（ECM）聚集和降解的动态平衡紊乱等多个环节，最终导致 ECM 在肾组织中过度沉积，进而致使肾功能丧失而发展为 ESRD。肾纤维化是 CKD 发展成为 ESRD 的必须通道，也是其发展的最终结局，主要表现为肾小管间质纤维化、肾小球和肾血管的硬化、硬化和纤维化造成肾小球毛细血管襻闭塞，另一方面，还可引起 ECM 增多，特别是基质蛋白的合成增加、降解减少，最终引起 ECM 成分堆积过多。ECM 沉积又进一步形成纤维瘢痕，引起肾组织形态学的重构，结果是肾实质毁损和肾功能丧失。

引起肾脏纤维化改变的原因主要有以下几个方面：一是抑制和促进纤维化因子的不规律释放、细胞的受损或者活化、抑制或促进纤维化因子释放的动态平衡，目前已知的抑肾间质纤维化分子有肝细胞生长因子（HGF）、γ-干扰素（INF-γ）等，促肾间质纤维化分子有 TGF-β、组织金属蛋白酶抑制物（TIMPs）等；二是 ECM 降解酶动态变化、ECM 生成和降解之间的动态平衡被打乱，引起 ECM 聚集在肾脏聚集而形成纤维化，ECM 的降解主要由 ECM 降解酶系统调控，其中常见的如基质金属蛋白酶激活物/抑制物、纤溶酶原激活物/抑制物，上述细胞因子的活性异常和表达失常，都可以导致肾脏纤维化；三是肾小管上皮间充质转化（EMT），肾小管 EMT 是肾小管细胞失去其上皮表型并获得间充质细胞特性的一个过程。当疾病发展到一定程度时，损伤的小管基底膜（TBM）就会出现小管上皮细胞迁移进管周间质现象，进入间质的肾小管上皮细胞失去其分子标记而得到间充质的特性表达。成纤维细胞特异性蛋白-1（fibroblast specific protein-1,FSP-1)是一种伴随细胞骨架的钙结合蛋白,正常情况下不能在上皮细胞表达,当小管基底膜出现疾病后,小管上皮能表达 FSP 1。在单侧输尿管阻塞(unilateral ureteral obstruction,UUO)模型鼠中亦发现大量共处于上皮和间充质的转化阶段的细胞。实验显示,EMT 能够使肾上皮细胞失去黏附作用,或者使 α-SMA 的原位表达发生变化,或者能使肌动蛋白骨架结构异常,导致肾脏纤维化;四是炎症细胞因子的参与,如 IL-10、TNF-α、中性粒细胞等参与或者直接介导炎症损伤,结果是肾小管上皮细胞的活化异常,或者导致肾间质单核/巨噬细胞的浸润,最终发生肾脏纤维化改变;五是慢性缺氧,目前研究认为长期缺氧导致细胞生成低氧诱导因子-1α(HIF-1α)的增多是缺氧诱导纤维化这一过程中的重要因素,它通过激活体内缺氧性基因的表达,促使肾小管萎缩和间质纤维化。Stravodimos 等发现在介导缺氧适应性反应的众多因子中,HIF-1α 是细胞低氧的可靠标记物,能持续的表达而较少受到其他因素的影响,并且在氧含量极低的环境中,仍能保持一定的表达水平。此外,研究还发现在缺氧环境里的实验大鼠肾组织中出现了大量成纤维细胞和肾小管上皮细胞转分化为肌成纤维细胞(MF)的现象,这提示 HIF-1α 可能在缺氧诱导的肾间质纤维化过程中扮演了重要角色。

肾脏纤维化是指成纤维细胞及其分泌的 ECM(如 Ⅰ、Ⅱ、Ⅲ、Ⅳ 型胶原,层黏蛋白,纤维连接蛋白)等取代正常的肾脏组织结构。大量动物实验证实,不伴有肾间质纤维化的肾脏疾病中,肾功能的损害进展较慢,因此肾间质纤维化越来越受到关注和重视。在其发生过程中,肾间质中 30%~50% 新增纤维细胞来源于 EMT。肾纤维化过程中,EMT 经历了一个有序的调节过程:①上皮细胞失去黏附能力;②α 平滑肌肌动蛋白(α-SMA)的表达;③肾小管基底膜(TBM)破坏;④细胞迁移和侵袭能力增强。正常情况下肾小管与肾间质之间有 TBM 间隔,对肾间质起保护作用;只有当 TBM 完整性受到破坏后,肾小管上皮细胞表达的细胞因子及发生 EMT 的肾小管上皮细胞才有可能进入到肾间质,诱发肾间质炎症和纤维化。在 EMT 过程中,α-SMA 阳性肾小管上皮细胞移行到肾间质中,活化并增殖成为肌成纤维细胞,其合成并分泌大量胶原,使 ECM 过量分泌并积聚排列紊乱,进而导致肾小管间质纤维化(RIF)。EMT 后的细胞由鹅卵石形变成梭形,类似成纤维细胞形态,不再表达 E-钙黏蛋白(E-cadherin)等,而表达 α-SMA、波形蛋白(vimentin)及 FSP1。因此,α-SMA、Vimentin、E-cadherin 等是 EMT 发生及肾小管间质纤维化(RIF)的标志性蛋白。

同时,也出现了一些抑制纤维化形成的细胞因子、蛋白和分子等,常见的抑制因子如下。

1. 骨形态发生蛋白-7(BMP-7) BMP-7 通过抑制上皮细胞转分化为间充质、肾脏上皮细胞的凋亡、小管间质炎症;阻止 TGF-β 诱导的纤溶酶原活化抑制因子 1 表达,维持基质金属蛋白酶(MMP-2)的表达及活性;减少肿瘤坏死因子 A 刺激人近曲小管上皮细胞产生的多种促炎性因子表达及 TGF-β1 诱导的 Smad2、P3P4 复合物的核转录,对肾间质纤维化起到预防及逆转作用抑制纤维化发生发展。

2. 促红细胞生成素(EPO) 有观察显示,EPO 可以减缓慢性肾小管间质性肾炎的病理过程,减轻慢性肾间质纤维化病变程度,这可能与 EPO 可以:①抑制 TGF-β1 及

α-SMA的表达;②抑制肾小管上皮细胞-间充质细胞转分化;③减轻肾间质的炎性细胞浸润,减少胶原合成,抑制肾间质纤维化的进展等原因有关。EPO 是一种糖蛋白激素,正常人的血浆 EPO 水平维持在 15~20 U/L。成人 EPO 主要由肾皮质和外髓间质的 1 型纤维原细胞产生,低氧诱导因子-1(HIF-1)是其主要调节因子。人 EPO 基因为氧依赖性基因,在 3' 端非编码区含有 HIF 反应元件,是 HIF 重要的下游基因之一。在机体缺氧时 HIF-1α 降解被抑制,并进入细胞核内与 HIF-1β 结合,形成转录因子复合物 HIF 后与 EPO 基因结合,激活缺氧信号通路包括蛋白激酶 A 和 C、磷脂酶 A2 等,增强 EPO 基因的表达,诱导 EPO 生成。自人类首次使用重组人红细胞生成素(rhEPO)治疗肾性贫血以来,EPO 的应用始终局限于改善各种原因如肿瘤化疗后、HIV 感染、外科手术失血过多等引起的贫血。EPO 为细胞因子受体超家族成员之一,是一种跨膜受体。EPO 的促红细胞生成的作用正是通过与红细胞表面的 EPOR 结合完成的。近年来,随着 EPOR 在众多其他器官组织如心血管、肾、中枢和外周神经系统的发现,足以推测 EPO 可能不仅仅发挥促进红细胞生成的作用。EPO 与 EPOR 结合后介导 EPO 促进血管再生、阻止细胞凋亡、促进骨髓内皮祖细胞动员从而提升血管修复等作用,其主要涉及以下 3 条细胞内信号传路:Janus 家族蛋白酪氨酸激酶 2-信号传导和转录活化因子 5 通路、磷脂酰肌醇 3 激酶/蛋白激酶 B 通路、核因子-κB 通路,参与了肾脏的纤维化,也参与了 CKD 的发生。

3. 基质金属蛋白酶(matrix metalloproteinases,MMPs)及金属蛋白酶组织抑制因子(tissue inhibitors of metalloproteinases,TIMPs) 大量研究证实 MMPs/TIMPs 功能紊乱,尤其是 TIMP-1 的增多,使 MMP 活性受限,ECM 降解减少,促进肾间质纤维化形成。另有研究表明 MMP9 能降解肾小球基底膜(GBM)基本成分,在肾小管间质纤维化早、中期的 GBM 降解过程中起了关键作用,促进了 EMT 的发生、发展。

4. E-钙黏蛋白 E-钙黏蛋白是维持肾小管上皮细胞极性和紧密连接的重要黏附分子。Bedi 等通过对慢性移植肾小管萎缩症/间质纤维化的研究发现,在肾间质纤维化之后的肾小管上皮细胞 E-钙黏蛋白表达显著减少,提示在 EMT 导致的肾间质纤维化疾病进展过程中,E-钙黏蛋白表达的下降以及细胞黏附作用的减弱甚至丧失及起了不可忽视的作用。此外,也有研究认为 E-钙黏蛋白表达降低,细胞-细胞间黏附作用减弱,造成上皮细胞表达 α-SMA、波形蛋白过度增加,促进了肾小管上皮间充质转化。

还有一些具有双向调节的因子,如:Ets-1 家族及特征 Ets 基因于 1990 年由美国 Frederic 国家癌症研究所在研究禽类的逆转录病毒 E26 时首先发现。随后证实,许多细胞含 Ets 基因,这些 Ets 基因与 E26 拥有高度保守的同源序列,Ets 家族是细胞内最大的信号依赖转录调控因子家族之一,故命名为 E26 transformation specific(Ets)。目前已经发现的 Ets 家族成员多于 30 种,包括 Ets-1、Ets-2、Elf-3(E74-like factor3)等。Ets-1 在肾脏纤维化中的双向作用,如 Ets-1 可抑制肾脏纤维化的进展,如 Ets-1 通过 MMPs 及 TIMPs 的途径促进 ECM 降解 MMPs 及 TIMPs 在降解 ECM 过程中起重要作用。Ets-1 与 TGF-β1 的相互作用,TGF-β1 在肾脏纤维化过程中起着重要的作用,Ets-1 与肝细胞生长因子(HGF)相互作用,HGF 在急性肾损伤后的肾小管修复和再生过程起着重要作用。血管紧张素Ⅱ上调肾组织Ets-1的表达促进肾脏纤维化,已有大量的研究显示Ets-1在肾脏纤维化中的作用及机制比较复杂。在不同状态及不同的环境下,其对肾脏纤维化的影响也不同,激活某些信号途径可对肾脏纤维化起促进作用,而激活另一些途径则可抑制肾脏的纤维化。

miRNAs有鲜明的组织特异性,对靶基因的调控具有高度的特异性和高效性,每个miRNAs的作用机制及调节途径非常复杂,其相互作用也异常复杂,通过大量、长期的研究,miRNAs在肾纤维化进程中的部分特点及机制有所阐明,但整体调控机制和靶点的相关研究和认识尚需继续的深入和完善。miRNAs在肾纤维化进程中的研究不仅是对各种急慢性肾脏病病理机制演进的探讨,也为疾病的治疗提示了相应的基因治疗的靶点。miRNAs作为多种肾脏病变的关键调节因子引起了学者的广泛关注,miR192、miR200家族等在肾纤维化发生发展中发挥了重要作用。其中miR192在肾内高度表达,并能始动多种miRNAs家族;miR29家族则具有明显的抗纤维化作用;miR29循环还可作为一种可靠的肾纤维化标志物,而且细胞和动物模型研究显示,针对miRNAs的治疗能有效改善肾脏纤维化。此外我们还发现,多种肾脏病患者尿液中都含有大量miRNAs。因此其在肾脏纤维化中的作用及其信号通路还有待于进一步的研究,以期今后为延缓肾脏纤维化能提供新的治疗切入点。

(二) 信号通路与CKD

引起CKD的原因复杂,不但单个细胞分子或因子可以引起CKD,多个细胞分子或者因子通过其信号通路之间的互相传递,也能共同调节CKD的发生和发展。近年来,科研工作者发现信号通路,如TGF-β/Smad通路、p38丝裂原激活的蛋白激酶(MAPK)通路、Rho-ROCK通路等,也都对CKD的形成和发展产生一定的作用。各种细胞因子以其独特的方式,影响着细胞的生存、增长、繁殖和凋亡。如TGF-β/Smad信号转导通路与肾脏纤维化之间的关系研究颇多,TGF-β/Smad启动的信号转导通路在肾脏纤维化发生发展中的作用得到大家的公认,即TGF-β通过激活下游信号分子Smad2/3,来调节肾纤维化的生物学效应。另一条与CKD关系较为紧密,且已经明确的经典信号通路,磷脂酰肌醇3激酶(PI3K)-丝氨酸/苏氨酸蛋白激酶(Akt)信号通路,参与了细胞生长、运动和凋亡等多种生理和病理过程。研究发现,PI3K/Akt诱导了缺氧环境下肾小管上皮细胞的纤维化,同时也加重了肾间质的纤维化,在双侧输尿管结扎导致的肾纤维化模型中,磷酸化的PI3K/Akt/雷帕霉素靶蛋白(mTOR)明显增加,采用药物抑制该通路可明显抑制纤维化的发展。

1. TGF-β/Smad信号转导通路 TGFs是一类小分泌信号蛋白,其具有介导调控细胞生存、分化、增殖和迁移等作用,目前根据其表型的不同而主要分为3个亚型,即TGF-β1、TGF-β2、TGF-β3。大量研究表明,以TGF-β为主的蛋白参与了骨骼疾病、心血管疾病以及肾脏、肿瘤等多种疾患的调节,在肾脏病,特别是在肾脏纤维化方面的重要作用,已被医学界所公认。TGF-β属于生长因子超家族范畴,其能与细胞膜上的Akt激酶受体相结合,在细胞外发挥生物效应。

TGF-β1 是目前公认的致纤维化因子之一，在肾脏纤维化进程中发挥至关重要的作用。Smad 蛋白是目前所知唯一的 TGF-β 受体胞内激酶底物，介导 TGF-β1 的胞内信号转导过程，将 TGF-β 生长因子的信号从细胞表面转导到细胞核，从而调节靶基因的表达，在多种器官和组织(如肾脏、肝脏、肺、心脏等)的纤维化过程中发挥重要作用。Smad 蛋白根据功能不同分为受体激活性 Smad、共同介导性 Smad 及抑制性 Smad 三类。Smad2 与 Smad3 均属共同介导性 Smad 蛋白，参与了 TGF-β1 信号转导通路。它们被 TGF-β1 的 I 型受体磷酸化后，可与 Smad4 形成异源性多聚体，从胞质转入到胞核，与 DNA 结合，调节靶基因的转录。其受体主要可分为 TGF-β I 型(TR I)和 II 型受体(TR II)。当受到外界因子的激活后，TGF-β 先跟 I、II 型受体形成 TGF-β-TR I-TR II 的复合物，接着 TR II 去磷酸化 TR I，然后再将信号向下进一步转导。而 TGF-β 则形成二聚体，与成纤维细胞、平滑肌细胞表面的 TGF-β 受体结合，通过下游的 JNK、Smad3 等一系列信号调节，使其蛋白磷酸化，最终发挥生物学效应。

Smad3 蛋白是 TGF-β 信号通路上下游的关键调节因子之一。研究表明，TGF-β 低表达的小鼠，肾纤维化的程度也相应较低，在高盐饮食引起的肾小管和肾小球间质纤维化模型中，TGF-β/smad 信号通路起了关键作用，化学物质三聚氰胺通过明显上调肾小管细胞中 TGF-β 的表达水平，导致肾小管细胞受损，导致肾纤维化的发展和发生。进一步实验研究表明，TGF-β1 反义寡核苷酸能使 *TGF-β*1 基因及蛋白表达水平显著下调，抑制成纤维细胞增殖，诱导成纤维细胞的凋亡，对肾脏纤维化具有显著的抑制作用。

TGF-β 下游的 Smad 信号通路主要有 Smad 依赖型和非依赖型 2 种，就目前而言，已明确的 Smad 蛋白有 11 种，即 Smad1-11，根据功能和结构等的不同把它分为三大类，即受体激活型 Smad(R-Smads)、共用型 Smad(Co-Smads)、抑制型 Smad(I-Smads)。Smads 是 TGF-β1/Smads 信号通路上的主要介质，磷酸化后的 TR-I 可进一步诱导 Smad2 和(或)Smad3 的磷酸化，等待磷酸化之后，Smad2 或 Smad3 与 Smad4 结成，然后转移到细胞胞核中，以转录因子成分的身份对 TGF-β1 对应的靶基因起到调节作用。在哺乳动物的体内，发现能被 TGF-β 激活的 R-Smad 蛋白分别有 Smad2/3 和 Smad1/5/8。骨形成蛋白大多激活 Smad1/5/8，TGF-β 或激活素大多可以激活 Smad2 和 Smad3。有学者应用 RNA 干扰技术试验证实，在成纤维细胞 TGF-β1 信号通路中，Smad3 起着关键的作用，是 Sd 蛋白中最为重要的成员。研究同时发现，在 UUO 模型中，Smad3 缺乏的小鼠，其肾小管细胞的凋亡情况得到显著的缓解。最新研究报道 Smad 能够通过加重肝纤维化的相关途径，进一步促进肾纤维化的发展；其他如晚期糖化终产物、血管紧张素 II 等促纤维化因子也能够使得 Smad 蛋白激活，直接或间接进一步激活 TGF-β/Smad 信号途径，达到导致纤维化的目的，进一步研究显示，Smad7 蛋白的高度表达，能够抑制 Smad2/3 的活化，进而抑制或改善肾纤维化的形成或进程。上述研究说明 Smad 蛋白分子是肾间质纤维化的关键分子，TGF-β 能够通过调控 Smad2/3，进一步介导肾间质纤维化，或能够通过激活 Smad7，达到抑制肾脏纤维化的发生或进一步发展。TGF-β1 通过抑制基质金属蛋白酶，诱导产生天然基质金属蛋白酶抑制剂从而抑制细胞外基质的退化。从长远来看，TGF-β1 被认为可以通过管状上皮到间质的转化来诱导肌成纤维细胞的组成，这种因子可刺激两种跨膜受体，一型和二型丝氨酸/苏氨酸激酶，并激活两种细胞内介质 Smad2 和 Smad3。作为 TGF-β 超级家族的另一位关键成员骨形成蛋白 BMP-7 在慢性肾疾病中也扮演着很重要的作用，同 TGF-β 作用相反，BMP-7 具有抗纤维化的作用，因此引起了更多研究者的注意。Smad 在肾纤维化中的作用已经很明确，从慢性肾病的患者和动物模型中可以看出，Smad2 和 Smad3 在肾纤维化中是非常活跃的，而 Smad3 是致病性的，因为切除 Smad3 可以抑制梗阻性肾病以及与药物毒性相关的肾纤维化的发生。

2. TGF-β/CTGF 信号转导通路　　TGF-β 是一种大量分布在肾小管间质中的多肽，具有调节细胞生长和分化、介导细胞外基质沉积（ECM）等重要作用。研究认为 TGF-β1 的促 ECM 积聚作用主要是通过影响层粘连蛋白、各型胶原纤维连接蛋白（FN）等因子而发挥。也有研究认为 TGF-β1 通过增加基质金属蛋白酶抑制物，减少基质降解，刺激 ECM 蛋白受体等途径发挥病理生理作用。

TGF-β 曾是肾纤维化及抗肾纤维化治疗中关注的焦点。过去的研究发现，Ang Ⅱ 受体拮抗剂 Losartan 通过抑制 TGF-β 表达可以延缓肾纤维化进展。随着对肾纤维化的细胞及生化机制的不断认识，研究发现除了 TGF-β 等是信号通路中的关键点外，CTGF 也是其中起着至关重要的物质。人类 CTGF（human CTGF，hCTGF）在 1991 年由 Bradham 首次在人脐静脉内皮细胞的条件培养基中发现，它广泛表达于成人各种组织器官，如心脏、大脑、肺脏、肝脏、肾脏等，特别是在肾脏有较高的表达。Grotendorst 等发现一个新的 TGF-β 应答元件，存在于 CTGF 的启动子-157 至-145 核苷酸序列中，故认为它是 TGF-β 的下游效应介质，TGF-β 的促 ECM 积聚效应由它介导。CTGF 具有较 TGF-β 更为广泛的生物学活性，是多种组织、器官纤维化形成过程中的重要介质。近年来国外有关肾脏疾病的研究发现，CTGF 参与了肾纤维化的发生发展，可能是各种肾脏疾病所致肾纤维化中的一个共同的关键生长因子。实验结果提示 Losartan 阻断 Ang Ⅱ 受体后可能通过阻抑 CTGF 的表达，从而延缓肾纤维化的发生发展。CTGF 可能是 Losartan 抗肾纤维化进程中的关键点。

3. PI3K/Akt 信号通路　　PI3K/Akt 信号通路通过介导细胞生长、运动、凋亡等的生理病理过程，对肿瘤、肺、肾等脏器的纤维化的发生和发展、预后和转归具有一定的调节作用。PI3K 通过其表面的配体和受体的结合，进而导致其二聚体构象发生改变而引起自身的激活，或者通过其他途径如 p110 和 Ras 的结合，引起 PI3K 的活化。还可以改变 p85 调节亚基和 p110 激酶的复合构象形态，解除 p85 对 p110 的抑制作用，达到活化 PI3K。激活后的 PIP3 能够在细胞中作为信使进一步跟 Akt 酶 N 端的 PH 结构域结合，产生构想变化，能够使 Akt 从细胞质转位到细胞膜。

PI3K 使磷脂酰肌醇羟基发生磷酸化，结果生成能够行使第二信使功能的肌醇脂激酶，此激酶能够进一步激活其在下游的靶基因，进而启动一系列联级反应，最终发挥其效应。PI3K 是一个脂激酶家族，其不但有丝氨酸/苏氨酸（Ser/Thr）蛋白激酶的活性，而且也有磷脂酰肌醇激酶的活性，目前根据其形态结构以及磷酸化底物的不同属性，

PI3K 可分为Ⅰ、Ⅱ、Ⅲ三种亚型。Ⅰ型 PI3K 是个由调节亚基 p85（进一步细分为 p85α、p85β、p55γ）和催化亚基 p110（进一步分为 p110α、p110β、p110δ）组成的二聚体，能够使得催化磷脂酰肌醇二磷酸（PIP2）磷酸化后变成磷脂酰肌醇三磷酸（PIP3），其能被细胞表面受体激活，又依 p110 结合亚基的不同分为 A 和 B 2 种次亚型。A 型 PI3K 是酪氨酸激酶受体（如 HER2）传递信号的重要转导子，B 型 PI3K 的催化亚基为 p110γ，Ⅱ型 PI3K 是以 PI 和 PIP 为底物，主要包括 PIK3C-α、PIK3C-β 和肝特异性表达的同型 PIK3C-γ。其他类型的 PI3K 在其未活化时常常位于胞质中，活化后则常常表达于细胞膜。Ⅲ型 PI3K 则是以 PI 为底物，功能为调节细胞生长和存活的周期，使底物磷酸化在其肌醇环第 3 位点。

具有丝氨酸、苏氨酸激酶活性的 Akt 是位于 PI3K 的下游，它是大约由 480 个氨基酸残基组成的一个靶激酶。目前发现 Akt 有 Akt1、Akt2、Akt3 三种亚型，又称 PKBα、PKBβ、PKBγ，它们三者 80% 的氨基酸序列具有同源性，但不同的是受不同的基因编码调节。它由 PH 结构域、催化域和调节域三个不同功能的区域组成。PH 结构域负责脂质与蛋白的连接，催化域具有酶的活性，含有 Akt 活化需要的氨基酸序列，调节域中有磷酸化位点 Ser473，是该蛋白激酶的一个富有特征性的区域。PDK 可以激活 Akt，具体表现为 PDK1 能使 Thr308 位点发生磷酸化，结果导致 Akt 的 PH 区和脂质产物进一步结合，形成 PDK1 和 PDK2 的复合体，使其具有改变 Ser473 位点的功能，进而导致磷酸化。此外 Akt 还能通过 PDK2 对其 Thr473 的磷酸化而被激活。活化后的 Akt 或激活，或抑制其通路下游的靶蛋白如 NF-κB、caspase9 等，调节细胞和组织的新陈代谢。

mTOR 蛋白分子及其下游的细胞因子，由 Akt 等激活，负责细胞增殖和转化时需要的特殊 mRNA 的翻译，mTOR 通常情况下，能够按照 mTOR1 和 mTOR2 两种不同形式的复合物存在于细胞中，其中 mTOR1 由催化亚基和调节相关蛋白 Raptor 两部分组成，对雷帕霉素比较敏感，其激活后通过一系列细胞因子如真核翻译启动因子 4E 结合蛋白 1（4EBP1）、核糖体蛋白 S6 激酶（S6K）等，达到调节蛋白质的翻译和代谢。mTOR2 则由 mTOR 和 Rictor 两部分组成，其对雷帕霉素不十分敏感，但研究发现其能够调节 Akt 激酶的活性，促进肿瘤细胞等的生长。但最近也有相关文献报道，大剂量雷帕霉素也会通过阻滞 mTOR2 的表达，进而下调 Akt 磷酸化的表达水平。PI3K/AKT/mTOR 信号通络通常与肿瘤、血管生长、肝纤维化密切相关，近年来，随着对其机制的进一步深入研究，发现其和肾脏纤维化的关系越来越受到重视。

PI3K-AKT 信号通路是真核细胞关键的信号转导通路，在细胞凋亡"代谢"增殖及分化等生命活动中发挥着重要功能，AKT 在体内的活性形式是由第 308 位苏氨酸和第 473 位丝氨酸磷酸化所体现的，THr380 磷酸化起到稳定 AKT 的激活状态的作用，因此，检测 Ser 磷酸化 AKT 蛋白的表达才是判断 PI3K-AKT 通路活化程度的标志。PI3K-AKT 信号通路与肾脏病变关系密切，研究发现，调节 PI3K-AKT 的活性可相应的影响系膜细胞的增生，以及细胞外基质的分泌，在单侧输尿管梗阻大鼠模型中，发现 PI3K-AKT 信号通路参与了病变过程中肾间质纤维化进程。

4. NF-κB 信号转导通路　核转录因子-κB（nuclearfactors-κB，NF-κB）是在免疫

炎症反应中普遍存在的一类重要转录因子,与免疫炎症相关基因的转录密切相关,是将信息从胞质传至胞核引起相应炎症因子基因表达的起始因子,调控着一系列细胞因子、趋化因子、黏附分子、生长因子和免疫受体等的转录和表达。NF-κB 的经典激活途径是大多数细胞类型的主要激活途径;NF-κB 活化后诱导许多因子的转录,包括细胞因子、趋化因子、黏附分子、化学增活素、集落刺激因子、免疫受体等其中众多炎症因子如单核细胞趋化性蛋白-1(MCP-1)、细胞间黏附分子-1(ICAM-1)等与肾脏纤维化有密切关系。这些炎症因子又迅速激活胞质中的 NF-κB,从而使 NF-κB 在细胞因子网络调节中发挥转录调控,对 CKD 的形成具有重要作用。

5. WNT 信号通路　WNT 信号被证明在干细胞的更新,组织的平衡,组织和器官的再生起着至关重要的作用,经典的 WNT 信号转导,使细胞内 β 连环蛋白稳定和积累,易位到细胞核增加转录活性,牵连纤维增生反应,WNT 信号是 TGF-β 通路必要的成分并促进纤维化,有研究表明 WNT/β-Catenin 信号通路与肾纤维化有直接关系,靶向阻断此信号通路可抑制纤维化的进展。WNT/β-Catenin 信号途径参与了肾脏发育及肾肿瘤、肾纤维化、多囊肾、急性肾衰竭、糖尿病肾病等肾脏病的发病。该途径控制输尿管芽的发育并调节间充质细胞的肾形态发生过程;其表达异常参与了多种肾肿瘤的发病;WNT/β-Catenin 信号的异常激活诱导肾小管上皮细胞、肾小球系膜细胞等肾脏固有细胞增殖或凋亡,导致多种慢性肾脏病的发生与发展。因而 WNT/β-Catenin 信号途径在肾脏发育与疾病中的作用日益受到重视。

6. Hedgehog 信号通路　Hedgehog 信号通路在血管生成以及从内皮到周细胞的双向信号中起着一个至关重要的作用,信号转导调节器 GLi-1 和 GLi-2 对周细胞和血管周的成纤维细胞是受限的,因此这个信号通路对周细胞和成纤维细胞反应组织损伤的活性是存在争议性的,这需要更进一步的研究来解决这个争议,但血小板衍生生长因子受体(PDGF2)在肾病中已经被研究过,PDGF2 有两种酪氨酸激酶受体,即 PDGF2α 和 PDGF2β,这两种受体在周细胞中均表达,且在肾病中受体水平均上调。

7. MAPK-ERK 信号通路　丝裂原活化蛋白激酶(mitogen-activated protein kinase,MAPK)家族包括细胞外信号调节激酶(extracel-lular-signal regulated protein kinase,ERK)、p38MAPK、c-JunN 末端激酶和 ERK5/大丝裂酶原激活蛋白激酶(big MAPK1)4 个亚族,其主要生理作用为介导医细胞的生长、分化、死亡以及细胞间的功能同步等多种生理过程。其中 ERK 信号通路是最主要,也是研究最早、最深入的信号通路,它参与细胞膜到细胞核的信号转导,在细胞增殖、凋亡、分化及转化等过程中具有重要的作用。近年越来越多的研究发现,ERK 进一步激活核因子 κB、C-Myc、C-Jun、C-Fos、Ets1、Flk1、Sap、Tal、Stat 和环腺苷酸反应元件结合蛋白等转录因子,影响某些基因的转录和表达,调节细胞的增殖、凋亡、分化及转化,影响肾小球和肾间质的纤维化。

(三) 基因、酶、细胞因子与 CKD

1. 半胱氨酸蛋白酶　半胱氨酸蛋白酶(cysteineaspartic acid specific protease,Caspase)是细胞凋亡调控的中心环节,一经活化导致细胞凋亡的不可逆进行。研究认为,肾衰竭发生过程伴有细胞凋亡的参与。Caspase 介导的细胞凋亡线粒体途径包括激活 p38 MAPK,抑制 ERK MAPK 信号途径。JNK 属于 MAPK 中的重要通路之一,其具有 3 种同工酶,可能通过磷酸化 Bcl-2 和 Bcl-xL,促进线粒体释放细胞色素 C,激活 Caspase 反应,导致细胞凋亡,研究结果也证实,JNK 在肾衰以及肾纤维化的发生发展中起到重要的作用。C-JunN 末端激酶通路:C-Jun-N 末端激酶(JNK)家族是 MAPK 超家族成员之一,属于进化上的丝氨酸、苏氨酸蛋白激酶。研究发现,C-Jun-N 在 TGF-β 诱导的肾小管上皮细胞转分化过程中可能起着重要作用。醛固酮和血管紧张素,能够使肾小球系膜细胞有丝分裂增加并活化 JNK 信号通路,而 JNK 特异性抑制可以降低醛固酮诱导的系膜细胞增殖。p66Shc 蛋白是 ShcA 基因编码的 3 种蛋白之一,其余两种是 p46Shc、p52Shc。尽管 3 种 Shc 蛋白均属于络氨酸磷酸化,并且导致诱导生长因子的产生,但是研究发现其具有不同的生物学作用。p66Shc 在其 N′ 端包含一个富含脯氨酸结构域(CH2),研究发现在 p66Shc 调节氧化应激和凋亡及衰老过程中起到重要的作用。

　　Caspase-3 是细胞凋亡的执行者,破坏细胞内多种蛋白酶复合体,激活核内核酸酶,造成 DNA 损伤,从而导致细胞凋亡。正常情况下,Caspase-3 以酶原形式存在于细胞中,可经线粒体依赖性途径和细胞表面死亡受体信号通路激活,活化后的 Caspase-3 切割蛋白质底物,如细胞骨架蛋白、DNA 修复酶 PARP 以及抗凋亡蛋白 bcl-2 等,从而诱导细胞凋亡。JNK 信号通路是 MAPK 通路的重要组成部分,与 ERK、p38MAPK 信号通路相互调节,能够被细胞应激刺激激活,促进细胞的凋亡,机制可能与线粒体途径的 Bcl-2 和 Bcl-xl 相关,也与 Fas 信号的激活相关,同时研究发现 JNK 参与了细胞内的脂质过氧化反应,诱导细胞凋亡。P66SHc 蛋白是 ShcA 基因编码的 3 种亚型蛋白之一,研究发现其参与了氧化应激,细胞凋亡及衰老等过程的调控,研究发现,H_2O_2、紫外线、高糖等诱导的 ROS 产生过程均有 p66Shc 蛋白的参与,机制可能是 p66Shc 以膜结合及可溶性形式存在于线粒体中,作为氧化酶细胞色素 C,导致线粒体 H_2O_2 的产生增加,同时研究认为,p66Shc 一方面能促进 ROS 的产生,另一方面能下调超氧化物歧化酶,过氧化氢酶表达水平,导致 ROS 的水平增多,促进了细胞凋亡。研究发现,在糖尿病肾病发生过程中,p66Shc 参与了线粒体 ROS 的产生,在糖尿病肾病发生过程中起到重要作用。p66Shc 促进细胞凋亡可能是通过影响线粒体钙稳定,降低膜电位,导致细胞色素 C 释放以及 Caspase-3 活化,而 p66Shc-ser36 磷酸化是这一过程的关键。研究发现,肾衰时 Caspase-3、JNK 及 p66Shc 的含量均明显升高,提示它们均参与了细胞的氧化应激和凋亡过程,肾衰发生时,肾脏内存在大量的氧化产物的产生,以及细胞凋亡,而这些产物的产生又进一步加重了肾脏损伤的程度。

　　2. Ghrelin　近年研究发现 Ghrelin 不仅能够促进生长激素的释放,而且具有促进饮食、促进胃肠蠕动、抑制炎症因子释放,对其他器官系统也有广泛的生物学作用。对于它在慢性肾脏疾病(CKD)患者体内水平的变化及其在营养及炎症状态中所起作用,在国内外学者中受到了广泛关注,肾脏中既有 Ghrelin 存在,又有 Ghrelin 受体存在,说明肾脏既可产生 Ghrelin,又是其靶器官。CKD 患者血浆中 Ghrelin 的升高可能是 Ghre-

lin 降解减少所致,提示肾脏是 Ghrelin 的代谢场所。

3. *Klotho* 基因 *Klotho* 基因是一种与人类衰老密切相关的基因,其主要在肾脏和脑脉络膜中表达。许多研究证实 *Klotho* 基因具有多种生物学功能,参与抗肾脏纤维化、钙磷代谢调节,调节离子通道活性,抑制氧化应激及 Wnt 信号转导等。

4. microRNA MicroRNA 调节了多种生物进程,它广泛存在于真核生物中,它含有大概 22 个非编码的核苷酸,参与生命过程中一系列的重要进程,包括早期发育、细胞增殖、细胞凋亡、细胞死亡、脂肪代谢和细胞分化其中也包括调控组织纤维化。特别是与高血压肾病、糖尿病肾病和 IgA 肾病密切相关。

5. *MYH*9 基因多态性 *MYH*9 基因是肾脏病进展的一个潜在相关因素,是第一个用 MALD 证明的主要基因,同时它也是对普通和复杂肾病有重要影响的一个基因。*MYH*9 基因相关肾病机制尚不清楚,近年来利用分子生物学先进技术对 *MYH*9 基因与人种及各种肾病的研究刚刚开始,以上多数文献都是对该基因与 ESRD 及 FSGS 的初步研究,关于该基因与原发性肾小球疾病、肾小管疾病、继发性肾小球疾病以及 CKD 各期的相关性有待进一步研究。如:*MYH*9 基因与肾脏病各种病理类型如微小病变、系膜增生性肾小球肾炎、膜性肾病的相关性有待进一步研究。*MYH*9 基因与其他各种肾脏病如 IgA 肾病、狼疮肾炎等的相关性有待进一步研究。由于研究种族、环境因素的差异,*MYH*9 基因与亚洲人肾脏疾病的相关性有待进一步研究。所以,随着人类基因组计划的顺利完成,各个基因功能的明确和研究技术的不断革新,我们应研究其如何突变,还需要设计前瞻性的大组研究以及家族性分析来不断对其进行研究,为最终阐明其病理生理机制,找到 ESRD 发生及发展原因,进一步指导临床治疗,防止疾病的发生发展奠定广泛的理论基础。

6. Rho 激酶系统 G 蛋白是细胞信号转导通路中最为经典的信号分子,包含两类:一类是与膜受体耦合的异三聚体 G 蛋白;另一类称为小 G 蛋白,分子量在 20 ~ 30kD,根据序列同源性相近程度又分为 Ras、Rab、Rho、Arf 和 Ran5 个亚家族。RhoA 是目前研究最广泛的 Rho 下游信号分子,Rock 又为 RhoA 作用的下游靶分子,目前已知的 Rock 分为 Rock Ⅰ 和 Rock Ⅱ,Rock Ⅰ 主要存在于心脏、肺、骨骼肌、肾脏等组织;Rock Ⅱ 主要存在于中枢神经系统。RhoA 以分子开关的形式调节细胞信号转导途径,与 GTP 结合后呈活化状态并发生膜转位,作用于其下游靶蛋白发挥作用。具体在肾脏方面,其通过影响肾脏血流动力学,对细胞的迁移,增殖、细胞的极性,细胞的形态等发挥调节慢性肾病的发生和发展。

7. 肥大细胞 肥大细胞表面有多种受体如补体受体、雌激素受体等,相应介质与受体结合后就会诱导肥大细胞脱颗粒,释放各种炎性介质、生长因子、蛋白酶类及其他活性物质,产生相应反应。肥大细胞致肾间质纤维化是通过脱颗粒释放多种细胞因子和趋化因子起作用,这些生物活性介质可以作用于肾脏组织中的固有细胞,如上皮细胞、成纤维细胞也可以作用于其他再循环细胞如粒细胞、单核 A 巨噬细胞、淋巴细胞等,同时这些细胞也会释放肥大细胞激活所需因子,从而形成了一个具有放大效应和推进作用的网状途径,但是其具体机制错综复杂,有待于更进一步的研究。肥大细胞的激活、脱颗粒及释放的各种因子,同时与其他炎症细胞之间的相互作用,可能为延缓肾间质纤维化的进展提供了新的治疗靶点和新思路。

8. 腺苷　腺苷与纤维化,目前一致认为,腺苷在抗炎、组织再生和纤维化过程中起着关键作用。炎症和组织再生反应是机体最常见的病理生理改变之一,持续的炎症并再生的最终结果为组织或器官纤维化。目前越来越多的学者致力于研究腺苷所致纤维化的信号通路,力求为纤维化相关疾病的新型治疗方案提供理论依据。总之,在各种病因(如炎症,缺血缺氧)条件下,腺苷产生增多,腺苷通过激活不同受体,作用于不同器官产生器官的纤维化。

9. 不对称二甲基精氨酸(ADMA)　1970 年首次从人类尿液中分离出不对称二甲基精氨酸(ADMA)及其异构体对称二甲基精氨酸(SDMA),已经肯定 ADMA 是生理及病理情况下对 NOS 活性进行调控的重要物质,是内皮细胞损伤的标志;多种证据表明在预示 CKD 患者的肾损害进展及其心血管合并症发生乃至死亡方面有重要意义,降低 ADMA 的手段可能会成为未来延缓 CKD 进展以及降低患者心血管事件死亡率的重要措施,目前通过使用他汀类、RAS 阻滞剂、抗氧化剂、精氨酸减轻胰岛素抵抗以及中医药等来降低 ADMA 水平的干预研究正在开展。

10. Hepcidin　肝脏合成的多肽 hepcidin 是控制肠道铁吸收,调节机体铁稳态的体液因子,在慢性肾脏病患者的铁代谢调控中起着重要作用。在慢性肾脏病时,hepcidin 的调节和表达与肾小球滤过率、铁状态、炎症、促红细胞生成素的应用等有关。通过测定 hepcidin 含量,可能对正确评估慢性肾脏病患者的铁状态、指导补铁治疗、预测促红细胞生成素的治疗反应有一定价值。hepcidin 是体内一种重要的铁调激素,CKD 患者特殊的病理生理状态导致体内 hepcidin 水平的改变,继而引起铁状态变化。探索 hepcidin 调控和作用的分子机制,对于 CKD 乃至各种铁代谢疾病的诊治都有着潜在的价值。有研究者预言,hepcidin 单克隆抗体可能作为 CKD 的一项治疗措施,通过降低 hepcidin 水平或拮抗其功能,起到增加肠道铁吸收、促进单核吞噬细胞系统铁释放,避免铁在该系统过度沉积损害单核巨噬细胞功能的作用,从而逆转炎症对红细胞生成产生的负面影响,特别是那些 EPO 低反应者,hepcidin 抗体作为辅助治疗可能会扭转这种现象,这将成为一项值得探索的研究。

11. vWF/ADAMTS13　血管性血友病因子(vWF)是介导血小板与血管内皮下组织黏附、形成血栓的主要分子,大分子量的 vWF 多聚体具有较强的促血栓生成作用。ADAMTS13 主要由肝星状细胞和血管内皮细胞合成,是 vWF 的特异性裂解酶,其活性的降低直接影响 vWF 多聚体的降解能力。最近 Ono 等发现,ADAMTS13 活性降低与肾功能的进展有关。研究发现,A1 和 A2 组患者血浆中 vWF 浓度和 vWF/ADAMTS13 较 B 组明显升高,而 ADAMTS13 活性则显著降低,并且血浆 vWF 浓度与肾小球滤过率呈负相关。由于 vWF 是血管内皮细胞的标志物且分子量较大,生理状态下不能通过肾小球滤过膜,因此血浆 vWF 浓度与肾小球滤过率的负相关考虑与肾功能损害时血管内皮损害有关。ADAMTS13 活性降低可能与消耗增多或病理状态下合成减少有关。蛋白尿是肾小球疾病最常见的临床表现,蛋白尿的出现意味着肾小球滤过屏障出现问题。研究发现,A 组患者血浆中 vWF 浓度与 24h 尿蛋白定量呈正相关,而 vWF/ADAMTS13 与 24h 尿蛋白定量的相关性更为密切;近期研究发现,足细胞也能合成和分泌有活性的 AD-AMTS13,提示 vWF 浓度和 ADAMTS13 的活性间平衡失调更反映肾小球滤过膜的损害和肾脏局部微循环障碍,研究了不同肾脏病理类型中 ADAMTS13 和 vWF 的表达,C2 组患者肾组织 ADAMTS13 的表达明显低于 C1 组。由于膜性肾病的血栓发生率高于其他病理类型,提示 vWF 与 ADAMTS13 在肾脏局部表达的失调与血栓形成有关;能从一个方面解释后者易血栓的原因。

12. **基质金属蛋白酶(MMPs)** 基质金属蛋白酶(MMPs)及其抑制剂(TIMPs)是调控细胞外基质(ECM)降解的重要酶系,参与调节生理和病理状态下 ECM 的合成和代谢平衡。在不同组织类型的肾脏疾病与同一疾病的不同病理发展阶段 MMPs/TIMPs 可发挥不同的致病机制,从而导致疾病的发展。近年来如何调节 MMPs、TIMPs 之间的平衡来延缓肾小球硬化以减少终末期肾衰竭的发生已成为肾脏病防治的热点。MMPs/TIMPs 与肾脏疾病 ECM 是广泛存在于细胞之间的一个动态网状结构,由多种蛋白和非蛋白成分组成,主要包括胶原(Ⅰ、Ⅱ、Ⅲ、Ⅳ、Ⅴ、Ⅵ)、层粘连蛋白、蛋白多糖、糖胺聚糖、弹性纤维等 5 类。它参与了细胞的增殖、分化等多种生理过程。随着研究的深入,发现 MMPs 不仅参与了调控肾脏生理代谢过程中 ECM 的正常转化,在病理状态下 ECM 的重塑中也发挥着重要角色。认为 MMPs 的下调与非炎症性肾病的进展及 ECM 的沉积有关,然而在炎症性肾病中却发现 MMPs 的表达增加常常与肾病的活动程度及炎细胞的浸润相伴行,影响肾小球 ECM 的重塑。

13. **细胞因子信号转导抑制分子** 细胞因子信号转导抑制分子(suppressors of cytokine signaling,SOCS)主要通过 JAK/STAT 信号转导通路的负性调节作用而抑制细胞因子信号转导,从而参与机体多种生理与病理的发生、发展过程。SOCS 通过多种机制抑制细胞因子的信号转导,CIS 和 SOCS2 通过结合受体位点阻止 STAT5 的活化;SOCS1 和 SOCS3 可以抑制 JAK 络氨酸激酶的活性。此外,SOCS1 可结合 JAK1、JAK2 和 JAK3 的激酶主链区从而抑制 JAK 络氨酸激酶的分解活动。SOCS3 不但可结合细胞因子的受体而发挥作用,而且和 JAKs 及 STATs 内的靶序列结合也可以发挥作用,提示 SOCS3 调节机制具有一定的复杂性。SOCS 蛋白可以通过结合抑制非受体的络氨酸激酶(Tec/Syk),参与调节 Grb/Ras 信号转导,Tec/Syk 主要是在 T 细胞及 B 细胞抗原受体及 IgG 受体的信号转导中发挥作用,影响原发性肾病,系膜增生性肾病以及急慢性肾衰竭,狼疮性肾病等。

14. **血浆 FⅫ-胰舒血管素-激肽轴** 在研究血浆 FⅫ-胰舒血管素-激肽轴在慢性肾脏病导致的高血压中的作用时发现,FⅫ-胰舒血管素-激肽轴可调节血管收缩,对大鼠高血压作用显著,这种机制可能在患者中也存在。肾阻力指数和慢性肾脏病患者死亡率呈明显相关。

(四) 氧化应激与 CKD

氧化应激(oxdative stress)是指机体或细胞内活性氧(reactive oxygen species,ROS)

过度产生和（或）抗氧化防御功能减弱，引起两者平衡严重破坏，造成组织及细胞损伤的一种状态。在正常情况下，人体内氧化与抗氧化系统保持动态平衡，机体内可产生少ROS，能被体内抗氧化酶或抗氧化剂迅速清除。当机体发生病变时，这一平衡状态往往被打破，致使体内氧化与抗氧化物质浓度发生改变。近年来研究发现，肾脏是对氧化应激高度敏感的器官之一，氧化应激贯穿于肾病发展始终，抗氧化能力减弱以及氧化应激增强在肾脏病发生发展中起着重要作用。氧化应激可直接作用于肾组织细胞膜的多不饱和脂肪酸，引起脂质过氧化，破坏细胞膜正常生理状态，直接损伤线粒体 DNA，使肾小球毛细血管基底膜磷脂发生过氧化，导致肾小球基底膜通透性增强。许多研究表明，慢性肾衰竭患者普遍存在氧化应激，抗氧化剂可延缓 CRF 的病情进展，减轻或预防并发症的发生。

慢性肾衰的发生与多种细胞因子，体内氧化应激状态和细胞凋亡信号机制相关。氧化和抗氧化的平衡是维持人体内环境稳定的必要因素。在正常生理情况下，人体细胞内存在着氧自由基与抗氧化酶类系统的动态平衡，保证了人体细胞的正常生理活动及生理功能。在病理情况下，该系统失衡，抗氧化酶类活动降低或氧自由基产生过高，从而产生氧化应激反应，导致细胞功能障碍和衰竭。氧化应激是介导肾小球硬化的重要机制之一。Singh 等学者认为活性氧族（ROS）在肾脏疾病的病理生理性过程中起着关键性的作用，氧化应激状态时体内（ROS）明显增加和抗氧化剂显著减少导致氧化与抗氧化这一动态平衡破坏。慢性肾衰竭（chronic renal failure，CRF）时由于初始应激状态的存在，自由基清除系统的损伤和体内活性氧（ROS）的增多，患者氧化应激状态增加。Terawaki 等经临床研究发现 ROS 会加重 CRF 患者的肾衰竭。因此，慢性肾病患者给予抗氧化药物治疗，清除或纯化 ROS 可以减轻或预防 OS，从而减轻或抑制氧化应激导致的肾脏损伤。SOD 是体内唯一能清除超氧阴离子的抗氧化酶，在一定程度上反映机体的抗氧化能力，MDA 是氧自由基与生物膜上不饱和脂肪酸发生脂质过氧化反应的代谢终产物，其含量的变化可间接反映体内氧自由基的变化。测定 SOD 和 MDA 可反映体内氧自由基，作为评价药物抗氧化作用的主要指标。研究证实，肾衰发生时，CRF组血清总 SOD 活性明显高于正常组，SOD 活力的高低间接反映了机体清除氧自由基的能力含量的高低，反映了机体受到自由基攻击的严重程度。

氧化应激在肾纤维化过程中发挥着重要的作用。氧化应激增强及抗氧化能力减弱在肾脏病发生及进展中起着重要作用。氧化应激对肾脏损伤机制表现在两个方面：①ROS 对肾脏有直接损伤作用，主要是因为 ROS 能损伤脂质、蛋白质、核酸，进而使细胞结构、功能破坏。②最重要的是，ROS 可以作为信号传递分子参与细胞内信号通路传导［如核转录因子-κB、转化生长因子-β1（TGF-β1）、结缔组织生长因子（Smads）等通路］，并可以通过激活肾脏细胞内的关键酶，启动生长因子及多种细胞因子的转录，引起 RIF。单侧输尿管梗阻（UUO）作为研究肾小管和肾间质纤维化的经典模型。一些药物可以通过抗氧化应激机制而抑制 EMT 从而起到抑制 RIF 作用。盐酸曲美他嗪通过抑制肾脏氧化应激反应，进而减少 α-SMA 在肾间质的表达，延缓 RIF 的进程。具体表现为：①氧化应激介导的 NF-κB 信号转导通路参与了 CKD 的形成。氧化应激发生的主要原因是 ROS 过度产生致使氧化/抗氧化系统失衡。ROS 作为信号传递分子过影响细胞内信号传导系统调控某些基因的表达,其中 NF-κB 是与氧化应激密切相关的转录因子,NF-κB 信号途径的激活是氧化应激的细胞内主要作用靶点。氧化应激发生时,ROS 活性增强可促使 NF-κB 的活化,引发细胞凋亡,诱导炎症因子如细胞间黏附分子-1(ICAM-1)、单核细胞趋化因子-1(MCP-1)等的表达,进而促进单核细胞黏附及炎性分子释放增多,又进一步激活 NF-κB,导致最初炎症信号不断放大,作用时间延长,进一步加重局部炎性反应和氧化应激。因此,NF-κB 信号通路激活后可以通过诱导炎症反应直接参与 EMT、RIF 的发生发展,并起重要作用。在体试验发现,UUO 模型大鼠的梗阻侧肾皮质中 NF-κB 的活性较对侧明显升高,MCP-1 表达水平上升,说明NF-κB 过度活化可能参与 RIF 的发病过程;而应用抗氧化剂吡咯烷二硫氨基甲酸(PDTC)处理 UUO 大鼠后,MCP-1 表达水平降低,从而减缓 RIF 进展。因此,氧化应激介导的 NF-κB 信号通路激活可能在 EMT 及 RIF 过程中发挥了极其重要的作用。②活性氧通过各种途径,参与了肾纤维化的形成,最终导致 CKD 发生和发展。氧化应激是指机体在多种有害刺激时,体内活性氧(reactive oxygen species,ROS)的产生过多,氧化系统与抗氧化系统失衡,从而导致组织损伤。氧化应激反应是肾纤维化形成的关键因素之一,贯穿肾纤维化发生发展的始终,氧化应激反应的持续存在可刺激各种细胞因子、激活多条信号通路等,对肾纤维化 ECM 的发生、发展起着重要的作用。与肾小球硬化相比,肾间质纤维化与肾功能减退关系更为密切,它是以 ECM(如胶原 Ⅰ、Ⅱ、Ⅲ、Ⅳ型及纤维连接蛋白)在肾间质过多的积聚及肾间质成纤维细胞增生为主要特征。肾纤维化的发生是一个非常复杂的病理过程,可归纳为两方面因素:一方面,慢性肾疾病伴随的危险因素,包括高血压、贫血、高血糖、蛋白尿及代谢紊乱等,这些危险因素如得不到良好的控制则进展为肾纤维化;另一方面,肾纤维化发病过程中有多种细胞、细胞因子、ECM 及多条通路的参与,如炎症反应或非炎症的损伤、氧化应激的损伤、肾固有细胞表型转变、血管活性物质的分泌、多种细胞因子的作用、ECM 合成与降解的失衡等。

氧化应激反应在肾间质纤维化发生、发展的各阶段都起着重要的作用。①肾纤维化始动阶段:各种能导致肾纤维化的始动因素如炎症、低氧、细胞因子都会影响肾固有细胞(包括肾小管上皮细胞、肾小球系膜、足细胞)及炎症浸润细胞(巨噬细胞)的氧化还原状态,刺激上述细胞产生大量活性氧。②肾纤维化发展阶段:多种刺激因素导致多种致纤维化信号产生后,活性氧作为重要的细胞内第二信使,活化多条信号转导通路,诱导多种影响免疫调节、炎症反应等过程的介质传递,并放大各种致纤维化信号。氧化应激反应造成的肾损害,一方面表现为肾局部活性氧的产生增多;另一方面表现为氧自由基的清除减少。肾间质内的氧化及抗氧化系统失衡可造成肾组织的进一步损伤,最终导致肾小管萎缩及间质纤维化。肾局部组织氧自由基的产生及清除失衡是慢性肾间质纤维化的重要致病机制之一。

活性氧是肾正常生理过程及信号传导系统所必需的,体内氧化-还原反应的失衡、活性氧的过多产生,可通过产生 NO 来影响其生物学活性,还可通过 NADPH 氧化酶的激活来促进炎症及纤维化反应,最终导致肾功能的损害。肾的大多数固有细胞及炎症浸润细胞均能产生活性氧,从而增加肾细胞的氧耗量。活性氧促进炎性细胞在肾聚集,介导趋化因子[单核细胞趋化蛋白-1(monocyte chemcattractant protei-1,MCP-1)等]和细胞间黏附分子大量释放,促进肾纤维化的发生;活性氧也可诱导血管紧张素Ⅱ(angiotenin Ⅱ,Ang Ⅱ)、转化生子因子-β1(transforming growth factor-β1,TGF-β1)、表皮生长因子等致纤维化关键细胞因子的产生,并进一步介导其下游的致纤维化效应。活性氧对肾纤维化 ECM 的影响、肾小球的肥大及系膜细胞的增生,是糖尿病肾病早期的病理特征,活性氧可调节肾小球系膜细胞中 Ang Ⅱ介导的信号通路和蛋白质的合成,参与肾小球肥大和 ECM 沉积,促进糖尿病肾小球硬化的发生,其中 Nox4 是活性氧产生的主要来源。Ang Ⅱ还可通过诱导 TGF-β1,导致胞外信号调节激酶(extracellular signal regulated kinase,ERK)的激活及活性氧的产生。活性氧也可通过 c-Jun 氨基末端激酶/丝裂原活化蛋白激酶(c-jun N-terminal kinase/mitogen-activated protein kinase,JNK/MAPK)通路刺激 TGF-β1,以活性形式大量释放;而 TGF-β1 可诱导胶原蛋白和纤维链接蛋白的大量释放。

1. 活性氧对肾固有细胞的影响　　TGF-β1 可上调诱导 NADPH 氧化酶亚单位 p67-phox 的表达,并引起细胞内活性氧增加,抑制 NADPH 氧化酶的活性可减少细胞内活性氧的产生,还可抑制 TGF-β1 诱导的肾小管上皮细胞炎症因子的释放,减轻肾小管上皮细胞的转分化。H_2O_2 和 TGF-β1 可通过减少肾小管上皮细胞 E-钙黏蛋白及增加平滑肌肌动蛋白(α-smooth muscle actin,α-SMA)表达而上调纤溶酶原激活物抑制剂和纤维连接蛋白的表达,诱导肾小管上皮细胞发生细胞—间充质细胞转分化,而 N-乙酰半胱氨酸(N-acetylcysteine,N-AC)和过氧化氢酶能有效抑制 TGF-β1 诱导的肾小管上皮细胞转分化。NF-κB 和激活蛋白-1(activator protein-1,AP-1)是核转录因子中重要的转录因子,广泛存在于肾组织各种细胞中。细胞处于静息状态时,NF-κB-IκBs 复合物在胞质和胞核之间处于一种动态平衡的状态,活性氧可通过激活 NF-κB 活化 α-SMA 的表达来促进肾小管上皮细胞转分化。IκB 在 P50~P65 异源二聚体上的剪切受氧化-还原反应调控,可能是活性氧激活 NF-κB 的机制之一。活性氧还可通过对 p38MAPK 途径的激活而促使 Smad2 的磷酸化,抗氧化剂可明显抑制糖尿病大鼠肾皮质 p38MAPK 的磷酸化。在醛固酮诱导的系膜细胞增殖模型中,氧化应激可以诱导磷脂酰肌醇3激酶/丝苏氨酸蛋白激酶通路的激活,阻断该信号通路可完全抑制醛固酮诱导的系膜细胞增殖。

2. 活性氧对肾小球血流动力学的影响　　在活性氧持续刺激下,肾近端肾小管及肾小球局部的 Ang Ⅱ明显增多;Ang Ⅱ对肾出球小动脉有选择性收缩作用,可导致肾内跨膜压增高,进而促进硫酸肝素糖蛋白转运,降低基底膜滤过屏障负电荷,使尿蛋白排出增加。活性氧与肾细胞膜上的不饱和脂肪酸及胆固醇结合后,产生脂质过氧化产物 MDA。MDA 具有很强的连接作用,可与具有游离碱基的蛋白质发生交联作用,形成 scKiff 碱基产物,导致血管内皮细胞受损,肾血管通透性增加。在培养的肾小球系膜细胞及肾小管上皮细胞中,Ang Ⅱ可通过激活膜结合的 NADH/NADPH 氧化酶,导致活性氧和过氧化物生成增加,亦可与其受体引起氧化应激反应。研究指出:NO 可抑制平滑肌细胞收缩,调节血管舒缩节律,参与血压及局部血流量的调节,也参与肾小球的高滤过;活性氧可使 NO 失活并促进诸多缩血管因子产生,从而导致肾血流量减少、球管失衡、水钠潴留,最终导致肾衰竭。

(五) 炎症状态与 CKD

在 CKD 的发展过程中,众多研究发现肾组织的炎症反应及其相关的肾小球硬化和肾间质纤维化是导致 CKD 进展至终末期肾衰的重要因素。其病理特征主要表现为炎症细胞在肾小球和肾间质内的浸润、活化以及相关信号通路的激活。微炎症状态在 CRF 进展中起着重要作用。IL-1、IL-6、TNF-α 为大家熟知的炎症因子,这些炎症因子的释放能够进一步促进基质金属蛋白酶(MMP2、MMP9)等的过度表达,最终导致 ECM 的生成和溶解发生失衡,引起肾脏纤维化的发生。研究也表明,巨噬细胞参与了肾脏纤维化的形成。巨噬细胞能产生大量致纤维化因子 TGF-β1、结缔组织生长因子(CTGF)合成、分泌 FN 和 I 型胶原,硫酸软骨素等 ECM。巨噬细胞也可分化为成纤维细胞,促进纤维化形成。大量临床及动物实验表明在多种肾脏病的肾间质中均可见巨噬细胞浸润,且与肾间质纤维化和肾衰竭的严重程度呈明显正相关,而 F4/80 为巨噬细胞的主要标志物,近年来成为观察肾脏纤维化的主要指标之一。微炎症状态普遍存在于肾脏疾病进展到终末期肾功能衰竭的任何时期,促进肾功能恶化或其并发症出现,且微炎症的程度被认为是 CRF 预后的重要指标。从炎症因子网络改变来看,微炎症是以白细胞介素-1(IL-1)、白细胞介素-6(IL-6)和肿瘤坏死因子-α(TNF-α)为主的促炎症因子释放为中心的缓慢发生和持续存在的轻微的炎症反应。

1. p38MAPK 信号介导的炎症反应　p38MAPK 信号通路在调控 CKD 肾组织炎症反应中起着重要作用,是最近国内外研究的热点。p38MAPK 信号通路作为 MAPK 家族的主要成员,通过对细胞内信号的传递参与细胞对外界许多刺激的调节反应,其本身通过非磷酸化转化为磷酸化状态来促进下游底物的磷酸化,快速实现信号传递,因此,其中磷酸化 p38 蛋白反映其真正的活性水平。p38MAPK 可以由细胞外的多种应激如紫外线、渗透压、热休克、促炎因子、活性氧簇、生物引物等刺激时发生磷酸化而被激活,活化后的 p38MAPK 即 p-p38 可以进入细胞核内,调控多种核转录因子,如转录激活因子(ATF)-2,NF-κB 等基的表达和生物活性,并参与了多种因子的调节,抑制 p38MAPK 活性可以抑制 IL-6、IL-10、TNF-α、TGF-β1 及骨调素等多种细胞因子、生长因子的产生,提示 p38MAPK 是调节炎症因子产生信号通路上的重要介质。

2. NF-κB 信号通路介导的炎症反应　NF-κB 是一种广泛存在于体内多种细胞的核转录因子,在静息状态时,NF-κB 通常与其抑制物 IrB 结合形成三聚体,以无活性的复合物形式存在于细胞质中,当受到细胞外信号刺激时,IrB 降解从而使 NF-κB 与 IrB 发生解离,并迅速从细胞质易位到细胞核,与相应基因上的 κB 位点发生特异性的结合,进而调控细胞因子、趋化因子、黏附分子等相关基因的表达。已有研究发现,Ang II 能刺激肾小管上皮细胞表达活化 NF-κB,引发单核巨噬细胞在间质的浸润,导致肾小管萎缩和肾间质纤维化。NF-κB 的活化可促进其主要下游因子 TNF-α 的表达,TNF-α 是早期炎症反应的重要介质,在肾组织炎症反应中,TNF-α 作为细胞因子网络中心之一，可以引起多种炎性细胞因子 IL-1、IL-6 等的释放，导致 CRF 患者微炎症反应的级联。TNF-α 的下游因子 TRAF6 是 TNF 受体相关因子家族中唯一可以直接与 NF-κB 受体激活因子相结合的信号分子，在 TOLL 样受体介导的信号转导途径激活 NF-κB，TRAF6 是激活 NF-κB 通路和 MAPK 信号通路的交叉点，同时 NF-κB 的活化能激活下游 IL-6 mRNA 水平，从而增加体液内的 IL-6 水平。以上几种因子互为上下游关系的因子相互作用，扩大了对肾纤维化的作用。有人甚至认为 NF-κB 的活化在炎症反应时复杂的细胞因子网络中可能是中心环节，遏制它的活化，可减少多种炎性介质的产生，比单一的细胞因子拮抗剂效果更显著。

3. TNF-α 介导的炎症　TNF-α 是一种由活化巨噬细胞、单核细胞、NK 细胞等合成或分化的细胞因子，具有广泛的生物学活性，它对机体免疫系统的影响是多方面的。在正常人血中 TNF-α 含量极少，但是在各种急、慢性病症尤其是急性感染时则可显著升高，可参与免疫细胞的应答及激活和炎症反应。TNF-α 在血小板来源的生长因子或血清中其他炎症因子存在下，可促进系膜细胞增生，造成肾小球直接和间接损坏，增多到足够浓度时，可导肾小球毛细血管形成墙内血栓和纤维素样物质，从而引起肾小球功能和内结构的改变。

4. SIL-2R4 介导的炎症　炎症被认为是体内一种重要的免疫抑制因子。CRF 患者免疫功能相对来说比较紊乱，抗炎症能力水平下降，常常被细菌、病毒等微生物感染，导致 T 细胞激活释放大量 SIL-2R。

CRF 的病因和发病机制非常复杂，各种肾脏疾病或是累及肾脏的系统性疾病，在免疫反应、酸中毒、高血压等各种致病因素的作用下，肾脏正常单位被持续破坏而减少，使得肾血管和肾小球硬化、肾间质纤维化而最终使得肾功能消失表现为肾功能衰竭、尿毒症机体的免疫反应与慢性肾衰病情进展密切相关。IL-6、TNF-α 是重要的致炎症因子，已有研究证实为导致肾小球硬化和慢性肾衰病情进展的重要原因，两者共同作用导致甚至固有细胞增殖、系膜细胞增生，从而刺激黏附分子表达，加剧了细胞外基质沉积。IL-10 是一种抗炎症细胞因子，当肾小球肾炎发生或严重时，IL-10 会应激性上调，从而保护肾脏功能。IL-18 则是一种具有多种免疫调节功能的细胞因子，NK 细胞、TH-1 型细胞、活化的巨噬细胞均能分泌，能促进炎症因子和趋化因子的产生，加重炎症因子对肾脏的免疫性损伤。sIL-2R 表达增强反应 T 细胞激活，抑制和减弱 T 淋巴细胞的增殖、分化及功能，减轻 IL-2 对肾脏细胞的伤害。微炎症状态的程度已被认为是预示慢性肾衰竭预后的可靠指标，是影响维持性血液透析患者生活质量的主要因素。研究结果显示尿毒症患者无论透析还是非透析，其 CRP、IL-6、TNF-α 水平均明显高于健康对照组，而且透析患者比非透析患者有更高水平，两者有显著差异，说明尿毒症患者在进入透析前已存在微炎症状态，透析可加重炎症反应。目前慢性肾衰竭患者微炎症的原因尚未十分清楚，除了与透析过程中生物不相容性相关外，尿毒症本身也存在激活炎症反应的诸多因素，如各种代谢产物的蓄积和氧化应激等。肾衰竭时体内细胞因子和炎症介质有升高并影响预后，有效清除上述物质将促进病情的恢复。

5. 炎症细胞的浸润　肥大细胞(mast cell, MC)作为炎症细胞中重要成员，MC 不仅参与免疫调节、肿瘤发生、血管生长等过程,而且在肾脏纤维化中也有重要作用。目前已证实肥大细胞胞质颗粒中含有类胰蛋白酶、TGF-β、碱性成纤维细胞生长因子(basic fibroblast growth factor,bFGF)等多种促纤维化物质,它们在组织纤维化过程中能发挥重要效应。巨噬细胞研究表明,巨噬细胞能产生大量致纤维化因子 TGF-β1、结缔组织生长因子(CTGF)合成,分泌 FN 和 I 型胶原、硫酸软骨素等 ECM。巨噬细胞也可分化为成纤维细胞,促进纤维化形成。大量临床及动物实验表明在多种肾脏病的肾间质中均可见巨噬细胞浸润,且与肾间质纤维化和肾衰竭的严重程度呈明显正相关。巨噬细胞可分泌释放血小板源性生长因子、一氧化氮、活性氧、白细胞介素、肿瘤坏死因子、补体和金属蛋白酶类等,参与局部炎症反应,发挥吞噬防御和抗原提呈功能。

CKD 随着病情的发展逐渐出现慢性炎症反应,hs-CRP 等炎性急性时相反应物增多和肿瘤坏死-α(TNF-α)等单核巨噬细胞衍生的细胞因子水平持续低度增高,有学者称其为微炎性反应状态。其生物学作用包括与单核巨噬细胞血管内皮细胞和平滑肌细胞上相应的受体结合激活细胞、介导炎性反应,如上调黏附分子、诱导趋化因子产生、募集并激活循环单核细胞等炎性细胞。激活补体经典途径,并通过相应的受体和补体受体活化单核巨噬细胞,促进炎性反应扩大。

6. 中性粒细胞明胶酶相关脂质运载蛋白　中性粒细胞明胶酶相关脂质运载蛋白,中性粒细胞明胶酶相关脂质运载蛋白最初是在中性粒细胞中被发现的一种小分子分泌性糖蛋白,正常生理条件下在人体的一些组织中低水平表达。在 CKD 各分期中,随着病变程度的增加,中性粒细胞明胶酶相关脂质运载蛋白浓度呈明显升高趋势。

(六) 血脂代谢异常与 CKD

1982 年,Moorhead 等首次揭示"脂质肾毒性",自此脂代谢紊乱作为肾小球硬化的独立危险因素开始受到研究者关注。研究证实脂质可以参与调节 MAPK 信号通路、促进系膜细胞增殖、刺激促纤维化细胞因子分泌、介导炎症反应、影响细胞外基质合成与降解的平衡,从而与其他因素共同推进肾纤维化的进展。其中,炎症细胞的浸润聚集是肾纤维化的关键启动步骤和重要环节,已有大量证据表明,极低密度脂蛋白(VLDL)中密度脂蛋白(IDL)、低密度脂蛋白(LDL)及氧化修饰后的(LDL Ox-LDL)均可促进系膜细胞、内皮细胞、单核-巨噬细胞产生肿瘤坏死因子-α(TNF-α)、白细胞介素(interleu-kin,IL)-6 等多种炎性因子,加剧肾间质的炎症反应。同时研究发现,慢性肾脏病发病率逐年增高,进入终末期肾脏病的患者逐年上升,而透析患者心血管疾病的发病率和死亡率高且预后极差,其中约 50% 患者死于心血管并发症,尽管传统的心血管疾病危险因素如高血压、血脂异常、抽烟和糖尿病相当普遍,但它们不能独立解释终末期肾脏患者群高 CVD 危险性,其中非传统危险因子尿毒症氧化应激状态被认为是心血管疾病的危险因素,这种观点认为,蛋白质、脂肪、碳水化合物氧化增加,尤其是在血管内壁的氧化,有助于促进尿毒症患者动脉粥样硬化的发展。oxLDL 形成特异性氧化表位,具有很强的免疫原性,能刺激机体产生抗 oxLDL 的自身抗体,动脉粥样硬化患者 oxLDL 滴度升高,高血脂是继糖尿病、蛋白尿之后的又一大促进肾病进展的非免疫性疾病之一,其中有关胆固醇和三酰甘油与肾小球硬化的相关研究较多。高胆固醇血症和高三酰甘油血症已被证实是肾脏病进展的独立危险因子,应用降脂类药物降低血脂可减轻肾小球损害,防止肾小球硬化和间质纤维化。同时低蛋白血症可刺激肝细胞合成较多的脂蛋白,进而引起脂质代谢紊乱,加重肾损害。因此改善脂质代谢,升高 ALB,可缓解肾脏纤维化进程。

随着研究的深入,人们又逐渐发现 LDL-C 较基线升高 1.075mmol/L 是 CKD 进展的独立危险因素,LDL-C 化学结构很不稳定,容易析出胆固醇而在血管壁上沉积,是导致动脉硬化、肾小球硬化及心脑血管事件的重要原因,LDL-C 升高导致 CKD 进展的机制主要有以下几个方面:①系膜细胞或吞噬细胞表面的受体可结合进入系膜区的 LDL-C,通过清道夫机制清除 LDL-C,若该清除机制出现异常或由于肾功能不全导致肾小球滤过功能下降,则会引起 LDL-C 在系膜区沉积;沉积的 LDL-C 可经过活性氧分子氧化、糖基化、乙醛化、甲醛化或氨甲酰化等多种化学修饰后转变为具有活性的 LDL-C,具有活性的 LDL-C 可使损伤肾小球的自由基,细胞因子及生长因子的释放明显增多,加重肾脏损害。②LDL-C 生成大量细胞外基质,加速肾小球硬化。③LDL-C 可使纤溶酶表达异常而引起肾脏间质小管的病变此外,国内外最新研究表明,炎症是引起动脉粥样硬化以及脂质异常的关键因素,进而导致肾损伤,炎症刺激会使机体大量产生人白细胞介素、肿瘤坏死因子等细胞因子,这些细胞因子通过抑制血脂升高而对系膜细胞表面的 LDL-C 受体产生负反馈信号,使得系膜细胞在血脂升高状态下仍然产生大量 LDL-C 受体,LDL-C 被不断地吸收到系膜细胞内,最终因不能及时被清除而发展成为泡沫细胞,导致肾小球硬化与此同时,炎症刺激还可以诱导氧化型低密度脂蛋白受体的高表达,而作为具有活性的 LDL-C 的主要受体,可使具有活性的 LDL-C 的作用明显增强,从而加重肾损伤研究也表明,长期使用他汀类药物能有效减少尿蛋白,减轻炎性反应延缓 CKD 进展,其作为早期慢性肾功能不全患者心血管事件的二级预防措施安全有效。赖氏也报道,慢性肾病患者血中抗 ox-LDL 抗体升高程度与多个炎性细胞因子如干扰素、白细胞介素-6、白细胞介素-10、白细胞介素-12 的表达水平具有一定相关性,检测慢性肾病患者血中抗 ox-LDL 抗体水平对了解疾病进程有重要的临床价值。可见异常的血脂变化,可以引起动脉粥样硬化,而动脉硬化引起缺血性肾脏病,动脉硬化作为一种全身性的病变,可累及肾脏大、中、小各级动脉而引起缺血性肾损害,动脉粥样硬化一方面可引起系统动脉压力升高、肾小球动脉硬化;另一方面,肾动脉及其侧支局部动脉斑块形成又可以促进肾动脉的进一步狭窄,动脉硬化因素促进 CKD 的形成。

各种原因引起的尿蛋白丢失将导致肝脏合成脂蛋白增加,循环中的脂肪酸增加又可以进一步加速或者恶化肾小球与肾小管疾病,经过一系列反应之后,导致蛋白尿的因素将与脂质诱导的肾损害共存,或被其替代。肾小球基膜通透性增加导致的持续蛋白尿,刺激肝脏过度合成脂蛋白,因此形成了脂质导致肾损害的恶性循环,血脂异常可以通过产生严重的脂代谢紊乱直接损伤肾脏,也可以间接通过系统炎症与氧化应激、血管损伤、改变激素类和其他信号分子而损伤肾脏。氧化与内质网应激激活了核因子途径,且这种激活与肾小球肾炎的炎症事件、慢性肾脏疾病的进展相关,并且,脂质可以作为炎症的介导者,极低密度脂蛋白与中间密度脂蛋白提高了系膜细胞炎性因子的分泌,如白细胞介素。

(七) 肾血流动力学改变与 CKD

慢性肾脏病的早期,肾脏往往出现代偿性增生或者适应性变化,即肾脏的微血管适应性变化和非血管成分的适应变化,前者包括肾小球的入球小动脉、出球小动脉、肾小球毛细血管、肾间质的其他小血管,后者包括肾间质、肾小管、集合管等成分。肾脏微血管的代偿性或适应性变化包括功能代偿和形态代偿两种类型。肾脏微血管功能代偿,主要是肾小球血流动力学变化,即肾小球毛细血管灌注压、灌流量、滤过压增高(俗称"三高"),采用血管紧张素转换酶抑制剂(ACEI)和血管紧张素Ⅱ受体阻断剂(ARB)治疗,能缓解"三高"状态,这是这些年来 ACEI 和 ARB 在肾内科领域广泛使用以减缓残肾毁损速度的原因所在。导致残肾功能代偿的机制除了肾素-血管紧张素系统外,可能还有局部内皮素(ET)、心房肽(ANP)、前列腺素(PGs)等系统的表达增高,ET 能降低肾血浆流量(RPF)和 SNGFR(1991,Benigni,Am J Physiol),ANP 和 PGs 能增加 RPF和 SNGFR(1986,Smith,J Clin Invest;1987 Nath,Am JPhysiol)。

肾内微血管主要指肾小球毛细血管和分布于肾小管周围的毛细血管,前者与肾小球滤过面积和肾小球滤过率直接相关,而后者对维持肾小管的正常结构、功能及肾小球滤过功能起调节作用。Bohle 等在对原发性肾小球疾病和其他原因所致慢性肾功能衰竭的临床病理研究中发现,微血管病变与肾小管间质损伤不仅部位一致,且毛细血管减少程度与肾间质纤维化程度呈正相关,从而推测毛细血管的丢失是造成肾小管间质缺氧性损伤的重要因素。肾小球硬化、肾小管间质纤维化是各型肾病终末阶段的共同表现。肾小管间质损伤常可导致肾功能减退,其主要机制为:间质纤维化使小管间毛细血管狭窄,血管阻力增加,引起肾小球血流量下降;肾小管,特别是近端肾小管萎缩必然损伤肾功能,通过管球反馈机制影响肾小球的某些功能。

1. RAS 系统 自 Fine 等提出慢性缺氧假说以来,越来越多的证据显示慢性肾脏疾病存在肾小管间质的缺血、缺氧,肾小管毛细血管网的早期缺血、缺氧与肾素-血管紧张素系统(RAS)的激活有关,在各种血管活性物质中,RAS 系统的局部激活尤为重要,它导致出球小动脉的收缩,肾小管周围毛细血管的低灌注,引起下游肾小管间质的缺氧。缺血缺氧不仅是导致肾间质纤维化的主要病理环节,而且是肾小管间质病变进展的重要机制之一,血管紧张素Ⅰ、Ⅱ是肾素-血管紧张素系统(RAS)的重要组成部分,缺血缺氧直接参与肾间质纤维化,而间质纤维化又进一步影响肾小管间质的血流供应和氧的弥散,肾小管细胞的长期缺血缺氧,严重影响其线粒体的能量代谢,最终导致细胞凋亡。

RAS 的激活,增加了 AngⅡ的水平。AngⅡ是 RAS 中最主要的效应物质,通过与其受体结合,从多种途径参与肾间质纤维化,如 AngⅡ通过诱导全身和肾小球高血压,引起继发于肾内血管收缩的缺血性肾损伤,减少肾血流量,升高滤过膜通透性导致蛋白尿,增加管周毛细血管网的丢失,造成无效的细胞呼吸等血流动力学作用促进肾小球硬化及肾间质纤维化进展。同时在纤维化过程中,Ang Ⅱ也作为一种促炎细胞因子存在,它激活单核细胞,增加促炎介质如细胞因子、趋化因子、黏附分子和 NF-κB,可能导致局部炎症,AngⅡ也同时激活成纤维细胞,促使肾小管上皮细胞经上皮+间充质细胞转分化为成纤维细胞,刺激促纤维化细胞因子 NSP+的产生,诱导氧化应激,并刺激血管和肾小球系膜细胞的增殖和肥大,增加基质沉积等非血流动力学作用加速慢性肾病病变进展。

血流动力学发生改变,本来组织的正常供血供氧被打乱,在缺氧状态下,一系列的基因调控、信号传导系统被激活,如研究表明 HIF-1 蛋白表达升高可以间接说明缺氧的存在。HIF-1 是迄今为止发现的唯一一个在缺氧状态下发挥活性的特异性转录因子,是专一调节氧稳态的关键介质。近年许多研究表明,缺氧可以通过改变细胞的氧化还原状态来减少活性氧的生成,从而激活胞质内 HIF-1,使得由胞质进入胞核内与靶基因结合,形成转录起始复合物,启动靶基因的转录。进一步研究发现,缺氧引起 HIF-1 转录因子活化,从而诱导血管内皮生长因子和血小板衍生生长因子等基因的表达,促进纤维化的发生。HIF-1 在缺氧诱导成纤维细胞和肾小管上皮细胞转分化为肌成纤维细胞的过程中起重要作用,血管紧张素Ⅱ又和 HIF-1 密切相关。

应用血管紧张素受体拮抗剂(如氯沙坦)后可改善肾血流动力学,降低肾小球内压力,减少蛋白尿,增加肾血浆流量,从而延缓肾衰的进程,另外氯沙坦还通过影响一些细胞因子如血管内皮生长因子或调控信号传导途径而起到肾脏保护有关。血管紧张素Ⅱ(angiotensin Ⅱ, Ang Ⅱ)实验表明:Ang Ⅱ可通过血流动力学及非血流动力学发挥促肾纤维化的作用。Yang 等发现 AngⅡ能明显促进 TGF-β1 发挥病理生理作用,加速 EMT 进程。多种动物模型实验结果均证实,血管紧张素转换酶抑制剂和(或)血管紧张素Ⅱ受体阻滞剂能明显削弱肾小管上皮细胞 TGF-β1 的表达,减少 ECM 的产生,抑制核转录因子-κB(NF-κB)的激活及 MF 的增殖,最终延缓或改善肾间质纤维化的发生、发展。

2. 一氧化氮系统　一氧化氮(NO)又被称为内皮源性舒张因子(EDTF),它是在一氧化氮合成酶(NOS)作用下,以左旋精氨酸和 O_2 为底物催化而产生的一种扩血管物质。NO 在慢性肾脏病进展中的作用有以下两方面:一是对肾脏保护作用;二是可抑制系膜细胞增生和减少系膜基质的产生。笔者等研究证实,肾衰模型组血 NO 和 NOS 均低于正常组($P<0.01$)。

3. 前列腺素及其衍生物　前列腺素及其衍生物具有多种多样的生物学活性,其中 PGI2、TXA2 的作用尤为突出,PGI2 的生理作用为扩张血管,改善血管阻力;抑制 TXA2 的释放,对抗血小板聚集,防止血栓形成;抑制机体的炎性反应。而 TXA2 可使血管收缩,血小板聚集,加重炎性因子的损伤作用,是体内 PGI2 的生理拮抗剂。正常情况下,两者的产生和释放处于动态平衡。两者在体内极不稳定,迅速水解成稳定的 6-Keto-PGF1α、TXB2 从尿、粪中排出体外,所以常用放射免疫法测定反映体内 PGI2、TXA2 水平。对于肾小球硬化的影响,TXA2 具有以下作用:收缩肾脏入球小动脉及系膜细胞、减少肾血流量,诱导层粘连蛋白、Ⅰ型胶原及纤维连接蛋白的表达、促进血小板聚集、细胞外基质合成及肾小球硬化的形成等,而 PGI2 的作用则与之相反。晚期慢性肾病患者,检测发现 PGI2 水平逐渐下降,TXA2 作用逐渐占优势,导致尿白蛋白排泄量进一步增加,以及 Ccr 下降,使肾功能更趋恶化。

4. 血管内皮生长因子　血管内皮生长因子是一种特异性的促血管内皮细胞分裂、增殖的糖蛋白,主要表达于肾小球足细胞和小管上皮细胞,通过内皮细胞上特异的受体发挥生物效应。血管内皮生长因子在肾纤维化中的作用具有两重性,一方面增加毛细血管通透性,促进单核细胞的趋化,扩大炎症反应;另一方面刺激毛细血管内皮细胞增生,保证毛细血管腔数量,维护有效滤过面积和周围毛细血管密度。在肾衰竭大鼠模型早期局部血管内皮生长因子表达增加,肾周毛细血管网处于明显增殖状态,一段时间后表达下降,肾周毛细血管网新生反应也逐渐至正常水平以下,提示血管内皮生长因子下降可影响微血管对损伤的修复反应,可能参与肾脏病慢性进展。可溶性细胞间黏附因子-1 是一种小分子量的黏附分子,是内皮细胞活化的标志,而且参与大鼠蛋白尿的形成。因子Ⅷ相关抗原是内皮细胞合成的一种糖激化蛋白,在刺激因素作用下其表达升高不仅可反映内皮细胞损伤的程度,也是内皮屏障损伤的标志。研究发现,血浆因子Ⅷ相关抗原与微量白蛋白呈正相关。

5. 内皮素-1(ET-1)　ET-1 除了能收缩血管外,还能促细胞增殖、细胞外基质蓄积、其他炎症介质的释放及刺激近端肾小管上皮细胞生成醛固酮增多,导致 RIF。Moridaira 等通过实验及临床观察发现肾小管上皮细胞 ET-1 在大鼠单侧输尿管结扎RIF、环孢素 A 导致的慢性肾小管间质病变中的表达显著提高。亦有部分研究表明ET-1转基因小鼠肾脏的表达受雄激素的刺激而明显增强,从而促使肾脏纤维化。

6. 血小板反应蛋白-1(TSP-1)　TSP-1 正常生理下,TGF-β1 以无活性的形式存在于细胞中,在与细胞受体结合之前,其无法发挥致纤维化等病理生理作用。TSP-1 可以通过结合潜在相关肽(LAP),使 TGF-β1 内部结构发生改变而使无活性的 TGF-β1转化成活性物质,并且两者可以相互影响,TGF-β1 通过蛋白激酶 C(PKC)-TGFβ1-TSP-1 途径活化 *TSP* 基因使 TSP-1 的表达增强。

7. 整合素连接激酶(ILK)　研究显示,在正常肾间质中无或仅有极少量 ILK 表达,但随肾间质病变程度的加重,它们表达量明显增加;间质细胞中亦可见到 ILK 的表达,并且间质的病变越重,表达范围越广,提示 ILK 可能参与了肾间质纤维化的过程。

8. 脂肪细胞因子　脂肪组织现在已被视为一种内分泌器官,分泌多种脂肪细胞因子如肿瘤坏死因子-α、瘦素、抵抗素、脂联素以及在脂肪组织中特异性表达的蛋白过氧化物酶体增殖物激活受体-γ 和激素等,这些细胞因子失调可能导致代谢紊乱,促进CKD 的发展。脂肪细胞上存在着完整的肾素-血管紧张素系统(RAS)的组分,通过抑制脂肪细胞分化引起脂毒性和炎症,影响胰岛素的敏感性。RAS 阻滞剂可通过改善脂肪细胞因子失调延缓 CKD 的发展。CKD 存在的代谢紊乱与脂肪细胞因子分泌失调的关系密切。RAS 阻滞剂通过改善脂肪细胞功能紊乱和提高脂肪细胞胰岛素敏感性而延缓 CKD 的发展,其对脂肪细胞胰岛素信号转导通路的影响将成为治疗慢性肾脏病改善胰岛素抵抗的重要切入点,为将来慢性肾脏病治疗药物的选择和开发提供新思路。

(八) 其他因素与 CKD

1. 蛋白尿　慢性肾脏病常伴有肾小球滤过屏障结构和(或)功能的障碍,导致蛋白尿,研究发现蛋白尿不仅仅是慢性肾脏病的重要表现,而且还是其进展至终末期肾病的一个独立危险因素,研究发现蛋白尿导致慢性 CKD 与下列因素有关。

(1) 蛋白尿与肾小管间质纤维化:尿蛋白对肾小管细胞的直接作用,目前尚有争议的问题在于蛋白尿中的何种成分对肾小管上皮细胞产生影响。虽然中分子量的尿白蛋白被普遍认为是引起肾毒性的重要因素,但其他蛋白或分子是否也对肾病的进展起直接作用目前尚未完全澄清。蛋白尿通过激活补体加速肾小管间质纤维化,大量研究表明蛋白尿导致的肾小管间质纤维化与 C5b-9 有重要关系。蛋白尿促进肾小管细胞凋亡除了间质的纤维化,终末期肾病还伴有肾小管的萎缩,近几年发现蛋白尿可引起肾小管上皮细胞凋亡而加速肾病的进展。

(2) 蛋白尿与肾小球硬化:滤过屏障的受损和血浆蛋白的漏出是慢性肾脏病产生蛋白尿的原因,漏出的血浆蛋白在经过肾小管时可造成肾小管间质纤维化,在肾小球沉积可加速肾小球硬化,尤其在糖尿病肾病,肾小球的进行性硬化是关键因素。以往研究已经证明,减少尿蛋白可以保护肾。随着对蛋白尿发生机制的进一步认识,以及对蛋白尿导致肾损伤机制的更深入研究,将会揭示更多、更有效的降低尿蛋白排泄率或者阻断蛋白尿对肾损伤的分子靶点,而这些靶点可能将是开发新药的重要分子基础。大量临床研究证据表明,蛋白尿的程度与肾脏病预后密切相关,因此控制蛋白尿也就成为 CKD 治疗重要靶点,蛋白尿的产生既是肾小球病变的结果,同时也是导致肾小管间质损伤和促进肾脏病变慢性进展的关键因素。其主要通过以下机制产生作用:直接中毒学说,补体激活学说,超氧化物过多学说,肾小管上皮细胞致炎学说,免疫介导学说等。总之,蛋白尿引起的毒性作用途径多样,更好地理解和阐明尿蛋白是如何促发肾脏炎症并导致炎症持续不断,为逆转肾脏纤维化,寻找新靶点提供新的思路。

蛋白尿被广泛认为是肾脏病理学改变轻重程度的标志物,并且可以预测远期肾小球滤过率的降低以及肾衰竭终末期的发展。更重要的是,蛋白尿的减少对大量蛋白尿患者肾功能的下降起到一个明显的保护作用,因此对于蛋白尿的监测应当在慢性肾脏病患者中起到一个重要作用。蛋白尿与肾脏损害,动物实验表明,尿蛋白程度与进行性肾脏损害正相关,采用各种降低蛋白尿的措施,如低蛋白饮食、口服 ACEI 能延缓肾功能下降趋势。此外,在残余肾模型中,尿蛋白程度与肾间质损害程度呈正相关亦为国内外学者所证实。①尿蛋白对肾小球系膜细胞的毒性作用,在蛋白尿状态下,肾小球如有大量脂蛋白,如载脂蛋白 B(APOB)、低密度脂蛋白(LDL)、极低密度脂蛋白(VLDL)及载脂蛋白 A(APOA)积聚。②是尿蛋白对近端肾小管细胞的直接毒性作用,正常情况下,肾小球滤过的蛋白质,可以出现在肾小管液中,在近端肾小管重吸收入血,但大量蛋白尿超过肾小管重吸收能力,可以引起肾小管的损害。③是尿蛋白可以改变肾小管细胞生物活性,从组织胚胎来源上,近端肾小管细胞来源于间质细胞,与纤维母细胞和免疫系统的细胞接近,最近的研究表明尿蛋白可以调节肾小管细胞功能,改变他们的生长特性和细胞因子及基质蛋白的显性表达。④特殊的蛋白质引起的肾损害前面已经谈到,白蛋白携带脂质分子时对肾小管损伤作用增强,进一步研究表明这种脂分子主要是在肾小管中产生的脂肪酸。对于腹膜透析患者来说,大量蛋白尿、更低的基线 rGFR 预示着 RRF 的下降更显著,因而降低尿蛋白的治疗措施可能有利于保护 RRF,从而改善腹透患者生存质量。

(3) 维生素 D 与 CKD:慢性肾脏病目前已成为全球威胁健康的公共卫生问题,维生素 D 在慢性肾病患者中普遍缺乏,慢性肾脏病的进展与矿物质和骨代谢紊乱、维生素 D 代谢均有密切的关系,活性维生素 D 在非透析和透析的慢性肾脏病患者的治疗中均有重要作用。维生素 D 代谢异常与 CKD 进展具有密切关系,研究发现,活性维生素 D 不仅可作用于骨、肠、肾脏、甲状旁腺等靶器官,以维持钙磷平衡,还可从其他途径发挥肾脏保护作用,如抗炎,降低蛋白尿,抑制系膜细胞增殖和足细胞丢失,抑制肾素—血管紧张素系统,延缓肾小球肾小管间质纤维化等作用。维生素 D_3、钙磷水平之间关系密切且复杂,其随着肾功能的改变是整体相互作用的结果,大量蛋白尿、低蛋白血症是引起患者维生素 D 水平在早期即开始下降的主要原因,而钙磷代谢的紊乱、PTH 的升高、肾功能的恶化是晚期 CKD 患者维生素 D 进一步缺乏的原因。维生素 D 在体内合成代谢参与多种肾生理活动,并且保护肾脏免受各种病因的侵害,最新研究显示维生素 D 除了调节骨矿物质代谢之外,还具有抑制炎症反应、阻滞 RAS 激活、调节免疫、降低蛋白尿等多种作用,尤其在降低尿蛋白方面越来越得到广泛关注及研究。维生素 D 不仅对延缓 CKD 进展、降低 CKD 的死亡率具有重要意义,还可能会成为今后肾脏疾病治疗领域的新突破。

(4) 尿酸与 CKD:肾脏疾病时,由于肾小球滤过率的下降,导致尿酸排泄障碍,进而引起高尿酸血症,尿酸一旦进入细胞内,似乎就发挥许多有害作用,其中许多有害作用已被实验证实,尿酸可以通过特定的有机阴离子载体进入血管平滑肌细胞,并激活细胞内蛋白激酶、核转录因子,活化剂蛋白,从而引起增殖及促炎症反应,同时,在血管内皮细胞及血管平滑肌细胞中,尿酸诱导血管紧张素 Ⅱ 型受体表达增加,血液中尿酸的聚集会刺激白细胞介素的产生,从而引发炎症机制。另外,尿酸抑制血管内皮细胞的增殖及迁移,抑制其的释放,从而引起内皮细胞功能紊乱,因此促进了血栓形成,加重肾脏疾患。高尿酸血症是新发慢性肾脏病的独立危险因素,同时证实了高尿酸血症者糖尿病的患病率明显增加。

(5) 代谢综合征与 CKD:代谢综合征(MS)是以中心性肥胖(内脏性肥胖)、糖调节受损或糖尿病、脂代谢紊乱和高血压为主要特征,以胰岛素抵抗(IR)为共同的病理生理基础,合并出现多种代谢性疾病的一组严重影响身体健康的临床证候群。MS 对心、肾血管等靶器官的影响十分明显,不仅增加心血管疾病、糖尿病的患病风险,而且增加心血管疾病的死亡率。MS 的各个代谢组分异常与 CKD 的相关危险性有较多文献给予证实,但 MS 与白蛋白尿和(或)慢性肾脏疾病高危影响因素之间的因果关系不明。很难区分高血压综合征、MS 和异常糖 MS,同样难以区分 MS 对慢性肾脏疾病的影响是否是高血糖或高血压两个已知的慢性肾脏疾病的高危因素的作用所致。

(6) 铁元素与 CKD:铁是人类机体内重要的微量元素之一,维持着细胞的正常生长和新陈代谢,然而铁元素的水平超过某一上限也会造成机体损伤,铁调素是维持机体铁稳态的重要调节因子,可以下调血清铁水平,是铁吸收、循环再利用以及铁释放的负性调节因子,铁调素由肝脏合成产生以后释放进入血液循环,最后经由肾脏排泄。CKD患者血清铁调素水平升高,高铁调素可引起铁代谢障碍,导致或加重患者的贫血或引起EPO的低反应性,通过降低铁调素水平或抑制铁调素信号传导通路,可能会释放铁储备,实现纠正贫血的效果。铁代谢与慢性肾脏病的关系十分密切,主要通过以下通路互相影响。

1) 铁代谢与肾性贫血:肾性贫血可由促红素产生减少或骨髓对促红素反应减弱、血液丢失过多、红细胞寿命缩短等引起,而铁代谢失调在肾性贫血的发生发展中起到重要作用。首先,由于慢性肾脏病患者消化功能紊乱,胃纳减退引起铁摄入不足,消化道出血及反复透析等原因可导致机体铁原料的缺乏。此外,因铝中毒造成患者体内储存、动员和利用铁也困难。另外慢性肾脏病的进展过程中,产生大量细胞因子及炎症介质引起患者体内持续的慢性炎性反应,从而可因细胞免疫功能活化而产生大量的细胞因子参与铁代谢紊乱的过程,目前认为IL-1可诱导单核/巨噬细胞内脱铁蛋白的合成,从而使铁释放障碍。IL-1还可使中性粒细胞从特异性颗粒中释放乳铁蛋白,可与转铁蛋白竞争结合血清铁,从而使血清铁降低。同时尿中转铁蛋白的丢失也是造成贫血的一个原因。同时在慢性肾脏病患者中异常的循环铁调素也可以损害铁离子的吸收,也可能参与了肾性贫血的发生、发展,特别当这些患者有高水平的急性期反应蛋白(C reaction protein,CRP)时,已发现注射促红素可以显著降低小鼠肝脏铁调素基因表达,故促红素一方面可以作为红细胞生成的刺激因子,另一方面是铁调素的抑制性激素。

2) 铁代谢与骨代谢:慢性肾脏病并发的骨代谢紊乱是临床上影响慢性肾脏病患者生活质量的主要因素之一。已有研究表明,在慢性肾脏病的进展中会出现骨质疏松、异位钙化等表现。近年来,铁代谢与骨代谢的相关性引起了越来越多的关注。一系列研究表明,铁的动态平衡变化将影响骨代谢,体内铁贮存与骨质矿化密度有着密切的联系:铁超载可致骨质疏松,铁不足又使骨密度降低。Liu等研究了骨组织中年龄相关性铁沉积与绝经后骨质疏松的相关性,结果表明,年龄相关性的铁沉积可能是绝经后骨质疏松症的病因之一。Cornish等研究了乳铁蛋白与骨代谢的关系及乳铁蛋白的结构和活性相关性,研究发现,乳铁蛋白浓度从0.1g/L起能有效促进成骨细胞的分裂,且其效应与浓度呈正相关;当浓度增至>1g/L时能减少成骨细胞凋亡,促进成骨细胞分化,并减少破骨细胞形成。研究结果表明,活体中乳铁蛋白能促进成骨细胞的增殖,减少其凋亡,抑制破骨细胞的活性,从而促进骨的合成代谢。Houtkooper等研究表明当绝经后妇女钙摄入量在适当范围内,其铁摄入水平与骨矿化密度呈正相关。

3) 铁代谢与氧化应激:铁代谢异常是导致许多疾病的重要原因之一,过载铁可以通过Fenton反应产生活性很强的羟自由基,对细胞内蛋白质、脂质和核酸造成损伤,从而导致线粒体功能异常,引起细胞凋亡及神经退行性疾病。氧化应激(oxidative stress,OS)是指体内活性氧的生成增加或(和)清除活性氧的能力降低,由此导致活性氧的生成和清除失衡,过量的活性氧可引起分子、细胞和机体的损伤。目前应用的静脉铁剂制剂均含有2%~6%的氧化活性铁,静脉补铁时铁可以直接进入血液循环,短时间内超过转铁蛋白等的结合能力释放一部分游离铁(Fe^{2+}),通过Fenton反应催化产生代表活性氧的羟基和烷氧基,促发脂质过氧化反应和蛋白质羰基化反应,诱导氧化应激,加剧细胞毒性作用,导致组织损伤。已有研究发现,单次给予100mg的科莫菲可以降低慢性肾功能衰竭患者血中谷胱甘肽过氧化物酶(GSH-Px)、超氧化物歧化酶(SOD)、过氧化氢酶(CAT)等抗氧化酶及升高脂质过氧化产物丙二醛(molomdialdelycle, MDA)水平。Maruyama 等观察了37例维持性血液透析患者多次静脉用铁剂10周后,发现DNA氧化损伤指标血清8-羟基脱氧鸟苷(8-OHdG)水平明显上升。静脉铁剂、氧化应激与炎症三者之间相互关联,在游离铁催化下,炎症、氧化应激相互作用、相互促进,进而造成机体损伤。

(7) 胰岛素抵抗与CKD:胰岛素抵抗(insulin resistance,IR)是指机体靶细胞对循环中一定量的胰岛素产生的生物学效应低于实际应有水平的一种状态,即组织对胰岛素的敏感性降低。许多慢性肾衰竭患者伴有空腹血糖升高,但空腹胰岛素水平大多正常或升高。研究发现CKD组空腹血糖水平明显高于正常人群;同时CKD组胰岛素水平也高于对照组,但差异无统计学意义。分析可能原因是慢性肾衰竭时,患者肾脏灭活胰岛素减少,胰岛素半衰期延长,肾脏排泄胰岛素减少,造成胰岛素水平升高。与对照组相比,CKD组高血糖和高胰岛素存在,提示慢性肾衰竭患者存在胰岛素抵抗。相关性分析显示,CKD患者IR与脂代谢、嘌呤代谢相关,说明IR可从多个途径影响机体代谢。患者肾小球和肾小管功能的损害,致使尿酸排出下降,出现高尿酸血症;同时因IR患者胰岛素水平相对较高,而胰岛素可增强肾小管对尿酸的重吸收,进一步加重高尿酸血症的发生。在IR状态下,由于脂肪细胞膜上受体对胰岛素的敏感性下降,导致抗脂解酸作用减弱,使血浆中及进入肝脏的游离脂肪酸增多,刺激肝脏合成更多的极低密度脂蛋白(VLDL),同时胰岛素抵抗时可引起脂蛋白酶活性减低,加之VLDL中的ApocⅢ增加,抑制了脂蛋白酶活性,使TG清除障碍。近年来,IR与肾脏疾病之间的关系受到越来越多的关注,全面深入理解IR与肾脏疾病的关系,可以为干预和控制IR、减轻和延缓IR相关肾病的发生、发展奠定重要的理论基础。研究结果显示,CKD患者存在IR现象,IR与患者肾功能减退相关,参与了高TG血症和高尿酸血症的形成。因此,临床治疗中及时纠正CKD患者的胰岛素抵抗的现象将有助于改善患者的病情。

在慢性肾脏病患者中,瘦素、脂联素、抵抗素和甲状旁腺功能亢进等多种因素在胰岛素抵抗和高胰岛素血症的发生和发展中起重要作用。随着胰岛素抵抗的出现,肾功能即出现损害的趋势,表现为在胰岛素受体前水平、受体水平和受体后水平均存在胰岛素抵抗,使胰岛素分泌、利用和灭活等均表现异常。IR与CKD已逐步成为肾脏病和内分泌专业新的研究热点,IR及代偿性高胰岛素血症能够通过多种直接和间接途径导致肾脏损害,IR、高胰岛素血症与肾脏疾病的发生密切相关。但目前对病因、发病机制、临床表现、实验室检查和预后尚不完全清楚,还有待于进一步研究和探索。

(8) 足细胞与CKD:足细胞是位于肾小球基底膜外侧的高度分化的细胞,有高度的结构和功能特异性,在维持肾小球滤过膜的结构和功能上起着重要作用,研究发现足细胞损伤是介导肾小球疾病进展的关键因素,以足细胞损伤为靶点的治疗现已成为慢性肾脏病治疗的新手段。目前足细胞损伤机制的研究是肾脏疾病领域的研究热点,足细胞损伤的信号通路为人们深入探索其致病机制提供了重要线索,对信号通路中关键分子的干预可能为治疗足细胞病提供新的方向,足细胞主要通过无翅型 MMTV 整合位点家族成员蛋白[(Wnt)/β-连环蛋白(β-catenin)]、缺刻蛋白(Notch)信号通路、足细胞骨架调控信号通路、TGF/β/骨形成蛋白(BMP7)通路等多条途径,影响和调节着肾脏病的发生和发展。

(9) 补体与 CKD:补体级联反应是一种免疫防御机制,能够有效诱导细胞凋亡,增强细胞免疫,补体的过度活化或调节异常参与多种慢性肾脏病及移植排斥反应的发生、发展,补体在肾组织内活化,沉积与肾脏病临床及病理特点密切相关,亦在移植肾缺血再灌注损伤、细胞介导的排斥反应和抗体介导的排斥反应中发挥重要作用。近年来,针对补体的靶向性治疗已成肾脏病领域内新的研究热点。补体通过补体过度活化、补体表达不足等不同的反应,导致糖尿病肾病、膜型肾病、C3 肾病的发生。

(10) 巨噬细胞与 CKD:巨噬细胞在肾脏疾病中既发挥促炎和组织损伤作用,同时还控制炎症反应,参与组织修复,巨噬细胞这种双重作用,与其不同的活化状态密切相关,而不同的活化状态最终决定肾脏疾病的发展方向。巨噬细胞具有显著的异质性,在特定微环境中分化并获得两种独立的活化表型,即经典活化巨噬细胞(M1)和非经典活化巨噬细胞(M2),主要 M1 介导肾脏炎症反应,而 M2 参与肾组织修复过程。

(11) 沉默信息调节因子与 CKD:蛋白沉默信息调节因子(sirt2)是依赖于烟酰胺腺嘌呤二核苷酸的第三类组蛋白去乙酰化酶,这些酶负责人体内 DNA 修复或结合的过程、染色体的稳定以及基因的转录。在哺乳动物中,沉默信息调节因子包含 7 种类型(1~7),它们因为位置的不同而命名。sirt1 因其通过 DNA 辅酶的蛋白效应来调节细胞生理的新陈代谢而著名,一些临床疾病的病理生理均与 sirt1 的缺失或不足有关,尤其是一些应激现象,包括糖尿病、心血管疾病、神经变性的症状以及肾脏病。在肾脏损伤时,它能够调节受损肾脏中细胞对不同的应激原的反应而提高细胞的存活,参与动脉血压的控制,通过过氧化氢酶反应和触发自我吞噬功能来对抗肾小管上皮细胞的凋亡,发挥着明显的肾脏保护功能,具体表现在参与氧化应激、炎症、凋亡以及对血压的调控,进而参与肾脏病的调节。

三、中西医治疗概况

(一) 西医治疗

慢性肾功能衰竭(简称慢性肾衰)是各种肾脏疾病发展的最终结局。导致慢性肾衰的常见病因依次为:慢性肾小球肾炎、间质性肾炎、糖尿病肾病和高血压性肾病。尽管不同的肾脏疾病发展成慢性肾衰的机制不同,但是肾脏损害发展到一定的阶段则表现出相似的病理改变,逐步走向终末期肾衰,从而表现出体内氮质及其他代谢产物潴留和水盐代谢失衡、酸碱平衡紊乱、肾脏内分泌功能障碍等一系列证候群。西医学多采用对症支持或替代疗法,如血液透析、肾移植等疗法,该疗法价格之昂贵,不但使患者难以承担,而且更为重要的是患者得不到很好的生活质量。

当前西医干预主要集中在强调早期诊断及原发病的治疗、预防和治疗并发症、控制合并症等。综合干预是当前延缓慢性肾脏病进展的主要措施。目前已被临床随机对照试验证实有效延缓慢性肾脏病进展的策略包括:控制血压、使用 ACEI/ARB 类药物、低蛋白质饮食、降低蛋白尿、控制血糖等;小规模临床试验证实可以延缓进展的方法包括:使用钙通道拮抗剂、β 受体阻滞剂、醛固酮受体阻滞剂、调脂、戒烟等。同时正在寻找新的靶点来干预,越来越多的研究认为慢性缺氧可以进一步导致肾小管上皮细胞的凋亡、上皮-间充质细胞转化,小管间质细胞纤维化、慢性缺氧成为导致 ESRD 的最终共同途径,当前抗氧化应激、纠正贫血、RAS 阻断剂、保护小管间质细胞等治疗方法已被认为是延缓慢性肾脏病进展的有效方法。

慢性肾功能不全的治疗西医学以一体化治疗为共识,保守治疗阶段主要以改变生活方式、低蛋白质饮食、给予必需氨基酸或 α 酮酸、控制高血压、减少蛋白尿、纠正代谢性酸中毒、维持水电解质平衡、纠正高脂血症、改善脂质代谢异常、抗凝和改善微循环作为治疗方法:①优质低蛋白质、低盐、低磷的饮食并足够的能量供给方法;②针对引起 CRF 原因的病因治疗,如治疗慢性肾炎、慢性肾盂肾炎、原发性高血压、糖尿病等;③对症治疗,如纠正水、电解质、酸碱失调,改善贫血,治疗心力衰竭,改善消化道症状,降血压,抗感染等;④控制可逆因素,如控制疾病复发、纠正电解质紊乱、避免使用肾毒性药物等引起 CRF 急性加重因素。

1. 非透析治疗　慢性肾衰竭的方法一般采用维护肾功能,降尿素氮,延缓慢性肾衰自身进展速度。以中医药为主,以西医的饮食疗法、利尿降压、维护水电解质酸碱平衡、祛除可逆因素等手段为辅的中西医结合疗法模式较多。

(1) 病因治疗:如对高血压、糖尿病肾病、肾小球肾炎等坚持长期合理治疗。能否坚持长期合理治疗,是影响这些疾病是否发展为慢性肾衰及慢性肾衰进展速度的十分重要因素。

(2) 避免或消除 CRF 急剧恶化的危险因素:肾脏基础疾病的复发或急性加重、严重高血压未能控制、急性血容量不足、肾脏局部血供急剧减少、重症感染、组织创伤、尿路梗阻等,其他器官功能衰竭(如严重心衰、严重肝衰竭)、肾毒性药物的使用不当等。

(3) 阻断或抑制肾单位损害渐进性发展的各种途径,保护健存肾单位。对患者血压、血糖、尿蛋白定量、GFR 下降幅度等指标,都应当控制在“理想范围”。

(4) 饮食治疗应用低蛋白质、低磷饮食,单用或加用必需氨基酸或 α-酮酸(EAA/KA),可能具有减轻肾小球硬化和肾间质纤维化的作用。多数研究结果支持饮食治疗对延缓 CRF 进展有效,但其效果在不同病因、不同阶段的 CRF 患者中有所差别。具体为:

蛋白质摄入:慢性肾功能衰竭(CRF)患者体内出现一系列代谢紊乱,蛋白质和氨基酸代谢失调尤为明显。研究证实,低蛋白质饮食(LPD)不仅可减少体内蛋白质代谢产物的产生,减轻中毒症状,同时可减轻肾脏的负担,减缓肾功能恶化的进程,减少蛋白尿。

电解质磷:高磷血症是 CRF 十分常见且严重的并发症,发生率在 50% 以上。高磷血症也是透析患者继发性甲状旁腺功能亢进(SHPT)治疗失败的根本原因,可以增加透析患者死亡率。饮食中有大量的磷,限制饮食中磷摄入对血磷控制极为重要。

钙:肾功能减退时,肾脏合成 1,25(OH)2D3 和排磷能力降低,导致低钙血症。饮食中应补充钙的摄入以配合活性维生素 D 的治疗。但也应注意高钙血症的发生。

钾:含钾食物应根据体内钾水平调节,避免高钾血症。低钾血症患者应补充含钾量多的食物,如红枣、香蕉、榨菜、柑橘、鲜蘑等。水的摄入肾衰时,肾脏不能正常调节水液代谢,必须要经过人为的调节,保持机体内平衡。

水的摄入过多,会加重心血管和肾脏的负荷,导致水肿和心力衰竭;水摄入过少,又易发生血容量不足,尿量减少,影响代谢废物的清楚。因此,要掌握好水的入量。原则是量出为入。一般早期尿量正常,可以不必严格控制进水量。对伴有尿少、水肿、高血压等 CRF 患者,应严格限制水的摄入。一般 24h 进水量(包括输液、进食等)= 前一日尿量+500ml+显性失水量。体重的改变是液体平衡的最好指标,体液的增加可直接通过测量体重反映出来。限制食盐摄入,食盐摄入过多是血压升高和水肿的原因之一,同时也加重了肾脏的负担。因此,CRF 患者多用低盐饮食,在无水肿和高血压的情况时,每日摄入食盐不超过 5g。有水肿和高血压患者,每日摄入食盐量应不超过 3g。饮食的合理分配调查中还发现,不少患者三餐食物分配不合理,表现为动物性食品过于集中,使饮食治疗不能达到应有的效果。因此除规定每日可摄入的营养外,还应根据其饮食习惯及治疗要求给予三餐食物的具体分配。

低嘌呤膳食适用于高尿酸血症和痛风症:①每日膳食中嘌呤的摄入量应<150mg,因此要免食肝、肾、脑;沙丁鱼等含嘌呤高的食物,同时嘌呤溶解于水中,不吃浓鸡汁、肉汁、火锅汁,忌饮啤酒;②牛奶、鸡蛋、鲜果、蔬菜(除外菠菜、花菜、蘑菇)可随意;③由于患者多为超重者,因此需控制总热能,以标准体重计,每日 25 ~ 30kcal/kg(1kcal = 4.186kJ)为宜;④同时给予低脂肪膳食,以减少热能并可促进内源性尿酸的排出;⑤适量控制蛋白质,一般为 0.8 ~ 1g/kg 体重,以减少外源性尿酸的形成;⑥应鼓励患者多进水,以利于尿酸排出。

(5)其他积极纠正贫血、减少尿毒症毒素蓄积、应用他汀类降脂药、戒烟等,很可能对肾功能有一定保护作用,正在进一步研究中。

2. 透析治疗 慢性肾衰竭的方法当 CKD 患者进展至 GFR<10 ~ 15ml/min(或相对应的血肌酐水平)并有明显尿毒症临床表现时,应积极进行透析治疗的准备,包括患者教育、透析方式的选择等,使患者及家属有较好的心理准备,并初步了解相关知识。对非糖尿病肾病患者,当 GFR 为 8 ~ 10ml/min 时进行透析较为合适;对晚期糖尿病肾病,根据病情需要,透析治疗可适当提前(一般 GFR 为 10 ~ 15ml/min,或相对应的血肌酐水平)。同时,对出现重度高钾血症(血钾>7mmol/L)、急性左心衰竭、尿毒症脑病等严重并发症,应及时给予透析治疗(包括紧急建立透析通路)。

3. 肠道细菌治疗 Ranganathan 提出慢性肾衰肠道细菌疗法,在肠道内分离培养出一种 sp 菌,这种 sp 菌能够分解血清肌酐及血尿素氮等毒素,从而降低毒素在血中的浓度,达到治疗的肾衰的效果。后经体内试验证实这种 sp 菌清除尿毒素能力,接近血液净化的清除能力。如果通过其他手段能够稳定体内的电解质平衡,那么这种生物疗法可以替代血液透析。近年来的基因工程中,用生物制剂摄入消化道来分解尿毒素,这种生物制剂是含某种酶特定菌种,是通过基因手段将高产某种酶的基因克隆至特定菌种内,或者使用分子克隆技术将基因导入某种菌种,直接制成活菌制剂定植于肠道,研制出人体机体所需的某种活性蛋白或基因治疗类药物,迄今为止,基因工程菌只能产生单种酶具有分解尿毒素的 sp 菌是否会引起肠道内的菌群失调或者诱发严重的感染等问题,至今没有得到广泛的统一与认知。

(二) 中医治疗

中医学治疗慢性肾功能不全有两大特色,一是充分利用机体现有功能排除毒素,以使机体进入良性循环;二是最大可能的恢复受损组织器官的功能。慢性肾功能不全的进展原因是肾脏结构的不断破坏,其结果是肾功能的不断丢失,其微观表现是各种尿毒症毒素的堆积、各种炎症因子的不断变化、肾脏纤维化进程不断加重、肾脏血流动力学异常变化。阻止和减缓各种微观损害,是保护肾脏结构免遭进一步破坏的主要环节。中西医学多年的临床实践证实其在上述方面的医疗效果各有优势,因此从中西医学理论和实践分析,慢性肾功能不全中西医结合治疗点可选择为改善肾脏血流、排除毒素、抗纤维化、减少炎性介质四个方面。尽管目前中西医结合治疗慢性肾功能不全的方案尚不完善,但中西医结合治疗慢性肾功能不全的优势是确定的,这是因为慢性肾功能不全是一种复杂的疾病综合征,疾病过程中可有多器官、多系统损害,且因果互为影响,中西医治疗学目前均没有成熟方法获得理想治疗效果,而中西医结合治疗方法的多环节、多靶点控制和相对明确的治疗目标,可能在不同程度上减少单纯西医治疗的药物过多、副作用过大难点和单纯中医学治疗的阶段性靶点不清,仅限于症状描述问题。

中医治疗慢性肾脏病尤其是中晚期也强调恶性循环的阻断,同时要抓住疾病的症结所在来阻断或延缓疾病的进展。目前很多的中医研究表明瘀血、痰凝、浊毒、湿热、水湿等均参与了疾病的全过程,同时应用活血和络、化痰软坚、泄浊解毒、清利湿热、利水渗湿等方法治疗是有效的,并在扶助正气、预防外邪入侵等方面贯穿于疾病治疗的始终。中医对慢性肾脏病的治疗包括调整阴阳、扶正祛邪、三因制宜、微观辨治等综合调治,从而阻断疾病进展。中医学治疗慢性肾功能不全目前仍以辨证论治为主,辨证方法多以中华人民共和国卫生部于 2002 年颁布《中药新药临床研究指导原则》的本虚标实方法为蓝本,立足于扶正与排毒。

近 5 年有关慢性肾功能衰竭的中医治法进行整理发现近代医家主要从湿浊瘀血以及脾肾两脏入手治疗本病,同时亦有医家提出不少新的治法,包括从"郁""气血水""厥阴"论治等。有关肾衰邪实的治疗学者主要从湿浊、瘀血深入探讨。在湿浊方面学者报道多元化的治疗方法,当中最主要的是泄浊法和化浊法。泄浊法以《内经》"洁净府"为据使浊邪随大便而去。化浊法通过运用芳香类药物振奋脾胃,使湿浊经脾胃运化而化解。而散浊法、驱浊法亦为治疗提供了新途径。瘀血方面学者主要从肾脏结构及功能特点切入分析,以叶桂"久病入络"理论为据辨证使用和络法,又阐发古方在本病的新用,为治疗肾衰提供了线索。从"郁""三焦"和"气血水"论治实际上是针对湿浊瘀血的来路凸显益气和疏通气机对治疗肾衰的重要性。脏腑治疗方面,由于脾肾虚损对肾衰的发生有重要作用,大部分医家重视脾肾的治疗。治脾者以五行关系中"土克水"为据这种认识符合中医学阴阳五行认识事物的方法论,在临床中具有重要指导意义值得重视。从肾论治者认为治肾对于本病的复元有重要作用,在临床中或滋肾或温阳,两者都是治疗肾衰的重要途径。从胃及从肺肾论治者能补充只从脾肾论治的不足扩大脏腑治疗肾衰的思考空间。需要强调的是不论从哪个脏腑论治,医家都强调须顺从"急则治标,缓则治本"的原则。从厥阴论治者由六经辨证的角度出发,实质上是从气血盛衰的角度考虑本病的发生、发展以及转归,为本病的治疗提供了新的思维。扶正补益脾肾,慢性肾衰出现多系统受累,诸脏腑功能失调,五脏虚损,以脾肾为著,胃肠道症状表现尤为突出,如恶心呕吐、腹胀便秘、纳食不进等。病家以胃气为本,有胃气则生;增一分胃气便可增一分生机。肾藏精,主生殖,是人体的生命之源,先天之本,内蕴元阴元阳,是五脏阴阳之本。脾主运化,主升清,是气血生化之源,为后天之本。脾胃健壮,后天才能顾养先天,脾肾正气充足,则邪不可凑,"五脏皆虚,独治后天脾胃"。祛邪化毒、排毒降浊:慢性肾衰时代谢废物排泄障碍,由此产生自身中毒症状,肖相如提出解决代谢废物排泄有三条途径,第一减少其产生,如营养疗法,应用氨基酸疗法。第二促进其转化,目的是使其转化、分化,改变其性质,消除其毒性。尿毒症毒素类似于中医学湿浊之邪,方中在辨证选方的基础上加荷叶、生薏苡仁、蒲公英、茯苓、薏苡仁、车前子、六月雪、苍术等健脾利湿化浊;加用调理气机之品,如陈皮、苏叶、木香、砂仁、柴胡、枳壳等,气机调畅,则湿浊得以化;可加生大黄,大便干者大黄宜后下,《神农本草经》云"大黄荡涤肠胃,推陈致新,通利水谷,调中化食,安和五脏,主下瘀血,破癥瘕积聚……"大黄能明显降低血中非蛋白氮,治疗氮质血症。第三促进其排泄,《内经》所谓"开鬼门,洁净府",使湿浊之邪从体表及前后二阴祛除。常用的方法是中药灌肠和中医熏蒸。中药灌肠能促进血液及肠管周围组织向肠腔中分泌产物,并排出体外,减轻了氮质潴留,起到通腑泻浊排毒的作用。对当代名中医治疗慢性肾衰的药对进行分析,常用的包括茯苓配白术、半夏配陈皮、茯苓配陈皮、白术配陈皮、白术配半夏、半夏配茯苓、黄连配半夏。药对多以淡渗利湿、燥湿化痰为功,佐以补气健脾、温阳化饮或清热解毒,这与中医学认为慢性肾衰的病机本虚标实的认识相符,提示慢性肾衰病程中水湿痰浊极为常见,故治疗上遵循因势利导、扶正祛邪的原则,重视脾胃的调理,旨在健运脾胃以复枢轴,斡旋中焦以助升降。升降有序、脾机旺盛,则精微得化,水湿痰浊不生,有助于病情稳定,其中药对组合各有依据,值得深究。

采用中医中药辨证论治,专方论治以及不同的给药途径等治疗 CKD,已经凸显特色。

1. **辨证论治** 林启展治疗 CRF 注重三期(CRF 早期、中期、晚期)辨证。CRF 早期:治疗以扶正为主;CRF 中期:治疗以补益脾肾、活血泻浊为主;CRF 晚期治疗宜祛邪泻浊为主,兼以扶正。解滢禾治疗 CRF 从脾论治。CRF 早期治疗以益气健脾、养血化湿为法。CRF 中期治疗以健脾理气、化湿泄浊为法。治疗晚期 CRF,应调理脾胃,运转气机,以祛除水湿。水谷运,湿浊祛,继而精微渐化,肾气缓荣,而机体向愈。曹恩泽根据 CRF 本虚标实的病机特点指出,在治疗时应注意以下两点:①解毒降浊以降浊为主,不可攻伐太过,适当地加入紫苏、六月雪清热解毒,以及玉米须、车前草等通利湿热,对改善早中期 CRF 的肾功能效果甚佳。②健脾益肾以清补为主,慎用温补,常用药物有黄芪、党参、山药、当归、丹参、白芍、生地黄、黄柏、知母、墨旱莲、女贞子等。温阳之药不可过用红参、肉桂之类温燥之品,而多选用山茱萸、冬虫夏草、菟丝子、淫羊藿、金毛狗脊、仙茅等温润之品。并且活血化瘀要贯穿于疾病始终,常用药物有丹参、红花、桃仁、赤芍、三棱、莪术、田七、蝉蜕、白僵蚕等。何永生在治疗 CRF 时调护脾胃思想贯穿始末,不论是疾病的急性期还是缓解期,或是稳定无症状期,均以调护脾胃以达治肾之目的。通常以参苓白术散为基础方健脾益气,佐以气味芳香之品化湿醒脾;或以半夏泻心汤或黄连温胆汤辛开苦降,条畅气机。若中焦虚寒者,以吴茱萸汤、温脾汤温中降逆;若兼有大便不爽者,加用小承气汤,达通腑泄浊之效。

2. 专病专方治疗 国明俊等自拟中药补肾益元方治疗早期慢性肾功能衰竭患者,与对照组①低蛋白质饮食同常规治疗组及对照组②口服复方 α 酮酸片组比较,1 个月后 Scr 测定值比较,治疗组明显低于对照组。王佐良等选定 CRF 早期患者 48 例、中期患者 52 例,随机分治疗组、对照组各 50 例。在同样的常规治疗的基础上,治疗组加服肾衰汤[炒杜仲 15g、地榆 10g、茜草 10g、白芷 9g、赤芍 15g、丹参 20g、当归 10g、续断 10g、桂枝 9g、荆芥炭 15g、炒槐米 10g、小蓟 10g、紫草 10g、卷柏 10g、生黄芪 30g、草薢 30g、焦山楂、焦神曲、焦麦芽各 10g、生大黄 10g(后下)、生牡蛎 30g(先煎)],对照组予以肠道吸附剂治疗,治疗组临床症状改善率,血 BUN、Scr 下降率均明显高于对照组。黄芳等采用益肾泻浊方(黄芪、生地、淫羊藿、太子参、制黄精、红花、炙水蛭、制大黄等)治疗慢性肾功能衰竭 100 例,疗后患者肾功能明显改善,血钾、血磷显著下降。

3. 中医综合治疗 钱晓平等运用中药口服、灌肠、中药熏蒸治疗;王延须采用口服肾衰胶囊(牛黄、琥珀、水蛭、沉香粉等)及降氮排毒液(大黄、桃仁、红花、煅牡蛎、败酱草)灌肠治疗慢性肾衰竭 62 例,有效率 85%。

(1) 药浴疗法:药浴可分全身浴和局部浴两种,成人皮肤总面积约为 1.62m²,皮肤有极丰富的毛细血管分布,共有 200 万~250 万个汗腺,从现代医学角度看,皮肤可以当作天然的透析膜。其机制主要有:①是药物通过皮肤吸收发挥其本身的功效,从而达到开膝发汗、泻浊排毒之目的;②是通过热水浴的作用也可使人体发汗,排泄浊毒,而且通过发汗可促使体内储留的多余水分排出体外。中药药浴不仅能发汗消肿、泄浊祛风,明显改善 CRF 患者水肿、皮肤瘙痒等症状,还能降低血肌配、尿素氮的含量,具有改善肾功能、促进体内毒素清除的作用,是延缓慢性肾衰病程、控制疾病进展的有效治法。对早、中期慢性肾功能衰竭的患者有着明显的疗效,且费用低,无毒副反应,安全性高,其在慢性肾功能衰竭的应用中有着广阔的前景。

(2) 中药灌肠疗法:中药保留灌肠是把自身的结肠、直肠作为透析膜,利用结肠自身潜在的吸收和排泄功能,通过弥散作用和过滤作用,清除肠腔内及肠黏膜上的有毒代谢产物和毒素。传统的中药保留灌肠，其灌肠方大多以大黄为主，与丹参、大黄炭、蒲公英、车前子等组方灌肠，可有效改善临床症状，降低血 Scr 及 BUN。传统中药保留灌肠肛管插入较浅，肠腔内药物保留的时间和用量均有限，灌药后患者便意感较强，排便次数增多，影响疗效，现在采用结肠透析机灌肠，其置管深度加深，彻底清洗，增大了透析面积。中药保留灌肠疗法的研究，中药保留灌肠疗法是中医外治充分开发和利用肠黏膜的潜在功能，调节水、电解质平衡，稳定内环境，提高其对体内有毒溶质和由结肠吸收的"潜在性毒性化合物"的清除率，可使血肌酐、尿素氮等通过肠道而增加排泄，在缓解症状、保护残余肾功能、延缓病程进展、推迟必须透析和肾移植时间等方面取得了肯定的成就，在肾病领域中具有不可替代的作用，发挥了中西医结合保守治疗 CRF 的优势及特色。临床上中药灌肠治疗 CRF 的报道，透析后给予中药保留灌肠，患者感觉好，疗效较传统灌肠有所提高，临床可以充分应用。

（3）中药外敷：多选用益气、温阳、活血药物局部外敷，如肾区及神网穴，肾区为肾之所在，神网为任脉要穴，与督脉相表里，冲脉循行之地，脐窝处血管丰富，渗透力强，利于药物的吸收，中药外敷联合了经络穴位与中药的多重作用，具有补气升阳、活血化瘀之功，肾区外敷活血化瘀之药还可改善局部血循环，改善肾功能。

（4）中药离子导入：一般选择在双侧肾俞穴部位，以温阳利水、活血化瘀中药，利用直流电将中药有效成分离子导入人体，其合中药、穴位、电流物理作用为一体，直达病所，改善肾功能。

（5）中药外洗：中药外洗是传统疗法之一，有清热、解毒、止痒的作用，帮助排出积聚于皮肤的各种毒素，改善皮肤微循环，带走代谢废物，从而减轻对皮肤的刺激，提高了患者生活质量。

（6）中药足浴：中药足浴时一方面可使全身温度上升，有一定的发汗利水作用，并带走体内蓄积的一些代谢产物，体温上升可以改善全身血液循环，肾脏血液循环也同时改善，促进了代谢产物的排泄；另一方面，足部是足三阴经起点、足三阳经终点，有穴位 300 多个，反射区 67 个，是人体的一个缩影，肾脏与足部的关系最为密切。肾经俞穴涌泉即在足心处，加之中药的作用，通过经络的作用改善肾脏功能。

（7）针灸疗法：针灸疗法具有疏通经络气血、调整脏腑气机、通利三焦水道及温补阳气等功效。

除此，在上述理论和实验研究的基础上，现代医家进一步细化研究方案，从中药的有效成分，可能作用的机制等角度，深层次探讨中医药治疗 CKD 的机制。如对肾小球的影响：大黄能够降低肾小球的高灌注和高滤过，抑制肾脏代偿性肥大，保护残余肾单位；对炎症介质及细胞因子的影响：如川芎嗪、莪术、大黄酸、三七总苷等；抑制肾小球系膜细胞（MC）增生，降解 ECM，延缓肾小球硬化：如雷公藤、汉防己等；抗肾间质纤维化的作用：如丹参酮、红景天、冬虫夏草等；纠正血液的高凝状态，改善血液流变学异常：如丹参酮、川芎嗪、水蛭素等；降低尿素氮（BUN）、血肌酐（Scr），促进蛋白质合成，改善氮质代谢紊乱：如丹参酮；清除氧自由基和抗脂质氧化的作用：如川芎嗪、茶多酚、缬草油、黄芪、银杏叶等；调节机体免疫功能：如黄芪、人参、淫羊藿等。通过上述研究发现，中药有效部位及成分延缓 CRF 进展时具有综合效应,涉及抑制细胞增殖活化、调节基因表达、改善体内代谢失衡、减轻氧自由基的损害和调节免疫功能等多个环节,充分体现了中医药治疗的优势,为延缓 CRF 进展提供了可靠的实验依据。随着研究的深入,中药治疗机制不断明确,中医药对 CRF 的治疗必定会有更广阔的前景。研究发现,活血化瘀类方药在防治肾纤维化方面起到了重要的作用,单体如丹参、川芎、当归、三七、红花、莪术、红花、灯盏花等中药能够通过不同的作用机制,对纤维化有一定的防治作用,进而能够延缓 CKD 的发展。慢性肾衰竭微炎症状态与动脉粥样硬化、贫血、营养不良等并发症的发生、发展密切相关,严重影响慢性肾衰竭患者的生存质量及预后。从微炎症状态的病理物质是炎症因子来看,慢性肾衰竭微炎症状态的病理机制可归属于中医学毒邪、络病等范畴,属于慢性肾衰的标证。且络病蕴毒、毒邪损肾络是慢性肾衰竭微炎症状态的病理基础,贯穿于慢性肾衰竭微炎症状态的始终。提出解毒通络、补肾泄浊之法,研究发现对 C 反应蛋白、肿瘤坏死因子等具有一定的抑制作用。再比如,对 CKD 主要症状蛋白尿的治疗。目前,西医尚无满意疗法,单纯运用西药如皮质类固醇、免疫抑制剂等,虽能暂时缓解症状,但副作用较大,近年来,随着中医药研究的发展,其在治疗慢性肾性蛋白尿中有较大优势,肾性蛋白尿的形成机制主要为肺失宣降,脾失统摄和肾失封藏,其中脾不摄精、清气下陷和肾不藏精、精气下泄是产生蛋白尿的直接机制,因此脾肾功能失调是产生蛋白尿的基本病机。外邪侵袭是诱发和加重因素,风邪、湿热、湿毒、瘀血等因素在肾性蛋白尿的发生及病情加重的过程中有重要的影响,直接关系着病程的进展及病情的预后。中医治疗慢性肾性蛋白尿应从整体出发,治病求本。以固肾健脾补肺以治本,补肾固精,肾气实则封藏有序,脾气健则清气得升,肺气足得以治节有常,精微得藏,蛋白得消。治标则祛风除湿,清热解毒,兼活血化瘀。根据"急则治标,缓则治本"的原则,抓住主次,分型论治,控制尿中蛋白的丢失。肾病日久,"久病入络""久病必瘀",而瘀血既成之后,又常使蛋白尿顽固难消,故不可忽视活血化瘀法的应用。大量蛋白尿为慢性肾衰进展的独立危险因素,治疗蛋白尿对延缓肾功能恶化尤为重要。中医药在治疗蛋白尿方面具有独特的优势,辨证分型论治、专方专用、中成药、穴位注射以及中医外治法等,能一定程度地降低蛋白尿。

总之,治疗方面,西医强调根据不同病因、不同阶段的综合干预,治疗的方法和原则不完全一致。在慢性肾脏病分期中治疗的策略是有调整的,如慢性肾脏病进入 CKD3 期后,治疗主要重在保护残余肾功能、纠正并发症和合并症、预防感染、避免使用肾毒性药物等,CKD4 期应行肾脏替代治疗的准备,CKD5 期则需要行肾脏替代治疗。使用中医药时应注意扶正祛邪,标本兼治。易损伤正气的、影响肾功能的中药应慎重使用。宏观与微观认识是一致的,在早期和晚期的治疗策略应该不同,目的均是延缓慢性肾脏病的进展。另外,西医学在寻找新的干预靶点,同样中医也不应该局限于当前的疗效,需要发展相关的理论,筛选更为有效的治疗方案和药物。中西医对慢性肾脏病的认识有相同之处,临床中是完全可以相互借鉴和启发。

第 二 篇

中医肾脏理论研究

肾为先天之本,藏精、主水、主封藏,孕有命门真火(真阳)。迄今,对于中医肾阳虚证进行现代研究已有40多年,涉及整体功能学、组织器官学、细胞分子生物学等各水平。

慢性肾脏疾病属中医"水肿""虚劳""腰痛""眩晕""尿血"范畴。病机为脏腑虚损,病位在肾,累及肺、脾等多脏,日久必累及肾阳。故病至后期多见阳虚表现,温补脾肾为常用治则。临床肾阳虚证十分常见,主要表现为形寒怯冷、腰酸膝软,尿少水肿,遗精阳痿或经闭不孕,四肢不温甚则寒厥。而肾阳亏虚,"天癸"化生无源、二阴之开阖失调,"肾子"功能减退等各方面影响雄性生殖功能,而引起精子密度下降、死精子增多、精子活力低下、精液中白细胞增多等。

1. 中医学对肾的生理功能的认识 肾为五脏之一,"先天之本"。生理功能主要有:肾主封藏,藏精,主生长、发育、生殖;肾主水液;肾主纳气;主骨、生髓。《素问·六节藏象论》曰:"肾者,主蛰,封藏之本,精之处也,其华在发,其充在骨,为阴中之少阴,通于冬气。"由于肾所藏为"先天之精",为脏腑阴阳之源,"先天之精"有促进生长发育和生殖的作用。人之身源于肾,生长发育基于肾,生命活动来于肾。故肾主封藏的作用为人体之根本。肾之阴阳为人体阴液、阳气之本,两者相互制约,互根互用,维持着人体生理上的动态平衡。由于肾为"阴中之阴",肾阳不足极易发生。

2. 中医学对肾阳虚的认识 肾阳亏虚是指肾的温煦、气化功能衰退。肾精需要机体生机旺盛,尤需秘藏而不泄。若肾精不得秘藏,阳气往往随之亏虚。《素问·生气通天论》曰:"凡阴阳之要,阳密而固,两者不和,若春无秋,若冬无夏……故阳强不能密,阴气乃绝,阴平阳秘,精神乃治,阴阳离决,精气乃绝。"如禀赋不足,劳欲过度,或久病耗损,过服寒凉药物,均可损伤肾阳,导致阳气亏虚,命门火衰,引起诸脏器病变。

肾阳虚衰,则命门火衰,不能温煦五脏六腑,四肢百骸,致机体阴寒偏盛,症见形寒怯冷,四肢不温甚则寒厥。肾阳虚衰,无力固精,导致男子阳痿、早泄、不育;女子宫寒,经行腹中冷痛,或经闭,不孕等。阳气不足水失所主,水液停积,泛滥于全身四肢,导致小便量少、全身水肿,或水泛为饮,而致悬饮、溢饮、支饮等病症。肾阳不足,血脉失温,寒邪凝滞经脉,血行不畅,血脉瘀阻,而致肢冷、疼痛、变色、脱疽。肾阳虚损,累积他脏,使其功能低下,形成两脏或两脏以上同病的病变。肾阳不足,致脾阳不振,运化失常,而见便溏泄泻,腰酸膝软,遗精阳痿,精神萎靡等症;脾肾阳气衰微,不能化气行水,则发水肿;水液上犯心肺,导致心阳被遏,肺气被壅,致咳嗽气喘、不能平卧,心悸不安,四肢不温,五脏六腑处于虚损状态。

3. 中医学中肾阳虚证与男性生殖功能减退的关系 《素问·六节藏象论》曰:"肾

者,主蛰,封藏之本,精之处也。"肾所藏之精包括"先天之精"和"后天之精"。"先天之精"禀受于父母的生殖之精,构成胚胎发育的原始物质。

肾中精气,有促进机体生长发育和逐步具备生殖的能力。男性生殖器官发育成熟及其生殖能力,均有赖于肾脏所藏之精的充盛。如《素问·上古天真论》:"丈夫八岁,肾气实,发长齿更;二八肾气盛,天癸至,精气溢泻,阴阳和,故能有子;三八,肾气平均,筋骨劲强,故真牙生而长极;四八,筋骨隆盛,肌肉满壮;五八,肾气衰,发堕,齿槁;六八,阳气衰竭于上,面焦,发鬓颁白;七八,肝气衰,筋不能动,天癸竭,精少,肾藏衰,形体皆极;八八,则齿发去。肾者主水,受五藏六府之精而藏之,故五藏盛乃能泻,今五藏皆衰,筋骨解堕,天癸尽矣,故发鬓白,身体重,行步不正,而无子耳。"可见肾中精气与机体生、长、壮、老密切相关。肾阳充盛、阴由阳生,故精气日渐旺盛,发展到一定阶段,产生一种促进和维持性功能的物质,即"天癸",于是男性产生精子,女性开始按期来月经,性功能逐渐成熟,而有生殖能力,肾主生殖的能力是通过"天癸"实现的。肾阳不足,肾气亏虚,精血无以化生,"天癸"化生无源故见男性发育迟缓、生殖功能障碍。

肾开窍于二阴,《医经精义》曰"男子藏精之所,尤为肾之所司"。肾阳气化主二阴之开阖,肾精充旺则精气及时溢泄,而有子。肾阳不足,阴阳失衡,肾藏精功能失常则可影响生殖功能,导致男子阳痿、早泄、遗精、不育。

睾丸为肾之外候,清代《医林绳墨》中说:"肾有二子,名曰睾丸。"一旦肾之气血阴阳失调,也将引起相应体征的改变。而"肾精"中生殖之精由睾丸生成,包括精子和相关激素。肾精亏虚,日久肾之阴阳化生无源,而致精少精冷,生殖功能减退,导致不育。中医学认为,精子的生成有赖于肾阴的濡养和肾阳的温煦,故精子的多少取决于肾中真阳真阴的盛衰。如少、弱精子不育症的病因病机为先天禀赋不足,素体虚弱,肾精亏少;或肾阳不足,脾失温煦,不能运化水谷精微,则气血两虚,精亏则血少,血虚则精亏;或房事不节,不知持满,耗伤肾精;或五劳七伤,病久及肾,出现肾阴或肾阳不足。

综上所述,肾阳亏虚,可从"天癸"的化生无源、二阴之开阖失调,"肾子"功能减退等各方面影响雄性生殖功能。肾阳虚患者不但可出现神疲乏力、畏寒肢冷、腰膝软弱、阳痿遗精、性欲淡漠,而且可以出现精子密度下降、死精子增多、精子活力低下、精液中白细胞增多等临床表现。

4. 肾阳虚证的中医治疗 《素问·至真要大论》曰"诸寒收引,皆属于肾",这是肾阳虚病机的概括。若肾中元阳不足,内生阴寒,温煦功能不能正常发挥。故历代医家多采用温肾阳的方法来治疗各种寒性疾病。如张仲景在《伤寒论》中使用真武汤治疗少阴病,《金匮要略》中以金匮肾气丸治疗水肿病温阳补肾利水,孙思邈在《千金要方》中使用补肾丸治疗肾虚寒症等。

用温肾益精之法治疗男性疾病的经方也不在少数,如《慎斋遗书医方集解》中用"锁阳固精,肉苁蓉壮阳,菟丝子添精,杞子升发阳气,或建中汤以温之"治疗阳痿;《景岳全书》中使用赞育丹治疗虚寒不育;《摄生众妙方》中以五子衍宗丸填精补髓,疏利肾气,种子。《景岳全书》中用右归丸温补肾阳,填精益髓。主治肾阳不足,命门火衰,神疲气怯,畏寒肢冷,阳痿遗精,不能生育,腰膝酸软,小便自遗,肢节痹痛,周身浮肿。

　　中医学认为"肾藏精，为生殖之源"，肾阳助精化生，精子的生成有赖于肾阴的濡养和肾阳的温煦，精子的多少取决于肾中真阳、真阴的盛衰，故以补肾填精温阳法为治疗之要旨。根据"虚则补之"及"精不足者，补之以味"，选择鼓动肾阳、补肾填精的药物组方治疗，补肾而生先天生殖之精。有研究使用金匮肾气丸，治疗中老年男性部分雄激素缺乏综合征（PADAM），可使症状全面明显改善，精神心理症状和体能症状、血管舒缩症状的改善优于性功能减退组，对前列腺不产生明显影响。给 SD 雄性大鼠康宁口服液（人参、鹿茸、熟地、淫羊藿、仙茅、肉苁蓉、枸杞子、菟丝子），各剂量治疗组睾丸 Johnson 氏计数均明显高于模型对照组，电镜见生精细胞超微结构基本正常，提示康宁口服液通过促进精母细胞和精子细胞的线粒体与膜结构的修复而改善生育力。有研究发现"五子四物瓜石汤"（瓜蒌、石斛、白芍、川芎、生地、玄参、牛膝、覆盆子、益母草、泽兰、麦冬、当归、五味子、菟丝子、枸杞子、车前子），雄性大鼠可完全对抗 GTW 对生殖细胞的损害，使睾酮水平出现增加的趋势。可见，补肾益精温阳类药物对下丘脑-垂体-性腺轴功能具有调节作用，促进精子发生、成熟和改善附属性腺功能。

　　研究发现补肾温阳药物能促进精母细胞和精子细胞的线粒体与膜结构的修复而改善生育力，如黄芪、淫羊藿、人参、肉苁蓉、丹参、地龙、菟丝子、徐长卿等。它们保护精子DNA，促进精子核浓缩、稳定精子结构，从而保证精子的受精能力和胚胎的正常发育。肉苁蓉更是诸方中使用频率极高的一味益精温阳药。《太平圣惠方》中肉苁蓉丸，治虚劳羸瘦、阳痿、健忘、腰膝多痛。《圣济总录》卷五十九记载采用肉苁蓉（酒浸一宿，切，焙）60g 配伍泽泻、熟地黄、五味子、巴戟天等补肝益肾，固涩止遗。《丹溪心法》卷三重用山茱萸 30g，肉苁蓉 60g，配伍楮实、枸杞子、狗脊等壮元气，养精神，治虚损。肉苁蓉具有补益肾阳、强阴益精气之功。

　　现代研究发现，肾阳虚是机体新陈代谢低下的一个证候群。与神经内分泌免疫系统（NEIS）有关，表现在下丘脑—垂体—靶腺（肾上腺皮质、甲状腺、性腺和胸腺）轴不同环节、不同程度的功能紊乱。"肾精"中生殖之精由睾丸生成，包括精子和相关激素，如睾丸酮（T）、雌二醇（E2）、卵泡刺激素又称垂体促精子生成素（FSH）和黄体生成素又称垂体间质细胞刺激素（LH）等。因此下丘脑—垂体—睾丸轴受影响，导致生殖功能损伤也是肾阳虚证的表现之一。"肾藏精，为生殖之源"，肾阳助精化生，精子的生成有赖于肾阴的濡养和肾阳的温煦，精子的多少取决于肾中真阳、真阴的盛衰，故以补肾填精温阳法为治疗肾阳虚证生殖功能障碍之要旨。根据"虚则补之"及"精不足者，补之以味"，历代医师选择鼓动肾阳、补肾填精的药物组方治疗，补肾而生先天生殖之精。

一、肾主温煦

（一）中医理论

　　"藏象"二字，首见于《素问·六节藏象论》。藏指藏于体内的内脏，象指表现于外的生理、病理现象。藏象包括各个内脏实体及其生理活动和病理变化表现于外的各种征象。藏象学说是研究人体各个脏腑的生理功能、病理变化及其相互关系的学说。它是在历代医家在医疗实践的基础上,在阴阳五行学说的指导下,概括总结而成的,是中医学理论体系中极其重要的组成部分。

肾是人体内重要脏腑之一,素有"先天之本""五脏阴阳之本""封藏之本"之称。由于肾藏先天之精,主生殖,为人体生命之本原,故称肾为"先天之本";肾精化肾气,肾气分阴阳,肾阴与肾阳能资助、促进、协调全身脏腑之阴阳,故肾又称"五脏阴阳之本"。鉴于肾在中医五脏理论体系中有重要的地位,肾本质的研究成为科学阐述中医藏象理论的首要环节。

肾阳又叫"元阳""真阳",是人体阳气的根本,对各脏腑组织起着温煦、生化的作用。出现精神疲惫、腰膝冷痛、形寒肢冷、小便不利或小便频数、男子阳痿早泄,妇人宫冷不孕等症,则是肾阳虚衰,温煦和生化的功能不足所致。

肾主命门火,"命门",即生命之门,含有生命根本之意。"火",指功能动力而言。肾主命门之火是说肾有主管人体生命活动的根本动力的功能。命门之火有滋养和推动各脏腑功能,温脾运化,助肺吸气,促进生殖功能成熟,促进生长发育,推动水液运行和气化等作用。

肾阳亏虚是指肾的温煦、气化功能衰退。肾精需要机体生机旺盛,尤需秘藏而不泄。若肾精不得秘藏,阳气往往随之亏虚。《素问·生气通天论》曰:"凡阴阳之要,阳密而固,两者不和,若春无秋,若冬无夏……故阳强不能密,阴气乃绝,阴平阳秘,精神乃治,阴阳离决,精气乃绝。"如禀赋不足,劳欲过度,或久病耗损,过服寒凉药物,均可损伤肾阳,导致阳气亏虚,命门火衰,引起诸脏器病变。

《类经附翼(三卷)求正录大宝论》认为:"阳之为义大矣。夫阴以阳为主,所关于造化之源,而为性命之本者,惟斯而已……一生之活者,阳气也;五官五脏之神明不测者,阳气也。"阳气在生命活动中的主要作用在中医学理论体系中占有重要地位。肾为先天之本,中寓命门真火(真阳),故人身五脏诸阳,皆赖于肾中元阳以生发。肾阳虚主要由禀赋不足,年老体虚,耗损过度,补养不足及气机阻滞所致。临床多见面色苍白、形寒肢冷、腰膝酸痛、下肢软弱无力,小便不利或小便频数,少腹拘急,男子阳痿早泄,女子宫寒不孕,舌淡苔白,脉沉细等。阳虚证是阳气不足、功能衰退的全身性证候。肾阳虚衰,则命门火衰,不能温煦五脏六腑、四肢百骸,致机体阴寒偏盛,症见形寒怯冷,四肢不温甚则寒厥。肾阳虚衰,无力固精,导致男子阳痿、早泄、不育;女子宫寒,经行腹中冷痛,或经闭,不孕等。阳气不足,水失所主,水液停积,泛滥于全身四肢,导致小便量少、全身水肿,或水泛为饮,而致悬饮、溢饮、支饮等病症。肾阳不足,血脉失温,寒邪凝滞经脉,血行不畅,血脉瘀阻,而致肢冷、疼痛、变色、脱疽。肾阳虚损,累积他脏,使其功能低下,形成两脏或两脏以上同病的病变。

(二) 临床研究

1. 临床资料

(1) 病例来源:全部病例来源于上海中医药大学附属曙光医院肾内科门诊、病房患者。符合西医诊断"慢性肾脏疾病"、中医"肾阳虚证"的患者共 62 例。治疗随访 8 周。

（2）病例纳入标准

1）西医诊断标准及分级标准（美国 NKF-K/DOQI 工作组《慢性肾脏病及透析的临床实践指南》及王海燕主编《肾脏病学》第 2 版）。

慢性原发性肾小球疾病：肾小球性蛋白尿或血尿，伴/不伴高血压和水肿、肾性贫血、肾功能不全，并排除了继发性肾小球疾病；肾功能在 CKD2～3 期，即肾小球滤过率（GFR）30～89 ml/min，病程≥3 个月。

CKD 分期：

1 期：肾损伤、GFR 正常或增加、GFR≥90 ml/min。

2 期：肾损伤、GFR 轻度下降、GFR60～89 ml/min。

3 期：GFR 中度下降、GFR30～59 ml/min。

4 期：GFR 严重下降、GFR15～29 ml/min。

5 期：肾衰竭、GFR<15ml/min（或透析）。K/DOQI 推荐的评价肾小球滤过率 MDRD 公式：GFR[ml/(min·1.73m²)]=186×（血清肌酐）−1.154×（年龄）−0.203×（0.742 如是女性）。

2）中医肾阳虚的辨证诊断标准（参照《中药新药临床研究指导原则（试行）》，中国医药科技出版社，2002 年 5 月第 1 版）。

主要症状：①腰膝酸软；②畏寒肢冷；③性欲减退。

次要症状：①精神萎靡；②夜尿频多；③下肢浮肿；④动则气促；⑤发槁齿枯；⑥舌淡苔白；⑦脉沉迟，尺无力。

注：辨证符合以上 2 个主症或 1 个主症加 2 个次症即可诊断。

3）排除病例标准：有精神类疾病史；妊娠或准备妊娠、哺乳期的妇女；已知对所用药物过敏的患者；年龄在 18 岁以下者；用糖皮质激素、免疫抑制剂等治疗者。

4）剔除病例标准：不符合纳入标准者；对本药过敏者；未按规定用药；患者的依从性差；无法判断疗效或资料不全等影响疗效或安全性判断者。

5）采用独立样本 t 检验，对纳入病例的一般情况进行比较，见表 2-1～表 2-4。

表 2-1 两组病例一般材料（$\bar{x}±S$）

组别	n	性别（男/女）	年龄范围（岁）	年龄（岁）	治疗前 24h 尿蛋白定量（g）
对照	31	19/12	23～74	54.516±12.546	1.105±0.979
治疗	31	15/16	30～78	55.258±13.979	1.234±0.299

注：两组比较，$P>0.05$。

表 2-2 两组病例一般材料（$\bar{x}±S$）

组别	n	性别（男/女）	年龄范围（岁）	年龄（岁）	治疗前血肌酐（μmol/l）
对照	31	19/12	23～74	54.516±12.546	126.672±31.582
治疗	31	15/16	30～78	55.258±13.979	121.137±29.678

注：两组比较，$P>0.05$。

表 2-3　两组病例一般材料（$\bar{x}\pm S$）

组别	n	性别（男/女）	年龄范围（岁）	年龄（岁）	治疗前 eGFR [ml/(min·1.73m²)]
对照	31	19/12	23～74	54.516±12.546	50.698±12.927
治疗	31	15/16	30～78	55.258±13.979	53.897±16.534

注:两组比较,$P>0.05$。

表 2-4　两组病例一般材料（$\bar{x}\pm S$）

组别	n	性别（男/女）	年龄范围（岁）	年龄（岁）	治疗前证候积分
对照	31	12/9	23～74	54.516±12.546	28.714±4.268
治疗	31	11/10	30～78	55.258±13.979	30.381±4.499

注:两组比较,$P>0.05$。

从表中可见,对照组共收集病例 31 例,其中男 19 例,女 12 例。平均年龄 54.516±12.546 岁;血肌酐均值 126.672±31.582μmol/ml、24h 尿蛋白定量 1.105±0.979g/d、eGFR＝50.698±12.927ml/(min·1.73m²)。治疗组共收集病例 31 例,其中男 15 例,女 16 例。平均年龄 55.258±13.979 岁;血肌酐均值 115.006±31.442μmol/ml、24h 尿蛋白定量 1.234±0.299g/d、eGFR＝53.897±16.534ml/(min·1.73m²)。两组病例患者年龄、性别、治疗前 24h 尿蛋白定量及血肌酐、eGFR 水平、治疗前证候积分均无明显差异,具有均质可比性。对照组用金匮肾气丸治疗,治疗组用补气温阳方。

6）分组

治疗组:给予温阳益气方。温阳益气:肉苁蓉 30g、生黄芪 15g、太子参 30g、淫羊藿 15g、菟丝子 15g。中药饮片由上海中医药大学附属曙光医院中药房提供。上药加水 400ml,浸泡 60min,然后煮沸 30min,取汁;再加水 200ml,煮沸 20min,取汁;两汁相合,每日分 2 次服。

对照组:给予金匮肾气片。口服,一日 2 次,一次 4 片。广东台城制药有限公司。批号 20070209。各组连续给药 8 周。

基础治疗:所有患者均给予基础治疗。

7）观察指标:中医证候积分。

2. 研究结果　两组临床证候疗效比较,见表 2-5。

表 2-5　两组临床总体症状疗效

组别	合计	无效	有效	显效	治愈	总有效率
对照	31	8	18	5	0	74.19%
治疗	29	8	18	3	0	72.41%

治疗组有两例因基础治疗方案改变而退出实验。从表中可见,治疗组总有效率

72.41%,对照组为74.19%,*P*>0.05,两组总体疗效无显著差异。说明补气温阳方与金匮肾气片疗效相仿,甚至从结果上看有强于金匮肾气片的趋势,因此,补气温阳方对治疗肾阳虚证有显著疗效,临床症状积分减少,其效果与金匮肾气片疗效相仿,甚至更强。

表2-6 两组临床症状积分减少率

组别	n	腰膝酸软	畏寒肢冷	性欲减退	精神萎靡	夜尿频多	下肢浮肿	动则气喘	发槁齿枯
对照组	31	0.6±0.34	0.5±0.36	0.1±0.23	0.5±0.39	0.7±0.3	0.6±0.36	0.5±0.4	0.1±0.24
治疗组	29	0.5±0.3	0.7±0.36	0.2±0.38	0.7±0.32*	0.5±0.32*	0.7±0.36*	0.4±0.4	0.1±0.25

注:与对照组比较,*P*<0.05。

对照组和治疗组临床积分的减少率显示腰膝酸软、畏寒肢冷、性欲减退3个肾阳虚证的主症的积分减少率无明显差异,*P*<0.05。而次证的积分减少率是有差异的,表现在治疗组精神萎靡和下肢浮肿两项积分减少率均高于对照组,而夜尿频多的积分减少率低于对照组,*P*<0.05。可见两种药物虽然治疗肾阳虚证的疗效相仿,但是对于其中的症状改善却有偏重。金匮肾气片对于夜尿频多的症状疗效较温阳益气方高,而温阳益气方改善精神萎靡和下肢浮肿的疗效较金匮肾气片显著。

3. 讨论与分析

(1)补气温阳方的组成和功用:慢性肾脏疾病属中医“水肿”“虚劳”“腰痛”“眩晕”“尿血”范畴,因长期的慢性持续性不可逆肾损害造成。中医认为它的形成存在着虚、浊、毒等病机。肾为先天之本,有温煦功能,肾阳旺,则全身之阳皆旺。慢性肾脏疾病病在肺、脾、肾,日久必累及肾阳。肾阳虚,膀胱气化失司,故尿少,水肿,肾失封藏,精微外泄而见蛋白尿。肾阳亏虚,无力温脾,脾不统血,气不摄血,以致血不归经而出血,随精微下流而出现血尿。

通过长期观察,临床以补肾温阳、健脾益气为原则治疗慢性肾脏疾病肾阳虚证,并研制了补气温阳方。方药组成为:肉苁蓉30g、淫羊藿15g、菟丝子15g、生黄芪15g、太子参30g。肉苁蓉始载于《神农本草经》,其肉质茎入药,具有补肾壮阳、填精补髓、养血润燥、悦色延年等功效。淫羊藿辛、甘、温,“补命门,益精气,坚筋骨”。《本草纲目》云其“性温不寒,能益精气,乃手足阳明、三焦、命门药也。真阳不足者宜之”,助阳作用柔润、缓和。菟丝子性温,味甘,有滋补肝肾、固精缩尿之功。太子参、黄芪味苦性平,功能补气生津。全方共奏补肾温阳、益气健脾之功。

金匮肾气丸源于汉代张仲景所著的《金匮要略》,由地黄、山药、山茱萸、茯苓、牡丹皮、泽泻、桂枝、附子、牛膝组成。《金匮要略》记载其有温补肾气之功,主治“虚劳腰痛”等证。方中桂枝、附子温补命门真火,山药补肾填精,寓阳中求阴之意。茯苓、泽泻有利水渗湿的功效,与桂枝、附子同用,以“益火之源,以消阴翳”。桂枝、牡丹皮温阳通络,通其肾络,阳气得以升发,五脏得以温煦。《奇方类编》记载该方治疗脾肾阳虚之水肿胀鼓,《医方简义》记载该方治疗肾阳虚证骨厥之病。现代研究发现金匮肾气片治疗肾阳虚证的腰痛、老年慢性尿路感染、老年性尿频、虚喘、泄泻等疾病均有显著疗效。

（2）补气温阳方改善肾阳虚证候的临床表现：临床研究结果显示，在西医临床一体化治疗慢性肾脏疾病的基础上，治疗组加用补气温阳方治疗，对照组加用金匮肾气片治疗。两组病例患者年龄、性别、治疗前 24h 尿蛋白定量及血肌酐、eGFR 水平、治疗前肾阳虚证候积分均无明显差异，$P>0.05$，具有均质可比性。治疗 2 个月后，治疗组中医证候疗效总有效率为 78.75%，对照组中医证候疗效总有效率为 71.43%，Ridit 检验，分析结果示 $P<0.05$。说明补气温阳方与金匮肾气片疗效相仿，甚至从结果上看有强于金匮肾气片的趋势，因此，补气温阳方对治疗肾阳虚证有显著疗效，其效果与金匮肾气片疗效相仿，甚至更强。

（三）动物实验

1. 实验材料

（1）实验动物：健康 SPF 级雄性 Wistar 大鼠 88 只，体重 200±20g，成年 BALB/C 雄性小鼠 104 只，体重 25g 左右。由上海西普尔-必凯实验动物有限公司提供；实验动物许可证号：SYXK（沪）2004—0005；实验动物合格证号 0058668。分笼饲养于 12h 光照，45% 左右相对湿度的饲养笼中，自由饮食。

2. 实验方法

（1）造模及治疗

1）经典氢化可的松阳虚模型：采用 Wistar 雄性大鼠，体重 200～250g 64 只。运用氢化可的松注射造成氢化可的松肾阳虚模型。氢化可的松 2mg/100g 体重肌内注射，2 周后，大鼠出现喜扎堆、活动减少、毛色枯乱，检测尿 17-羟皮质类醇与正常组比较有明显差异（$P<0.05$）为模型成功的标志。

分组治疗：随机分成正常组（16 只），生理盐水 2ml 每日 1 次灌胃；造模组（24 只），和肉苁蓉预处理组（16 只），2 周时各组随机取 8 只进行检查比较。同时根据尿 17 羟皮质类醇值再分为模型组（8 只），生理盐水 2ml 每日 1 次灌胃；氢化可的松组（8 只），氢化可的松 2mg/100g 体重每日 1 次肌内注射；肉苁蓉组（8 只），给予肉苁蓉煎液相当于生药每日 10g/kg（按照成人每日 0.5g/kg 的 20 倍计算），2ml，每日 1 次灌胃。

2）腺嘌呤阳虚模型：采用 Wistar 雄性大鼠，体重 200～250g 24 只。运用腺嘌呤灌胃造成大鼠阳虚模型。腺嘌呤粉剂加入适量生理盐水，配制成 2% 腺嘌呤混悬液（2g/100ml）。各组大鼠均饲以该动物中心的标准复合饲料。每日予 2% 腺嘌呤（2g/100ml 生理盐水）2ml 灌胃，共 4 周。大鼠出现尿量明显增加、喜扎堆、活动减少、毛色枯乱，检测尿 17-羟皮质类醇与正常组比较有明显差异（$P<0.05$），为模型成功的标志。

分组治疗：随机分成正常组（8 只），生理盐水 2ml 每日 1 次灌胃；造模组（16 只）。4 周后根据尿 17-羟皮质类醇值再将造模组分为模型组（8 只），生理盐水 2ml 每日 1 次灌胃；肉苁蓉组（8 只），给予肉苁蓉煎液相当于生药每日 10g/kg（按照成人每日 0.5g/kg 的 20 倍计算），2ml，每日 1 次灌胃，灌胃 6 周。

3）雷公藤致阳虚模型：成年 BALB/C 雄性小鼠 94 只，体重 25g 左右。实验室条件下适应性饲养 1 周，随机分为正常组 22 只，造模组 60 只，肉苁蓉预处理组 12 只。造模组给予雷公藤多苷每日 30mg/kg 灌胃(按照成人每日 1.5mg/kg 的 20 倍计算),正常组给予生理盐水灌胃。3 周后造模组和正常组各随机抽取 10 只小鼠观察雄鼠精子状况,与雌鼠合笼 1 周,观察雌鼠怀孕率,以与正常组比较出现统计学差异($P<0.01$),为模型成功。

　　分组治疗:将造模组随机分为模型组、雷公藤组和肉苁蓉组、熟地黄组和熟地黄苁蓉组和肉苁蓉预处理组各 12 只。模型组:给予生理盐水 0.25ml,每日 1 次灌胃。雷公藤组:雷公藤多苷每日 0.03g/kg;0.25ml,每日 1 次灌胃。肉苁蓉组:肉苁蓉煎液相当于生药每日 10g/kg(按照成人每日 0.5g/kg 的 20 倍计算),0.25ml,每日 1 次灌胃。熟地黄组:熟地黄煎液相当于生药每日 10g/kg(按照成人每日 0.5g/kg 的 20 倍计算),0.25ml,每日 1 次灌胃。熟地黄、肉苁蓉组:肉苁蓉、熟地黄等比例的煎液相当于生药每日 20g/kg(按照成人每日 1g/kg 的 20 倍计算),0.25ml,每日 1 次灌胃。肉苁蓉预处理组:造模前后均予雷公藤多苷每日 30mg/kg(按照成人每日 1.5mg/kg 的 20 倍计算),0.25ml,每日 1 次灌胃;肉苁蓉煎液相当于生药每日 10g/kg(按照成人每日 0.5g/kg 的 20 倍计算),0.25ml,每日 1 次灌胃。然后按照上面方法继续灌胃 3 周,合笼后,收取 24h 尿样,眼球取血。

　　3. 观察指标及检测方法

　　(1) 经典氢化可的松阳虚模型:一般状态的观察:饮食、活动、毛色和尿量等。尿液检测:放免法检测 17-羟皮质类醇。血清检测:ELISA 法测定促肾上腺皮质激素(ATCH)、放免法测定总甲状腺素(TT3、TT4)、游离甲状腺素(FT3、FT4)、促甲状腺激素(TSH)。

　　(2) 腺嘌呤阳虚模型:一般状态的观察:饮食、活动、毛色和尿量等。尿液检测:放免法检测 17-羟皮质类醇,Fearon 反应法检测尿素氮,除蛋白法检测尿肌酐。血清检测:除蛋白法检测血肌酐。

　　(3) 雷公藤致阳虚模型:一般状态的观察:饮食、活动、毛色和尿量等。尿液检测:放免法检测绒毛膜促性腺激素(HCG)、17-羟皮质类醇。血清检测:放免法检测雌二醇(E2)、睾酮(T)。

　　4. 研究结果　研究结果显示:经典氢化可的松阳虚模型、腺嘌呤肾衰肾阳虚模型、雷公藤生殖肾阳虚 3 个模型说明尿 17-羟皮质类醇是反映肾阳虚的重要物质基础。氢化可的松模型 ACTH、TSH、TT3、TT4、FT3、FT4 等内分泌指标的变化及补益肾阳药物肉苁蓉的治疗及预防作用,提示中医"肾"蕴含下丘脑-垂体-甲状腺部分内分泌的功能,肾阳具有上升、亢进的特性。雷公藤模型 T、E2、FSH、尿 HCG 等性激素指标的变化及补益肾阳药物肉苁蓉、补益肾阴药物熟地黄、阴阳双补联合应用肉苁蓉-熟地黄治疗和肉苁蓉预防作用,提示中医"肾"蕴含下丘脑-垂体-性腺部分生殖内分泌的功能,补阳药物与补阴药物的联合应用在这组实验中显示出极大的优势,佐证肾阴、肾阳均由肾精化生而来,阴阳互根互生,而先天之精——生殖之精是肾精的重要组成部分。

　　5. 讨论与分析

　　(1) 肾阳虚证动物模型建立的现代研究:目前建立肾阳虚动物模型的方法较丰

富,可以通过多种化学、物理、生物的方法实现。总体看来动物多有毛发枯槁、无光泽或竖毛、喜扎堆,出现弓背蜷缩,行动迟缓,嗜睡、倦怠懒动、甚至生育力下降等肾阳虚表现。沈自尹教授通过大量实验证明,肾阳虚组表现在下丘脑-垂体-肾上腺轴、下丘脑-垂体-甲状腺轴及下丘脑-垂体-性腺轴。采用温补肾阳法治疗后,靶腺功能明显恢复。

20世纪60年代初,人们应用大量外源性糖皮质激素制作大鼠模型可见一系列阳虚症状,目前多用此法复制阳虚模型,药物主要为醋酸可的松、醋酸氢化可的松、皮质酮和地塞米松。郑平东用含0.2%腺嘌呤饲料喂养大鼠,使其血尿酸浓度超标,尿酸盐沉积于肾小管间质,形成炎性肉芽肿,堵塞小管,肾单位损伤,导致肾功能衰竭并出现一系列阳虚表现。用含0.5%腺嘌呤饲料喂养大鼠,实验结果示雌雄激素比例的改变,皮质醇含量下降,血浆促性腺激素含量下降。该模型引起睾丸组织萎缩,大部分曲细精管退行性变,各级生精细胞变性,数量减少,3β-羟基类固醇脱氢酶活性显著降低,血中睾丸酮含量亦明显降低,造成一种新型的睾丸功能损害肾阳虚实验动物模型,可用于男性不育症的研究。也有通过甲状腺全切或甲状腺抑制药物如丙基硫氧嘧啶、他巴唑等方法致促甲状腺激素、甲状腺激素分泌减少制作肾阳虚模型。利用雷公藤免疫抑制作用对雄性睾丸、精子等损伤的机制,发现该药物可以使血清睾丸酮、雌二醇降低,睾丸组织造精功能丧失,失去生育能力。温肾阳的药物可以纠正这种病理改变。除以上方法外,制作肾阳虚模型的方法还有手术去势、口服羟基脲、给予环磷酰胺、频繁交配或配合强迫游泳,制作"劳欲过度、房事不节"肾阳虚证模型,持续低温受冻等其他方法。

(2) 雷公藤多苷对雄性小鼠生殖功能的损伤及中药的干预作用:卫矛科(*Celastraceae*)植物雷公藤(*tripterygium wilfordii Hook. f.*)作为药物,最早收载于《神农本草经》,名莽草、断肠草。药用部位为根茎,味苦、辛,性凉,归肝、肾经,有大毒,具有祛风除湿、活血通络、消肿止痛、杀虫解毒等功效。雷公藤多苷又称雷公藤总苷,是雷公藤的根芯提取物。因其显著的免疫抑制作用广泛应用于肿瘤、风湿免疫系统疾病及肾脏疾病。为目前中药治疗肾脏疾病的有效药物之一。而肾内科常用药物雷公藤多苷,常可导致生殖系统损伤,影响患者继续使用。20世纪80年代有学者报道患者服用雷公藤后可有死精子症及少精子症,提示可能有抗生育活性,之后不断有相关报道,如导致女性月经减少、闭经,男子精子减少、不育及促性腺激素的升高等。它所导致的女性月经紊乱、闭经、男性少精、不育及性激素紊乱等一系列症状与中医肾阳虚证极其吻合,同时也有研究表明温阳药可以减轻雷公藤对雄性睾丸、精子的损伤程度。

肉苁蓉是上海中医药大学附属曙光医院肾病科用于治疗肾阳虚证的常用药物,也是补气温阳方的君药。《太平圣惠方》《圣济总录》《丹溪心法》中均记载可用该药物治疗男性性功能不全、虚劳羸瘦。《神农本草经》指出(肉苁蓉)"主五劳七伤,补中,除茎中寒热,养五脏,强阴益精气,多子"。既能温通肾阳,又能滋养精血。现代研究表明肉苁蓉具有雄性激素样作用和促性腺激素样作用,能发挥调节内分泌腺轴的功能,促进精子产生,使睾丸生精功能增强。

辨证论治是中医诊疗体系的核心,脏腑的辨证则是核心中之核心。由于传统中医证候概括具有很大的模糊性和思辨性,对于大多数临床医生而言,要精准地确定中医证候是很困难的,所以进行中医证候本质的客观化研究一直是现代中医工作者乃至其他领域的有志研究者所追求的目标。中医证候本质的研究,用现代分析手段对中医"证"的诊断或评价指标进行定性、定量的表达,从而揭示中医肾本质:肾主一身之元阳,有温煦的功能,肾藏精、主生殖、肾主水的现代科学意义内涵,找到中医理论与西医学评价指标的结合位点。

肾阳虚证是肾阳虚衰表现的证候。肾藏精,化生阴阳,肾阳为诸阳之本,肾阳虚衰,阳气不能温养形体,则畏寒肢冷;肾主生殖,肾阳不足,命门大衰,生殖之力减退,则阳痿不用或宫寒不孕;肾主水,阳气不足,膀胱失约,则尿频,若气化失司,膀胱开合不利,则尿少浮肿。

肾阳虚证动物造模方法有糖皮质激素应用法、氨基导眠能灌胃法、肾上腺切除法、硫脲类药物应用法、甲状腺切除法、去势法、性激素应用法、DNA合成抑制法、恐伤肾模型、老年肾阳虚动物模型、房劳伤肾动物模型、先天肾虚动物模型等,造模方法多样,但没有统一的规范和标准。多种可致"肾阳虚"的造模方法中,选用经典的氢化可的松大鼠肾阳虚模型,即通过外源性皮质激素造成大鼠下丘脑-垂体-肾上腺轴功能抑制,模拟"肾阳虚证",作为参照。运用腺嘌呤灌胃造成大鼠慢性肾功能衰竭模型是上海中医药大学附属曙光医院肾病科科研首创,并被广泛应用于肾病科学研究中。腺嘌呤肾衰模型的制备机制:腺嘌呤在动物体内经过代谢形成尿酸,当血中尿酸浓度超过一定量时,尿酸盐析出结晶,沉积于肾小管和间质部位,形成尿酸盐异物肉芽肿性炎症,并阻塞肾小管管腔造成肾后梗阻,肾小管管腔呈囊状扩张,肾小管受损坏死,肾小球纤维化硬化后产生肌酐、尿素氮升高。腺嘌呤模型组大鼠14日后始出现不同程度的体重下降、尿量增加、活动减少、反应迟钝、喜扎堆、畏寒喜暖、体毛枯萎、肛周污染、采食量减少、饮水量略增加的一系列类似中医的肾阳虚症状,符合科研造模肾阳虚证实验,正常组大鼠没有出现上述症状。前期研究通过与氢化可的松大鼠肾阳虚模型比较,突破了以往腺嘌呤模型是慢性肾衰经典模型的概念,首次将其明确为肾阳虚证最佳模型;明确尿17-羟皮质类固醇在肾阳虚证的代谢成分中处于绝对优势地位。

雷公藤灌胃可造成大鼠肾阳虚模型。雷公藤模型灌胃3周后,出现弓背蜷缩,行动迟缓、嗜睡、倦怠懒动等一系列类似中医肾阳虚证的症状,符合科研造模肾阳虚证实验,而对照组小鼠没有上述状态。观察睾酮(T)、雌激素(E2)、促卵泡生成激素(FSH)、尿绒毛膜促性腺激素(HCG)的变化,结果发现雷公藤多苷组小鼠较正常组T下降,有显著统计学差异;E2升高,但尚未达到统计学意义;E2/T上升,有统计学意义;FSH变化不明显;尿HCG明显增加,有统计学差异。经肉苁蓉、熟地黄干预,各项指标均有不同程度改善,以肉苁蓉、熟地黄联合用药作用较其他各组为佳,显示出两药联用的协同作用。

睾丸由曲细精管内的生殖细胞发育成精子,支持细胞合成雌激素,在局部影响精子的生成。睾丸的间质细胞能合成和分泌雄激素,如睾酮、雄烯二酮、去氢异雄酮。睾酮的生物活性最强。雄激素的生理作用是:①促进精子的生成;②刺激雄性副性器官的发育并维持其成熟状态;③刺激并维持雄性副性特征,如体型、体毛的分布、喉结出现、声音低沉等;④维持性欲;⑤刺激食欲,促进蛋白质合成,特别是骨骼肌蛋白质的合成,减少尿氮的排出。人的生殖过程,是在神经内分泌的精确调节下,严密而有序地进行的。它涵盖在中医肾气—天癸的范畴内。

甲状腺是一个比较大的内分泌腺,位于气管上端两侧,甲状软骨下方,分左右两叶及一个连接两叶的峡部,呈 H 形。甲状腺由大小不等的许多腺泡组成。甲状腺分泌的激素为含碘的酪氨酸衍生物,主要有甲状腺素,二碘甲腺原氨酸,三碘甲状腺原氨酸。甲状腺素作用范围十分广泛,作用缓慢而持久。主要有:①使许多组织耗氧量和产热量增加,基础代谢增高。甲状腺功能低下者相反,基础代谢降低,皮肤冷而苍白,体温偏低,表现为阳虚证候。②大剂量甲状腺激素促进肠道糖的吸收与肝糖原的分解,使血糖升高。小剂量甲状腺激素使糖原合成增强,加速外周组织对糖的利用,降低血糖。③促进脂肪的分解。④生理状态下,促进蛋白质合成,甲状腺激素分泌不足时,蛋白质合成减少,甲状腺功能亢进时,促进蛋白质,尤其是骨骼肌蛋白质的分解。⑤通过促进腺垂体生长素的合成和分泌,以及直接促进组织的生长和分化,维持机体的正常生长发育,尤其影响脑、长骨和性腺的发育和生长。这与中医"肾"的温养全身、温暖腠理、主生长发育的功能是相同的。

腺嘌呤灌胃造成大鼠慢性肾衰肾阳虚模型和雷公藤灌胃造成小鼠肾阳虚模型为肾阳虚证理论客观化研究和中药的筛选和研制开发提供了理想的实验对象,肾阳虚证动物模型的特征模式与中医肾本质的研究为中医肾阳虚证候的进一步研究奠定了科学的基础。下丘脑-垂体-甲状腺轴的功能,正反映了中医"肾"主温煦、生长发育的功能。人的生殖功能的发育、成熟、衰退都与下丘脑-垂体-性腺轴的功能有密切关系,它类似于中医"肾"主生殖的全部内容,其中"天癸"应包括了这条轴上各器官所分泌的各种激素及它们相互之间的互为依存、互相抑制的关系。

二、肾主骨

(一) 中医理论

关于骨骼形态和功能的变化早在《内经》就有详细论述。《素问·上古天真论》描述了骨的盛衰规律:"女子七岁,肾气盛,齿更发长……三七,肾气平均,故真牙生而长极;四七,筋骨坚……""丈夫八岁,肾气实,发长齿更;二八,肾气盛……三八,肾气平均,筋骨劲强,故真牙生而长极;四八,筋骨隆盛,肌肉满壮;五八,肾气衰,发堕齿槁……七八,肝气衰,筋不能动,天癸竭,精少,肾藏衰,形体皆极;八八,则齿发去"。可见古人已经认识到骨的生长、发育、衰老取决于肾气的盛衰。

关于骨的病理,《内经》中有不少关于"骨痹""骨痿"的论述,究其病因,皆不离肾。如《素问·逆调论》曰:"肾者,水也,而生于骨,肾不生,则髓不能满,故寒甚至骨也。"《素问·长刺节论》曰:"病在骨,骨重不可举,骨髓酸痛,寒气至,名曰骨痹。"是对寒邪入骨引发骨痹的论述。而寒邪之所以直中于骨,乃是因为肾主水,其气寒,与自然界寒邪同气相求，当人体肾气不足，则"风、寒、湿三气杂至合而为痹"，正如《灵枢·百病始生》所言"风雨寒热，不得虚，邪不能独伤人……此必因虚邪之风，与其身形，两虚相得，乃客其形"。肾主封藏，纯虚无实，骨痹的发生实际上是以肾精气虚衰为内在条件的。《素问·痿论》对骨痿有如此论述："肾气热，则腰脊不举，骨枯而髓减，发为骨痿"，又"肾者水藏也，今水不胜火，则骨枯而髓虚，故足不任身，发为骨痿"，阐述了肾中虚热煎灼导致骨痿的病机，说明骨痿的发生是由于肾阴虚，水不制火，虚火内盛，暗耗阴精，以致骨枯髓虚，发为骨痿。明清时期，杨清叟在《外科集验方·服药通变方第一》中提出"肾实则骨有生气"，薛己认为"筋骨作痛，肝肾之气伤也"，至此"肾主骨"理论成熟并得到大部分医家认可，他们常在各种骨骼疾病的治疗方中加入补肾之品。

　　"肾脏"一词最早来源于中医学，有学者提出《内经》是人类第一部解剖学书籍，其中描述了肾的位置。如《素问·脉要精微论》曰"腰者肾之府"，《难经》明确指出："肾有两枚，重一斤一两。"但由于长期历史及传统思想的限制，解剖学知识没有得到很好拓展，中医只能以表揣内，尽可能向不依赖精确解剖知识的方向发展，形成了另一个与西医学截然不同的体系——藏象理论，这个理论"重气化，轻形质"，原来的"肾"的概念在加入一系列附加功能，发展至后世已面目全非，成了代表一组功能状态的代名词，更加确切地说中医学的"肾"只是相当于西医的"综合征"。

　　"肾生骨髓"（《素问·阴阳应象大论》），"其充在骨"（《素问·六节藏象论》），均认为肾中精气充养骨髓，促进骨的生长发育。《素问·上古天真论》具体描述了肾对牙齿、骨骼生长发育的影响。若肾中精气不足、骨髓空虚，则见小儿囟门迟闭、骨软无力、成人或老人骨质脆弱、易于骨折，或骨折后愈合迟缓等骨骼疾病。明清时期，杨清叟在《外科集验方·服药通变方第一》中提出"肾实则骨有生气"，并开始重视补肾与治疗筋骨损伤的关系，薛己认为"筋骨作痛，肝肾之气伤也"，《圣济总录·诸痹门》则大力提倡"补肝肾以壮骨"，从此确立补肾填精药物在骨骼疾病治疗中的君药地位，标志着"肾主骨"理论的成熟。

　　此处所提及的"肾"是中医藏象理论中"肾"的概念，与当今解剖学肾脏有所区别。然而，越来越多的证据表明，解剖学肾脏可能相对于藏象理论"肾"的缩影，包含了肾主骨、生髓、主生长发育、主水等功能。因此肾主骨也可能包含着两层含义：①先天之精影响骨骼代谢，填精益髓之后，骨代谢部分或完全恢复正常。②解剖学肾脏影响骨代谢，肾脏疾病或功能异常可引起骨代谢紊乱，治疗肾脏疾病，纠正其功能异常可部分或完全纠正骨代谢异常。研究发现，先天之精不足（包括基因变异及体质虚弱等）可引起不同程度的骨代谢异常，年老体衰特别是女性绝经期，可因肾精不足出现骨代谢异常，老年退行性病变引起骨质疏松就是肾精不足所致。老年动物及卵巢切除诱导的肾精亏虚动物模型骨骼也可出现类似的病理改变。补肾填精药物可影响骨代谢相关基因和蛋白的表达，已有大量研究证实中医补肾法是治疗骨骼疾病的有效方法。大量临床证据表明，解剖学肾脏的异常是骨骼疾病发生发展的重要因素，近年来提出的 CKD-MBD 及之前常用的"肾性骨病"和"肾性骨营养不良"等概念均体现学者对慢性肾脏疾病与骨矿物质疾病联系普遍性的深刻认识。骨骼疾病及异位矿化的发生不仅大大影响患者的生活质量,也是这些患者心脑血管疾病发生时间提前、生存期缩短的主要因素之一,正因为CKD-MBD 的普遍发生、严重性及目前认识和治疗不足使得对这些并发症的防治成为广大患者、临床工作者和学者们面临的巨大挑战。迄今为止,肾脏疾病引起骨代谢异常的具体机制尚未完全明确,既往大部分学者认为钙磷代谢异常是 CKD-MBD 发生的中心环节,但肾脏不仅参与调节体内钙、磷等矿物质代谢的平衡,也是公认的内分泌器官,肾脏与骨骼通过分泌各组因子相互作用已得到国内外一些学者的重视,甚至有学者提出了"骨肾轴"的概念。

中医学是生命科学的一部分,与当前正流行的系统生物学概念一样,也是一个复杂的巨系统。目前中医"肾主骨"理论的研究多借鉴西医学分析还原点的方法,并多局限性在补肾中药对骨骼代谢影响的研究,虽然研究深入基因、蛋白的层面,但却忽视了中医学理论的关键问题——整体观。中医的复杂性要求多个角度研究中医,整体观要求我们不能孤立研究中医,要有发散思维并分析不同影响因素之间的联系。

因此在既往对中医"肾主骨"研究的基础上,结合当前肾与骨骼代谢之间具有密切联系的认识,试图从解剖学肾脏和(或)补肾药物对骨骼代谢的影响研究"肾主骨"理论,拓广其实验基础。

Platt 发明肾大部分切除术(Platt 法)至今已有 60 年的历史,其间有学者改进肾部分切除的方法,提高了模型成功率和动物损失率,改良的 Platt 法简便有效,是国内外学者制作肾衰大鼠模型的常用方法。此法辅以高磷饮食可以在 6~8 周后诱导血钙磷代谢紊乱。本研究采用 Platt 法切除大部分肾组织,有利于观察解剖学肾脏对骨代谢指标的影响。熟地黄是最常用的治疗骨骼疾病的药物之一,既往研究发现其可上调成骨相关基因的表达,鳖甲也是重要的补肾药物,临床不仅可以补肾又可软坚散结,适用于肾性骨病之异位钙化者,两药配伍相须相使补肾之功更强。研究观察熟地黄鳖甲煎对Platt 术后骨代谢异常发生的预防作用,从整体上了解解剖学肾脏在"肾主骨"中的作用及补肾法对"肾"失"主骨"条件下的预防效应。成骨细胞是骨骼生长代谢中的最重要细胞之一,与破骨细胞的破骨作用形成动态平衡,维持着机体骨矿物质的稳定及骨骼组织的良性修复,破骨细胞功能的激活需要成骨细胞的介导。在体内研究的基础上,体外观察肾脏固有细胞对成骨细胞的影响,不仅排除了尿毒症毒素及钙磷异常的干扰,又使体内"肾主骨"研究得以升华。

(二) 动物实验

1. 实验材料

(1) 实验动物:雄性 SD 大鼠 180±20g 28 只(由上海西普尔-必凯实验动物有限公司提供)。

(2) 大鼠饲料(上海仕林生物科技有限公司配置)中钙、磷含量比例参照美国营养学会 1993 年美国营养研究所(AIN)-93G 标准及 2003 年国内王小兵等的研究结果制备。高磷饮食含磷 1.2%,含钙 1.6%。高磷饲料配方:玉米淀粉、酪蛋白、蔗糖、大豆油、纤维素、矿物质混合物(AIN-93G-MX)、维生素混合物(AIN-93G-VX)、L-胱氨酸、重酒石酸胆碱、叔丁基对苯二酚、磷酸氢钙、碳酸钙、枸橼酸钾分别为 499.486g/kg、200g/kg、69.457g/kg、70g/kg、50.378g/kg、10g/kg、3.0g/kg、2.5g/kg、0.014g/kg、46.336g/kg、5.929g/kg、7.9g/kg。矿物质混合物（AIN-93G-MX）配方：氯化钠、硫酸钾、氧化镁、柠檬酸铁、碳酸锌、碳酸锰、碳酸铜、碘酸钾、硒酸钠、仲钼酸钠、九水偏硅酸钠、十二水硫酸铬钾、氯化锂、硼酸、氟化钠、碳酸镍、钒酸铵、蔗糖分别为 74g/kg、46.6g/kg、24g/kg、6.06g/kg、1.65g/kg、0.63g/kg、0.30g/kg、0.01g/kg、0.01025g/kg、0.00795g/kg、1.45g/kg、0.275g/kg、0.0174g/kg、0.0815g/kg、0.0635g/kg、0.0318g/kg、0.0065g/kg、844.806g/kg。维生素混合物（AIN-93G-VX）配方：烟酸、泛酸钙、维生素 B_6、维生素 B_1、维生素 B_2、叶酸、D-生物素、维生素 B_{12}、维生素 E（500U/g）、维生素 A（500000U/g）、维生素 D_3（500000U/g）、维生素 K 分别为 3.000g/kg、1.600g/kg、0.700g/kg、0.600g/kg、0.600g/kg、0.200g/kg、0.020g/kg、2.500g/kg、15.00g/kg、0.800g/kg、0.250g/kg、0.075g/kg。正常磷饮食含磷 0.5%，含钙 0.9%。

（3）实验药物：中药制备，经验方熟地黄鳖甲煎由熟地黄 20g、鳖甲 20g 组成，由上海中医药大学附属曙光医院中药制剂室加工成汤剂（每毫升含生药 3.3g）。

2. 实验方法

（1）造模方法：将 28 只雄性大鼠分为正常组 8 只，造模组 20 只。对造模组大鼠 20 只运用 5/6 肾切除大鼠肾虚模型，具体方法如下：先以 2% 戊巴比妥钠腹腔注射麻醉大鼠，使大鼠仰卧，下肢交叉固定于手术台上以暴露背部左肾区，局部剃毛，常规消毒，从距左脊肋骨 0.5cm 处作斜向外方切口。经后腹膜取肾脏，切除左侧肾脏的 2/3。1 周后，先以 2% 戊巴比妥钠腹腔注射麻醉大鼠，使大鼠仰卧，下肢交叉固定于手术台上以暴露背部右肾区，局部剃毛，常规消毒，从距右脊肋骨 0.5cm 处作斜向外方切口。经后腹膜取肾脏，切除右侧肾脏。阴性对照组（假手术组）除不切除肾脏外，余步骤同上。各组大鼠均饲以该动物中心的标准复合饲料，自由饮水。模型组大鼠出现尿量明显增加，喜扎堆，活动减少，毛色枯槁，检测血、尿 17-羟皮质类醇与假手术组比较有明显差异（$P<0.05$）为模型成功的标志。继续观察 6 周后留取标本。

（2）分组治疗：造模完成后 2 周，尾静脉取血检测血肌酐（Scr）含量，造模大鼠 Scr 显著高于正常组均值为造模成功（$P<0.05$），依据检测结果将 20 只造模后的大鼠分成 2 组，模型组和熟地黄鳖甲煎组各 10 只，使 2 组大鼠血清 17-羟皮质类醇含量无统计学差异。

常规喂养，自由饮水，药物根据人鼠剂量换算约为人剂量的 10 倍，熟地黄鳖甲煎 0.33g/100kg 大鼠，治疗组用熟地黄鳖甲煎灌胃每日 1 次. 每次 2ml。模型组用生理盐水灌胃每日 1 次，每次 2ml，连续 6 周。6 周后处死大鼠，腹主动脉采血，检测相关指标，同时剖取股骨做骨密度分析。

3. 观测指标及测定方法

（1）脲酶法检测血尿素氮，除蛋白法检测血肌酐。

（2）血钙 Ca、磷 P、甲状旁腺激素 PTH 及碱性磷酸酶 ALP、骨钙素 OC、生长激素（GH）和胰岛素样生长因子-1（IGF-1）。

4. 研究结果　通过对以往文献分析,发现5/6肾切除合并高磷饮食大鼠在4~8周已经出现明显的血Ca、P及PTH异常,基本符合CKD-MBD诊断。本研究在此基础上,5/6肾切除合并高磷饮食6周制作CKD-MBD大鼠模型,并首次运用该模型观察此时成骨细胞成骨相关指标碱性磷酸酶(ALP)及骨钙素(OC)表达量下降;同时也首次观察到补肾方药熟地黄鳖甲煎对5/6肾切除所致CKD-MBD的预防作用。结合国内外研究结果,提示"肾主骨"的概念不仅包含补肾方药对骨代谢的调节作用,也应包括解剖学肾脏功能对骨骼病理生理变化的影响。

采用二步法5/6肾切除制作肾衰大鼠模型,术后高磷饮食6周后,与假手术组对比,模型组大鼠血Cr、BUN、P、PTH明显升高,表明这种造模方法可出现明显的骨矿物质代谢紊乱,符合目前CKD-MBD诊断,可以作为CKD-MBD动物模型。

以改良Platt法制作5/6肾切除合并高磷饮食6周制作CKD-MBD模型,观察大鼠Ca、P、PTH及ALP等成骨相关指标的变化,同时应用补肾中药熟地黄鳖甲煎进行预防性干预,从解剖学肾脏对骨代谢的影响及补肾中药对这种影响的干预作用,在原来补肾药物治疗的基础上结合解剖学肾脏的影响进行"肾主骨"理论的基础实验研究。

本研究发现模型组大鼠血ALP和OC骨钙素浓度明显低于假手术组,提示模型组大鼠成骨细胞活性下降。模型组大鼠血GH和IGF-1分泌量也明显低于假手术组。然而,模型组与假手术组大鼠股骨头骨密度无明显差异,结果与以往研究吻合,造模6周仅出现血生化指标的异常,骨骼病变是长期的过程,但骨骼密度没有变化不会影响CKD-MBD诊断。

应用熟地黄鳖甲煎预防肾大部切除后骨代谢紊乱的发生,发现熟地黄鳖甲煎不能明显纠正血Cr异常,仅对BUN浓度稍有影响;血P和PTH浓度稍有下降,但无统计学意义;血ALP无明显变化而OC浓度明显高于模型组,提示熟地黄鳖甲煎可部分恢复成骨细胞活性。熟地黄鳖甲煎可上调模型组下降的血GH和IGF-1浓度接近假手术组。

5. 讨论与分析　中医学和西医学对骨骼功能认识一致,认为其主要起到支持、保护与协同人体运动的作用。《素问·六节藏象论》曰:"肾主蛰,其实在骨……"肾精充足则骨髓生化有源,骨的生长发育以及修复均依赖肾脏精气的滋养和推动。但在病理状态下,如《素问·痿论篇》曰:"肾气热则腰不举,骨枯而髓减,发为骨痿。"小儿囟门迟闭、骨软无力或骨脆易折或骨折后不易愈合等,均认为是藏象肾精气亏虚之象。这种"肾"在骨骼生长发育及修复过程中起主要作用,而"肾"出现异常时就会伴随骨骼功能异常的理论就是中医的"肾主骨"理论。

"肾主骨"中的"肾"的概念与现代解剖学肾脏有所不同,关于两者的区别和联系近百年来学者多有探讨。既往学者以这两个概念的区别作为讨论重点,认为前者无形,后者有形,前者是中医藏象概念,后者是解剖学术语,但近几十年来对解剖学肾脏功能的深入研究,中医学"肾"与解剖学肾脏之间的联系渐渐显现,在一定程度上解剖学肾脏几乎成了中医理论"肾"的缩影。

国内学者运用现代科学技术研究中医中药以来,已经从多个角度对"肾主骨"理论开展研究。有人观察 310 例老年性骨质疏松患者,发现补肾药物能明显提高并稳定老年性骨质疏松患者骨矿含量、骨密度水平,降低骨折率。大量临床及动物实验表明补肾方药可促进骨折愈合。有学者将补肾方药用于切除双侧卵巢所致骨质疏松的雌性大鼠,发现补肾药物降低抗酒石酸酸性磷酸酶,增加骨钙含量,从而增加骨密度,改善骨生物力学性能。从微观角度研究"肾主骨"理论,发现补肾方药可促进软骨细胞增殖及总蛋白的合成。有研究观察各种补肾方药对原代培养成骨细胞维生素 D 受体(VDR)、核心结合因子 $\alpha1$(core-binding factor $\alpha1$, $cbf\alpha1$)基因的表达,结果几个补肾方均对成骨细胞成骨相关基因表达有影响。有研究也发现补肾药能促进成骨细胞增殖、上调骨桥蛋白基因表达。这些研究结果均支持"肾主骨"理论,从宏观和微观阐述其机制,推进了用于骨骼疾病治疗的补肾方药研发。然而这些研究多从补肾药物对骨骼代谢的影响着手,均没有涉及解剖学肾脏对骨代谢的影响。

已有研究证实,解剖学肾脏疾病特别是晚期肾脏疾病可诱发骨代谢异常。肾大部分切除是制作肾衰大鼠模型的常用方法,合并高磷饮食 27 周可引起骨密度下降。2005年 KDIGO 提出慢性肾脏病时的矿物质和骨代谢异常(chronic kidney disease-mineral and bone disorder, CKD-MBD)是全身性(系统性)疾病,常具有下列 1 个或 1 个以上表现:①Ca、P、甲状旁腺激素(parathyroid hormone, PTH)或维生素 D 代谢异常;②骨转化、矿化、骨容量、骨骼线性生长或骨强度的异常;③血管或其他软组织钙化。肾大部分切除合并高磷饮食 4~8 周的肾衰大鼠出现明显的钙、磷及 PTH 异常,符合 CKD-MBD。

骨作为运动系统的功能中西医认识一致,骨主要起支持、保护与协同运动作用。西方医学的发展依赖解剖学知识,每一次解剖及生理生化学认识的深入都可能推动西医学的进步,在"西学东渐"之时,国内中医西医界曾发生剧烈的交争,翻译者借用中医学中的"肾"字代表西医的"renal""kidney",此后解剖学"肾"(后简称"解剖肾")与中医藏象理论的"肾"(后简称"藏象肾")这两个概念在非医学专业人士中的混乱成了非常普遍的现象,为此有学者专门发文以澄清两者之区别。有学者认为藏象"肾"是包含了骨髓、神经、内分泌、体液等多种系统及其相互联系和复杂功能的网络体系,中医学认为,肾主水液,主藏精、主生长发育生殖、主骨生髓。近几十年来西方医学对解剖学肾脏的认识已经发生剧烈的变化,解剖肾的概念由原先的排泄器官逐渐丰满,目前认为解剖学肾脏同样具有强大的内分泌功能,对红细胞的合成及骨骼代谢有重要作用。解剖学肾脏与中医藏象理论中的肾脏之间逐渐显露出众多相似之处,解剖学肾脏几乎就是藏象学肾脏的一个缩影。

肾脏疾病特别是晚期肾脏疾病常并发骨代谢异常。血液透析可部分代替肾脏的功能,延长肾衰患者的生存期,但钙磷代谢紊乱及骨病仍然是影响患者生活质量及生存期的重要因素。大量证据表明:高磷血症、增高的钙磷乘积和甲状旁腺功能亢进可以导致血管钙化和发生心血管事件的危险性增加,与透析患者增加的患病率及死亡率相关,约40% 的透析患者在第一年内即可发生骨病。肾大部分切除是制作肾衰模型最简单、有效的方法,5/6 肾切除大鼠肾衰竭模型是比较经典且成熟的慢性肾衰竭动物模型,分为经典的二步法手术和改良的一步法手术,广泛应用于国内外实验研究中。二步手术法先切除一侧肾脏的 2/3 后,次周切除另一侧肾脏,这种造模方法给大鼠适应的过程,大大减少了模型大鼠的死亡率。它因有效肾单位减少,致肾小球高灌注、高滤过、高内压以及通透性改变等病理状态。其肾小球变性坏死过程与人慢性肾衰竭的病程相似,所发生的肾小球损伤与人的局灶节段性肾小球硬化相似,就 SD 大鼠而言,雄性较雌性更易发生肾损害。因此,我们在沿用致病机制思路的基础上,采用 SD 雄性大鼠一步 5/6 肾切除并同时予以高磷饮食模拟慢性肾衰竭患者 CKD-MBD。有用一步法 5/6 肾切除大鼠加高磷饮食 4 周后发现造模组大鼠血清 Ca、P 及 PTH 与假手术组比较出现明显差异($P<0.05$),有研究用切除大鼠右肾,并结扎左肾动脉前支诱导尿毒症大鼠模型,发现 8 周后大鼠血钙明显低于正常对照组($P<0.05$),血磷浓度明显高于对照组($P<0.05$)。笔者等也曾发现应用 Platt 法切除 SD 大鼠大部肾脏(4/5),观察到手术后 6 周模型大鼠血 Ca、P 及 PTH 浓度均较空白对照组有明显的统计学差异($P<0.05$)。

骨钙素又称维生素 K 的骨 γ 羧基谷氨酸蛋白,由 49～50 个氨基酸组成,由非增殖期成骨细胞特异性合成并分泌,是含量最丰富的骨非胶原蛋白,约占总骨蛋白成分的 15%～20%,可维持骨的正常矿化速率,抑制异常的羟基磷灰石结晶的形成,参与骨转换调节。ALP 是成骨细胞分化的一个早期指标,其表达随着细胞分化的发展而增强,是骨形成所必需的酶,其活性反映了成骨细胞的活性,代表成骨细胞功能强弱。ALP 可分解有机磷酸释放无机磷,增加局部无机磷酸的浓度,促进矿化。

熟地黄是治疗骨骼疾病最常用的药物,有人统计发现骨质疏松症常用处方中,熟地黄出现率约 80%,以熟地黄为主药的中药复方可明显改善各种病因引起的骨质疏松症,鳖甲也是滋补肝肾的常用药物。本研究肾脏切除后出现的明显骨代谢异常提示中医"肾主骨"理论研究的新思路,但常用的补肾药物是否可预防或纠正这种模型的骨代谢异常尚未有学者进行探讨。

总之,首次研究制作了 CKD-MBD 模型,发现通过解剖学肾脏的大部分切除可引起骨骼成骨细胞功能的变化,而运用补肾药物可部分预防这种条件下成骨细胞的功能改变,初步证实中医学"肾主骨"理论中"肾"的概念可能既包含解剖学肾脏也包含补肾药物,一定程度上拓展了"肾主骨"的研究范畴。

(三) 体外研究

体内研究显示,肾脏切除后钙磷代谢发现变化,与成骨细胞分泌的成骨相关的因子(碱性磷酸酶和骨钙素)浓度也发生明显改变。引起这一系列变化的因素是多方面的,既包括肾单位减少致使磷排泄障碍进而蓄积,酸碱失衡等肾排泄功能相关性因素,也与肾脏自身分泌因子的变化有关。已知肾脏可分泌一些因子如活性维生素 D 等调节骨骼细胞的功能和活性。

Sandro 等总结了近年来众多研究成果,提出"骨-肾轴"(bone-kidney axis)的概念,使我们重新认识肾脏与骨代谢之间的联系。他们认为活性维生素 D 仅仅是目前已认识到的由肾脏分泌并作用于骨骼代谢的因子之一,肾脏细胞很可能分泌一些其他目前不为我们所重视的因子影响着骨骼代谢。

这些研究和探讨虽然部分是西方学者的成果，但它们不仅丰富了中医学"肾主骨"理论，同时也提示这个理论本身的复杂性。目前认为肾小球主要是承担滤过功能，而肾小管和肾间质细胞则不仅有重吸收功能也分泌一些细胞因子。然而肾小球内的细胞是否也可影响骨骼代谢？肾小球系膜细胞可维持肾小球支架结构完整，又可接受各种激素及细胞因子的刺激调节肾小球血流量及肾小球的滤过率，同时系膜细胞还能大量分泌系膜基质及多种细胞因子[包括类胰岛素生长因子-1（IGF-1）、转化生长因子-β（TGF-β）]。已有研究表明这些细胞因子可促进肾小管上皮细胞生长。回顾性研究（the MrOS Sweden study）表明类胰岛素生长因子-1（IGF-1）水平与老年人骨折发生率呈负相关，又有体内实验证实类胰岛素生长因子-1（IGF-1）与骨形成率相关，给予体外培养的成骨细胞一定浓度类胰岛素生长因子-1，成骨细胞可呈浓度依赖性增殖。而转化生长因子-β（TGF-β）则可通过β-catenin信号通路促进骨髓来源的干细胞向成骨细胞分化。因此我们认为系膜细胞与成骨细胞之间可能有一定关联性。

1. 实验材料

（1）实验动物和细胞：①细胞提取和纯化3~5代系膜细胞和3~7代成骨细胞。②SD雄性大鼠30只，平均体重200g左右（由上海西普尔-必凯实验动物有限公司提供）。③实验药物：中药制备：熟地黄鳖甲煎由熟地黄20g，鳖甲20g组成，由上海中医药大学附属曙光医院中药制剂室加工成煎剂（两种：一种含生药3.3g/ml，另一种含生药1.65g/ml）。

2. 实验方法

（1）制备无药大鼠血清：每只SD大鼠灌服蒸馏水每次0.5ml/100g体重，每日2次，连续灌服3日，于第3日末次灌药后1h，戊巴比妥钠腹腔注射麻醉，由腹主动脉取血，离心（3000rpm），20min后收集上清液，在-20℃冷藏，使用前于4℃冰箱解冻过夜，56℃水浴灭活20min，过滤除菌备用。制备含药血清：将熟地黄鳖甲（1:1）浓煎成1.3g生药/1ml浓煎溶液。

（2）制备无药系膜细胞上清液：第3~5代系膜细胞均匀接种于$25cm^2$培养瓶，隔天换液待细胞铺占瓶底约80%，10%无药大鼠血清+RPMI-1640培养液培养3日后取上清液，4℃1500rpm离心5min后，4℃保存备用。

（3）实验分组：系膜细胞上清液加样于96孔板和6孔板成骨细胞，96孔板用于进行MTT实验，每组8孔；6孔板成骨细胞用于检测基因，每组3孔，置于37℃，5% CO_2培养箱培养，每个实验重复3次。

1）分组治疗：30只SD大鼠随机分为3组。无药组：蒸馏水，分2次早晚灌服；低剂量药物组：每千克体重每日3.3g生药，分2次早晚灌服；高剂量药物组：每千克体重每日6.6g生药，分2次早晚灌服；灌服溶液量每次0.5ml/100g体重，连续灌服3日，于第3日末次灌药后1h，戊巴比妥钠腹腔注射麻醉，由腹主动脉取血，离心（3000rpm），20min后收集上清液，在-20℃冷藏，使用前于4℃冰箱解冻过夜，56℃水浴灭活20min，过滤除菌备用。

2）将成骨细胞分设为4组：空白对照组、药物组、系膜细胞组和系膜细胞+药物组,其中药物组即为上述实验的低剂量含药血清组,系膜细胞+药物组是低剂量和高剂量含药血清(80%)+低剂量和高剂量含药血清处理后的系膜细胞上清液(20%)处理组。该组是药物组浓度的含药血清的含药血清培养系膜细胞3日后获取的培养液,用新鲜的药物组含药血清8∶2配比稀释作为培养液。

3. 研究结果　本研究原代培养系膜细胞和成骨细胞,经传代纯化后,首次运用MTT法及实时荧光定量PCR法观察系膜细胞培养上清液对成骨细胞增殖率及成骨相关基因Ⅰ型胶原(*Collagen* Ⅰ)、骨钙素(*OC*)、核心结合因子 α1(*cbfα*1)和成骨相关受体甲状旁腺激素受体(*PTHr*)、生长激素受体(*GHr*)基因表达量的变化,并明确系膜细胞分泌的一些因子可不同程度上调成骨细胞增殖能力及成骨相关基因和成骨相关受体基因的表达。说明在细胞分子层次肾脏系膜细胞和成骨细胞之间同样存在"肾主骨"现象。

本实验观察了体外培养的系膜细胞对成骨细胞的增殖及成骨相关基因表达的影响。结果表明,经系膜细胞上清液处理后成骨细胞增殖率明显增加。

实验观察系膜细胞上清液对成骨细胞 *collagen* Ⅰ、*OC* 和 *cbfα*1 基因表达量的影响。发现系膜细胞上清液组,成骨细胞 *collagen* Ⅰ和 *OC* 的基因表达率明显高于空白对照组,提示系膜细胞可上调成骨细胞 *collagen* Ⅰ和 *OC* 基因的表达。而且系膜细胞组 *cbfα*1 与空白对照组比较明显上调,提示系膜细胞可能通过 *cbfα*1 上调前两种基因表达。

实验发现系膜细胞上清液培养成骨细胞 144h 后,成骨细胞 *PTHr* 表达量明显上调,这个现象提示 *PTHr* 表达量是可上调的,系膜细胞分泌的某些因子可能在其中起重要作用,但本实验未就此作深入探讨,具体作用机制有待进一步研究。

实验观察到经过系膜细胞上清液培养的成骨细胞 *GHr* 基因的表达量明显增加,这与成骨细胞增殖率的上调相关量,可以作为之前研究的佐证,其是否通过诱导 IGF-1 表达,需进一步研究。

因此研究结果证实肾脏固有细胞系膜细胞可上调成骨细胞增殖率,并在一定程度上上调成骨细胞成骨相关基因及受体基因的表达。

本实验研究补肾填精法对成骨细胞的影响,以代表基质合成能力的 *collagen* Ⅰ,代表骨形成能力的 OC 及其上游因子 *cbfα*1 基因作为观察指标,同时检测成骨细胞 *PTHr* 和 *GHr* 两种基因的表达变化,以初步寻找补肾填精法对成骨细胞的作用靶点。

研究结果提示,低剂量和高剂量补肾药物均可不同程度上调 *collagen* Ⅰ、*OC* 及 *cbfα*1 基因的表达量,同时 *PTHr* 和 *GHr* 基因也有上调,提示补肾填精药物可能不仅上调骨基质的合成,也促进骨钙化,而成骨细胞表面的受体也一定程度受到影响。不同剂量药物组结果可见,低剂量药物组在 *collagen* Ⅰ和 *OC* 基因的表达量上存在较大差异,提示不同剂量补肾填精药物对成骨细胞的作用存在明显差异。药物作用 72h 后低剂量药物组 *collagen* Ⅰ基因表达量明显高于高剂量药物组,低剂量补肾填精药物的短期疗效明显高于高剂量者。本方中没有助胃健脾之品,高剂量药物效果不佳可能与大鼠药物吸收效果不佳或高浓度药物抑制药物本身作用有关。144h 后,*collagen* Ⅰ mRNA 表达量两种剂量组趋于平衡,提示长期持续作用,剂量与效果无明显关联。而不同剂量骨钙素基因表达量,不同剂量组在 72h 和 144h 均存在较大差异,且高剂量组与空白对照组相比无统计学差异,提示剂量不同可能对成骨细胞的钙化功能影响较大,补肾填精药物剂量适中或低剂量才能发挥作用。

首次观察熟地黄鳖甲煎含药血清对体外培养的成骨细胞增殖和功能的影响,发现熟地黄鳖甲煎可上调成骨细胞增殖能力,并有明确的促进成骨相关基因($collagen$ I、OC、$cbf\alpha1$)和成骨相关受体基因($PTHr$、GHr)表达的作用,证实熟地黄鳖甲煎对成骨细胞直接作用是其体外影响骨骼代谢的重要机制。提示补肾药物的"肾主骨"作用机制与上调这些基因有关。

首次观察系膜细胞和熟地黄鳖甲煎联合作用下成骨细胞增殖率及成骨相关基因($Collagen$ I、OC、$cbf\alpha1$)和成骨相关受体基因($PTHr$、GHr)表达量的变化,发现系膜细胞和熟地黄鳖甲煎对成骨细胞的影响在一定程度上是相互叠加的,其早期分泌相蛋白ALP 和成熟期分泌相蛋白部分成骨相关蛋白 OC 分泌量也发生相似变化,提示"肾主骨"理论中肾脏系膜细胞和补肾药物对成骨细胞的影响在一定程度上是可叠加的。

结果显示:药物组和系膜细胞组成骨细胞增殖率及 $collagen$ I、OC、$cbf\alpha1$ 及 $PTHr$、GHr 基因表达显著好于空白对照组成骨细胞。系膜细胞+药物组成骨细胞增殖率明显高于药物组或系膜细胞组,系膜细胞+药物组成骨细胞 $collagen$ I、OC、$cbf\alpha1$ 基因表达率明显高于药物组或系膜细胞组,为超过两组基因表达率的叠加值。系膜细胞+药物组 $PTHr$、GHr 基因表达率也高于药物组或系膜细胞组,也未达到后两组的叠加值。提示系膜细胞与补肾药物对成骨细胞成骨相关基因的影响是可叠加的,但本实验仅选择一种配比进行研究。这种配比主要考虑含药血清培养液培养系膜细胞 3 日后培养液酸碱度发生变化,以 2:8 与原培养液进行配比稀释后,酸碱度接近原培养液,使本实验各组具有可比性。而其他配比对成骨细胞功能的影响有待进一步研究。

4. 讨论与分析　肾脏大部分切除后成骨细胞特异分泌的蛋白(碱性磷酸酶和骨钙素)明显减少,提示肾大部分切除可引起成骨细胞功能的异常。然而,肾脏切除后引起的成骨细胞功能异常可有多种原因,如钙磷代谢异常、甲状旁腺素异常分泌及血液中尿毒症毒素的影响。近年来越来越多的证据表明肾脏本身分泌的一些细胞因子可影响骨骼细胞功能,肾衰时由于肾单位减少,肾脏分泌的这些因子随之减少从而使骨骼细胞出现异常。

研究肾脏分泌的因子对骨骼细胞影响的方法很多,其中体外研究可避免肾大部切除后尿毒症毒素对结果的干扰,体外研究方法目前主要有两种:细胞共培养或一种细胞上清液刺激另一种细胞。目前已知骨骼细胞可分泌一些细胞因子影响肾脏的功能。本研究进行单方向研究即仅观察肾脏细胞对成骨细胞的影响,共培养会使实验分析复杂化,因此本实验采用第二种方法。

目前已经明确肾脏是重要的内分泌器官,肾脏纤维母细胞分泌促红细胞生成素,肾脏近端小管上皮细胞有 1α-羟化酶使经肝 25-羟化酶作用后的维生素 D_3 最具生物活性。然而由于 1,25-二羟维生素 D 对前体细胞的募集和分化到形成完全成熟的成骨细胞这一过程是减弱的作用,并阻碍完全成熟的成骨细胞分化功能,包括胶原的合成,因此在肾脏切除后碱性磷酸酶和骨钙素浓度的下降可能与 1,25-二羟维生素 D 含量下降无关。选择了另一种肾脏细胞系膜细胞进行研究。

系膜细胞是维持肾小球支架结构完整的重要细胞,不仅是细胞因子生物学作用的靶细胞,同时具有产生细胞因子和生长因子的能力,并因此影响周围其他细胞。在体内,成熟的系膜细胞处于静息状态,一旦受到病理因素刺激[如肾小球肾炎、高糖、晚期糖基化终末化产物(AGES)、局部 RAS 激活、活性氧增多等]或进行体外培养时,系膜细胞即活化,由静息态转化为增殖/分泌态,其分泌能力明显增加。系膜细胞分泌的因子主要包括类胰岛素生长因子-1(IGF-1)、血管紧张素 Ⅱ、转化生长因子-β(TGF-β)、肝细胞生长因子(HGF)、基本的成纤维细胞生长因子(bFGF)、肿瘤坏死因子-α(TNF-α)、表皮生长因子(EGF)、血小板来源的生长因子(PDGF)等,已有研究证实系膜细胞是肾脏固有细胞中唯一能分泌并活化 TGF-β 的细胞,因此在肾脏病理生理中起重要作用。

在系膜细胞分泌的这些因子中,有多种因子与成骨细胞增殖和功能密切相关,既往研究表明活化的系膜细胞可影响肾小管上皮细胞的增殖,本实验观察了体外培养的系膜细胞对成骨细胞的增殖及成骨相关基因表达的影响。结果表明,经系膜细胞上清液处理后成骨细胞增殖率明显增加,其具体机制有待进一步研究。

Collagen Ⅰ 和 OC 是成骨细胞分化成熟的主要标志物,其分泌量反映成骨细胞功能和活跃程度,其表达量又受核心结合因子 α1(core-binding factorα1,cbfα1)的调控,后者属于 runt/cbfα 转录因子家族,研究发现该基因在多个阶段调控骨形成,实验观察系膜细胞上清液对成骨细胞 *collagen* Ⅰ、*OC* 和 *cbfα*1 基因表达量的影响。本部分研究发现系膜细胞上清液组,成骨细胞 *collagen* Ⅰ 和 *OC* 的基因表达率明显高于空白对照组,提示系膜细胞可上调成骨细胞 *collagen* Ⅰ 和 *OC* 基因的表达。本研究系膜细胞组 *cbfα*1 与空白对照组比较明显上调提示系膜细胞可能通过 *cbfα*1 上调前两种基因表达。

PTHr 是 PTH 与 PTHrP 共同的受体,属于与 G 蛋白耦联受体,由 593 个氨基酸编码而成,有 7 个跨膜结构,跨膜结构主要由疏水氨基酸残基组成。Juppner 等认为 PTH-PTHrP 受体的胞外氨基端区域含有 1 个或几个功能域,它们决定 PTH 的 1~34 片段的羧基端结合的亲和力,而 PTH 氨基末端的 1-34 肽则具有 1-84 完整氨基酸的全部生物学活性。目前普遍认为 PTH/PTHrP 是与靶细胞膜上的相应受体结合后,通过一种有转导功能的蛋白质经细胞内的信号通路,调节细胞 *c-fos*、*c-jun*、*c-myc* 等癌基因的表达,或直接促进细胞的增殖,引起靶细胞一系列生化反应和功能改变。PTHr 是成骨样细胞的显著特征,对成骨细胞的增殖和分化有重要的调节作用。研究发现,在肾功能不全早期,患者 PTHr 已经下调,且随肾功能损害进展而加重,而且这种现象在 PTH 多种靶细胞中普遍存在。此时 PTHr 下调虽然一定程度上保护靶细胞免受 PTH 过度增高引起的细胞内钙中毒,但对 PTH 反应低下却加重钙磷代谢紊乱、甲状旁腺功能亢进并损害靶细胞本身的功能。PTH 过度升高可通过同源降敏作用下调 PTHr 的表达量,但切除甲状旁腺并不能纠正 CRF 大鼠肾脏 PTHr 合成的低下。本实验发现系膜细胞上清液培养成骨细胞 144h 后,成骨细胞 PTHr 表达量明显上调,这个现象提示 PTHr 表达量是可上调的,系膜细胞分泌的某些因子可能在其中起重要作用,但本实验未就此作深入探讨,具体作用机制有待进一步研究。

GHr 是 GH 的受体,是 I 型表面细胞因子受体家族中的一员,由 620 个氨基酸组成,GH 与其结合后,GHr 相对旋转,形成同型二聚体,记过与之耦联的 Janus 激酶(JAK2),通过磷酸作用,触发多级信号级联,通过信号转录激活因子(STATs)、磷脂酰肌醇-3-激酶(PI3K)等转录因子,诱导胰岛素样生长因子-1(IGF-1)的表达,后者可直接调节骨骼生长。研究发现,外源性 GH 也是通过这种机制促进生长的,因此 GHr 是骨骼生长至关重要的因素。本实验观察到经过系膜细胞上清液培养的成骨细胞 *GHr* 基因的表达量明显增加,这与成骨细胞增殖率的上调相关,可以作为之前研究的佐证,其是否通过诱导 IGF-1 表达,需进一步研究。

实验证实肾脏固有细胞—系膜细胞可上调成骨细胞增殖率并在一定程度上上调成骨细胞成骨相关基因及受体基因的表达。既往研究发现,经肾脏近端小管上皮细胞 1α-羟化酶羟化形成的 $1,25-(OH)_2D_3$ 与其受体结合后可促使成骨细胞活性增加,软骨内成骨明显增加。也有研究表明,由肾脏分泌的 BMP-7 不仅在肾脏损伤修复中具有重要作用而且可促进成骨细胞增殖和分化。Sandro 及其同事则认为 Klotho 主要由肾小管细胞分泌,游离型 Klotho 可通过直接或间接机制调节血液钙磷平衡,从而影响骨骼代谢。金慰芳等直接将近端肾小管上皮细胞与成骨细胞共培养,发现前者对成骨细胞骨代谢相关基因表达具有直接的调节作用。以上研究提示肾脏固有细胞—系膜细胞和肾小管上皮细胞对成骨细胞的增殖及功能相关基因的影响,是中医"肾主骨"的有力佐证。既往中医学者对"肾主骨"理论的研究主要从补肾中药和下丘脑-垂体-靶腺轴对骨骼代谢影响着手,发现肾脏固有细胞对成骨细胞的影响拓宽了今后中医"肾主骨"理论的研究范畴。

熟地黄鳖甲煎含药血清对成骨细胞的影响:动物实验发现熟地黄鳖甲煎可部分预防肾大部分切除诱发的骨代谢紊乱,使肾大部分切除的大鼠血清骨钙素、生长激素及 IGF-1 不致明显下降。而骨钙素是成骨细胞特异分泌的成分,可见熟地黄鳖甲煎对成骨细胞功能有明显调节作用。成骨细胞合成骨骼所需的胶原或非胶原成分中的绝大部分,因此被认为是代表骨骼合成功能的最主要细胞。肾大部分切除引起肾小球滤过功能减低,可导致尿毒症毒素的大量蓄积,与肾大部切除造模研究"肾主骨"相比,体外研究不仅排除了多种毒素蓄积引起的干扰,又能排除钙磷因素,研究结果直观,有利于分析。因此直接利用熟地黄鳖甲煎含药血清作用于成骨细胞,观察其增殖和功能的影响,从而在体外从补肾的角度研究"肾主骨"理论。

动物实验显示熟地黄鳖甲煎剂对 CKD-BMD 模型大鼠成骨细胞相关指标的影响,但体内实验受到干扰的因素较多,因此无法直观观察熟地黄鳖甲煎对成骨细胞本身的影响。体外研究是体内研究的一种模拟状态,体外原代培养的成骨细胞与细胞系比较,其功能更加接近体内成骨细胞。

为模拟体内培养环境,提取并纯化的 SD 大鼠来源的成骨细胞,在由 SD 大鼠血清中进行培养。中药提取的方法很多,但中药成分及药理作用成分的复杂性决定含药血清成为国内外学者普遍接受的方法。所谓"含药血清"是指给动物或人服用一定量的药物后,经一定的时间采血所获得的具有一定的药理作用的血清,这种方法是日本学者田代真一在1984年提出的。一般认为给药后的血清才是真正意义上的能够起作用的"制剂",这种"制剂"组成包括:①药物所含成分的原形;②药物经肝脏微粒体酶、消化酶及肠内菌群代谢而产生的多种具有活性的产物;③药物某些成分使机体发生变化的某些激素、递质等生理活性物质。另一种研究中药的方法是采用分离提取的药物成分,进行体内外药理活性筛选,观察其效应,最后把多个成分的效应相加,用以说明某一中药或复方的功效。但这个过程不仅耗时、耗费大量财力、物力,而且由于进入血清的成分不一定是原型成分,中药效果可能是多成分的整体效应,因此这种研究方法也带有巨大的盲目性。本研究采用含药血清的方法可排除体外实验过程中药物与细胞直接作用过程中其他因素的干扰,可以更接近药物在环境中产生药理效应的实际过程。

目前中药含药血清的制备是给药途径虽然有皮肤、黏膜、呼吸道等,但主要还是采用灌胃的方式。含药血清的制作方法多种多样,有1次给药法(每日1次,连用7~10日),也有3次给药法(连续给药3次,第1、2次间隔2h;第2、3次间隔4h)。本研究制作大鼠含药血清的方法参照李仪奎的方法,他们对大量的中药药物代谢动力学参数进行分析,提出的这种制备含药血清的方案,即每日给药2次,连续3日,末次给药后1h采血,这种给药方式都可以达到稳态的血药浓度,可节约财力、人力和时间。

实验所用方药熟地黄鳖甲煎由熟地黄和鳖甲两药组成,两药均为滋阴填精之品。地黄为玄参科植物地黄新鲜或干燥块根,始载于《神农本草经》,被列为上品,具有滋阴补血、养精填髓的功效,用于肝肾阴虚,腰膝酸软,骨蒸潮热,盗汗遗精,内热消渴,血虚萎黄,心悸怔忡,月经不调,崩漏下血,眩晕,耳鸣,须发早白。熟地黄由地黄加工而成,含有梓醇、糖类、苷类、5-羟甲基糠醛(5-HMF)等化学成分,药理和临床研究表明,以熟地黄为主药的六味地黄丸可上调骨质疏松症(肾阴虚型)患者骨密度,改善各项骨生物力学指标,其含药血清能有效抑制细胞色素C的释放,通过NO诱导途径减少软骨细胞的凋亡。熟地黄活性成分梓醇可以提高成骨细胞株MC3T3-E1增殖和分化能力。"鳖甲"也是中药补肾药物之一,具有抑制结缔组织的增生、提高血浆蛋白、散结消肿的作用,可增强机体抗肿瘤能力;临床常用的鳖甲胶即由鳖甲熬制而成,具有滋阴益肾、散结消癥、强筋健骨的功效。此外,杨珺等还发现鳖甲超微细粉具有增加骨密度的功能,在钙表观吸收率和提高骨密度方面优于碳酸钙。

本实验采用单纯的滋肾药物,组方简单,针对性强,其补肾填精之功显而易见。由熟地黄鳖甲煎制取的含药血清很可能同样具备补肾填精之效力。本实验补肾填精法对成骨细胞的影响,以代表基质合成能力的 *collagen* I,代表骨形成能力的 *OC* 及其上游因子 *cbfα*1 基因作为观察指标,同时检测成骨细胞 *PTHr* 和 *GHr* 两种基因的表达变化,以初步寻找补肾填精法对成骨细胞的作用靶点。由于近年来国内中医学者对中药剂量问题存在较大争议,部分学者认为滋补之功当缓取之,滋腻之品量多则妨碍为之转输和脾之运化功能,反而影响吸收,而另一部分学者则认为当今药物多人工栽培,植株生长迅速却效减力差,所以用量宜大。本实验将药物组分为低剂量和高剂量药物组进行观察。

本实验揭示滋补肾阴药物熟地黄鳖甲煎对成骨细胞功能的影响,同时还发现不同剂量补肾药物作用的差异,结果支持补肾药物的小剂量使用,然而本实验未能深入研究这些机制及这些基因蛋白表达情况,还存在缺憾,有待进一步研究。

熟地黄鳖甲煎和系膜细胞共同作用下成骨细胞的变化:体外实验结果提示了系膜细胞对成骨细胞增殖率和功能的影响,并证实了熟地黄鳖甲煎对成骨细胞增殖能力和功能的正调节作用,那么两者对成骨细胞的影响是否具有叠加效应值得进一步研究。观察肾固有细胞和补肾药物对骨骼固有细胞作用的研究是我们探究"肾主骨"理论的重要方向,可能为我们下一步深入探讨更深层次的机制提供前期基础。

实验证实肾脏固有细胞之一系膜细胞和中药补肾药物熟地黄鳖甲煎含药血清可调节成骨细胞增殖率和成骨相关基因表达率,提示细胞分子层次同样存在"肾主骨"现象,并且肾脏细胞与补肾药物一样都可影响骨骼代谢。补肾药物进入体内可能与肾脏细胞共同影响成骨细胞的功能。本实验在体外观察补肾药物与肾脏系膜细胞共同作用下成骨细胞增殖及成骨相关基因表达量的变化,探索这两种影响因素的叠加作用,深入研究细胞分子水平的中医"肾主骨"理论本质。

实验表明低剂量含药血清对成骨细胞成骨相关基因表达的影响明显高于高剂量含药血清,所以本实验选择该浓度作为药物组浓度。另设系膜细胞+药物组,该组是药物组浓度的含药血清培养系膜细胞3日后获取的培养液,用新鲜的药物组含药血清8:2配比稀释作为培养液,目的在于观察系膜细胞和药物对成骨细胞共同影响下成骨细胞的变化。

本实验观察到,各组成骨细胞上清液IGF-1浓度存在不同程度差异,培养72h后系膜细胞+药物组与空白对照组成骨细胞上清液IGF-1浓度,培养144h后各组IGF-1浓度均接近72h时的2倍,但仅有系膜细胞+药物组与系膜细胞组存在统计学差异。本实验还发现系膜细胞+药物组成骨细胞TGF-β、IL-6浓度明显高于空白对照组,与该组成骨细胞上调的成骨相关基因及蛋白表达相关。

在上述发生变化的5种成骨相关基因中,系膜细胞+药物组成骨细胞OC基因表达率明显上调并高于药物组或系膜细胞组,且随培养时间的延长呈上升趋势。ALP是成骨细胞分泌的蛋白,在成骨细胞培养早期特异分泌,本实验观察成骨细胞OC和ALP分泌情况,实验中培养早期各组成骨细胞OC分泌量无明显差异,培养144h后,系膜细胞+药物组成骨细胞OC分泌量与空白对照组及系膜细胞组比较有显著差异,培养72h后药物组和系膜细胞组成骨细胞ALP分泌量明显高于空白对照组,系膜细胞+药物组成骨细胞ALP分泌量明显高于系膜细胞组,说明系膜细胞+药物组早期和成熟期分泌的主要蛋白分泌量与系膜细胞或药物组存在差异,该结果与此前基因研究结果相符。

研究表明,成骨细胞自身可分泌多种具有促进成骨的生长因子,其中最重要而又有效的因子有IGF-1、TGF-β、IL-6等,这些因子可调节成骨细胞分化,本研究进一步观察各组上清液中这些因子的变化。IGF是一组结构上与胰岛素原相类似的多肽类物质,主要含IGF-1和IGF-2两种,两者均在成骨细胞成骨过程中有相似的作用,而以前者更有效。研究证实 IGF-1 是促进骨合成代谢的主要细胞因子之一,参与骨质疏松症发生后骨骼愈合。Wakisaka 等认为 IGF-1 局部表达减少及骨细胞对 IGF-1 的应答反应减弱是老年人骨形成减少的重要原因。而给予 IGF-1 后成骨细胞数量及骨质体积表面、骨形成速率均明显增加。Hock 等则发现 IGF-1 可促进成骨细胞胶原合成增加。这些证据均说明 IGF-1 对成骨细胞增殖率及功能的正调节作用。

既往研究发现,TGF-β1 也是对成骨有确切的正向调控作用的细胞因子,可刺激成骨前体细胞克隆成纤维细胞集落形成单位(CFU-F),同时明显抑制体外培养的 CFU-F 凋亡发生率。体外实验中 TGF-β1 可明显抑制 TNF、去血清或 Fas 诱导的成骨细胞凋亡,阻止鸡胚股骨骺板区成骨细胞凋亡。侯键等发现,成骨细胞可自分泌一定 IL-6,并表达一定量的 Collagen I α1 链和 Collagen I mRNA。当培养体系中加入外源性 IL-6,则可抑制 Collagen Ia1 链 mRNA 表达,而促进 Collagen I mRNA 表达,且这种调节作用与培养体系中 IL-6 活性有关。本实验也发现系膜细胞+药物组成骨细胞 TGF-β、IL-6 浓度明显高于空白对照组,与该组成骨细胞上调的成骨相关基因及蛋白表达相关,结果与侯键等学者研究结论相一致。

总之,在熟地黄鳖甲煎或系膜细胞单独作用于成骨细胞研究的基础上,发现了这两种因素共同作用于成骨细胞时的叠加作用,在细胞分子领域进一步探讨中医学"肾主骨"理论,提示了深入研究这一理论的新方向。肾小管和间质细胞是否具有与系膜细胞相似的作用及系膜细胞上清液与补肾药物血清对成骨细胞作用的最佳配比浓度,以及细胞共育研究结果如何均有待深入研究。此外,病理状态下系膜细胞对成骨细胞影响如何都值得进一步探讨,这些研究将更加丰富"肾主骨"理论。本实验虽然观察了各组成骨细胞上清液 IGF-1、TGF-β、IL-1 浓度变化,但除发现与系膜细胞+药物组成骨细胞相对特异变化外,其他各组差异未见统计学意义,因此未能从中发现与其增殖率及基因变化相关的特异因子,何种因子在这些变化中起作用仍有待进一步研究。

三、肾主水

(一) 中医理论

"肾为水脏",它在调节体内水液平衡方面起着重要的作用。肾对体内水液的潴留,分布与排泄,主要靠肾气的"开"和"阖"。"开",主要是输出和排泄水液;而"阖",指潴留一定量的水液在机体内。"开"和"阖"取决于肾阴、肾阳的协调。在正常情况下,肾阴、肾阳相对平衡,肾气的开阖是协调的,尿液排泄正常。如果肾失"主水"的功能,不能维持体内水液代谢的平衡,就会发生水肿等病症。

人体水液代谢是由多个脏腑共同参与的一个复杂的生理过程。肾为先天之本,肾阴、肾阳是各脏阴阳之根本,肾的气化是全身气化的总动力,具有促进各脏腑气化的作用。体内的津液,来源于胃。经胃的受纳、腐熟,小肠的泌别清浊,形成津液。既成之津液,经脾的运化、转输作用,上达于肺;肺中之津液,经肺的气化作用,分为清浊两部分,其清中之清者,在肺宣发作用下,布散肌腠、皮毛;其清中之浊者,经肺之肃降作用,由三焦水道,下达膀胱;其浊液,则在肺之宣发作用下,形成汗液,由玄府(汗腺)排泄而出。到达膀胱之津液,在肾的气化作用下,清升浊降,清者得以四布,浊者形成尿液排出体外。即如《灵枢·经脉别论》所说:"饮入于胃,游溢精气,上输于脾,脾气散精,上归于肺,通调水道,下输膀胱,水精四布,五经并行。"津液之成,依赖胃的受纳、脾的运化、以及小肠主津、大肠主液的作用;津液的输布,则依赖于脾的转输、肺的宣降、以及肾的气化作用,而肾的气化作用是贯穿始终的。清代李延罡在《脉决汇辨》中说:"肾属下焦,统摄阴液。"清代何梦瑶在《医碥》中亦云:"精、髓、乳、汗液、津、泪、溺皆水也,并属于肾。"

　　水通道蛋白(aquaporin,AQP)是近年发现的一族细胞跨膜蛋白,这个发现在分子水平上揭示了水跨膜转运调节的基本机制。西医学已经证实,水在细胞内外的转输与水通道蛋白有关。而中医理论认为"肾主水液"是肾脏功能的重要组成部分,与津液代谢的关系密切。因此,通过"津液代谢"这一中心环节,探讨"肾主水液"和水通道蛋白之间的内在联系。

(二) 动物实验

　　1. 实验材料

　　(1) 实验动物:健康 SPF 级雄性 Wistar 大鼠 30 只,体重 200±20g,由上海西普尔-必凯实验动物有限公司提供,实验动物许可证号:SYXK(沪)2004-0005;实验动物合格证号 0058668。分笼饲养于 12h 光照,45% 左右相对湿度的饲养笼中,自由饮食。

　　2. 实验方法

　　(1) 造模方法及治疗

　　1) 运用腺嘌呤灌胃造成大鼠肾虚模型:腺嘌呤粉剂加入适量生理盐水,配制成 2% 腺嘌呤混悬液(2g/100ml)。各组大鼠均饲以该动物中心的标准复合饲料。每日予 2% 腺嘌呤(2g/100ml 生理盐水)2ml 灌胃,共 4 周。大鼠出现尿量明显增加,喜扎堆,活动减少,毛色枯乱,检测尿 17 羟皮质类醇与正常组比较有明显差异($P<0.05$)为模型成功的标志。

　　2) 分组治疗:随机分成正常组(8 只),生理盐水 2ml 每日 1 次灌胃;造模组(16 只)。4 周后根据尿 17-羟皮质类醇值将造模组随机分为模型组(8 只),生理盐水 2ml 每日 1 次灌胃;肉苁蓉组(8 只),给予肉苁蓉煎液相当于生药每日 10g/kg(按照成人每日 0.5g/kg 的 20 倍计算),2ml,每日 1 次灌胃,灌胃 6 周。

　　3. 观察指标及检测方法

　　(1) 标本采集:自由进食及饮水,干预 6 周后处死大鼠,处死前 1 日各组大鼠分别置代谢笼中,收集 24h 尿液。腹主动脉采血,以备检测相关指标。剖取肺、脾、胰、肾迅速放入液氮,置于-80℃冰箱中冷冻保存。

　　(2) 观察指标:检测尿肌酐、尿渗透压,Realtime PCR 法检测肺、脾、胰、肾组织中 AQP-1 的含量。

　　4. 研究结果　动物实验通过腺嘌呤模型动物尿液渗透压的改变及肾脏、肺脏、脾

脏等组织 $AQP-1$ 基因的改变来了解肾调节水液的功能。研究发现,腺嘌呤阳虚模型大鼠尿液渗透压显著低于正常组,$P<0.05$,结合我们实体动物的观察,模型大鼠肾脏组织大量积水,提示模型大鼠水代谢异常。模型大鼠尿肌酐排泄与正常组相比明显下降,有统计学意义,$P<0.05$,说明模型大鼠水液代谢异常与肾功能异常有相关性。我们通过补益肾阳药物肉苁蓉干预模型大鼠,尿液浓缩功能明显改善,$P<0.01$,$AQP-1$ 在肺脏和肾脏的表达上调,与模型组相比大于 1.5 倍,有显著意义,尿肌酐与模型组相比无明显改善,提示肺与肾均参与水液调节,$AQP-1$ 是其分子基础之一,补益肾阳药物肉苁蓉有上调 $AQP-1$ 的作用;证实肾阳为肾主水的原动力;肉苁蓉调节尿液渗透压的作用不依赖于改善肾功能。此外在脾脏和胰腺,$AQP-1$ 在正常组、模型组和干预组中的表达没有显著差异,进一步说明西医"脾"非中医"脾"。

中医基础理论认为肾主水,是指肾有主持和调节人体津液代谢的功能,故肾又有"水脏"之称。肾主水《内经》有两种说法:一指人体水液,如《素问·上古天真论》曰"肾者主水";一指人体津液,如《素问·逆调论》所说:"肾者水藏,主津液。"构成脏腑物质基础,人体所需生理之水,来源于水谷精微,后天之精,肾精的重要组成部分,故古有"精水合一"之说。肾精化生阴阳,水液代谢靠肾的蒸腾气化,由肾阳推动。

5. 讨论与分析　肾主持、调节人体水液化生、输布和排泄的功能的观点与西医对肾脏功能的认识基本相同。人体摄入水液后,首先要经过胃的吸收,再经过脾的运化、转输,向上达于肺脏。然后经过肺脏的宣发、肃降功能,一部分散发到皮毛、腠理,变成汗液排出体外;另一部分则循三焦下行而达于膀胱。下行的水液中,有清有浊,其浊者由于肾气的开合作用通过膀胱排出体外,其清者由于肾气的气化作用借三焦为通路布散全身。肾的开合适度,则体内水液代谢的秽浊部分可以顺利排出体外;肾的气化功能正常,则体内水液代谢的精华部分可以布散全身,发挥营养、滋润作用。故《景岳全书·肿胀》总结说:"凡水肿等证,乃肺、脾、肾三脏相干之病,盖水为至阴,故其本在肾,其标在肺,其制在脾。"

水通道蛋白,又名水孔蛋白,是一种位于细胞膜上的蛋白质,在细胞膜上组成孔道,可控制水在细胞的进出。第一个水通道蛋白于 1988 年由 Agre 等偶然发现,是一个 28kD 的疏水性膜蛋白,称为 CHIP28。1992 年 Agre 小组用采微管注射法,将 CHIP28 的 mRNA 注入蛙卵细胞,从而将该蛋白表达到了蛙卵细胞膜上。在溶液中加入高渗介质后,表达了 CHIP28 的蛙卵细胞迅速膨胀至破裂,而没有表达 CHIP28 的细胞几乎没有变化,从而确定了 CHIP28 就是一直在寻找的水通道蛋白。于是 CHIP28 被重新命名为水通道蛋白-1(AQP-1)。基于此项杰出贡献,Agre 获得了 2003 年度诺贝尔奖化学奖。

水通道蛋白目前主要有 13 种,在全身各组织器官都有分布,在肾脏分布有 6 种,$AQP-1$ 是唯一表达于肾脏近曲小管上皮细胞的水通道,起到介导水跨膜转运的作用,对尿液的浓缩和稀释过程起重要作用,是维持体内水液代谢平衡的分子基础之一。

$AQP-1$ 除在肾脏有表达外,在其他组织器官中也有表达。在肾脏,主要分布在近曲小管和髓袢降支细段上皮细胞的顶质膜以及基侧质膜,还有降直小管的无孔内皮细胞,参与水的介导,其表达的完整性对于保持正常的尿液浓缩稀释功能非常重要;在肺脏,主要分布在支气管和肺泡上皮、鼻咽部血管内皮细胞的顶部和基侧以及成纤维细胞,参与跨越肺泡壁的水转运、呼吸道表面液体的分泌、空气的湿润和鼻咽部分泌物的产生等多个生理过程。

综上所述,"肾主水"是肾藏象学说的重要组成部分,水液生成、输布、排泄是靠肾精的化生,肾阳的推动。水通道蛋白可能是肾主水的分子生物学基础,补益肾阳药物能够同时调节肺脏与肾脏的水通道蛋白,肺肾同治,加强调节水液代谢的作用。肺与肾均参与水液调节,AQP-1 是其分子基础之一,补益肾阳药物肉苁蓉有上调 AQP-1 的作用,证实肾阳为肾主水的原动力;肉苁蓉调节尿液渗透压的作用不依赖于改善肾功能。

四、肾主生殖

(一) 中医理论

中医"肾主生殖"理论与现代遗传学相契合 "生殖"一词,在古汉语中已存在。《左传·昭公二十五年》载有:"为温慈惠和,以效天之生殖长育。"殖者,生也;蕃也。《左传·昭公元年》有曰:"内宫不及同姓,其生不殖。"《鲁语》指出:"同姓不婚,恶不殖也。"《晋语》也有类似的论述。可见,"生殖"的概念在春秋战国时代已经形成,并已提出近亲结婚可能妨碍生育或影响生殖健康的问题。

《内经》首先论及人体生长、发育以及生殖功能与肾的盛衰有直接关系。《素问·上古天真论》说:"女子七岁,肾气盛,齿更发长;二七而天癸至,任脉通,太冲脉盛,月事以时下,故有子;三七肾气平均,故真牙生而长极;四七筋骨坚,发长极,身体盛壮;五七阳明脉衰,面始焦,发始堕;六七三阳脉衰于上,面皆焦,发始白;七七任脉虚,太冲脉衰少,天癸竭,地道不通,故形坏而无子也。丈夫八岁,肾气实,发长齿更;二八而肾气盛,天癸至,精气溢泻,阴阳和,故能有子;三八肾气平均,筋骨劲强,故真牙生而长极;四八筋骨隆盛,肌肉满壮;五八肾气衰,发堕齿槁;六八阳气衰竭于上,面焦,发鬓颁白;七八肝气衰,筋不能动,天癸竭,精少,肾藏衰,形体皆极;八八则齿发去。"对于男性和女性而言,都是在肾气充盛的前提下,身体开始发育,出现"齿更发长"的现象。而后有"天癸"至:在女子则通过任脉和冲脉把血气输送到女子胞,于是,月经开始定期来潮,并具备孕育能力;在男子则开始有"精气溢泻",也开始具有生殖功能。明确提出"肾气"对男女生殖能力的主导作用。在同一篇中还指出:"有其年已老而有子者,何也?岐伯曰:此其天寿过度,气脉常通,而肾气有余也。此虽有子,男不过尽八八,女不过尽七七,而天地之精气皆竭矣。"进一步提出男女生殖功能的衰竭也是以肾气的衰竭为前提。

肾对于生殖的重要作用是基于肾藏精的功能。肾所藏之精成于先天,受于父母。《灵枢·本神》说:"生之来,谓之精。"《灵枢·经脉》曰:"人始生,先成精。"《灵枢·决气》云:"两神相搏,合而成形,常先身生是谓精。"因此,肾精又被称为元阴、元精,是生命的根本。《素问·金匮真言论》云:"夫精者,生之本也。"一个生命的起源就是父母生殖之精的结合。《易经·系辞》指出:"男女媾精,万物化生。"《灵枢·本神》曰:"两精相搏谓之神。"可见,精是生命的原始物质。在生命发生之际,精即形成。在生命诞生后,精藏于肾,并继续成为生殖活动的基本物质,从此代代相传,生生不息。肾所藏的生殖之精与现代所认识的遗传物质颇为相似。

"肾主生殖"理论是中医藏象学说对人体生殖功能生理、病理的基本认识。"肾藏精"是肾主生殖的基础。肾藏之"精"包括范围广,可分先天之精(即生殖之精)和后天之精(即水谷之精,机体内合成的多种活性物质)。它是形成人体的原始物质,又是人体生命活动的根据,因此,先天之精是生身之本,后天之精是养身之源。

先天之精,是人体形态结构和生理功能形成的物质基础。两精相结合形成新的个体——胚胎。男性生殖细胞(精子)和女性生殖细胞(卵细胞)相结合而形成新个体和新生命的过程,也就是父母遗传基因相融合的过程,生物学上称这一过程为"受精"。通过受精过程子代就继承了亲代的遗传基因,这些基因就是指导和调节子代新个体生长、发育、分化和繁殖的物质基础。

(二) 动物实验

1. **实验材料** 实验动物:成年 BALB/C 雄性小鼠 112 只,体重 25g 左右。由上海西普尔–必凯实验动物有限公司提供,实验动物许可证号:SYXK(沪)2004-0005;实验动物合格证号 0058668。分笼饲养于 12h 光照,45% 左右相对湿度的饲养笼中,自由饮食。

2. **实验方法**

(1) 动物造模:实验室条件下适应性饲养 1 周,随机分为正常组 22 只,造模组 70 只,肉苁蓉预处理组 12 只。造模组给予雷公藤多苷每日 30mg/kg 灌胃(按照成人每日 1.5mg/kg 的 20 倍计算),正常组给予生理盐水灌胃。3 周后造模组和正常组各随机抽取 10 只小鼠观察雄鼠精子状况,与雌鼠合笼 1 周,观察雌鼠怀孕率,以与正常组比较出现统计学差异($P<0.01$)为模型成功。

(2) 治疗分组:将造模组随机分为模型组、雷公藤组和肉苁蓉组、熟地黄组和熟地黄苁蓉组和肉苁蓉预处理组各 12 只。模型组:给予生理盐水 0.25ml,每日 1 次灌胃。雷公藤组:雷公藤多苷每日 0.03g/kg,0.25ml,每日 1 次灌胃。肉苁蓉组:肉苁蓉煎液相当于生药每日 10g/kg(按照成人每日 0.5g/kg 的 20 倍计算),0.25ml,每日 1 次灌胃。熟地黄组:熟地黄煎液相当于生药每日 10g/kg(按照成人每日 0.5g/kg 的 20 倍计算),0.25ml,每日 1 次灌胃。熟地黄苁蓉组:肉苁蓉、熟地黄等比例的煎液相当于生药每日 20g/kg(按照成人每日 1g/kg 的 20 倍计算),0.25ml,每日 1 次灌胃。肉苁蓉预处理组:造模前后均予雷公藤多苷每日 30mg/kg(按照成人每日 1.5mg/kg 的 20 倍计算),0.25ml,每日 1 次灌胃;肉苁蓉煎液相当于生药每日 10g/kg(按照成人每日 0.5g/kg 的 20 倍计算),0.25ml,每日 1 次灌胃。然后按照上面方法继续灌胃 3 周,合笼后,收取 24h 尿样,眼球取血。取睾丸、精囊、前列腺、肾。

3. **观察指标及检测方法**

(1) 标本采集:自由进食及饮水,造模 3 周后续干预 3 周,共 6 周后处死小鼠。处死前 1 日各组小鼠分别置代谢笼中,收集 24h 尿液。眼球采血,以备检测相关指标。剖取睾丸、精囊、前列腺、肾脏,1/3 以 10% 甲醛固定,经脱水、包埋后,制成 4μm 厚石蜡切片;部分睾丸组织置于液氮后 −80℃ 冰箱中冷冻保存。

（2）观察指标:小鼠怀孕率、体重、虚证表现;生殖功能:激素水平,小鼠 T、FSH、LH、性腺组织病理变化,雌鼠怀孕率,在基因芯片筛选的基础上验证实验相关生殖基因以及中药的作用。

4. 研究结果　杨裕华等总结前人实验发现,200 余篇关于肾阳虚动物模型文献中症状体征均有体重下降、喜扎堆等阳虚表现。我们发现小鼠经雷公藤多苷(GTW)灌胃后出现生育力下降、毛发枯槁、无光泽或竖毛、喜扎堆,出现弓背蜷缩,行动迟缓,嗜睡、倦怠懒动等肾阳虚表现,并随时间延长而加重。然而,雷公藤多苷对生殖系统的作用是否具有时间依赖和剂量依赖,对生殖相关基因是否有影响,目前此方面研究尚不多。我们经实验比较,从时间上看,GTW7.5mg/kg 给药 20 日,怀孕率无显著下降,到 40 日可以使怀孕率下降。GTW45mg/kg 给药到 40 日时雄性小鼠生育能力则完全丧失,较同一时间段其他剂量组的生殖毒性明显增强。从剂量上 45mg/kg GTW 长期使用可以导致雄性小鼠完全不育,其他剂量组的时间依赖在本实验中表现不明显。可见 GTW 的生殖毒性是呈剂量及时间依赖的,与前人结论相符。

由于 45mg/kg 雷公藤多苷可使生育能力完全丧失,故我们对次一剂量组雷公藤多苷 30mg/kg,做了进一步研究。在原有结果的基础上发现,雷公藤持续给药 20 日后,体重增长已减缓并开始出现不同程度虚证表现,给药 40 日后则明显,均为各组中最高。而雷公藤停药 20 日后,无论从怀孕率、胚胎数、体重增长及虚证表现率来看均减轻,说明 20 日可能为一个时间节点,经过此段时间停药后,由雷公藤引起的肾阳虚症状可自行减轻。这一结果更支持了雷公藤多苷生殖损伤呈量效依赖的结论。

经肉苁蓉干预我们设置了两个剂量组,5g/kg 组疗效不明显。10g/kg 组可以从体重、虚证表现、怀孕率等各方面减轻雷公藤多苷的作用。说明 10g/kg 肉苁蓉治疗肾阳虚证是一个有效剂量。从预防组和治疗组的结果看来,干预的时间越长,疗效越显著,40 日可能为一个时间节点。其量效关系也十分明显。雄性小鼠的生育功能随着雷公藤多苷药物剂量的增加而逐渐下降,主要表现为激素分泌紊乱、睾丸萎缩、生精细胞减少甚至消失、畸形精子增多、成熟精子减少。当使用到 45mg/kg 时因雄鼠生育功能完全消失而导致雌鼠怀孕率降为 0。

5. 讨论与分析　雷公藤对生殖相关基因产生了有意义的影响,包括 Y 染色体微缺失基因、精卵融合基因、原癌基因、生殖细胞凋亡基因、信号转导相关基因、甲基化相关基因等。

补益肾阳药物能够部分拮抗雷公藤生殖毒性,单用补益肾阴药物则对雷公藤生殖毒性无改善,联合应用则加强了拮抗雷公藤生殖毒性的作用,反证雷公藤模型也是肾阳虚模型之一,揭示阴中求阳、阴阳互根互用的理论基础,表明补益肾阳药物肉苁蓉有一定的预防雷公藤生殖毒性的作用。

卫矛科(*Celastraceae*)植物雷公藤(*tripterygium wilfordii* Hook. f.)作为药物,最早收

载于《神农本草经》,名莽草、断肠草。药用部位为根茎,味苦、辛,性凉,归肝、肾经,有大毒,具有祛风除湿、活血通络、消肿止痛、杀虫解毒等功效。雷公藤多苷,又称雷公藤总苷,是其根芯提取物,为目前中药治疗肾脏疾病最有效的药物之一。20 世纪 80 年代有学者报道患者服用雷公藤后可有死精子症及少精子症,提示可能有抗生育活性。雷公藤多苷模型小鼠出现毛发枯槁、无光泽或竖毛,以后逐渐加重,出现弓背蜷缩,行动迟缓,嗜睡、倦怠懒动等一系列类似中医肾阳虚的症状,符合肾阳虚证科研造模。

与此同时,对肾脏科常用药物雷公藤多苷在使用过程中出现生殖毒性的报道也屡见不鲜。雷公藤多苷较强的抗生育能力既表现在使睾丸曲细精管中各级生精细胞萎缩坏死,又表现在作用于附睾中的精子使其畸形死亡。同时该药物可导致性激素、促性腺激素分泌紊乱、减少睾丸组织一氧化氮合酶(NOS)的表达、增加凋亡通路相关蛋白的表达等。

通过长期临床观察发现,补肾温阳、健脾益气是治疗慢性肾脏疾病肾阳虚证的根本,并形成了温阳益气方,方药组成为:肉苁蓉 30g,淫羊藿 15g,菟丝子 15g,生黄芪 15g,太子参 30g。患者服用后常可以明显减轻畏寒肢冷等肾阳虚症状。我们分别使用温阳益气方与治疗肾阳虚证的经典方剂金匮肾气丸,治疗慢性肾脏疾病 CKD2 ~ 3 期、中医辨证属肾阳虚证的患者,通过症状积分比较,明确该方治疗肾阳虚症状的疗效。

同时,为了进一步证明雷公藤多苷可以导致以生殖系统损伤为主要表现的肾阳虚证,探讨该药物产生抗生育作用的时间与剂量的关系,为临床用药提供安全指征;并根据中医"异病同治"的理念,使用了温阳益气方中君药——肉苁蓉,防控雷公藤多苷对生殖系统的影响,让其发挥更大的药物作用。我们在以前研究的基础上,采用现代仪器分析检测技术和分子生物学等技术,通过对经雷公藤多苷给药的小鼠怀孕率、肾虚证的统计,生殖腺体组织的病理观察,激素含量的测定,及生殖相关基因的检测及初步筛选。观察雷公藤多苷造成不育的剂量依赖关系和时间效应及对生殖相关基因的影响,并且观察肉苁蓉干预的效果。在前期实验中我们应用 7.5mg/kg、15mg/kg、22.5mg/kg、30mg/kg 及 45mg/kg 雷公藤多苷分别灌胃 20 日和 40 日,发现小鼠出现了不同程度的体重下降、少动、喜扎堆等肾阳虚表现,且雄性小鼠的生育功能随着药物剂量的增加而逐渐下降,主要表现为激素分泌紊乱、睾丸萎缩、生精细胞减少甚至消失、畸形精子增多、成熟精子减少。当使用到 45mg/kg 时因雄鼠生育功能完全消失而导致雌鼠怀孕率降为 0。因此在本次实验中我们采用了次一剂量组,即 30mg/kg 雷公藤多苷,观察雄性小鼠以生殖功能变化为主的肾阳虚证表现,并且观察停药后这一表现是否可自愈。为临床合理使用雷公藤多苷提供依据。

(1) 雷公藤多苷对小鼠 T、FSH、LH 的影响及中药的干预作用:实验发现雷公藤多苷给药后,雄鼠血浆 T、LH、FSH 含量也发生了变化。T 呈总体下降趋势,且雷公藤多苷药量越大给药时间越长,T 含量降低越为明显。LH 随剂量增加轻度上升,FSH 的变化不显著,与前人实验结果一致。且这一变化保持到停药 20 日后,可见激素水平的恢复仍不明显。而由肉苁蓉干预的小鼠激素水平却基本正常。由此推断,雷公藤多苷生殖毒性主要作用于下丘脑－垂体－性腺轴的靶器官，即睾丸。它损伤睾丸曲细精管、Leyding 细胞、Sertoli 细胞等睾丸细胞，从而影响到性激素 T 的分泌，T 分泌减少导致 LH 负反馈性升高。而由于 LH、FSH 主要由下丘脑分泌的 GnRH 调节，故这两者变化不明显。而实验中肉苁蓉对激素的稳定作用，可以从下丘脑分泌 GnRH 增多或睾丸损伤减轻角度解释，机制有待进一步研究。

中医学认为，"肾主封藏，肾藏精、主生殖"，其主生殖的功能主要依赖于肾之阴阳来实现。肾阳为阳气根本，若肾阳虚损，温煦功能失司，则可导致虚寒衰弱及生殖功能减退。沈自尹认为下丘脑－垂体－靶腺轴的功能障碍和功能低下是肾阳虚证的基础。靶腺轴主要包括肾上腺轴、甲状腺轴、性腺轴。性腺的功能受到垂体促性腺激素以及下丘脑促黄体生成素释放激素的调节，而性激素又反馈作用于下丘脑和垂体。下丘脑、垂体及性腺之间的这种相互制约，互为因果的关系构成了"下丘脑－垂体－性腺轴"（HPG）。下丘脑－垂体－睾丸轴就是性腺轴的重要一支。

郑平东教授使用腺嘌呤诱发睾丸生殖功能损害肾阳虚模型，0.5% 腺嘌呤可使大鼠血中睾丸酮含量明显降低。张丹等实验发现"劳倦过度、房事不节"肾阳虚小鼠模型睾酮分泌量较正常组小鼠明显下降，经金匮肾气片治疗后能明显升高。夏卫平等研究发现雷公藤多苷可以使大鼠血清睾酮、雌二醇降低，睾丸组织造精功能丧失，失去生育能力。温肾阳的药物可以纠正这种病理改变。

垂体前叶分泌卵泡刺激素又称垂体促精子生成素（FSH）和黄体生成素又称垂体间质细胞刺激素（LH），调节卵巢和睾丸的活力。在雄性生物体中，FSH 对睾丸和精子的作用主要表现在：诱导青春期精子发生的启动；与睾酮（T）一起参与维持睾丸内的精子发生，对保持睾丸内精子发生的数量和质量尤为重要。LH 可以促进睾丸 Leyding 细胞的成熟，在 LH 的作用下，首先由间充质细胞增殖分化为不成熟型 Leyding 细胞，然后再分化为成熟 Leyding 细胞；间质组织约占睾丸总容积的 1/3，Leyding 细胞占间质的 5% ～ 12%，主要功能是合成 T。T 促进精原细胞的分裂和初级精母细胞减数分裂，形成初级精母细胞和精子细胞。此外，经过负反馈环路还可以抑制垂体分泌 LH。FSH 和 LH 主要由下丘脑分泌的黄体生成激素释放激素（GnRH）调节，Leyding 细胞分泌的 T 可以负反馈性调节 LH 水平，由睾丸 Sertoli 细胞产生的肽类物质抑制素抑制 FSH 的分泌。当疾病仅损伤间质细胞，则 T 分泌减少，当到一定程度后，使血清 LH 水平升高，而 FSH 水平无明显变化。而这一负反馈作用部位包括下丘脑和垂体。

（2）雷公藤多苷对雄性小鼠性腺组织的影响及肉苁蓉的干预作用：通过对各组雄鼠性腺指数的统计发现，随着雷公藤多苷给药时间的延长，性腺组织的损伤呈蓄积性。经实验比较，20 日后雷公藤多苷组和预防组的性腺均受到影响，但前者的影响更大。随着雷公藤多苷给药时间的延长，性腺指数不断降低，停药后指数无继续下降趋势。经雷公藤多苷给药后形态学上可见睾丸 Sertoli 细胞、Leydig 细胞萎缩或消失，初级精母细胞减少、坏死，精子细胞堆积、分化障碍，精子形成减少。曲细精管生精细胞层次减少、管腔扩大，甚至小管萎缩。甚至生精细胞全部消失，曲细精管内仅可见少量的管周细胞稀疏排列。附睾管上皮退变、腔内精子减少，畸形精子数增多。停用后，病理损伤不会进一步加重,本实验中尚未发现病理损伤可自愈。这表明随着雷公藤多苷使用时间的增长,性腺组织病理损害不断增强。这说明该药对性腺组织的损害是呈时间依赖的。

肉苁蓉具有补肾壮阳、强肝肾、益精气等作用。实验发现它可以提高腺嘌呤肾阳虚模型中精子的数量、成活率,减少精子畸形率,减轻睾丸生精小管中各级细胞数增多,间质细胞数增多,并且睾丸和附睾中反应细胞功能的琥珀酸脱氢酶(SDH)和衡量间质细胞功能的非特异性酯酶(NSE)活性增高。证明肉苁蓉确能促进睾丸生精功能、改善附睾的微环境。

本实验也观察了肉苁蓉在组织形态上的干预效果。性腺指数的结果显示预防组在所有给药组中损伤最轻;从组织形态学看,通过肉苁蓉的干预是可以延缓雷公藤多苷对睾丸、附睾的病理损伤,主要表现在睾丸生精细胞增殖活跃,成熟精子生成,精子畸形率的发生减少;附睾上皮退变减轻,腔内精子无明显减少;畸形精子数较少。说明雷公藤多苷对小鼠睾丸、附睾的病理性损伤呈时间依赖性。在停药后病理性损伤不会加重。使用温肾壮阳、益精血之肉苁蓉可以减轻性腺靶器官的病变。

(3) 补肾药物对雷公藤模型生殖相关基因的干预作用:肉苁蓉为列当科植物肉苁蓉的干燥肉质茎。功能补肾阳、益精血、润肠道。用于肾阳虚衰、精血不足之阳痿、遗精、白浊、尿频余沥、腰痛脚软、耳鸣目花、月经延期、宫寒不孕、肠燥便秘等症。研究发现温肾阳药物肉苁蓉 10 倍于正常的大剂量干预后,小鼠的睾丸组织学有明显的恢复,而且可提高小鼠的怀孕率,肾虚的一般症状有所改善,性激素也有提高。说明肉苁蓉可逆转药物雷公藤对生殖系统的影响,这和肉苁蓉的补肾精、温肾阳功效是一致的。《本草经疏》中记载:"肉苁蓉,滋肾补精血之要药,气本微温,相传以为热者误也。甘能除热补中,酸能入肝,咸能滋肾,肾肝为阴,阴气滋长,则五脏之劳热自退,阴茎中寒热痛自愈。肾肝足,则精血日盛,精血盛则多子。"而现代药理研究表明,本品主含肉苁蓉苷、甜菜碱、麦角甾苷、甘露醇、β-谷甾醇、氨基酸等成分,具有增强免疫作用、调整内分泌、促进代谢及强壮、延缓衰老等药理作用。也证实了肉苁蓉对改善雄性生殖功能的药理作用。

熟地黄首载于《本草图经》,为玄参科多年生草本植物地黄 Rehmannia glutinosa Libosch 的根,经加工蒸晒而成。性味甘、微温。归肝、肾经。具有补血滋阴、益精填髓的功效。汉代药物专著《神农本草经》较早较详细地论述了本品的功能。此时,著名医家张仲景用地黄配伍其他药物,治疗肾阳不足、妇女干血劳及胎漏下血等。如在《金匮要略》一书中所创制的补肾之祖方八味肾气丸,适用于肾阳不足诸症。张景岳认为"无论阴阳,凡病至极,皆所必至,总由真阴之败耳。然真阴所居,惟肾为主,虚邪之至,害必归阴;五脏之伤,穷必及肾"(《景岳全书·杂证谟·虚损》)。地黄主要成分为甘露醇、多种糖类、多种氨基酸、地黄素、生物碱及维生素 A 等。熟地黄经炮制后含有梓醇、糖类、苷类、5-羟甲基糠醛等成分,具有延缓衰老、增强记忆力、调节免疫、增强人体造血功能等药理作用。

前期筛选的生殖相关基因表达变化显示肉苁蓉能够部分拮抗雷公藤生殖毒性,单用熟地黄则对雷公藤生殖毒性无改善,肉苁蓉、熟地黄联合应用则起到协同作用,加强了拮抗雷公藤生殖毒性的作用,揭示阴中求阳、阴阳互根互用的理论基础,也反证雷公藤模型也是肾阳虚模型之一。通过雷公藤模型研究生殖基因改变及中药补益肾阳药物、补益肾阴药物及阴阳双补及预防用药的干预作用。

（4）雷公藤多苷对小鼠尿17-OHCS及生殖基因的影响及中药的干预作用:实验中发现,雷公藤组的小鼠尿17-OHCS的含量较其他各组明显增高,停药后则恢复正常也证明了这一点。说明雷公藤多苷有可能通过使肾上腺增生、肥大导致肾上腺皮质激素分泌增加,或者作用于HPA的某些环节导致其兴奋。这与其损伤靶器官睾丸从而影响下丘脑-垂体-睾丸轴的功能恰恰相反。扩大了肾阳虚证的外延。而经肉苁蓉干预组的尿17-OHCS却基本正常,说明肉苁蓉对激素分泌紊乱有双向调节的可能,相关研究可进一步深入。

下丘脑-垂体-肾上腺轴(HPA)是人体重要的内分泌轴。肾上腺皮质分泌皮质醇、醛固酮等类固醇激素,髓质主要分泌儿茶酚胺。皮质醇等糖皮质激素主要在肝脏中被灭活。尿中17-羟皮质类固醇包括由肾上腺皮质分泌的皮质醇的代谢产物及一部分游离皮质醇组成,反映肾上腺皮质的功能状态。在肾上腺皮质机制亢进时,尿中17-羟皮质类固醇增高,慢性肾上腺皮质功能不全时,其值则降低,同时它的排泄随年龄的增加而减少。肾上腺是下丘脑-垂体-靶腺轴的靶腺之一,当损伤影响到这一靶腺轴时,可以出现相关激素的紊乱。有研究发现使用雷公藤提取物治疗类风湿关节炎患者时24h尿17-羟皮质类固醇的含量明显上升,表明雷公藤提取物治疗类风湿关节炎的作用机制与增强肾上腺皮质功能有一定关系。李玉敏等发现经雷公藤给药后肾上腺总面积在第30日、120日显著大于对照组;皮质面积在第15日、30日、120日也显著大于对照组。王洪武在雷公藤多苷联合小剂量泼尼松治疗肾病综合征临床观察中证明了雷公藤多苷有类糖皮质激素的作用。尿17OHCS是糖皮质激素的降解产物,是糖皮质激素在体内合成、分泌和分解代谢的总结果,而下丘脑-垂体-肾上腺对这一过程有调节作用。

睾丸是精子生长的部位,精子的发生主要包括精原细胞的增殖分化,精母细胞的减数分裂及精子细胞的变态过程。其中也需要促性腺激素、雄激素促进精子的成熟。Leydig细胞主要功能是在LH刺激下合成和分泌睾酮。Sertoli细胞则调节着生殖细胞的分化、成熟、凋亡过程,精子生成障碍可能是其中一种或多种调节因子使精子生成不足或精细胞凋亡过多所致。附睾是精子成熟、浓缩的重要器官。按形态和功能的不同,可将附睾分为起始段、附睾头、附睾体和附睾尾。精子进一步成熟主要在附睾头内完成,附睾尾是集聚精子的主要区段,附睾组织构成主要包括附睾管上皮和附睾管管腔。附睾管上皮主要由主细胞、基细胞、晕细胞和明细胞组成,其中主细胞是附睾管上皮的主要成分,这些细胞通过分泌不同的离子、糖蛋白和各种小分子发挥着不同的功能,维持附睾管管腔内的微环境,促进精子成熟。附睾内的微环境对于精子生长、发育和成熟以及功能完成至关重要。

有动物实验观察长期使用雷公藤多苷的生殖毒性主要在睾丸和附睾精子。它可导致睾丸生殖上皮退行性变,曲细精管上皮细胞仅有单层的Sertoli细胞和少数精原细胞伴小管萎缩,曲细精腔缘出现多核巨细胞。睾丸生殖上皮损害特点是以精子细胞和精子最敏感,发生明显的脱落、退行性变化或消失,其次为精母细胞,而精原细胞耐受性最强。随着雷公藤多苷给药时间的延长,生精小管内生精细胞凋亡显著增加。表明雷公藤多苷影响精子发生的过程,尤其影响精子变态反应过程,它对精子细胞和精子受累最早,精原细胞敏感性最低。研究发现雷公藤多苷使附睾中精子密度和运动度都大大减少,精子畸形头尾分离或顶弯。附睾重量,及其 L-肉碱浓度和 α-葡萄糖苷酶含量明显降低,这与本实验结果相符。有实验指出,雷公藤多苷可使睾丸间质细胞一氧化氮合成酶(NOS)平均密度下降。降低 eNOS 的表达,从而导致睾丸组织微循环障碍,影响生殖功能。

雷公藤模型生殖相关基因改变:Y 染色体微缺失相关基因——*DDX3Y*、*USP9Y* 基因上调。导致男性不育的遗传因素中,Y 染色体微缺失居于第 2 位,仅次于 Klinefelter 综合征(又称先天性睾丸发育不全症)。1976 年,Tiepolo 等首先报道 Y 染色体长臂(Yq11)常染色质区存在精子发生相关基因,称为无精子因子(azoospermia factor,AZF)。1996 年,Vogt 等将 AZF 分为 AZFa、AZFb 和 AZFc 3 个区域。AZFa 位于 Y 染色体长臂(Yq11)近侧缺失区间 interval 5 内,长度约为 792kb。在 AZFa 区域已知的 9 个基因中,*DBY*(*DDX3Y*)和 *USP9Y* 两个单拷贝基因被认为是 AZFa 重要候选基因。AZFa 微缺失可导致青春期精子发生阻滞,临床表现为唯支持细胞综合征(sertoli cell-only syndrome,SCOS),其特征为精曲小管缩小,生精细胞缺如或消失,仅有支持细胞,界膜及间质病变严重伴睾丸体积缩小,无精子生成等。

DBY(DDX3Y,DEAD box on the Y)基因位于 *USP9Y* 基因下游约 45kb 处,含有 17 个外显子,编码一个 ATP 依赖性 RNA 解螺旋酶,属于 DEAD-BOX(天冬氨酸-谷氨酸-丙氨酸-天冬氨酸序列)家族。*DBY*(*DDX3Y*)基因编码 mRNA 在睾丸组织中特异表达,主要见于精子和粗线期的精母细胞中。该基因缺失睾丸细胞显示病理性表型,生精细胞生长障碍。Kleiman 等通过无精症患者活组织检查发现:精子发生障碍时,*DBY* 基因转录物表达不足。因此,*DBY* 基因微缺失在 AZFa 区缺失类型中极具有代表性。

USP9Y(ubiquitin-specific protease 9,Y)基因是精子发生过程中 Y 连锁的主要基因之一,长约 170kb,含 46 个外显子,编码泛素蛋白水解酶。USP9Y 蛋白水解酶属于 C19(细胞内肽酶)家族,通过水解精子变态过程的泛素蛋白质,促进精子细胞转变为成熟精子,保证正常的精子发生。*USP9Y* 基因缺失可以引起雄性生殖细胞缺陷,导致严重精子发生障碍和不育,并可垂直遗传。Sun 等发现 *USP9Y* 基因一个 4bp 碱基的缺失可产生一个截短蛋白(truncated protein),影响精子发生。自然受孕观察表明:USP9Y 蛋白并非为终末期精子成熟或者精子受精能力提高所必需,推测 *USP9Y* 基因主要参与精子发生效率的精细调制。

雷公藤影响精卵融合基因——*Adam1a* 基因、*Adam24* 基因、*Izumo1* 基因下调:精卵融合是形成受精卵的关键步骤,这一过程不仅从形态和化学结构上完成了单倍体配子向双倍体细胞的转变,而且启动了紧随其后的一系列与合子形成及胚胎发育相关的细胞学事件。ADAM、Izumo 是精卵融合过程中的关键膜分子。

去整合素-金属蛋白酶(a disintegrin and metalloprotease,ADAM)是一新近发现的细胞膜结合糖蛋白家族。它们的共同结构域包括一个跨膜结构域,一个去整合素结构域和一个富含半胱氨酸结构域。自从 Primakoff 等在利用单克隆抗体筛选豚鼠精子与融合有关的分子时发现了受精素 a(ADAM1)和受精素 b(ADAM2),ADAM 家族已有 39 位成员,其中近一半的 ADAM 家族成员是睾丸特异性或高表达的,意味着它们可能与精子发生和功能有关。

Izumo 是第一个被证实与精卵质膜融合有关的关键精子特异性蛋白,2005 年 Inoue 等报道发现。它的发现被认为是生殖生物学研究领域的一个重要突破。Izumo1 属 I 型膜蛋白,属于免疫球蛋白超家族成员,在细胞外免疫球蛋白结构域存在一个可能的糖基化位点。在完整精子上,Izumo 不能被抗体检测到,而在已发生顶体反应的精子头部呈阳性反应,提示 Izumo 可能存在于顶体内膜,在顶体反应后暴露。用同源重组法建立的 *Izumo* 基因缺失小鼠,证实了 Izumo 在精卵质膜融合中的关键作用。实验证明 Izumo$^{-/-}$ 精子能与卵子质膜结合,受精失败原因在于质膜融合不能完成。

原癌基因——*c-Jun* 基因表达上调:原癌基因又称细胞癌基因,是一类细胞内高度保守的基因。*c-Jun* 基因是即刻早期基因(immediately early genes,IEGs)jun 家族成员之一,其表达产物在多种基因表达、细胞增殖、细胞分化、凋亡等过程中起重要作用。实验发现精原细胞表达 c-Jun。通过观察非哺乳动物蜥蜴(Podarcis. S sicula)的缓慢生精过程表明:在冬季生精滞留期 c-Jun 蛋白位于精原细胞的胞质中,而在 4、5 月份生精活跃期该蛋白却位于胞核内。文献显示:c-Jun 蛋白之间或与同期核内增高的 Mr 为 68 000 的 Fos 蛋白分别形成同源或异源二聚体,即 c2-Jun/c2-Jun 或 c2-Jun/Fos,c2-Jun 蛋白在 MAPK、Jun 激酶作用下其 Ser263 发生磷酸化并与相应的 DNA 结合,调节转录活性,从而影响精原细胞的分裂。

雷公藤对信号转导相关基因——*Wnt4* 基因、*STAT3* 基因上调:*Wnt4* 基因(wingless-related MMTV integration site4)是 Wnt 信号转导家族中的一员,位于 10.5dpc,表达于未分化性腺。*Wnt4* 基因可以抑制雄性性分化,*Wnt4* 在胚胎发育早期,牟勒管分化之前起作用。*Wnt4* 基因在体内各组织中的表达丰度差异较大,已证实该基因最初表达于肾小管间充质及未分化的性腺中,但经过性别特异的分化后,在雄性性腺中 *Wnt4* 表达下降。*Wnt4* 基因敲除的小鼠,性腺的发育和性激素的合成功能异常。*Wnt4* 以一种剂量敏感的方式阻止睾丸的形成。

信号转导和转录激活因子(signal transducers and activators of transcription,STATs),具有强烈的抑制细胞凋亡,促进细胞增殖的作用,以 STAT3 尤为活跃。STAT3 的激活,对于细胞的生长、增殖和转化产生重要的影响。STAT3 蛋白主要通过酪氨酸磷酸化而被激活,STAT3 单体通过 SH2 结构域与另一 STAT3 分子磷酸化的酪氨酸残基相互作用形成二聚体进入细胞核,识别并结合到靶基因 DNA 特异的反应元件,诱导抗凋亡基因 *Bcl-XL*、*Mcl-1* 和细胞周期控制基因 *c-myc*、周期蛋白 D1 以及 *VEGF* 等基因表达。

生殖细胞凋亡相关基因——*Fas* 基因上调:*Fas* 基因位于 10 号染色体长臂 10q24.1,主要在精母细胞和精子细胞中表达,参与生精细胞凋亡。*Fas* 基因编码产物为分子量 45KD 的跨膜蛋白，属 TNF 受体和 NGF 受体家族，1993 年人白细胞分型国际会议统一命名为 CD95。在精子生成过程中，通过 Fas/FasL 旁分泌途径调控生殖细胞的增殖、分化和精子的产量，稳定生殖细胞数量。

甲基化相关基因——Dnmt3l 下调：DNA 甲基化修饰是一种重要的表观遗传修饰现象。DNA 甲基化是一种在原核和真核生物基因组中常见的复制后表观遗传修饰，它参与体内多种重要生物学过程，包括基因的表达、印记，影响基因组的稳定性、染色质修饰，X-染色体灭活。Dnmts 通过调节基因启动子区 CpG 岛的 DNA 甲基化水平影响该基因的表达。基因组印记是基因调节的一个重要机制，由于印记的作用，来自父母双方的基因将只有一方表达。DNA 甲基化是其中的重要因素。在发育过程中，胚胎经历着去甲基化和再次甲基化过程。在成熟生殖细胞中，往往是高甲基状态。一旦受孕后，胚胎发生整个基因组去甲基化，至胚胎着床后，甲基化再次发生，与胚胎发育相关 Dnmt3L 缺失常导致胚胎死亡。Dnmts 可能通过影响端粒的完整性、影响转座元件的活性从而影响基因组稳定性。Dnmts 除了介导 DNA 甲基化过程外，也参与表观遗传染色质修饰，此外在 X-染色体灭活中亦扮演了重要的角色。

DNA 甲基化作用是在 DNA 甲基转移酶（DNA methyltransferases，DNMTs）的作用下，将 S-腺苷甲硫氨酸的甲基转移到 DNA 特定核苷酸的碱基上的过程。哺乳动物中 DNA 甲基化主要发生在 CpG 位点。DNMT 家族包括 DNMT1，DNMT2 和 DNMT3。DNA 甲基转移酶分为两种：从头型甲基转移酶和组成型甲基转移酶。DNMT3 是从头型甲基转移酶，DNMT3 由有活性的 DNMT3a 和 DNMT3b 及没有活性但具有激活功能的 DNMT3L 组成。DNMT3L 是一种 DNMT 相关蛋白，与 Dnmt3 类似，具有半胱氨酸富集的锌结合区域，由于缺失甲基转移酶活性位点结构域基序，其本身不具有 DNMT 酶活性，通过与 Dnmt3a 和 Dnmt3b 的 C 端结合，可提高它们的催化活性，参与早期胚胎和胚胎干细胞中新甲基化模式的建立。DNMT3L 敲除的雄性小鼠无生育能力，母鼠的卵子也不能建立正确的印记基因，后代在胚胎期便死亡。

其他生殖相关基因——AKAP4 基因、KLF4 基因、Herc4 基因、Mrto4 基因、Ipo11 基因下调：AKAP 基因为精子特有的已知基因之一，定位于 Xp11.2，与精子活力和男性不育有关。在精子纤维鞘中发现锚定蛋白（AKAP）在调节精子活力方面发挥着重要作用，AKAP 通过锚定蛋白激酶 A（PKA），使其迅速磷酸化 Ca²⁺ 通道，进而调节精子运动。实验证明：当阻断 PKA 与 AKAP 的结合时，PKA 对 Ca²⁺ 通道的磷酸化作用就被阻断，另外，通过基因敲除的小鼠模型发现，AKAP 家族中的 AKAP4 与 AKAP3 敲除的小鼠表现为精子运动能力显著降低，这些都说明了 AKAP 锚定作用的关键性。Akap4 基因的 mRNA 在其 3′ 非翻译区有 testis brain RNA - binding protein（TB-RBP）的保守结合序列，其 mRNA 与 TB-RBP 及 TerATP 酶在核内共同形成 mRNA-TB-RBP-TerATP 酶复合物，并通过核孔进入胞质。前者形成的复合物穿过精子细胞之间的细胞间桥到达纤维鞘，参与由 cAMP 介导的信号传导途径，调节精子活力，只有这个复合物解聚后，Akap4 的 mRNA 才能被翻译。Northern blot 分析显示 Akap4 在减数分裂后阶段高表达。

Krüppel-like factor 4（KLF4）是一个在多种组织中广泛表达的锌指结构转录因子，

作为 KLF 因子家族的一员,*KLF*4 在细胞分化和细胞周期停滞中扮演重要角色。人类 *KLF*4 基因位于染色体 9q31 包括 6.3kb 的区域。KLF4 有 5 个外显子。KLF4 也在睾丸中有高表达,特别在减数分裂后的生殖细胞和支持细胞中,说明 KLF4 在睾丸分化中有重要作用。

*Herc*4 基因位于染色体的 10B4 位点,是 E3 泛素连接酶。在哺乳动物的生殖过程中,雄性哺乳动物精子的成熟必须在广泛的重塑和消耗大量的蜂窝细胞和蛋白质的基础上进行,细胞器必须依赖泛素蛋白酶体这一途径。

*Mrto*4 基因位于染色体 4D3 位点,它可以在精子形成过程中调整一些特殊的 mR-NAs 多聚腺苷酸化和脱腺苷化。

*Ipo*11 基因位于染色体的 13D2.1 位点,是影响 TSLC1/IGSF4 表达的重要基因,TSLC1/IGSF4 可使生精细胞从间歇的精原细胞到粗线早期的精母细胞和从精子在第 7 阶段的细胞或更高阶段开始到 Sertoli 细胞的成熟阶段。

这些基因在精子形成过程中通过所表达的蛋白质与各种 RNA 结合,调控着精子发生过程,对维持雄性生殖功能十分重要,其缺失、易位、上调或下调等改变都会影响正常的精子发生过程,而有些基因即使是微小缺失也会严重影响精子的发生、成熟及功能缺失。

综上所述,我们先通过临床实验明确温阳补气方改善肾阳虚证症状的疗效;再通过动物体内研究,探讨应用 30mg/kg 雷公藤多苷在不同时间段及停药后对雄性小鼠生育功能的变化;并在中医"异病同治"的理论的指导下,采用对慢性肾脏疾病 CKD2~3 期患者肾阳虚证有显著疗效的温阳益气方(肉苁蓉、淫羊藿、菟丝子、生黄芪、太子参)中的君药——肉苁蓉干预,观察其对 GTW 的生殖毒性是否有防治作用;研究 GTW 是否对生殖相关基因有影响、具体影响哪些基因。为临床合理使用 GTW 及中医药防控 GTW 对生殖系统的影响提供一种新的理念和思路。

(5)雷公藤多苷对睾丸细胞凋亡基因的影响及肉苁蓉的干预作用:本实验中免疫组织化学分析结果说明雷公藤 II 组睾丸组织中 Bax 表达明显增加,但 Bcl-2 表达未见明显改变。肉苁蓉可以在一定程度上减少 Bax 的表达,但对 Bcl-2 无作用。说明雷公藤多苷导致的生殖损伤与影响 Bcl-2/Bax 有关,可以使促进细胞凋亡的 Bax 蛋白的过度表达,使细胞凋亡率增高,而肉苁蓉可以抑制这一作用。

凋亡是指细胞接受到某种信号或某些因素的刺激后,为维持内环境的稳定而主动发生的一种程序性细胞死亡。与细胞坏死不同,细胞凋亡在形态学上表现出细胞体积缩小,与邻近细胞连接消失,失去微绒毛,胞质浓缩,内质网扩张呈现泡状并与细胞膜融合,核染色质浓缩成半月形,染色质凝聚靠近于核膜周边,核仁裂解,进而细胞膜内陷将细胞自行分割为多个具有完整膜结构、内含各种细胞成分的凋亡小体。细胞凋亡过程不导致溶酶体破裂,故不引起炎症反应和次级损伤。细胞凋亡往往是单个细胞的丢失,其结局是被吞噬细胞或邻周细胞所识别、吞噬,或自然脱落而离开生物体。其生化反应主要是细胞核 DNA 被核酸内切酶在核小体单位之间降解,需要新的基因转录和蛋白质的合成,需要能量,是一个主动的死亡过程。生精细胞凋亡的意义在于清除受损和畸变的生精细胞,维持精子细胞与支持细胞的适当比值。睾丸生殖细胞的凋亡是一个多基因参与的复杂过程,Bcl-2/Bax、Fas/FasL、NF-κB、P53、CREM、HSP 等都在睾丸生殖细胞凋亡的过程中起一定作用。*Bcl-2* 基因家族是影响生精细胞凋亡的主要相关基因之一。*Bcl-2* 基因家族中抑制细胞凋亡的有 *Bcl-2*、*Bcl-XL*、*Bcl-w*、*mcl* 基因;促进细胞凋亡的有 *bax*、*bak*、*Bcl-XS*、*bad* 和 *bok* 基因,其中最具代表性的是 *Bcl-2* 和 *bax* 基因。现已证实 *Bcl-2* 基因存在于包括生精上皮在内的多种细胞中,如胸腺、脾、肾、心脏、卵巢和脑中。*Bcl-2* 基因不能直接促进生精上皮的增殖,但能延长生精细胞的生存期限,对生精细胞的凋亡起负调节作用。*Bcl-2* 转基因小鼠睾丸中,由于 Bcl-2 的过量表达,发育早期的生精细胞的凋亡被大规模抑制,生精细胞大都停留在精原细胞和双线期精母细胞以前的阶段,精子生成量明显减少而致不育。可见 *Bcl-2* 基因是凋亡的抑制基因。*bax* 基因的作用与 *Bcl-2* 基因相反,具有促进细胞凋亡的作用。Bax 蛋白即可形成同源二聚体,又可与 Bcl-2 形成异源二聚体。Bax 同源二聚体与 Bcl-2 形成的异源二聚体均可抑制 Bcl-2 同源二聚体功能的发挥,从而促进细胞凋亡。此外,bax 还可与其他 Bcl-2 同源蛋白,如 Bcl-XL 形成异源二聚体而发挥促进细胞凋亡的作用。张才田等发现 GTW 组 SD 大鼠给药 4~6 周后睾丸 *bax* 表达明显增加,而 *Bcl-2* 无明显变化。

(6) 雷公藤多苷对已知小鼠生殖相关基因异常表达的影响:诸多研究发现肾阳虚证是一个复杂的综合性的病理状态,由一个调控中心及其所属众多分子网络构成,基因芯片以大规模、高通量的方式可同时研究多个基因。基因芯片技术实质上是一种杂交技术,它可以高效率、高通量地对比两种不同样品的杂交信号,从上万个基因中筛选出被上调或下调的差异表达基因,并从上、下调基因表达的倍数中找到主流基因。有研究发现肾阳虚证可以发生以免疫系统反应功能异常,肾阳虚证发生与免疫功能类基因的关联性研究,肾阳虚证大鼠基因芯片可见生长激素类和性激素类相关基因都显著下调。

人类发现许多重要的与生殖相关的基因,已经明确的大约 1 700 多个。其中有与精子发生密切相关的基因,大部分是睾丸特异表达的基因,在精子形成过程中通过所表达的蛋白质与各种 RNA 结合,调控着精子发生过程,这些基因的存在对维持男性生殖功能十分重要,其缺失、易位等改变会影响正常的精子发生过程,而有些基因即使是微小缺失也会严重影响精子的发生。本次实验取睾丸行差异基因检测与生物学信息分析,发现有 1 932 条基因表达出现异常,与生殖相关基因 354 条,上调 112 条,下调 242 条。其中有已经公认的与生殖密切相关的基因 *Herc4*、*Ipo11* 和 *Mrto4* 等的表达异常。E3 泛素连接酶 Herc4 在所有组织中都有表达,但在睾丸中表达的程度最高,特别是在精子形成时期,因此 Herc4 在睾丸中表达下调就会影响雄性小鼠精子的成熟。Rodriguez CI 等研究表明,Herc4 连接作用是尚未完全成熟和取消胞质小滴的精子成为功能完全的成熟精子所必需的,Herc4 表达正常,动物才能显示正常的生育能力。有多聚和去腺苷酸反应调控作用的 *Mrto4* 基因参与胚胎发育,精子及精子细胞周期和突触结构形成。*Ipo11* 是影响 TSLC1/IGSF4 表达的重要基因,TSLC1/IGSF4 是一个免疫球蛋白超分子,在睾丸中对精母细胞黏附和精子突触的形成方面发挥重要的作用。实验提示雷公藤多苷引起的小鼠生殖功能障碍与其致生精相关基因的表达异常有关。

　　总之本实验通过补气温阳方及主药对临床肾阳虚证及雷公藤多苷诱发雄性小鼠生殖功能减退的作用及机制研究,显示补气温阳方可以明显改善肾阳虚患者的临床阳虚症状,疗效可靠。雷公藤多苷可以通过下丘脑—垂体—性腺轴影响激素分泌,使睾丸附睾精子的形态学改变,细胞凋亡基因相关蛋白及生殖相关基因的异常表达诱发雄性小鼠生殖功能减退。且这一变化符合中医肾阳虚证的病变。雷公藤多苷的这一作用呈时间依赖和剂量依赖。停药后有自愈倾向。温阳益精的肉苁蓉可以从下丘脑-垂体-性腺轴、睾丸附睾精子的形态学,细胞凋亡的角度一定程度上缓解雷公藤多苷的这一副作用。

五、中医辨证客观化研究

　　中医药治疗慢性肾脏病虽有较好疗效,但仍缺乏客观性和准确性,缺乏循证医学的支持;近年来中医学者从不同角度对肾脏疾病的病因病机进行了一系列探讨,运用肾病理活检技术进行微观辨证,但受到临床研究条件等客观因素限制,尚存在辨证分型标准不统一、中医证型的病理基础认识不深、难以寻找不同肾脏疾病病理之间"证"的同一性等问题,因此有必要开展慢性肾脏疾病病理改变与中医辨证的相关性的进一步研究,探索辨证的依据和中医辨证的"实质",从而促进中医辨证的客观化、标准化并指导临床用药。本研究回顾性地分析了2010年以来上海中医药大学附属曙光医院肾科慢性肾脏疾病肾穿活检病例的动态临床资料,并进行肾穿病理与中医辨证相关性的研究,以期为中医辨证的客观化、标准化,为该疾病的合理中西医结合诊治提供研究依据。

(一) 中医辨证与慢性肾脏病病理关系

　　1. 研究方法

　　(1) 病例来源:2010年以来上海中医药大学附属曙光医院肾穿刺活检病例79例。其中,男42例,女37例;年龄在20～70岁(39.70±12.99);所有患者均经临床和肾脏病理结果明确诊断,肾活检病理分别经光镜、免疫荧光及电镜检查,并已排除乙肝相关性肾炎、肝硬化、紫癜性肾炎、狼疮性肾炎等继发性肾小球肾炎。

　　(2) 西医病理分型标准:诊断标准主要参照1982年世界卫生组织肾小球疾病病理学原发性肾小球疾病分类:肾小球轻微病变和微小病变(MCD)、局灶节段硬化性肾小球肾病(FSGS),膜性肾小球肾炎(MN)、IgA肾病(IgAN)、系膜增生性肾小球肾炎(MsPGN)等。

　　(3) 中医辨证标准:参照国家药品监督管理局最新颁布的《中药新药临床指导原则》,整理和确定中医证型的分型。

　　(4) 观察并记录的内容:列表收集肾穿病例的姓名、性别、年龄、肾穿结果、病程以及患病后自肾穿以来每隔2月共8次门诊随访情况,包括患者的主诉、病史、体征、中医证候等。

（5）肾小球、肾小管及血管的各项病理参数的半定量积分采用 Katafuchi 评分法：Katafuchi 积分是以半定量方式来反映肾脏的病理损害程度，它分为 3 个方面：肾小球积分、肾小管—间质积分及血管积分，通过对毛细血管增生和肾小管—间质改变等分别评分从多方面进行综合评估，积分越高病理改变越严重。总积分 1~27 分。肾小球积分（1~12 分）：包括系膜细胞增多、节段损害如新月体、肾小管间质积分（0~9 分）：包括间质炎细胞浸润、间质纤维化、肾小管萎缩，血管积分（0~6 分）：血管壁增厚和玻璃样变。

系膜细胞增生（1~3 分）：无增生–0 分、轻度增生–1 分、中度增生–2 分、重度增生–3 分；系膜基质增生（1~3 分）：无增生–0 分、轻度增生–1 分、中度增生–2 分、重度增生–3 分；炎性细胞浸润（1~3 分）：无炎性细胞浸润–0 分、浸润区域<25%–1 分、浸润区域 25%~49%–2 分、浸润区域≥50%–3 分；间质纤维化（1~3 分）：无纤维化–0 分、纤维化区域<25%–1 分、纤维化区域 25%~49%–2 分、纤维化区域≥50%–3 分；小管萎缩（1~3 分）：无萎缩–0 分、萎缩区域<25%–1 分、萎缩区域 25%~49%–2 分、萎缩区域≥50%–3 分；血管积分（0~1 分）：无病变–0 分、有病变–1 分。

（6）统计学分析：采用 Excel 及 SPSS16.0 统计分析软件建立数据库并进行统计处理，中医证候采用描述性分析，计数资料采用绝对数和相对数（%）表示，正态分布数据采用均数±标准差（$\bar{x}\pm S$）表示，非正态分布数据采用中位数 M 及范围表示，应用对应分析、方差分析等统计方法对资料进行分析。

对应分析（correspondence analysis）也称关联分析、R-Q 型因子分析，是近年新发展起来的一种多元相依变量统计分析技术，通过分析由定性变量构成的交互图来揭示变量间的联系。可以揭示同一变量的各个类别之间的差异，以及不同变量各个类别之间的对应关系。

2. 研究结果

（1）Katafuchi 半定量积分的方差分析结果：脾肾气虚证、脾肾阳虚证、肺肾气虚证、气阴两虚证、肝肾阴虚证以及血瘀、湿热等兼证与肾小球、肾小管间质、肾血管积分间无明显统计学意义，$P>0.05$。见表 2-7、表 2-8。

表 2-7　中医辨证主证与 Katafuchi 积分的关系

证型	n	肾小球积分	肾小管间质积分	肾血管积分	总分
脾肾气虚证	43	3.57±2.574	4.02±2.698	1.61±1.715	9.20±4.887
脾肾阳虚证	15	3.00±2.360	3.07±1.710	1.20±1.146	7.27±4.334
肺肾气虚证	10	4.20±2.201	3.30±0.949	1.50±0.707	9.00±3.197
气阴两虚证	5	5.00±1.581	3.60±1.949	1.80±2.490	10.40±4.506
肝肾阴虚证	5	4.40±1.673	4.20±2.280	2.20±1.643	10.80±2.588
F		0.930	0.623	0.444	0.905
P		>0.05	>0.05	>0.05	>0.05

表 2-8　兼证与 Katafuchi 积分的关系

证型	肾小球积分	肾小管间质积分	肾血管积分	总分
血瘀	3.67±3.266	3.67±2.066	2.83±2.137	10.17±5.776
湿热	3.92±2.060	2.92±1.441	1.69±1.797	8.54±3.971
F	0.44	0.834	1.475	0.520
P	>0.05	>0.05	>0.05	>0.05

（2）中医证型与肾穿病理：对应分析结果显示，中医证型分布和肾穿刺病理分型具有相关性（$\chi^2 = 26.952$，$P<0.05$）。尤其 FSGS 与气阴两虚证相关，IgA 肾病与脾肾气虚证相关，系膜增生性肾炎与肝肾阴虚证密切相关。

中医证型分布：在 79 例慢性肾炎患者中，中医证型脾肾气虚（55.13%）和脾肾阳虚（19.23%）居前两位，其余所占百分比由多到少排列依次为：肺肾气虚（12.82%），气阴两虚（6.41%）和肝肾阴虚（6.41%）。

肾穿病理类型分布：本研究肾穿病理分型以 IgA 肾病（44.87%）以及 FSGS 和膜性肾病（17.95%）所占比例最高。其余由多到少排列次序为：轻微和微小病变型肾炎（12.82%），系膜增生性肾炎（6.41%）。

末次随访的中医证型分布情况：脾肾气虚（41.03%），脾肾阳虚（32.05%），气阴两虚（15.38%），肝肾阴虚（6.41%），肺肾气虚（5.13%）。

本研究显示脾肾气虚（55.13%）和脾肾阳虚（19.23%）在所有中医证型中所占比例最高，可见脾肾两虚在慢性肾炎中占主导地位。慢性肾炎以蛋白尿、血尿、水肿等为临床主要表现，根据中医学理论，脾属土，位居中焦，主运化，主统血。脾气虚，脾失健运，化源不足，肾失所养，封藏失职。脾气不足，脾失统血，尿血增多；脾阳虚，土不制水，则水湿不化；水津敷布失常，水湿停聚则见水肿。脾土者，胜水之贼邪也，水津不布，则壅成湿热，陷下伤于水道，肾与膀胱俱受其害，害则阴络伤，伤则血散入胞中矣。肾主骨，生髓藏精，为先天之本，生命活动之根，主五液以维持体内水液平衡。肾不藏精、精气下泄是导致蛋白尿、血尿的直接病机，与本研究结果相符合。

在本次研究的 79 例慢性肾炎肾穿病例中，IgA 肾病共 35 例，占 44.87%，居肾穿病理首位，这与国内外肾穿刺流行病学报道相符合。IgA 肾病是我国最常见的原发性肾小球肾炎，占肾活检的 30%～40%，肾活检免疫病理以系膜 IgA 沉积或以 IgA 沉积为主要特征，临床以血尿伴或不伴蛋白尿为常见表现。多数学者认为 IgA 肾病通常以气虚为发病的根本原因，并由此造成湿热、瘀血等病理产物，其与本次研究结果相吻合。本次研究对应分析结果显示 IgA 肾病与脾肾气虚证关系密切。IgA 肾病病本在肾，先天不足，后天失养，故导致脾肾气虚，治疗应以补益脾肾为主。

（3）各病理类型的中医证型在随访的 14 个月间变化规律分析：随时间不断变化，符合西医学对本疾病的认识以及中医理论中关于证型转变的认识，首诊时在 79 例慢性肾炎患者中，中医证型脾肾气虚（55.13%）和脾肾阳虚（19.23%）居前两位。其余所占百分比由多到少排列依次为：肺肾气虚（12.82%），气阴两虚（6.41%）和肝肾阴虚

（6.41%）。而末次随访时脾肾气虚下降至41.03%,相对地,脾肾阳虚上升至32.05%。显示以中医证型为主的角度观察到的动态变化,初次随访时肺肾气虚10共例,其中1例FSGS和1例IgA肾病最终进展为脾肾阳虚,1例IgA肾病和1例MN进展为气阴两虚,2例IgA肾病进展为脾肾气虚,4例IgA肾病保持不变;脾肾气虚43例中,5例FSGS、3例IgA、1例MCD和4例MN进展为脾肾阳虚,1例IgA、1例MsPGN和1例MN进展为气阴两虚,1例MN进展为肝肾阴虚,3例FSGS、12例IgA、7例MCD和4例MN保持不变;脾肾阳虚15例,1例FSGS、5例IgA、2例MCD、1例MsPGN和1例MN保持不变,2例IgA、1例MsPGN好转为脾肾气虚,2例MN转变为气阴两虚;气阴两虚5例中,2例FSGS和2例IgA保持不变,1例IgA转变为脾肾气虚;肝肾阴虚5例中,1例FSGS转变为脾肾气虚,1例FSGS、1例IgA和2例MsPGN保持不变。中医证型的曲线错综交杂,表明FSGS和膜性肾病的病情复杂而容易导致中医证型传变的出现,而其他的各病理类型在随访期间的曲线变化不明显,表明这些病理的中医证型较稳定而无较大变化。本研究中FSGS起病以脾肾气虚为主(57.14%),疾病到第8个月左右时,可以看见脾肾气虚逐渐进展为较重的脾肾阳虚证,伴有肌酐明显升高和蛋白尿增加和水肿等一系列阳虚症状,疾病后期以较重的脾肾阳虚型为主,占50%;局灶节段性肾小球硬化性肾炎的病理表现可伴有明显的肾小球硬化、肾小管萎缩和肾间质纤维化,并且随时间进展,其肾单位的损伤逐渐加重,这可能是导致脾肾阳虚证的主要原因,资料显示目前原发性FSGS已成为ESRD(终末期肾病)最常见的原发性肾小球疾病,与本研究的结果相符合,也符合早期气虚后期阳虚由轻到重的中医证型传变规律。

3. 讨论与分析　脾肾阳虚证临床表现为小便清长或尿量减少,全身凹陷性水肿,腰以下甚,伴四肢厥冷,怯寒神疲,舌淡胖大,苔白,脉象沉细或沉迟无力等,其由脾肾气虚逐渐发展而来,而由肾小球硬化引起的凹陷性水肿为大量蛋白尿、低蛋白血症所导致,程度与低蛋白血症相关,可见脾肾阳虚证与肾小球硬化的临床表现有共同之处。根据本研究的结果可推测:病理处于活动性进展状态是导致肾小球硬化的主要原因;正虚程度与肾小球硬化等密切相关,在脾肾气虚转化为脾肾阳虚的疾病进展过程中,肾单位的损伤数目增多,硬化面积增大,从小灶或灶性逐渐向片状和弥漫性发展,从而病情逐渐加重;膜性肾病起病以脾肾气虚为主(71.43%),少数起病较重,以脾肾阳虚起病,伴水肿大量蛋白尿;其中一部分患者在疾病过程中症状加重,出现阳虚症状而转变为脾肾阳虚证(28.57%),一部分患者在疾病恢复期气阴两伤转变为气阴两虚之证(35.71%),极少数患者疾病后期阳损及阴,证型最后转变为肝肾阴虚证(7.14%),也符合传统中医理论的证型传变规律。另外,研究数据还显示,慢性肾脏疾病患者患病时间越长,越容易出现湿热、血瘀等兼证,发生率由初次随访的21.79%上升至末次随访的58.23%,并且这些兼证极易加重病情,使蛋白尿、血尿增多,肌酐上升,并导致病势缠绵,难以治愈,这些结果提示CKD久病可致使微小络脉病变而产生瘀血、痰凝等病理产物,这也与西医学的研究相符合,故在中医辨证施治过程中用药不能过于滋腻,还应该注意清热化湿和活血化瘀,从而做到标本兼治,攻补兼施;患者平时生活起居也应该注意适当锻炼以改善血液循环,并且控制对高蛋白质高胆固醇等"肥甘厚味"之物的摄入,以减少湿相的产生从而对改善预后可能有所帮助。

研究发现导致中医证型变化的可能原因有:病情的进展、治疗不妥导致的病情加重、患者的体质因素、起居不慎导致的外感咳嗽的影响、肥甘厚味等饮食不节等诱发因素对本疾病的影响;中医理论认为证的发展有一种由表及里、从气虚到阳虚到气阴两虚或阴阳两虚的趋势,其中表证和气虚较轻,里证、阳虚和阴阳两虚较重。从治疗上来看,本研究中的病例均采用了上海中医药大学附属曙光医院自行研制的中草药验方,用药如党参、黄芪、知母、黄柏、猪苓、生地黄、山药、山茱萸、枸杞子等加减,在固本扶正的基础上,对于肺肾气虚者加入防风、蔓荆子等固表药,对于脾肾气虚显著者加入黄精、续断、杜仲等补益药,对于脾肾阳虚者加入肉桂、淫羊藿等温阳固摄药,对于气阴两虚者加入沙参、太子参等益气生津药,对于肝肾阴虚者加入熟地黄、女贞子、墨旱莲等滋阴养血药,蛋白尿多者加入蝉蜕、蚕茧壳等减少蛋白尿,血尿者加入小蓟、白茅根等清热止血,肌酐升高者加入六月雪、制大黄等药物解毒排浊降肌酐药物,从中医证型的角度上观察到的最终证型变化情况。经治疗,部分患者的中医证型有明显好转,如脾肾气虚患者乏力减轻、泡沫尿减少,脾肾阳虚患者四肢由不温转变为四肢温度正常,证型好转从而变为脾肾气虚,气阴两虚患者服药后口干症状消失或不明显等;部分患者治疗效果欠佳,中医证型亦随之进行性加重,如本研究中 5 例 FSGS,3 例 IgA,1 例 MCD 和 4 例 MN 中医证型由脾肾气虚最后发展为脾肾阳虚,伴有畏寒怕冷、四肢不温、泡沫尿增多、舌胖苔滑、脉沉弱等临床表现;大部分患者包括40%肺肾气虚(4 例 IgA 肾病),60.47%脾肾气虚(3 例 FSGS,12 例 IgA,7 例 MCD 和 4 例 MN),66.67%脾肾阳虚(1 例 FSGS,5 例 IgA,2 例 MCD,1 例 MsPGN 和 1 例 MN),80%气阴两虚(2 例 FSGS 和 2 例 IgA),80%肝肾阴虚 4 例(1 例 FSGS,1 例 IgA 和 2 例 MsPGN)中医证型保持不变,说明治疗效果尚可,症情尚稳定,"人染沉疴,当先用糜粥饮之,和药以服之,待其腑脏调和",慢性肾脏病病变部位涉及太阴脾经和少阴肾经,病位较深,治疗较难,用药当徐图缓进,禁用或慎用药性峻猛的药物,能在一阶段的治疗过程中控制病情实已经达到了治疗目的,之后继续用中药慢慢调理,相信一定能达到延缓病情的效果,这也正是中医药的优势所在;其次,传统的中医辨证施治对中医证型的变化的影响固然无可厚非,然而病理类型也是中医证型变化的一个重要影响因素,病理类型亦可以影响到肾病患者的预后和治疗的难易程度,例如上呼吸道感染和肺癌都可以出现痰湿蕴肺这一中医证型,但上呼吸道感染的预后明显较好,这也从侧面证明了病理类型和中医证型之间存在相关性。本研究中存在类似的问题,同样是脾肾气虚这一中医证型,运用同类的中草药治疗,本研究显示FSGS 相对其他病理类型的肾病疗效较差,易进展为脾肾阳虚,由肺肾气虚和脾肾气虚转化为脾肾阳虚的共 15 例病例中 FSGS 共 6 例,占到了 40%,故在临床辨证用药时不但要考虑到疾病的传统中医证型,还应重视西医学研究的微观的病理变化,在遇到FSGS 等较重病理类型时,可加大中草药的用量,或者采用与激素、免疫抑制剂等西药联合应用的治疗手段,做到中西并用,整体观与微观相结合来辨证才会更全面、更有希望达到满意的疗效。

1986 年"微观辨证"的概念首次被明确提出并定义,即在临床收集辨证素材过程中,引进现代科学,特别是西医学的先进技术,发挥它们的特长,在较深入的层次上,微观的认识机体的结构、代谢和功能特点,更完整、更准确、更本质地阐明证的物质基础,从而为辨证微观化奠定基础;简言之,是试用微观指标去认识证、辨别证。关于慢性肾脏疾病,迄今,肾活检病理诊断仍然是无可替代、最直接、最可靠、最明确的诊断手段。故本研究和国内外大多数文献都把肾脏穿刺病理作为 CKD 微观辨证的最重要研究参考指标。

曾经有国内学者把肾小球硬化、肾小管萎缩、肾间质纤维化、肾小动脉玻璃样变等归为脾肾两虚证,把肾细胞、系膜增殖、炎细胞浸润、新月体形成、毛细血管内微血栓等归纳为湿热,把肾小球局灶节段硬化、肾小球基底膜增厚、纤维性新月体、球周纤维化等辨证为瘀血;有人把肾组织的炎性浸润视为中医学的外邪伤肾,将自身肾组织的增生视为中医学的内郁阻滞,把肾结构破坏视为中医学的正气受损,然而,以上文献尚缺乏循证医学的支持而未能被确定。

本研究采用 Katafuchi 半定量积分作为评价肾脏病理损伤的主要手段,通过方差分析的统计学方法,结果显示 Katafuchi 半定量积分包括肾小球积分、肾小管间质积分和肾血管积分与各中医辨证分型间不存在明显统计学意义,即无相关性;本研究中的另一种统计方法对应分析的结果显示中医证型分布和肾穿刺病理分型具有相关性,尤其,FSGS 与气阴两虚证相关,IgA 肾病与脾肾气虚证相关,系膜增生性肾炎与肝肾阴虚证密切相关;大量研究已证实,肾小球硬化、小管萎缩与间质纤维化、血管炎症或硬化等与肾穿病理类型密切相关,为肾功预后不良的独立危险因素,本研究的结果显示中医证型与病理类型具有相关性,原因可能与中医辨证尚未能精确到肾小球、肾血管、肾间质等只能在显微镜下观察到的精微结构的病变,而恰与一系列肾脏微病变的总和"肾穿病理类型"存在相关性;中医证型和肾脏微病变之间存在着某种关系,有待于进一步的研究。虽然可能在一定程度上忽略了显微镜下肾脏微病变的情况,但更接近临床,因为其抓住了肾脏总体病变的"主要矛盾",能方便地指导临床的用药治疗。借助这样的思路,临床上在对慢性肾脏疾病进行中医辨证施治时,可以一定程度上忽略肾穿报告的肾小球、肾血管等精微结构的具体内容,可以不用考虑有多少肾小球萎缩,肾小球基底膜是否弥漫性增厚,系膜增生到什么程度等问题,而直接参考病理类型进行中医辨证;例如,根据本研究对应分析,在中医辨证的基础上,对 FSGS 可以辨以气阴两虚证为主,治拟益气养阴;对 IgA 肾病可以辨证以脾肾气虚型为主,治拟补益脾肾;对系膜增生性肾病考虑以肝肾阴虚为主,治拟滋养肝肾,这样可以使复杂的问题简单化,为患者的病情迅速找到突破口。有研究就直接把肾病病理表现以浸润为主者归纳为气阴两虚证,把病理以增生为主者归为肝肾阴虚证,把硬化型多与脾肾阳虚证相关,研究结果与本研究类似,这与重视"整体观"的传统中医辨证有着异曲同工之处,微观辨证并不是要完全取代传统的宏观辨证论治,而是在传统中医辨证的基础上通过现代科学技术手段一定程度地将微观与宏观辨证相结合,从而提高准确性并指导临床用药,以上结果正好符合这一点。然而,就像经络的"实质"还未能被找到,中医学历史悠久,博大精深,而目前对其的研究尚处在一个早期阶段,相信如能对肾脏病理损伤与中医证型相关性坚持不懈地进行进一步研究,一定能取得更大的突破。另一方面,Katafuchi 半定量积分的方差分析无统计学意义,而对应分析有统计学意义,造成这样结果的原因还可能是统计方法的差异;方差分析主要用于样本均数差别的显著性检验,而对应分析则是通过对由定性变量构成的交互汇图表的分析来揭示变量间的联系,是对一组无序变量之间的定性研究分析,其机制与方差分析不同,故对应分析可能和基于中国古代朴素哲学的中医传统理论更具有共通性,所以易产生以上阳性结果。

(二)中医辨证与肾病实验室指标关系

1. 研究方法

(1)病例来源:2010 年以来上海中医药大学附属曙光医院肾穿刺活检病例 79 例。其中,男 42 例,女 37 例;年龄在 20 ~ 70 岁(39. 70±12. 99);所有患者均经临床和肾脏病理结果明确诊断,肾活检病理分别经光镜、免疫荧光及电镜检查,并已排除乙肝相关性肾炎、肝硬化、紫癜性肾炎、狼疮性肾炎等继发性肾小球肾炎。

(2)实验室指标:血清肌酐、24h 尿蛋白定量、尿常规、甲状腺功能、体液免疫、凝血等。观察实验室检查与特定中医证型之间的关系,具体如下:①肺肾气虚证、脾肾气虚证与体液免疫指标之间的关系;②肝肾阴虚证与甲状腺功能之间的关系;③脾肾阳虚证与甲状腺功能指标之间的关系;④血瘀证与凝血功能之间的关系。

2. 研究结果 见表 2-9 ~ 表 2-13。

表 2-9 中医证型与实验室指标的关系

单位:例

证型	FSGS	IgA 肾病	膜性肾小球肾炎	系膜增生性肾小球肾炎	轻微病变和微小病变肾炎	总数
肝肾阴虚证	2	1	0	2	0	5
脾肾阳虚证	7	7	3	2	2	15
气虚证	9	24	11	1	8	53
血瘀证	2	1	1	1	1	6

表 2-10 肝肾阴虚证患者甲状腺功能检测指标

项目	T3	T4	FT3	FT4	TSH
检测值	0. 874±0. 084ng/ml	8. 67±1. 545μg/dl	2. 416±0. 383pg/ml	0. 812±0. 161ng/dl	1. 796±1. 393uiU/ml

表 2-11 脾肾阳虚证患者甲状腺功能指标

项目	T3	T4	FT3	FT4	TSH
检测值	0. 892±0. 311ng/ml	9. 34±1. 417μg/dl	3. 08±0. 460pg/ml	0. 99±0. 252ng/dl	3. 009±0. 698uiU/ml

表 2–12　肺肾气虚证和脾肾气虚证患者体液免疫指标

项目	C3	C4	IgG	IgA	IgM
检测值	1.166± 0.531g/L	0.261± 0.137g/L	12.876± 6.116g/L	2.475± 1.930g/L	1.657± 0.838g/L

表 2–13　血瘀证患者凝血功能指标

项目	PT	APTT	INR	FB
检测值	14.867±2.775s	32.683±8.402s	1.03±0.216	5.015±3.433g/L

中医证型与实验室指标的关系:肝肾阴虚证 5 例患者中甲状腺功能指标均在正常范围内,正常率 100%。脾肾阳虚证 15 例患者中 11 人甲状腺功能指标正常,正常率 73.3%。气虚患者包括肺肾气虚证和脾肾气虚证总共 53 人中共 42 人体液免疫指标在正常范围内,正常率 79.25%。标证血瘀证 6 例患者中 5 例的凝血功能正常,正常率 83.33%。

回顾性统计数据还显示 79 例肾穿刺患者在肾穿前首次随访时有 17 人伴有兼证(血瘀、湿热等),发生率为 21.79%,但到了末次随访时全部患者中有 46 人伴发不同程度的湿热、血瘀等兼证,发生率为 58.23%。

3. 讨论与分析　本研究发现中医证型与某些实验室指标之间可能存在的关系,其中,中医肺肾气虚证和脾肾气虚证患者体液免疫指标基本在正常范围;肝肾阴虚证患者甲状腺功能指标在正常范围内;脾肾阳虚证患者主要甲状腺功能指标基本在正常范围内;血瘀证患者凝血功能指标均在正常基本范围内;从统计学上讲,上述中医证型和甲状腺功能、凝血等实验室指标虽无明显相关性,但是从中医证型–实验室指标和肾穿病理例数的汇总表上可以看到一些特别之处,如气虚证–体液免疫的关系中 IgA 肾病的病例数要明显高于其他病理类型;气虚证包含肺肾气虚证和脾肾气虚证,气虚正气不足难以抵抗外邪故易发生外感表证,IgA 肾病患者病程中易反复感冒,感冒时蛋白尿、血尿等均增加,可能是气虚外感诱发外感表证所造成的,且随着时间的进展,一部分患者可进展为较严重的脾肾阳虚这一证型,多由脾肾阳虚和肺肾气虚的易感人群转变而来,反复外感易耗伤患者正气,表证不治,疾病由表及里,所伴随的是蛋白尿、肌酐升高;因此,本病不但应注重药物上的治疗,还应特别注意起居的调护,特别是表证的防护,能对延缓病情的进展、改善预后有所裨益。所谓"未病防病,已病防变",真正做到中医的"治未病",发挥好中医药在这方面的优势,相信能一定程度上地提高本病的治疗效果,这也是西医学所望尘莫及的。

辨证论治是中医诊疗体系的核心,脏腑证的辨治则是核心中之核心。中医建构的是"唯象模式",乃是通过四诊"司外揣内",把握生理、病理状态信息的综合判断的表述,因而具有模糊性和思辨性。中医对机体认识的这种模糊性和思辨性给对于证本质的西医学评价研究带来很大困难;脏腑本质研究恰恰又是证型规范化的前提与基础,是中、西医两种医学体系深层次沟通的必由途径。我们认为坚持不懈地探索中医科学诊断或评价指标、尝试对其进行定性定量的表达研究,是中医证型规范化及建立中医疗效评价指标体系的唯一出路,具有实际的临床应用价值。而对藏象实质的研究是中医客观化、标准化的基础。

第 三 篇

慢性肾脏病中医论治新方法

一、从肝论治肾病

虽慢性肾病以益肾、清利、化瘀为法,然临证不为套法所囿,认为湿邪日久及肾,需肝肾同调;从肝论治,当疏养相合;风邪为患,惟宗以调肝;气血分治,其效自见。今以条贯归纳,列见于下。

慢性肾病致病因素复杂,尤以湿热、瘀血为其诱因,以水肿、蛋白尿、高血压为主要表现,久而气血失和,阴阳失调,病情迁延,治疗棘手。病机特点多以脾肾两虚为本,湿热壅为标,诸多肾病大家均从温培脾肾、清热化湿立据治疗。慢性肾病,不论虚实,毋忘从肝论治。

肝肾二脏相互为用,故在温补脾肾、清热化湿的基础上,提出肝肾同治之法。肝肾二脏在结构上存在联系,二脏同居下焦,其经脉皆起于足,循下肢,入腹胸,并多处交汇,经脉互通。肝肾二脏在生理上存在着母子关系,《素问·阴阳应象大论》云"肾主骨髓,髓生肝",道明了乙癸同源、精血互滋。肝血需依赖肾精滋养,才得以主持藏血和疏泄之职。肝血充足又可化为肾精,肾精充盛则主水、藏精之功正常。

故湿热壅遏当循疏肝,肝木曲直有度,气机调则湿热扬泄而散;阴血亏耗当以肝肾同滋,水木逢源,精血生则真阴乃藏。

1. 柔润益肾,酸缓补肝　李中梓《医宗必读》云:"东方之木,无虚不可补,补肾所以补肝。"肾藏真阴而寓元阳,补益当辨阴阳。益肾阳当以柔润之剂,然补阳药分刚燥和柔润两类,刚燥之药如干姜、肉桂、附子之类,用于峻补肾阳,回阳救逆;柔润之剂温补肾阳而不燥烈。临床喜用山茱萸、淫羊藿、肉苁蓉、菟丝子、杜仲、益智仁、潼蒺藜等,认为刚燥之剂必助热化火,加重湿热之症,且慢性肾病后期湿热瘀血伤阴,唯恐刚燥诸类伐肝肾之阴而助热。

补益肾精较易,然肝为刚脏,宜疏宜泄,何以滋补? 魏玉璜曾指出"肝无补法",对此见地独特:"补肝重在滋养肝阴,酸缓施之。"《素问·藏气法时论》云:"肝苦急,急食甘以缓之。"《金匮要略·脏腑经络先后病脉证》曰:"夫肝之病,补用酸。"所以酸缓之法,源之可溯也。喜肝肾同滋,多以一贯煎加减,并投以南沙参、覆盆子,如此酸甘调和有度,津精始生。阴虚生热之证,最善以二至丸等清滋之品,平补肝肾,热甚者投以玄参、牛蒡子以疏风解毒滋阴。《本草求真》云:"牛蒡味辛且苦,既能降气下行,复能散风除热,是以感受风邪热毒而见面目浮肿。"牛蒡亦治水,善从风论治,此风水难治之证庶可奏功。

肝郁伤阴者滋补肝阴视为自然,临证有肝阳虚者,不容忽视。《素问·六节藏象论》曰:"肝为罢极之本""肝主筋"。肝阳虚者,"肝用"不及,临床症见乏力倦怠、食后腹胀、大便干溏不调、眩晕、胁痛、脉弦细,苔白。是证,喜用黄芪、山茱萸、续断等生发东方肝木之气。张锡纯云:"凡遇肝气虚弱不能条达,用一切补肝之药不效,重用黄芪为主,而少佐理气之品,服之覆杯即见效验。"若恐肝阳生发太过,常用牛蒡子代替山茱萸,此遵《本草乘雅半偈》"此以承制之品,宣助肝木,便无太过之失,厥受和平之益矣",大抵牛蒡子有平补肝阳之功,至此,牛蒡一药多用之功显露无遗。

2. 体阴用阳,疏养相合 慢性肾脏病常有肝郁,其临证,头绪纷繁。患者气机不畅,出现情怀悒郁、胸闷不舒、头晕头痛、血压持续偏高之态;或有因肝木乘脾致湿热壅遏、稽久留恋者,出现纳呆便溏、呕恶等症。叶天士曾总结古人治肝病不越三法:"辛散以理肝、酸泄以润肝、甘缓以益肝。"清代王泰林曾总结了"治肝三十法"。认为慢性肾病之肝郁之证,治当疏肝与养肝并用,"体""用"相合。

肝为藏血之脏,血属阴,故肝体为阴。肝主疏泄,其性喜调达,宜舒畅。肝属厥阴,而其内寄相火,易动风化火,故古人云"木曰曲直",且用"体阴用阳"来概括其生理功能。肝血充沛,则疏泄有度;肝血不足,肝气偏旺,则亢奋恣横。故此,肝脏"曲而不直"者,宜疏肝使"肝用"调达,而肝脏"直而不曲"者,宜濡养阴血使"肝体"得滋。

治肝方剂,单纯疏肝或养肝较为少见,往往将疏肝与养肝相合,刚柔并济,则是普遍规律。一贯煎的组方充分贯彻了"疏养互参、动静结合"的原则,沙参、麦冬、枸杞子等滋阴之品中加入川楝子以疏泄,当归以活血,使全方补而不滞,肝木曲直乃衡。而遇肝体尚滋,肝用不疏者,往往加味川楝子疏理肝气,其功善降泄,尤能清肝泄热,尤其适用于肝阴已伤之证。慢性肾脏病慎用柴胡,虽其与川楝子均为疏肝之品,然疾病后期,或湿热伤阴,或血热化瘀,肝肾阴虚者甚多,柴胡易升善疏,恐有升动肝阳、耗伤肝阴之弊。此外,白蒺藜平肝疏肝、潼蒺藜补肾养肝,两相结合便是另一"疏""养"药对。故遇慢性肾病肝郁,不耐柴胡升疏,且阴虚甚者,常以川楝子、白蒺藜替之。肾阴虚者,喜用六味地黄丸中"三补"益肾,然若遇肝阳肆逆者,恐助肝阳而常去山茱萸,以二至丸清补代之,是为时时眷顾肝脏阴阳之衡。

3. 治风从肝,肾风施治宜通 肾病与风邪的关系密切,急性肾炎多有发热恶寒、脉浮、头面水肿之症等风邪袭表的临床表现,且慢性肾病常因感受风邪复发或加重。同时,慢性肾病大量蛋白尿患者尿中常有泡沫,是由于风激水遏而成,辨证属风。故临证从风论治刻不容缓,而肝为风木之脏,治风重调肝,风药为先。

(1) 风能鼓荡,沉疴始生:《临证指南医案》曰"风能流动鼓荡,其用属阳",在外"鼓荡五气而伤人",在内"激扬脏腑之风而损身",故"风百病之长"。肝脏具有风木之功,正如《素问·水热穴论》云:"春者,木始治,肝气乃生。"唐构宇认为:"肝的主要功能,与'东方''风木''春气'共性。"风邪,常合邪形成"风湿""风热",成为慢性肾病的常见诱因,藏于皮肤之间,内不得通,外不得泄,或入营血,或循经入脏腑,首先犯肺,百病肇始,外风入体鼓荡,因风与肝共性,恐有影响肝脏风木生发之嫌。

水肿、蛋白尿乃风邪为病,慢性肾病风证需从肝,并理湿热,兼调肾阴。《素问·风论》谓:"肾风之状,多汗恶风,面庞然浮肿,脊痛,不能正立,其色炲,隐曲不利,诊在肌上,其色黑。"《症因脉治》云:"面色惨白,或肿或退,小便时闭。"两者描述与今之慢性肾炎水肿、癃闭之症颇为相似。《黄帝内经灵枢集注》曰:"肝主疏泄,小便不利者,厥阴之气逆也。"道明了水肿的病因多为肝失疏泄、肾失开阖。风邪扰动肾阳,其主水气化之职失焉,若遇肝之疏泄渎职,每况愈下,则小便不出、风水乃生也。肝主疏泄,肾主闭藏,二脏共济相火,相互为用。今风邪入体,鼓荡肝阳肆起,疏泄过度,厥阴横逆,则肾之封藏失职,精微乃泄,故为蛋白尿。然尿中蛋白的泡沫之状,是由风火相煽。

(2) 法以风药,酌以疏肝:吴鞠通《温病条辨》云:"肝主疏泄,风湿相为胜负,风胜则湿行,湿凝则风息,而失其疏泄之能。"阐明了针对风湿之邪施治需重肝之疏泄平衡。难治性水肿、蛋白尿证属中医风湿之候,谓:"以风药调肝用,使其疏泄有度,则肾之开阖闭藏有功,肾风乃去,而恐风扶湿,应疏肝有度。"临床治风代表方为四蚕汤:蝉蜕、僵蚕、蚕茧壳、蚕沙。四蚕汤共治内外之风,四味均归肝经。《本草求原》:"原蚕沙,为风湿之专药。"蚕沙善治外风,泄浊和中焦则气机斡旋。蝉蜕善散肝经风热,僵蚕、蚕茧壳息风止痉,《本草思辨录》云:"僵蚕劫痰湿而散肝风。"此外,喜用防风、荆芥炭、羌活、独活、豨莶草、青风藤等治外风,只二三味,每每奏功。防风祛风胜湿,升脾阳之气,配枳实能通便,使浊毒走后阴。而荆芥炒炭入血,善治肝经风证,不仅能祛风解表,其转涩、收敛之性对蛋白尿缠累难驱者有"收涩""塞源"之功。豨莶草善去风湿,归肝、肾二经,酒制后寓补肝肾之功,《本草图经》谓其"治肝肾风气"。除祛风湿外,青风藤可通利小便,与白术合用治疗水肿。以风药调肝,或有不及,或恐太过,临床常以牛蒡子平补肝气,以黄芪、山茱萸等助肝阳,或以川楝子、桑叶清肝泄浊。至此肝之疏泄有度,湿行风息。

(3) 当辨病位,侧重气血:肾病治风当辨病位,病在卫表,治宜疏风宣散;病入气血,应重顺气理血。治表亦分虚实。慢性肾炎、IgA 肾病等初期都有感冒发热等证属肺卫表实证,遵"风者,木也,辛凉者,金气,金能制木故也,故治以辛凉",故投以金银花、连翘,或加荆芥、防风加强祛风之功,使风邪从外而解。此外,喜用药对:桑叶、桑白皮,桑叶祛风,桑白皮利水消肿,如此,风水水肿乃消。而在慢性肾病重若见气短乏力、自汗畏风,反复感冒,疾病稽缠难除者,谓其病位亦在卫表,其卫表虚弱,治当益气祛风固表,玉屏风散主之。

若在表之邪未解而入气血,当顺气理血。又《杂病广要》曰:"治风之法,初得之即当顺气。"肝喜条达,肝气若郁,势必化火,而后因火生风。故气有余可致风,治风顺气乃是截风之源、调整气机,恢复脏腑正常生理功能。若贼邪已达血分,当注重理血。《医宗必读卷十·痹》云"治风先治血,血行风自灭",突出了理血在治风中的重要性。故风证理血治当以养血为主,辅以凉血活血。肝藏血,为风木之症,体阴用阳,全赖肾水以滋之,血液以濡养之,故肝血得养,风邪自去。

基于治风顺气之则,临床除用理血祛风之品荆芥炭外,最善用陈皮、佛手解中焦之郁。佛手疏理肝气，陈皮健脾化湿理气，如此肝脾同调，气郁乃去。至于养血活血，常以熟地黄、枸杞子、白芍、何首乌、当归等滋养肝血。熟地黄为养血补虚之要药，《珍珠囊》云："大补血虚不足，通血脉，益气力"，可见其具活血之功。枸杞子为平补肾精肝血之品。白芍养血敛阴柔肝，常与赤芍共奏养血活血柔肝之效。当归补血活血，为补血圣药。何首乌有滋阴潜阳之效，况其通便之功，对肾病过程中出现的热结便秘尚可为用。如临证遇肝郁甚者，当配合理气活血，所谓顺气理血。投以广郁金、延胡索，两者均归肝经，共施调理肝经气血之功。李时珍曰："延胡索……活血，利气，止痛，通小便。"血热者辅以丹参、赤芍、紫草、玄参等凉血。丹参、紫草共归心、肝二经，活血化瘀而使肝脏畅达。玄参为清补肾经要药，遇肾病过程中热入营血之症，尤可与清热、凉血、开窍之品为方。然恐其凉痹阻经络，佐以微热理气之品香附、香白芷之类以调其寒热。或投以"银花""连翘"，是谓"入营犹可透热转气"。

二、从瘀论治肾病

慢性肾衰（chronic renal failure，CRF）是常见的临床综合征，是由多种病因引起肾脏损害和进行性恶化的结果，以肾功能进行性减退，代谢废物潴留，水、电解质、酸碱失衡为病理生理特征，临床表现多种多样。西医学对 CRF 的治疗，在早、中期主要应用血管紧张素转换酶抑制剂（ACEI）和血管紧张素受体阻断剂（ARB）治疗，配合优质低蛋白质饮食、必需氨基酸或酮酸氨基酸疗法，同时积极控制导致慢性肾衰恶化的因素，维持水、电解质平衡，纠正酸中毒，控制高血压，控制心衰等；晚期依靠长期透析及肾移植来维持生命。中医古代文献中没有肾衰这一名称的明确记载，从其病程经过及临床表现特点来看，中医将慢性肾衰归属于"水肿""虚劳""肾风""溺毒""呕吐""关格""腰痛""癃闭"等范畴，因为各种肾脏病变，迁延日久，病及他脏，而致诸多脏腑功能受损，但以脾肾亏虚为主，随着病情进展，终致正气虚衰，脾失运化，肾失开阖，湿浊、瘀血壅滞，浊蕴成毒，潴留体内，引发本病。

1. 慢性肾衰肾纤维化的病因病机

（1）久病及肾、久病多虚是慢性肾纤维化本虚之所系：《景岳全书》曰："盖其病之肇端，则或由思虑，或由郁怒，或以积劳，或以六淫饮食，多起于心、肺、肝、脾四脏，及其甚也，则四脏相移，必归脾肾……"及"五脏之伤，穷必及肾"的理论，认为肾为封藏之本，精血之源，主一身之阴阳，为先天之本，阴阳之根，命门之所，生理上，心肾水火既济，肺肾金水相生，肝肾精血同源，脾肾乃先后天之本，肾之精、气、阴、阳与他脏之精、气、阴、阳存在着相互资助、相互为用的关系。病理上，一旦外邪、内邪得不到及时的纠正，其他脏腑功能失调，最终将导致肾脏气血阴阳的失常，即所谓久病伤肾。又肾在五脏中属水居下，司封藏，主纳气，久病伤肾，肾失固涩，气失摄纳，故临床出现多尿、遗精、短气、水肿等一派虚象，即久病多虚，故慢性肾脏纤维化，病位在肾，肾脏气血阴阳失调，因虚而病。

（2）久病入络、久病必瘀是慢性肾纤维化标实之所在：《灵枢·终始》曰"久病者，邪气入深"，《临证指南医案》中强调"初为气结在经，久则血伤入络"，指出"久病气血推行不利，血络中必有瘀凝"。络脉不仅是血液运行的通道，同时也是气机运行的通路，病久则气滞血瘀而致病情日重、痼结难解，久病入络。西医学认为，肾小球中的毛细血管是血与津液在肾络系统末端发生广泛的交换与流通的结构基础。如果肾络保持充盈、通畅，气血津液渗灌、出入有序，是肾主封藏、主水液代谢等生理功能正常发挥的必要条件，一旦某种原因造成肾络郁滞、气血津液输布不畅，濡养失调，便可影响肾的各项功能，进而导致肾脏发生形与质的改变，即退化、增生、硬化等病理损害，或出现占位性病变，此即王清任"久病入络多为血瘀"理论的延伸。

从病因病机来讲，外感六淫、内伤七情、饮食不节、起居无常、情志失调及禀赋不足等各种因素，日久均会造成人体正气亏虚，邪气内聚，或气结血瘀阻滞不通，或痰湿邪毒留而不去，瘀血入络而发生肾纤维化。结合临床，慢性肾功能衰竭患者多见水肿、面色晦黯、肌肤甲错、腰痛、肢体麻木、舌质紫黯或有瘀斑瘀点、舌下脉络迂曲、脉涩等血瘀证表现，说明其体内瘀血的存在。而瘀血的存在，又往往加重临床症状，即"血不利则为水""瘀血既久，亦能化为痰水"，故纤维化晚期可见水肿、少尿甚至无尿症状。钟柏松等指出，瘀血贯穿于慢性肾功能衰竭的始终。

西医学研究发现，肾小球内纤维蛋白原的沉积以及肾小球微循环障碍与中医的血瘀密切相关，血瘀程度与肾小球病变程度呈正相关。肾小球内凝血纤溶障碍除导致肾小球内微血栓形成引起肾小球缺血性损伤外，局部活化的凝血因子及肾小球内纤维蛋白相关抗原的沉积可引起肾小球细胞外基质积聚。而血流动力学的改变、凝血机制的激活、纤溶系统的异常等，都可导致瘀血的产生，从而引发肾脏疾病的进行性发展，引起肾纤维化。

在此基础上，根据中医血瘀理论，通过对慢性肾衰患者做了大样本临床观察，对548例慢性肾衰中医证型流调发现血瘀证占67.51%，提示活血化瘀在慢性肾衰治疗中的重要地位，并结合肾小球弥漫性增生、肾小球细胞外基质积聚、血管襻闭塞、球囊粘连、局灶或节段性肾小球硬化与肾间质纤维化，肾盂肾盏的炎性增生、瘢痕狭窄、肾实质纤维增生等微观病理改变，提出在早中期慢性肾衰，即使没有血瘀证的典型表现：症见面色晦暗，或黧黑，或口唇紫暗；腰痛固定不移，或呈刺痛，肌肤甲错，或肢体麻木，舌质紫暗，或有瘀点瘀斑，脉涩或细涩，也要给予活血抗纤的治疗。而且在病程的各个阶段均能见到，提示血瘀贯穿慢性肾脏病发生发展始终。可见肾络瘀阻是肾纤维化的中医主要本质之一，在一定程度上，肾络瘀阻的程度可以反映肾纤维化的程度，肾纤维化即属肾内癥积，均存在着血瘀病机。

2. 慢性肾纤维化治疗原则——活血化瘀，补肾通络

（1）活血化瘀，治标为重：肾纤维化从中医角度来讲，其本虚标实的病机特点已为大多数医家所认可，在邪实方面，大多数医家认为以水湿、湿热、痰浊、瘀血和浊毒为主。邪实诸证中，瘀血、浊毒贯穿于慢性肾衰整个过程，且一般认为瘀血为邪实之首。基于肾纤维化的病机以"肾虚为主，血瘀为标"的理论，治疗方法当以补肾通络治本，活血化瘀治标。慢性肾纤维化病程迁延，久病入络，故均存在不同程度的瘀血阻络证，不论是

五脏气血的盛衰,还是六腑阴阳的虚实,均可造成气血阻滞,形成瘀血。"络以通为用",活血祛瘀通络为肾脏纤维化的基本治疗原则,除了晚期血瘀证型患者可使用活血化瘀治疗外,对于早、中期慢性肾功能衰竭患者,即使没有血瘀证的典型表现,也要给予活血化瘀抗纤维化的治疗。孙世竹等收集30余首防治肾纤维化的方剂,结果发现,各方中均配有活血祛瘀中药,且多为方中主药,说明活血祛瘀药在其中扮演了一个十分重要的角色。近年来大量研究表明,活血化瘀中药在防治肾纤维化方面具有显著的效果,显示了中医药在抗肾纤维化应用中的良好前景,活血化瘀药物具有减轻肾间质纤维化的作用,在一定程度上改善肾功能,从辨证求因的角度也反证了这种肾络瘀阻证的存在。

(2) 补肾通络,不忘正虚:在慢性肾功能衰竭病程中,因病久脏器损伤,可出现络脉瘀滞表现。不论是脾肾气虚、脾肾阳虚、肝肾阴虚、阴阳两虚、气血双虚或气血阴阳之不足,均可造成气血阻滞,瘀血内生;或湿、热、毒、瘀病理产物久留不去,湿热互结,郁滞三焦为毒为瘀;若情志郁结,气机不畅,或者痰饮等积滞体内,阻遏脉络,都可造成血运不畅,形成瘀血。

肾纤维化的病机属于本虚标实,肾虚是肾纤维化形成的根本,是肾纤维化根本原因。在活血化瘀治标的同时,考虑其正虚的一面,故在处方用药时虚实兼顾,补泻兼施,既照顾到血瘀为标,又考虑到肾虚为本。同时"久病必虚",可以使用滋肾阴、补肾阳的方法,但肾脏纤维化后期,往往虚实错杂,且又"久病入络""久病多瘀",故多有"大实如赢状"的假象,如果过于温补,则燥热劫阴耗精(津),终致阴损及阳,阴阳俱伤,如果过用滋腻,血行不畅,血瘀水结更甚。笔者创制的"抗纤灵",看似没有直接的滋阴温阳的补肾药物,实际上在处方时通过精巧的配伍,寄补肾于活血之中,寓滋肾于养血之下,甚则使用以通为补的方法,体现其标本兼治的目的。

3. "抗纤灵"临床用药特色——活血为主,攻补兼施,温凉并用 经过30余年的不断探索,不断优化用药方案,笔者最终创制抗纤灵方,由丹参、制大黄、当归、牛膝、桃仁组成。方中丹参性微寒,益气补血、活血祛瘀、凉血散结,有"一味丹参,功同四物"之说,为活血化瘀要药;桃仁性平,破血行瘀、润燥滑肠,善泄血分之壅滞;牛膝性平,补肾活血,又善补益肝肾、利尿通淋;制大黄性寒,清热泻浊、攻破积滞、活血祛瘀、凉血止血、泻热解毒、通泄祛浊;全当归性温,活血补血,润肠通便。全方以活血为特征,兼以扶正泻浊,攻补兼施,温凉并用,使泻而不伤正,补而不滞邪。现代药理研究表明,丹参能促进胶原降解;桃仁有改善肾脏纤维化,促进肾内的胶原分解,减少肾内的胶原含量,抑制肉芽形成的作用;大黄中提取的有效成分大黄蒽酮葡萄糖苷有抑制系膜细胞 DNA 和蛋白质合成的作用。经大量临床和实验研究,抗纤灵方对慢性肾纤维具有很好的疗效。

活血祛瘀之法贯穿于治疗慢性肾衰竭的全过程。早期多运用活血逐瘀药物,如桃仁、红花、川芎等,重者可予三棱、莪术、地龙、水蛭、地鳖虫、三七、穿山甲等通络破血之品;晚期则用丹参、当归等养血活血之类,能缓中补虚,逐瘀而不伤正,控制慢性肾衰进一步恶化。在此基础上,根据血瘀的原因和症状,血瘀热象者予凉血活血之品,如生地黄、赤芍、牡丹皮、紫草;血瘀寒象者予温阳活血之品,如鸡血藤、淫羊藿、姜黄;伴气阴不足者予益气养阴活血之品,如黄芪、制何首乌、女贞子;气滞血瘀者,予郁金、延胡索行气开郁,活血止痛;血虚者,予当归、赤芍养血活血;伴蛋白尿者加鬼箭羽破血通经,清热解毒;伴水肿者予泽兰、益母草等活血利水;伴纳差者加生山楂消积化滞,活血散瘀;伴腰膝酸软者加桑寄生补肝肾,强筋骨,湿热偏重者加积雪草消肿散瘀,清热利浊;以抗纤灵为基础方,灵活加减变化,大大增强其治疗效果,延缓慢性肾脏病进一步恶化。

临床与实验研究提示,血流动力学和氧化抗氧化机制异常与中医血瘀证呈正相关,为中医辨证提供客观化依据;抗纤灵颗粒通过降低血脂、调节肾脏血管活性物质、调节肾小球微循环,改善氧化、抗氧化系统,抑制高度表达的细胞生长因子和炎症因子对肾组织的损害而减轻肾间质纤维化、肾小球硬化,延缓慢性肾衰竭进展。

总之,瘀血贯穿于肾脏纤维化及硬化的始终,活血化瘀能够有效延缓肾脏纤维化及硬化的进程。

三、从火论治肾病

肾性骨病又称慢性肾脏病相关矿物质和骨代谢异常,以骨痛、骨折、骨变形为其主要临床特征,西医学近阶段关于本病的治疗多围绕钙纠正磷代谢紊乱、控制甲状旁腺亢进及预防骨外钙化展开,其侧重点为对抗肾性骨病的进一步进展,但其在改善骨痛、提高骨密度、恢复骨骼功能方面缺乏有效措施。而中医药治疗却能够弥补西医治疗的不足,通过扶正壮骨治疗逆转肾性骨病病程,增加骨密度、提高骨骼功能、改善临床不适,故其具有广阔的应用前景。

对于肾性骨病,中医学并无病名及病机记载,近代医家虽在中药治疗上进行了诸多尝试,但仍缺乏系统的理论认识。经过数载思考总结,认为该病之病机包括以下两个部分。

1. 病机

(1) 机关不利,气余成火;火邪犯骨,加速破骨:对于正气与火的关系,《丹溪心法》有著名论断:"气有余便是火。"其含义为人体阳气偏盛,会呈现病理性的功能亢进。导致"正气有余"的原因,除了我们所熟识的过服黄芪、淫羊藿等补气补阳之剂,即摄入过度之外,还包括排出减少。罹患慢性肾脏病时,下焦机关不利,除了会引起代谢产物在体内蓄积,还会导致代表"正气"的相关物质(如各种电解质)在体内蕴积、不能正常排出体外,从而造成"正气有余",有余之正气作用于人体便可进一步产生火邪。火邪盛极则生风,出现全身皮肤瘙痒;火邪犯骨,损耗骨中阴阳,可导致破骨加剧,骨量减少,日久则出现肾性骨病之若干症状。西医学指出,慢性肾脏病时尿磷排泄量降低,导致具有生理作用的磷在循环中蓄积,刺激骨细胞产生 FGF-23,在 klotho、CaSR 共同参与调节下,使钙重吸收降低,PTH 升高,升高的 PTH 刺激成骨细胞产生骨吸收因子(如 IL-6、IL-11 等),进一步作用于破骨细胞,增强破骨作用,从而使成骨与破骨之间的平衡被打破,导致骨钙、磷外流。在此过程中,增高的血磷可被认为是有余之正气,而过量的 FGF-23、PTH、骨吸收因子等则可被看作是因此产生的火邪,借助西医学解读中医病机,便不难理解肾性骨病的核心病机为"气余成火,火邪犯骨"。

（2）水土两虚,成骨乏源:通常情况下,正常壮年人体内成骨与破骨之间存在动态平衡,在病态情况下,骨生成减少或骨吸收增加均会导致该平衡被打破,产生骨病。骨生成减少和骨吸收增加两者在肾性骨病患者体内同时存在,因慢性肾脏病为本虚标实之症,标实（气余成火）是骨吸收增加的原因,而本虚（包括脾虚、肾虚）则是骨生成减少的缘由。关于肾与骨的关系,《素问·宣明五气论》有言"五藏所主,肾主骨",《素问·阴阳应象大论》亦言"肾生骨髓""肾充则髓实",《千金要方·骨极》则云:"骨极者,主肾也,肾应骨,骨与肾合。若肾病则骨极,牙齿苦痛,手足疼,不能久立,屈伸不利,身痹脑髓酸。"西医学提示垂体所分泌的生长激素和卵巢、睾丸分泌的性激素以及肾脏的羟化酶系统均参与骨的形成,故肾虚与骨生成减少关系最为密切;而脾为后天之本,肾精需要脾胃生化的气血充养方能源泉不绝、实现其主骨的作用,成骨所需的钙、磷、活性维生素 D 等物质亦有赖于脾胃的正常运化方能被机体吸收,故脾虚与骨生成减少亦密不可分。因慢性肾病患者广泛存在脾虚和肾虚,即水土两虚,故导致成骨乏源,推动了肾性骨病的产生和进展。

基于以上的病机认识,肾性骨病的治疗应祛邪扶正兼施,损其有余,补其不足,具体层次及用药如下。

2. 用药

（1）通利前后二窍以泻有余之气火:由于肾性骨病之邪为气有余形成的火邪,不仅应投以清热泻火之品,尚需解决其有余之气,当通利前后二窍,使有余之气从水道、肠道而走,方可标本兼顾而收全功,临床常用兼有清热及通利之功的药物。

1）清热利水、活血以利水道:肾性骨病本为水道不利所致,故利其水道为根本之治,用车前子以清热利水。车前子味甘性寒,功具清热利尿,凉血,解毒,《草性论》言之"治尿血,能补五脏,明目,利小便,通五淋",《肘后方》亦以生车前子草治小便不通,认为该药功兼数端,既可走水道而开下窍,又可走脉道而清一身之火邪,且通中有补,其补肝肾作用尤以盐炒后为佳,故用于虚实夹杂之肾性骨病最为恰当。除清热利水外,毛细血管丛为肾小球滤过的基本结构之一,增加肾血浆流量可有效提高肾小球滤过率,现代科学证明,活血药物可扩张肾毛细血管,增加肾小球血流量,改善肾小球滤过功能,故应用活血药物亦可以利水道,临床喜用牛膝。牛膝味苦酸性平,具有活血通经、补肝肾、强筋骨、利尿通淋、引火下行之功效,《药性论》称之可"补肾填精,逐恶血流结",《本草通玄》言其"性主下行,且能滑窍",此药亦属攻补兼备,祛邪不伤正,扶正不敛邪,且能引火入水道,与车前子相合则一偏于清火,一偏于引火,可使火邪立灭,且同具利水道益肾之功,合用则其效益彰。

2）通腑泻火以利肠道:肾性骨病时,水道不利已属较为严重,肠道排泄有举足轻重的代偿作用,可予以通腑泻火之剂以充分发挥之,当崇伤寒论承气汤之法,予大黄、枳实涤荡肠胃,使有余之气火能随之而出,但肾性骨病患者脾肾两虚,故此两药用量不宜过多,且应随大便次数灵活调整,防止过泻伤正。对于阴液匮乏之体,则用药应配以柔润之剂,可予以柏子仁、当归等增液行舟。

（2）补肾健脾以补先后天之不足：基于肾、脾与骨生成的关系及权重，健脾补肾之中有轻重之分，一般情况下当以补肾为主，辅以益气健脾，对于脾胃功能较差之患者，则当先调脾胃，以免脾虚不能受药。

因肾性骨病患者骨量与骨功能皆有损害，故其骨之阴阳皆有不足，且罹患此病之人临床多呈肾阴阳两虚的病理状态，故在补肾之时应阴阳双补，以达到益肾壮骨之目的，补肾阳常用补骨脂、肉苁蓉，补肾阴常用生地黄、龟甲。补骨脂味辛苦，性温，功擅温肾助阳、纳气、温脾止泻，古代方剂多以之治疗各种原因引起的腰痛，现代药理提示其可通过增加成骨细胞数量、促进成骨细胞增殖能力来增加骨生成，并可通过抑制骨吸收影响骨转换；肉苁蓉味甘咸，性温，可温补肾阳、益精血、润燥滑肠，《本草汇言》称其为"养命门、滋肾气、补精血之药也"，古方亦以之疗腰痛，现代研究证明其水煎液可提高骨密度。两药均善温补命门之火，然一润一燥，合用则其性相制而无止泻之弊，而温肾壮骨之功可增，实乃治疗肾性骨病之要药。生地黄味甘，性寒，功具清热凉血、养阴生津，李东垣称其"治手足心热及心热，能益肾水而治血"；龟甲味咸甘，性微寒，可滋阴潜阳、益肾强骨、养血补心，《本草通玄》载之"大有补水制火之功""能强筋骨"。地黄乃益阴填精之上品，生用则甘能补阴、寒能泻火，用于此病甚切病机，龟甲为血肉有情之品，含钙磷及骨胶原，用于肾性骨病属以形补形，能峻补肾阴而壮骨，两药同用则滋肾之效倍加。四药相合，阴阳同补，补中有清，可祛邪而安正，使肾中精气日壮而化髓生骨，故于肾性骨病有殊异之效。益气健脾，则多用党参、黄芪相伍以恢复中焦运化之功，气滞者配以陈皮、佛手疏理气机，湿盛者配以苍术、草果燥湿运脾，均获得了上佳的效果。

四、从风论治肾病

糖尿病肾病（DKD）是糖尿病常见而严重的并发症。2010 年国内的流行病学调查显示，我国已成为世界上糖尿病人口最多的国家。在美国和欧美国家，DKD 是终末期肾病的首位病因。在我国，糖尿病肾病呈现不断上升趋势，在血液透析人群中居第二大病因。然而，西医学对于糖尿病肾病的疗效并不理想。

中医文献中明确记载了糖尿病日久可致 DKD，发为水肿。隋代巢元方《诸病源候论》曰："消渴其久病变，或发痈疽，或成水疾。"宋代赵佶《圣济总录》中提出"消渴"的病名，"消渴病久，肾气受伤，肾主水，肾气虚衰，气化失常，开阖不利，能为水肿"，并指出该病预后差，十治十死。

对 DKD 的病机虽然各医家认识不尽相同，但总以本虚标实为主。消渴日久，气阴两虚，渐致阴阳脏腑亏虚，瘀血、痰浊、湿热郁结。中医对 DKD 的治疗强调以辨证论治为原则，兼顾标本。有研究对治疗 DKD 的常用中药进行使用频次分析，发现用药频次居前的主要是益气活血化瘀之品，另外清热药、淡渗利湿药使用频率也颇高。目前以益气养阴、活血化瘀、利湿化浊为 DKD 的基本治疗大法。DKD 的病机是一个动态变化的过程，在早期以阴虚为本，日久耗气，致气阴两虚；到病变后期阴损及阳，阴阳俱虚。气虚运血无力，阴虚血行涩滞，久病入络皆可形成血瘀。瘀血既是 DKD 的病理产物，同时又是新的致病因素,贯穿于本病始终。因此治疗 DKD 当以益气养阴、补肾活血为要,笔者据此研制了"糖肾宁"。该方由太子参、生黄芪、生地黄、鹿角片、泽兰、黄连等组成。方中太子参、生黄芪益气养阴,生地黄甘寒养阴生津,泽兰活血利水,黄连清热,鹿角片温阳。应用鹿角片既有阳中求阴,又有防止疾病传变至阴阳两虚之意。在 DKD 的各个阶段均应佐以温阳药,阳虚是本病气阴两虚发展的必然结果,所以及早应用温阳药物治疗糖尿病肾病亦符合张景岳"阳中求阴、阴中求阳"之理论,具有"未病先防"之义。

DKD 常表现为大量蛋白尿和高度浮肿,肾功能恶化进展相对较快。蛋白尿不仅是 DKD 的主要临床表现,也是 DKD 进展的独立危险因素。中医理论认为,肾虚失固、精微下泄是 DKD 蛋白尿的基本病机。风邪也是蛋白尿发生和发展加重的重要因素。风为百病之长,风善行而数变,与糖尿病并发症多、DKD 病情进展快的特点相类似。风邪袭表,既可致太阳气化不利,又可循经入里伤及肾。太阳膀胱及肾的气化失常,致水湿泛溢、精微不能固藏,产生蛋白尿和浮肿。风对肾之功能的影响,正如《伤寒杂病论》中提到:"风为百病之长……中于项,则下太阳,甚则入肾。"

已有研究证实中医风邪致病、风邪证候以及风类药与西医学的免疫反应及炎症致病等密切相关,风类药已经广泛用于与免疫及炎症相关的各种慢性肾炎和风湿、类风湿等疾病,具有良好的疗效。越来越多的研究显示慢性炎症和免疫损伤机制对糖尿病肾病有重要作用。已有的一些研究显示,免疫抑制剂如来氟米特片、吗替麦考酚酯胶囊对 DKD 有一定的疗效。雷公藤多苷是目前熟知的并被广泛应用的具有免疫抑制剂作用的中药制剂。系统评价显示,雷公藤多苷可能是一种相对安全和有效治疗糖尿病肾病的药物,雷公藤多苷能降低 DKD 患者 24h 尿蛋白,不影响肌酐水平。

基于中医对风邪在 DKD 发病中的认识以及现代研究和实践,结合自己的临床经验,笔者在治疗 DKD 大量蛋白尿时,喜加入祛风清热、通络利湿的"四蚕汤"(蝉蜕、蚕茧壳、僵蚕、蚕沙),加苏叶、浮萍和防风,常获良效。早在 20 世纪 90 年代,笔者在治疗肾病综合征时,就以"四蚕汤"为基础辨证加减,获得良好的疗效。此后又逐渐将此方引入 DKD 大量蛋白尿的治疗。方中蝉蜕疏风清热,僵蚕祛风化痰散结,蚕茧壳祛风利水化瘀,蚕沙祛风除湿。四味药皆性咸,而咸能入肾;既能祛外风,又能搜内风;既有引药入肾之意,又能起到通络化痰、利水化瘀之效。

五、临证崇大方

1. 大方的含义及渊源 大方的学术思想源于《内经》,属七方之一。《素问·至真要大论》中记载:"治有缓急,方有大小","君一臣二,制之小也;君一臣三佐五,制之中也;君一臣三佐九,制之大也。"可以按方中药物数量分小方、中方、大方。目前认为大方一般药物组成在 15 味以上,以 20 味左右最具有代表性。另外还有"病有盛衰,治有缓急,方有大小……君一臣二,奇之制也;君二臣四,偶之制也;君二臣三,奇之制也;君二臣六,偶之制也。"以及"奇之不去则偶之,是谓重方"的记载。可见,由于疾病轻重缓急的不同,方药的大小也应不同;小方不能治时,可以应用大方治疗。也有认为药量大的方剂为大方,但现所论大方指药味多的方剂。大方治病,古已有之。《内经》云"所治为主,适大小为治"。张从正说:"有君一臣二佐九之大方,病有兼证而邪不一,不可以一二味治者宜之。"但古籍所载大方多为丸剂、散剂。唐代医家孙思邈在《备急千金要方》中论述:"病轻用药须少,痾重用药即多。"近代也有不少名家对大方也有不同程度的研究和应用。近代名医施今墨治疗疑难杂病多在 20 味以上,其自制的成药多在 30味以上,临床疗效显著。当代国医大师张琪教授治疗慢性肾衰时就以参芪地黄汤为基础组成 31 味大方,临床应用多有良效。

2. 大方治疗慢性肾衰的理论基础　慢性肾衰在中医古籍中无明确的记载和论述,根据其临床表现及发展、转归,可归属于"水肿""癃闭""虚劳""溺毒"等范畴。慢性肾衰病因病机错综复杂,存在"虚、实、瘀、毒"的特点,其中本虚是基本的病机,并且又以脾肾虚为本,日久波及他脏,随着病情进展又可以出现脏腑的阴阳两虚。正虚的同时多夹杂邪实,由虚致实,可见有湿热、湿(痰)浊、瘀血、浊毒等,虚实夹杂,邪毒互结,正虚不能胜邪,邪实进一步加重正虚。在疾病发展过程中又易受外感、饮食、劳倦等因素影响,至多种病理因素同时共存,多个脏腑功能受损,形成缠绵难愈的疑难甚至危重病症。如果仅从一证或一方面治疗,方药往往势单力薄,病重药轻,顾此失彼。在疑难危重病中,矛盾虽有主次,但矛盾是多方面多层次的,并相互影响,主要次要矛盾可以随着病情的变化而互相转化。故而主张应用大方治疗慢性肾衰,针对各个病因及病理环节,多证兼顾,数法并用,互相协调,从而提高疗效,有效控制病情的发展并促进好转。大方的优势在于含有多种治法,多种药物配伍,具有多层次、多环节、多靶点的治疗作用,从而协调处理复杂疑难病症情况下的多重矛盾。在治疗慢性肾衰时,数法并用,如补脾益肾、活血化瘀、清热化湿、化痰散结、利水泄浊、疏理气机等兼而有之,处方药味常在 20 味左右,也有多达 25～30 味。

随着人类社会发展,疾病谱也发生变化,许多因素如精神因素、环境因素、生活习惯等都成为疾病的重要致病和促使进展因素,疾病的发生发展也随着复杂化、多因素化。慢性肾衰患者大多得病日久,病程长且变化多,就诊时往往已辗转诊治,或已经西医治疗多日,再加患者久病不愈而多情志不畅,证情更加复杂。整体观念是中医理论特点之一,人与自然、人与社会、人体自身都是一个统一的整体。现代疾病的发生发展是在多种外在因素及内在复杂因素的共同作用下产生。因此目前疾病发生发展的复杂化,必然要求治疗上采取多途径、多方面的手段和方法。而大方正是适应了这一要求,药味多,作用广泛,有主攻方向,又兼顾疾病各个方面,整体调节,诸药之间协同增效,相须相使,制约减毒,提高整体效果。

3. 辨证辨病论治,善用大方　辨证论治是中医治疗疾病的基本原则和特色。大方虽然法多药众,但不是多种治疗方法的简单相加和多味药物的简单堆砌,它仍然遵循中医理论的基本原则,它所包含的具体治法和方药配伍仍然是根据疾病各个病理变化的有机组合。根据每个患者的具体情况,大方中的不同治法有主次,大方中的多味药物间有主辅,并结合现代药理研究,精选药物。西医学的研究检查手段扩展延长了中医四诊的内涵,借鉴吸收西医学的研究结果有助于提高中医的诊治水平。在治疗慢性肾衰中,常以专病专方为基础,然后再结合辨证论治,辨病结合辨证,形成处方。专病专方的治则是主要治则,所含药物为主药,再具体结合患者的证候,分阴阳虚实、血瘀、湿(痰)浊、湿热、外感等加用药味。脾肾两虚是慢性肾衰发生发展的基础,故补肾健脾在整个慢性肾衰治疗过程中都是主要治法之一。西医学认为肾纤维化是各种原因慢性肾衰发生发展的主要病理基础和最后共同途径,中医理论研究认为肾纤维化的病理学改变符合中医有关癥积的认识,肾纤维化是发生在肾脏的微型癥积。故在慢性肾衰的早中期,非常重视活血化瘀,与补肾健脾共同形成主要治法,再结合患者具体情况,辨证加减。而在后期,浊毒渐盛,虚者更虚,此时又以扶正祛邪兼顾,补肾健脾与化浊解毒为主要治法。

传统中药方剂配伍主次分明,组合严谨,相须相使,相互制约,君药一般都为一,臣药二或三,佐药五或九。而大方的配伍打破了经方在君臣佐使方面配伍特点,常用一组功效相近的药物形成君臣佐使,组成大方,共奏功效。在辨证施治中,应善用药对形成大方。药对是中药配伍组合的最小形式,药对的组成有相须、相使、相反,是临床一种有效的治疗方法。如补肾阳常用淫羊藿、肉苁蓉,疏理气机常用陈皮、佛手,活血化瘀常用桃仁、红花,蛋白尿多者常用僵蚕、蚕茧壳。

六、临证崇药对

药对,也称对药,是临床常用的相对固定的两味药配伍形式,是指方剂中最小的组方单位。从药对的研究着手,是揭示中药配伍规律和制方法度的有效途径。应用中医药治疗慢性肾衰中,在灵活变通经方、古方、验方的基础上,在辨证的前提下尤擅加入药对,根据药物气味升降详推细析,通过对药物性味、功效之认识建立看似平淡,但配伍精当,组方严谨,寓意深刻,从而提高中医辨证治疗慢性肾衰的临床疗效。

笔者在应用中医药治疗慢性肾炎长期临床实践中总结出一套行之有效地治法和方药,临床处方用药中善用药对,药对的配伍应用,或相须相使,或相反相成,组合巧妙,知常达变,变化无穷,疗效显著。药对的组成是更好发挥中药疗效的一种组方形式,有互相协助增强药力者,有互相制约消其副作用而展其长者,有两味合用另生其他作用者,有为沟通之作用者等。它包含了中药配伍上所说的相须、相使、相反等作用,颇有临床价值。遣方用药,贵在左右逢源。如治疗慢性肾炎蛋白尿,另辟蹊径,善于从风论治,奏效甚捷。肾炎蛋白尿多起于外感风邪之后,初期宜祛风解表,驱邪外出;风性善行数变,肾炎蛋白尿患者不但常易感受风邪,且每因外感风邪而致病情反复或加重。又肾炎蛋白尿患者初期多以面目浮肿为特征,即使后期出现全身浮肿,也往往是从面目渐及四肢以致胸腹。故此善用风药,知常达变。由于慢性肾炎的的发病主要是在脏腑亏虚、正气不足,还包括有热毒、血瘀、湿停等多方面,特别是热之邪乃为之关键因素,诸如肾炎患者长期不愈的多种感染病灶均为热毒不消的因素。因此,提倡治病求本,首当扶正,而先天不足主要责之肾气虚损,故维护肾气,加强肾的气化功能,是治疗肾病的根本原则,在辨证基础上常加用清热解毒、利水渗湿类药。

　　慢性肾衰竭是由"水肿""癃闭""虚劳"等多种疾患日久不愈,或因反复感邪,逐渐发展而致,是一种脾肾衰败、气化无权、湿浊上泛,以下关上格为特点的本虚标实危重疾病,属于中医学"关格病"范畴。本病虽错综复杂,但大体以脾肾两亏为本,湿浊夹瘀为标,根据其病因病机、发病特点,在治疗早中期慢性肾衰中,宜标本兼顾,如邪壅三焦,重在降逆泄浊;肾络痹阻,贵在祛瘀生新;新感外邪,急宜祛邪为先。三焦壅滞,易致肾络痹阻,瘀血内生,加之水湿浊毒内停,阻滞气机而使气血不畅,瘀血阻滞更甚。血瘀证是肾脏疾病发病过程中的共性,它贯穿于慢性肾衰的所有阶段。又慢性肾衰多病程较长,久病入络,瘀停于内,而使病情更加顽固。且久病多虚,正气不足,气无以帅血,也可进一步加重症状。由此可见,除水湿浊毒内停,壅塞三焦气机外,瘀血阻滞、气血不畅也是慢性肾衰的主要病机之一。治疗多主张扶正祛邪并举,以培补肾元、活血祛瘀、除湿泄浊为其治疗大法。

　　笔者在继承前辈经验的基础上,根据多年的临床实践,紧密结合传统的中医学理论而总结出常用的治疗慢性肾脏病的对药,灵活将各药对运用于慢性肾脏病的治疗中,取得事半功倍的疗效。

　　1. 常用祛风类药对

　　(1) 黑荆芥—防风炭

　　【配伍功效】祛风解表,透邪止血。

　　【配伍分析】荆芥、防风均属辛温解表,祛风散寒之品。防风气味俱升,性温而润,善走上焦,治上焦之风邪,又能走气分,偏于祛周身之风,且胜湿醒脾,其祛风止痛作用尤强;荆芥芳香而散,气味轻扬,性温不燥,以辛为用,以散为功,偏于散上焦风寒,又入于血分,可发散血分郁热。两者配对,相须为用,走于上宣达疏表,祛风胜湿之力较增强,适于外感风寒、发热恶寒、头身疼痛之证,临床极为常用。然发汗利较缓,四季外感风寒皆可用之。既便风热在表,也可辛凉解表配伍应用,起到"开窗散热"之效。防风为"风药之润剂",荆芥性虽温而较平和,两药相伍,祛风止痒;防风入肝经,有祛风止痉之效。若将此两药炒炭,可使轻扬疏散之性大减,取色黑能入血而胜赤之意,以收止血之功。两药炒黑入药,又入于血分,可发散血分郁热,引邪外透,炒炭又可止血,止血而不留瘀,《本草纲目》谓黑荆芥"风病、血病、疮病为要药";两者同用,可祛除气分、血分之风邪。临床上常用于慢性肾炎风邪伏于肾络,而蛋白尿、血尿经久不消。

　　【使用注意】两药配伍温散善升,凡血虚发痉及阴虚火旺者忌用。

　　(2) 天麻—钩藤

　　【配伍功效】息风止痉,平肝潜阳。

　　【配伍分析】天麻及钩藤,同属平肝息风类药物。天麻甘平柔润,归肝经,《得配本草》说"定肝胆之内风",《本草汇言》说其能治"一切中风",走肝经气分,平肝潜阳,甘润而养,息风止痉作用较强,历来被视为治晕要药,最宜于治虚风内动,风痰上扰所致的眩晕、四肢麻木、抽搐等;钩藤轻清微寒,入肝、心包经,《本草新编》言其"去风甚速,有风症者必宜用之",上行头目,清热平肝,息风止痉,清热息风作用较强,宜于肝热肝风而致的惊痫抽搐等。两药相须为用,有"平肝息风降逆"之意,发挥协同作用,息风止痉,平肝潜阳之功倍增,是临床极常选用的平肝息风药对。常用于肾性高血压或肾病患者见有肝风内动、风痰上扰之头晕目眩或头胀痛或头重脚轻、走路不稳、手足麻木者。

【使用注意】天麻另炖兑服,钩藤入煎剂宜后下,不宜久煎。两药配伍,无风热及实热者慎用。

（3）桑叶—桑白皮

【配伍功效】疏风清热,降气利水。

【配伍分析】桑叶、桑白皮,源出于桑树而部位异,但功效不尽相同。桑叶苦甘寒,味薄轻清,能散风热而清肺,功专疏风清热,善祛肌表头面之风,有宣肺之效。桑白皮味甘而性寒,能泻肺平喘,利水消肿。专入肺经气分,降肺之气逆以导源,泻肺中实火,利小水而导热。《药性论》云其能"治肺气喘满,水气浮肿"。《本草纲目》亦曰:"桑白皮,长于利小水,乃实则泻其子也,故肺中有水气及肺火有余者宜之。"两药相配,宣降得宜,疏风发汗,使水随汗泄,兼具宣上通下之功。慢性肾炎患者由于外邪入侵肺气皮毛,不能宣发肃降,若肺不能通调水道,则津液代谢失常,可表现为水肿,内有蛋白尿难消,中焦脾胃升降失职,精微物质不能随脾升而下降者,则出现蛋白尿。由于外邪入侵导致肺脾肾功能失调而出现浮肿、血尿等症,应采用疏解外邪之法治疗。因此将桑叶配伍桑白皮组成药对,意在疏风利水,用于慢性肾炎感受风邪之后,不论有无水肿,凡临床涉及肺经风热证候者尤为多用,正如《幼科发挥》云:"凡肿自上起者,皆因于风治在肺,宣发散之,所谓开鬼门者是也。"

【使用注意】肺寒咳喘、小便量多者慎用。

2. 常用利水湿类药对

（1）茯苓—猪苓

【配伍功效】利水渗湿,扶正祛邪。

【配伍分析】茯苓与猪苓均为菌核,味甘、淡,性平,都有淡渗利湿之功。然茯苓归心、脾、肾经,走气分,淡渗利湿,益脾宁心,兼有补益之性,为利水渗湿常用药,善去脾经水湿,其药性平和,利中有补、补中有利、可补可泻,常随配伍而定;猪苓归肾、膀胱经,甘淡渗泄,药性沉降,利水之力大于茯苓,长于去胃经水湿,但无健脾、补脾功效。正如《本草纲目》所云:"猪苓淡渗,气升而能降,故能开腠理,利小便,与茯苓同功,但入补药不如茯苓也。"两药相须为用,有增强利水渗湿之功。故可用治水湿内停所致的各种证候。两药性平,无偏性,配伍有利水渗湿而不伤正的特点,为治疗肾炎水肿要药,临床可以辨证运用。

【使用注意】两药均为利水渗湿药,易耗伤阴液,对阴亏津少者不宜使用。

（2）车前子—牛膝

【配伍功效】补益肝肾,利水消肿。

【配伍分析】两药配对见于宋代严用和《济生方》中的济生肾气丸。车前子味甘,性寒,归肾、肝、肺经,为沉降下行之品,甘寒滑利,性专降泄,有通利小便、渗湿泄热之功效;牛膝味苦、酸、甘,性平,归肝、肾经,能补能泻,善引气血下行,利尿通淋。两药合用,共奏补益肝肾、利水消肿之功。《得配本草》亦说车前子"配牛膝,疏肝利水"。临床上喜用炒牛膝配伍车前子,因牛膝炒用善补肝肾、强筋骨,为治疗肾虚腰痛及久痹腰膝酸痛无力之常品,两药常用于肾炎水肿,治肾虚尿闭、小便不利诸症。而肾性高血压亦多于水湿泛滥,瘀血阻滞、肾元亏虚等多种因素有关,牛膝、车前子之药对可引水湿下行,并有活血补肾作用,因而对肾性高血压效果良好。

【使用注意】车前子宜布包煎。孕妇及月经过多者慎用。

3. 常用补益类药对

(1) 南沙参—北沙参

【配伍功效】养阴生津,清热润肺。

【配伍分析】沙参一药有南、北之分。南沙参及北沙参功用相似,都具有养阴清肺、生津润燥的作用,前人有"沙参补五脏之阴"之论。《本草求真》云:"沙参有南北二种,北沙参质坚性寒,南沙参体虚力微。"北沙参体重质坚,甘凉柔润,养胃阴、生津液作用较好,肺胃阴伤者尤为多用;南沙参体轻质松,性味偏于苦寒,益肺阴、清肺火之功优于北沙参,并有祛痰之效。张秉成在《本草便读》中指出了南、北沙参的区别与联系:"清养之功北逊于南,润降之性,南不及北。"两药合用,增强了滋润、清降之力。两者相济,有肺胃同治之妙,用于肾炎热病伤津耗阴,临床多表现为咽喉燥痒、干咳少痰、口渴干呕、舌质偏红、苔少等。

【使用注意】两者性寒,虚寒证忌用。

(2) 女贞子—墨旱莲

【配伍功效】补肝益肾,凉血止血。

【配伍分析】女贞子与墨旱莲配伍,名二至丸。女贞子味甘、苦,性凉,补肝肾强腰膝,长于滋阴明目,性质平和,为清补之品。墨旱莲味甘、酸,性寒,入肾补精,能益上而荣下,乌须黑发,长于凉血止血,有明目作用。两药均入肝、肾经,相须伍用,可加强补益肝肾之力,且能凉血止血、滋阴明目。笔者临证对于肝肾不足、腰膝酸软、须发早白、目暗不明、失眠多梦、耳鸣遗精等证,常常选用。另在治疗血尿病症中,亦时选用之,目的不在于控制出血,而在于清热滋阴以止血。

【使用注意】此两药虽为滋补之味,但性质平和,宜于久服缓补。

(3) 白术—苍术

【配伍功效】健脾益气,运脾燥湿。

【配伍分析】白术及苍术同为脾胃经要药,均有燥湿健脾之功。白术苦温而甘,气味芳香,守而不走,功善补气健脾。如陈修园曰:"此为脾之正药也。"《本草汇言》云:"白术乃扶植脾胃,散湿除痹,消食除痞之要药也。脾虚不健,术能补之;胃虚不纳,术能助之。"苍术辛香燥烈,走而不守,最善运脾,健脾胃以燥湿,除秽浊以悦脾。《药性赋》云:"苍术治目盲,燥脾去湿宜用。"补脾则有益气之力,运脾则有燥湿之功。两者相配,一守一走,有补有泻,动静相合,白术得苍术,补脾之不足而泻湿浊之有余;苍术得白术,运脾湿、泻有余而益脾之不足,故燥湿健脾功能同进。治疗肾系疾病,重视调脾胃,临床上运用健脾燥湿常常将此两药配伍使用。无论脾虚明显兼挟内湿,或外湿困脾、脾失健运之证,均可选用。

【使用注意】苍术辛苦性温燥散,白术甘温苦燥,阴虚内热、气虚多汗者忌用。

4. 培补肾元,益气养血　由于肾主藏精,为先天之本,而精宜藏不宜泄,有虚而无实,故古人云"肾病多虚证"。慢性肾衰竭多由各种慢性肾脏疾病发展而来,或久病失治、误治,或久病未顾护正气,致肾气内虚;或水肿日久,困遏脾阳,伤及肾气;或病后失调,饮食不节,恣食生冷咸甘,致脾虚湿盛;或病后失养,劳倦过度,酒色无度,致肾阳虚损等,诸多原因均可致脾肾功能障碍。曾用腺嘌呤诱发慢性肾衰模型研究,进而出现一系列的阳虚表现。慢性肾衰竭,其本在肾元不足,即肾中精气亏虚,阴阳不足。可因脾肺等他脏虚损累及,亦可肾脏自亏或肾病日久致肾元不足。治疗慢性肾衰竭,当益肾元以培其本,根本渐充,庶可图治,故补肾乃第一法。其适用于慢性肾衰竭各阶段。

(1) 黄芪—党参

【配伍功效】补气升阳,生津养血。

【配伍分析】黄芪味甘,性微温,归脾、肺经,补气升阳,益卫固表,利水消肿,温分肉、实腠理,为补气要药,《名义别录》用其"补丈夫虚损,五劳羸瘦……益气,利阴气",《本草纲目》谓其能"补诸虚不足""益元气""壮脾胃"等;党参味甘性平,归脾、肺经,甘温补中健脾胃,生津液,益气生血。两药均有补中益气的作用。黄芪偏于补阳而实表,长于利水升托,补中有泻,党参偏于养阴而补中,长于补血生津,气血双补。两药伍用,一阴一阳,一表一里,相须为用,共收补气升阳、生津养血之功。慢性肾衰病势缠绵,多有肺、脾气虚之证,不仅脾失健运,水湿泛滥之水肿与脾气虚有关,且患者常因肺气虚弱而容易感受外邪造成病情的反复和加重。蛋白尿长期不消的主要原因就是脾气虚弱,升清无权,而致精微物质下泄,故常运用党参、黄芪药对治疗肺脾气虚之易外感、尿少肢肿、尿蛋白迁延不愈者。

(2) 杜仲—续断

【配伍功效】温补肝肾,强筋壮骨。

【配伍分析】杜仲、续断同入肝、肾二经,皆有补肝肾、强筋骨、安胎之功。然杜仲味甘性温,偏入肾经气分,长于补益,有补而不走的特点,《得配本草》说"入滋补药,益筋骨之气血;杜仲入气分,入祛邪药,除筋骨之风寒",《本草汇言》记载:"凡下焦之虚,非杜仲不补,下焦之湿,非杜仲不利";续断味辛苦而重,性微温,偏入肾经血分,长于活血通络,有补而不滞、行而不泄之特点,通过行血脉而续筋骨,走于筋节气血之间。《本草求真》曰:"杜仲,入肝而补肾,子能令母实也,且性辛温,能除阴痒,去囊湿,痿弊瘫软必需,脚气疼痛必用,胎滑梦遗切要……功与牛膝、地黄、续断相佐而成,但杜仲性补肝肾,直达下部筋骨气血,不似牛膝达下,走于经络血分之中,熟地黄滋补肝肾,竟入筋骨精髓之内,续断调补筋骨,在于曲节气血之间为异耳。"两药同用,相须配对,补而不滞,其功益彰,使药力配增,疗效加强,是临床常用的补肝肾、利腰膝、固冲任药对。临床常用于肾脏病日久不愈,肝肾亏虚,腰脊失养,出现的腰膝酸痛、腿软无力、行走不利;两药能固护冲任,以之固护精微,治疗肾虚精微不固之蛋白尿。

(3) 当归—肉苁蓉

【配伍功效】补肾益血,润肠通便。

【配伍分析】当归味甘而辛,性温,归肝、心、脾经,其味甘而重,能补血养血,其性油润,也可润肠通便,《本草纲目》言其"润胃肠筋骨皮肤",能"和血补血";肉苁蓉味甘咸而性温,归肾、大肠经,有温和的补肾阳、益精血的作用,其质柔润,气轻而辛,也可温润滑肠,《本草汇言》谓其"养命门,滋肾气,补精血之药也……乃平补之剂,温而不热,补而不峻,暖而不燥,滑而不泄"。两药相伍,一柔一刚,温而不燥,润而不滞。又当归补血活血,肉苁蓉温壮肾阳,补益精血,两药参合,共奏补肾益血、润肠通便之功。因两者均较滑润,入肠胃一过不留,仅作寓泻于补之用,故有降下无伤阳气、温润不灼阴液之优点,常用于老人阳气虚弱、精血不足之便秘证。对于阴虚有热而致的便秘,一般不宜采用。

5. 活血祛瘀,通络护肾　慢性肾衰竭往往病程较长,久病入络必导致血瘀,因此血瘀气滞、络脉阻塞是本病的病机特点之一。所以主张应将活血祛瘀之法贯穿于治疗慢性肾衰竭的全过程,补虚不忘活血,根据血瘀的原因和症状分别予以理气活血、凉血活血、补气活血、养血活血之法,早期多运用活血逐瘀药物,如桃仁、红花等,晚期则用丹参、当归等养血活血之类,能缓中补虚,逐瘀而不伤正,控制肾衰竭进一步恶化。笔者据此而研制了抗纤灵冲剂及抗纤灵二号方,实验及临床研究均示其具有活血通络、祛瘀生新之功。

（1）桃仁—红花

【配伍功效】活血祛瘀,消肿止痛。

【配伍分析】桃仁苦甘而平,入心、肝、大肠经。《用药心法》云:"桃仁,苦以泄滞血,甘以生新血,故凝血须用。"苦能泄降导下以破瘀,味甘和畅气血以升新,质重而降,偏入里善走下焦,长于破脏腑瘀血,且能润肠通便,故《神农本草经》说"主瘀血,血闭癥瘕",因其善泄血滞,祛瘀力强,为破血要药,前人谓"凡血滞之证,用之立通";红花味辛性温,也入心、肝经。《本草汇言》称其为"破血、行血、和血、调血之药"。性温而气兼辛散,功擅破血祛瘀,走而不守,迅利四达,小剂量入药,尚有调养气血之功,多用则破血通经,为活血通经、祛瘀止痛之常用药物,且质轻长浮,走外达上,通经达络,长于祛在经在上之瘀血。两者皆有活血化瘀之功,且擅入心、肝二经,《用药心得十讲》:"桃仁治瘀血偏于局部有形,或在下腹部者。红花治瘀血偏于散在全身无定处者。两者常同用,可有协同作用。"桃仁破瘀力强,红花行血力胜。两药相须而用,相互促进,活血通经、去瘀生新之力大增,并有活血生新、消肿止痛之功,作用范围扩大,入心可散血中之滞,入肝可理血中之壅。故能疗一切血脉瘀滞之证,是活血化瘀的常用药对。常用此药对治疗肾衰者兼夹瘀血,蛋白尿持续不消、舌暗或有瘀斑点、女子月经不调有血块者。一般而论,用以破血祛瘀,药量宜重,方能奏效;若需调血和血,剂量宜轻,以防过于走散而动血耗血。

（2）当归—赤芍

【配伍功效】凉血补血,化瘀止痛。

【配伍分析】当归味甘而辛,性温,甘补辛散,其味甘而重,故专能补血养血,其气轻而辛,故又能行血,补中有动,行中有补,为血中之气药,补血活血,行滞止痛,又兼散寒,故《日华子本草》云"破恶血,养新血,及主癥癖,肠胃冷";赤芍味苦微寒,专入肝经,善走血分,既能清热凉血,又能祛瘀止痛,《神农本草经》言其"主邪气腹痛,除血痹,破坚结,寒热疝瘕,止痛,利小便,益气",为治瘀血阻滞所致诸症之良药。慢性肾衰脾肾虚损,也必累及于肝,肝主疏泄,肝病则疏泄不及,而致气滞血脉瘀阻。而运用当归、赤芍之药对,当归主血兼主气、主动,赤芍纯阴而主血、主静,气血双调,动静结合,寒温并用,功善凉血、补血、活血、柔肝、清肝、化瘀、止痛,达到补养行通之目的。

（3）黄芪—当归

【配伍功效】益气补血,行气活血。

【配伍分析】此药对见于宋《圣济总录》,名黄芪当归散,治石痈久不愈,李杲《内外伤辨惑论》中调量为后世名方当归补血汤,治血虚肌热。黄芪甘温益气,长于补气,气旺以生血,为补气升阳的要药且补中兼行,有补气行滞之功;当归甘温,气轻味厚,为阴中之阴,故能养血活血,为补血活血之要药。《汤液本草》:"当归,入手少阴,以其心主血也;入足太阴,以其脾裹血也;入足厥阴,以其肝藏血也……若全用,在参、芪皆能补血。"前人有"有形之血不能自生,生于无形之气""气能生血""血为气之母"之论,当归味甘而厚,补血以载气,黄芪味甘而薄,补气以生血,气血互生,可使气壮血旺。《绛雪园古方选注》说"黄芪与当归……有相须之理",两药合用,相辅相成,血旺能载气,气足能生血,以补气为主,补血为次,气血双补,"阳生阴长",故《本草逢源》说"峻用阴中之阳药为君,兼当归引入血分,自然阳生阴长",共奏益气补血、行血活血之功。可用此药对治疗肾性贫血、肾病低蛋白血症,气血两虚者。

（4）赤芍—白芍

【配伍功效】养血活血,凉血敛阴。

【配伍分析】芍药在《神农本草经》中无赤、白之分。后世分为赤芍与白芍两种,功用也各自有别。白芍味苦酸甘,性微寒,归肝、脾经,以补为功,有养血敛阴、柔肝止痛、平抑肝阳的作用。赤芍苦而微寒,归肝经,以泻为用,具清热凉血、祛瘀止痛的作用。李杲:"赤芍药破瘀血而疗腹痛,烦热亦解,仲景方中多用之者,以其能定寒热,利小便。"《本草求真》曰:"赤芍药与白芍药主治略同,但白则有敛阴益营之功,赤则只有散邪行血之意;白则能于土中泻木,赤则能于血中活滞。"《本草正义》亦云:"补血,益肝脾真阴,而收摄脾气之散乱,肝气之恣横,则白芍也;逐血导瘀、破积泄降,则赤芍也。故益阴血,滋润肝脾,皆用白芍;活血行滞,宣化疡毒,皆用赤芍。"赤芍凉血活血为主,既散又泻。白芍养血敛阴为主,能收能补。两者合用,一敛一散,散中有敛,一泻一补,行中有补,对立互补,相反相成,具有养阴而不敛邪,泻散而不伤正的作用,常用于营血不足兼有血行不畅出现拘急疼痛一类病证的治疗。《本草逢原》:"其治血痹利小便之功,赤白皆得应用,要在配合之神,乃著奇绩耳。"需注意的是,此两药皆为寒凉之品,偏热者用之最宜;若偏寒者应当与温性药如桂枝、当归等合用,方为对证。

6. 泻热除湿,解毒泄浊　肾为水脏,肾气不足,失于蒸腾气化,不能分清泌浊,以致水湿浊邪内聚,因虚致实。而邪实又常常损伤脾胃,脾为后天之本,脾虚运化失健,水湿内停,日久蕴而成浊,留贮体内。因肾不能藏精泄浊,失于泄浊则肌酐、尿素氮等浊邪难除而堆积。浊邪犯中则恶心、吐逆,浊邪泛滥肌肤则见水肿。湿、水、浊等是慢性肾衰竭的常见病理产物,直接影响慢性肾衰竭的邪正消长和病程进展。故而创制的肾衰方能有效降低 CRF 大鼠机体代谢产物潴留,改善贫血,防治肾小球硬化,减轻肾小管损伤及肾间质炎性细胞浸润,延缓肾纤维化。笔者根据李东垣脾胃学说中"火与元气不两立,一胜则一负,脾胃气虚则下流于肾,阴火得以乘土位"的学术理论,创制出健脾清化方治疗早中期慢性肾衰之脾虚湿热证型能显著改善患者的肾功能,降低蛋白尿。

(1) 黄连—半夏

【配伍功效】清热化痰,散结止呕。

【配伍分析】黄连大苦大寒,归心、肝、胃、大肠经,苦寒降泄,苦燥湿,寒胜热,清泄胃热而燥湿,以开中焦气分之热结,《本草正义》言其"能泄降一切有余之湿火","上以清风火之目病,中以平肝胃之呕吐,下以通腹痛之滞下,皆燥湿清热之效也";半夏辛温,归脾、胃、肺经,辛散苦燥温通,性质沉降,长于燥脾湿而化痰浊,温脏腑而化寒痰,降胃气而止呕吐,又善化痰而消痞散结。两药配伍,寒热互用以和其阴阳,辛开苦降以调其升降。且清热无碍祛湿,燥湿又无妨清热,有相辅相成之妙用,寒去热清,升降复常,共奏清热化痰、散结止呕之功。尿毒症期因湿浊内蕴,郁而化热,犯及于胃,和降失司,常出现脘痞纳呆,重则呕恶频繁。而黄连、半夏之对药,功善清热降逆止呕,湿热下降,则中焦气畅,后天之本渐强,治肾诸法才能得以施展。黄连量多则苦寒败胃,故应少量用之,此取其味不取其性也。

(2) 大黄—芒硝

【配伍功效】泻热通便,攻下积滞。

【配伍分析】大黄与芒硝相配,是临床常用的泻热通便、攻下破积的药对,为大承气汤及调胃承气汤的主要组成部分。大黄苦寒荡涤通下,力猛善行,泻火凉血,攻积导滞,气味重浊,直降下行,有斩关夺将之力;芒硝咸苦而寒,其性降泄,善于润肠燥、软坚结而泻下通便。《医宗金鉴》谓:"《经》曰:热淫于内,治以咸寒,火淫于内,治以苦寒,君大黄之苦寒,臣芒硝之咸寒,二味并举,攻热泻火之力备矣。"柯琴云:"仲景欲使芒硝先化燥屎,大黄继通地道。"两药配伍,相须为用,泻积滞,荡热结,共奏泻热通便、攻下积滞之功。两者相须,攻下之力大大增强,作用迅速且猛烈,临床上主要用于胃肠实热证。现代药理研究也证实这种配伍后所具有的强大泻下通便作用。大黄中所含的蒽醌衍生物,有较强的泻下作用;芒硝中主要成分为硫酸钠,在肠内形成高渗,使肠内保持大量水分,促使燥屎软化,两者一起刺激黏膜,而促进排便。又因由于本药对泻下之力峻猛,入气入血,故非实热闭结,不可孟浪施用。恐诛伐太过,误伤正气以致变证蜂起,贻误病情。故临床上一般不用此两药煎服,而是用此两药煎液灌肠,通过通便而排毒素。

(3) 黄连—大黄

【配伍功效】清热凉血,泻火解毒。

【配伍分析】黄连与均大黄为苦寒之品,但功效不尽相同,黄连长于清心降火、燥湿解毒,偏重于心、胃,走上焦,守而不走;大黄沉降,力猛善行,走而不守,直达下焦,长于泻火通便、凉血解毒,善荡涤胃肠实热积滞而长驱直下,入血分既能泻血分实热而凉血,又能通利血脉以消散瘀血。两药相须为用,一走一守,动静相合,协同发挥出降火泻热、凉血解毒的强大作用,既清气分实热,又泻血分火毒,同时,还具有下结除滞、涤肠通便之效。

7. 同类相求配伍　同类相求配伍指同一类药物每两味配合使用,使疗效增强,而发生协同作用。

(1) 防风—荆芥

【配伍功效】祛风解表,止痒止血。主治:四时感冒;皮肤瘙痒;慢性肾炎风邪伏于肾络,而蛋白尿、血尿经久不消。用量:防风12g,荆芥12g。

【配伍分析】荆芥为植物的地上部分,味辛,性温,入肺、肝经,芳香气烈,质又轻扬,性温而不燥,以辛为用,以散风为主;防风为植物的根,味辛、甘,性微温,入膀胱、肝、脾经,气味俱升,性温而润,善走上焦,以治上焦之风邪,且能胜湿,为祛风之圣药。荆芥偏入血分,防风偏入气分,两药配伍,相须为用,并走于上,辛散发表散风,祛风胜湿之力增强,多用于外感病表证,因其性微温,故寒热皆可。临床上常用于肾病四时感冒、恶寒怕风、发热无汗、全身疼痛之症,用之最宜,对于外感风热发热恶风、咽痛者,可与牛蒡子、玄参等同用辛散风热之邪。皮肤病多有瘙痒,昔有"无风不作痒"之说,两者配伍,祛风力强,故对于肾脏病合并皮肤病瘙痒者,常用两药配伍。若将此两药炒炭,可使轻扬疏散之性大减,取色黑能入血而胜赤之意,能宣血中之风,可发散血分郁热,引邪外透,炒炭又可止血,止血而不留瘀,故笔者亦常用于慢性肾炎风邪伏于肾络,而蛋白尿、血尿经久不消者。

(2) 萹蓄—瞿麦

【配伍功效】利尿通淋,清热止痛。主治:湿热壅滞下焦之尿频涩痛、淋沥不畅、小腹胀痛等证。用量:萹蓄10~15g,瞿麦10~15g。

【配伍分析】此药对见于《太平惠民和剂局方》八正散。萹蓄与瞿麦同有清热利水、通淋之功效。萹蓄苦寒沉降下行,善走气分,入膀胱经,专清膀胱之湿热,有利尿通淋止痛之功,长于除下焦之湿热,偏治小便不利之热淋。瞿麦苦寒力猛,善走血分,入心与小肠二经,专清心与小肠之火,既能利水通淋,又能散瘀滞而通血脉,偏治小便淋涩赤痛之血淋。临床常将两药配对同用,以增强导热下行、利尿通淋、清热止痛之功,用于湿热壅滞下焦之尿频涩痛、淋沥不畅、小腹胀痛等证,多用于治疗急性膀胱炎、尿道炎等病。同时两药苦寒通利,脾气虚弱者及孕妇忌用。

(3) 山楂—神曲

【配伍功效】消食除积,破滞除满。主治:暴饮暴食过度所致胃胀腹痛、嗳气腐臭、矢气频频等证;脾胃虚弱所致食欲不振、宿食不消等证;饮食久积、痰食互结影响气血所致的腹中癥块。用量:山楂15g,神曲15g。

【配伍分析】此药对出自见于《丹溪心法》保和丸。山楂与神曲同入脾胃二经。山楂酸甘、微温,破泄之力较强,能消食化积、散瘀行滞,善消肉食油腻之积。神曲乃取白面、杏仁、赤豆等六种药为辅料,经过蒸制发酵而制成的曲剂,味甘辛而性温。其辛不甚散、甘不甚壅、温不甚燥,香能醒脾助运,导滞之力较强,善于消食除满,具有促进消化酒谷陈腐积滞的作用。两药同用,相须配对,可增强消食除积、破滞除满之力。临证中用于暴饮暴食过度所致胃胀腹痛、嗳气腐臭、矢气频频等证;用于脾胃虚弱所致食欲不振、宿食不消等证;用于因饮食久积、痰食互结影响气血所致的腹中癖块,以辅助消坚磨积。对于慢性疾病,两药单独应用恐其破泄之力大,反伤脾胃,当与健脾和胃药合用,方为妥当。两药常炒焦使用。两药配伍,消中有破,久病体虚之人出现食滞腹泻之症则应慎用。

(4) 芡实—金樱子

【配伍功效】健脾益肾,涩精缩尿。主治:尿蛋白长期不愈及夜尿频数之症;脾肾两虚、下元不足之慢性泄泻、肾气不固之男子遗精滑泄及女子赤、白带下等症。用量:芡实10～15g,金樱子10～15g。

【配伍分析】此药对见于《仁存堂经验方》水陆二仙丹,用于固真元。此药对取义于《洪氏集验方》的水陆二仙丹。金樱子与芡实均为收涩类药。金樱子味酸涩而性平,入肾、膀胱、大肠经,气味俱降,以涩止脱,以酸收阴,既能收敛固脱、涩肠止泻、固肾止带,又能收摄精气、固精缩尿,为临床常用的补肾秘气、摄精止遗之品。芡实味甘涩而性平,归脾、肾经,偏于健脾,能益肾固精、健脾止泻,有扶正之功。味涩固肾,故能闭气,使遗精、带下、小便不禁皆愈。《本草纲目》云其能"止渴益肾,治小便不禁、遗精、白浊、带下"。两药配对,相得益彰,最能益肾敛精、固涩下元、健脾止泻、缩小便。肾主藏精,藏五脏六腑之精气,肾气充足则精气内守,肾气虚则精微下流,因而慢性肾炎等肾脏病的蛋白尿形成多由肾气亏虚、固摄失约而致。临床常用于慢性肾炎、糖尿病肾病等病至中、后期,正气虚损,或肾病综合征脾肾亏虚而致的尿蛋白长期不愈及夜尿频数之症,亦常用于治疗脾肾两虚、下元不足之慢性泄泻、肾气不固之男子遗精滑泄及女子赤、白带下等症。《本草新编》:"金樱子,世人竞采以涩精,谁知精滑非止涩之药可止也……所以用金樱子必须用芡实、山药、莲子、薏仁之类,不单止遗精而精滑反涩,用涩于利之中,用补于遗之内,此用药之秘,而实知腰之深也。"同时,此药对在邪实甚时不宜应用,因两药配伍,滋补敛涩,故有实火热邪,小便不利者忌用。如《本草求真》中说:"此虽收涩佳剂,然无故熬膏频服,而令经络隧道阻滞,非惟无益反致增害。"

8. 寒热相制配伍 寒热相制配伍,包括两个方面,一是针对寒热错杂证,疗寒以热,疗热以寒,寒热并用,并行不悖,相反相成。二是针对药性的过偏,加以监制,以防温燥之品耗血动血或寒凉药物碍邪。

黄连—肉桂

【配伍功效】引火归元,交通心肾。主治:肾病心烦失眠。用量:黄连6～9g,肉桂3～6g。

【配伍分析】此药对见于《韩氏医通》,在《四科简效方》中名交泰丸,治心肾不交,怔忡不寐等症。黄连味苦,性寒,归心、脾、胃、肝、胆、大肠经,能清热燥湿,泻火解毒;苦寒入心,善于清心热,泻心火,心火下行则肾阴得济;肉桂味辛、甘,性大热,归肾、脾、心、肝经,功能补火助阳,引火归源,散寒止痛,活血通经。气厚纯阳,温热入下焦,能助肾中阳气益命门之火,少量应用可引火归源,蒸肾中之阴得以气化而上济于心。两药配合,一寒一热,一阴一阳,相反相成,清热补火,使肾水上济于心,导心火下交于肾,使心肾交通,故可治失眠。《本草新编》:"盖虚火益补,而实火益泻,以黄连泻火者,正治也,以肉桂治火者,从治也,故黄连、肉桂寒热实相反,似乎不可并用,而实有并用而成功者,盖黄连入心,肉桂入肾也。凡人日夜之间,必心肾两交,而后水火始得既济,水火两分而心肾不交矣。心不交于肾,则日不能寐,肾不交于心,则夜不能寐矣,黄连与肉桂同用,则心肾交于顷刻,又何梦之不安乎?"此药对一则治疗肾病心烦失眠;再则用黄连解毒燥湿时,反佐以肉桂通阳化气利湿,且制约黄连苦寒太过,免伤肾阳。故明代李时珍说:"一冷一热,一阴一阳,阴阳相济,最得制方之妙,所以又成功而无偏胜之害也。"

9. **刚柔相济配伍** 刚柔相济配伍,指以辛香苦温的刚燥药配以阴柔药,达到流通气机而不产生耗气伤阴之流弊的方法。

(1)知母—黄柏

【配伍功效】清热燥湿,滋阴降火。主治:肾病服用大剂量激素、各种肾病阴虚火旺者。用量:知母9~15g,黄柏6~15g。

【配伍分析】此药对见于《医宗金鉴》知柏地黄丸。知母味甘、苦,性寒,归肺、胃、肾经。具清热泻火、滋阴生津润燥之功,本品质润,苦寒不燥,沉中有浮,降中有升,入三焦,以清热滋阴为主。故《本草纲目》言其能"下则润肾燥而滋阴,上则清肺金则泻火",中则能清胃火,除烦渴;黄柏味苦,性寒,归肾、膀胱、大肠经。本品苦寒沉降,长于清泻下焦湿热,又善泻相火、退虚热。《珍珠囊》说黄柏之用能"泻膀胱龙火""利小便结""除下焦湿肿"等。黄柏泻降肾中相火,知母清降肺金之热,两药配伍,相须互补,而增强滋阴降火之功。知母佐黄柏去火以保阴,乃清本正源之法,临床常用于肾病中阴虚火旺者及减轻大剂量皮质激素的副作用,以及泌尿系统感染之尿频灼痛、血尿等。临证可根据热与湿之孰轻孰重,配合清热或利湿之类而用之。

(2)枸杞子—菟丝子

【配伍功效】补肾益精,养肝明目,主治:肾精不足之慢性肾病。用量:枸杞子15g,菟丝子15g。

【配伍分析】此药对见于《医学入门》五子衍宗丸。枸杞子味甘性平,柔润多液,有补肾益精、养肝明目作用,滋阴润燥力强;《本草纲目》载"能补肾润肺,生精益气,此乃平补之药,所谓精不足补之以味也"。《本草经疏》曰:"枸杞子,润而滋补,并能退热,专于补肾、润肺、生津、益气,为肝肾真阴不足,劳乏内热补益之要药。"菟丝子辛甘平,甘温,补肾固精,养肝明目,既能助阳又能益阴。《药品化义》载"用之入肾,善补而不峻,益阴而固阳"。《药性论》:"菟丝子,治男子女子虚冷,添精益髓,去腰痛膝冷,又主消渴热中。"两药伍用,相须为用,一柔一刚,一阴一阳,滋而不腻,温而不燥,共奏补肾益精、养肝明目之功。肾为先天之本,主骨生髓而藏精化血,是气血生化之根本。慢性肾病出现血液化生不足,主要是由于肾精亏虚所致,因此补肾益精是治疗慢性肾病的关键。菟丝子、枸杞子两药同用,补而不腻,为平补肾中阴阳之要药,适用于肾精不足之慢性肾病。

10. **动静相随配伍** 动静相随配伍是指以通利动走药与涩滞静守药并用的一种配

伍方法。也即"走"与"守"的配伍。

益智仁—粉萆薢

【配伍功效】温肾利湿,分清化浊,主治真元不足,下焦虚寒所致小便频数无度。用量:益智仁3~6g,萆薢10~15g。

【配伍分析】益智仁辛温而涩,暖肾壮阳,固精缩尿,主守主静;粉萆薢苦平,利湿而分清去浊,祛风而舒筋通络,主走主动。益智仁以固涩为主,粉萆薢以分利为要。两药伍用,一涩一利,一静一动,相互制约,互制其短而展其长,温涩不留湿,利湿不伤阴,固下元、利小便、去湿浊甚效。两者伍用,出自《杨氏家藏方》萆薢分清散。临床上常用此药对治疗真元不足、下焦虚寒所致小便白浊,频数无度,漩如膏糊;或小便频数虽不白浊。

11. 补泻兼施配伍 补泻兼施配伍,是指扶正药(补药)与祛邪药(泻药)并用的一种配伍方法,主要适用于正气既虚邪气又盛的虚实夹杂证。

(1) 生地黄—玄参

【配伍功效】清热凉血,养阴生津,主治:热入血证;热病后期,津液损伤,心烦口渴,大便秘结或肾阴亏损,虚火上炎之咽喉燉肿、口干舌燥等证。用量:生地黄15g,玄参15g。

【配伍分析】此药对见于《温病条辨》增液汤。生地黄、玄参都是凉血清热类药物,也是养阴生津的良剂。两者均甘寒味苦,均能清热凉血,养阴生津。然生地黄功能偏凉血止血,玄参功能长凉血解毒。两药相须配伍,清中有补,养中促清,其清热凉血、养阴生津之力倍增。既可用于实证,也可用于虚证。两者同入血分,使清热凉血解毒作用大为增强,常用于狂乱谵妄、斑疹显露或吐血、衄血、舌绛苔少等热入血证。《本草纲目》:"肾水受伤,真阴失守,孤阳无根,发为火病,法宜壮水以制火,故玄参与地黄同功。"生地黄与玄参又有较强的养阴生津作用,用于热病后期,津液损伤,心烦口渴,大便秘结或肾阴亏损,虚火上炎之咽喉燉肿、口干舌燥等证,也有较好疗效。

(2) 生地黄—牡丹皮

【配伍功效】清热养阴,活血补血。主治:阴虚内热之肾炎患者;热伤血络之尿血症。用量:生地黄15~20g,牡丹皮9~12g。

【配伍分析】生地黄与牡丹皮,皆为清热凉血之品。生地黄苦寒以泄热,甘寒质润多汁以养阴润燥,入心肝血分能清热凉血,以泄邪热;牡丹皮苦寒以清血热,辛散以行瘀血,清热中有散血之功,功善凉血祛瘀,具有凉血不留瘀、活血不动血之特点。两药伍用,牡丹皮清芳透散,热退则有利阴复,生地黄重在滋阴,阴生则易于退热,相须为用,发挥协同作用以加强药力,提高疗效,清补共施,使凉血兼散瘀,清热又宁络,并有一定的养阴之力。肾炎患者多有腰膝酸软、头晕耳鸣、五心烦热、舌偏红、脉细等阴虚见证,阴亏而生内热,生地黄、牡丹皮之对药清热养阴、活血补血而善清虚火之内热。笔者根据多年的临床经验,常用此药对治疗湿热蕴于下焦,使热伤血络之尿血症,寓于凉血止血。

(3) 防己—黄芪

【配伍功效】补气益卫固表,祛风除湿止痛。主治:风湿痹证之湿痹,或治疗风湿客于肌表,营卫不畅所致的肢体沉重、关节疼痛、汗出恶风、水肿等因气虚湿盛所致诸病症。用量:防己 12 ~ 15g,黄芪 15 ~ 30g。

【配伍分析】此药对出自《金匮要略》防己黄芪汤,原书用治风湿兼有气虚之证。防己味苦辛,性寒,归膀胱、肾、脾经。本品辛以散风,功可祛风,以驱外袭之风邪;苦以泄湿,寒以清热,苦寒降泄,善走下行,泻下焦血分湿热;故《医林纂要·药性》言其"功专行水决渎,以达于下"。《本草求真》亦谓:"防己辛苦大寒,性险而健,善走下行,长于除湿、通窍、利道,能泄下焦血分湿热,及疗风水要药。"黄芪甘、微温,入肺、脾二经。具有升发之性,功能补气升阳,益卫固表,利水消肿,托疮生肌。黄芪善走肌表,是治疗表虚及虚性水肿之药。张山雷在《本草正义》中赞其"能直达人之肌表肌肉,固护卫阳,充实表里,是其专长,所以表虚诸病,最为神剂"。黄芪与防己,是属于扶正与祛邪相结合的配对方式,属补泻并用之法。黄芪防己都有利水消肿之功,黄芪偏重扶正,益气健脾而补中州之虚;防己功善除痹,着重祛邪除湿,具有较强的止痛作用。两药相使配伍,黄芪以升为要,防己以降为主,两药一补一泻,一升一降,益气固表与祛风行水并行,益气升提与降泄通行并施,外宣内达,通行诸经,祛风不伤表,固表不留邪,防己得黄芪之升,走表行水,黄芪得防己之降,升降协调,益气利水而不伤正,使表气得固,风邪得除,水道通利,风湿诸症得解。共奏补气益卫固表、祛风除湿止痛之功。《本草逢原》:"黄芪……同防己、防风则祛风湿。"临床多用于风湿痹证之湿痹,或治疗风湿客于肌表,营卫不畅所致的肢体沉重、关节疼痛、汗出恶风、水肿等因气虚湿盛所致诸病症。

临床上,所见之病千难同一,常用之药却不过百味,以有限之药物治无限之病变,意欲按药施证,实则无异于刻舟求剑。"用药如用兵",是中医学的一句名言。用兵之道,在于文韬武略,克敌制胜;用药之道,在于运筹妙用,配伍精当。故历代医家都非常重视药物的相互组合,以准确灵活的配伍,来针对性地治疗复杂的病变。"药对"即是其中最基本、最有意义的配伍形式。药对又称对药,系用相互信赖、相互制约,以增强疗效或减少毒副作用的两味药组方治病。其间有起到协同作用者,有互消其副作用专取所长者,有相互作用产生特殊效果者,皆称之为对药。施今墨谓"对药作用即辨证法中相互依赖相互制约的实践,非相生相克之谓"。所用药对,看起来是两药合用,实际上是缩小的方剂运用,其意义较方剂运用更广,名为用药,实为用方。

慢性肾功能不全者,一般多为脾肾亏虚,湿热内蕴,且患者多病程较长,极易感受风寒、湿热等外邪,故在治疗上必须急则治其标,祛邪为先,以期迅速控制疾病。待标急缓解后,再针对其原有病机进行治疗。笔者根据中医理论和长期的临床经验总结,在健脾补肾原则上,创立了以清热化湿、活血祛瘀治疗早、中期慢性肾功能不全,遣方用药采用中医辨证与辨病相结合,除了给予健脾益肾、清热解毒、标本兼治之外,另重用清热化湿通便之品,并加用活血祛瘀之品,如当归、牛膝、桃仁,以期改善肾功能,保护肾脏残余的功能,延长患者生存期,运用于临床,效如桴鼓。

总之,药对作为一种临床用药的配伍形式,从古至今一直被历代医家所推崇,成为许多医家用药之特色。清代严西亭《得配本草》曾言:"得一药而配数药,一药收数药之功。配数药而治数病,数病仍一药之效。"单味中药只有通过医家配伍,方能常用常新,从而实现"以有限之药治无限之病"。而且本书中药对所选药物皆为性味较平和的常用药,便于患者长期服用;既有对传统配伍的继承与运用,更有结合现代研究成果、与时俱进、颇具巧思而疗效独特的新配伍。因此在临证应用上述药对时,本着辨证为主、结合辨病的原则,或辨证施治,或辨病用药,通过"药对"的临床经验能有效地指导临证处方用药,具有重要的临床意义和应用价值。

第 四 篇

创制新方药

一、抗纤灵方

慢性肾脏疾病的进展是一个不可逆转的过程,最终导致终末期肾功能衰竭。肾纤维化几乎是所有肾脏疾病进展到终末期肾功能衰竭的共同病理途径,属于中医"肾络病"范畴。肾络病是从中医角度研究肾纤维化的,是各种中医致病因素损伤肾络脉引起的病理变化,其内涵是指疾病的发展过程中不同致病因素伤及肾络脉导致的络脉功能障碍及结构损伤的自身病变,外延同时包括络脉病变的致病因素及络脉病变引起的继发性脏腑组织病理改变。络脉是从经脉支横别出,逐层细分,纵横交错,遍布全身,广泛分布于脏腑组织间的网络系统,是维持生命活动和保持人体内环境稳定的网络结构。循行于体表的络脉为阳络,循行于体内布散于脏腑区域的络脉为阴络,又称"脏腑隶下之络"(《临证指南医案·便血》)。阴络随其分布脏腑区域而成为该脏腑组织结构的有机组成部分,故又有心络、肝络、肾络、肺络、脾络、胃络、脑络等。肾络即分布于肾脏区域的络脉并成为肾脏结构与功能的有机组成部分,肾脏病变往往表现为肾络的结构与功能失常。肾络在解剖形态上与肾小球的血管结构具有同一性,西医学认为肾单位是肾结构和功能的基本单位,由肾小体和肾小管组成。肾小体中的血管球是其主要组成部分,其毛细血管来自于肾动脉的分支,进入肾小体后分为 4~5 个初级分,这与络脉支横别出、逐层细分、随络脉不断分支、络体细窄迂曲的结构特点相吻合。因而,从结构上看,肾小球中的血管球符合络病学说中脉络的概念。络息成积是邪气稽留络脉,络脉瘀阻或瘀塞,瘀血与痰浊凝聚而形成的病变。《灵枢·百病始生》论述积之形成时说:"虚邪之中人也,始于皮肤……留而不去,传舍于肠胃之外,募原之间,留着于脉,稽留而不去,息而成积。或著孙脉,或著络脉,或著经脉。"指出邪气久聚络脉,稽留不去,息而成积的病理变化。《难经·五十五难》论述了邪入五脏阴络留而成积的病变类型:"肝之积,名曰肥气……心之积,名曰伏梁……脾之积,名曰痞气……肺之积,名曰息贲……肾之积,名曰贲豚。"这些记载包括了脏器络脉瘀滞积聚成形在外扪而可及的病理性扩大。关于五脏之积的论述可能包括西医学多种脏器病变,如肝纤维化、肾纤维化、肺纤维化。西医学认为肾纤维化可能与间质成纤维细胞的激活有关,间质中的成纤维细胞是肾间质纤维化的主要效应细胞,间质成纤维细胞的激活是肾间质纤维化的中心环节。在炎症、缺血、缺氧、免疫反应、机械性的牵拉张力过高等因素的刺激下,间质成纤维细胞被激活,转变为肌成纤维细胞(myofibroblast,MyOF),产生大量 FN 和胶原(尤其是 I 型和Ⅲ型胶原),促进肾间质纤维化的发生与细胞外基质(ECM)的过度沉积。同时肾小管上皮细胞转分化在肾间质纤维化过程中起着极其重要的作用。EMT 受许多生长因子、细胞因子、激素和细胞外基质的调节。在众多的调节因子中 TGF-β 被公认为是最主要的致纤维化因子。值得强调的是,TGF-βl 诱导 EMT 的过程是在病理状态 TGF-β1 导致肾间质纤维化的主要途径。在不同时期有多条信号转导途径参与 Smads 蛋白、丝裂原激活蛋白激酶(mitogen activated protein kinase,MAPK)、蛋白激酶 B(protein kinase B pkB/AKT)等,其中最主要的是 Smad 信号传导通路,完整的 TGF-β/Smads 信号传导途径介导 EMT。这些病理机制的共同结果就是肾小管间质、肾小球毛细血管壁及系膜区 ECM 明显增多,最终发展为肾小球硬化。其病理改变既包括正常胶原以及 ECM 量的增加又包括肾小球 ECM 的合成与降解的平衡状态失调,和中医络病学说络息成积具有一致性。

综上所述,肾络病证是络中营卫气血津液运行、输布及渗化失常,瘀滞痹阻的状态。包括致病因素所引起的脉络损伤和功能障碍,以及脏腑组织继发性病理改变。由于肾络瘀滞或虚滞证候,与贯穿于多种慢性疑难肾脏病发生发展过程的共性规律具有高度相关性,导致"络息成积"的状态,这一状态为肾纤维化的主要病理基础,为络脉病变导致的继发性病理改变,成为肾纤维化发展加重的关键因素,这与肾间质纤维化是由于各种原发或继发性肾脏病持续发展,导致肾脏正常组织结构被细胞外基质所取代,并伴随肾脏功能不可逆损害的病理过程,其特征性的病理改变是肾小管萎缩伴间质成纤维细胞增生及细胞外基质的过度聚集是一致的。目前,络病理论与治络方法,已成为揭示中药控制机制,开辟中医肾脏病研究走向更深更广层面的切入点。所以,笔者针对肾纤维化"络脉瘀阻、络息成积"的病理机制,依据"络以通为用"的原则,确立活血化瘀、通络祛毒的治疗大法治疗肾纤维化。近年来,尽管抗肾间质纤维化的治疗已取得了长足的发展,但其治疗效果尚不理想。主要集中在抑制 TGF-β 的表达方面,我们知道生长因子是把"双刃剑",一味强调抑制生长因子有可能会带来潜在的并发症。因此,进一步研究肾间质纤维化的分子机制,探索有效的防治措施,对延缓 ESRD 的进程、延长患者寿命意义重大。为此我们进行了中药抗纤灵从 CHIP 蛋白深层次调节 TGF-β/Smads 信号通路的实验研究。

(一) 理论研究

1. 慢性肾衰中医病名探讨　本病在中医古籍中未见有专门的论述,从病因病机、临床表现及该病的发生发展过程来看,归属于中医"水肿""肾风""溺毒""癃闭""肾劳""虚劳""关格"等范畴。

水肿:水肿之名,首见于《诸病源候论》。在《神农本草经》中称为"水",《金匮要略》称为"水气"。《灵枢·水胀》说:"水始起也,目窠上微肿,如新卧起之状,其颈脉动,时咳,阴股间寒,足胫肿,腹乃大,其水已成矣。以手按其腹,随手而起,如裹水之状,此其候也。"《丹溪心法·水肿》分为阴水、阳水两大类,指出:"若遍身肿,烦渴,小便赤涩,大便闭,此属阳水……若遍身肿,不烦渴,大便溏,小便少,不赤涩,此属阴水。"详细描述了水肿的症状,符合 CRF 患者早期晨起眼睑水肿,继则下肢,最后出现胸水、腹水等临床症状。

肾风:《素问·奇病论》中提到:"有病庞然如有水状,切其脉大紧,身无痛者,形不瘦,不能食……病生在肾,名为肾风。肾风而不能食,善惊,惊已,心气萎者死。"《素问·风论》说:"肾风之状,多汗恶风,面庞然浮肿,脊痛不能正立,其色炲,隐曲不利,诊在肌上,其色黑。"《中藏经》中提到:"肾风之状,但踞坐而腰脚重痛也。"这里所描述的肾风,是指以面部浮肿为主要表现,伴有腰酸背痛、身重尿少、肤色黧黑、纳呆不能进食,继而出现惊悸等心气衰败之候,终致死亡的危重证候。从临床表现和病情发展规律来看,颇似慢性肾炎水肿不断发展,导致 CRF 并伴有消化系统、心血管系统损害以及水、电解质平衡紊乱,最后病情进一步恶化的病程。

溺毒:清代何廉臣在《重订广温热论》中提到:"溺毒入血,血毒上脑之候,头痛而晕,视力朦胧,耳鸣耳聋,恶心呕吐,呼吸带有溺臭,间或猝发癫痫状,甚或神昏惊厥,不省人事,循衣摸床撮空,舌苔起腐,间有黑点。"与西医学 CRF 尿毒症期的临床表现极为相似。这里的溺毒,既是病因也是病证,可以理解为尿毒症毒素。

癃闭:癃闭之名,首见于《内经》。《素问·宣明五气》说:"膀胱不利为癃,不约为遗溺。"《素问·灵兰秘典论》说:"膀胱者,州都之官,津液藏焉,气化则能出矣……三焦者,决渎之官,水道出焉。"《灵枢·本输》说:"三焦……实则闭癃,虚则遗溺。"《诸病源候论·小便病诸候》中指出:"小便不通,由膀胱与肾俱有热故也。"如果癃闭失治或治疗不当,病情由轻转重,临床出现头晕、视物模糊、恶心、呕吐、水肿、胸闷不适、喘促,甚则烦躁、神昏、抽搐等症状,是由癃闭转为关格,若不及时抢救可以致命。正如《景岳全书》提到:"小便不通是为癃闭,此最危最急症也,水道不通,则上侵脾胃而为胀,外侵肌肉而为肿,泛及中焦则为呕,再及上焦则为喘。数日不通,则奔迫难堪,必致危殆。"

肾劳:肾劳一词,首见于王冰的注《素问·评热论》:"劳,谓肾劳也。肾脉者,从肾上贯膈,入肺中,故肾劳风生,上居肺下也。"《诸病源候论·虚劳病诸候》:"肾劳者,背难以俯仰,小便不利,色赤黄而有余沥,茎内痛,阴湿囊生疮,小腹满急。"《医醇剩义·劳伤》:"肾劳者,真阴久亏,或房室太过,水竭于下,火炎于上,身热腰疼,咽干口燥,甚则咳嗽吐血,来苏汤主之。"后世医家巢元方、孙思邈、陈无择等也都对肾劳一病提出自己的见解,将其主要病因归纳为房劳伤肾、情志伤肾、邪实伤肾等,与 CRF 的中医病因有相似之处。

虚劳:虚劳之名,首见于《金匮要略·血痹虚劳病脉证并治》。此篇提到:"虚劳里急,悸,衄,腹中痛,梦失精,四肢酸疼,手足烦热……虚劳腰痛,少腹拘急,小便不利……虚烦不得眠,酸枣仁汤主之。"《医宗金鉴·虚劳总括》说:"虚者,阴阳、气血、荣卫、精神、骨髓、津液不足是也。损者,外而皮、脉、肉、筋、骨,内而肺、心、脾、肝、肾消损是也。成劳者,谓虚损日久,留连不愈,而成五劳、七伤、六极也。"描述了以脏腑亏损,气血阴阳不足的主要病机,符合 CRF 病程长,后期出现腰酸背痛、易疲劳、食欲不振、贫血、营养不良、抵抗力下降等临床表现。

关格:《证治汇补·癃闭·附关格》说:"既关且格,必小便不通,旦夕之间,陡增呕恶。此因浊邪壅塞三焦,正气不得升降。所以关应下而小便闭,格应上而生呕吐,阴阳闭绝,一日即死,最为危候。"《素问·六节藏象论》曰:"人迎与寸口俱盛四倍已上为关格,关格之脉赢,不能极于天地之精气,则死矣。"从病机和脉象阐述关格是阴阳离决的危重证候,此证多能致命,与 CRF 预后基本一致。《伤寒论·平脉法第二》说:"寸口脉浮而大,浮为虚,大为实,在尺为关,在寸为格。关则不得小便,格则吐逆。"认识到其病机为虚实夹杂、阴阳失常,这与 CRF 本虚标实、气机升降失衡的病机及由此出现少尿、无尿、恶心、呕吐等症状极为相似。

一般认为慢性肾衰为本虚标实之证,以气血不足为本,瘀血阻络为标,制定扶正祛邪治疗原则,应用从"本"补益气血,从"标"活血化瘀的治疗方法。

2. **慢性肾衰的病因病机** 多因肾脏本身病变或他脏病久波及肾脏,由于疾病长期不缓解,可致正气亏损,损及分清泌浊的功能,使"湿浊"贮留体内,弥漫三焦,日久化瘀、化热,最终引发本病。其病机特点为本虚标实、虚实夹杂,以正气亏损为本,尤以脾肾两脏为甚,以湿热、湿浊、瘀血为标。

本病以肾虚为中心,日久波及脾、肺、心、肝等脏器。肾为先天之本,肾气亏损,由于阴损及阳,或阳损及阴,出现阴阳失衡,可致脾不能传输津液、肺不能通调水道、肾不能蒸腾水液、三焦决渎失司、膀胱气化不利,使人体水液的敷布和排泄发生严重障碍,日久酿成湿热、湿浊。阻塞气机,滞留脉中,影响气血运行,使经脉失和,渐而成瘀,即所谓"久病入络"而络阻血瘀也。由于肾之泄浊、脾之运化功能失常,可致水湿停滞,湿浊蕴积,壅塞三焦,水道不利而瘀邪更难下泄。

湿浊之邪贮留体内,可致浊阴与湿热互结,阻遏中焦,气机升降失调则出现恶心、呕吐;浊邪郁久化热,上蒙清窍则见头晕、烦躁,甚则神昏、谵语;久病入络,血行不畅,则出现面色晦暗、肌肤甲错、舌质暗有瘀点、脉涩等。《素问·上古天真论》说:"肾者主水,受五藏六府之精而藏之。"古人有"肾为先天之本""脾为后天之本""肺为气之主,肾为气之根""心肾相交""乙癸同源"等论述,充分说明肾与脾、肺、心、肝等脏器的密切关系。因此,CRF 晚期可出现脾肾衰败,水湿潴留,气化失司,浊阴不得下泄,或上逆脾胃,或蒙蔽清窍,或扰动肝风,或水湿凌心射肺等种种危象。

CRF 是一个复杂的动态变化过程,不少学者认为瘀血占有很重要的地位。叶任高认为瘀血是本病持续发展和肾功能进行性减退的重要原因,提出活血化瘀法贯穿始终。沈庆法认为本病以脏腑气血虚弱,尤以脾肾虚衰为主,湿浊邪毒壅阻为标。病变初期,以脾肾气虚兼风寒湿邪多见;病变中期,正虚渐甚,以气阴两虚、邪浊内壅渐重为主;病变后期,脾肾更亏,以脾肾阳虚挟湿热、瘀血、浊毒阻滞为突出。张琪认为其病机多属本虚标实,虚实夹杂之证,其中本虚以脾肾两虚为主,标实是指邪实,有外邪、湿浊热毒、瘀血等。曹恩泽认为脾肾失调乃发病之本,浊毒瘀血蕴结为致病之标,尤其重视瘀血,认为瘀血既是病理产物,又是一个致病因素,长期作用于机体,使病机复杂化,疾病迁延难愈。张大宁认为虚、瘀、湿、逆为本病四大病机,即肾气衰败、肾虚血瘀为本,湿浊内阻、浊毒犯逆为标,提出"补肾活血"以治本、"祛湿降逆"以治标的治疗大法。郑平东认为本病的形成存在"虚、实、瘀、毒"四大病机。冯继伟认为本病以脾肾衰败、五脏气血阴阳不足为本,以湿浊、瘀血、水湿等为标。郑杨认为气虚、气滞、血寒、血热、湿毒等均可导致瘀血的发生,提倡活血化瘀是其基本的治疗原则。周仲瑛认为脾肾亏虚、湿热瘀毒互结是其主要病因。李夏玉认为"虚""湿""瘀"为其基本病机。赵玉庸认为脾肾亏虚为本,湿浊内蕴为标,肾络瘀阻为病机关键,提出化瘀通络贯穿始终的治疗法则。周燕妮等认为本病属"本虚标实"之证,以脾肾两虚为本,以湿、浊、瘀为标,指出湿瘀是疾病进展的重要病理因素,提出利湿化浊、活血化瘀法贯穿疾病治疗的全过程。王自敏将瘀血分为气虚致瘀、阴虚致瘀、阳虚致瘀、气滞致瘀、痰饮致瘀、湿热致瘀、久病致瘀等 7 种证型,尤为重视阴虚致瘀、湿热致瘀两种证型。

(1) 瘀血:《说文解字》说:"瘀,积血也。"瘀血除离经之血外,还包括阻滞于血脉及脏腑内运行不畅的血液。其病因主要有四个方面:①气虚:CRF 病程长,肾气亏虚,气虚无力推动血行,导致血行缓慢,形成瘀血。正如《读书随笔·承制生化论》所说:"气虚不足以推血,则血必瘀。"②气滞:由于"气为血之帅",气行则血行,气滞则形成瘀血。如《不居集》说:"血不自行,随气而行。气滞于中,因血停积,凝而不散。"③湿浊:各种病因导致肾的开阖不利,不能分清泌浊,湿浊聚积,聚而生瘀。血瘀则水停,如《金匮要略·水气病脉证并治》中有"血不利则为水"的论述。《血证论》更详细指出:"血结亦病水,水结亦病血……瘀血化水,亦发水肿,使血病兼水也。"④寒凝:CRF 日久,阳气不足,阴寒内生,失于温煦,血行缓慢而为瘀血。如《灵枢·痈疽》说:"寒邪客于经脉之中,则血液不通。"

(2) 瘀血与络脉:瘀血是血瘀病变的病理产物,在瘀血形成之后,又可阻于络脉,而成为血瘀的一种原因。中医"络主血",血液运行于络脉中,如《素问·调经论》明确提出"病在脉,调之血,病在血,调之络",故瘀血与络脉关系密切。有学者认为因络脉病变所致的瘀血分为三个方面:①络脉郁滞,即叶天士"邪与气血两凝,结聚络脉"之意;②络脉空虚,即络中气血不足,络脉失养,气血津液运行失常,痰瘀互结,血行不畅;③络脉损伤,即叶天士所说"离络留而为瘀也"之意。故"瘀"是它们共同的病理变化,由此进一步加重病情,增加病邪锢结难解之势。从某种意义上说,"久病入络"也可理解为"久病入血"。

(3) 络病理论:是中医基础理论的重要组成部分,《内经》中已经奠定了络病学说的理论基础,《伤寒杂病论》奠定络病证治基础,清叶天士"久病入络""久痛入络"这一脍炙人口的千古名言使络病学说成为中医重要的病机学说,三者可以说是中医络病学说发展的三个里程碑。对于络病理论的深入研究将有助于中医脏腑、经络、病因病机、辨证论治等理论的发展与创新,近年来,随着络病理论研究的不断深入,临床上很多疑难病从络病论治越来越显示出卓著的疗效与优势。慢性肾脏病肾纤维化是由各种病因引起的慢性进行性肾实质损害并进行性恶化,致使肾脏不能维持其基本功能。对于本病,中医学认为是由脏腑气血失职,久病入络,瘀血阻络而导致肾虚气化不利,浊不得泄,升清降浊功能紊乱,湿浊内蕴,日久必化为浊毒,湿浊毒内蕴日久导致血络瘀阻为患,瘀血阻络贯穿其始终,便形成肾络病。诸如慢性肾脏病患者临床上所出现的高凝状态以及血尿、舌紫瘀斑等均由瘀血阻络日久所致。瘀血阻络,既是疾病的病理产物,又是疾病反复发作和迁延不愈的原因,久积于体内,从化为热,与热胶结,成瘀热;瘀热日久而致瘀血阻络,形成微癥瘕积聚而致肾纤维化;或阳气衰微,或阳虚阴盛之体,从寒而化,致瘀血阻络,形成微癥瘕积聚而导致肾纤维化。《素问玄机原病式》认为:"从热化者,十之八九,从寒化者,十之一二。"所以,肾络病最终的结局是瘀毒并阻滞于肾之络脉,并贯穿慢性肾纤维化的始终,具有顽固、秽浊、结聚等特性。其产生是由于各种原因导致脾肾受损,三焦气化严重障碍,分清泌浊功能减退,秽浊溺浊不得外泄,蓄积体内,蕴积于血,秽浊积久,酿为浊毒;或聚浊生痰,痰湿内蕴,阻遏气机,水病累血,郁而成瘀,肾络瘀阻,经脉不利,久则终致瘀毒互结。毒热互结,入血则迫血妄行,这些病理改变虽然源于正虚,使其留滞停蓄,又会进一步加重正气的耗损,如此反复,令本病不断进展,使肾之络脉瘀阻加重,病情顽固而不愈,此与中医素有"久病多瘀""久病入络"之论是相吻合的,符合络病之理论。络脉病变的实质是湿、虚、瘀、毒互结,痹阻络脉而致。而慢性肾病肾纤维化病情虽复杂且变化多端,但在病变过程中辨证结果无论是脾肾气虚、肝肾阴虚还是阴阳两虚,其湿浊邪毒瘀阻始终是以不同程度的轻重而存在的。可见慢性肾病肾纤维化病变的实质与络脉病变的实质在病机发展上是吻合的。

肾络病的病理机制中血行不畅、络脉失养、气血瘀滞、津凝痰结、络毒蕴结等病理变化涉及了血管活性物质调控异常、血管内皮细胞、血管平滑肌细胞的损伤机制、细胞外基质(ECM)代谢异常、细胞因子及信号传导通路调控异常等生物学内容。津凝标志着正常分布的 ECM 的积聚增多,痰结则代表了 ECM 的异常分布。细胞、组织形态学的不可逆转的变化是络毒蕴结积聚的结果,也是络病发展的晚期阶段。因此,肾纤维化的发展在中医中应属肾络病的范畴。

有鉴于肾络病病机特点为本虚标实,毒瘀互结,日久入络而成肾络病的特点,笔者拟定了以活血化瘀为主药的抗纤灵冲剂,组方由丹参、制大黄、当归、牛膝、桃仁组成具有补虚祛毒化瘀;以期毒去瘀化,恢复肾脏功能。方中丹参、当归、牛膝、桃仁扶正而理经络气血之滞以化瘀;加制大黄以通腑导滞而降浊兼以化瘀。全方共奏扶正化瘀益肾排毒之效。近年来,前期大量的药理及临床研究发现抗纤灵具有抗炎、免疫调节的作用,且不良反应轻微。实验研究表明它还具有抑制成纤维细胞增殖及胶原合成,减轻炎性细胞浸润,防治实验性大鼠肾纤维化的作用。在本研究中结合 UUO 再通新模型进一步研究其分子作用机制,以期找到新的作用靶点。

3. **慢性肾衰临床表现** 瘀血:东汉医家张仲景在《伤寒杂病论》中就提出其致病特点:①疼痛:固定不移,多为刺痛,昼轻夜重,病程长;②肿块:凝聚日久而成,固定不移,在体表呈青紫色,在体内为癥瘕积聚;③面目黧黑:面色如土,尤以眼眶周围晦暗较常见;④肌肤甲错:肌肤爪甲失荣,可见皮肤粗糙干枯,肢体麻木,如《金匮要略》说"内有干血,肌肤甲错";⑤口干、舌青紫:唇舌失荣,津液被阻所致;⑥脉细涩。

借助于现代科技手段(光镜、电镜等),CRF患者肾脏病理显示:血管狭窄或闭锁、球囊粘连,细胞增殖,ECM沉积,炎性细胞浸润,局灶或节段性小球硬化,RIF等,有学者称之为"微型癥积",提出肾纤维化是发生在肾脏的微型癥积,肾络瘀阻是主要病理基础。西医学发现,CRF患者存在不同程度血流动力学的改变、凝血机制的激活、纤溶系统的异常等,这些病理变化与中医的血瘀一致。在治疗上,即使CRF患者没有宏观的血瘀表现,仍存在肾脏的微型癥积,活血化瘀治疗贯穿疾病的全过程。中医学文献中没有关于肾小管间质纤维化的记载。但是借助光镜、电镜、免疫等现代分子生物技术手段来检测肾脏的病理形态学,认为肾小管间质纤维化的病理改变似属中医络病的范畴。络病学说是伴随着经络学说而发展起来的,经络学说一出现便受到历代医家的重视和推崇,正如《灵枢·经脉》所说:"经脉者,所以能决死生,处百病,调虚实,不可不通。"络病学说是指导内伤疑难杂病临床治疗的应用理论,掌握络病发病特点、病理变化、临床特征及治疗方药将会使许多病程较长、反复发作的难治性疾病的临床治疗取得新的突破,肾络病就是这样的一种疾病。

(二) 组方原则

1. 抗纤灵方立方依据　CRF的病机是本虚标实。本虚为脾肾阳虚、肝肾阴虚、气阴不足、阴阳两虚等,标实为湿浊、水停、动风、瘀血等。肾病日久,气血不足,气虚血虚,气机不畅,气滞血瘀,络脉阻塞,而慢性肾衰从发病至死亡,有肾小球纤维化,肾单位毁损,即所谓存在"微癥痕"。所以慢性肾衰肾脏病理上看,一直存在瘀血内停的表现。临床大量研究表明CRF患者或多或少见有血瘀证。因此血瘀气滞、络脉阻塞是本病的病机特点之一。如面色晦黯或黧黑、肌肤甲错、腰部有固定痛、唇甲青紫、舌质紫黯有瘀点、脉涩等。根据有关慢性肾衰、肾纤维化病因病机研究,我们发现慢性肾衰、肾纤维化基本病机是肾虚血瘀。再从临床及动物实验研究中显示活血化瘀补肾中药复方及单体能延缓慢性肾脏病、肾纤维化进展。因此,从慢性肾脏病、肾纤维化病因病机及治疗方法的指导思想出发我们确立了在扶正祛邪基础上着重活血化瘀的抗纤灵方组方,选取丹参、制大黄、当归、怀牛膝、桃仁五味中药组成,以活血化瘀为主,兼以扶正泄浊。丹参、制大黄为君药,丹参一味功同四物汤,扶正补血活血,制大黄清热泄浊活血;桃仁为臣药,祛瘀活血;当归为佐药,补血活血;牛膝为使药,补肾活血,又引诸药归于肾经。方中丹参、制大黄活血清热,辅以当归、牛膝益肾补血活血,桃仁加强祛瘀活血之力,诸药合用共为活血化瘀、扶正泄浊之功。纵观全方,以活血为特征,兼以扶正泄浊,攻补兼施,温凉并用,补中有通,行中有补,方证相符,药味组成精简,寒温并用,祛邪不伤正,扶正不留邪。

2. 抗纤灵方的组方分析　组成:丹参、制大黄、牛膝、桃仁、当归。功效:活血化瘀,扶正泄浊。丹参、制大黄为君药,丹参益气活血,制大黄清热泄浊活血;桃仁为臣药,祛瘀活血;当归为佐药,补血活血;牛膝为佐使药,补肾活血,又引诸药归于肾经。方中丹参、制大黄活血清热,辅以当归、牛膝益肾补血活血,桃仁加强祛瘀活血之力,诸药合用共奏活血化瘀、扶正泄浊之功。组方特点:综观全方,以活血为特征,兼以扶正泄浊,攻补兼施,温凉并用,补中有通,行中有补,使补而不滞邪,祛邪而不伤正。

3. 现代药理研究 丹参:味苦,微寒。归心、肝经。具有活血调经、祛瘀止痛、凉血消痈、除烦安神的功效。《本草纲目》称其"能破宿血,补新血"。《本草汇言》言其能破瘀除瘕,止烦满,益气。《云南中草药选》言其活血散瘀,镇静止痛。《重庆堂随笔》说:"降而行血,血热而滞者宜之。"《神农本草经》说:"主心腹邪气,肠鸣幽幽如走水,寒热积聚,破瘕除瘕,止烦满,益气。"《妇科明理论》有"一味丹参散,功同四物汤"之说。主要含丹参酮、丹酚酸、丹参素和原儿茶酸等。药理作用:改善血液流变性,降低血液黏度;抑制血小板聚集及凝血功能;激活纤溶酶原-纤溶酶系统,促进纤维蛋白降解和抗血栓形成等。在临床中常用于治疗腹部肿块、胸背痛、四肢关节痹痛、跌扑外伤疼痛等。

研究发现:丹参可减轻马兜铃酸肾病(aristolochic acid nephronia,AAN)大鼠的肾小管上皮细胞损伤,抑制 RIF 形成,并可减轻血管病变,保护肾功能;可提高左肾静脉狭窄大鼠的肾脏清除氧自由基的能力,减轻脂质过氧化反应,下调纤溶酶原激活物抑制剂-1(plasminogen activator inhibitor-1,PAI-1)和 TGF-β1 的表达;亦可降低 UUO 模型大鼠结缔组织生长因子(connective tissue growth factor,CTGF)的表达,改善肾脏病理,从而减轻肾纤维化。丹参注射液可降低尿路梗阻性肾病大鼠 Scr、BUN 水平,减少 TGF-β1 的表达;改善造影剂肾损害的肾组织病理,减轻肾脏的过氧化损伤,从而延缓 CRF 的进展;对链霉素所致肾损伤具有拮抗作用。体外实验表明,丹参可下调血管紧张素Ⅱ(angiotensinⅡ,AngⅡ)诱导的肾小球系膜细胞(MC)TGF-β1、PAI-1、细胞内活性氧的表达,从而减轻肾小球硬化和 RIF。丹参有用成分之一丹参酮有消炎、改善脂质代谢作用。有研究为了揭示丹参酮具有局部消炎作用,采取小鼠给药丹参酮方法后观察局部炎症改变情况,最终发现丹参酮不仅对小鼠局部急性炎症有修复作用,对亚急性炎症也具有改善作用。也有研究表明,丹参酮ⅡA 可以抑制肾纤维化进展,其主要机制与抑制肾脏层粘连蛋白表达相关。

大黄:味苦,寒。归脾、胃、大肠、肝、心经。具有泻下攻积、清热解毒、活血祛瘀的功效。《神农本草经》说:"下瘀血,血闭寒热,破瘕瘕积聚,留饮宿食,荡涤肠胃,推陈致新,通利水谷,调中化食,安和五脏。"《本草经疏》称其:"善下泄,推陈致新,无所阻碍,所至荡平。"《汤液本草》言大黄,泄腹部之满,推陈致新,安五脏,定祸乱,具有将军之称。《本草正义》言大黄"快速善行,通行下焦,抵达血分,破坚不俱,横扫污垢"。《药品化义》中提到:"其味重浊,直降下行,走而不守,有斩关夺门之力,专攻胸胃蓄热,积聚痰实,便结瘀血。"主要含大黄酸、大黄素、大黄酚、有机酸、鞣质和雌激素样物质等。药理作用:保护肾、肝、肺等重要器官的功能,改善微循环,荡涤胃肠内细菌和毒素,促进新陈代谢等。主要用于热积便秘、出血证、咽喉肿痛、眼睛红肿、热邪过甚的疮疡肿毒、产后瘀血所致腹部疼痛、血瘀导致的经闭、黄疸等病证。

大黄治疗 CRF 的作用机制主要有以下几个方面:①具有泻下作用,使肠内氨基酸吸收减少;②增加血中必需氨基酸,使蛋白质合成增加;③抑制体内蛋白质分解,减少BUN 的来源;④促进骨髓制造血小板,改善毛细血管脆性;⑤具有利尿作用,促进毒素排泄。

研究发现：大黄能降低尿酸性肾病大鼠 Scr、BUN、尿酸(uric acid，UA)水平，减少尿酸盐在肾小管中沉积及炎性细胞浸润，减少 CTGF、碱性成纤维细胞生长因子(basic fibroblast growth factor，bFGF)和环氧合酶2(cycloxygenase-2，COX-2)在肾组织中表达，升高肝细胞生长因子(hepatocyte growth factor，HGF)含量，从而减轻肾脏损害，保护肾功能。亦可减少大鼠肾匀浆脂质过氧化产物丙二醛的产生，具有明显的抗氧化应激作用。大黄煎剂可减少多柔比星肾病小鼠的尿蛋白，降低 Scr、BUN 水平，改善肾组织病理。临床研究发现，口服大黄能改善 CRF 患者微炎症状态；给予大黄灌肠，可明显降低 CRF 患者血、尿 TGF-β1 水平，改善肾功能，从而减轻肾纤维化。目前实验证实，大黄有促进排便、抑制细菌生长、保肝利胆、改善血压、改善血脂作用。临床也用于消化系统疾病，如内脏绞痛，急性胆囊炎，小儿急性肾炎，血脂偏高，肥胖等疾病。

牛膝：味苦、酸、甘，平。归肝、肾经。具有活血通经，引火(血)下行，利尿通淋，补肝肾，强筋骨的功效。《神农本草经》说："主寒湿痿痹，四肢拘挛，膝痛不可屈伸，逐血气，伤热火烂，堕胎。久服轻身耐劳。"《贵州草药》言怀牛膝：生可活血，炒可补益肝肾。《本经逢原》提到："引诸药下行，筋骨痛风在下着宜加用之。"主要含三萜皂苷、多糖、齐墩果酸、生物碱和香豆素等。药理作用：抗凝血、改善血液流变性、降低血糖、降压、利尿、抗菌、止痛、延缓衰老、增强免疫功能等。临床多使用于腰背四肢酸痛，筋骨萎软无力，腹部瘀血包块，瘀血经闭。

研究发现：牛膝醇提物能阻断 Ang II 的生成，起到降压保护肾脏的作用。牛膝多糖可显著降低糖尿病大鼠 Scr、BUN 和尿蛋白水平，抑制早期肾脏肥大，减轻肾脏组织结构和功能的损害；保护胰岛 β 细胞功能；抑制肾脏细胞凋亡；从而延缓和阻止糖尿病肾脏的损害。也有改善血脂、增强机体抵御病邪的作用。

桃仁：味苦、甘，平。归心、肝、大肠经。具有活血祛瘀、润肠通便、止咳平喘的功效。《神农本草经》说："主瘀血，血闭，瘕，邪气杀小虫。"《药性集要》提到："得香附使行气破血；得红花行瘀通月经；得海蛤除血结胸；得陈皮治血闭大便不通。"《本草纲目》言，桃仁生用活血。《本经逢原》言桃仁，可作为瘀血所致经闭常用药。主要含脂质体、黄酮、苦杏仁苷和糖类等。药理作用：抗血液凝集、改善微循环、抗炎、降低血管通透性、减少炎性渗出液、提高免疫力、抗肿瘤等。临床多用于腹部瘀血包块，热甚所致下焦血证，肠燥便秘证。

研究发现：桃仁能改善 UUO 模型大鼠的肾组织病理，降低尿 NAG 水平，抑制核因子-κB(nuclear factor-κB，NF-κB)、肿瘤坏死因子-α(tumour necrosis factor-α，TNF-α)和 CTGF 的表达；亦可增强上皮细胞钙黏蛋白的含量，减少 α-SMA 和纤维连接蛋白(fibronectin，FN)的表达，抑制肾小管上皮细胞转分化，从而延缓 RIF 的发展，桃仁还有改善循环、消炎、抑制肿瘤生长等作用。

当归：味甘、辛，温。归肝、心、脾经。具有补血养血，活血调经，祛瘀止痛，润肠通便的功效。《神农本草经》说："主咳逆上气……妇人漏下，绝子，诸恶疮疡、金疮。"《本草纲目》说："治头痛、心腹诸痛，润胃肠筋骨皮肤。治痈疽，排脓止痛，和血补血。"《日华子本草》称其:"破恶血,养新血,主癥癖,肠胃冷。"主要含阿魏酸、当归酮、当归多糖、丁二酸和香荚兰酸等。药理作用:提高血红蛋白及红细胞生成,促进骨髓造血,抗血小板聚集、抗血栓形成,抗氧化、清除氧自由基,扩张血管、降压,抗炎,抗菌,镇痛等。临床多治疗贫血所致面色萎黄、头晕心慌、月经量过少,血虚痛经,津亏大便不通,跌扑挫伤。

研究发现:当归可降低博莱霉素大鼠肺组织中的 Col Ⅰ、Ⅲ 型胶原(collagen Ⅲ,Col Ⅲ)、α-SMA 以及 CTGF mRNA 水平,抑制 FBS 增殖及分化,减轻纤维化程度;对甘油所致急性肾小管坏死兔有明显的肾脏保护作用。当归注射液可降低宫内缺氧大鼠的血管内皮生长因子的表达,明显减轻肾脏的损伤;亦可降低肾缺血再灌注损伤兔的 Scr 水平,减少 bFGF 的表达,从而减轻肾损伤。体外实验表明:当归提取液可抑制肺和心肌 FBS 增殖及其分泌胶原,中、低剂量作用显著,尤以低剂量更为明显;而高剂量呈现相反的促进作用,说明剂量与疗效有相关性。提高机体抵御外邪能力,改善脂质紊乱,软化血管,降低血液黏滞度。

(三) 临床研究

CKD 进展的原因在于有效肾单位进行性毁损,肾纤维化是多种肾脏疾病发展至 ESRD 的共同病理过程,其发病机制迄今为止仍未得到完全阐明。通常认为是多因素综合作用的结果,有为数众多血管活性因子参与炎症和纤维化过程。本研究从临床疗效、肾功能、蛋白尿角度进行多中心随机对照研究,探讨具有活血化瘀疗效的抗纤灵方改善肾功能、减低蛋白尿疗效。

1. 研究方法

(1) 一般资料:全部病例来源于住院和门诊的患者,分为 2 组,随机方法:本试验采用多中心随机对照研究。抗纤灵方组:115 例,男性 57 例,女性 58 例,年龄 27 ~ 75 岁,平均年龄 54.1 岁,治疗前 Scr 为 115 ~ 277μmol/L,平均 180.7±70.9μmol/L。其中原发病主要为慢性肾小球肾炎、慢性肾盂肾炎等。氯沙坦对照组:115 例,男 59 例,女 56 例,年龄 30 ~ 75 岁,平均年龄 52.7 岁,治疗前 Scr 为 129 ~ 283μmol/L,平均 177.2±68.8μmol/L。两组一般资料及观察指标无显著性差异。

(2) 诊断及症状分级标准

1) 中医诊断标准:参照中医诊断标准:中华人民共和国国家标准《中医临床诊疗术语疾病部分》(GB/T16751.1-1997)"慢性肾衰"的诊断标准。

2) 西医诊断标准:参照美国肾脏病学会(2002 年)慢性肾脏病临床实践指南,蛋白尿和(或)血尿≥3 个月,或者病理检查有肾损害,肾损害是指肾脏的结构或功能异常,表现为下列之一:肾脏病理学异常;或者具备肾损害的指标,包括血、尿成分或者肾脏影像学检查异常。

3) 纳入标准:本研究选择 CKD3 期:GFR 为 30 ~ 59ml/min;原发疾病为慢性肾小球肾炎或肾盂肾炎;24h 尿蛋白定量为 0.3 ~ 3.5g。GFR 根据 MDRD 公式计算:GFR = 170×(Scr)-0.999×Age-0.176×(BUN)-0.170×(Alb) 0.318×0.762(女性)。

注:年龄(岁)、体重(kg)、Scr(mg/dl = μmmol/L×0.0113)、BUN(mg/dl = mmol/L×2.8)、Alb(g/dl = g/L×0.1)GFR 单位:ml/(min·1.73m²)。

4)排除标准:不符合 CKD3 期;24h 尿蛋白大于 3.5g 或者小于 0.3g;继发性肾脏病导致肾损害;合并严重心脑肝和造血系统疾病;急性肾衰;血压低于 90/60mmHg;使用过糖皮质激素、雷公藤制剂、免疫抑制剂等。

5)症状评级标准:根据 Stanghellini 标准按症状轻重分四级。

0 分:无症状;1 分:偶有症状但不明显,不影响日常工作生活;2 分:症状较为常见,轻度影响日常工作生活;3 分:症状严重,频繁出现,且影响工作及生活。

(3)治疗方法

1)一般治疗:各组患者入院后均予一般处理,即纠正水、电解质及酸碱平衡失调,纠正心衰,控制感染,并去除引起肾功能减退的其他可逆因素,两组患者均予优质低蛋白质饮食(LPD),控制血压及对症处理。

2)药物及给药方法:治疗组加服抗纤灵方。药物组成:丹参 15g、制大黄 15g、桃仁 12g、当归 12g、牛膝 9g。由高压蒸汽煮取 200ml,一日 2 次温服,或者自行煮药:浸泡 30min,中药加水 500ml,大火烧开后文火煮 20min,取汁煮取 200ml,一日 2 次温服;对照组加服氯沙坦(科素亚,杭州默沙东制药有限公司),50～100mg,晨顿服。

3)疗程:治疗和观察周期为 16 周。

(4)观察指标:治疗前后及第 4 周、8 周、12 周、16 周分别观察临床症状、疗效,尿素氮(BUN)、肌酐(Scr)、GFR,24h 尿蛋白定量;治疗前后及第 8 周观察三酰甘油(TG)、总胆固醇(TC)。治疗前后观察血清 ATⅡ、Ⅰ型胶原、Ⅲ型胶原、血纤维蛋白原(FIB)、血清 TGF-β1、尿 TGF-β1。

(5)疗效标准:中医辨证标准及症状分级量化标准参照 2002 年《中药新药治疗慢性肾功能衰竭的临床研究指导原则》。①显效:临床症状积分减少 60%,血肌酐降低 20%;②有效:临床症状积分减少 30%,血肌酐降低 10%;③稳定:临床症状有所改善,积分减少<30%,血肌酐无增加或降低<10%;④无效:临床症状无改善或加重,血肌酐增加。

2. 研究结果

(1)临床总体疗效:根据症状积分,治疗组腰膝酸软、神疲乏力、纳呆、浮肿等症状改变明显,对照组神疲乏力、纳呆、头晕等症状改变明显,腰痛、肢体麻木等症状改变无统计学意义。两组疗效统计:治疗组总疗效为 77.4%,明显高于对照组 51.3%(P<0.05)。

表 4-1 两组临床疗效统计

组别	例数	显效	有效	稳定	无效	总有效率
治疗组	115	37	52	21	5	77.4%*
对照组	115	26	33	41	15	51.3%

注:*表示治疗前后比较,P<0.05。

（2）治疗前后两组肾功能的变化：见表4-1～表4-3，图4-1～图4-3。

从表中可以看出，抗纤灵治疗后BUN、Scr、显著下降（$P<0.05$），GFR治疗组治疗显著升高（$P<0.05$），氯沙坦组GFR虽有下降，但无统计学意义。

表4-2　治疗前后两组BUN、Scr的变化

组别	例数	BUN（mmol/L）		Scr（μmol/L）	
		治疗前	治疗后	治疗前	治疗后
治疗组	115	9.47±3.84	8.32±2.72*	180.7±70.9	168.5±66.2*
对照组	115	10.70±4.21	10.24±3.79	177.2±68.8	201.2±70.8

注：*表示治疗前后比较，$P<0.05$。

表4-3　治疗前后两组GFR的变化

组别	例数	GFR（ml/min）	
		治疗前	治疗后
治疗组	115	44.6±10.9	47.7±11.8*
对照组	115	44.2±10.7	40.5±14.6

注：*表示治疗前后比较，$P<0.05$。

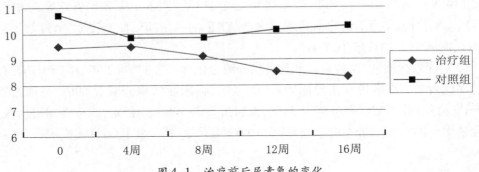

图4-1　治疗前后尿素氮的变化

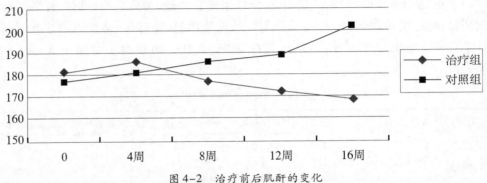

图4-2　治疗前后肌酐的变化

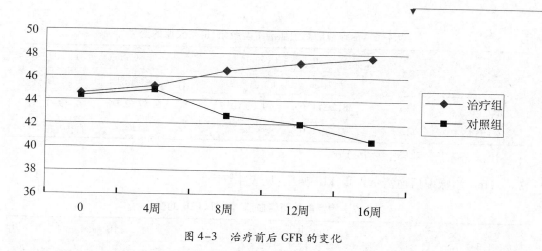

图 4-3　治疗前后 GFR 的变化

（3）治疗前后血脂变化：见表 4-4。从表中可以看出，治疗组和对照组血清中三酰甘油均高于正常值，经治疗后两组 TC、TG 均有所下降，但治疗组 TC、TG 下降有显著意义（$P<0.05$）。

表 4-4　两组治疗前后血脂的变化

指标	例数	治疗组			对照组		
		治疗前	第 8 周	治疗后	治疗前	第 8 周	治疗后
TG	115	2.07±1.56	1.85±0.98	1.69±1.08*	2.27±1.44	2.02±1.12	1.97±1.29
TC	115	5.64±2.10	5.23±2.07	4.64±1.59*	5.80±1.70	5.45±1.47	5.29±1.58

注：* 表示与治疗前相比，$P<0.05$。

（4）治疗前后尿蛋白定量变化：见表 4-5。从表中可以看出，两组治疗皆有所下降，抗纤灵组治疗 12 周及治疗后与治疗前比较有统计学差异（$P<0.05$），氯沙坦组无统计学意义。

表 4-5　治疗前后两组尿蛋白的变化

组别	例数	尿蛋白定量（g/24h）				
		治疗前	4 周	8 周	12 周	治疗后
治疗组	115	1.29±1.20	1.22±1.12	1.28±1.02	1.07±0.98*	1.08±1.04*
对照组	115	1.32±0.98	1.35±1.07	1.21±1.04	1.28±0.69	1.19±0.89

注：* 表示治疗前后比较，$P<0.05$

（5）治疗前后 Ⅰ 型胶原、Ⅲ 型胶原变化：见表 4-6。

从表中可以看出，抗纤灵组治疗后 Ⅰ 型胶原、Ⅲ 型胶原显著下降（$P<0.05$），对照组 AT Ⅱ 下降水平高于治疗组（$P<0.01$），两组血 FIB 无明显改变。

表 4-6　治疗前后两组血清 I 型胶原、Ⅲ型胶原的变化

组别	例数	Collagen I（U/ml）		Collagen Ⅲ（U/ml）	
		治疗前	治疗后	治疗前	治疗后
治疗组	115	38.2±11.6	19.9±10.7*	6.57±2.06	4.49±1.31*
对照组	115	39.3±11.0	33.1±12.1	6.13±2.17	5.51±2.09

注：*表示治疗前后比较，$P<0.05$。

（6）治疗前后血清 AT Ⅱ、FIB 变化：见表 4-7。

表 4-7　治疗前后两组血清 AT Ⅱ、FIB 的变化

组别	例数	AT Ⅱ（mmol/L）		FIB（nM/ml）	
		治疗前	治疗后	治疗前	治疗后
治疗组	115	295.2±130.7	247.9±149.5*	3.98±1.16	3.58±1.12
对照组	115	287.7±114.1	230.9±124.4#	4.09±1.21	3.75±1.26

注：*表示治疗前后比较，$P<0.05$；#表示治疗前后比较，$P<0.01$。

（7）治疗前后血、尿 TGF-β：见表 4-8。

从表中可以看出，两组治疗后血 TGF-β 无改变，尿 TGF-β 抗纤灵治疗组治疗后明显降低（$P<0.01$），氯沙坦组变化无统计学意义。

表 4-8　治疗前后两组血、尿 TGF-β1 的变化

组别	例数	血 TGF-β1（mmol/L）		尿 TGF-β1（mmol/L）	
		治疗前	治疗后	治疗前	治疗后
治疗组	115	810.3±160.7	769.4±184.7	491.7±200.7	255.1±117.6#
对照组	115	834.9±154.2	810.1±166.8	482.9±211.3	414.3±104.6

注：#表示治疗前后比较，$P<0.01$。

3. 慢性肾脏病（CKD1-4）患者尿 TGF-β 与肾功能及临床中医证候的相关性研究

（1）临床资料：病例来自门诊及住院的慢性肾脏病（CKD1-4 期）病患者。诊断标准：西医诊断标准：慢性肾脏病的临床诊断标准参考《肾脏病学》。慢性肾脏病（CKD）分期：美国肾脏基金会（NKF）肾脏病患者预后及生存质量（K/DOQI）2002 年制订的慢性肾脏病诊断标准。

（2）研究方法：采用横断面研究方法，将所有门诊自愿参加本次试验的患者，经研究生全面收集患者一般资料，包括：症状、舌、脉及详细的发病诊治过程等，并经由副高级职称的医生进行辨证分析，每个符合纳入标准的病例再一次由真高级职称医生进行复核辨证确定该患者的中医诊断和辨证分型，并按 2002 年郑筱萸主编的《中药新药临床研究指导原则》计算证候积分，按脾肾气虚证、脾肾阳虚证、脾肾气阴两虚证、肝肾阴虚证、阴阳两虚证兼血瘀证、风湿证、湿热证进行分类，统计各证候出现例数。运用酶联免疫夹心法检测所有病例的尿 TGF-β 活性和含量。一般生化法检测血清肌酐、尿素氮、24h 蛋白定量,计算 eGFR 公式软件计算。

（3）研究结果:临床资料情况:正常人 20 例,男 10 人,女 10 人;慢性肾脏病 1～4 期患者共计 398 人,男 186 例,女 212 例;中医辨证各证型分布情况:脾肾气虚 198 例、肝肾阴虚 86 例、气阴两虚 22 例、血瘀证 196 例、湿热证 98 例、风湿证 86 例、水湿证 78 例。

1）正常人与慢性肾病患者尿 TGF-β 的比较情况:见表 4-9。

表 4-9 正常人与慢性肾病患者尿 TGF-β 比较表

组别	例数	尿 TGF-β（ng/L）
正常人	20	102.50 ± 23.45
CKD1-4 期	398	692.24 ± 86.23**

注:*表示与正常组比较,$P<0.05$;**表示与正常组比较,$P<0.01$。

2）尿 TGF-β 与 CKD 各期的相关情况:见表 4-10。

表 4-10 CKD1～4 期尿 TGF-β 分布比较表

组别	例数	尿 TGF-β（ng/L）
正常组	20	102.50 ± 23.45
CKD1 期	78	523.26 ± 78.56**
CKD2 期	83	642.77 ± 79.31**△
CKD3 期	139	712.53 ± 81.36**##▲
CKD4 期	98	$1\,012.44 \pm 120.14$**##···**

注:*表示与正常组比较,$P<0.05$,**表示与正常组比较,$P<0.01$;#表示与 CKD1 组比较,$P<0.05$,##表示与 CKD1 组比较,$P<0.01$;·表示与 CKD2 组比较,$P<0.05$,··表示与 CKD2 组比较,$P<0.01$;**表示与 CKD3 组比较,$P<0.01$;△表示与 CKD1 组比较,$P>0.05$,▲表示与 CKD2 组比较,$P>0.05$。

表 4-11 尿 TGF-β 与证候的分布关系

证型	例数	尿 TGF-β（ng/L）
脾肾气虚证	198	586.26 ± 73.24
肝肾阴虚证	86	552.65 ± 69.12
气阴两虚证	22	512.28 ± 59.17
血瘀证	196	872.44 ± 120.14
湿热证	98	801.11 ± 112.45
风湿证	86	732.34 ± 61.32
水湿证	78	642.67 ± 57.23

由表 4-11 分析发现其与中医证候的关联度,结果发现其由强到弱的顺序是:血瘀证、湿热证、风湿证、水湿证、脾肾气虚、肝肾阴虚、气阴两虚。

（4）讨论与分析：慢性肾脏病从初期到终末期的过程就是一个纤维化的过程，TGF-β是目前发现的最强致纤维化的因子之一，同时也是反应体内肾脏病病理状况的较敏感的指标。我们寻找到一种简便易行的非创伤性检查指标，用以准确评价临床治疗的效果，以期替代肾穿刺，从而大大促进肾脏病的研究和临床疗效评价。

230 例 CKD3 期大样本前瞻性疗效评估的随机对照研究，抗纤灵方改善肾功能，减少蛋白尿，延缓慢性肾衰的进展，其保护肾功能的作用与改善脂质代谢、改善肾血流动力学、抑制肾致肾纤维化因子有关。398 例 CKD1-4 期患者尿 TGF-β 的含量检测，发现尿 TGF-β 含量与 eGFR 呈负相关，尿 TGF-β 与血肌酐、血尿素氮、24h 尿蛋白定量呈正相关。与中医证候的关联度，发现由强到弱的顺序是：血瘀证、湿热证、风湿证、水湿证、脾肾气虚证、肝肾阴虚证、气阴两虚证。证实尿 TGF-β 是慢性肾衰肾纤维化生物学标志物，填补临床患者肾纤维化诊断没有非创伤性指标的空白。

（四）实验研究

我们以抗纤灵对单侧输尿管梗阻以及再通大鼠模型进行研究。

单侧输尿管结扎（UUO）模型作为经典的肾小管间质纤维化动物模型为学术界所公认。但是 UUO 模型只能观察梗阻后肾组织的组织形态学变化，对于受损肾脏的功能难以评价，和临床实际遇到的输尿管梗阻以及不全梗阻患者治疗后解除梗阻后功能恢复以及病理形态好转的情况不相符合，鉴于此，建立一种既能观察梗阻后肾脏病理形态学变化又能研究其功能水平以及体现这两者之间的联系的新模型，为临床研发治疗肾纤维化药物提供新的研究对象显得尤为必要，本模型研制成功进一步发展和完善了肾小管间质纤维化动物模型。

因此我们进行了以下三个实验研究，第一：通过观察抗纤灵对单侧输尿管梗阻以及再通大鼠肾脏病变的作用，发现单侧输尿管梗阻后再通（RUUO）肾纤维化大鼠模型在功能及病理方面及其相关的免疫组化方面优于单侧输尿管梗阻（UUO）组，其病理特点更符合慢性肾小管间质纤维化进程的动物模型，从病理角度确定抗纤灵是有效抑制肾纤维化的中药制剂；第二：通过观察抗纤灵对单侧输尿管梗阻以及再通大鼠肾脏 CHIP 调节 TGF-β/Smads 信号通路及 HGF 表达的影响，发现抗纤灵通过 CHIP 介导负调节 TGF-β/Smads 信号通路及正调节 HGF 表达的机制抗肾纤维化的发生以及发展，从分子蛋白水平确定抗纤灵是有效抑制肾纤维化的中药制剂；第三：观察抗纤灵对单侧输尿管梗阻以及再通大鼠肾脏基因表达的影响，从基因水平发现中药抗纤灵复方可以调节肾脏中多个系统的基因表达水平，纠正肾组织中增生细胞的比例失衡。

肾间质纤维化是各种肾脏疾病进展到终末期肾功能衰竭的共同途径。大量临床和实验研究表明，肾小管间质损害程度与肾功能的相关性比肾小球病变更为密切，是反映肾功能下降严重程度及判断预后最重要的指标。目前抗肾纤维化还没有很好的西药。因此，在临床上寻找能阻止或减缓肾间质纤维化的中药具有重要意义。通过行大鼠单侧输尿管结扎（UUO）以及再通建立肾间质纤维化的模型（RUUO），动态观察抗纤灵对大鼠肾功能、α-SMA、COL1α2 及肾脏病理改变的影响，探讨其可能机制，为临床防治肾纤维化寻找新的治疗途径。

1. 单侧输尿管结扎（UUO）以及再通（RUUO）模型建立及抗纤灵干预作用

（1）实验材料：健康 SPF 级雄性 SD 大鼠 150 只，体重 200±20g，由上海中医药大学实验动物中心提供。实验动物许可证号：SYXK（沪）2004-0005；实验动物合格证号 0058668。分笼饲养于 12h 光照，相对湿度 45% 左右的饲养笼中，动物自由饮水、摄食，室温喂养。上海中医药大学附属曙光医院实验动物中心为标准的 SPF 级实验动物中心。

（2）实验方法

1）单侧输尿管结扎（UUO）再通（RUUO）模型建立以及抗纤灵干预作用：适应性喂养 1 周后，UUO 组 72 只 SPF 级 SD 大鼠以 3% 戊巴比妥钠（1.5ml/kg）腹腔注射麻醉后，右侧卧位于手术台上，局部剃毛，以碘复常规消毒，铺孔巾，取左侧肋腰点附近为手术切口，依次切开皮肤、皮下组织及肌层，暴露左侧肾脏及肾蒂，分离左侧输尿管，用 4-0 丝线进行双结扎输尿管近肾盂段，然后逐层缝合。分为模型对照组、抗纤灵组、科素雅组。假手术组以同样方法暴露肾脏后仅游离左侧输尿管后缝合。RUUO 组 54 只 SPF 级 SD 大鼠接受左输尿管植入硅胶管脂肪垫加压梗阻后，分别于第 7 日后接受第 2 次手术，在第 2 次手术中，取出植入硅胶管，疏通左侧输尿管，从而解除左肾梗阻。

2）实验分组：模型组，抗纤灵组，氯沙坦组；另外 24 只为假手术组。

（3）观察指标：肾功能的测定：血清尿素氮、肌酐；肾小管功能的测定：尿 NAG 的测定，β2-MG 测定；肾脏病理检查：肾小管间质纤维化指数，肾组织 Masson 特染，光镜观察。在 PAS-9000 高清晰度数码显微图像分析系统下计算肾小管间质纤维化指数。高倍镜（×200）下随机选取 6 个不重叠视野测定小管间质纤维化面积与同视野小管间质总面积的百分比，进行半定量评分。评分标准：0 分：无病变；1 分：<25%；2 分：26% ~ 50%；3 分：>50%。每张切片取 6 个视野的平均积分，再在各组取平均值；免疫组化染色：Ⅰ型胶原和 α 平滑肌肌动蛋白。

（4）研究结果

1）肾脏外观改变：大鼠以 3% 戊巴比妥钠（1.5ml/kg）腹腔注射麻醉后，固定于手术台上，沿腹正中线依次切开皮肤，皮下组织，肌层及腹膜，暴露双侧肾脏，观察肾脏病变情况。UUO 术后 7 日，左侧（梗阻侧）肾脏体积明显较右侧增大，颜色灰红，肾脏包膜增厚，出现肾盂积水，右侧肾脏外观无改变。随着梗阻时间延长，梗阻侧肾脏显著增大肿胀呈大枣状，表面不平，灰红相间，包膜显著增厚，部分包膜出现新生血管，个别大鼠出现肾盂积脓。而再通组的左侧（解除梗阻侧）肾脏体积明显较同时间点的 UUO 缩小，颜色较红，肾盂积水减轻，右侧肾脏萎缩。随着解除梗阻时间延长，解除梗阻侧肾脏显著缩小，表面平滑，色泽红润。与对应时间点的 UUO 以及 RUUO 组相比，抗纤灵治疗组梗阻侧以及解除梗阻侧肾脏肿大及积水程度较轻，色泽较红润。

2）各组大鼠尿 NAG 以及 β2-MG 改变以及抗纤灵干预作用：UUO 组术后第 7 日、14 日、21 日、28 日，NAG 在模型组和假手术组相比较，$P<0.01$，有非常显著差异，证明

模型成功,而经过抗纤灵和氯沙坦治疗后和模型组相比较,均有不同程度的下降,抗纤灵组和模型组比较在 4 个时间点上 $P<0.01$,而氯沙坦组只有 21 日时间点 $P<0.01$,其余 $P<0.05$。$\beta2-MG$ 在模型组和假手术组相比较,$P<0.01$,有非常显著差异,而经过抗纤灵和氯沙坦治疗后和模型组相比较,均有不同程度的下降,抗纤灵组和模型组比较在 4 个时间点上均有统计学意义,而氯沙坦组只有 7 日时间点 $P<0.01$,其余均无差异。

RUUO 组术后第 14 日、21 日、28 日,NAG 在模型组和假手术组相比较有非常显著差异,$P<0.01$。而经过抗纤灵和氯沙坦治疗后和模型组相比较,均有不同程度的下降,抗纤灵组和模型组比较在 3 个时间点上均有显著差异 14 日 $P<0.05$,其余 $P<0.01$;而氯沙坦组只有 21 日、28 日 2 个时间点分别 $P<0.05$ 和 $P<0.01$。$\beta2-MG$ 在模型组和假手术组相比较有非常显著差异,$P<0.01$,而经过抗纤灵和氯沙坦治疗后和模型组相比较,均有不同程度的下降,抗纤灵组和模型组比较在 3 个时间点上均有统计学意义,14 日 $P<0.05$,其余 $P<0.01$;而氯沙坦组只有 21 日、28 日两个时间点分别 $P<0.05$ 和 $P<0.01$。

3）各组大鼠血尿素氮（BUN）肌酐（Scr）值比较及抗纤灵干预：假手术组术后 BUN,Scr 无明显变化。而 UUO 组 BUN,Scr 开始升高,与假手术组相比均有显著性差异（$P<0.01$）。术后第 21~28 日,通过对侧肾脏的代偿,UUO 组 BUN,Scr 反而下降。抗纤灵和氯沙坦治疗组 BUN,Scr 的变化趋势与 UUO 组一致,术后第 7 日、14 日、21 日、28 日抗纤灵治疗组和模型组相比较,$P<0.01$。而氯沙坦治疗组只有 7 日、14 日和模型组比较,$P<0.01$。

假手术组术后 BUN,Scr 无明显变化。而 RUUO 组 BUN,Scr 开始逐渐下降,与假手术组相比均有显著性差异（$P<0.01$）。抗纤灵和氯沙坦治疗组 BUN,Scr 的变化趋势与 RUUO 组一致,术后第 14 日、21 日、28 日抗纤灵治疗组和模型组相比较,$P<0.01$。而氯沙坦治疗组只有 14 日、28 日和模型组比较,$P<0.05$。

4）肾脏组织病理改变及抗纤灵干预：Masson 染色显示假手术组肾脏未见明显病变,UUO 术后第 7 日,梗阻侧肾组织出现炎性细胞浸润,主要为单核巨噬细胞及淋巴细胞,肾间质水肿,部分近端小管上皮细胞空泡变性,管腔内可见脱落坏死的上皮细胞,远端肾小管扩张。第 14 日,炎性细胞浸润及细胞增殖更为明显,部分小管消失,集合管、远曲小管扩张呈囊状,皮质变薄,部分近端小管保存尚好,出现间质纤维化。第 21 日,大量炎性细胞浸润及细胞增殖,皮髓质变薄,间质纤维化进一步加重。第 28 日,炎性细胞浸润有所减少,皮质极薄,部分小管萎缩消失,纤维化显著,小球病变均不明显。病理改变证明单侧输尿管结扎致肾间质纤维化的模型是成功的。抗纤灵和氯沙坦治疗组炎性细胞浸润较轻,肾小管变性,萎缩及间质纤维化程度较 UUO 组轻。

再通模型组：Masson 染色显示部分近端小管保存尚好,肾组织出现炎性细胞浸润但是较 UUO 模型组明显减少。未见远端肾小管扩张,部分小管空泡变性,但是纤维化程度较轻。病理改变证明单侧输尿管结扎致肾间质纤维化再通模型是成功的。再通抗纤灵组：Masson 染色显示部分近端小管保存尚好,肾组织出现炎性细胞浸润但是较再通模型组明显减少。未见远端肾小管扩张,未见小管空泡变性,纤维化程度较轻。表明再通后早期小管间质纤维化的可逆性。再通氯沙坦组：部分近端小管上皮细胞空泡变性,管腔内可见脱落坏死的上皮细胞,未见小管萎缩消失,集合管,远曲小管病变程度较轻,纤维化较轻。

5)肾小管间质纤维化定量分析:肾组织 Masson 特染,光镜观察。在 PAS-2000 高清晰度数码显微图像分析系统下计算肾小管间质纤维化指数。高倍镜(×200)下随机选取 6 个不重叠视野测定小管间质纤维化面积与同视野小管间质总面积的百分比,进行半定量评分。评分标准:0 分:无病变;1 分:<25%;2 分:26%~50%;3 分:>50%。每张切片取 6 个视野的平均积分,再在各组取平均值。

UUO 术后梗阻侧肾脏出现了一系列病理变化。UUO 组肾小管间质纤维化损害指数由第 14 日的 2.66 ± 0.18,升高到第 21 日的 2.69 ± 0.07 以及第 28 日的 2.95 ± 0.04。再通组在各时间点的肾小管损害和间质纤维化程度要显著低于 UUO 组,再通组肾小管间质纤维化损害指数由第 14 日的 2.42 ± 0.27 下降到 21 日的 2.01 ± 0.09 以及 28 日的 1.68 ± 0.07,统计学分析差异有显著性($P < 0.01$)。经过抗纤灵和氯沙坦治疗后纤维化指数均明显下降,和模型组比较统计学分析差异有显著性($P < 0.01$)。

6)Ⅰ型胶原免疫组化染色及抗纤灵干预:Ⅰ型胶原免疫组化染色见阳性物质呈棕黄色,假手术组Ⅰ型胶原仅在肾间质有微量表达,随着梗阻时间的延长,UUO 组Ⅰ型胶原的表达逐渐增多,表达部位主要在肾间质,在各对应时间点上,抗纤灵以及氯沙坦治疗组Ⅰ型胶原的表达较 UUO 组轻,统计学分析有显著性差异($P < 0.01$),并且抗纤灵组在第 14 日、21 日、28 日和氯沙坦组相比较有非常显著统计学差异($P < 0.01$)。而 RUUO 组Ⅰ型胶原的表达逐渐减少,表达部位主要在肾间质,在各对应时间点上,抗纤灵治疗组Ⅰ型胶原的表达较 RUUO 组轻,统计学分析有显著性差异($P < 0.01$),和再通氯沙坦组比较 14 日($P < 0.05$)、21 日和 28 日($P < 0.01$)有统计学差异;再通氯沙坦组 14 日和 RUUO 组比较($P < 0.01$)、21 日($P < 0.05$),有统计学差异,28 日无差异。

7)α-SMA 免疫组化染色及抗纤灵干预:α-SMA 免疫组化染色见阳性物质呈棕黄色,假手术组 α-SMA 仅在肾间质有微量表达,随着梗阻时间的延长,UUO 组 α-SMA 的表达逐渐增多,表达部位主要在肾间质,在各对应时间点上,抗纤灵以及氯沙坦治疗组 α-SMA 的表达较 UUO 组轻,统计学分析有显著性差异($P < 0.01$),并且抗纤灵组在 14 日、21 日、28 日和氯沙坦组相比较有非常显著统计学差异($P < 0.01$)。而 RUUO 组 α-SMA 的表达逐渐减少,表达部位主要在肾间质,在各对应时间点上,抗纤灵治疗组 α-SMA 的表达较 RUUO 组轻,统计学分析有显著性差异($P < 0.01$),和再通氯沙坦组比较 14 日($P < 0.05$)、21 日和 28 日($P < 0.01$)有统计学差异;再通氯沙坦组 14 日和 RUUO 组比较($P < 0.01$)、21 日($P < 0.05$)有统计学差异,28 日无差异。

(5)讨论与分析:临床中因为输尿管梗阻或者不全梗阻导致的肾纤维化时有发生,然而对于肾纤维化的治疗至今缺乏有效的办法。同时目前的研究已证实,肾间质纤维化程度与肾功能减退的相关性比肾小球病变与肾功能减退相关性更为密切。单侧输尿管节扎(UUO)模型制作相对简单,有较好的重复性,肾间质纤维化发生迅速,是目前公认的研究肾间质纤维化发生机制,肾小管上皮细胞转分化的理想模型,但是由于梗阻导致肾纤维化的不可逆性,所以观察药物干预治疗效果就存在较大的局限性。而单侧输尿管弹性塑胶加压结扎以及再通模型既能观察梗阻后肾脏病理形态学变化又能研究其功能水平以及体现这两者之间的联系的新模型,为临床研发预防和治疗肾纤维化药物提供新的研究对象。应用此模型能更好地观察抗纤灵抗纤维化的时间点以及作用机制。

单侧输尿管梗阻后,肾实质受压,局部血流量降低,使肾小管缺血、变性、萎缩,甚至消失。损伤的肾小管又是多种炎症和促纤维化因子的主要来源,促进和加重了肾间质纤维化的发生。我们的研究发现,进行 UUO 术后第 7 日,梗阻侧肾组织即出现单核巨噬细胞及淋巴细胞浸润,间质水肿,部分近端小管上皮细胞空泡变性,管腔内可见脱落坏死的上皮细胞,远端肾小管扩张。第 14 日,炎性细胞浸润及增殖更为明显,部分小管消失,集合管、远曲小管扩张呈囊状,皮质变薄,出现间质纤维化。第 21 日,大量炎性细胞浸润及细胞增殖,皮髓质变薄,间质纤维化进一步加重。第 28 日,炎性细胞浸润有所减少,皮质极薄,部分小管萎缩消失,纤维化显著,而实验过程中肾小球病变均不明显。进行肾小管损害程度及肾间质纤维化定量分析显示:随着梗阻时间的延长,肾小管损害的比率及肾间质纤维化程度呈现动态加重的过程。而再通组则和 UUO 相反,呈现动态好转的过程。经过抗纤灵和氯沙坦治疗后 RUUO 组呈现动态好转的变化,而 UUO 组也较模型组好转的情况发生,特别是 7 日和 14 日,可见抗纤灵的作用点主要在早中期纤维化。同时 UUO 组术后第 7 日、14 日、21 日、28 日,NAG 在模型组和假手术组相比较 $P<0.01$,有非常显著差异,证明模型成功,而经过抗纤灵和氯沙坦治疗后和模型组相比较,均有不同程度的下降,抗纤灵组和模型组比较在 4 个时间点上 $P<0.01$,而氯沙坦组只有 21 日时间点 $P<0.01$,其余 $P<0.05$。β2-MG 在模型组和假手术组相比较 $P<0.01$,有非常显著差异,证明模型成功,而经过抗纤灵和氯沙坦治疗后和模型组相比较,均有不同程度的下降,抗纤灵组和模型组比较在 4 个时间点上均有统计学意义,而氯沙坦组只有 7 日时间点 $P<0.01$,其余均无差异。进一步证明抗纤灵在改善小管功能的优势。

观察 UUO 术后梗阻侧肾脏外观发现,随着梗阻时间延长,UUO 组梗阻侧肾脏显著增大肿胀,出现严重积水,表面不平,灰红相间,包膜显著增厚,而在对应时间点上,再通侧肾脏肿大及积水程度较轻,色泽较红润,说明再通可以改善梗阻肾积水及肿胀程度。术后第 14 日,由于梗阻后的早中期病变是以炎性细胞浸润,间质水肿,小管扩张为主。UUO 术后第 21~28 日,随着肾盂积水的加重,肾实质逐渐变薄,间质纤维化加重。再通组肾盂积水的减轻,肾实质逐渐变厚,间质纤维化逐渐恢复。手术后第 14 日 UUO 组及治疗组的血尿素氮、肌酐值开始升高,第 21~28 日,两组的血尿素氮、肌酐值反而下降并基本恢复正常,这可能与尿路梗阻后引起肾小球囊内压增高,肾脏局部血流动力学紊乱,导致肾小球滤过率下降有关,并提示急性单侧输尿管梗阻后,大鼠肾功能有一个急性失代偿逐渐过渡到对侧肾脏代偿的过程。而再通组肾功能呈现动态好转的过程。提示 7 日造成的早中期肾纤维化是可以部分逆转的。经过抗纤灵和氯沙坦治疗后 RUUO 组呈现动态好转的变化,而 UUO 组也较模型组好转的情况发生。同时假手术组术后 BUN、Scr 无明显变化。而 UUO 组 BUN,Scr 开始升高,与假手术组相比均有显著性差异($P<0.01$)。术后第 21~28 日,通过对侧肾脏的代偿,UUO 组 BUN,Scr 反而下

降。抗纤灵和氯沙坦治疗组 BUN,Scr 的变化趋势与 UUO 组一致,术后第 7 日、14 日、21 日、28 日抗纤灵治疗组和模型组相比较 $P<0.01$。而氯沙坦治疗组只有 7 日、14 日和模型组比较 $P<0.01$。由于本模型研制成功为进一步研究肾纤维化逆转时间窗口进行有效的药物干预或找到不可逆转的肾纤维化时间点成为可能。

UUO 术后梗阻侧肾脏出现了一系列病理变化。UUO 组肾小管间质纤维化损害指数由第 14 日的 2.66 ± 0.18,升高到第 21 日的 2.69 ± 0.07 以及第 28 日的 2.95 ± 0.04。再通组在各时间点的肾小管损害和间质纤维化程度要显著低于 UUO 组,再通组肾小管间质纤维化损害指数由第 14 日的 2.42 ± 0.27 下降到 21 日的 2.01 ± 0.09 以及 28 日的 1.68 ± 0.07,统计学分析差异有显著性($P<0.01$),说明再通组能改善输尿管梗阻后的小管间质损害,和 UUO 组比较呈现一个动态好转的过程。经过抗纤灵和氯沙坦治疗后纤维化指数均明显下降,和模型组比较统计学分析差异有显著性($P<0.01$)。说明抗纤灵的改善肾脏纤维化的有效作用。

肾间质纤维化主要表现为肾脏固有细胞消失、肌成纤维细胞增多、细胞外基质沉积等。肌成纤维细胞在纤维化肾组织的广泛存在及其重要意义已为众多实验证实:肌成纤维细胞是形态上介于成纤维细胞与平滑肌细胞间的细胞,该细胞表达 α-SMA。在人肾组织研究中,发现肾小管间质内 α-SMA 表达量与肾小管间质纤维化程度及肾功能恶化程度正相关。文献报道,在实验大鼠肾小管受损和肾间质纤维组织增生较明显区域检测到 α-SMA 阳性细胞,表明肌成纤维细胞的积聚发生在纤维组织增生较明显部位,肌成纤维细胞在肾小管间质纤维化中发挥重要作用,且与肾脏功能相关。然而,胶原是细胞外基质(ECM)的主要成分,在体内广泛分布,有极其重要的生物学功能,又与很多疾病的病理变化密切相关,是一类结构复杂,既有免疫原性又有生物活性的蛋白质。I 型胶原主要分布在皮肤、骨骼、肌腱、咀管壁和牙齿等部位,并广泛分布于结缔组织的间质中,是体内一些重要脏器如肺脏、肝脏、肾脏间质组织中的重要成分。胶原在肾脏中的正常分布,I 型间质胶原仅存于肾间质和肾脏较大的血管壁中。I 型胶原以胶原纤维的形式发挥作用,主要功能是作为组织支持物,赋予组织以张力,以往人们更多的注意到了它的支持和保护作用,而忽视了它对细胞、组织乃至整个机体的生理功能和病理过程的影响。I 型胶原与细胞的生长、分化、增生、组织损伤的修复以及炎症反应、硬化、纤维化等均密切相关。以 I 型胶原为主的间质胶原,在肾纤维化疾病的发生和发展中起到了重要的作用。I 型胶原受多种因素的调节,在病理情况下,某一调节路径发生改变,刺激胶原过度合成,最终导致相关器官的纤维化和功能减退。

在 UUO 模型中,肾间质成纤维细胞迅速增殖,部分肾小管上皮细胞还可发生细胞表型转化成为肌成纤维细胞,产生大量 α 平滑肌动蛋白(α-SMA)以及 I 型胶原。本研究免疫组化显示:I 型胶原免疫组化染色见阳性物质呈棕黄色,假手术组 I 型胶原仅在肾间质有微量表达,随着梗阻时间的延长,UUO 组 I 型胶原的表达逐渐增多,表达部位主要在肾间质,在各对应时间点上,抗纤灵以及氯沙坦治疗组 I 型胶原的表达较 UUO 组轻,统计学分析有显著性差异($P<0.01$),并且抗纤灵组在 14 日、21 日、28 日和氯沙坦组相比较有非常显著统计学差异($P<0.01$)。而 RUUO 组 I 型胶原的表达逐渐减少,

表达部位主要在肾间质,在各对应时间点上,抗纤灵治疗组Ⅰ型胶原的表达较 RUUO 组轻,统计学分析有显著性差异($P<0.01$),和再通氯沙坦组比较 14 日($P<0.05$),21 日和 28 日($P<0.01$)有统计学差异;再通氯沙坦组 14 日和 RUUO 组比较($P<0.01$),21 日($P<0.05$),有统计学差异,28 日无差异。同时 α-SMA 免疫组化染色见阳性物质呈棕黄色,假手术组 α-SMA 仅在肾间质有微量表达,随着梗阻时间的延长,UUO 组 α-SMA 的表达逐渐增多,表达部位主要在肾间质,在各对应时间点上,抗纤灵以及氯沙坦治疗组 α-SMA 的表达较 UUO 组轻,统计学分析有显著性差异($P<0.01$),并且抗纤灵组在 14 日、21 日、28 日和氯沙坦组相比较有非常显著统计学差异($P<0.01$)。而 RUUO 组Ⅰ型胶原的表达逐渐减少,表达部位主要在肾间质,在各对应时间点上,抗纤灵治疗组 α-SMA 的表达较 RUUO 组轻,统计学分析有显著性差异($P<0.01$),和再通氯沙坦组比较 14 日,($P<0.05$),21 日和 28 日($P<0.01$)有统计学差异;再通氯沙坦组 14 日和 RUUO 组比较($P<0.01$),21 日($P<0.05$),有统计学差异,28 日无差异。提示抗纤灵干预肾间质纤维化的逆转可能与下调 α-SM 与 I-COLA 的表达有关。综上所述,从外观上看,再通组可以改善梗阻肾积水及肿胀程度,病理改变显示,再通组可以明显减轻肾小管间质的损伤程度及间质纤维化程度及淋巴单核细胞的浸润,并能下调 α-SMA 与 I-COL 的表达。结合病理的好转,再通组肾功能也相应好转。为临床和科研提供了一个可进行药物干预的理想的早中期肾纤维化动物模型以及理想的中药。抗纤灵冲剂与肾脏病治疗中常用的免疫抑制剂相比具有独特的优势,可望为临床上肾间质纤维化的防治开辟一条新的治疗途径。

2. 抗纤灵对单侧输尿管梗阻以及再通大鼠肾脏 CHIP 调节 TGF-β/Smads 信号通路及 HGF 表达的影响 抗纤灵治疗慢性肾病疗效确切,但是其抗肾纤维化的机制还不是非常明确,结合目前研究比较广泛的 TGF-β/Smads 信号转导途径,我们试图从深层研究其调节机制。转化生长因子-β(TGF-β)家族是一类分布广泛的细胞生长因子,从蠕虫类到哺乳动物,几乎所有细胞包括均可合成 TGF-β 并表达相关受体。TGF-β 信号从细胞外,经过跨膜受体、浆内 Smads 蛋白逐一传递到核内调节不同来源细胞的增殖、分化及凋亡,在胚胎发育,创伤愈合,胞外基质形成,骨重建,免疫调节等生理过程及多种肿瘤发生、间质纤维化等生理病理过程中发挥重要作用。特别是在器官胶原蛋白的表达和细胞外基质(ECM)的聚集或降解中起着重要作用,是导致器官纤维化的一类重要生物分子。对 TGF-β/Smads 信号传导通路的研究有助于揭示相关疾病发生发展的分子机制,以及对该信号途径中的重要传递分子的研究、探讨以及寻找它们的调节因子,一直是人们关注的热点。CHIP(carboxyl terminus of Hsc70 interacting Proteins CHIP)是 Ballinger 于 1999 年发现的一个 HsP/Hsc70 相互作用蛋白。已有研究通过酵母双杂交技术筛选人脑 CDNA 文库证实 CHIP 是 Smad 的相互作用蛋白以及发现 CHIP 对 TGF-β/Smads 信号通路具有负调控作用。为我们从分子水平上认识肾脏纤维化的病理机制及寻找相应的治疗药物具有极其重要的意义。然而,这些研究均未开展药物干预研究。有鉴于此,为了确切了解抗纤灵的分子作用机制,开展中药抗纤灵干预 CHIP 对大鼠肾纤维化 TGF-β/Smads 信号通路的抑制性调节的实验研究,为寻找治疗以及预防肾纤维化的中药制剂奠定理论基础显得非常必要。

（1）实验材料：同上。

（2）实验方法：同上。

（3）观察指标：TGF-β、Smad2、Smad3、HGF 免疫组化染色和 Western blot 法。

（4）研究结果

1）UUO 组和 RUUO 组 TGF-β1 变化比较：TGF-β1 免疫组化染色见阳性物质呈棕黄色，假手术组 TGF-β1 仅在肾间质有微量表达，随着梗阻时间的延长，UUO 组 TGF-β1 的表达逐渐增多，表达部位主要在肾小管间质，在各对应时间点上，抗纤灵以及氯沙坦治疗组 TGF-β1 的表达较 UUO 组轻，统计学分析有显著性差异（$P<0.01$），并且抗纤灵组在 21 日、28 日和氯沙坦组相比较有非常显著统计学差异（$P<0.05$）。而 RUUO 组 TGF-β1 的表达逐渐减少，表达部位主要在肾小管间质，在各对应时间点上，抗纤灵治疗组 TGF-β1 的表达较 RUUO 组轻，统计学分析有显著性差异（$P<0.01$），和再通氯沙坦组比较 21 日（$P<0.05$），28 日（$P<0.01$）有统计学差异；再通氯沙坦组 14 日和 RUUO 组比较（$P<0.01$），有统计学差异，21 日、28 日无差异。

2）UUO 组和 RUUO 组的 Smad2 变化比较：Smad2 在假手术组仅在肾间质有微量表达，UUO 组随着梗阻时间的延长，Smad2 的表达逐渐增多，表达部位主要在肾小管间质，在各对应时间点上，抗纤灵治疗组 Smad2 的表达较 UUO 组轻，统计学分析有显著性差异（$P<0.01$），并且抗纤灵组在 14 日、21 日（$P<0.01$），28 日和氯沙坦组相比较有非常显著统计学差异（$P<0.05$）。氯沙坦组 14 日和 UUO 组比较无差异，14 日、21 日（$P<0.01$），28 日（$P<0.05$）。而 RUUO 组的表达逐渐减少，表达部位主要在肾小管间质，在各对应时间点上，抗纤灵治疗组 Smad2 的表达较 RUUO 组轻，统计学分析有显著性差异（$P<0.01$），和再通氯沙坦组比较 14 日、28 日比较，（$P<0.01$）有统计学差异；再通氯沙坦组 14 日和 RUUO 组比较（$P<0.05$），有统计学差异，21 日和 RUUO 组比较（$P<0.01$），28 日无差异。

3）UUO 组和 RUUO 组的 Smad3 变化比较：Smad3 在假手术组仅在肾间质有微量表达，UUO 组随着梗阻时间的延长，Smad3 的表达逐渐增多，表达部位主要在肾小管间质，在各对应时间点上，抗纤灵治疗组 Smad3 的表达较 UUO 组轻，统计学分析有显著性差异（$P<0.01$），并且抗纤灵组在 7 日、14 日、21 日、28 日（$P<0.01$），14 日、21 日和氯沙坦组相比较有统计学差异（$P<0.05$），28 日和氯沙坦组相比较有非常显著统计学差异（$P<0.01$）。氯沙坦组 14 日和 UUO 组比较无差异，7 日、21 日、28 日和 UUO 组比较（$P<0.01$）。而 RUUO 组的表达逐渐减少，表达部位主要在肾小管间质，在各对应时间点上，抗纤灵治疗组 Smad3 的表达较 RUUO 组轻，统计学分析有显著性差异（$P<0.01$），和再通氯沙坦组比较 14 日、21 日、28 日比较，（$P<0.01$）有统计学差异；再通氯沙坦组 14 日和 RUUO 组比较（$P<0.01$），有统计学差异，21 日、28 日和 RUUO 组比较无差异。

4）UUO 组和 RUUO 组的 HGF 变化比较：HGF 在 UUO 组随着梗阻时间的延长，HGF 的表达逐渐减少，表达部位主要在肾小管间质，在各对应时间点上，抗纤灵治疗组 HGF 的表达较 UUO 组增加，统计学分析有显著性差异（$P<0.01$），并且抗纤灵组在 14

日、21 日、28 日和氯沙坦组比较有统计学差异($P<0.01$)。氯沙坦组 14 日和 UUO 组比较有统计学差异,21 日和 UUO 组比较($P<0.05$),7 日和 28 日和 UUO 组比较无差异。而 RUUO 组的表达逐渐增加,表达部位主要在肾小管间质,在各对应时间点上,抗纤灵治疗组 HGF 的表达较 RUUO 组增加,14 日、28 日统计学分析有非常显著性差异($P<0.01$),21 日和 RUUO 组比较有统计学差异($P<0.05$)。和再通氯沙坦组比较 28 日比较($P<0.05$)有统计学差异;再通氯沙坦组 28 日和 RUUO 组比较($P<0.05$),有统计学差异,14 日、21 日和 RUUO 组比较无差异。

5)UUO 组和 RUUO 组的 CHIP 变化比较:CHIP 在 UUO 组随着梗阻时间的延长,CHIP 的表达逐渐减少。在各对应时间点上,抗纤灵治疗组 CHIP 的表达较 UUO 组增加,统计学分析有显著性差异($P<0.01$)。而 RUUO 组的表达逐渐增加,在各对应时间点上,再通抗纤灵治疗组 CHIP 的表达较 RUUO 组增加有非常显著性差异($P<0.01$)。

(5)讨论与分析:输尿管梗阻 UUO 模型导致的肾纤维化属于中医的"肾络病""腰痛""肾劳""水肿""淋证""癃闭""关格"等病症范畴。如《证治准绳·癃闭》中说:"癃闭者溺闭不通,淋沥滴点也";"盖闭者暴病,溺癃淋沥点滴而出,一日数十次或百次"。《素问·标本病传论》中曰"肾病,小腹、腰脊痛",《诸病源候论·肾着腰痛类》曰"肾经虚则受风冷,内有积水,风水相传,浸渍于肾,肾气内著,不能宣通,故令腰痛"。其病因病机有以下几个方面:①先天异常:肾为先天之本,禀赋于父母之精气,若先天不足,肾精亏虚,则尿管及肾发育异常。②结石梗阻:湿热蕴结于下焦,尿液熬煎成石,形成之石堵塞于尿路各处,使水湿尿液郁积于内不得下行。③湿热蕴结:外邪入侵,郁而化热,蕴结于肾与膀胱;或内热下移,湿热互结,膀胱气化不利,水液内停。④瘀血阻滞:久病多瘀,血不利则病水,瘀血阻滞,尿路不畅,水湿郁结于内;或瘀血内阻,气滞血瘀,阻塞尿路。此外脾肾亏虚等亦可导致同样的病变。总之,梗阻性肾病是虚实夹杂,本虚标实的病变,湿热、瘀血、气滞、湿阻、结石等与肾阴阳亏虚俱现,且相互转化,相互影响。就本病的治疗而言,根据其病机的不同,分别选用补益脾肾、清热利湿、通淋排石、活血化瘀等辨证治疗。

UUO 模型是一种简单易行、效果确切的实验方法,可分为完全性梗阻和不完全性梗阻两种,由于后者在梗阻程度上不易统一掌握,故目前多采用单侧输尿管完全性梗阻方式,其结果主要造成肾积水,并引起相应的各种生理、生化和组织形态学的改变。而本研究改进了传统 UUO 模型的缺点,运用 RUUO 既可以观察抗纤灵干预后形态的改变也可观察其功能的变化。也可以从分子生物学的角度,从蛋白质和基因水平证实在慢性肾脏病特别是在肾功能衰竭时,组织学等有大量的纤维胶原蛋白以及细胞外基质的沉积,符合中医学中肾络病的瘀血改变,是瘀血学说在微观检查中的体现,也是络病学说的深化研究,而且采用以活血化瘀为主药的抗纤灵可有效地缓解疾病的进展,减少纤维胶原蛋白以及细胞外基质的沉积和加快其分解。在抗纤灵中,丹参、制大黄、当归、牛膝、桃仁活血化瘀兼以祛毒,保护肾功能,前期大量研究证实其减少炎症介质的分泌,影响肾内血管活性物质,改善氧化应激的损害,减少胶原蛋白的沉积和加快其分解。临床疗效确切,有较好的改善肾脏血流量的作用,但更详细的分子机制尚未明了,为此本实验进一步研究其分子作用机制,采用抗纤灵治疗 UUO 以及 RUUO 进一步探讨其防治肾间质纤维化的深层分子机制。方中丹参有活血利水之功能,现代药理研究证实丹参有改善血液循环、抗血小板凝聚、抗氧化、抗脏器纤维化、抑制胶原蛋白合成等作用。通过给 5/6 肾切除大鼠以及 UUO 大鼠灌服抗纤灵,实验大鼠肾组织中 NOS 的免疫组化表达及组织中 NO 含量测定也证实了丹参改善肾脏血流的作用。由于肾脏血流的改善,拮抗 ET、Ang Ⅱ,NO 含量的增加及 NOS 的表达增强。再配以活血化瘀的当归、牛膝、桃仁使血散而膀胱得气化之职,水道不求其利而自利矣。水与血均为人体生命的重要物质,两者同源异流,生理上相互为用,病理上互相影响,在生理上,《景岳全书》曰:"血液灌溉一身,无所不及……滋脏腑,安神魂,润颜色,充荣卫,津液得以通利。"在病理上,《金匮要略》曰"血不利则为水",《血证论》曰"病血者,未尝不病水;病水者,未尝不病血",故血液的运行不畅,影响气机、气化,导致水液运行受阻,而成水道不利,发为癃闭等症;反之水道不利,亦影响血液的运行,导致瘀血内阻,在治疗上采用活血化瘀的中药可起到逐瘀血,通瘀塞而发挥其利水作用。配以大黄祛瘀排毒,有利于保护肾功能,大黄的主要成分大黄酸在药理上具有保护肾功能作用具有抑制 TGF-β1 诱导的内皮细胞 PAI-1 的表达,可以抑制肾脏的肥大,明显减少蛋白尿,而大黄酸可以通过抑制己糖胺通路的活性来改善 MCGT1 细胞肥大,减少细胞外基质合成。延缓肾功能不全进展,也证实了对肾脏的保护作用。

TGF-β 是一个多功能细胞因子,参与许多生理和病理过程。TGF-β 是肾间质纤维化过程中最重要的生长因子。TGF-β 是一类结构相关的多肽类调控蛋白超家族,是一组具有多种生物活性的细胞因子。哺乳动物主要有 TGF-β1、TGF-β2 和 TGF-β3 三种形式,它们的生物学特征基本相同,其中以 TGF-β1 最为重要。TGF-β 在肾间质纤维化发生机制中的作用作为一种强效的致纤维化因子,TGF-β 表达升高与多种原因引起的肾纤维化密切相关,被认为是肾纤维化最重要的效应因子之一。在肾间质纤维化发生、发展的多个环节起作用:①促进成纤维细胞增殖及胶原合成:TGF-β 能够促进成纤维细胞增殖和调节 ECM 合成。TGF-β1 可促进肾间质成纤维细胞的 3H-脯氨酸掺入,且随着 TGF-β1 剂量的增加,3H-脯氨酸掺入量增加,胶原合成增多。TGF-β1 可促进 Col Ⅰ 型和 Col Ⅲ mRNA 表达,且在一定 TGF-β1 浓度范围内,mRNA 表达量与其浓度呈正相关,在 6~48h 内与时间呈正相关。有研究者把 TGF-β1 反义寡核苷酸转染到 UUO 大鼠肾间质成纤维细胞,发现梗阻侧肾脏 TGF-β1 水平和 Col Ⅰ mRNA 表达显著降低,肾间质纤维化程度也明显减轻,证明了 TGF-β1 对成纤维细胞的作用。新近有研究发现,UUO 大鼠肾实质 Col Ⅰ mRNA 水平和肾间质中 Col Ⅰ 表达明显上调,而且伴有肾实质 TGF-β1mRNA 和肾小管间质 TGF-β1 蛋白质高表达。②抑制基质金属蛋白酶类酶原的激活:许多蛋白酶被认为参与基质降解,其中基质金属蛋白酶类(MMPs)在组织纤维化中的作用最为突出。MMPs 是以酶原的形式分泌的,在刺激因子作用下 MMPs 降解掉其前肽区,成为活性 MMPs。MMPs 的主要效应系统可能是纤溶酶原-纤溶酶级联放大效应。TGF-β1 可在抑制纤溶酶原激活物的活化、增强纤溶酶原激活物抑制物表达和 TIMP 的活性等多个水平上抑制 MMPs 酶原的激活。③参与调节肾小管上皮细胞转分化:TGF-β1 与受体结合后,通过一系列细胞内信号传导过程调节肾间质细胞的转分化。其中 TGF-β/Smads 信号转导通路与肾小管上皮细胞转分化以及肾纤维化关系密切。TGF-β1 正常表达时能抑制炎症和细胞增生,调节细胞的生长、分化和免疫功能;TGF-β1 过度表达时介导 Ang Ⅱ、PDGF、CTGF 导致纤维化作用;介导肾小管上皮细胞向间充质细胞转分化。Smad2、Smad3、Smad4 参与细胞外基质(ECM)的合成和降解相关基因的表达调控,其中 Smad3 介导 TGF-β1 对小管间质细胞 *Fibronectin* 基因的表达。研究发现 Smad1、Smad2、Smad3、Smad4 和 Smad7 均可作为 ECM 的调控因子,而 ECM 合成和(或)降解失衡被认为是导致肾纤维化的重要发生机制。Schiffer 建立的肾纤维化模型中,Smad7 转基因治疗可以明显阻止 TGF-β1 的信号转导,抑制肾纤维化,Smad6 蛋白只能抑制 Smad2 的磷酸化,但其能与 Smad4 竞争同 Smad1 的结合,负调控 BMP 信号传递。因此,在以 TGF-β1 信号转导通路为靶点的研究中,维持 R-Smads 与 I-Smads 之间的生理平衡是非常必要的。TGF-β/Smad 信号转导通路对肾纤维化的发展至关重要,抑制 TGF-β1 对靶基因的影响被认为是防止肾纤维化的关键治疗措施之一。由于 TGF-β 的多效性,抗 TGF-β 治疗可能引起其他潜在的并发症,而阻止内源性的 TGF-β 信号转导级联作为靶目标可能会更有效。很多中药显示了良好的抗肾纤维化疗效,调控 Smads 蛋白的表达,绞股蓝总皂苷对梗阻肾病大鼠通过上调 Smad7 的表达影响整个信号转导通路,从而抑制结缔组织生长因子,抗肾间质纤维化。肾通胶囊(大黄、红花等)能够促进 Smad7、抑制 Smad3 的表达,从而抑制 TGF-β1 的表达,抑制肾间质纤维化。郭啸华等在体外以 TGF-β1 刺激肾近端小管上皮细胞,诱导细胞肥大和细胞外基质合成的增加,观察大黄酸对 TGF-β1 诱导的肾近端小管上皮细胞肥大及细胞外基质的影响。发现大黄酸可以逆转 TGF-β1 诱导的近端肾小管上皮细胞肥大,抑制 TGF-β1 刺激的细胞外基质合成。

1999 年 Ballinger 等在研究 TPR(tetratrico peptide repeat,TPR)包含蛋白(TPR-containing proteins)时,从心脏 cDNA 文库中发现 CHIP。因为它可与热休克蛋白家族 Hsc70 羧基端结合,于是命名为 carboxyl terminus of hsc70-interacting protein(CHIP)。CHIP 在多种组织中广泛表达,以心肌和骨骼肌中为主,胰脏、大脑、肝脏等组织中也有少量表达;在细胞内,它主要定位于胞质中,是一种胞质蛋白。2001 年 Murata 等又来发现 CHIP 含有具有 E3 泛素连接酶活性的 U-Box 结构域,可通过泛素-蛋白酶体系统介导蛋白质的降解,包括 Smads 的降解。随着对此途径研究的广泛深入,此途径的主要作用现已非常明确。它主要是通过对蛋白质的选择性降解,使细胞内各种蛋白的表达受到精确地调控,从而在维持细胞的许多重要生理功能(如细胞周期的调控、基因转录、抗原递呈、信号转导等)中起着至关重要的作用。目前发现许多遗传性和获得性疾病(如肿瘤、囊性纤维化)的发生都与此途径功能失调密切相关。并且最近的研究表明,E3 泛素连接酶 CHIP 作为此途径中起特异性识别底物功能的核心成员之一,在 TGF-β 信号转导途径的调控过程中起重要作用。

人的 *CHIP* 基因位于 16P13.3,其 mRNA 为 1646bP,412~1323bP 是其可读框(open reading frame,ORF),含有 7 个编码区和 2 个非翻译区。*CHIP* 基因编码一个由 303 氨

基酸组成的胞质蛋白,分子量约为 35kDa。CHIP 结构中含有两个重要功能区,即 N 端的 3 个 TPR 结构域和 C 端 1 个高度保守的 U-Box 结构域,两者由一段富含电荷结构域相连,并且还可能包含有两个核定位信号。TPR 结构域可以和介导蛋白质折叠的分子伴侣如 Hsc70,HsP70 和 HsP90 等相互作用,U-Box 结构域具有 E3 泛素连接酶活性,可通过泛素-蛋白酶体系统介导蛋白质的降解。虽然不清楚中间富含电荷结构域的功能,但它在 TPR 结构域结合分子伴侣蛋白时是必需的,CHIP 是 TPR 蛋白家族的成员。

　　CHIP 具有 E3 泛素连接酶活性。泛素-蛋白酶体系统(ubiquitin-proteasome system,UPS)主要由泛素(ubiquitin,Ub)、泛素活化酶 E1、泛素结合酶 E2、泛素连接酶 E3 和 26S 蛋白酶体组成,不仅是真核生物体内蛋白质选择性降解的主要途径,还介导细胞周期进程、基因转录调节、受体胞吞、抗原呈递、细胞增生与分化及信号传导等各种细胞生理功能过程。一般来说泛素活化酶 E1、泛素结合酶 E2 没有选择性识别底物蛋白的能力。泛素连接酶 E3 是泛素-蛋白酶体系统选择性降解机制的关键因素,由它识别底物蛋白并将 Ub 连接到蛋白上,因此泛素连接酶 E3 在 UPS 中具有非常重要的作用。目前已经发现四类泛素连接酶 E3:含 HECT(homologous to E6-APC-terminus,HECT)结构域的 E3,含环指(ring finger)结构域的 E3,含 F-box 结构域的 E3 和含 U-box 结构域的 E3。CHIP 在 C 端含有一个的 U-box 结构域,属于含 U-box 结构域的 E3。其泛素连接酶活性依赖于 U-box 结构域。近年来已经发现 CHIP 通过泛素化介导的很多蛋白的降解,如 Smad、tau、雄激素受体(androgen receptor,AR)等都是 CHIP 的底物。有学者利用酵母双杂交技术发现 CHIP 是 TGF-β/BMP 信号途径的关键调节因子 Smads 的相互作用蛋白,而且观察到 CHIP 可以作为泛素联接酶介导 Smads 蛋白的特异性降解,并对 Smads 介导的基因转录活性有明确的抑制作用。首次显示了 CHIP 可能参与 TGF-β 信号通路调控的实验证据,进一步研究证实 HsP/Hsc70 相互作用蛋白 CHIP 在大鼠肾纤维化组织中的高表达,并且利用四环素调控系统研究 CHIP 对 TGF-β 信号通路的抑制性调节的负反馈调节机制。我们实验研究证实 CHIP 蛋白在 UUO 组表达增高与假手术组相比有显著增强趋势,这可能和肾脏梗阻后导致的抑制纤维化负反馈激活有关,而 RUUO 较 UUO 增高更加明显,这和抑制 TGF-β/Smads 信号通路逆转早期纤维化有关。UUO 以及 RUUO 经过抗纤灵治疗后 CHIP 蛋白表达较 UUO 明显增加,具有统计学意义 $P<0.01$,CHIP 蛋白的表达增加与抗纤维化 HGF 表达增加具有一致性,相反免疫组化显示促纤维化 TGF-β1、Smad2、Smad3 却明显下降,具有统计学意义 $P<0.01$,这均和肾脏纤维化的发生有密切关系。Smads 蛋白是 TGF-β 通路中的重要胞内递承蛋白,在研究中,我们发现 CHIP 蛋白的高表达使 KXL 组 TGF-β1、Smad2/3 蛋白水平得到显著的降低,HGF 水平显著升高,再进一步下调 JunB 以及 Col1a2 基因水平。提示 CHIP 是通过影响 Smads 蛋白水平而参与调节 TGF-β 信号通路的响应基因 JunB 而抑制肾脏纤维化的发生。由此,我们观察 CHIP 对 Smads 介导的基因转录活性的影响。发现 CHIP 蛋白的表达明显降低 TGF-β 信号下游基因的转录活性,显示 CHIP 对该通路具有抑制性调节作用,这和已有的报道研究具有一致的结果。

　　体外实验表明在稳定状态下,CHIP 几乎能与非活化的 Smadl、Smad2 和 Smad3 结合并介导 Smadl、Smad2 发生泛素依赖性降解,且对 Smad2 降解更明显,但并不影响 Smad3 的表达;而且因 Smad4 缺乏 PY 基序,故而不能与之结合。因此,提示在稳定状态下 R-Smad 蛋白表达的水平可能是由 CHIP 和 smarf 调节的。除了调节稳定状态下的 R-Smads 蛋白水平外,CHIP 也涉及活化的 R-Smads 降解。酵母双杂交实验证明 CHIP 可与活化的 Smadl、Smad2、Smad3 结合,但不与 Smad4 结合;并优先与核内磷酸化的 Smad2 结合促使其发生泛素依赖性降解从而对 TGF-β 信号起负性调节作用。尽管细胞事件的调节需要特异性信号途径的活化,但是信号活性的下调也具有同等重要的作用。目前已知 I-Smads 在 TGF-β 信号活性的负性调控中起中心作用,它们可直接与丝氨酸/苏氨酸受体结合,因此阻断 R-Smad 与受体结合。但 I-Smads 与 CHIP 的结合则揭示了 I-Smad 可干扰 TGF-β 信号活性的另一个机制。泛素一蛋白酶体降解途径是一种在进化中高度保守的酶联反应级联,涉及调节许多关键的细胞过程,如信号转导、细胞周期进展、转录调节和细胞内吞作用。与其他信号途径一样,TGF-β 信号活性也可通过各种机制被泛素一蛋白酶体途径调控。在此过程中 HECT 结构域 E3S 家族的成员 CHIP 的作用尤为突出。它可调节各种 Smads 蛋白基础状态和活化后的水平,从而在 TGF-β 信号活性调节中起着复杂且至关重要的作用。Smads 蛋白是 TGF-β 通路中的重要胞内递承蛋白,在研究中,我们发现 CHIP 蛋白的高表达使 RUUO 组 TGF-β1、Smad2/3 蛋白水平得到显著的降低,结合第一部分结果知道再进一步下调 α-SMA 以及 Col1a2 水平。提示 CHIP 可能是通过影响 Smads 蛋白水平而参与调节 TGF-β 信号通路的进一步下调 α-SMA 以及 Col1a2 水平而抑制肾脏纤维化的发生。由此,我们观察 CHIP 对 Smads 介导的基因转录活性的影响。发现 CHIP 蛋白的表达明显降低 TGF-β 信号下游基因的转录活性,显示 CHIP 对该通路具有抑制性调节作用,然而 CHIP 在 UUO 组高表达不一定降低 TGF-β 水平,这可能和 TGF-β 的形式有关,TGF-β 有 latent 和 activite 两种形式,UUO 发生梗阻时,可能通过负反馈调节使得 latent 形式的 TGF-β 增加,同时由于肾脏梗阻发生纤维化的原因,所以 activite 形式的 TGF-β 也在增加,所以导致总的 TGF-β 水平增高,这和 CHIP 增高时不矛盾的,和已有的研究结果也是一致的。近年来的研究还表明在肾脏疾病中 CHIP 的表达发生变化,从而在慢性肾脏疾病的发生和发展中起着一定作用。这仅有助于人们从分子生物学水平认识慢性肾脏疾病的致病机制,而且还可能为将来设计全新的防治进行性肾脏疾病进展的治疗方案提供理论基础。

肾脏是 HGF 高表达的器官之一,在肾小球区 HGF 主要在系膜细胞和内皮细胞中表达,小管间质区主要在间质细胞中表达。HGF 和 TGF-β 对肾小管细胞的作用常常相互对立统一。TGF-β 可诱导肾小管细胞肥大、G0 期停止、细胞凋亡,抑制小管细胞分枝的发生和小管的形成、抑制成纤维细胞 HGFmRNA 的表达,刺激小管细胞基质的积聚,而 HGF 可阻断 TGF-βl 的上述作用。已经发现在 *HGF* 基因 5'端驱动子序列中存在有 TGF-β 抑制元件,因此 TGF-β 可抑制 *HGF* 基因的转录。HGF 可正调节系膜细胞和内皮细胞的 HGF 分泌,而 TGF-β 和血管紧张素起负调控作用。当系膜细胞与血管内皮细胞共培养时,前者可刺激后者增殖,这种刺激可被 HGF 抗血清所中和,因此系膜细胞分泌的 HGF 可能控制着内皮细胞的生长,HGF 在肾小球固有细胞之间以及小管细胞之间起着重要的信号调节作用。有采用单侧输尿管梗阻小鼠模型,发现 HGF 可明显缓解小管间质纤维化并降低 TGF-βmRNA 的表达。进一步采用5/6 大鼠肾切除模型,证实残余肾脏 HGF 表达增高,给予 HGF 抗血清可迅速降低肾小球滤过率,降低间质 ECM 的积聚和 α-SMA 阳性细胞数目。体外转染 *HGF* 基因可减少培养人肾小管细胞 ECM 的合成,其机制与增加 MMP 表达,抑制 TIMP-1,2 表达有关。说明肾脏 HGF 系统表达的确与慢性肾脏疾病的进程密切相关,尤其参与了进行性肾纤维化进程有关。HGF 作为多效性细胞因子,在肾细胞的发育、分化、再生过程中起着非常重要的作用。在急性肾损伤时,肾脏局部 HGF 表达上调,可促进肾小管细胞的再生,抑制其凋亡、恢复肾功能。在慢性肾纤维化时,局部 HGF 表达下调,TGF-β 表达增高,肾纤维化加重,外源性给予 HGF 可缓解肾纤维化进程,并下调 TGF-β 的表达。我们的实验研究发现 HGF 在 UUO 组呈现逐渐减低的趋势,而在 RUUO 组中呈现逐渐增高的趋势,抗纤灵治疗后出现增高的趋势,和模型组比较有非常显著的统计学差异,氯沙坦和抗纤灵有一致的趋势。研究表明 HGF 在肾移植、中毒性肾病方面均有良好的治疗作用,因此 HGF 有望成为多种肾脏疾病的临床治疗手段之一,但同时也需避免过高 HGF 所引起的副作用。

3. 抗纤灵对单侧输尿管梗阻及再通大鼠肾脏基因表达影响　抗纤灵治疗慢性肾病的多项临床研究以及实验研究证实其治疗慢性肾病有效,并可在不同实验动物模型中防治(5/6 肾切除)肾小球硬化和(UUO)肾小管间质纤维化的病变。鉴于这些研究工作的基础以及抗纤灵防治肾脏纤维化病变的作用靶点基础尚未明确,为此我们进一步应用 Superarray 的定制基因芯片(customed array)的筛查抗纤灵多靶点、多基因的作用途径。进一步在肾纤维化动物模型中研究抗纤灵的作用靶点;探讨抗纤灵对肾脏纤维化相关差异基因表达谱变化的影响,找出疗效相关基因,分析抗纤灵抗肾脏纤维化作用的关键靶点和主要途径,综合分析并阐明抗纤灵治疗肾纤维化的分子生物学机制。

(1)实验材料

1)实验动物:健康 SPF 级雄性 SD 大鼠 126 只,体重 200±20g,由上海中医药大学实验动物中心提供。实验动物许可证号:SYXK(沪)2004-0005;实验动物合格证号0058668。上海中医药大学附属曙光医院实验动物中心为标准的 SPF 级实验动物中心。

2)抗纤灵颗粒剂由丹参15g、制大黄15g、桃仁12g、当归12g、牛膝9g 组成,水提浓缩,每毫升含生药2g,由上海中医药大学附属曙光医院制剂室提供。

(2)实验方法:动物分组及治疗。健康 SPF 级雄性 SD 大鼠 150 只,体重200±20g,分笼饲养于 12h 光照,45% 左右相对湿度的饲养笼中,动物自由饮水、摄食,室温喂养。126 只 SD 雄性大鼠接受单侧输尿管结扎手术,其中 72 只分为模型对照组,抗纤灵组,氯沙坦组,另外 54 只 SD 雄性大鼠接受左输尿管植入弹性管脂肪垫加压梗阻后,分别于第 7 日后接受第二次手术,在第二次手术中,取出植入弹性管,疏通左侧输尿管,从而解除左肾梗阻。分为模型组、抗纤灵组、氯沙坦组。24 只为假手术组。

（3）研究结果

1）定制芯片基因编码及基因功能描述：细胞信号转导调控细胞生长、繁殖、分化、衰老和凋亡等重大生命活动。细胞间的协调、细胞与环境的相互作用也是由信号转导来完成的。肾脏固有细胞增殖和凋亡的不平衡导致肾纤维化疾病的发生的根本原因，肾纤维化的本质是细胞信号转导的失调。现在，分子生物学的发展使人们认识到，器官纤维化是因为调控细胞的分子信号从细胞表面向核内转导的过程中某些环节发生病变，使细胞失去正常调节而发生的。以这些病变环节为靶点的信号转导阻遏剂有望成为抗纤维化的药物。

与电信号传导类似，细胞信号转导也有其统一性和复杂性：统一性体现于信号分子的功能和信号通路的一致，而复杂性在于不同信号通路之间相互联系而形成信号网络。但细胞信号转导的特殊复杂性还体现在，随着细胞种类和生理状态的不同，它们对同一信号的反应也不一致。细胞信号转导的多样性和重要性也成为后基因组学和功能基因组学研究的最重要方面。4 条特殊的信号转导途径它们包括 TGF－β/smads、TGF－βPI3k 通路、p38MAPK 信号通路、Rho－ROCK 信号通路途径。在正常情况下，细胞增殖与死亡处于动态平衡中，这种平衡受到外环境和内在因子通过细胞信号转导分子传递的变化影响。如系膜细胞的增殖基因过度表达以及抑制增殖基因失活等使该平衡破坏，细胞外基质的积聚形成纤维化。阻断纤维化相关基因的信号转导途径，抑制纤维化的发生。所以，定制芯片的基因主要包含了与 4 个信号转导通路有关的 84 个标志基因。

2）定制芯片结果及分析：UUO 以及 RUUO14 日基因变化比较。研究显示 UUO/Sham、KXL/UUO、LST/UUO、KXL/LST 以及 RUUO/Sham、KXL/RUUO、LST/RUUO、KXL/LST 在治疗 14 日后大鼠肾脏中基因表达情况，结果显示两组中呈现明显差异表达（1.5 倍以上）的基因有 5 条，其中 $TGF－β1$、$Smad2$、$Smad3$、$JunB$、$Col1a2$ 基因在治疗组中呈现下调趋势，进一步比较发现抗纤灵治疗组 $TGF－β1$、$Smad2$、$Smad3$、$JunB$、$Col1a2$ 基因下调了 1.5 倍以上。提示中药抗纤灵复方可以改善 UUO 以及 RUUO 的肾脏病理损害，调节肾脏中多个系统的基因表达水平，纠正肾组织中增生细胞的比例失衡。而氯沙坦组虽然有下调但是没有完全下调 1.5 倍以下。而对于 Smad7 虽然模型组下调有意义，但是治疗后对其影响不大，推断抗纤灵主要作用于促纤维化基因而不是抗纤维化基因。而 RUUO 组和 UUO 组相比 RUUO 模型组促纤维化基因均有逐渐下调趋势，显示再通后肾脏组织病理的好转。抗纤灵治疗后 $TGF－β1$、$Smad2$、$Smad3$、$JunB$、$Col1a2$ 基因下调了 1.5 倍以上，而氯沙坦只有 $TGF－β1$、$Smad2$ 下调 1.5 倍。

UUO 以及 RUUO21 日基因变化比较。研究显示 UUO/Sham、KXL/UUO、LST/UUO、KXL/LST 以及 RUUO/Sham、KXL/RUUO、LST/RUUO、KXL/LST 在治疗 21 日后大鼠肾脏中基因表达情况，结果显示两组中呈现明显差异表达（1.5 倍以上）的基因有 5 条，其中多数基因在治疗组中呈现下调趋势，进一步对变化比较显著的基因的生物学功能进行了初步分析，同模型组相比，抗纤灵治疗组 $TGF－β1$、$Smad2$、$Smad3$、$JunB$ 基因下调了 1.5 倍以上。而氯沙坦组只有 TGF－β1、Smad3 完全下调 1.5 倍以下。而对于 Smad7 虽然模型组下调有意义，但是治疗后对其影响不大，推断抗纤灵主要作用于促纤维化基因而不是抗纤维化基因。而 RUUO 组和 UUO 组相比 RUUO 模型组促纤维化基因均有逐渐下调趋势，显示再通后肾脏组织病理的好转。抗纤灵治疗后 TGF-β1、Smad2、Smad3、JunB、$Col1a2$ 基因下调了 1.5 倍以上，而氯沙坦只有 Smad2 下调 1.5 倍以上。

UUO 以及 RUUO28 日基因变化比较。研究显示 UUO/Sham、KXL/UUO、LST/UUO、KXL/LST 以及 RUUO/Sham、KXL/RUUO、LST/RUUO、KXL/LST 在治疗 28 日后大鼠肾脏中基因表达情况，结果显示两组中呈现明显差异表达（1.5 倍以上）的基因有 5 条，其中多数基因在治疗组中呈现下调趋势，进一步对变化比较显著的基因的生物学功能进行了初步分析，同模型组相比，抗纤灵治疗组的肾组织所表达的 TGF-β1、$Smad3$、$JunB$ 基因下调了 1.5 倍以上。而氯沙坦组只有 TGF-β1、Smad3 完全下调 1.5 倍以下。而对于 smad7 虽然模型组下调有意义，但是治疗后对其影响不大，推断抗纤灵主要作用于促纤维化基因而不是抗纤维化基因。而 RUUO 组和 UUO 组相比 RUUO 模型组促纤维化基因均有逐渐下调趋势，显示再通后肾脏组织病理的好转。抗纤灵治疗后 TGF-β1、Smad2、$Col1a2$ 基因下调了 1.5 倍以上，而氯沙坦只有 TGF-β1、Smad2、Col1a2 下调 1.5 倍以上。

（4）讨论与分析：慢性肾脏疾病导致肾纤维化的过程符合中医"久病入络"的重要理论。根据中医理论研究，慢性肾脏疾病导致的肾脏纤维化病变属虚、瘀、毒互结，痹阻络脉导致经久难愈、渐成痼疾。传统中药抗纤灵为上海中医药大学附属曙光医院的经验名方，方中丹参、桃仁、牛膝、当归等中药分别具有提高机体免疫功能、抗氧化、稳定红细胞膜、降血压等作用；其成分具有提高机体的免疫功能、扩张血管、抑制血小板聚集、抗氧化、保护红细胞膜、抗炎等活性；能够抑制活化的系膜细胞增殖，减少细胞内及分泌至细胞外的胶原生成率，明显提高人肾成纤维细胞（KFB）分泌的Ⅰ型胶原酶活性，抑制人肾成纤维细胞的增殖及Ⅰ型胶原表达，促进人肾成纤维细胞凋亡。药理研究表明，抗纤灵可抑制成纤维细胞增生，防止粘连发生、缓解粘连形成。大黄能通过抑制肾小球代偿性肥大、高代谢和系膜细胞的生长等途径，防治肾小球硬化，而其实现这些功能与信号转导基因有着密切的关系。

基因表达谱常被称为是某一生理或病理现象的"分子图像"。这类复杂的"分子图像"，可用于同时检测成千上万个基因的表达水平，再经专门的计算机软件解读出来。研究人员通过比较源于不同病理条件下的"分子图像"的结果，可以识别出引发复杂疾病的标志物（Marker）。目前，许多科研人员已把注意力投向密度相对较低的功能分类基因芯片（focused DNA microarray）。因为，如果研究对象是某一生物学通路的基因，使用针对该类基因的功能分类基因芯片比使用高密度表达谱芯片更加有效便利。这种将微列阵技术与特定生物学通路（specific biological pathways）最新知识有机结合而制成的功能分类基因芯片，可以大大缩短发现诊治各种疾病的生物学标志物（biomarkers）的时间。

自从 20 世纪 90 年代中期 DNA 微列阵芯片技术开始引起广泛注意以来，DNA 片段以及不同长度的寡核苷酸被尝试点样在尼龙膜、玻片、塑片、硅片及合金片上。有成千上万个点的表达谱芯片,也有百来个点的功能分类基因芯片,但是2种芯片都是用于摄取活细胞或组织标本的"分子图像",然后对不同病理生理条件下所摄取的图像进行平行表达比较,从而人们可在更深的水平上认识器官的生理或病理现象。当研究的对象是细胞中mRNA的稳定水平,这个分子图像的摄取过程就叫基因表达谱检测。在美国科学杂志1999年10月发表的文章中,TR Golub, ES Lander从表达谱芯片的6817个基因中发现了50个基因对急性白血病的分类与诊治有着重要意义。这一组基因不仅可以用于区分急性骨髓性白血病与原始淋巴细胞白血病,还解决了传统病理研究工具所无法解决的诊断难题。这一研究发现的意义不仅在于它将基因芯片技术引入到临床科研中来,以帮助肿瘤的分类,还在于这种技术可以预测某些化学疗法与荷尔蒙疗法的作用,监测恶性癌前病变与检测微生物机制。但是,在临床疾病研究中广泛使用表达谱芯片检测几千个基因是不现实的,研究人员希望芯片上被研究的基因数目能够减少,因为由许多与研究对象无关的基因所提供的数据会对分析与研究对象有关的基因产生干扰,提供无用(inconsequential)的或错误(detrimental)的信息。功能分类芯片剔除基因芯片上对研究对象毫无意义的基因正是功能分类基因芯片与表达谱基因芯片的本质区别。有时,表达谱基因芯片的包罗万象的特征会受到这样的批评:如大海捞针式的缺乏科学假设为前提的实验方案。然而,功能分类基因芯片上通常只有几百个或更少的基因,这些基因包括了那些与研究对象有确定关系的基因,或至少是与研究对象的关系有待考证的基因。不同于研究整个基因表达谱,使用功能分类基因芯片的研究人员的实验是建立在现有科学假设的基础上的。

毫无疑问,表达谱芯片提供了一种前所未有的研究基因相互关系的先进技术,这种技术自然成了设计功能分类基因芯片的技术来源之一。在前述Lander的对急性白血病分类的研究中,科学家们根据表达谱芯片的结果选择了70个基因并制成低密度基因芯片。这个由70个功能明确的基因制成的芯片获得了极大的关注,因为它是欧美第一个以芯片技术为基础的临床诊断产品。但是,这并不是说功能分类基因芯片的设计必然依赖于表达谱基因芯片的结果。实际上,功能分类基因芯片的设计通常是基于研究课题的实际需要或是对特定基因组的现有知识。按实验课题需要设计的芯片通常也称作"定制芯片"(customized array)。因为点在芯片上的基因完全由特定研究课题所决定。例如,为了研究细胞类型和供体特异性转录对干扰素的反应,J. Schlaak和同事们设计了一个定制芯片。在这个芯片上包括了已知的(即已有文献记载的)会受干扰素影响的基因,也包括了那些与细胞增殖、免疫反应及与各种细胞因子反应相关的基因(尽管在他们研究的各种细胞中,这些基因对干扰素的直接反应还没有文献记载)。这种芯片便是一种可用于发现新的细胞类型和供体特异性转录对干扰素反应的有效手段。本研究就当今对信号转导途径认识的基础上,定制了"信号通路发现者"(pathway finder)基因芯片,可以同时监测多条信号通路。例如:为了探测抗纤灵对肾纤维化的相关基因表达的影响,选用了Superarray公司的一个与信号通路有关的通路发现者基因芯片。

信号转导基因芯片的定制是基于功能分类基因芯片对生物学通路的高针对性,被视为生物学通路(pathway-centric)的重要研究工具之一。这类工具由于是根据相关基因的现有知识组合而成的,可以使研究人员在研究中不需要再花费时间精确鉴别与此疾病或者细胞功能相关的基因是哪些。肾纤维化信号转导基因是基于 TGF-β 超家族和相关细胞(成纤维细胞、内皮细胞、基质细胞等)产生的,具有调节细胞功能及其活性的蛋白多肽。这个定制芯片主要包括如下几条信号通路。

1) TGF-β/Smad 信号通路:TGF-β/Smad 信号通路被认为是最重要、最强烈的纤维化诱导因子,它的过度表达能够刺激系膜细胞、肾小管上皮细胞、间质细胞(包括成纤维细胞)大量合成胶原、纤维连接蛋白(fibronectin, FN)和层粘连蛋白(laminin, LN),能够刺激成纤维细胞增殖并活化成肌成纤维细胞(myofibroblast, MyoF),促进 ECM 的分泌与沉积,能够促进基质金属蛋白酶组织抑制物(tissue inhibitor of metal lopro tein-ase, TIMPs)和纤溶酶原激活物抑制因子-1(plasminogen activator inhibitor, PAI-1)基因的表达,能够介导血管紧张素 Ⅱ(angiotensin Ⅱ, Ang Ⅱ)、血小板源性生长因子(platelet-derived growth factor, PDGF)、结缔组织生长因子(connective tissue growth factor, CTGF)等的致纤维化作用,最终介导肾小管上皮向间质细胞的转化(epithelial mesenchymal transition, EMT)。而 Smad 蛋白是 TGF-β 超家族将生物信号从胞膜受体向细胞核内传递的重要分子。因此,如何有效切断或阻滞 TGF-β/Smad 信号转导通路,是终止和减轻肾间质纤维化的关键。

TGF-β/Smad 信号通路是受体偶联丝氨酸/苏氨酸(Ser/Thr)激酶信号转导通路的典型代表。其信号转导机制在各条通路中相对比较明了,简述如下:TGF-β 配体在细胞表面与其受体(Tβ-RⅡ)结合,诱导 Tβ-RⅠ/Tβ-RⅡ 异源三聚体的形成,进而使得 Tβ-RⅡ 磷酸化 Tβ-RⅠ 胞内段的 Ser/Thr 激酶,令其活化。后者使 Tβ-RⅠ 能够磷酸化包浆内因子 Smad2 和 Smad3(又称为 R-Smad),其中 Tβ 抑制炎症反应作用依赖 Smad3途径,而其导致 ECM 沉积依赖 Smad2 途径。磷酸化的 Smad2/Smad3 与另一种包浆因子 Smad4(又称为 Common Smads, Co-Smad)结合形成新的异源多聚体后迅速核转移,并可与 DNA 上特定的 Stand 结合元件(SBEs)结合,从而调控靶基因的表达,如 α 平滑肌肌动蛋白(α-SMA)、CTGF、F、LN 和各型胶原等基因的大量激活和纤溶酶原激活物(plas-minogen activator, PA)、基质金属蛋白酶(matrixmet-alloproteinases, MMP)、骨调素(osteopontin, OPN)等基因表达的抑制增加等。而这一过程还需有特殊的胞核辅激活蛋白和辅阻遏蛋白的调节,前者主要有 CBP/P300、c-Jun 和 Lef-1 等蛋白,而后者主要有 SINPI、Sn-N 和 Ski 等蛋白。同时 Smad6 和 Smad7 是细胞内 Tβ-RⅠ 的拮抗蛋白(又称为 I-Smad),能与 Tβ-RⅠ 的胞内活性位点牢固结合,阻止其对 Smad2、Smad3 的磷酸化,从而调节 TGF-β1 对靶基因的作用。

Lan 等在实验中发现 TGF-β1 以剂量和时间依赖的方式诱导 Smad2 的磷酸化和向核内转位,同时还发现 Ⅰ、Ⅲ、Ⅳ型胶原的表达和 MyoF 的激活(即 α-SMA 的大量表达)均有不同程度的升高。将 Smad7 基因转入小管上皮细胞内后,发现 Smad2 的激活受到抑制,同时胶原的生成以及 MyoF 的聚集也显著减少。Sarkar 等研究发现,Ang Ⅱ 诱导的 EMT 是由 Ang Ⅱ 受体 Ⅰ(AT-RⅠ)-MAPK-Smad 信号通路介导的,他们同样也发现

Smad7 的过度表达可以抑制这一过程的发生,所以提出推测:TGF-β/Smads 信号通路可能是调节 EMT 的多条信号通路网络最后的共同通路,但如何证明这一点还需在不同通路之间开展大量的"横向"研究。

近年对 R-Smad 作用的研究也有较多报道,Wang 等通过对 Smad3 基因敲除的小鼠模型的研究发现,TGF-β1 的致纤维化效应主要由 Smad3 介导,缺乏 Smad3 的炎性细胞和成纤维细胞不被 TGF-β1 所趋化,也不能进一步分泌 TGF-β1,这种现象在 Smad2 缺乏的细胞中则不会发生,从而将这两种 R-Smad 的作用进一步明确。也有文献报道,Smad3 的不表达还可以抑制 EMT 以及胶原、PAI-1 和 TIMP-1 的表达。可见 Smad 信号通路中有多个环节可以作为潜在的靶标,来阻断肾间质纤维化的进程,也可为治疗这一疾病提供新的思路。本实验发现在 UUO 组高倍上调的基因有 TGF-β1、Smad2、Smad3、Col1a2、JunB,上调超过 1.5 倍以上,Smad7 下调 1.5 倍以上,这些基因均和肾脏纤维化的发生有密切关系。复方抗纤灵能抑制 TGF-β/Smads 信号通路调节等因子的 mRNA 的表达,表明抗纤灵的抗肾纤维化作用可能主要是通过抑制 TGF-β1、Smad2、Smad3、JunB、Col1a2 等的表达,主要针对促纤维化的因子有抑制作用,而对抗纤维化的因子作用不明显。说明抗纤灵其防治肾纤维化的主要机制是下调促纤维化基因。JunB 基因也是一种癌基因,它可以促进细胞的增殖、分化和诱导细胞凋亡。在实验中,同时还观察到经抗纤灵干预后,肾组织中 JunB 表达被抑制,这说明抗纤灵抗肾纤维化可能与这些凋亡基因的表达变化也有密切关系。JunB 是 TGF-β 的早期响应基因,正常情况下短时间内可以被 TGF-β 所诱导。我们发现在抗纤灵(KXL)治疗后 JunB 表达水平也明显受到下调,这表明 KXL 的存在影响了 TGF-β 信号的作用,使肾组织对 TGF-β 的响应明显降低,也进一步说明 KXL 对 TGF-β 信号通路具有抑制性的调节作用。对我们从分子水平上认识抗纤灵抗肾纤维化的机制具有极其重要的意义。

2)p38MAPK 信号通路:p38MAPK 通路是重要的受体耦联 Ser/Thr 激酶信号转导通路。各种细胞外刺激(如应激、炎性浸润、缺血再灌注损伤和 G 蛋白耦联受体激活等)均可介导单核细胞、内皮细胞和中性粒细胞等免疫细胞发生一系列反应,导致 p38MAPK 的磷酸化从而激活 p38MAPK 信号通路。该通路采用高度保守的三级激酶级联传递信号:细胞外刺激激活 MKKK(MAP kinase kinase kinase),转而激活 MKK(MAP kinase kinase),然后通过双位点磷酸化激活 MAPK,激活的 MAPK 可通过磷酸化转录因子、细胞骨架相关蛋白和酶类等底物来调节复杂的细胞生理过程。近年研究发现,p38MAPK 在 TGF-β1 所致的肾间质纤维化中起重要作用。Stambe 等通过建立单侧输尿管梗阻(unilateral ureteral obstruction,UUO)大鼠肾间质纤维化模型研究 p38MAPK 信号通路时,发现磷酸化的 p38MAPK 在 UUO 大鼠肾小管上皮细胞及肾间质成纤维细胞中均明显增加。而用特定的 p38-α(p38MAPK 主要作用亚型)阻断剂 NPC31169 处理 UUO 大鼠后,肾间质纤维化程度则明显减轻,同时 TGF-β1 的 mRNA 和蛋白质的表达水平与对照组相比却无明显变化。说明 p38-α 可能作为 TGF-β1 系统下游信号分子在肾间质纤维化中起作用,而具体的作用机制还有待进一步阐明。

p38MAPK 在肾小管上皮细胞的 EMT 过程中也起一定作用。正常肾小管上皮细胞表达其标志蛋白——角蛋白,而几乎不表达 α-SMA。一旦发生 α-SMA 的表达时,则提示其已被激活为 MyoF,后者可异常增殖、大量分泌炎性因子和 ECM。张梅等通过用 IL-1 诱导肾近曲小管上皮细胞(HK-2)发生 EMT 时发现,在同 IL-1 共孵育 5~30min 内,磷酸化 p38MAPK 表达增加到基础水平的 1.7 倍,此时几乎没有 α-SMA 的表达;2h 后,α-SMA开始表达,并持续增加至 6~48h。而以 p38 特异性阻断剂 SB203580 处理后,仅 α-SMA 的表达相对于对照组下调50%以上,说明给 SB203580 后可明显抑制 IL-1 诱导的 HK-2 细胞 EMT 作用。该实验说明 p38MAPK 信号通路的活化至少部分介导了 HK-2 细胞发生 EMT 过程。我们研究发现 UUO 后 α-SMA 的表达相对于假手术组上调,而 RUUO 后 α-SMA 的表达相对于 UUO 组下调,经过抗纤灵治疗后均明显好转,具有统计学意义。

3)Rho-ROCK 信号通路:Rho 蛋白属 Ras 蛋白超家族,过去发现 Rho 蛋白主要参与细胞骨架的重组和细胞迁移的调控。近年来发现它在 EMT 中也发挥着重要作用。迄今为止,在人体内已发现的 Rho 蛋白有 20 余种,包括 RhoA-RhoD,RhoG,Rac,Cde42 等。Rho 重要的下游效应分子之一 Rho 激酶(Rho-kinase,ROCK)也是一种 Ser/Thr 蛋白激酶,具有影响平滑肌收缩、应力纤维的形成、肌动蛋白的聚合和细胞迁移等作用。已有研究证实 Rho-ROCK 通路从血流动力学改变、上皮细胞的粘附与增殖和促进 EMT 等方面,表现出与肾间质纤维化改变的密切关系。我们的研究中发现 ROCK1 以及其基因没有明显的上调。Nagatoya 用 Y27632 干预 UUO 小鼠模型,发现其早期巨噬细胞等炎性细胞浸润明显减少,成纤维细胞活性受抑,以致后的纤维化改变也得到显著改善,此结果说明 Rho-ROCK 通路可能参与诱导肾间质中 MyoF 的形成和通过介导早期炎性浸润和炎症因子的分泌而参与肾间质纤维化的发生。Kanda 在高血压动物的肾组织中也有类似的发现,他们用 ROCK 抑制剂 Fasudil 干预后,发现原本蛋白表达和生物活性均增强的 ROCK 活性开始降低,肾小球、小管的损伤指数也明显降低,从而证明了 Rho-ROCK 可作为治疗肾间质纤维化干预靶点的潜力。然而,FuP 等通过 ROCK1 基因敲除鼠 UUO 模型研究发现抑制 Rho-ROCK 通路没有抑制肾纤维化的进展,和我们的实验结果具有一致性。

4)其他:除此之外,参与 EMT 的通路还有 TGF-β/PI3k 等通路。TGF-β 可以活化 PI3k,活化的 PI 可以磷酸化 Akt,有人发现,抑制 PI3k 的活化可减弱 TGF-β 引起的 Smad 磷酸化和其后的转录过程,并可以减弱小管上皮 EMT 的发生,但是另外应用低浓度 PIk 抑制剂却对 TGF-β 引起的 ET 没有影响,所以 PI3k 通路在 EMT 的作用还有待进一步阐明。

众所周知,细胞内所有的信号转导通路并不是彼此独立存在的,各通路之间多发生交叉和对话(cross-talk),换而言之,就是一种疾病的发生发展是多条信号通路共同作用的结果。但是如前所述,目前的各项工作还局限于单个通道,或某一通道的几个信号分子之间相互作用的研究,因而要从整体上解释肾间质纤维化的信号转导机制还有困难。所以面对庞大而复杂的信号转导网络,就需要采用高通量、高稳定性和高灵敏度的检测方法,在尽量统一的条件下,全面的了解不同病理分级、不同发展阶段疾病的情况。

这些检测方法既可以是核酸水平上的筛查,也可以是蛋白质水平上的分析。只有从整体上把握了肾间质纤维化各条信号通路间的关系,从中找出的干预靶点才能够反映出多条信号通路共同作用的关键所在,接下来按其进行的临床治疗才能够达到理想的效果。本研究进行了以药理整体疗效为指导,研究抗纤灵抗肾脏纤维化的疗效及其基因表达改变之间的关系,阐明抗纤灵对肾脏纤维化治疗作用的关键靶点。在对照组、模型组和抗纤灵和氯沙坦治疗组中,用 Customed array 方法分析不同组间肾组织基因表达的变化,筛选出与肾脏纤维化相关的差异表达基因以及上调或下调基因(群),确定抗纤灵的作用靶点的相关基因。

由于有多个基因参与了肾纤维化的病理损害,因此我们借助一种高通量的基因芯片检测手段来发现与肾纤维化相关的基因。定制基因芯片技术可以同一时刻在同一反应体系内对特定的基因进行检测并以 RT-PCR 验证基因的表达量。本研究中我们利用 96 点高密度基因芯片对 UUO 以及 RUUO 的治疗组和模型组、假手术组大鼠肾脏中基因表达的情况进行了分析,结果显示两组中呈现明显差异表达(1.5 倍以上)的基因有 6 条,其中多数基因在治疗组中呈现下调趋势,虽然免疫炎症和细胞外基质代谢系统也有变化,但是主要集中在信号传导系统。这对于以炎症反应和细胞外基质增殖为主的 UUO 应该具有重要意义。我们进一步对变化比较显著的基因的生物学功能进行了初步分析,同模型组相比,抗纤灵治疗组的肾组织所表达的 *TGF-β1*、*Smad2*、*Smad3*、*Junb*、*Col1a2* 基因下调了 1.5 倍以上。提示,中药抗纤灵复方可以改善 UUO 以及 RUUO 的肾脏病理损害,调节肾脏中多个系统的基因表达水平,纠正肾组织中增生细胞的比例失衡。

利用基因芯片研究了抗纤灵对信号转导基因的表达调控,通过中药影响信号转导基因的研究,为阐明中药的药理学作用机制开辟了一条新的研究途径,为开发利用高效抗肾纤维化中药提供了新方法,通过中药影响信号转导研究,把中药的药理作用机制提高到了基因调控水平,这些研究对中药的开发利用具有重要和深远的意义

4. 抗纤灵对肾组织 TGF-β1、CTGF、MMP9 及 TIMP1 表达影响　各种细胞因子在肾间质纤维化中扮演了极其重要的角色,在 RIF 中,细胞因子过度表达引起肾脏损害的机制有多方面:包括对细胞增生或肥大的控制、对细胞外基质合成和降解的调节、对炎症因子的诱发及抑制,以及对免疫反应的应激等。这其中,TGF-β1 作为最关键的促纤维化因子,CTGF 作为其下游主要的效应因子;以及 MMP9 和 TIMP1 作为调控 ECM 平衡的系统,都是 RIF 研究中的热点。本部分拟采用免疫组织化学染色法观察 TGF-β1、CTGF、MMP9 和 TIMP1 在 UUO 及 RUUO 模型大鼠肾组织中的表达变化情况,据此研究抗纤灵冲剂对肾间质纤维化的影响并探讨其干预机制。

(1) 实验材料

1) 实验动物:健康 SPF 级雄性 SD 大鼠 168 只,体重 180±20g,由上海西普尔-必凯实验动物有限公司提供,实验动物许可证号:SYXK(沪)2004-0005,实验动物合格证号0058668。分笼饲养于 12h 光照,45% 左右相对湿度的饲养笼中,自由饮食。

2) 实验药物:抗纤灵水煎液:丹参 15g、制大黄 15g、桃仁 12g、当归 12g、牛膝 9g,由

上海中医药大学附属曙光医院中药制剂室水提浓缩,含生药2g/ml。

（2）实验方法

1）实验分组:UUO造模（UUO）:首先将96只雄性大鼠分为假手术组24只,造模组72只,分为3组:模型组、抗纤灵组及氯沙坦组。UUO再通造模（RUUO）:首先将72只雄性大鼠分为假手术组18只,造模组54只,分别于第7日后接受第二次手术,分离出左侧输尿管后,不结扎,分层缝合,分为模型组,抗纤灵组,氯沙坦组。

2）给药方法及疗程:UUO及RUUO假手术组、模型组均予以生理盐水每日1ml灌胃。抗纤灵组予抗纤灵煎液每日1ml灌胃,氯沙坦组予氯沙坦水溶液每日1ml,每毫升含抗纤灵或氯沙坦的剂量相等于60kg体重成人每日临床用量的10倍。各组均自由进食及饮水,共干预4周。

（3）观察指标:采用免疫组织化学法检测TGF-β1、CTGF、MMP9及TIMP1在各组大鼠肾小管间质的阳性染色表达。

（4）研究结果

1）对TGF-β1表达的影响:UUO假手术组大鼠TGF-β1表达极微,主要在皮髓质交界区肾小管,模型组大鼠肾小管间质中有较广泛的阳性表达,比假手术组显著增加（$P<0.01$）;与模型组相比较,抗纤灵组各时间点TGF-β1阳性表达显著减少（$P<0.01$）;7日、14日氯沙坦组表达显著减少（$P<0.01$）;21日表达明显减少（$P<0.05$）;28日时表达减少,但无统计学差异（$P>0.05$）。抗纤灵组与氯沙坦组比较,7日、14日两个时间点肾小管间质TGF-β1阳性表达抗纤灵组均低于氯沙坦组,比较无统计学意义（$P>0.05$）,21日、28日两个时间点阳性表达抗纤灵组均明显低于氯沙坦组,比较有统计学意义（$P<0.05$）。

而RUUO假手术组大鼠TGF-β1表达极微;模型组大鼠肾小管上皮细胞胞质及肾间质中棕黄色TGF-β1阳性表达持续显著减少,均较假手术组显著增加（$P<0.01$）;与模型组相比较,抗纤灵组各时间点TGF-β1阳性表达均显著减少（$P<0.01$）。14日氯沙坦组表达显著减少（$P<0.01$）;21日、28日时表达减少,但无统计学差异（$P>0.05$）。抗纤灵组与氯沙坦组比较,14日时肾小管间质TGF-β1阳性表达抗纤灵组低于氯沙坦组,比较无统计学意义（$P>0.05$）,21日时阳性表达抗纤灵组明显低于氯沙坦组（$P<0.05$）,28日时阳性表达抗纤灵组显著低于氯沙坦组（$P<0.01$）。

2）对CTGF表达的影响:UUO假手术组大鼠CTGF表达极微;模型组大鼠肾间质有较多的阳性表达,较假手术组显著增加（$P<0.01$）;与模型组相比较,抗纤灵组各时间点阳性表达显著减少（$P<0.01$）;7日氯沙坦组CTGF较模型组表达明显减少（$P<0.05$）;14日、21日、28日表达均显著减少（$P<0.01$）。抗纤灵组与氯沙坦组比较,各时间点CTGF阳性表达抗纤灵组均显著低于氯沙坦组,有统计学意义（$P<0.01$）。

RUUO假手术组大鼠CTGF表达极微,两组间比较无统计学差异（$P>0.05$）;模型组大鼠肾小管间质有明显的颗粒状、团块状着色的棕黄色阳性表达,较假手术组均显著增加（$P<0.01$）;与模型组相比较,抗纤灵组各时间点阳性表达显著减少（$P<0.01$）;14日、21日时氯沙坦组阳性表达均较模型组显著减少（$P<0.01$）,28日时较模型组明显减

少($P<0.05$)。抗纤灵组与氯沙坦组比较,各时间点 CTGF 阳性表达抗纤灵组均明显低于氯沙坦组,有统计学意义($P<0.05$)。

3）对 MMP9 表达的影响:UUO 假手术组大鼠 MMP9 有极微量表达;模型组大鼠肾间质有较多的颗粒状、环状着色的黄色或棕黄色阳性表达,较假手术组显著增加($P<0.01$);与模型组相比较,抗纤灵组 7 日、14 日、28 日三个时间点 MMP9 在肾间质的阳性表达均显著增多($P<0.01$);21 日时明显增多,有统计学意义($P<0.05$);氯沙坦组各时间点 MMP9 阳性表达均较模型组增加,但比较无统计学差异($P>0.05$)。抗纤灵组与氯沙坦组比较,28 日时 MMP9 阳性表达抗纤灵组显著高于氯沙坦组,有统计学意义($P<0.01$);14 日时阳性表达抗纤灵组明显高于氯沙坦组,有统计学意义($P<0.05$),其他时间点阳性表达抗纤灵组均高于氯沙坦组,但比较无统计学差异($P>0.05$)。

RUUO 假手术组大鼠肾小管间质 MMP9 有极微量表达;模型组大鼠肾间质阳性表达持续增多,较假手术组均显著增加($P<0.01$);与模型组相比较,抗纤灵组 14 日、28 日时 MMP9 在肾间质的阳性表达均显著增多($P<0.01$);21 日时明显增多,有统计学意义($P<0.05$);氯沙坦组各时间点 MMP9 阳性表达均较模型组增加,但比较无统计学差异($P>0.05$)。抗纤灵组与氯沙坦组比较,28 日时 MMP9 阳性表达抗纤灵组显著高于氯沙坦组,有统计学意义($P<0.01$);其他时间点阳性表达抗纤灵组均高于氯沙坦组,但比较无统计学差异($P>0.05$)。

4）对各组大鼠肾组织 TIMP1 表达的影响:UUO 假手术组大鼠 TIMP1 有少量表达,模型组大鼠肾间质有较多的颗粒状、线状着色的棕黄色阳性表达,较假手术组显著增加($P<0.01$);与模型组相比较,抗纤灵组各时间点 TIMP1 在肾间质的阳性表达均显著减少($P<0.01$);氯沙坦组 7 日、14 日、28 日三个时间点 TIMP1 在肾间质的阳性表达均显著减少($P<0.01$);21 日时明显减少,有统计学意义($P<0.05$);抗纤灵组与氯沙坦组比较,14 日、21 日时 TIMP1 阳性表达抗纤灵组显著低于氯沙坦组,有统计学意义($P<0.01$);28 日时明显低于氯沙坦组,有统计学意义($P<0.05$),7 日时低于氯沙坦组,但比较无统计学差异($P>0.05$)。

RUUO 假手术组大鼠肾小管间质 TIMP1 有少量表达;模型组大鼠肾间质颗粒状、线状着色的棕黄色阳性表达持续减少,较假手术组均显著增加($P<0.01$);与模型组相比较,抗纤灵组各时间点 TIMP1 在肾间质的阳性表达均显著减少($P<0.01$);氯沙坦组 14 日时 TIMP1 在肾间质的阳性表达显著减少($P<0.01$);21 日时明显减少,有统计学意义($P<0.05$);28 日时较模型组表达减少,比较无统计学意义($P>0.05$)。抗纤灵组与氯沙坦组比较,14 日时 TIMP1 阳性表达抗纤灵组明显低于氯沙坦组,有统计学意义($P<0.05$);21 日、28 日时阳性表达显著低于氯沙坦组,有统计学意义($P<0.01$)。

（5）讨论与分析:在 RIF 病程中,细胞因子、尿蛋白、间质细胞、肾小管上皮细胞-肌成纤维细胞转分化(EMT)、信号传导通路等都参与其中,本部分重点探讨 TGF-β1、CTGF、MMP9 及 TIMP1 在 RIF 发生发展中的作用。

TGF-β 主要由 T 淋巴细胞、单核/巨噬细胞、胸腺上皮细胞(TEC)产生,也可由肾小球系膜细胞自分泌产生,属于 TGF 超家族。TGF 超家族包含 TGF-β、激活素、骨形成蛋白(bone morphogenetic protein，BMP)等三大类。TGF-β有5种异构体，其中TGF-β1、TGF-β2、TGF-β3存在于哺乳动物中，在肾脏纤维化过程中以TGF-β1表达增强为主，其作用直接表现为：刺激Ⅰ、Ⅱ、Ⅲ、Ⅳ、Ⅴ型胶原、纤连蛋白、蛋白多糖的表达，促进ECM的产生；同时通过增强基质金属蛋白酶组织抑制剂(tissue inhibitors of matrix metallo-proteinases，TIMPs)及纤溶酶原激活物抑制剂-1(PAI-1)的表达，降低基质金属蛋白酶(matrix metallo-proteinases，MMPs)的活性，从而抑制ECM的降解。

　　TGF-β1是纤维化进程中最主要的、作用最强的关键细胞因子，一直被认为是肾间质纤维化治疗的靶点。研究证实它既可促进ECM产生，又能减弱ECM的降解。从而在RIF的发生发展中多个环节起作用。细胞培养、动物实验和人类肾脏病都证实，TGF-βmRNA及TGF-β蛋白的表达在以ECM沉积为特征的人类肾脏疾病中显著增加。而TGF-β1的持续活化，可能是导致ECM持续性沉积和肾组织进行性损伤的关键，因为在实验性肾损伤中，抑制TGF-β1的生物活性可以减轻ECM和纤维化的进展。虽然应用抗TGF-β1抗体能减少ECM的聚集，在抗纤维化治疗中有重要作用，但是TGF-β1具有"双刃剑"效应，其正常表达时能够抑制炎症、抑制细胞增生；过度表达时则可造成ECM积聚和组织纤维化等新的病理改变。因此，TGF-β1负面效应的存在可能会限制抗TGF-β1抗体的应用。例如*TGF-β1*基因敲除小鼠因完全阻断TGF-β1的活性会产生致死性炎症。

　　近来国外的研究表明EMT在人类肾间质纤维化相关的肾脏疾病和动物模型中扮演了重要角色，α-SMA是上述转化的重要标志。研究发现TGF-β1是最重要的诱导EMT的细胞因子，其他细胞因子是通过调节TGF-β1的生成来发挥影响上皮细胞表型转化作用的。Morrissey等利用基因芯片技术也发现TGF-β1不仅上调肾纤维化相关基因，还可能参与了肾脏细胞的转分化，说明TGF-β1通过多种途径参与了间质纤维化的发生。

　　本研究结果显示：UUO模型组TGF-β1阳性表达较假手术组显著增加($P<0.01$)，且14日、21日、28日时阳性表达面积分别为7日模型组的2.23倍、2.64倍及3.31倍；与模型组相比较，抗纤灵组各时间点TGF-β1阳性表达显著减少($P<0.01$)；7日、14日氯沙坦组表达显著减少($P<0.01$)；21日表达明显减少($P<0.05$)。抗纤灵组与氯沙坦组比较，7日、14日两个时间点肾小管间质TGF-β1阳性表达抗纤灵组均低于氯沙坦组，21日、28日两个时间点阳性表达抗纤灵组均明显低于氯沙坦组，比较有统计学意义($P<0.05$)。说明UUO病程中，TGF-β1阳性表达持续增加，抗纤灵冲剂及氯沙坦均能减轻TGF-β1的阳性表达，且前者疗效明显优于后者。

　　UUO再通模型组大鼠TGF-β1阳性表达持续显著减少，均较假手术组显著增加($P<0.01$)；与模型组相比较，抗纤灵组各时间点TGF-β1阳性表达均显著减少($P<0.01$)，且21日、28日时阳性表达面积分别为14日模型组的70%、49%。14日氯沙坦组表达显著减少($P<0.01$)；21日、28日时表达减少，但无统计学差异。抗纤灵组与氯沙坦组比较，14日时肾小管间质TGF-β1阳性表达抗纤灵组低于氯沙坦组，比较无统计学意义，21日时阳性表达抗纤灵组明显低于氯沙坦组($P<0.05$)，28日时阳性表达抗

纤灵组显著低于氯沙坦组（$P<0.01$）。说明再通后，TGF-β1 阳性表达持续显著减少，在此过程中，抗纤灵冲剂及氯沙坦均能减轻 TGF-β1 在肾小管间质的阳性表达，具有延缓 RIF 的作用，前者疗效明显优于后者，并且呈现出一定的时效性。

综上所述，UUO 组 TGF-β1 阳性表达面积持续增加，大鼠肾间质纤维化逐渐加重。而梗阻 7 日再通后，TGF-β1 阳性表达面积逐渐减少，肾间质纤维化呈现出日益缓解的趋势。在对 RIF 的干预过程中，抗纤灵冲剂与氯沙坦具有相似的作用效果，抗纤灵更优，两者的抗纤维化机制可能与抑制了关键致纤维化因子 TGF-β1 的生物活性有关。研究认为，TGF-β1 是通过诱导基因学上位于其下游的 CTGF 而起促纤维化效应的。

结缔组织生长因子（connective tissue growth factor，CTGF）是分子量为 36000 ～ 38000 富含半胱氨酸的生长因子，由 343 ～ 349 个氨基酸组成，属于 CCN 家族成员。1991 年由 Bradham 等首次在人脐静脉内皮细胞条件培养基中发现，后来证实，CTGF 广泛存在于多种人类组织器官中，在肾脏中含量最为丰富。

CTGF 是 TGF-β 的下游作用因子，在正常生理状态下表达水平较低，生物学效应较单一，可能仅介导 TGF-β 的促纤维化效应，即刺激 Ⅰ、Ⅲ、Ⅳ 型胶原和纤维连接蛋白等 ECM 成分的合成，还可与受体结合诱导成纤维细胞增生及整合素的表达，并且可使各种肾脏细胞表型改变，增殖肥大，促进肾纤维化的发生发展，是肾间质纤维化的一个共同的关键因子，其作用可被 TGF-β 特异性诱导和增强。通过阻断 CTGF 可能减轻 TGF-β 诱导组织纤维化的效应，同时保留 TGF-β 有利的抗炎症和抗肿瘤细胞增生的效应。在病理状态下，特别是在伴有细胞增生和 ECM 合成的肾小球系膜区、肾小管间质病变区域，CTGF 表达量明显增加。Gore-Hyer 等研究认为，CTGF 能介导人系膜细胞表达胶原蛋白，导致 ECM 沉积，诱导键糖蛋白（tenscin-C，TN-C）表达，使上皮细胞转化为间皮细胞，并认为 CTGF 在致纤维化的过程中诱导上皮细胞转化比导致胶原蛋白沉积更为重要。高艳丽等研究表明 CTGF 和 TGF-β 可以协同下调肾成纤维细胞产生 MMP2，并促进其转分化为 Myo-FB，从而起到促肾纤维化效应。综上所述，CTGF 可特异性介导 TGF-β 的促纤维化效应，诱导 EMT，促进肾间质纤维化，因此阻断 CTGF 表达或抑制其活性可能是一种更特异、更有效的防治纤维化的手段。

实验结果表明：UUO 模型组大鼠肾间质 CTGF 阳性表达较假手术组显著增加（$P<0.01$），且 14 日、21 日、28 日时阳性表达分别为 7 日模型组的 1.61 倍、1.89 倍、2.17 倍；与模型组相比较，抗纤灵组各时间点阳性表达显著减少（$P<0.01$）；7 日氯沙坦组 CTGF 较模型组表达明显减少（$P<0.05$）；14 日、21 日、28 日表达均显著减少（$P<0.01$）。抗纤灵组与氯沙坦组比较，各时间点 CTGF 阳性表达抗纤灵组均显著低于氯沙坦组，有统计学意义（$P<0.01$）。说明 UUO 时，肾小管间质纤维化持续发展，在此过程中，抗纤灵冲剂及氯沙坦均能减轻 CTGF 在肾小管间质的阳性表达，具有延缓 RIF 的作用，且前者疗效明显优于后者。

再通模型组大鼠肾间质 CTGF 阳性表达较假手术组均显著增加（$P<0.01$），且 21 日、28 日时阳性表达面积分别为 14 日模型组的 78%、63%；与模型组相比较，抗纤灵组各时间点阳性表达显著减少（$P<0.01$）；14 日、21 日时氯沙坦组阳性表达均较模型组显

著减少($P<0.01$),28 日时较模型组明显减少($P<0.05$)。抗纤灵组与氯沙坦组比较,各时间点 CTGF 阳性表达抗纤灵组均明显低于氯沙坦组,有统计学意义($P<0.05$)。说明再通后,肾小管间质纤维化逐渐缓解,在此过程中,抗纤灵冲剂可以显著减轻 CTGF 在肾小管间质的阳性表达,优于氯沙坦的抗纤维化作用,且到再通后期这种疗效优势更加明显。

可见,UUO 大鼠肾间质纤维化逐渐加重,而 UUO7 日解除梗阻后肾间质纤维化呈日益缓解趋势,这可能与抗纤灵冲剂及氯沙坦抑制了 CTGF 活性,阻止了其介导 TGF-β1 致纤维化作用有关。

多种慢性肾病最终进展为肾小球硬化和肾间质纤维化,表现为 ECM 的堆积过程。而 ECM 沉积的机制十分复杂,其中 MMPs 及其组织抑制因子 TIMPs 的功能紊乱起关键作用。MMPs 是一类生物活性依赖于锌离子、有降解 ECM 能力的内肽酶家族。迄今为止,人类中已识别和定性的有 23 种。MMPs 对 ECM 有广泛的降解作用,是调节 ECM 动态平衡的最重要的一大酶系,能降解除多糖以外的所有 ECM 成分,是 ECM 细胞外降解的关键酶。

MMP9 是明胶酶类中的一种,能够降解多种基质成分,是 MMPs 家族中重要成员之一。肾小球细胞外基质主要成分为Ⅳ型胶原和纤连蛋白,MMP9 能够降解明胶和基底膜胶原(Ⅳ型胶原),还能降解Ⅴ、Ⅶ、Ⅹ型胶原。也可降解弹性纤维。汤询等采用免疫组化技术检测不同病程肾脏疾病患者肾组织中 TIMP1、MMP9 及Ⅳ型胶原的表达情况,研究结果显示肾脏病患者间质纤维化程度越重,MMP9 表达则越弱。可见,MMP9 对维持基膜正常新陈代谢具有重要作用,其通过有效降解 ECM 积聚成分,可以延缓或减轻肾间质纤维化。

实验结果表明:UUO 模型组 MMP9 阳性表达较假手术组显著增加($P<0.01$),且 14 日、21 日、28 日表达面积分别为 7 日模型组的 57%、43%、31%;与模型组相比较,抗纤灵组 7 日、14 日、28 日三个时间点 MMP9 在肾间质的阳性表达均显著增多($P<0.01$);21 日时明显增多,有统计学意义($P<0.05$);氯沙坦组各时间点 MMP9 阳性表达均较模型组增加,但比较无统计学差异。抗纤灵组与氯沙坦组比较,28 日时 MMP9 阳性表达抗纤灵组显著高于氯沙坦组,有统计学意义($P<0.01$);14 日时阳性表达抗纤灵组明显高于氯沙坦组,有统计学意义($P<0.05$),其他时间点阳性表达抗纤灵组均高于氯沙坦组,但比较无统计学差异。说明在 UUO 疾病过程中,随着 MMP9 逐渐降低,肾小管间质纤维化持续加重,而在药物干预后,抗纤灵冲剂能显著增加 MMP9 在肾小管间质的阳性表达,抑制肾小管间质纤维化的形成,且疗效明显优于氯沙坦。

再通模型组大鼠肾间质 MMP9 阳性表达持续增多,21 日、28 日时分别为 14 日模型组的 1.37 倍、1.50 倍,较假手术组均显著增加($P<0.01$);与模型组相比较,抗纤灵组 14 日、28 日时 MMP9 在肾间质的阳性表达均显著增多($P<0.01$);21 日时明显增多,有统计学意义($P<0.05$);氯沙坦组各时间点 MMP9 阳性表达均较模型组增加,但比较无统计学差异。抗纤灵组与氯沙坦组比较,28 日时 MMP9 阳性表达抗纤灵组显著高于氯沙坦组,有统计学意义($P<0.01$);其他时间点阳性表达抗纤灵组均高于氯沙坦组,但比

较无统计学差异。说明再通后,肾小管间质纤维化逐渐减轻,而在药物干预后,抗纤灵冲剂能显著增加 MMP9 在肾小管间质的阳性表达,抑制肾小管间质纤维化的形成,且疗效明显优于氯沙坦,此种疗效优势在再通 28 日时尤为显著。

综上所述,UUO 组肾间质纤维化逐渐加重,而 7 日时解除梗阻的再通组纤维化日渐缓解。抗纤灵冲剂及氯沙坦可增加 MMP9 在肾间质的表达,可能是他们干预 RIF 的机制之一。

基质金属蛋白酶组织抑制剂(TIMPs)是基质金属蛋白酶(MMPs)的抑制物,它可以 $1:1$ 比例与 MMPs 的 Zn^{2+} 活性中心发生不可逆结合,阻断 MMPs 活性,从而抑制其对 ECM 的降解,与 MMPs 共同构成体内调节 ECM 的重要系统,两者的调节被认为可以保持肾小球 ECM 生成和降解的稳态。肾间质纤维化进程总的趋势是 TIMPs 表达增高和(或)MMPs 活性降低。TIMPs 共有 4 种,其中 TIMP-1 广泛分布于组织和体液中,由成纤维细胞、巨噬细胞、结缔组织细胞、肾小管上皮细胞等产生,能被多种细胞因子诱导产生。

TIMP1 能抑制绝大多数的 MMPs,更是 MMP9 主要的抑制物,可增加 ECM 在基质的沉积,导致 RIF。王权等观察了罗格列酮对 UUO 大鼠肾皮质中 TGF-β1、过氧化物酶体增殖物激活受体-γ(PPAR-γ)及 TIMP1 表达的干预作用。结果显示与手术组相比,治疗组大鼠肾脏病理改变明显减轻,肾小管间质中 TGF-β1、PPARγ、TIMP1 表达有不同程度减少,证明罗格列酮可通过调节细胞外基质降解作用,减轻单侧输尿管梗阻大鼠肾小管间质纤维化。汤询等采用免疫组化技术检测不同病程肾脏疾病患者肾组织中 TIMP1,MMP9 及 Ⅳ 型胶原的表达情况。结果显示肾脏病患者肾小管间质 MMP9 表达较正常呈显著增强,间质纤维化程度越重其表达则越弱;肾小管间质 TIMP1 表达、TIMP1/MMP9 之比与病变程度呈显著正相关。另有研究表明,衰老大鼠 TIMP1 的高表达和 MMP9 的低活性可加重肾间质纤维化程度。

实验结果表明:UUO 模型组大鼠肾间质 TIMP1 阳性表达较假手术组显著增加($P<0.01$),且 14 日、21 日、28 日时表达面积分别为 7 日模型组的 2.27 倍、3.01 倍、3.55 倍;与模型组相比较,抗纤灵组各时间点 TIMP1 在肾间质的阳性表达均显著减少($P<0.01$);氯沙坦组 7 日、14 日、28 日三个时间点 TIMP1 在肾间质的阳性表达均显著减少($P<0.01$);21 日时明显减少,有统计学意义($P<0.05$);抗纤灵组与氯沙坦组比较,14 日、21 日时 TIMP1 阳性表达抗纤灵组显著低于氯沙坦组,有统计学意义($P<0.01$);28 日时明显低于氯沙坦组,有统计学意义($P<0.05$),7 日时低于氯沙坦组,但比较无统计学差异。说明 UUO 时,肾小管间质纤维化持续加重,在此过程中,抗纤灵及氯沙坦均能减少 TIMP1 在肾小管间质的阳性表达,抑制肾小管间质纤维化的形成,且前者疗效明显优于后者。

UUO 再通模型组大鼠肾间质 TIMP1 阳性表达持续减少,21 日、28 日时表达面积分别为 14 日模型组的 69%、50%,较假手术组均显著增加($P<0.01$);与模型组相比较,抗纤灵组各时间点 TIMP1 在肾间质的阳性表达均显著减少($P<0.01$);氯沙坦组 14 日时 TIMP1 在肾间质的阳性表达显著减少($P<0.01$);21 日时明显减少,有统计学意义

（$P<0.05$）；28 日时较模型组表达减少，比较无统计学意义。抗纤灵组与氯沙坦组比较，14 日时 TIMP1 阳性表达抗纤灵组明显低于氯沙坦组，有统计学意义（$P<0.05$）；21日、28 日时阳性表达显著低于氯沙坦组，有统计学意义（$P<0.01$）。说明梗阻 7 日再通后，肾小管间质纤维化逐渐缓解，在此过程中，抗纤灵冲剂及氯沙坦均能减少 TIMP1 在肾小管间质的阳性表达，抑制肾小管间质纤维化的形成，且前者疗效明显优于后者。

另外，在 UUO 及 RUUO 病程中，由于渗透压及尿代动力学的变化，导致了肾素－血管紧张素系统的激活，而 RAS 在促进肾间质纤维化的形成、发展中发挥着重要作用。而这其中，肾脏局部 RAS 的激活在肾间质纤维化及肾脏硬化进展过程中尤其发挥着关键性的作用。

RAS 激活后肾组织局部以自分泌－旁分泌形式分泌肾素－血管紧张素，使肾脏局部 Ang Ⅱ 的浓度比血浆中高出 1000 倍。Ang Ⅱ 有两种受体：Ⅰ 型受体和 Ⅱ 型受体（angiotensin type Ⅰ/Ⅱ receptor，AT1/AT2）。Ang Ⅱ 通过 AT1 活化多种细胞因子的表达，特别是 TGF-β1 的表达，从而促进细胞生长和间质纤维化的发生。在近端肾小管上皮细胞的体外培养中发现，Ang Ⅱ 可以刺激细胞肥大和增加胶原合成。Johnson 等研究表明，给大鼠持续静脉输入 Ang Ⅱ 后，发现肾小管萎缩、肾间质表达 α-SMA、ECM 积聚，导致肾间质纤维化的发生。体外试验证实，Ang Ⅱ 可以通过 AT1 受体诱导肾间质成纤维细胞增殖、胶原和 FN 的沉积。Ang Ⅱ 还可以刺激肾小管上皮细胞产生 TGF-β1，并且它不仅上调 TGF-β1 的表达，而且促进无活性的 TGF-β1 结合肽转化为活性形式，这是 TGF-β1 发挥作用极为关键的限速步骤。我们知道，在众多的致纤维化的细胞因子中，TGF-β1 参与了 RIF 进程的各个环节，直接影响细胞和细胞外基质的各种改变，并且和其他细胞因子、化学因子协同作用促进纤维化的发生。近年大量研究还提示 Ang Ⅱ 除了调节小管水、钠重吸收外，尚可直接调控多种血管活性因子（如 ET-1）、细胞因子（如 MCP-1）、生长因子（CTGF）以及致炎因子（如 TNF-α）的作用，而后者与肾脏纤维化形成密切相关。研究显示，抑制 RAS 的药物能延缓 RIF 及间质微血管病变，并改善肾功能。故而使用 Ang Ⅱ 受体拮抗剂（angiotensin Ⅱ receptor blocker，ARB）可明显抑制肾脏纤维化的形成，从而抑制肾脏疾病的进展。国外早期的研究发现，使用 ARB 能降低输注 Ang Ⅱ 引起的肾间质胶原和 FN 的合成，也可以减轻 UUO 动物模型肾间质 α-SMA 的表达。赵晋晋等建立了人肾小球系膜细胞与内皮细胞的共培养模型，研究认为氯沙坦主要是通过干预系膜细胞与内皮细胞的相互关系而产生肾脏保护作用，验证了国外的上述观点。Shihab FS 等用 ACEI，AT1 受体拮抗剂治疗 CsA 肾病大鼠，结果发现两治疗组 TGF-β1 表达、肾间质纤维化及动脉病变均明显低于对照组。表明 Ang Ⅱ 的致纤维化作用是由 TGF-β1 介导的，Ang Ⅱ 受体拮抗剂的肾脏保护作用也主要是通过抑制 TGF-β1 的激活而实现的。

这也是本实验选取 Ang Ⅱ 的 Ⅰ 型受体拮抗剂氯沙坦作为对照药物的原因。本研究 UUO 及 RUUO 氯沙坦组 TGF-β1、CTGF、TIMP1 在肾组织的阳性染色表达均较相应模型组有不同程度减少，MMP9 则有不同程度增加，说明 Ang Ⅱ 可能参与了梗阻性肾病肾间质纤维化的发生发展，而氯沙坦正是通过拮抗其受体、抑制 TGF-β1 的激活而发挥抗纤维化效应的。

总之，在 UUO 中，TGF-β1、CTGF、TIMP1 在肾组织表达增加，MMP9 表达则减少，纤维化逐渐加重；而在 RUUO 中，TGF-β1、CTGF、TIMP1 在肾组织表达逐渐减少，MMP9 表达则逐渐增多，纤维化动态缓解。抗纤灵冲剂正是通过调节他们在肾组织的表达，增加 ECM 降解、减少 ECM 合成，恢复 ECM 稳态，从而缓解肾间质纤维化的。而氯沙坦的抗纤维化效应除上述机制外，可能与抑制 RAS 活化也有一定的关系。

5. 抗纤灵冲剂对 p38MAPK 信号传导通路的影响　在 RIF 进程中，p38MAPK、Rho-ROCK 及 TGF-β/Smad 等信号通路都参与其中，由它们构成了复杂的信号网络系统，共同调控着 RIF 的发展转归。研究发现在 UUO 中，TGF-β1 在肾组织表达增加，纤维化逐渐加重；而在 RUUO 中，TGF-β1 在肾组织表达逐渐减少，纤维化动态缓解。抗纤灵冲剂正是通过调节 TGF-β1 在肾组织的表达，增加 ECM 降解、减少 ECM 合成，恢复 ECM 稳态，从而缓解肾间质纤维化的。丝裂素活化蛋白激酶（MAPK）信号转导通路是真核细胞调控机制中分布最广、介导细胞外信号引起细胞核反应的主要信号系统，在信号传递过程中占据相当重要的地位，被认为是与细胞增殖、分化或凋亡调控密切相关的细胞信号转导途径，是细胞外信号引起增殖、分化等核反应的共同途径或汇聚点。p38MAPK 作为 MAPK 家族成员之一，在肾间质纤维化的发生发展中发挥着一定的作用。研究发现，TGF-β1、AngⅡ 及细胞外高渗等因素均可导致 p38MAPK 的磷酸化从而激活 p38MAPK 信号通路。

那么，在 UUO 及 RUUO 大鼠模型中，是否存在着 p38MAPK 信号通路的活化，p38蛋白是否有一定的变化规律呢？基于此，我们采用免疫印迹法分别检测 UUO 及 RUUO 组 p38 的蛋白表达，来进一步揭示抗纤灵冲剂对 TGF-β1/p38MAPK 信号传导通路的影响及其干预肾间质纤维化的作用机制。

（1）实验材料

1）实验动物：健康 SPF 级雄性 SD 大鼠 168 只，体重 180±20g，由上海西普尔-必凯实验动物有限公司提供，实验动物许可证号：SYXK（沪）2004-0005；实验动物合格证号 0058668。分笼饲养于 12h 光照，45% 左右相对湿度的饲养笼中，自由饮食。

2）实验药物：抗纤灵冲剂水煎液：丹参 15g、制大黄 15g、桃仁 12g、当归 12g、牛膝 9g，由上海中医药大学附属曙光医院中药制剂室水提浓缩，含生药 2g/ml。

（2）实验方法

1）实验分组：UUO 造模（UUO）：首先将 96 只雄性大鼠分为假手术组 24 只，造模组 72 只。将造模组分为 3 组：模型组、抗纤灵组及氯沙坦组。UUO 再通造模（RUUO）：首先将 72 只雄性大鼠分为假手术组 18 只，造模组 54 只。再通造模组 54 只 SD 大鼠接受左输尿管植入硅胶管脂肪垫加压梗阻后，于第 7 日接受第二次手术，取出植入硅胶管，疏通左侧输尿管，从而解除左肾梗阻。分为 3 组：模型组，抗纤灵组，氯沙坦组。

2）给药方法及疗程：UUO 及 RUUO 假手术组、模型组均予以生理盐水每日 1ml 灌胃。抗纤灵组予抗纤灵煎液每日 1ml 灌胃，氯沙坦组予氯沙坦水溶液每日 1ml，每毫升含抗纤灵或氯沙坦的剂量相等于 60kg 体重成人每日临床用量的 10 倍。各组均自由进食及饮水,共干预4周。

（3）观察指标:采用免疫印迹法:观察肾组织 p38MAPK 的蛋白定量表达。

（4）研究结果:对 UUO 组 p38 蛋白表达的影响。UUO 组随着左侧肾脏梗阻时间的延长,p38 活化程度持续增加,模型组 $p38/\beta-actin$ 逐渐升高,至 28 日时比 7 日升高 38%,UUO 模型组 7 日、14 日、21 日、28 日各时间点与假手术组比较均有统计学意义（$P<0.01$）。

抗纤灵组各时间点的 $p38/\beta-actin$ 均显著低于模型组（$P<0.01$）,至 28 日时为 1.008,接近 7 日模型组水平。氯沙坦组各时间点的 $p38/\beta-actin$ 水平也显著低于模型组（$P<0.01$）,至 28 日时为 1.052,仍高出 7 日模型组 11%。

抗纤灵组与氯沙坦组比较,7 日、14 日、21 日的 $p38/\beta-actin$ 比较有统计学意义（$P<0.05$ 或 $P<0.01$）,28 日时抗纤灵组低于氯沙坦组,但比较无统计学意义（$P>0.05$）。

RUUO 组随着左侧肾脏解除梗阻时间的延长,p38 活化程度持续降低。模型组 $p38/\beta-actin$ 逐渐降低,各时间点与假手术组比较均有统计学意义（$P<0.01$）。抗纤灵组各时间点的 $p38/\beta-actin$ 均显著低于模型组（$P<0.01$）。氯沙坦组各时间点的 $p38/\beta-actin$ 水平也显著低于模型组（$P<0.01$）。抗纤灵组与氯沙坦组比较,各时间点 $p38/\beta-actin$ 比较均有统计学意义（$P<0.01$）。

（5）讨论与分析:在肾间质纤维化发生发展进程中,许多信号传导通路参与其中。如丝裂素活化蛋白激酶（mitogen-activated protein kinase,MAPK）信号通路、Rho-ROCK 信号通路、TGF-β/Smads 信号通路等,由它们构成了复杂的信号网络,共同调控着 RIF 的发展转归。其中对 MAPK 信号通路的研究颇多。

MAPK 信号转导通路是真核细胞调控机制中分布最广、介导细胞外信号引起细胞核反应的主要信号系统,在信号传递过程中占据相当重要的地位,被认为是与细胞增殖、分化或凋亡调控密切相关的细胞信号转导途径,是细胞外信号引起增殖、分化等核反应的共同途径或汇聚点。在人类已鉴定了 4 条 MAPK 通路,即细胞外信号调节蛋白激酶（extra cellular signal-regulated protekinase,ERK）通路,c-Jun 氨基末端激酶（c-Jun Nterminal kinase,JNK）/应激激活蛋白激酶（stresactivated protein kinase,SAPK）通路,大丝裂原活化蛋白激酶（big MAP kinase,BMK）/ERK5 通路和 p38MAPK 通路。近年研究发现,TGF-β1 可使 p38MAPK 活化,从而在肾间质纤维化中起着重要作用。

众所周知,TGF-β 是最关键的促纤维化生长因子。大量研究表明,TGF-β 的增多与组织纤维化存在因果关系。而在肾脏纤维化过程中以 TGF-β1 表达增强为主,并且已往的研究表明,TGF-β1 在梗阻性肾病发展过程中表达明显上调并发挥重要作用。可见 TGF-β1 与 p38MAPK 通路之间联系密切,p38MAPK 信号通路可以介导 TGF-β1 的促纤维化效应。因此,抑制 p38MAPK 的活化及分泌可望成为阻断或延缓肾间质纤维化的一条较好途径。

p38MAPK 是细胞内的一类丝氨酸/苏氨酸蛋白激酶,1992 年由 Weinstein 等首先发现,有 p38α、p38β、p38γ 和 p38δ 4 个亚型。它通过影响基因的转录和调控,进而影响细胞的生物学行为,如细胞增殖、分化、存活、转化、发育及凋亡等。进一步研究发现,应激刺激(Uv,H_2O_2,热休克,缺血等)、炎性因子(TNF-α,IL-1,TGF-β1,PDGF,ET-1,Ang Ⅱ,FGF),LPS 及 G+细菌细胞壁成分、细胞外高渗等均可介导单核细胞、内皮细胞和中性粒细胞等免疫细胞发生一系列反应,导致 p38MAPK 的磷酸化从而激活 p38MAPK 信号通路。其激酶级联反应路线为 MAPKKK→MKK3/MKK6→p38MAPK。Wang L 等研究显示,以 TGF-β 刺激 *MKK*3 基因阳性小鼠(MKK3+/+),发现肾小球系膜细胞 p38MAPK 被快速激活,而刺激 *MKK*3 基因阴性小鼠(MKK3 -/-)则未见 p38MAPK 激活。说明 p38MAPK 可能是 TGF-β 系统下游的一个通路,介导 TGF-β 引致肾小球硬化,同时,TGF-β 激活 p38MAPK 必须有 MKK3 的存在。p38MAPK 被磷酸化激活后,可磷酸化苏氨酸,导致其转录活性升高,与靶基因顺式元件结合特征增强,从而调节包括 TNF-α,IL-1,IL-6 等多种炎性细胞因子在内的基因表达。

国内外大量实验结果表明,p38MAPK 参与了肾间质纤维化进程,阻断其信号通路可以使肾间质纤维化程度明显减轻。DAIC 等研究显示:在 TGF-β1 诱导肾小管上皮细胞凋亡过程中,p38MAPK 被快速磷酸化激活,表明 p38MAPK 参与了肾小管上皮细胞凋亡过程。另外在糖尿病肾病中,高糖和高渗透压状态同样可激活 p38MAPK 信号通路,引起血管内皮细胞过度增殖,加重肾小管间质纤维化。孙艳玲等采用切除右肾,无创动脉夹夹闭左肾肾蒂 45min,再灌注 2h 制作在体肾缺血再灌注损伤模型。观察参附注射液对肾缺血再灌注损伤大鼠 p38 MAPK 表达的影响,结果证实参附注射液可能通过抑制 p38 MAPK 的表达,发挥其肾脏保护作用。

实验结果表明:UUO 模型组 p38/β-actin 逐渐升高,各时间点与假手术组比较均有统计学意义($P<0.01$)。抗纤灵组各时间点的 p38/β-actin 均显著低于模型组($P<0.01$),氯沙坦组各时间点的 p38/β-actin 水平也显著低于模型组($P<0.01$)。抗纤灵组与氯沙坦组比较,7 日、14 日、21 日的 p38/β-actin 比较有统计学意义($P<0.05$ 或 $P<0.01$),28 日时抗纤灵组低于氯沙坦组,但比较无统计学意义。说明 UUO 时,p38 活化程度持续升高,加剧了肾小管间质纤维化的进程。抗纤灵冲剂及氯沙坦均能下调 p38 蛋白表达水平,抑制肾小管间质纤维化的形成,但以前者的作用更为显著。

再通模型组 p38/β-actin 逐渐降低,各时间点与假手术组比较均有统计学意义($P<0.01$)。抗纤灵组及氯沙坦组各时间点的 p38/β-actin 均显著低于模型组($P<0.01$)。抗纤灵组与氯沙坦组比较,各时间点 p38/β-actin 比较均有统计学意义($P<0.01$)。说明再通后,p38 活性逐渐下降,从而促进了肾小管间质纤维化的减轻。抗纤灵冲剂及氯沙坦均能下调 p38 蛋白表达水平,抑制肾小管间质纤维化的形成,但以前者的作用更为显著。

我们发现梗阻侧肾组织 TGF-β1 表达量与肾组织 p38MAPK 蛋白表达的高低相一致,且两者之间具有明显的相关关系。提示在 UUO 及 RUUO 模型中高表达的 TGF-β1 可能是梗阻肾肾组织 p38MAPK 后期持续活化的重要因素。本实验结果提示,在 UUO 及 RUUO 大鼠模型中,肾小管上皮细胞的 p38MAPK 快速激活,可能参与介导肾组织 TGF-β1 的表达;肾组织高表达的 TGF-β1 可能维持肾小管细胞 p38MAPK 后期的持续活化,从而促进肾间质纤维化的形成。国外学者的研究也证实了 TGF-β1 可以通过活化 p38MAPK 信号转导通路在肾间质纤维化中发挥重要作用。如 Chin 等报道,TGF-β1 通过活化 p38MAPK 诱导鼠肾小球系膜细胞的前胶原 I 的合成,特异阻断剂 SB203580 能抑制上述表达,提示 p38MAPK 在 TGF-β1 诱导的细胞外基质(ECM)合成中起重要作用。Stambe C 等通过建立 UUO 肾间质纤维化模型研究 p38MAPK 信号通路时,发现用 p38MAPK 主要作用亚型 p38α 的阻断剂 NPC31169 处理 UUO 大鼠后,肾间质纤维化程度明显减轻,同时 TGF-β1 的 mRNA 和蛋白质的表达水平与对照组相比却无明显变化。说明 p38α 可能作为 TGF-β1 系统下游信号分子在肾间质纤维化中起作用。

综上所述,本实验提示,UUO 模型组 p38 蛋白表达持续增多,RUUO 模型组则逐渐减少,说明 p38MAPK 作为 TGF-β1 下游的信号介质,在肾小管间质纤维化发生中具有重要作用,而 p38MAPK 和 TGF-β1 的相互作用可能是 UUO 及 RUUO 肾纤维化过程发展和维持的一种潜在机制,抗纤灵冲剂可能是通过抑制 TGF-β1 活性及 p38MAPK 信号转导通路的活化在肾间质纤维化中发挥重要作用的。抑制 p38MAPK 的活化及分泌可望成为阻止或延缓肾脏纤维化的一条较好途径,并且有助于寻找梗阻性肾病引起的肾间质纤维化疾病的有效的药物作用靶点,对疾病的防治具有重要意义。

6. 抗纤灵对定制基因芯片 CTGF、MAPK8、COL4α3 及 MMP9 表达影响 研究发现,UUO 及 RUUO 梗阻侧肾脏都存在着 TGF-β1、CTGF、MMP9 及 p38MAPK 等蛋白表达水平的动态变化,而抗纤灵冲剂正是通过调节肾组织中这些促纤维化或抗纤维化因子的蛋白表达起到改善肾间质纤维化的治疗作用的。我们知道,无论是机体正常的生命活动还是异常的病理变化都是通过蛋白质之间的相互接触、相互作用共同完成的,而蛋白质的表达是受基因调控的。

为了探讨肾间质纤维化相关基因在 UUO 及 RUUO 大鼠模型肾组织的表达情况,我们按实验课题需要定制了 PCR 芯片,该芯片主要包括与 TGF-β/smads、TGF-βPI3k、p38MAPK 及 Rho-ROCK 信号通路相关的肾纤维化标志基因,从而避免了采用一般基因芯片产生较多无用及冗余信息的缺点。我们现采用这种定制基因芯片来验证上述有明显蛋白表达差异的相关基因是否存在相应的动态变化,以进一步明确抗纤灵冲剂防治肾间质纤维化病变的作用靶点及分子生物学确切机制。

(1)实验材料

1)实验动物:健康 SPF 级雄性 SD 大鼠 168 只,体重 180±20g,由上海西普尔-必凯实验动物有限公司提供,实验动物许可证号:SYXK(沪)2004-0005;实验动物合格证号 0058668。分笼饲养于 12h 光照,45% 左右相对湿度的饲养笼中,自由饮食。

2)实验药物:抗纤灵水煎液:丹参 15g、制大黄 15g、桃仁 12g、当归 12g、牛膝 9g,由上海中医药大学附属曙光医院中药制剂室水提浓缩,含生药 2g/ml。

(2)实验方法

1)实验分组:UUO 造模(UUO):首先将 96 只雄性大鼠分为假手术组 24 只,造模组 72 只。将造模组分为 3 组:模型组、抗纤灵组及氯沙坦组。UUO 再通造模(RUUO):首先将 72 只雄性大鼠分为假手术组 18 只,造模组 54 只。将造模组分为 3 组:模型组,抗纤灵组,氯沙坦组。

2）给药方法及疗程：UUO 及 RUUO 假手术组、模型组均予以生理盐水每日 1ml 灌胃。抗纤灵组予抗纤灵煎液每日 1ml 灌胃,氯沙坦组予氯沙坦水溶液每日 1ml,每毫升含抗纤灵或氯沙坦的剂量相等于 60kg 体重成人每日临床用量的 10 倍。各组均自由进食及饮水,共干预 4 周。

（3）观察指标：采用 PCR Array 法,检测肾间质纤维化相关基因的阳性表达。

（4）研究结果

1）对 *CTGF* 基因表达的影响

UUO 组：各时间点模型组 *CTGF* 基因水平分别较假手术组上调 7.12 倍、8.26 倍及 6.55 倍,均>2 倍,具有非常显著差异。经抗纤灵灌胃干预,各时间点抗纤灵组 *CTGF* 基因表达分别比模型组下调 1.79 倍、1.63 倍、1.63 倍,下调均>1.5 倍,具有明显差异。各时间点氯沙坦组 *CTGF* 基因表达分别比模型组下调 1.23 倍、1.25 倍及 1.21 倍,下调均<1.5 倍,不具有明显差异。而各时间点抗纤灵组 *CTGF* 基因表达分别比氯沙坦组下调 1.46 倍、1.3 倍及 1.34 倍,下调均<1.5 倍,不具有明显差异。

RUUO 组：各时间点模型组 *CTGF* 基因水平分别较假手术组上调 6.64 倍、4.75 倍及 3.34 倍,均>2 倍,具有非常显著差异。经抗纤灵灌胃干预,各时间点抗纤灵组 *CTGF* 基因表达分别比模型组下调 1.75 倍、1.8 倍、2.23 倍,下调均>1.5 倍,具有明显差异。各时间点氯沙坦组 *CTGF* 基因表达分别比模型组下调 1.22 倍、1.21 倍及 1.16 倍,下调均<1.5 倍,不具有明显差异。14 日、21 日抗纤灵组 *CTGF* 基因表达分别比氯沙坦组下调 1.44 倍、1.49 倍,下调均<1.5 倍,不具有明显差异；28 日时 *CTGF* 基因表达下调 1.93 倍,具有明显差异。

2）对 *MAPK*8 基因表达的影响

UUO 组：各时间点模型组 *MAPK*8 基因水平分别较假手术组上调 5.28 倍、4.52 倍及 5.37 倍,均>2 倍,具有非常显著差异。经抗纤灵冲剂灌胃干预,各时间点抗纤灵组 *MAPK*8 基因表达分别比模型组下调 1.7 倍、1.5 倍、1.31 倍,14 日及 21 日再通组下调均>1.5 倍,具有明显差异。各时间点氯沙坦组 *MAPK*8 基因表达分别比模型组下调 1.28 倍、1.26 倍及 1.27 倍,下调均<1.5 倍,不具有明显差异。而各时间点抗纤灵组 *MAPK*8 基因表达分别比氯沙坦组下调 1.32 倍、1.19 倍及 1.03 倍,下调均<1.5 倍,不具有明显差异。

RUUO 组：各时间点模型组 *MAPK*8 基因水平分别较假手术组上调 5.69 倍、4.17 倍及 3.55 倍,均>2 倍,具有非常显著差异。经抗纤灵冲剂灌胃干预,各时间点抗纤灵组 *MAPK*8 基因表达分别比模型组下调 1.64 倍、1.96 倍、2.1 倍,下调均>1.5 倍,具有明显差异。14 日氯沙坦组 *MAPK*8 基因表达比模型组下调 1.32 倍,不具有明显差异；21 日、28 日时 *MAPK*8 基因表达分别下调 1.58 倍及 1.74 倍,下调均>1.5 倍,具有明显差异。而各时间点抗纤灵组 *MAPK*8 基因表达分别比氯沙坦组下调 1.24 倍、1.24 倍及 1.21 倍,下调均<1.5 倍,不具有明显差异。

3）对 *COL4α*3 基因表达的影响

UUO 组：各时间点模型组 *COL4α*3 基因水平分别较假手术组上调 10.37 倍、10.27

倍及 14.34 倍,均>2 倍,具有非常显著差异。经抗纤灵冲剂灌胃干预,各时间点抗纤灵组 *COL4α3* 基因表达分别比模型组下调 1.5 倍、1.52 倍、1.48 倍,14 日及 21 日再通组下调均>1.5 倍,具有明显差异。各时间点氯沙坦组 *COL4α3* 基因表达分别比模型组下调 1.19 倍、1.2 倍及 1.27 倍,下调均<1.5 倍,不具有明显差异。而各时间点抗纤灵组 *COL4α3* 基因表达分别比氯沙坦组下调 1.26 倍、1.27 倍及 1.17 倍,下调均<1.5 倍,不具有明显差异。

RUUO 组:各时间点模型组 *COL4α3* 基因水平分别较假手术组上调 17.16 倍、12.97 倍及 9.18 倍,均>2 倍,具有非常显著差异。经抗纤灵冲剂灌胃干预,各时间点抗纤灵组 *COL4α3* 基因表达分别比模型组下调 1.94 倍、2.48 倍、3.04 倍,下调均>1.5 倍,具有明显差异。14 日氯沙坦组 *COL4α3* 基因表达比模型组下调 1.43 倍,不具有明显差异;21 日、28 日 *COL4α3* 基因表达分别比模型组下调 1.56 倍、1.73 倍,下调均>1.5 倍,具有明显差异。而 14 日抗纤灵组 *COL4α3* 基因表达比氯沙坦组下调 1.36 倍,不具有明显差异;21 日、28 日基因表达分别比氯沙坦组下调 1.59 倍及 1.76 倍,下调均>1.5 倍,具有明显差异。

4)对 *MMP9* 基因表达的影响

UUO 组:14 日、21 日模型组 *MMP9* 基因水平分别较假手术组上调 3.16 倍、2.82 倍均>2 倍,具有非常显著差异;28 日基因上调 1.79 倍,上调>1.5 倍,具有明显差异。经抗纤灵冲剂灌胃干预,各时间点抗纤灵组 *MMP9* 基因表达分别比模型组上调 1.51 倍、1.57 倍、1.51 倍,上调均>1.5 倍,具有明显差异。各时间点氯沙坦组 *MMP9* 基因表达分别比模型组上调 1.24 倍、1.29 倍及 1.23 倍,上调均<1.5 倍,不具有明显差异。而各时间点抗纤灵组 *MMP9* 基因表达分别比氯沙坦组上调 1.22 倍、1.21 倍及 1.23 倍,上调均<1.5 倍,不具有明显差异。

RUUO 组:21 日、28 日模型组 *MMP9* 基因水平分别较假手术组上调 3.01 倍及 4.46 倍,均>2 倍,具有显著差异;14 日模型组上调 1.88 倍,>1.5 倍,具有明显差异。经抗纤灵冲剂灌胃干预,各时间点抗纤灵组 *MMP9* 基因表达分别比模型组上调 1.25 倍、1.17 倍、1.2 倍,上调均<1.5 倍,不具有明显差异。各时间点氯沙坦组 *MMP9* 基因表达分别比模型组上调 1.18 倍、1.09 倍及 1.04 倍,上调均<1.5 倍,没有明显差异。而各时间点抗纤灵组 *MMP9* 基因表达分别比氯沙坦组上调 1.06 倍、1.08 倍及 1.04 倍,上调均<1.5 倍,不具有明显差异。

(5)讨论与分析:近 30 年来由于分子生物学理论和分子生物学技术的不断进展,为人类认识生命本质、从分子水平了解人类的生理和病理过程,阐明疾病的发病机制,寻找致病和抗病基因等提供了坚实的基础,为临床疾病诊断、疾病易感性分析、疾病治疗及疾病预后分析带来了前所未有的机会,创造了极为广阔的研究前景。基因在不同组织、不同器官、不同发育阶段、不同环境下以及正常状态或疾病状态下,其表达均存在差异,通过具体的实验方法可以确定特定条件下的差异表达基因,进而明确疾病过程中有哪些基因参与了病变。Yoshida 等在 C57BL/6 小鼠肾急性缺血模型中发现,肾脏中的基因表达呈动态变化。

　　为了明确导致肾间质纤维化的相关基因在 UUO 及 RUUO 大鼠模型中是否存在动态变化,并据此深入阐释 RIF 的致病机制。我们按实验课题需要定制了 PCR 芯片,该芯片主要包括 TGF-β/Smads 信号通路、TGF-βPI3k 信号通路、p38MAPK 信号通路、Rho-ROCK信号通路有关的 84 个标志基因。

　　我们的定制芯片有以下主要特点:PCR 芯片主要是针对某些特定的通路、功能、疾病而设计的,因此其芯片检测目的性更强,针对性更明确,采用 PCR 芯片可以避免由于针对全基因组设计从而获取较多无用及冗余的信息;PCR 芯片中基因来源于各大数据库、已知文献报道、实验室先期成果,均已被证明在 mRNA 水平起到调控作用;一次同时检测 84 个基因,等于一次实验同时进行 84 个 Real-time PCR 反应,节省实验时间,大大提高实验效率;表达谱芯片做完之后仍需通过 Real-time PCR 对结果进行验证。而 PCR 芯片直接就是按照 Real-time PCR 进行设计,无须再在 mRNA 水平进行验证,结果更加可靠;芯片质控设计严格,既有看家基因作为的内参校正,也有针对基因组 DNA 污染、cDNA 逆转反应及监控整个 PCR 反应的 control,确保实验结果准确可靠;检测动态范围更宽,既可以检测高丰度基因表达,也可以检测样品中低丰度基因表达;所需样品量更少,25ng Total RNA 即可获得 80% 检出信号,500ng 以上,检出率即可超过 99%;由于是采用引物设计而非表达谱芯片探针杂交避免了由于杂交效率所造成的对实验结果影响,两次实验技术重复性更高。

　　PCR Array 结果显示呈现明显差异表达(≥1.5 倍)的基因有 4 条,分别是 *CTGF*、*MAPK*8、*COL4α*3、*MMP*9 基因。以下将分别论述。

　　Grotendorst 等发现,在 CTGF 启动子核苷酸序列中有 TGF-β1 的应答元件,故认为它是 TGF-β1 的下游效应介质。人 *CTGF*(*hCTGF*)基因位于染色体 6q23.1 区,含有 5 个大小相对恒定的外显子和 4 个大小不定的内含子,这 5 个外显子分别编码 CTGF 的分泌信号肽和 4 个功能相关片段,其氨基端有一个分泌信号肽结构域,使 CTGF 在细胞内由内质网向高尔基体转运。其后依次排列着 4 个功能相关片段,构成 CTGF 的调节结构:胰岛素样生长因子(IGF)结合区,属低亲和力 IGF 结合位点,具有 IGF 结合基序(motif)Gly-Cys-Gly-Cys-Cys-X-X-Cys(X 是任意氨基酸);vWF 因子(von willebrand factor)的 C 型重复区/CR 结构域(CR domain),可能与 CTGF 的聚集作用以及与其他蛋白质形成复合物有关;血小板反应蛋白(thrombosp ondin,TSP)1 型重复区,可促进 CT2GF 与可溶性或基质大分子物质结合,如与葡聚糖结合等;C 末端富含半胱氨酸,与受体结合和形成的二聚体有关。CTGF 的生物学效应表现在促有丝分裂,加强其他细胞因子的有丝分裂作用,调节 ECM 的合成,介导细胞之间的趋化及粘附作用,调节细胞周期,促进血管生成、损伤修复诱导细胞凋亡等。

　　在肾纤维化方面,CTGF 作为 TGF-β1 发挥生物学效应的下游因子,介导 TGF-β1 的促细胞增生和 ECM 合成等效应,McLennan 等还发现 CTGF 在增加 ECM 合成增加的同时,又可减少 ECM 的降解,进一步的研究证实,CTGF 还通过介导 TGF-β1 促 EMT 的效应,参与肾小管间质纤维化的进程。所有这些都表明 CTGF 是 RIF 的核心环节。如 Ito 等研究表明,在慢性肾小管间质损害部位,CTGF 表达增高,随间质损害加重,表达

CTGF mRNA 分子的细胞数量显著增加,并与小管间质病变程度成正比。Yokoi 等 UUO 小鼠试验结果与此相似,梗阻肾 CTGF mRNA 表达明显增高,通过原位杂交,在间质纤维区及肾小管上皮细胞可检测到 CTGF mRNA 的表达,且 CTGF 表达上调与 RIF 程度密切相关。以往大多数的研究证明,CTGF 引起 ECM 沉积是通过 TGF-β1 介导的,最近有研究表明 CTGF 也可不依赖 TGF-β1 介导而发挥作用。因此,阻断 CTGF 表达或抑制其活性,可能是一种比阻断 TGF-β1 更特异、更有效、副作用更小的防治纤维化的手段。

实验结果表明:UUO 组各时间点模型组 *CTGF* 基因水平分别较假手术组上调 7.12 倍、8.26 倍及 6.55 倍,均>2 倍,具有非常显著差异。经抗纤灵冲剂灌胃干预,各时间点抗纤灵组 *CTGF* 基因表达分别比模型组下调 1.79 倍、1.63 倍、1.63 倍,下调均>1.5 倍,具有明显差异。各时间点氯沙坦组 *CTGF* 基因表达分别比模型组下调 1.23 倍、1.25 倍及 1.21 倍,下调均<1.5 倍,不具有明显差异。而各时间点抗纤灵组 *CTGF* 基因表达分别比氯沙坦组下调 1.46 倍、1.3 倍及 1.34 倍,下调均<1.5 倍,不具有明显差异。

RUUO 组:各时间点模型组 *CTGF* 基因水平分别较假手术组上调 6.64 倍、4.75 倍及 3.34 倍,均>2 倍,具有非常显著差异。经抗纤灵冲剂灌胃干预,各时间点抗纤灵组 *CTGF* 基因表达分别比模型组下调 1.75 倍、1.8 倍、2.23 倍,下调均>1.5 倍,具有明显差异。各时间点氯沙坦组 *CTGF* 基因表达分别比模型组下调 1.22 倍、1.21 倍及 1.16 倍,下调均<1.5 倍,不具有明显差异。14 日、21 日抗纤灵组 *CTGF* 基因表达分别比氯沙坦组下调 1.44 倍、1.49 倍,下调均<1.5 倍,不具有明显差异;28 日时 *CTGF* 基因表达下调 1.93 倍,具有明显差异。

可见,无论是在 UUO 还是在 RUUO 模型大鼠,抗纤灵都可以有效诱导 *CTGF* 基因表达下调,同时免疫组织化学也验证了 CTGF 蛋白在肾脏组织的表达沉积与基因的变化趋势相一致,说明抗纤灵是通过抑制 *CTGF* 基因表达发挥其抗纤维化效应的。而氯沙坦未见明显的诱导 *CTGF* 基因下调的作用。

我们知道,胞外刺激(信号)从作用于细胞,至细胞出现相应的生物学效应,其间经过从信号的接收、识别、转导,到调控基因转录和蛋白质功能,进而产生细胞效应等一系列非常复杂的生物学过程。信号转导作为刺激分子和细胞效应的中间链接点有着非常重要的作用。而丝裂素活化蛋白激酶(MAPK)级联是细胞内重要的信号传导系统,其存在于所有真核生物中,在信号传递过程中占据相当重要的地位,被认为是与细胞增殖、分化或凋亡调控密切相关的细胞信号转导途径,是细胞外信号引起增殖、分化等核反应的共同途径或汇聚点。它由 MAPK,MAPKK 和 MAPKKK 构成级联反应通路,首先 MAPKKK 磷酸化 MAPKK 使其活化,活化的 MAPKK 再磷酸化 MAPK 将其激活,激活后的 MAPK 进而磷酸化其下游底物。细胞运用这一系统将胞外刺激信号传递给胞核,参与细胞生长、发育、分化和凋亡等一系列生理病理过程。*MAPK8* 基因主要经 TNF-α 诱导激活,其生物学作用主要与 T 细胞增殖、凋亡与分化相关。近年来,越来越多的研究发现 TGF-β1 可以激活 ERK, p38MAPK,JNK 等 MAPK 信号转导通路 Ma FY 等用 UUO 小鼠模型证实 JNK 特异性抑制剂可以阻断 TGF-β1 及 CTGF 的基因转录,证明 JNK/SAPK 通路参与了肾间质纤维化和肾小管上皮细胞凋亡。

实验结果显示：UUO 组各时间点模型组 *MAPK*8 基因水平分别较假手术组上调 5.28 倍、4.52 倍及 5.37 倍，均>2 倍，具有非常显著差异。经抗纤灵冲剂灌胃干预，各时间点抗纤灵组 *MAPK*8 基因表达分别比模型组下调 1.7 倍、1.5 倍、1.31 倍，14 日及 21 日 UUO 组下调均>1.5 倍，具有明显差异。各时间点氯沙坦组 *MAPK*8 基因表达分别比模型组下调 1.28 倍、1.26 倍及 1.27 倍，下调均<1.5 倍，不具有明显差异。而各时间点抗纤灵组 *MAPK*8 基因表达分别比氯沙坦组下调 1.32 倍、1.19 倍及 1.03 倍，下调均<1.5 倍，不具有明显差异。说明 UUO 后，*MAPK*8 基因上调，纤维化启动，抗纤灵显著下调其表达，干预 RIF。

RUUO 组：各时间点模型组 *MAPK*8 基因水平分别较假手术组上调 5.69 倍、4.17 倍及 3.55 倍，均>2 倍，具有非常显著差异。经抗纤灵冲剂灌胃干预，各时间点抗纤灵组 *MAPK*8 基因表达分别比模型组下调 1.64 倍、1.96 倍、2.1 倍，下调均>1.5 倍，具有明显差异。14 日氯沙坦组 *MAPK*8 基因表达比模型组下调 1.32 倍，不具有明显差异；21 日、28 日时 *MAPK*8 基因表达分别下调 1.58 倍及 1.74 倍，下调均>1.5 倍，具有明显差异。而各时间点抗纤灵组 *MAPK*8 基因表达分别比氯沙坦组下调 1.24 倍、1.24 倍及 1.21 倍，下调均<1.5 倍，不具有明显差异。说明 RUUO 造模成功，而抗纤灵及氯沙坦均能下调 *MAPK*8 基因表达。

可见，抗纤灵可以有效诱导 *MAPK*8 基因表达下调，同时免疫组织化学也验证了 p38 蛋白在肾脏组织的表达沉积与基因的变化趋势相一致，说明抗纤灵冲剂是通过抑制 *MAPK*8 基因表达发挥其抗纤维化效应的，而氯沙坦作用没有抗纤灵冲剂明显。研究表明 TGF-β1 可以诱导 *MAPK*8 基因的表达上调，故而抑制 TGF-β1 可有效抑制 MAPK 通路的活化，延缓肾间质纤维化的发生与发展。

众所周知，胶原又称胶原蛋白，是细胞外基质的主要成分，在体内分布广泛，有着极其重要的生物学功能，又与许多疾病的病理变化密切相关，是一类结构复杂，既有免疫原性又有生物活性的蛋白质。Ⅳ 型胶原是典型的基底膜胶原，长约 400nm，直径约 1.5nm，分子量为 549.8KD~599.8KD，是基底膜的支架结构，是基底膜中的主要胶原蛋白。Ⅳ 型胶原分子由三条 α 肽链组成，为三股螺旋结构。除中央螺旋区外，其氨基端为 7S 区，羧基端为终端膨大的非胶原 NC1 区。Ⅳ 型胶原依其单肽链一级结构的不同，可分为 α1（Ⅳ）型胶原链，简写为 α1（Ⅳ）和 α2（Ⅳ）、α3（Ⅳ）、α4（Ⅳ）、α5（Ⅳ）、α6（Ⅳ）六条。其中，α1（Ⅳ）α2（Ⅳ）链构成经典 Ⅳ 型胶原分子，即三聚体［α（Ⅳ）］₂α2（Ⅳ），而 α3（Ⅳ）和 α6（Ⅳ）只构成 Ⅳ 型胶原的异构型。应用免疫组化法发现 Ⅳ 型胶原各 α 链在肾组织中的分布具有高度选择性。α1（Ⅳ）及 α2（Ⅳ）分布于所有基底膜结构中，而在肾脏主要分布于肾小球基底膜内皮侧，系膜基质及包曼氏囊基膜中；α3（Ⅳ）及 α4（Ⅳ）主要分布在肾小球基底膜和远端小管基膜；α5（Ⅳ）除分布于肾小球基底膜、包曼氏囊基膜外，还分布于远端小管及集合管基膜中；而 α6（Ⅳ）则分布于包氏囊、远端小管及集合管基膜中。在 RIF 中，基底膜增厚、间质 ECM 沉积增加的主要成分为 Ⅳ 型胶原。其可由活化的肾小球系膜细胞、内皮细胞、上皮细胞、肾小管上皮细胞等合成和分泌。故 Ⅳ 型胶原的合成和分泌增多及降解减少是许多肾脏疾病发展、ECM 积聚、终至肾小球硬化和肾间质纤维化的主要原因或重要参与因素之一。如 RenalSection 等研究发现,给缺乏 *COL4α3* 基因的 Alport 综合征模型小鼠骨髓移植后,GBM 得以修复,且肾间质纤维化明显改善。并且以往的研究表明 RIF 时有Ⅳ型胶原 mRNA 增加。王怡等应用随机化原则选择 CRF 患者 60 例,观察抗纤灵对 COL–Ⅳ 的影响,显示抗纤灵有明显的降低慢性肾衰竭患者的血清 COL–Ⅳ 的作用,从而有效改善肾纤维化、延缓慢性肾衰竭的进程。

本实验研究结果表明:UUO 组各时间点模型组 *COL4α3* 基因水平分别较假手术组上调 10.37 倍、10.27 倍及 14.34 倍,均>2 倍,具有非常显著差异。经抗纤灵冲剂灌胃干预,各时间点抗纤灵组 *COL4α3* 基因表达分别比模型组下调 1.5 倍、1.52 倍、1.48倍,14 日及 21 日再通组下调均>1.5 倍,具有明显差异。各时间点氯沙坦组 *COL4α3* 基因表达分别比模型组下调 1.19 倍、1.2 倍及 1.27 倍,下调均<1.5 倍,不具有明显差异。而各时间点抗纤灵组 *COL4α3* 基因表达分别比氯沙坦组下调 1.26 倍、1.27 倍及 1.17倍,下调均<1.5 倍,不具有明显差异。

RUUO 组:各时间点模型组 *COL4α3* 基因水平分别较假手术组上调 17.16 倍、12.97倍及 9.18 倍,均>2 倍,具有非常显著差异。经抗纤灵冲剂灌胃干预,各时间点抗纤灵组 *COL4α3* 基因表达分别比模型组下调 1.94 倍、2.48 倍、3.04 倍,下调均>1.5 倍,具有明显差异。14 日氯沙坦组 *COL4α3* 基因表达比模型组下调 1.43 倍,不具有明显差异;21 日、28 日 *COL4α3* 基因表达分别比模型组下调 1.56 倍、1.73 倍,下调均>1.5 倍,具有明显差异。而 14 日抗纤灵组 *COL4α3* 基因表达比氯沙坦组下调 1.36 倍,不具有明显差异;21 日、28 日基因表达分别比氯沙坦组下调 1.59 倍及 1.76 倍,下调均>1.5 倍,具有明显差异。

综上所述,抗纤灵冲剂及氯沙坦可以有效诱导 *COL4α3* 基因表达下调,说明抗纤灵冲剂及氯沙坦是通过抑制 *COL4α3* 基因表达发挥其抗纤维化效应的,并且在 UUO 及RUUO 整个过程中,抗纤灵都有显著疗效,而后者主要在 RUUO 的后期有显著疗效。

在生理状态下,MMPs 与细胞基质之间以及各种影响细胞基质产生与降解的因素之间均保持着一种动态平衡,以完成正常的生理功能,一旦受到某些因素的影响,这种动态平衡将被打破,出现病理状态,导致细胞外基质产生增多,降解减少,继而细胞外基质堆积,最终产生纤维化。在 ECM 降解过程中,有多种酶的参与,其中 MMPs 对胶原及纤维素样物质有着特殊的识别能力,几乎能降解所有的 ECM 成分,因而可能在其中起了主导作用。根据 MMPs 降解 ECM 成分的特异性,可将 MMPs 分为 4 类,即间质胶原酶:主要成员有 MMP1、MMP8、MMP13,主要作用对象为胶原Ⅰ、Ⅱ、Ⅲ;Ⅳ型胶原酶:主要成员有 MMP2、MMP9,主要作用对象为胶原Ⅳ、Ⅴ、Ⅵ,纤维素和明胶;基质溶解酶:主要成员有 MMP3、MMP9、MMP10,主要作用对象为糖蛋白,层黏蛋白,纤维素,胶原Ⅲ、Ⅳ、Ⅴ;膜型 MMP 主要成员有 MMP20。而 MMP9 是 Reponen 和 Sahlberg1994 年在小鼠胚胎发育中的破骨细胞内发现的,其基本结构包括信号肽区、N-末端前肽区、催化基团区、C-末端血红素结合蛋白区和铰链区。根据作用底物 MMP9 又名明胶酶 B,依据发现的先后顺序 MMP9 又名基质金属蛋白酶 9。MMP9 主要参与作为 GBM 和 ECM 主要成分的Ⅳ型胶原的降解。研究表明ECM的降解减少和合成增加,都可以促进肾间质纤维化,甚至前者的作用更大,所以ECM降解过程备受人们重视。正因为如此,MMP9及其特异性抑制物TIMP1在肾间质纤维化的研究中也备受关注。而各种药物的干预目标就是为了重新恢复ECM合成降解的稳态,延缓肾间质纤维化进程,保护肾功能。

本实验结果表明:UUO组14日、21日模型组 *MMP9* 基因水平分别较假手术组上调3.16倍、2.82倍均>2倍,具有非常显著差异;28日基因上调1.79倍,上调>1.5倍,具有明显差异。经抗纤灵冲剂灌胃干预,各时间点抗纤灵组 *MMP9* 基因表达分别比模型组上调1.51倍、1.57倍、1.51倍,上调均>1.5倍,具有明显差异。各时间点氯沙坦组 *MMP9* 基因表达比模型组上调<1.5倍,不具有明显差异。而各时间点抗纤灵组 *MMP9* 基因表达比氯沙坦组上调均<1.5倍,不具有明显差异。

RUUO组:21日、28日模型组 *MMP9* 基因水平分别较假手术组上调3.01倍及4.46倍,均>2倍,具有显著差异;14日模型组上调1.88倍,>1.5倍,具有明显差异。经抗纤灵灌胃干预,各时间点抗纤灵组 *MMP9* 基因表达比模型组上调均<1.5倍,不具有明显差异。各时间点氯沙坦组 *MMP9* 基因表达比模型组上调均<1.5倍,没有明显差异。而各时间点抗纤灵组 *MMP9* 基因表达比氯沙坦组上调均<1.5倍,不具有明显差异。可见,抗纤灵冲剂可以有效诱导 *MMP9* 基因表达上调,同时免疫组织化学也验证了MMP9在肾脏组织的表达沉积与基因的变化趋势相一致,说明抗纤灵冲剂是通过上调MMP9基因表达发挥其抗纤维化效应的。而氯沙坦诱导 *MMP9* 基因表达上调的作用显著弱于抗纤灵。

总而言之,基因芯片可以分析疾病进展中的关键细胞因子的多个作用靶点和途径,避免了单一靶点或信号转导途径阐述病理生理机制的不足。通过对从基因表达谱的全面分析可为系统研究疾病进展,确定影响疾病转归的关键因素、关键时间点、主要的信号途径提供依据。

从本实验研究可以得出如下结果:采用UUO及RUUO模型大鼠,制备肾间质纤维化动物模型成功;UUO组各时间点肾功能逐渐恶化,尿 β2-MG、24h尿蛋白定量排泄逐渐增加,肾间质纤维化呈日渐加重趋势;RUUO组各时间点肾功能逐渐好转,尿 β2-MG、24h尿蛋白定量排泄逐渐减少,肾间质纤维化呈日益缓解趋势,提示UUO7日后再通,可以部分逆转RIF;RUUO肾纤维化大鼠模型在功能及病理方面及其相关的免疫组化方面优于UUO组,其病理特点更符合慢性肾小管间质纤维化进程的动物模型。为临床和科研提供了一个可进行药物干预的理想的早中期肾纤维化动物模型;抗纤灵对于治疗肾纤维化具有独特的优势,可望为临床上肾间质纤维化的防治开辟一条新的治疗途径;抗纤灵能够改善肾功能,减少UUO组及UUO再通组模型大鼠Scr、BUN的蓄积,降低尿 β2-MG的排泄;抗纤灵通过CHIP介导负调节 TGF-β/Smads 信号通路及正调节HGF表达的机制抗肾纤维化的发生以及发展,抗纤灵是有效抑制肾纤维化的中药制剂;抗纤灵通过负调节 TGF-β/Smads 信号通路下调相关基因 *TGF-β1*、*Smad2*、*Smad3*、*JunB*、*Col1a2* 抗肾纤维化的发生以及发展,抗纤灵是通过多基因、多靶点抑制肾纤维化有效的中药制剂,既可作用于促纤维化基因 *CTGF*,又可作用于抗纤维化基因 *MMP9*,还

可作用于 *MAPK*8 通路基因及胶原基因 *COL4α*3,有效动态调控肾脏中多个系统的基因表达水平,从而多途径、多靶点地改善肾间质纤维化;利用基因芯片研究了抗纤灵对信号转导基因的表达调控,通过中药影响信号转导基因的研究,为阐明中药的药理学作用机制开辟了一条新的研究途径,为开发利用高效抗肾纤维化中药提供了新方法,通过中药影响信号转导研究,把中药的药理作用机制提高到了基因调控水平,这些研究对中药的开发利用具有重要和深远的意义;抗纤灵冲剂可能是通过降低尿蛋白排出量,抑制 TGF-β1 蛋白合成,减少 EMT;降低 Ang Ⅱ 的生成,抑制 RAS 活性;下调 *CTGF* 基因表达,减少其蛋白表达,减轻 ECM 沉积;下调 *MAPK*8 基因表达,减少 p38 蛋白表达,抑制 p38MAPK 通路活化;下调 *COL4α*3 基因表达,减轻其在肾间质的沉积;上调 *MMP*9 的基因表达,增加其蛋白表达,促进 ECM 降解;降低 TGF-β1 及 TIMP1 在肾组织的蛋白表达,减少 ECM 沉积等诸多途径,恢复 ECM 合成与降解的稳态,从而防治 RIF;氯沙坦对 RIF 也有一定的改善作用,可能与其抑制 RAS 的活性有关。

7. 抗纤灵方对 5/6 肾切除大鼠骨髓来源成纤维细胞表型转化干预研究　肾小球硬化常常伴随着肾小管间质损伤,RIF 在某种程度上较肾小球病变更能预示肾脏的损伤和临床预后,无论肾间质,还是肾小管、肾小球,它们在纤维化过程中都涉及炎性因子、生长因子和黏附分子等多种活性物质诱导肾间质 FBS、肾小管上皮细胞或肾小球系膜细胞(mesangial cell,MC)等肾脏固有细胞发生表型转化,使之转化为 α-SMA 阳性的 MyoF。MyoF 具有很强的增殖能力,可合成 Col Ⅰ,分泌大量 ECM,并抑制 ECM 降解,使 ECM 过度积聚,在肾纤维化的发展中具有重要的作用。

肾间质 FBS 的活化在 RIF 形成过程中具有极其重要的作用,其来源有以下几个方面:肾间质固有的 FBS、骨髓的造血干细胞或间质干细胞、由上皮细胞转分化而来的 FBS 等。抗纤灵方前期临床研究表明,明显降低 CRF 患者的血清肌酐(serum creatinine,Scr)、尿素氮(blood urea nitrogen,BUN)、层粘连蛋白(laminin,LN)、Ⅲ型前胶原、Ⅳ型胶原水平,纠正钙磷代谢紊乱,改善肾纤维化、延缓 CRF 的进程。动物实验表明,减少单侧输尿管梗阻(unilateral ureteral occlusion,UUO)模型大鼠的微量蛋白尿水平,改善脂代谢紊乱,有效缓解肾组织氧化应激反应,调节转化生长因子-β1(transforming growth factor-β1,TGF-β1)/p38 丝裂原活化蛋白激酶(p38mitogen-activated protein kinase,p38MAPK)信号转导通路,从而发挥拮抗 RIF 的作用。本研究采用体内 5/6 肾切除建立 CRF 大鼠模型,通过测定 α-SMA 的表达,观察抗纤灵方对骨髓来源的 FBS(Col Ⅰ+/CD34+/CD45+)向 MyoF 表型转化,进一步明确抗纤灵方对 RIF 的作用机制。

(1) 实验材料

1) 实验动物:健康的雄性 SD 大鼠 40 只,SPF 级,体质量为(200±20)g,购自上海西普尔-必凯实验动物有限公司,许可证号:SCXK(沪)2008-0016。

实验期间自由饮水,摄食饲料由上海中医药大学动物实验中心提供,适应性喂养 1 周后进行实验。室温 20~24℃,相对湿度 45℃。

2) 实验药物:抗纤灵方由丹参 30g、制大黄 15g、牛膝 15g、桃仁 15g、当归 15g 组成,由上海中医药大学附属曙光医院制剂室提供,批号:110523。福辛普利(商品名:蒙诺),10mg/片,由中美上海施贵宝制药有限公司生产,批号:110616。

（2）实验方法:慢性肾衰竭肾纤维化模型的建立:大鼠以2%戊巴比妥钠按40mg/kg剂量腹腔注射大鼠,麻醉、备皮,用75%乙醇消毒手术区并铺巾。距左脊肋骨1.5cm处作一切口,方向斜向外方,从后腹膜暴露肾脏后,分离肾组织周围的脂肪和包膜,弧型切除整个左肾的2/3（主要切除皮质部分),约重0.6g。用明胶海绵压迫止血,并滴加数滴纤维蛋白原和凝血酶溶液。当切面上不再有活动性出血时复位剩余左肾,缝合;1周后再次手术切除整个右肾。2次手术共切除全部肾脏约80%。

另取正常SD大鼠10只,仅作背部切口,分2次剥离左右肾包膜,保留肾上腺,作为假手术组。

1）实验分组:大鼠进入实验室适应性饲养1周后,随机选取10只为假手术组(A组),其余30只为造模组。将造模组大鼠按以上方法制作CRF动物模型,术后1周,采用目内眦取血,测定肾功能。根据Scr随机分成3组,每组10只,即模型组(B组)、福辛普利组(C组)、抗纤灵组(D组)。

2）给药方法与疗程

福辛普利组(C组):福辛普利配成每毫升含药物0.33mg的水溶液,用量按临床成人每千克体质量用量的20倍折算,即按每日3.3mg/kg给大鼠灌胃,连续8周。

抗纤灵组(D组):抗纤灵方煎至每毫升含原药材3.2g的水煎剂,用量按临床成人每千克体质量用量的20倍折算,即按每日23g/kg给大鼠灌胃,连续8周。

假手术组(A组)和模型组(B组)给予同体积生理盐水灌胃,连续8周。

（3）观测指标及测定方法

1）一般情况:观察各组大鼠的活动、精神状态、皮毛的光泽度、饮食等变化。

2）肾功能水平:采用苦味酸法检测Scr浓度,尿酶法检测BUN浓度。尿蛋白水平:采用酶联免疫吸附测定(enzyme linked immunosorbent assay, ELISA)法检测各组大鼠U-Pro/24h、α1-MG、β2-MG和NAG。肾组织病理:采用HE和Masson染色观察各组大鼠肾组织的病理变化。各组大鼠肾组织TGF-β1、Col I和α-SMA蛋白的表达。采用蛋白质印迹(western blotting)法检测各组大鼠TGF-β1、Col I和α-SMA蛋白的表达。各组大鼠肾组织 *TGF-β1*、*Col I*和*α-SMA*基因的表达。采用Real time PCR法检测各组大鼠*TGF-β1*、*Col I*和*α-SMA*基因的表达。

（4）研究结果

1）一般情况:适应期间,假手术组(A组)大鼠活动灵活,饮食、饮水正常。造模后,模型组(B组)、福辛普利组(C组)、抗纤灵组(D组)大鼠逐渐出现不同程度的精神萎靡,体毛无光泽,摄食减少,身体消瘦、蜷缩等现象,尤其以B组最为明显。经治疗后,C组、D组大鼠进食增多,活动逐渐灵活,优于B组。在处死大鼠时,因麻醉意外,D组死亡1只,故实际A、B、C组各10只,D组9只。

2）治疗前后肾功能水平比较:与假手术组(A组)比较,模型组(B组)大鼠Scr水平明显高于A组,差异有统计学意义($P<0.01$),表明造模成功。造模组造模成功后,根据Scr分组,分组时各治疗组Scr、BUN水平和B组相比,差异无统计学意义($P>$

0.05）。与假手术组（A 组）比较，模型组（B 组）大鼠 BUN、Scr 水平明显高于 A 组，差异有统计学意义（$P<0.01$）。与 B 组相比，经治疗后 C 组、D 组可降低 BUN、Scr 水平（$P<0.05$ 或 $P<0.01$）；组间比较，差异无统计学意义（$P>0.05$）。

3）治疗后 U-Pro/24h、α1-MG、β2-MG 和 NAG 水平比较：与假手术组（A 组）比较，模型组（B 组）大鼠 U-Pro/24h、α1-MG、β2-MG 和 NAG 水平明显高于 A 组，差异有统计学意义（$P<0.01$）。与 B 组相比，经治疗后 C 组、D 组可降低 U-Pro/24h、α1-MG、β2-MG 和 NAG 水平（$P<0.05$ 或 $P<0.01$）；组间比较，差异无统计学意义（$P>0.05$）。

4）肾组织病理：肉眼观察：与假手术组（A 组）相比，模型组（B 组）和治疗组（C 组、D 组）残肾呈代偿性肥大，颜色黯红，表面有多数隆起。光镜观察（HE 和 Masson 染色）：A 组：肾小球结构正常，肾小球包曼氏囊腔清晰，基底膜无增厚，系膜细胞无增生，毛细血管襻开放，血管壁正常，肾曲管结构清楚，间质无明显炎性细胞浸润。B 组：肾小球增生、肥大，毛细血管襻增厚，系膜细胞轻度增生，可见局灶节段性球囊粘连和硬化，肾曲管扩张，肾小管偶有轻中度变性，偶见小管内蛋白管型，间质有炎性细胞浸润，蓝染纤维在系膜区、小球周围明显增加。C 组：肾小球包曼氏囊壁增厚，囊腔变小，系膜细胞轻度增生，毛细血管襻增厚，间质有散在的炎性细胞浸润，部分肾曲管扩张，内有少量蛋白管型，在系膜区、小球周围可见蓝染纤维。D 组：肾小球病变轻微，包曼氏囊存在，局部毛细血管襻轻度增厚，系膜细胞轻度增生，间质有散在的炎性细胞浸润，在系膜区、小球周围可见蓝染纤维。与 B 组相比，经治疗后 C 组、D 组病变明显减轻，其中 D 组病变减轻更明显。

5）治疗后各组大鼠 GSI 和 AFPAR 比较：与假手术组（A 组）比较，模型组（B 组）大鼠 GSI 和 AFPAR 水平明显高于 A 组，差异有统计学意义（$P<0.001$）。与 B 组相比，经治疗后 C 组、D 组可降低 GSI 和 AFPAR 水平（$P<0.001$ 或 $P<0.01$）；组间比较，差异有统计学意义（$P<0.05$）。

6）Western Blotting 法测定 TGF-β1、Col I 和 α-SMA 蛋白的表达：与假手术组（A 组）比较，模型组（B 组）大鼠 TGF-β1、Col I 和 α-SMA 蛋白水平明显高于 A 组，差异有统计学意义（$P<0.001$）。与 B 组相比，经治疗后 C 组、D 组可明显降低 TGF-β1、Col I 和 α-SMA 蛋白水平（$P<0.001$）；组间比较，差异无统计学意义（$P>0.05$）。

7）Real time PCR 法测定 *TGF-β1*、*Col I* 和 *α-SMA* 基因的表达：与假手术组（A 组）比较，模型组（B 组）大鼠 *TGF-β1*、*Col I* 和 *α-SMA* 基因水平明显高于 A 组，差异有统计学意义（$P<0.001$ 或 $P<0.01$ 或 $P<0.05$）。与 B 组相比，经治疗后 C 组、D 组可降低 *TGF-β1*、*Col I* 和 *α-SMA* 基因水平（$P<0.001$ 或 $P<0.01$ 或 $P<0.05$）；组间比较，差异无统计学意义（$P>0.05$）。

（5）讨论分析：抗纤灵方疗效评价。本实验研究结果显示：抗纤灵方可以降低 5/6 肾切除大鼠 BUN、Scr 以及 U-Pro/24h、α1-MG、β2-MG、NAG 水平，抑制肾间质 FBS、肾小球 MC 增生以及炎症细胞浸润，减少胶原纤维的沉积，从而减轻肾纤维化、保护肾功能。

1）对骨髓来源 FBS 的认识：骨髓来源 FBS 特点：Bucala R 等在 1994 年首次发现

骨髓来源的 FBS 是循环系纤维细胞中单核细胞的一个细胞类型,这些细胞既可表达 FBS 标记物,如 Col Ⅰ 和波形蛋白;亦可表达造血细胞标记物,如 CD34、CD45。

CD34 分子于 1984 年被美国科学家 Civin 发现,属于钙黏蛋白家族,其结构包括胞外区、跨膜区、胞质区 3 部分。CD34 分子是一种特异性白细胞分化抗原,为一种高度糖基化 Ⅰ 型跨膜蛋白,其分子量为 105 ~ 120KD。在人类造血干细胞(hematopietic stem cell,HSC)、祖细胞以及血管内皮细胞的表面可选择性的表达。通常情况下,正常人骨髓低密度单个核细胞中有 1% ~ 3% 的 CD34+细胞,脐带血占 0.2% ~ 0.5%,外周血中 CD34+细胞的含量占骨髓的 10%。CD34 分子在 HSC 移植过程中,起到运输 HSC 的作用,在动员剂的作用下促使 HSC 迁离骨髓进入外周血完成动员过程,并介导其与骨髓微环境的结合增强 HSC 定植。研究表明,外周血循环中 CD34+细胞数量是决定何时进行外周血干细胞采集的可靠指标。

CD45 分子是单链跨膜糖蛋白,是一种白细胞共同抗原(leukocyte common antigen,LCA),分布于髓系和淋巴系前体细胞及淋巴结中的成熟细胞表面,在 90% 以上的急性髓细胞白血病、大多数急性淋巴细胞白血病与淋巴瘤患者中亦有表达,但成熟红细胞与血小板不表达。CD45 分子有 9 种异构体,根据细胞的类型和分化程度而分布不同。胞外区域由同一基因的 4 ~ 6 个外显子交替剪接而成,决定异构体的差异,可通过结合特异性配基参与蛋白-蛋白间相互作用。不同的异构体胞内区域相同,约由 700 个氨基酸组成,物种间高度保守。所有异构体在体外显示酶活性,参与 NK 细胞和 T、B 淋巴细胞系受刺激后的信号传导过程。CD45 分子在造血细胞的生长发育、活化及凋亡过程中担负重要的调控作用。

本研究采用(Col Ⅰ +/CD34+/CD45+)作为骨髓来源 FBS 标记物,观察抗纤灵方对其作用。

2)骨髓来源 FBS 与肾纤维化:骨髓来源的 FBS 对肾纤维化的作用,越来越引起人们的关注,其关键步骤是 FBS 转化为 α-SMA 阳性的 MyoF。正常情况下,肾脏内固有的 FBS 多数来源于上皮间质转化(epithelial mesenchymal transformation,EMT),大约 12% 来源于骨髓。Iwano 等用骨髓嵌合体和转基因小鼠已证明,间质 FBS 来源于骨髓细胞和小管上皮细胞的 EMT。肾脏受到损伤后,会促进骨髓来源的 FBS 向 MyoF 转化,产生大量的 ECM;同时,细胞表面表达一些趋化因子及受体,加速肾纤维化的形成。

Yamashita S 等在 UUO 模型大鼠中,用溴脱氧尿苷(bromodeoxyuridine,BrdU)标记体内骨髓细胞,发现肾间质存在大量的 BrdU 阳性细胞,这些骨髓细胞可增殖、移行转分化为成纤维样细胞,表达波形蛋白、热休克蛋白 47 或 α-SMA。

Sakai N 等在 UUO 小鼠进展性肾纤维化模型中,发现肾间质有 CD45+和 Col Ⅰ +或 CD34+和 Col Ⅰ +的 FBS 浸润,皮髓交界区最为明显;浸润的 FBS 数量随着纤维化的进展而增加,在输尿管结扎后的第 7 日达到高峰。这些骨髓来源的 FBS 能表达 CCL21 趋化因子及 CCR7 受体,通过抗 CCL21 抗体阻断后,可减轻 RIF。表明骨髓来源的 FBS 可促进 RIF,其机制可能与 CCL21/CCR7 信号通路有关。

Broekema M 等Ⅵ在肾缺血再灌注损伤大鼠中,发现缺血后的肾间质有骨髓来源

MyoF 浸润,并且与 ECM 生成密切相关。将 AR26 人胎盘碱性磷酸酶转基因骨髓细胞植入单侧肾缺血再灌注损伤大鼠后,对肾间质 Col Ⅲ mRNA 和胶原蛋白沉积进行观察,发现分别在第 7 日和第 28 日达到高峰。骨髓来源的 FBS 在肾间质浸润第 7 日达到最高,以后逐渐下降。随着时间的推移,发现约 32% 的肾间质 α-SMA 阳性 MyoF 同时表达 R26 人胎盘碱性磷酸酶。

Li JH 等在多柔比星诱导的肾小球硬化模型小鼠中,发现多柔比星注入肾脏 4 周后,在肾间质可见骨髓来源的 MyoF 数量明显增加;6 周后骨髓来源的 α-SMA 阳性的 MyoF 超过总数的 30% 。进一步观察发现,抑制 p38MAPK 和 TGF-β1/Smad2 信号通路,可减轻肾纤维化、改善肾功能。

Chen G 等在 UUO 模型小鼠中,发现梗阻侧肾脏有大量的 CD45+和 Col Ⅰ+的 FBS 浸润,这些细胞表面可表达趋化因子 CXCL16 及受体 CXCR6。进一步观察 CXCL16 基因敲除的小鼠,发现与野生型小鼠相比,CXCL16 基因敲除的小鼠骨髓来源的 FBS 及表达 α-SMA 的 MyoF 数量明显减少,ECM 生成降低,RIF 病变减轻。表明 CXCL16 可促进 RIF,提示有针对性的破坏 CXCLl6,可抑制骨髓来源的 FBS 向 MyoF 转化,防止 RIF 的发展。

Yamashita T 等在链脲佐菌素诱导的糖尿病肾病小鼠中,用绿色荧光蛋白(green fluorescent protein,GFP)标记骨髓细胞,发现肾脏有大量的 GFP 阳性细胞浸润,肾间质损伤比较突出,这些骨髓细胞可产生 TNF-α,加重肾脏损害。

此外,在肾小球肾炎患者的肾间质中,可见 CD34+的 FBS,其数目与间质病变体积、MyoF 数量呈正相关;表达 CD34+的 MyoF 与患者 Scr、BUN 水平密切相关。

本研究结果显示:在 5/6 肾切除建立 CRF 大鼠模型中,Col Ⅰ、CD34、CD45 和 Col Ⅰ mRNA、CD34 mRNA、CD45 mRNA 表达显著增高,抗纤灵方可降低其水平。

3)对骨髓来源 FBS α-SMA、α-SMA mRNA 和 Col Ⅰ、Col Ⅰ mRNA 表达的影响

Ⅰ. FBS 与 MyoF 的关系:FBS 是肾间质固有细胞之一,主要合成 Col Ⅰ、Col Ⅲ 和 FN。正常情况下,大多数 FBS 处于静止状态,只有小部分参与 ECM 的合成和沉积。在一些炎性因子、生长因子和黏附分子等多种活性物质诱导下,可促进 FBS 活化,活化后可发生细胞表型转化,转变为表达 α-SMA 阳性的 MyoF。FBS 向 MyoF 的表型转化是 MyoF 的主要来源之一。

Ⅱ. MyoF 的生物学作用:MyoF 是一种介于平滑肌细胞和 FBS 之间的特殊细胞。它不仅具有平滑肌细胞表达 α-SMA 的能力,还具有 FBS 分泌胶原的能力。正常情况下,肾脏血管中层表达 α-SMA,在肾小球和肾间质中几乎无表达。病理条件下,α-SMA 可在肾小球系膜、肾间质、肾小管周围表达。MyoF 具有高度发达的应力纤维和良好的细胞—基质附着点—纤维缝隙连接,便于 ECM 联系和相互作用;细胞间有桥粒和缝隙连接,可使细胞收缩同步化;胞质丰富等。其生物学作用主要有以下几方面:①具有收缩的微丝样结构,可引起组织收缩;②分泌大量细胞因子(TNF-α、白细胞介素-1、白细胞介素-8)、炎性介质(血小板活化因子、磷脂酶 A2)和生长因子(TGF-β、胰岛素样生长因子、血小板源生长因子)等;③合成和降解 ECM。

Ⅲ. MyoF 与 RIF：MyoF 与 RIF 的发生关系最为密切，是 RIF 发生的重要效应细胞。MyoF 可促进 RIF，具体表现在三个方面：①产生大量的 ECM，包括 Col Ⅰ、Col Ⅲ、蛋白聚糖和糖蛋白，并分泌 PAI-1、基质金属蛋白抑制剂(tissue inhibitor of metalloproteinase，TIMP)，使基质金属蛋白酶(matrix metalloproteinase，MMP) 的降解活性下降，ECM 生成大于降解，造成 ECM 在肾间质大量沉积，从而导致 RIF。ECM 不仅可以维持肾间质的正常结构，也是发挥细胞生物功能的场所以及传递细胞间信息的主要途径。因此，ECM 无论在组成上或结构上的任何变化，势必会影响肾间质乃至整个肾脏的功能。肾间质 FBS、MyoF、肾小管上皮细胞及炎性细胞是 RIF 中 ECM 产生增多的来源。其中，MyoF 是 ECM 过度沉积的最主要来源之一。②使单核/巨噬细胞等炎性细胞浸润肾组织，这些炎性细胞可表达致纤维化细胞因子，如 TGF-β、CTGF 等，通过旁分泌作用使 FBS 聚集、分化、增殖以及血管外周细胞迁移，产生大量的 MyoF，MyoF 随之表达 TGF-β。TGF-β 可通过自分泌作用诱导其本身的生成，产生大量的胶原和蛋白，合成和分泌 TIMP。以上每一个生物学反应都不利于基质的降解，有利于基质的积聚和纤维化。随着组织的不断修复，MyoF 发生凋亡而数目减少直至消失。即相关的 TGF-β 消失，启动 MMP 降解胶原的活性，纤维化消退。但如果 MyoF 持续存在，就会产生大量的 TGF-β，使纤维化持续存在、进行性发展。③通过整合素与 ECM 连接，使细胞内胶原纤维重排，由于 MyoF 具有收缩的特性，使肾脏结构发生重塑并形成疤痕，从而破坏肾脏的正常结构，最终导致 ESRD 的发生。

通常情况下，MyoF 的出现预示着 CKD 的预后不佳。大量的动物实验和临床研究都证实 MyoF 的出现并持续存在以及 α-SMA 表达的多少与 RIF 程度及 CKD 进展呈正相关。表达 α-SMA 阳性的 MyoF 常出现在明显的纤维化发生之前，提示 α-SMA 可以作为判断 CKD 病情进展的一个早期指标。研究发现肾移植患者发生慢性排斥反应与肾间质表达 α-SMA 阳性的 MyoF 数量亦密切相关。因此，测定肾间质中 α-SMA 的表达及 MyoF 数目，对于判断 CKD 病情的发展，评估患者预后，有着非常重要的意义。

本次实验应用 Western Blotting 法检测 5/6 肾切除大鼠骨髓来源 FBS α-SMA、Col Ⅰ 表达，结果发现抗纤灵明显降低 α-SMA、Col Ⅰ 水平。同时，采用 Real time PCR 法检测 α-SMA mRNA、Col Ⅰ mRNA 表达，发现亦可明显降低 α-SMA mRNA、Col Ⅰ mRNA 水平。表明抗纤灵方可能通过降低 α-SMA 的表达，抑制骨髓来源 FBS 向 MyoF 表型转化，减少 Col Ⅰ 在肾间质的沉积，来发挥肾脏保护作用。

4）对骨髓来源 FBS TGF-β1 和 TGF-β1 mRNA 表达的影响

Ⅰ. TGF-β 的结构：TGF-β 属于一组调节细胞生长和分化的超家族分子，由原形的 TGF-β、激活素、骨桥蛋白等组成。TGF-β 有五种异构体，分别是 TGF-β1、TGF-β2、TGF-β3、TGF-β4 和 TGF-β5。哺乳动物中含 TGF-β1、TGF-β2 和 TGF-β3 三种形式，尤以 TGF-β1 为甚。最初 TGF-β1 在组织中并无活性，但受到一些因素(如 Ang Ⅱ、高糖、氧化和血栓素 A2 等) 刺激后，可使 TGF-β1 活化，从而具有活性。具有活性的 TGF-β1 分子量是 25KD，由两个分子量为 12.5KD 的亚基通过二硫键连接而成的同源二聚体。TGF-β 受体几乎存在于所有正常细胞中，细胞膜上有 Ⅰ 型、Ⅱ 型、Ⅲ 型三种受体,肾脏和肝脏中密度最高。Ⅱ型受体可直接结合配体,并磷酸化Ⅰ型受体,Ⅰ型受体再磷酸化下游底物,主要介导细胞的生长和增殖。Ⅰ型受体需在Ⅱ型受体存在时,结合配体,主要介导 ECM 合成。Ⅲ型受体有两个亚型,与Ⅱ型受体共表达,可提高对 TGF-β 的结合力。

Ⅱ. TGF-β 的生物学作用

对细胞的增殖作用:抑制大多数细胞增殖,包括肾小管上皮细胞、肾小球内皮细胞和成骨细胞等。对某些细胞具有双重作用,低浓度时刺激增殖,高浓度时抑制增殖,如肾间质 FBS、肾小球 MC 等。

对 ECM 的影响:主要通过 4 个方面刺激 ECM 的合成和沉积:促进细胞因子分泌,如白细胞介素-1、白细胞介素-6,TNF-α 等,增加 ECM 蛋白的合成;抑制 MMP 活性和促进 TIMP、PAI 的表达,从而减少 ECM 的降解;增加 ECM 受体与整合素连接,使细胞与基质黏附增强,促进 ECM 沉积;通过自分泌作用诱导其本身的生成,从而在局部放大其生物活性。

对免疫调节及炎症的影响:抑制 T、B 淋巴细胞增生、活化,使活化的 B 淋巴细胞分泌免疫球蛋白减少,但能促进 IgA 分泌,调节免疫。对单核细胞/巨噬细胞产生趋化作用,促进其在组织中浸润。

Ⅲ. TGF-β 与肾纤维化:肾纤维化几乎是所有 CKD 进展到 ESRD 的共同病理改变,包括肾小球硬化和 RIF,而肾间质 FBS、肾小球 MC 活化,导致其过度增生则是肾小球硬化和 RIF 的具体表现。在肾纤维化的形成过程中,TGF-β 被认为是最重要的促纤维化生长因子之一,其在肾小球硬化和 RIF 中扮演着极其重要的角色。大量研究表明,TGF-β 的增多与肾纤维化存在因果关系。其作用主要表现在以下几个方面:刺激肾间质 FBS、肾小球 MC 等合成 ECM 成分,并使细胞发生表型转化,成为表达 α-SMA 阳性的 MyoF,后者能合成大量的 ECM 成分;抑制 MMP 的活性和促进 TIMP、PAI 的表达,从而减少 ECM 的降解;增加 ECM 受体的表达,促进 ECM 与细胞黏附;促进单核细胞、巨噬细胞和淋巴细胞等炎症细胞向组织浸润。

实验应用 Western Blotting 法检测 5/6 肾切除大鼠骨髓来源 FBS TGF-β1 表达,结果发现抗纤灵可明显降低 TGF-β1 水平。同时,采用 Real time PCR 法检测 TGF-β1 mRNA 表达,发现亦可明显降低 TGF-β1 mRNA 水平。可以推测抗纤灵方通过对 TGF-β1 的调控达到拮抗肾纤维化,延缓 CRF 进展。

(五) 体外研究

慢性肾衰竭(chronic renal failure, CRF)是指各种原发性或继发性慢性肾脏病(chronic kidney disease, CKD)患者进行性肾功能损害所出现的一系列症状或代谢紊乱的临床综合征。王海燕等在 *Lancet* 杂志上发表中国 CKD 的发病率,即 CKD 的总患病率为 10.8%,出现蛋白尿的比率为 9.4%。因此,中国 CKD 的患者人数估计约为 1.195 亿。随着时间的延长,CKD 可逐渐发展为 CRF,而终末期肾脏病(end-stage renal disease, ESRD)是其最终结局。患者一旦进展到 ESRD,治疗效果欠佳。透析是其主要的治疗方法,每年高额的诊疗费不论是对国家还是对患者本人都是一个沉重的经济负担。肾纤维化是各种原因的 CRF 发展至 ESRD 的最后共同途径和主要病理基础。因此,寻求经济、安全、高效、简单的抗肾纤维化药物来减少 CRF 的发生和延缓其发展,将具有良好的社会效益和经济效益。

肾纤维化包括肾小球硬化和肾间质纤维化(renal interstitial fibrosis,RIF),而 RIF 较肾小球病变在 CRF 进展中的意义更加重要。现已证实,肌成纤维细胞(myofibroblast,MyoF)与 RIF 的发生关系最为密切,是 RIF 发生的重要效应细胞,而肾间质成纤维细胞(fibroblast,FBS)向 MyoF 的表型转化是 MyoF 的主要来源之一,也是导致 RIF 的重要机制。肾间质 FBS 表达 α 平滑肌肌动蛋白(α-smooth muscle actin,α-SMA)标志着具有 MyoF 特性,即发生细胞表型转化。因此,α-SMA 是肾间质 FBS 表型转化的特异性标志蛋白之一。无论原发疾病如何,在 RIF 发生发展过程中,α-SMA 阳性的 MyoF 是导致病理条件下肾间质中细胞外基质(extracellular matrix,ECM)过度沉积的主要细胞来源。

近年来,骨髓来源的 FBS 转化为 α-SMA 阳性的 MyoF,引起人们的广泛关注,这些骨髓源性 FBS 不仅表达 FBS 标记物,如 I 型胶原(Collagen I,Col I)和波形蛋白;而且表达造血细胞标记物,如 CD34、CD45。它可浸润到肾间质,参与 ECM 的合成;同时,细胞表面表达一些趋化因子(CCL21、CXCL16)及其受体(CCR7、CXCR6),加速 RIF 形成。

中医学虽没有"肾纤维化"一词,但从肾纤维化形成的病理基础来看,其与中医瘀血密切相关,属于肾内微型癥积、肾络瘀阻。血流动力学的改变、凝血机制的激活、纤溶系统的异常等,都可导致瘀血的产生,从而引发 CKD 的进行性发展,引起肾纤维化。大量研究表明,活血化瘀中药在防治肾纤维化方面具有显著的效果,显示了中医药在抗肾纤维化应用中的良好前景。基于此,笔者根据多年的临床经验,创立以活血化瘀、扶正泄浊为原则的抗纤灵方。

研究采用体内 5/6 肾切除建立 CRF 大鼠模型和体外培养 FBS 为研究对象,通过测定 α-SMA 的表达,观察抗纤灵方对骨髓来源的 FBS(Col I +/CD34+/CD45+)向 MyoF 表型转化,探索肾纤维化的可能机制;同时,为证实抗纤灵方何种主要药物和药物的有效单体对肾纤维化起关键作用,进一步进行单味中药单体的筛选,期望发现药物的活性成分,形成活性物质群及其配伍,为今后开发新药和指导临床提供坚实有力的科学依据。

1. 体外观察抗纤灵药物血清对骨髓来源成纤维细胞表型转化的干预研究　以体外培养成纤维细胞(FBS)为研究对象,采用免疫荧光双染色鉴定骨髓来源的 FBS,通过测定 α-SMA 的表达,观察抗纤灵药物血清对骨髓来源的 FBS(Col I +/CD34+/CD45+)向 MyoF 表型转化,从体外探索肾纤维化的可能机制。

(1) 实验材料

1) 实验动物:健康 SPF 级雄性 SD 大鼠,体质量(100±20)g,由上海西普尔-必凯实验动物有限公司提供,许可证号:SCXK(沪)2008-0016。

2) 实验药物:抗纤灵方由丹参30g、制大黄15g、牛膝15g、桃仁15g、当归15g组成,由上海中医药大学附属曙光医院制剂室提供,批号:110523。

福辛普利钠片(商品名:蒙诺),10mg/片,由中美上海施贵宝制药有限公司生产,批号:110616。

(2) 实验方法

1) 成纤维细胞分离:用2%戊巴比妥钠麻醉SD大鼠,在无菌条件下取下两侧肾组织,用含有双抗的PBS反复冲洗肾组织。

轻轻剥离肾组织包膜,去除大部分肾皮质,留取肾髓质部分。

用剪刀将肾髓质剪碎成$1\sim2mm^3$的小块,放入离心管中,用PBS冲洗2次,1500r/min离心5min。

吸去上清液,加入$5\sim6$倍体积的0.25% trypsin-0.02% EDTA,放入37℃水温箱中25min,期间每隔5min轻轻晃动,使之充分消化。

在倒置显微镜下观察,若组织块已分散成小的细胞团或单个细胞,应立即加入$5\sim10$倍的含20%胎牛血清的培养液终止消化。

将消化液移入网筛中,除去未消化充分的大块组织。

将收集的细胞悬液于4℃ 1000r/min离心5min,吸出上清液。

加入含20%胎牛血清的培养液,轻轻吹打成单个细胞悬液,台盼蓝染色进行活细胞计数,调整细胞密度至1.0×10^5/ml,接种在$25cm^2$培养瓶中。

置37℃、5% CO_2培养箱中培养,24h后观察,并更换新鲜的培养液,以后每$3\sim4$日更换培养液。

2) 成纤维细胞爬片:原代培养的细胞生长汇合率达90%时,向培养瓶内加入0.25% trypsin-0.02% EDTA。

当胞质回缩、细胞变圆、细胞间隙增大后,加入含20%胎牛血清的培养液终止消化。

离心,加入少量的培养液,轻轻吹打成细胞悬液,轻轻滴入放有灭菌盖玻片的培养皿上,置37℃、5% CO_2培养箱中继续培养。

3) 成纤维细胞免疫荧光双染色:细胞在盖玻片上生长融合到85%~90%时,从孵箱中取出。

吸去培养液,用PBS洗3次,每次5min。

用0.1% Triton X-100的4%的低聚甲醛室温固定30min,吸去固定液,用PBS洗3次,每次5min。

加入封闭血清,37℃孵育1h。

用0.1% Triton X-100的PBS溶液稀释一抗,以及PBS为空白对照,放入湿盒中,4℃过夜。

用PBS洗6次,每次5min。加入带有荧光标记的二抗,放入湿盒中,37℃孵育1h。

用PBS洗4次,每次5min。加入DAPI(5μg/ml)进行核染,室温3min。

用PBS洗2次,每次5min。滴加甘油(9:1)于盖玻片上,用载玻片封盖。

补加PBS覆盖细胞,荧光显微镜下观察拍照。

4）骨髓来源的成纤维细胞鉴定：通过免疫荧光双染色的方法，用 DAPI 染细胞核，用 Col Ⅰ 和 CD34、CD45 染细胞质。

将染色的细胞放在显微镜下，同一个视野，通过变换不同的滤光镜，细胞显示不同的颜色。

细胞核显示蓝色，表达 Col Ⅰ 显示绿色，表达 CD34 分子或 CD45 分子显示红色。

一个细胞上蓝色和绿色并存为普通 FBS，蓝色和红色并存为骨髓来源的细胞，蓝色、绿色和红色并存为骨髓来源的 FBS。

5）药物血清的制备：按照人鼠剂量1:20换算给药。取健康 SPF 级雄性 SD 大鼠6只，随机分成3组，每组2只。每次灌胃2ml（正常组给予蒸馏水灌胃），每日2次，连续3日，于最后1次灌胃后1h，心脏采血，无菌分离血清。经56℃、30min 灭活处理后，用直径0.22μm 微孔滤膜过滤除菌，置-20℃保存备用。

6）实验分组

A 组（正常血清组）：用 DMEM 培养基稀释使正常大鼠血清占 10%。

B 组（福辛普利钠片组）：用 DMEM 培养基稀释使福辛普利药物血清占 10%。

C 组（抗纤灵组）：用 DMEM 培养基稀释使抗纤灵药物血清占 10%。

D 组（TGF-β1 组）：用含 10% 正常大鼠血清稀释，使 TGF-β1 终浓度为 2ng/ml。

E 组（TGF-β1+福辛普利组）：用含 10% 福辛普利药物血清稀释，使 TGF-β1 终浓度为 2ng/ml。

F 组（TGF-β1+抗纤灵组）：用含 10% 抗纤灵药物血清稀释，使 TGF-β1 终浓度为 2ng/ml。

（3）观测指标及测定方法

1）MTT 法测定药物血清对骨髓来源的 FBS 增殖活性。

2）ELISA 法测定药物血清对骨髓来源的 FBS TGF-β、Col Ⅰ 和 α-SMA 蛋白的表达。

3）Real time PCR 法测定药物血清对骨髓来源的 *FBS TGF-β1*、*Col Ⅰ* 和 *α-SMA* 基因的表达。

（4）研究结果

1）FBS 形态学观察：刚分离出未贴壁的原代 FBS 呈球形，单个存在，边界清楚，可见清晰的细胞核。24h 后开始贴壁，48～72h 贴壁的 FBS 开始伸展，细胞为单核，形态呈梭形、长条形、菱形、多角形或不规则形。细胞密度低时，细胞之间排列疏松，有较大的细胞间隙；细胞密度高时，细胞相互平行排列或呈放射状和漩涡状排列。

2）免疫荧光双染色法鉴定骨髓来源的 FBS

Col Ⅰ 和 CD34 双染色：蓝色为细胞核（a），绿色为表达 Col Ⅰ（b），红色为表达 CD34 分子（c），一个细胞上蓝色和绿色并存为普通 FBS，蓝色和红色并存为骨髓来源的细胞，蓝色、绿色和红色并存为骨髓来源的 FBS（d）。

Col Ⅰ 和 CD45 双染色：蓝色为细胞核（e），绿色为表达 Col Ⅰ（f），红色为表达 CD45 分子（g），一个细胞上蓝色和绿色并存为普通 FBS，蓝色和红色并存为骨髓来源的细胞，蓝色、绿色和红色并存为骨髓来源的FBS(h)。

3）MTT法测定抗纤灵药物血清对骨髓来源的FBS增殖活性：与正常血清组（A组）比较，TGF-β1组（D组）骨髓来源的FBS增殖明显增多，差异有统计学意义（$P<0.01$）；加入福辛普利和抗纤灵血清可抑制其增殖（$P<0.05$或$P<0.01$）。

4）ELISA法测定抗纤灵药物血清对骨髓来源的FBS TGF-β、ColⅠ和α-SMA蛋白的表达：与正常血清组（A组）比较，TGF-β1组（D组）TGF-β、ColⅠ和α-SMA蛋白表达显著增高，差异有统计学意义（$P<0.001$）；加入福辛普利和抗纤灵血清可抑制其增殖（$P<0.05$）。

5）Real time PCR法测定抗纤灵药物血清对骨髓来源的*FBS TGF-β1*、*ColⅠ*和*α-SMA*基因的表达：与正常血清组（A组）比较，TGF-β1组（D组）*TGF-β1*、*ColⅠ*和*α-SMA*基因表达显著增高，差异有统计学意义（$P<0.001$）；加入福辛普利和抗纤灵血清可抑制其增殖（$P<0.05$）。

（5）讨论与分析：骨髓来源FBS的鉴定：实验以体外培养FBS为研究对象，采用免疫荧光双染色的方法，通过对FBS进行ColⅠ+/CD34+和ColⅠ+/CD45+双染，结果发现存在骨髓来源的FBS。抗纤灵药物血清疗效评价：采用MTT法观察抗纤灵药物血清对骨髓来源FBS增殖的影响，结果发现抗纤灵药物血清可抑制骨髓来源FBS增殖。本研究已经初步观察抗纤灵药物血清对骨髓来源FBS向MyoF表型转化的抑制作用，下一步将应用密度梯度离心法分离骨髓单一核细胞，采用免疫磁珠分选和流式细胞仪鉴定，分离纯化$CD34^+$、$CD45^+$细胞，并通过体内基因敲除小鼠，深入研究骨髓来源的FBS对肾纤维化的作用机制。

2. 抗纤灵方有效单体对活化的肾成纤维细胞株和系膜细胞株增殖和分泌TGF-β的影响　抗纤灵方前期已经从临床观察和动物实验两方面进行研究，结果显示抗纤灵方能明显降低CRF患者的Scr、BUN水平，纠正钙磷代谢紊乱，减少UUO模型大鼠的微量蛋白尿水平，改善脂代谢紊乱，有效缓解肾组织氧化应激反应，调节TGF-β1/p38MAPK信号转导通路，改善肾纤维化、延缓CRF的进程。此次实验，采用体内5/6肾切除建立CRF大鼠模型和体外培养FBS为研究对象，通过测定α-SMA的表达，发现抗纤灵方可以抑制骨髓来源的FBS向MyoF表型转化，从而延缓肾纤维化的进程。但是，尚不明确抗纤灵方何种主要药物和药物的有效单体，对肾纤维化起关键作用。为此，进一步进行单味中药单体的筛选。

选取两种重要的肾脏固有细胞，即肾间质FBS和肾小球MC。采用TGF-β1生长因子刺激肾成纤维细胞株（NRK-49F）和系膜细胞株（HBZY-1），使两种细胞株活化，模拟CRF的共同病理变化肾纤维化，观察抗纤灵方中丹参、大黄、牛膝、桃仁4味中药的11种单体（丹酚酸B、丹酚酸A、丹参酮Ⅰ、隐丹参酮、丹参素钠、丹参酮ⅡA-磺酸钠、大黄酚、大黄素、大黄酸、齐墩果酸、苦杏仁苷），对活化的NRK-49F和HBZY-1细胞株增殖和分泌TGF-β的影响，进行单味中药单体的筛选，期望发现药物的活性成分，形成活性物质群及其配伍，为今后开发新药和指导临床提供坚实有力的科学依据。

（1）实验材料

1）实验细胞：正常大鼠肾成纤维细胞株（NRK-49F）和系膜细胞株（HBZY-1），均购自上海复盟基因生物科技有限公司。

2）实验药物：11 种中药单体均购自上海融禾医药科技发展有限公司，分子式、分子量、纯度和批号。见表 4-12。

表 4-12　抗纤灵方的 11 种中药单体
Tab. About 11monomers of Kangxianling

中文名	英文名	分子式	分子量	纯度	批号
丹酚酸 B	salvianolic acid B	C36H30O16	718.62	98%	110420
丹酚酸 A	salvianolic acid A	C26H22O10	494.45	99%	101205
丹参酮 I	tanshinone I	C18H12O3	276.29	99%	101229
隐丹参酮	cryptotanshinone	C19H20O3	296.35	98%	110116
丹参素钠	salvianic acid A sodium	C9H9O5Na	220.16	99%	110227
丹参酮 II A-磺酸钠	salviol II A-sulfoacid natrium	C19H17O3·SO3Na	294.35	98%	110125
大黄酚	chrysophanol	C15H10O4	254.23	98%	110627
大黄素	emodin	C15H10O5	270.23	98%	110531
大黄酸	rhein	C15H8O6	284.22	98%	110420
齐墩果酸	oleanolic acid	C30H48O3	456.71	99%	110531
苦杏仁苷	amygdaloside	C20H27NO11	457.42	98%	110208

（2）实验方法

1）实验药物的浓度：TGF-β1 的浓度根据预实验确定，观察 NRK-49F 细胞株设 2ng/ml 和 5ng/ml 两种浓度；观察 HBZY-1 细胞株设 2ng/ml 一种浓度。中药单体的浓度根据毒性实验和分子量确定，设高剂量组（中药 10^{-5} 组）和低剂量组（中药 10^{-6} 组）两种浓度，每个中药单体的具体有效浓度如下。

丹酚酸 B：有效浓度 7.18×10^{-5}g/ml 和 7.18×10^{-6}g/ml。

丹酚酸 A：有效浓度 4.94×10^{-5}g/ml 和 4.94×10^{-6}g/ml。

丹参酮 I：有效浓度 2.76×10^{-5}g/ml 和 2.76×10^{-6}g/ml。

隐丹参酮：有效浓度 2.96×10^{-5}g/ml 和 2.96×10^{-6}g/ml。

丹参素钠：有效浓度 2.20×10^{-5}g/ml 和 2.20×10^{-6}g/ml。

丹参酮 II A-磺酸钠：有效浓度 2.94×10^{-5}g/ml 和 2.94×10^{-6}g/ml。

大黄酚：有效浓度 2.54×10^{-5}g/ml 和 2.54×10^{-6}g/ml。

大黄素：有效浓度 2.70×10^{-5}g/ml 和 2.70×10^{-6}g/ml。

大黄酸：有效浓度 2.84×10^{-5}g/ml 和 2.84×10^{-6}g/ml。

齐墩果酸：有效浓度 4.56×10^{-5}g/ml 和 4.56×10^{-6}g/ml。

苦杏仁苷：有效浓度 4.57×10^{-5}g/ml 和 4.57×10^{-6}g/ml。

2）实验分组：观察 NRK-49F 细胞株分 7 组，每组设 5 个复孔，分组如下。

A 组（空白对照组）。

B 组（TGF-β1 2ng/ml 组）。

C 组（TGF-β1 5ng/ml 组）。

D 组（TGF-β1 2ng/ml+中药 10^{-5} 组）。

E 组（TGF-β1 2ng/ml+中药 10^{-6} 组）。

F 组（TGF-β1 5ng/ml+中药 10^{-5} 组）。

G 组（TGF-β1 5ng/ml+中药 10^{-6} 组）。

观察 HBZY-1 细胞株分 4 组，每组设 6 个复孔，分组如下。

A 组（空白对照组）。

B 组（TGF-β1 2ng/ml 组）。

C 组（TGF-β1 2ng/ml+中药 10^{-5} 组）。

D 组（TGF-β1 2ng/ml+中药 10^{-6} 组）。

3）观测指标及测定方法：MTT 法测定 NRK-49F 和 HBZY-1 细胞株增殖活性和 ELISA 法测定 NRK-49F 和 HBZY-1 细胞株 TGF-β 的分泌。

（4）研究结果

1）MTT 法观察 12h、24h 中药单体对活化的 NRK-49F 细胞株增殖的影响：与空白对照组（A 组）比较，TGF-β1 2ng/ml 组（B 组）和 TGF-β1 5ng/ml 组（C 组）OD 值明显升高，差异有统计学意义（$P<0.05$）；B 组、C 组之间差异无统计学意义（$P>0.05$）。加入中药单体后对活化的 NRK-49F 细胞株增殖均有不同程度的抑制作用（$P<0.01$ 或 $P<0.05$），其中，观察 12h、24h 两个时点抑制作用效果最好的为丹酚酸 A 和隐丹参酮；其次为丹酚酸 B、大黄酚、大黄素、大黄酸和丹参酮 I；再次为苦杏仁苷、齐墩果酸和丹参酮 II A-磺酸钠；丹参素钠抑制效果最差。

2）ELISA 法观察 12h、24h 中药单体对活化的 NRK-49F 细胞株 TGF-β 分泌的影响：与空白对照组（A 组）比较，TGF-β1 2ng/ml 组（B 组）和 TGF-β1 5ng/ml 组（C 组）分泌 TGF-β 明显升高，差异有统计学意义（$P<0.01$）；B 组、C 组之间差异有统计学意义（$P<0.01$）。加入中药单体后均可抑制活化的 NRK-49F 细胞株 TGF-β 的分泌（$P<0.01$），其中，观察 12h、24h 两个时点抑制作用效果最好的为丹酚酸 A、丹酚酸 B、大黄酚和大黄酸；其次为丹参酮 I 和丹参酮 II A-磺酸钠；再次为丹参素钠、苦杏仁苷、大黄素和隐丹参酮；齐墩果酸抑制效果最差。

3）MTT 法观察 24h 中药单体对活化的 HBZY-1 细胞株增殖的影响：与空白对照组（A 组）比较，TGF-β1 2 ng/ml 组（B 组）OD 值明显升高，差异有统计学意义（$P<0.05$）。加入中药单体后（丹参酮 I、隐丹参酮、苦杏仁苷除外）对活化的 HBZY-1 细胞株增殖均有不同程度的抑制作用（$P<0.05$），其中，丹酚酸 B 抑制效果好，其次是丹参素钠、丹酚酸 A、丹参酮 II A-磺酸钠、大黄酚、大黄素、大黄酸和齐墩果酸。

4）ELISA 法观察 24h 中药单体对活化的 HBZY-1 细胞株 TGF-β 分泌的影响：与空白对照组（A 组）比较，TGF-β1 2 ng/ml 组（B 组）分泌 TGF-β 明显升高，差异有统计学意义($P<0.01$)。加入中药单体后(丹参酮ⅡA-磺酸钠除外)对活化的 HBZY-1 细胞株均有不同程度的抑制作用($P<0.01$ 或 $P<0.05$),其中,丹酚酸 B、丹酚酸 A、丹参酮Ⅰ、隐丹参酮、大黄酚、大黄酸、齐墩果酸和苦杏仁苷抑制效果好,其次是丹参素钠和大黄素。

(5)讨论与分析:研究结果显示:在抗纤灵方 11 种中药单体中,对加入 TGF-β1 生长因子刺激活化的 NRK-49F 和 HBZY-1 细胞株增殖抑制和分泌 TGF-β 的影响。

1)TGF-β1 2ng/ml 和 5ng/ml 均可刺激 NRK-49F 细胞株的增殖活化,观察 12h、24h 两个时点有明显的时效关系,但未见明显的量效关系。对活化的 NRK-49F 细胞株增殖的抑制作用由强到弱依次为:丹酚酸 A、隐丹参酮>丹酚酸 B、大黄酚、大黄素、大黄酸、丹参酮Ⅰ>苦杏仁苷、齐墩果酸、丹参酮ⅡA-磺酸钠、丹参素钠。丹酚酸 B、隐丹参酮、丹参素钠、大黄酚、大黄素和齐墩果酸的抑制作用呈量效关系;丹酚酸 A、丹参酮Ⅰ、丹参酮ⅡA-磺酸钠、大黄酸、苦杏仁苷低剂量比高剂量抑制作用更好。

2)TGF-β1 2ng/ml 和 5ng/ml 均可刺激 NRK-49F 细胞株分泌 TGF-β 的增加,观察 12h、24h 两个时点有明显的时效关系和量效关系。对活化的 NRK-49F 细胞株分泌 TGF-β 的抑制作用由强到弱依次为:丹酚酸 A、丹酚酸 B、大黄酚、大黄酸>丹参酮Ⅰ、丹参酮ⅡA-磺酸钠、丹参素钠、苦杏仁苷、大黄素、隐丹参酮、齐墩果酸。丹酚酸 B、隐丹参酮、丹参素钠、大黄酚、大黄素、大黄酸和齐墩果酸的抑制作用呈量效关系;丹酚酸 A、丹参酮Ⅰ、丹参酮ⅡA-磺酸钠、苦杏仁苷低剂量比高剂量抑制作用更好。

3)TGF-β1 2ng/ml 可刺激 HBZY-1 细胞株的增殖活化,对活化的 HBZY-1 细胞株增殖的抑制作用由强到弱依次为:丹酚酸 B>丹参素钠、丹酚酸 A、丹参酮ⅡA-磺酸钠、大黄酚、大黄素、大黄酸、齐墩果酸;丹参酮Ⅰ、隐丹参酮、苦杏仁苷未见明显的抑制作用。丹酚酸 B 和大黄素的抑制作用呈量效关系;丹参素钠、丹酚酸 A、丹参酮ⅡA-磺酸钠、大黄酚、大黄酸和齐墩果酸低剂量比高剂量抑制作用更好。

4)TGF-β1 2ng/ml 刺激 HBZY-1 细胞株分泌 TGF-β 的增加,对活化的 HBZY-1 细胞株分泌 TGF-β 的抑制作用由强到弱依次为:丹酚酸 B、丹酚酸 A、丹参酮Ⅰ、隐丹参酮、大黄酚、大黄酸、齐墩果酸、苦杏仁苷>丹参素钠、大黄素;丹参酮ⅡA-磺酸钠未见明显的抑制作用。隐丹参酮和大黄酸的抑制作用呈量效关系;丹酚酸 B、丹酚酸 A、丹参酮Ⅰ、大黄酸、齐墩果酸、苦杏仁苷、丹参素钠和大黄素低剂量比高剂量抑制作用更好。

综合起来,抗纤灵方 11 种中药单体中,对活化的 NRK-49F 细胞株增殖和 TGF-β 分泌的抑制作用由强到弱依次为:丹酚酸 A>丹酚酸 B、隐丹参酮、大黄酚、大黄酸>丹参酮Ⅰ、大黄素>齐墩果酸、丹参素钠、丹参酮ⅡA-磺酸钠、苦杏仁苷。对活化的 HBZY-1 细胞株增殖和 TGF-β 分泌的抑制作用由强到弱依次为:丹酚酸 B>丹酚酸 A、大黄酚、大黄酸、齐墩果酸>丹参酮Ⅰ、隐丹参酮、丹参素钠、大黄素、苦杏仁苷>丹参酮ⅡA-磺酸钠。对活化的两种细胞株增殖和 TGF-β 分泌的抑制作用由强到弱依次为:丹酚酸 B、丹酚酸 A>大黄酚、大黄酸>隐丹参酮>丹参酮Ⅰ、大黄素、齐墩果酸>丹参素钠、苦杏仁苷>丹参酮ⅡA-磺酸钠。由此初步得出,抗纤灵方对肾纤维化起关键作用的主要药物是丹参和大黄,主要药物的有效单体是丹酚酸 B、丹酚酸 A 和大黄酚、大黄酸。

　　5）现代药理研究

　　丹酚酸 B：研究发现,本单体减轻 UUO 模型大鼠肾小管的扩张、萎缩以及肾间质细胞增生；降低 Scr、BUN 水平和肾组织羟脯氨酸含量,抑制基质金属蛋白酶-2（matrix metalloproteinases-2,MMP-2）、基质金属蛋白抑制剂-2（tissue inhibitor of metalloproteinase-2,TIMP-2）表达以及 TGF-β1 诱导的肾小管上皮细胞转分化,有效防治肾纤维化。亦可降低 ANN 大鼠尿 NAG、β2-MG 水平,减少 Col-Ⅲ、FN、α-SMA 在肾组织中的表达；提高肾脏缝隙连接蛋白 43 水平,对大鼠肾缺血再灌注损伤具有保护作用。

　　丹酚酸 A：研究发现,本单体降低四氯化碳诱导肝纤维化大鼠血清丙氨酸氨基转移酶、天冬氨酸转氨酶及肝组织羟脯氨酸含量,减轻肝纤维化程度,抑制 Col-Ⅰ 在基质中沉积。亦可抑制肝细胞过氧化损伤时星状细胞的增殖及其胶原生成率,增高谷胱甘肽含量,具有良好的抗氧化肝损伤作用。体外实验表明：抑制小鼠 NIH/3T3 FBS 增殖及细胞内胶原合成,体外最佳作用浓度为 10^{-6} mol/L。

　　丹参酮ⅡA-磺酸钠：研究发现,本单体降低 UUO 模型大鼠 TGF-β1、Col-Ⅰ、α-SMA 的表达,抑制肾间质 FBS 增殖和表型转化,减少 ECM 的沉积,延缓 RIF 的发生。亦能改善 ANN 大鼠肾间质微血管病变；保护急性肾衰竭大鼠肾功能；增加多柔比星肾病大鼠肾小球足细胞跨膜蛋白含量,抑制 TGF-β1 的表达,减少尿蛋白的排出,减轻及延缓肾小球硬化,从而发挥保护肾脏的作用。临床观察发现：丹参酮ⅡA 磺酸钠注射液治疗 60 例肾病综合征患者,在降血脂、减轻肾小球病理损伤和保护肾功能方面,显示出明显的优越性,优于单用激素。体外实验表明：抑制肾间质 FBS、肾小球 MC 增殖和胶原合成,调控 TGF-β1 启动子活性,降低肾小管上皮细胞 PAI-1、α-SMA、CTGF、FN 的表达,有效防治 RIF。

　　隐丹参酮：本单体具有改善微循环、增加血流量,抗动脉硬化、促进内膜新生,抗肿瘤,抗菌消炎等作用。

　　丹参素钠：具有改善血流动力学、扩张冠状动脉、抗肝和腹膜纤维化、抗癌等作用。

　　大黄酸：抑制肾移植大鼠 CTGF、TGF-β1、FN 的表达,提高 HGF、骨形态蛋白含量,发挥抗肾纤维化作用。亦可减少 UUO 模型大鼠肾皮质过氧化物的产生,增加抗氧化酶的含量,减少 TGF-β1 表达,从而延缓 RIF 的进程。体外实验表明：呈剂量依赖性降低糖基化牛血清白蛋白诱导的肾小球 MC TGF-β1 mRNA、CTGF mRNA 表达,中剂量作用最明显；改善 AngⅡ诱导的大鼠近端肾小管上皮细胞体积,降低 3H-亮氨酸掺入量及细胞内蛋白质含量的升高；抑制人肾小管上皮细胞血小板反应蛋白-1 和 TGF-β1 的表达,改善肾纤维化。

　　大黄素：研究发现：抑制 UUO 模型大鼠肾组织中 TIMP-1 的表达,延缓 RIF 进程；下调糖尿病大鼠肾脏 CTGF 含量及糖尿病肾病小鼠 TGF-β1 和 FN 的表达,从而发挥肾脏保护作用。体外实验表明：调节 p38MAPK 信号通路,抑制白细胞介素-1 诱导大鼠肾小管上皮细胞转分化。

　　齐墩果酸：研究发现：具有抗炎、抗病毒,免疫调节,抑制血小板聚集,抗过氧化、抗肿瘤,保护肝细胞等作用。能抑制肝脏缺血再灌注大鼠糖原磷酸化酶的特性,增加能量供给;并降低糖尿病小鼠血糖,减轻氧化应激水平,减弱胰岛内 NF-κB 信号通路的过度激活,从而发挥保护作用。

苦杏仁苷:研究发现:明显抑制人肾 FBS 增殖,并呈剂量依赖性。

6) TGF-β 促进肾纤维化:大量研究表明,TGF-β 的增多与肾纤维化存在因果关系。肾纤维化主要包括肾小球硬化和 RIF,而肾间质 FBS、肾小球 MC 活化,导致其过度增生则是肾小球硬化和 RIF 的具体表现。

实验采用外源性的加入 TGF-β1 生长因子刺激成纤维细胞株(NRK-49F)和系膜细胞株(HBZY-1)活化,模拟肾纤维化,重点研究中药单体对活化的两种细胞株的作用。采用先使两种细胞株活化,然后吸去培养液,去除外源性 TGF-β 的干扰,再加入中药单体,培养 24h 后,收集细胞上清液,观察中药单体对其作用。结果显示:加入 TGF-β1 刺激因子后,与空白对照组(A 组)相比,两种细胞株增殖明显增加,并可促进 TGF-β 分泌增多。加入中药单体后,与单纯加入 TGF-β1 刺激因子组(B 组)相比,可抑制两种细胞株的增殖以及 TGF-β 的分泌。其中丹酚酸 B 对活化的两种细胞株抑制效果最好,其次是丹酚酸 A、大黄酚和大黄酸。表明 TGF-β1 刺激因子可促进 FBS 和 MC 的活化,抗纤灵方中药单体可抑制活化的两种细胞的增殖和 TGF-β 的表达,有效防治肾纤维化,其作用机制可能与其抑制 TGF-β 的分泌有关。

通过体外中药单体的筛选,初步得出抗纤灵方对肾纤维化起关键作用的主要药物是丹参和大黄,主要药物的有效单体是丹酚酸 B、丹酚酸 A 和大黄酚、大黄酸。但是:①中药成分复杂,所含单体较多,本实验只选择常见的、市面上出售的 11 种中药单体,不包括当归中药单体,下一步应选择更多的中药单体进行体外筛选?②有效的中药单体如何抑制两种细胞增殖?通过何种途径减少 TGF-β 分泌?③由于细胞培养将细胞从生命体组织中分离出来,在机体外环境下生长增殖,因而脱离活体组织的生存环境,不同于正常机体生存条件。其疗效究竟如何?需要体内实验进一步验证。④肾纤维化是一个多因素进展性疾病,单一中药单体单一作用效果有限,需要多个中药单体配伍、多靶点干预,如何配伍?最佳配伍比例如何?配伍后协同作用又如何?⑤中药单体的研究大多局限在动物实验和体外实验,临床实验少,需要通过临床实验进一步验证其疗效。总之,只有在中医辨证论治和整体观的学术思想指导下,不断改进方法,拓展思路,积极探索,才能研制出疗效可靠、成分明确、配伍精当、机制清晰、使用安全的现代中药,从而预防和延缓肾纤维化的发生和发展,为广大肾脏病患者带来福音。

总之,通过体外培养成纤维细胞的方法,证实大鼠肾脏存在骨髓来源的成纤维细胞。测定肾间质骨髓来源的表达 α-SMA 阳性的肌成纤维细胞数量,对于判断慢性肾脏病的进展及预后,有非常重要的意义。抗纤灵方能改善 5/6 肾切除大鼠肾组织病理,降低尿蛋白水平,保护肾功能,其作用机制可能是通过对 TGF-β1 的调控,降低 α-SMA 的表达,抑制骨髓来源成纤维细胞向肌成纤维细胞表型转化,减少 I 型胶原在肾间质的沉积,来发挥拮抗肾纤维化、延缓 CRF 进展的作用。抗纤灵药物血清可抑制骨髓来源成纤维细胞的增殖,有效防治肾间质纤维化,其作用机制可能是通过对 TGF-β1 的调控,降低 α-SMA 的表达,抑制骨髓来源成纤维细胞向肌成纤维细胞表型转化,减少 I 型胶原的分泌。通过体外培养肾成纤维细胞株(NRK-49F)和系膜细胞株(HBZY-1),发现 TGF-β1 生长因子可以刺激两种细胞株活化,使增殖明显增加,并促进 TGF-β 分泌增多。通过体外中药单体的筛选,发现抗纤灵方中药单体可抑制两种细胞株的增殖以及 TGF-β 的分泌,起关键作用的主要药物是丹参和大黄,主要药物的有效单体是丹酚酸 B、丹酚酸 A 和大黄酚、大黄酸,其防治肾纤维化的作用机制可能与抑制 TGF-β 的分泌有关。

(六) 有效成分研究

慢性肾衰竭(chronic renal failure,CRF)是所有原发性及继发性慢性肾脏病(chronic kidney disease,CKD)发展的最终阶段,其病理变化表现为肾纤维化(renal fibrosis,RF),包括肾小球硬化和肾间质纤维化(renal interstitial fibrosis,RIF)。随着人口老龄化及糖尿病、高血压发病率的升高,慢性肾衰的发病率也逐年升高,已成为目前肾脏科的常见病、疑难病。据统计,美国 20 岁以上成年人中 CKD 的患病率已达 13%(约 0.26 亿患者);而美国 NHANS2000 年资料显示,慢性肾衰竭的死亡人数为 99 000,仅次于肺癌的死亡人数 157 000。而我国 CKD 的患病率已达到 10.8%。2008 年的报告显示我国 ESRD 患病率为 79.1/百万人口,目前已有超过 150 万尿毒症患者,且每年新增 12 万 ~ 15 万名新患者。本病预后差、死亡率高,一旦进入 ESRD,肾需行肾脏替代治疗。这意味着需肾脏替代治疗的患者以每年 11% 的速度在增长。而由此引起的高额治疗费用无疑加重了家庭和社会的负担。因此,寻求高效、经济的方法来抗纤维化,延缓肾功能进展具有良好的社会应用价值。

慢性肾衰竭确切病因尚不清楚,肾纤维化是慢性肾衰竭最终的病理表现,是影响慢性肾脏病预后的重要因素,因此抗肾纤维化治疗具有重要的现实意义,并已得到广大医家的公认。在 RF 发生发展过程中有许多细胞因子参与,包括促 RF 因子和抗 RF 因子。近年的研究发现,TGF-β 是迄今已知作用最强的一种促肾纤维化的细胞因子,具有调节细胞的增殖、分泌、迁移和凋亡等多种生物学活性。BMP-7 属于 TGF-β 超家族,与肾脏纤维化关系密切,BMP-7 不仅影响 TGF-β1/Smads 通路的信号转导,还与 TGF-β1 存在互逆作用,可多方面抵消 TGF-β1 的促肾纤维化作用,是一个重要的抑制肾纤维化的细胞因子,具有拮抗 TGF-β 致纤维化作用,其活性减低是促使肾纤维化发生的机制之一。

目前对慢性肾衰的治疗除了透析、移植以外仍缺乏有效的治疗方法。而中医药在防治慢性肾脏病,延缓慢性肾衰进展方面的临床和实验研究都已显示出广阔的应用前景,其优势在于在一定程度上可以延缓早中期慢性肾衰肾功能的进展,改善患者临床症状、体征,增加患者对西药的耐受性,在一定程度上减轻了患者的身心压力及经济负担。传统方剂在慢性肾衰治疗中的作用已为广大医家认同,但其药物组成成分复杂,有效成分不明确,难以得到国际认可,不能给出中药方剂在细胞、分子水平、基因调控水平的解释,因而无法创造中药复方科学的临床评价方法,不利于中医药现代化研究。以往我们对慢性肾衰的研究多集中在中药复方和单味药的疗效及作用机制研究方面。近年来，对中药有效单体的研究已成为目前研究的热点之一。在活性追踪的评价指导下，逐步提取分离中药的部位、组分、成分，对获得的有效成分与组分进行整体模型药效评价，研究有效成分、组分的抗器官纤维化作用，从而寻找治疗慢性肾衰的有效方法。因此进一步深入研究中药单体在慢性肾衰进程中的疗效及作用机制，对于延缓肾衰纤维化进程具有重要的重大的科学意义和社会意义。

中医学认为慢性肾衰病机特点为本虚标实，本虚责之为脾肾气虚，标实主要为湿热、瘀血。笔者根据多年临床经验创制了针对湿热特点的健脾清化方和针对血瘀特点的抗纤灵方，临床应用疗效确切。前期实验已证实健脾清化方和抗纤灵方具有抑制肾纤维化，改善肾功能的作用。体外研究对两复方中的单味中药的抗纤维化作用进行了初步筛选，发现其有效单体黄芪甲苷、丹酚酸 A、大黄酚、齐墩果酸可以抑制肾成纤维细胞株和系膜细胞株的增殖和 TGF-β 的分泌，具有抗纤维化作用。因此本研究在前期对中药复方研究、体外研究的基础上，采用体内 5/6 肾切除建立慢性肾衰大鼠模型作为研究对象，应用丹酚酸 A、大黄酚、齐墩果酸、黄芪甲苷进行干预，研究这些中药单体抗纤维化的作用，并从 BMP-7/Smads/TGF-β 信号通路探讨其抗纤维化的作用机制。为今后进一步指导临床和中药开发等提供有力的科学依据。

1. 中药有效单体对 5/6 肾切除大鼠肾功能及肾组织形态的影响　慢性肾衰（CRF）是所有原发及继发性慢性肾脏病发展的最终阶段。以肾功能减退、各种代谢产物以及毒素的潴留、水、电解质、酸碱平衡的失调以及全身多系统损害为主要表现，是临床上的多发病、疑难病、危重病，并发症多，预后差，死亡率高，其治疗是一大难题。目前西医治疗以控制原发病、防治并发症为主，一旦进展至终末期肾衰除了透析、移植之外尚缺乏有效的治疗方法，而透析、肾移植又受到经济、技术等诸多因素的限制难以全面开展。中医药在本病的治疗中凸显优势，它通过整体的辨证施治，不仅可以改善患者的症状、体征，在早中期患者治疗上能够延缓甚至截断扭转本病的进程，已成为治疗本病的主要手段之一。

前期研究证实抗纤灵方具有抗纤维化、保护肾功能的作用，体外研究对复方中的单味中药的抗纤维化作用进行了初步筛选。研究结合慢性肾衰瘀血内阻的中医病机特点，在前期研究的基础上，选取方中的有效中药单体：丹酚酸 A、大黄酚、齐墩果酸进行干预，研究其对 5/6 肾切除大鼠肾功能的作用，以期明确中药复方中有效成分的作用机制，及其作用靶点。

（1）实验材料

1）实验动物：清洁级雄性 SD 大鼠 80 只，体重为（180±20）g，由上海西普尔-必凯实验动物有限公司提供（许可证号：SCXK（沪）2008-0016）。

大鼠分笼饲养于上海中医药大学实验动物中心，予 12h 光照，45℃湿度的环境中，自由饮水，进食标准普通饲料。适应性喂养 1 周后进行实验。

2）实验药物：4 种中药单体均购自上海融禾公司，分子式、分子量、纯度和批号，见表 4-13。

表4-13　4种中药单体分子式、分子量、纯度、批号

中文名	英文名	分子式	分子量	纯度	批号
黄芪甲苷	astragaloside Ⅳ	C41H68O14	784.97	98%	110702
大黄酚	Chrysophanol	C15H10O4	254.23	98%	110627
齐墩果酸	Oleanolic Acid	C30H48O3	456.71	99%	110531
丹酚酸A	Salvianolic acid A	C26H22O10	494.45	99%	101205

氯沙坦（科素亚）：由杭州默沙东制药有限公司生产，批号：100395。

（2）实验方法

1）慢性肾衰竭大鼠模型的建立：按 Platt 法建立慢性肾衰大鼠模型：以3%戊巴比妥钠按 40mg/kg 剂量腹腔注射麻醉，大鼠俯卧位暴露左肾区，在距左脊肋骨1.5cm处做斜向外的切口，经后腹膜取出左肾，并暴露于外，剥离肾周脂肪及包膜后，弧形切除2/3肾组织（主要切除皮质部分）约0.6g，消毒棉球压迫止血，观察切面无活动性出血后复位剩余左肾，然后逐层缝合腹膜、肌肉及皮肤。10日后以相同的方法麻醉大鼠，完全游离右肾肾蒂后结扎，行右肾摘除，然后逐层缝合腹膜、肌肉及皮肤。2次手术共切除肾脏约80%左右。

另取正常 SD 大鼠10只，仅在手术时作背部切口，打开肾区皮肤肌肉并暴露肾脏后再缝合伤口作为假手术组。

2）实验分组：大鼠进入实验室后适应性饲养1周后，将80只大鼠随机选取10只作为假手术组，给予等量蒸馏水灌胃。其余为造模组。按以上方法制作慢性肾衰模型。2周后采用大鼠眼内眦取血1~2ml，测血肌酐水平。造模过程中由于手术和麻醉原因死亡7只，造模不成功3只。将成模大鼠按血肌酐水平随机分为各治疗组：模型组（10只），黄芪甲苷组（10只）、大黄酚组（10只）、齐墩果酸组（10只）、氯沙坦组（10只）、丹酚酸A组（10只），使各组之间的血肌酐值无统计学差异（$P>0.05$）。

3）给药方法与疗程：模型制作结束后，分别予黄芪甲苷、大黄酚、齐墩果酸、丹酚酸A、氯沙坦进行治疗。治疗组药物用蒸馏水配制成相应浓度后灌胃，其中黄芪甲苷按照每日1.4mg/kg灌胃，齐墩果酸按照每日7mg/kg灌胃，大黄酚按每日5mg/kg灌胃，丹酚酸A按每日17.1mg/kg灌胃，氯沙坦按每日8.6mg/kg灌胃。模型组和假手术组均予等量蒸馏水灌胃。连续治疗8周。期间大鼠自由进食、饮水。治疗过程中，无大鼠死亡。

（3）观察项目与方法：①一般状态观察：大鼠体重、饮食、排泄物、精神、毛色及死亡情况。②肾功能水平检测：血肌酐、血尿素氮。③尿蛋白水平测定。④肾组织光镜标本制备与观察。

（4）研究结果

1）大鼠一般状态：造模1周后，造模组大鼠逐渐出现不同程度的进食减少，体重增长较慢，被毛干枯蓬乱，精神较差，活动量减少，尾巴湿冷等。其中以模型组最明显。经药物治疗后治疗组大鼠上述状态有所改变，饮食渐增，体重缓慢增加。而假手术组大鼠

一般状态明显好于其他组别大鼠,进食较多,精神佳,活动如常,性格温顺,毛色光亮。

2)治疗前后血清肌酐水平比较:结果显示:治疗前,各造模组和正常组比较,血肌酐显著升高,有统计学差异($P<0.01$),说明造模成功。黄芪甲苷组、大黄酚组、齐墩果酸组、氯沙坦组、丹酚酸 A 组及模型组之间两两比较无显著性差异($P>0.05$),说明 6 组间无差异,具有可比性。

治疗后,与模型组之间比较,黄芪甲苷组、大黄酚组、丹酚酸 A 组、氯沙坦组血肌酐值下降明显,有统计学差异($P<0.01$)。黄芪甲苷组、大黄酚组、丹酚酸 A 组与氯沙坦组比较血肌酐值无显著差异($P>0.05$)。单体组间比较:丹酚酸 A 组降低血肌酐作用优于大黄酚组,有统计学差异($P<0.05$)。

治疗前后比较,模型组显示血肌酐明显上升($P<0.05$),肾功能损伤逐渐加重;丹酚酸 A 组、氯沙坦组血肌酐水平较治疗前比较改善明显($P<0.01$);而黄芪甲苷组、大黄酚组血肌酐水平较治疗前亦有明显下降($P<0.05$)。

3)治疗前后血清尿素氮水平比较:结果显示:各造模组和正常组比较,血清尿素氮值显著升高,有统计学差异($P<0.01$),说明造模成功。黄芪甲苷组、大黄酚组、齐墩果酸组、氯沙坦组、丹酚酸 A 及模型组之间两两比较无显著性差异($P>0.05$),说明 6 组间无差异,具有可比性。

治疗后,黄芪甲苷组、丹酚酸 A 组尿素氮水平下降明显,与模型组比较具有统计学差异($P<0.01$);大黄酚组尿素氮水平也有下降,与模型组比较具有统计学差异($P<0.05$);氯沙坦组对尿素氮水平无明显改善。

治疗前后比较,模型组显示尿素氮明显上升($P<0.05$),肾功能损伤逐渐加重;大黄酚组、齐墩果酸组、氯沙坦组均无统计学差异,而黄芪甲苷组、丹酚酸 A 组尿素氮值均明显下降($P<0.05$),肾功能有一定的改善。

4)治疗后各组大鼠尿蛋白定量水平比较:造模后,与假手术组比较,模型组尿蛋白定量明显升高($P<0.05$);治疗后,黄芪甲苷组、丹酚酸 A 组尿蛋白定量较模型组显著下降,有统计学差异($P<0.05$);单体组间比较,黄芪甲苷组、丹酚酸 A 组尿蛋白定量无差异。氯沙坦组尿蛋白定量无改变。

5)肾组织病理:肾组织一般观察。

肉眼观察:正常组大鼠肾脏形态规整,呈蚕豆样,正常红褐色,质地坚实,体积正常无肿大,有光泽;切面皮质呈正常红褐色,髓质区颜色略浅,皮髓质分解清楚;被摸光滑。模型组和各治疗组残肾呈代偿性肥大,颜色黯红,表面不光滑,有多数隆起,和周围组织无明显粘连,残肾易分离。切面可见皮质变薄,皮髓质分界不清。

光镜观察(HE 和 MASSON 染色):正常组肾小球未见明显异常,系膜细胞无增生,毛细血管襻开放,血管壁正常,间质无明显炎性细胞浸润。模型组:5/6 肾切除组大鼠可见肾小球增生、肥大,系膜细胞轻度增生,可见局灶节段性球囊粘连和硬化,基质增宽不明显,肾小管偶有轻中度变性,偶见小管内蛋白管型,间质有炎性细胞浸润。蓝染纤维在系膜区、小球周围明显增加;黄芪甲苷组、大黄酚组、丹酚酸 A 组:病理改变明显轻于模型组,可见肾小球轻度增生,系膜细胞轻度增生。齐墩果酸组可见系膜细胞轻度增生,间质有少量炎性细胞浸润。氯沙坦组:有不同程度的肾小球萎缩,囊壁增厚,肾小管细胞胞质肿胀,系膜细胞增生。

（5）讨论与分析

1）CRF的现状及研究的现实意义:慢性肾功能衰竭是由肾或肾外疾病引起的肾小球滤过率(glomerular filtration rate,GFR)下降及与此相关的代谢紊乱和临床症状组成的综合征,是各种原发或继发肾脏疾病晚期的共同归宿,最终将进入终末期肾病(end stage renal disease,ESRD),是肾科常见病、疑难病,预后差、死亡率高,严重危害患者的健康及生活质量,加重家庭和社会的负担。美国肾脏病数据库(USRDS)2005年度报告表明美国ESRD的发病率和患病率已分别由1980年的84例/百万人口和283例/百万人口增至2003年的337.6例/百万人口和1496例/百万人口。2010年全球透析人数为250万,且2000~2010年间全球透析费用高达1.1万亿美元。中国医院协会血液净化中心管理分会(CSBP)报告显示2008年我国ESRD患病率为79.1/百万人口,目前有超过150万尿毒症患者,且每年新增12~15万名新患者。目前我国80%以上的ESRD患者因经济原因不能接受规范的血液透析治疗,如果我国ESRD的治疗率达到日本和中国台湾地区水平,每年则需要近千亿元的透析治疗费。这意味着我国治疗慢性肾衰形势严峻,研究治疗慢性肾衰的有效方法迫在眉睫。可是作为现代医学的危重症,西医对延缓慢性肾衰的治疗手段十分有限,主要是控制原发病、控制血压、蛋白尿等异常病理情况等,治疗效果差强人意,一旦进入ESRD,肾脏替代治疗在所难免。而中医药在防治慢性肾脏病,延缓慢性肾衰进展方面的临床和实验研究都已显示出广阔的前景,其优势在于对早中期慢性肾衰肾功能进展的延缓,改善患者临床症状、体征,增加患者对西药的耐受性和适应性,在一定程度上减轻了患者的身心压力及经济负担。因此进一步深入研究慢性肾衰的发病机制和有效的遏制手段具有重要的现实意义。

2）中医学对CRF的认识:中医学中未见CRF的专门论述,但据本病临床表现为少尿或无尿、食欲不振、恶心呕吐、乏力、头昏或头痛、面色少华、水肿等症状,可归属于传统中医"关格""溺毒""癃闭""肾水""肾着""水肿""虚劳"等病证的范畴。《中华人民共和国国家标准·中医临床诊疗术语疾病部分》认为本病为病久正衰之肾衰,因此将本病定名为"慢性肾衰"。本病的病机为"肾病日久,肾气衰竭,气化失司,湿浊尿毒不得不泄,以精神萎靡、面色无华、口有尿味等为常见症状"。

历代医家对慢性肾衰病因病机认识各有论述。《伤寒论·平脉法》曰:"关则不得小便,格则吐逆。"《重订广温热论》曰:"溺毒入血,血毒上脑之候,头痛而晕,视力朦胧,耳鸣耳聋,恶心呕吐,呼吸带有溺臭,间或猝发癫痫状,甚或神志昏厥。"《灵枢·本输》曰:"三焦者……实则闭癃,虚则遗溺,遗溺则补之,闭癃则泻之。"《金匮要略·水气病脉证并治》曰:"肾水者,其腹大,脐肿,腰痛不得溺,阴下湿,如牛鼻上汗,其足逆冷,面反瘦。"《金匮要略·五脏风寒积聚病脉证并治》曰:"肾着之病,其人身体重,腰中冷,如坐水中,形如水状,反不渴,小便自利,饮食如故,病属下焦,身劳汗出,衣里冷湿,久久得之,腰以下冷痛,腹重如带五千钱,甘姜苓术汤主之。"《诸病源候论》:"夫虚劳者,五劳、六极、七伤是也。"

现代临床医家对于慢性肾衰病因病机的论述各有不同,但总体认为是本虚标实之证。叶任高教授认为本病以正虚为纲,邪实为目,初期正虚为多,邪浊不重;中期正虚渐甚,邪浊内窒渐重;后期脾肾更亏,湿浊瘀血阻塞尤为突出。有研究者认为脾肾气虚为慢性肾衰的主要病机,病久可见瘀血和浊毒;气虚、血瘀和浊毒可贯穿慢性肾衰的始终。有研究者认为湿热蕴结是慢性肾病的始动因素,慢性肾病肾脏纤维化过程中既有湿热蕴结、气机不畅,又有痰瘀互结为患,而湿热痰瘀胶结日久,正气耗伤,导致正气亏虚。认为肾纤维化的病因病机不外"湿、热、毒、瘀、虚",湿热内蕴、瘀阻肾络的病理变化贯穿在肾病发生、发展的始终。有研究者认为慢性肾衰的病机特点是以虚为主,虚实夹杂;脾肾两虚是本病的病机核心,湿浊瘀血内停为标;脾肾两虚始终贯穿疾病。郑平东教授认为本病本虚而标实,脾肾衰败、湿浊潴留为本病的主要病机。有研究者认为慢性肾衰基本病机是:肾元衰竭,浊毒潴留,气血阴阳不足,肾失气化,肾阴、肾阳俱衰,以致当升不升,当降不降,当藏不藏,当泄不泄形成本虚标实诸证。

3) 健脾活血中药治疗慢性肾衰的立法依据及分析:病因病机归结为本虚标实,虚实夹杂。认为本病是由于脾肾亏虚,湿浊瘀血阻滞三焦,三焦气机不畅而发。正虚为本,湿热、瘀血为标。正虚责之于脾肾二脏,肾为先天之本,肾主水液,司人体水液代谢。脾为后天之本,主运化水液,亦为水液代谢的中枢器官,起承上启下作用。慢性肾衰由于正气亏虚,脾虚失于健运,清阳不升,浊阴不降,水湿不得升发,以致湿浊内生;肾虚失于蒸腾气化,水蓄不行,内聚体内而为湿浊之邪;又命门火衰不能温运脾阳,使水湿之邪愈加严重。湿浊内停,久而不化,湿蕴化热、毒浊内蕴。湿热、浊毒之邪阻滞气机,以致气机不畅,气滞血瘀;慢性肾衰日久不愈,正气亏虚,脾虚运化失司,水谷精微不能化生以致气血亏虚,气虚无力运血则血行迟缓,阻于脉道,日久可致血瘀;疾病日久,由脾肾气虚转而见阴阳亏虚,阴虚火旺,津液煎熬,津亏血少,血液黏滞不畅,日久而致血瘀;阳虚失于温煦,寒邪客于脉道,寒凝血瘀。瘀血久停,迁延不愈,由经及络,从而产生"久病入络""湿热瘀血内结"的现象。因此脾肾亏虚是 CRF 发病的病理基础,而湿热、瘀血是本病的病理产物。

近年来,大量的临床资料亦表明,脾肾亏虚、湿热、瘀血与慢性肾衰,肾纤维化的发生、发展、治疗和预后有着密切的关系。上海中医药大学附属曙光医院肾病科对 939 例慢性肾衰竭患者中医证候调查研究发现,脾肾气虚贯穿于慢性肾衰竭各个时期,在本虚诸证中占绝对主导地位,而标实兼证中以湿热、瘀血为主。有研究者采用横断面调查了 198 例 CRF 患者的中医证候分布规律,结果显示代偿期、失代偿期以湿热兼证多见,血瘀兼证的出现率显著高于其他邪实兼证,并且随着肾功能的减退,血瘀兼证有逐步增高的趋势,特别是在尿毒症期,增加更为显著。针对 CRF 脾肾气虚、湿热血瘀的病机特点,健脾益肾、益气活血、清热利湿法在慢性肾脏病治疗中得到广泛应用。有研究者采用有黄芪、丹参等药物组成的自拟益肾活血方治疗,证实中药治疗组可抑制大鼠 PC Ⅲ、Ⅳ-C、LN 的增生,降低细胞外基质的合成,从而减轻肾间质纤维化的进程,进而延缓 CRF。李均等运用黄芪—丹参药对及其拆分干预 UUO 大鼠,结果表明黄芪丹参药对及其有效成分组可减轻大鼠肾脏病理损害、减少Ⅰ、Ⅲ型胶原沉积,改善肾纤维化。王亿平等应用清肾颗粒治疗湿热型 CRF 急剧加重患者,结果发现其在改善患者症状积分、降低 Scr、提高 GFR 的同时,可显著降低患者血、尿 TGF-β1 水平,提升血 BMP-7 水平,且作用明显,优于对照组,提示清肾颗粒改善湿热证临床表现的同时,也能改善 CRF 患者的肾纤维化进程。有研究者发现肾衰方可明显改善 CRF 湿热证的临床表现,降低 BUN、Scr,升高 Hb、Alb 水平,具有改善肾功能、贫血状态作用。

从慢性肾衰竭的临床表现及病理形态学来看,湿热、瘀血与慢性肾衰的关系密切。消化系统症状往往是 CRF 患者最先出现及最常见的表现。大多数病例有恶心呕吐、纳呆腹胀、口干口苦、心烦失眠或痰多、便秘、舌红、苔黄腻等中焦病变,其根本原因在于湿热之邪损及脾胃之气,以致脾胃升降失调所致。且消化系统症状的轻重与肾功能损害程度及尿素氮数值的高低变化基本上一致。慢性肾衰临床症见肌肤甲错、皮色晦暗,是久病气血耗伤,毒邪入络损伤脉络而致肾络瘀阻的表现。慢性肾衰实验室检查可见 CRP 升高,血脂异常,而研究显示慢性肾脏病湿热证与 CRP 升高显著相关,且与血脂异常也有一定的相关性;从中医证候与肾脏病理关系分析显示:间质炎细胞浸润及肾小管上皮细胞变性,细膜基质增生与中医的湿热证有关。而其存在不同程度的纤维蛋白原升高、纤溶激活、微循环障碍等病理变化与中医的血瘀相一致。肾纤维化表现可见肾小球硬化,而肾小球内富含血管,是由毛细血管球构成,从中医学角度来说,毛细血管球即属于"络病"范畴。因此肾小球硬化为中医"肾络"为病。CRF 病理可见血管狭窄、闭塞、血栓、肾小球硬化、间质纤维化、基质增生等变化,被认为是肾脏的微型癥积。因此湿热内阻、瘀血阻络是慢性肾衰发展过程中的基本病机,在治疗上当以清热利湿、活血化瘀通络为主。

脾肾亏虚是 CRF 的病理基础,湿热、血瘀往往贯穿于 CRF 发生发展的全过程。在治疗上,重视湿热、瘀血在本病中的重要作用,认为清热利湿、活血化瘀必须贯彻疾病治疗的全程,尤其是 CRF 的早期应该尽早介入。在此理论指导下研制的抗纤灵方和健脾清化方用于治疗早中期 CRF,疗效显著。

抗纤灵方由丹参、制大黄、牛膝、当归、桃仁组成。丹参、制大黄为君药,取丹参活血化瘀,制大黄清热活血泄浊;桃仁祛瘀活血为臣;佐以当归补血活血扶正;牛膝为使,补肾活血,又引诸药归于肾经。共凑活血化瘀,扶正泄浊之功。纵观全方,活血为主,兼以扶正泄浊,攻补兼施。多年来笔者从分子、细胞、生物水平对抗纤灵方的作用及机制进行了多方位的研究。以往实验研究证实抗纤灵方可明显改善肾衰患者的肾功能、蛋白尿,降低血管紧张素 I 和 II。通过 platt 法诱导的慢性肾衰动物模型进一步验证临床疗效,显示该方能抑制慢性肾衰大鼠肾组织 TGF-β1 过度表达,减少 ECM 的积聚,改善肾小球硬化;减少肾小球细胞凋亡指数,抑制 IV 型胶原和纤维联结蛋白在肾组织中的过度沉积,改善肾小球硬化指数,降低层粘连蛋白、III 型胶原,具有较好的降低蛋白尿、调整脂质代谢的疗效,从而达到抑制细胞外基质增生,改善肾纤维化,保护肾功能的作用。而在此基础上创制的抗纤灵二号方在临床上治疗伴有大量蛋白尿的慢性肾衰患者也取得了显著疗效。动物实验证实抗纤灵二号方可降低 UUO 大鼠血肌酐、尿素氮水平,下调 α 平滑肌肌动蛋白(alpha-smooth muscle actin,α-SMA)、TGF-β1 的表达,升高肝细胞生长因子(hepatocyte growth factor,HGF)的阳性表达,从而抑制肾小管上皮细胞间充质转分化(epithelial mesenchymal transdifferentiation,EMT),达到改善肾功能的作用;可降低 UUO 大鼠尿 NAG 及 β2-MG 水平,下调 TGF-β1、FN 及 PAI-1 的表达,抑制 ECM 的合成,促进 ECM 的降解,改善肾间质纤维化的程度,且低、中、高三个剂量组对肾间质纤维化的疗效呈剂量依赖关系。临床观察也证实抗纤灵二号方可降低慢性肾脏病伴发肾小管间质损伤患者脾肾阳(气)虚兼血瘀证患者的 β2-MG、α1-MG、24hUPr 水平,具有保护肾功能,减轻肾间质损伤的作用。

4) 中药单体的现代药理研究:近年来,关于中药抗纤维化作用及其机制的研究一直是广大学者的关注焦点。中药治疗肾纤维化具有多靶点、协同作用好、毒副作用小等众多优势。但中药品种众多,复方配伍多样化,体内代谢过程复杂。单体中药化学成分单一,药效明确,质量可控,具备化学药品的部分特点,是中医药现代化的一个方向。

黄芪甲苷(astragaloside-IV,AST-IV)黄芪味甘,微温。归肺、脾、肝、肾经。黄芪是补气要药,具有补气升阳、益气固表、利尿消肿的功效。《本经逢原》载"治伤寒尺脉不至,补肾脏元气不足"。《本草备要》载"炙用补中、益元气、温三焦,壮脾胃"。现代研究表明黄芪具有抗炎、调节免疫、降血糖、调节脂质代谢、调节肾脏血流动力学、利尿、降低蛋白尿、抑制肾脏硬化等作用,在肾脏病治疗领域已得到广泛应用,且为广大医家所认同。黄芪多糖、黄芪皂苷和黄芪异黄酮是黄芪的主要活性成分。对大鼠肾脏系膜细胞体外研究表明:黄芪多糖在低浓度时表现出一定的促进系膜细胞增殖作用,在高浓度时有一定的抑制作用;黄芪皂苷在所考察的范围内均表现出一定的抑制作用。同时有研究发现,一定质量浓度范围内的黄芪皂苷能阻止 G0/G1 细胞周期的进展。黄芪皂苷IV又称黄芪甲苷,为黄芪的主要活性成分之一,也是作为含量测定指标性成分载入药典。黄芪甲苷是目前研究较多的黄芪主要活性成分之一。研究发现黄芪甲苷能抑制高糖诱导的人肾小管上皮细胞凋亡,其机制可能与黄芪甲苷促进 HGF 分泌,阻断 p38MAPK 信号通路,进而抑制细胞凋亡以及 TGF-β1 的表达有关。在大鼠肾系膜细胞上发现黄芪甲苷能够降低血糖、抑制糖基化终末产物(advanced glycation end products,AGEs)产生、抗氧化应激、降低转移生长因子-β1(transforming growth factor-β1,TGF-β1)水平、抑制醛糖还原酶(aldose reductase,AR)活性,对糖尿病肾病(diabetic nephropathyin,DN)的防治具有积极作用。

齐墩果酸(oleanolic acid,OA):齐墩果酸又名庆四素,为齐墩果酸烷型五环三萜类化合物。是中药牛膝的主要活性成分。牛膝味苦、酸、甘,平。归肝肾经。具有活血通经、利尿通淋、补肝肾、强筋骨的功效。含三萜皂苷,三萜皂苷水解后生成齐墩果酸及多糖、生物碱等。现代药理研究表明,其有降低血黏度,改善血流变学、降低血压、血糖、利尿、抗衰老、增强免疫等功能。研究发现,OA 能降低肝脏 I 型胶原蛋白,升高肝组织中 GSH、NOx、cGMP 及 eNOS 水平,从而减轻肝纤维化的作用。近年来随着其新的药理作用被研究者们不断发现,其还具有降血糖、抗氧化、抗肿瘤、抗高血压,抗炎、抗病毒、抗肿瘤、降血脂、抗血小板聚集等多方面的临床药理作用,且毒性低,副作用小,在临床上得到广泛的应用。但其在肾纤维化中鲜见报告,近期体外研究发现齐墩果酸可抑制活化的成纤维细胞和系膜细胞的增殖和 TGF-β 的表达。

丹酚酸 A(salvianolic acid A,SAA):丹参味苦,微寒。归心肝经。具有活血化瘀、凉血消痈、除烦安神的功效。现代药理研究发现丹参具有改善血流变学、抗血栓等作用。研究发现丹参可改善 5/6 肾切除 CRF 大鼠肾功能,减轻肾小球硬化及间质纤维化程度;能减少慢性肾衰大鼠 ECM 积聚、减少肾脏凋亡细胞,改善肾功能;能降低 TGF-β1mRNA 在肾组织的表达;降低血管紧张素转化酶(ACE)的表达、抑制血管紧张素 Ⅱ(AngⅡ)的活性,并下调 TGF-β1、PAI-1 的高表达。丹酚酸 A 是丹参的干燥根及根茎中所含的一种水溶性酚酸类化合物,最早是由黎莲娘教授于丹参中分离得到,是丹参的有效成分之一。现代研究证实 SAA 具有显著的抗氧化、心肌缺血保护、抗血栓、抗肝纤维化、神经保护和防治糖尿病及并发症等药理活性,多年以来一直是科研工作者研究的热点。在抗纤维化治疗方面研究颇多,报道显示,SAA 可抑制 NIH/3T3 成纤维细胞增殖及细胞内胶原合成。虽然丹参已在肾纤维化的治疗中得到广泛应用,且其抗纤维化的疗效得到广大医家的认同,但其主要成分丹酚酸 A 在慢性肾脏病方面的研究鲜少报道。近期体外研究发现丹酚酸 A 体可抑制活化的成纤维细胞和系膜细胞的增殖和 TGF-β 的表达。

5) 慢性肾衰动物模型的选择:慢性肾衰是目前的常见病、危重病,明确慢性肾衰的发病机制,及如何有效的治疗慢性肾衰一直是医家研究的重点。而研制类似人类发病机制和病理变化的慢性肾衰动物模型,是我们研究慢性肾衰的实验基础。近年来许多学者研究采用不同的方法建立肾纤维化模型,取得了显著的进展。在狗、兔、大鼠等动物上均已成功复制了慢性肾衰模型。由于大鼠具有很强的耐受力,能抵御外科感染,且其具有和人体解剖结构的相似性,因此大鼠在慢性肾衰模型中的使用率较高。

目前对慢性肾衰模型的造模方法很多,从造模机制上可分为物理方法减少或破坏肾组织法和肾毒性药物破坏肾组织法、免疫学破坏肾组织法与自发性模型。物理方法减少或破坏肾组织法包括:肾大部切除法、肾动脉分枝结扎、冷冻、电凝等手段破坏肾皮质。肾毒性药物破坏肾组织法包括:多柔比星、氨基糖苷类抗生素、顺铂、马兜铃酸、镇痛药等方法。免疫学破坏肾组织法包括:抗肾小球系膜细胞性肾炎动物模型、抗肾小球基底膜性动物肾炎、慢性血清病动物模型等。

王瑞强等采用 5/6 肾切除复制 CRF 大鼠模型,结果显示大鼠尿素氮、肌酐升高;病理学变化提示:系膜细胞及系膜基质增多,毛细血管受挤压变窄,肾小囊轻度增厚,部分肾小管上皮细胞肿胀、变性、小管萎缩,部分肾小管管腔内可见蛋白管型,间质纤维组织呈网状或片状增生,伴有炎细胞浸润;且在造模大鼠中观察到钙磷代谢的紊乱,这与慢性肾衰出现肾病理改变及肾性骨病的表现一致,认为 5/6 肾切除动物模型比较稳定,且手术简单,有较高的手术成功率,模型重复性好,还可以作为研究肾性骨病的模型。是研究慢性肾衰、肾纤维化的理想模型。

多柔比星是含醌的蒽环抗生素,可诱发肾小球上皮细胞脂质过氧化,改变糖蛋白代谢,破坏肾小球滤过膜的结构和功能而引起蛋白尿。大量蛋白尿的刺激及多柔比星本身的肾毒性作用又进一步诱发肾小球内的固有细胞及其他炎性细胞产生并释放各种细胞因子和炎性介质,刺激肾小球系膜细胞增殖和系膜基质增多,最终发展成肾小球硬化。陈继红等采用右肾摘除、分 2 次尾静脉注射多柔比星(每次 3mg/kg),并喂饲高脂饲料方法,3 个月内成功建立局灶节段性肾小球硬化模型。模型表现出大量蛋白尿、低蛋白血症、高脂血症,病理显示系膜基质增加、肾小球局灶节段硬化,细胞外基质 FN、ColⅣ表达上调,但尿素氮、肌酐水平无统计学差异。认为此模型适合研究肾小球硬化性疾病的理想模型。

邢儒伶等采用 10% 高酵母饲料喂养大鼠,同时予以不同剂量腺嘌呤灌胃建立大鼠模型,发现其血尿酸水平在造模 7 日后即达到较高水平,尿素氮、肌酐水平持续上升,肾脏病理显示肾小管腔扩张,内见尿酸结晶,间质可见淋巴细胞浸润,纤维组织增生及纤维化,部分肾小球萎缩,认为符合痛风性肾病并发慢肾衰的病理演变过程,是较为理想研究痛风性肾病的动物模型。

杨鹏等比较了 5 种不同的 CRF 动物模型之后,认为 5/6 肾切除大鼠的肌酐水平较 3/4 肾切除模型、一侧肾切除+腺嘌呤模型、一侧肾双极结扎+另一侧切除模型以及一侧肾双极结扎+另一侧切除+冷冻模型的肌酐水平增加最为明显,且操作简单易行,动物死亡率低,更有利于 CRF 发病机制和药物疗效的研究。

采用肾大部切除的方法建立慢性肾衰模型,随着时间的延长,大鼠肾功能水平持续恶化,并伴有低钙、高磷、高 PTH 的变化。相较于肾动脉分支结扎模型、冷冻电凝模型、腺嘌呤模型等,肾大部切除模型技术简单、死亡率低、价格便宜,且又符合慢性肾衰的病理表现,是研究慢性肾衰较为可靠试验对象。

综上所述,5/6 肾切除的方法是成熟的 CRF 动物模型,其操作简单,方法可靠,典型病理为肾小球肥大、硬化,肾间质纤维化,与人慢性肾衰的病理表现相似,可以作为研究 CRF 的理想模型。本实验研究选用 SD 大鼠,采用 5/6 肾切除的造模方法,造模术后 1 周采血,测定肾功能水平,与假手术组比较,血清肌酐、尿素氮均明显升高,存在显著的组间差异,且肾脏病理提示:系膜基质增生,肾小球局灶硬化,间质有炎性细胞浸润,提示造模成功。

6) 中药单体治疗慢性肾衰的疗效评价:实验研究结果显示:黄芪甲苷、丹酚酸 A 能显著降低慢性肾衰大鼠的尿素氮、肌酐水平($P<0.05$ 或 $P<0.01$)。且黄芪甲苷、丹酚酸 A 对尿蛋白定量水平有显著降低作用($P<0.05$),疗效优于氯沙坦组($P<0.01$)。大黄酚可降低慢性肾衰大鼠的肌酐水平($P<0.05$),而对尿素氮无明显改善作用;对照组氯沙坦组血肌酐值也有所下降($P<0.01$),对尿素氮无明显改善。4 个单体中齐墩果酸对尿素氮、肌酐、尿蛋白定量无明显作用。

研究证实了黄芪甲苷、丹酚酸 A、大黄酚中药单体对慢性肾衰大鼠的肾功能具有保护作用,其具体作用机制及齐墩果酸是否有抗纤维化作用在接下来的实验中有待进一步验证。

2. 中药有效成分对慢性肾衰大鼠细胞外基质的影响　肾纤维化是多种慢性进行性肾脏疾病进展至终末期引起肾功能衰竭的共同病理改变,肾脏受到炎症、损伤等各种因素刺激后,引起基质蛋白合成和降解失衡,而造成细胞外基质(extracellular matrix,

ECM）成分的过度堆积，纤维瘢痕形成、肾组织重构，肾实质毁损和肾功能丧失，最终导致肾小球硬化和小管间质的纤维化。ECM 过度沉积是肾纤维化的主要特征之一，也是判断肾纤维化的直接指标。细胞外基质主要由 Ⅰ 型胶原（collagen type Ⅰ，Col Ⅰ）、Ⅲ 型胶原（collagen type Ⅲ，Col Ⅲ）、层粘连蛋白（laminin，LN）、纤维连接蛋白（fibronectin，FN）等成分组成。这类成分的增加或进行性积聚是导致肾组织纤维化的主要物质基础，也是肾小球硬化早期形态学改变的一个重要标志。延缓和阻断肾纤维化是慢性肾衰竭治疗的关键，也是目前国内外肾脏病研究的热点。而如何减少 ECM 在肾脏的过度沉积是治疗肾间质纤维化的一个重要靶点。

前期实验证实了黄芪甲苷、丹酚酸A、大黄酚3个中药单体能降低5/6肾切除大鼠的尿素氮、肌酐水平，具有保护肾功能、减轻肾脏组织损伤的作用。本实验进一步运用蛋白免疫印迹法和RT-PCR法，观察4个中药单体对5/6肾切除大鼠肾组织 Col Ⅰ、Col Ⅲ、LN、FN 蛋白及基因表达的影响，探讨中药单体对慢性肾衰大鼠细胞外基质的调节作用，明确中药单体抗肾纤维化，进而保护肾功能的实验依据。

（1）实验材料：同上。

（2）实验方法：同上。

（3）观察指标

1）蛋白质印迹（Western Blotting，WB）法检测肾组织细胞外基质成分（Collagen Ⅲ、Collagen Ⅰ、FN、LN）的表达。

2）RT-PCR 法检测肾组织细胞外基质成分（*Collagen* Ⅲ、*Collagen* Ⅰ、*FN*、*LN*）基因的表达。

（4）研究结果

1）Western Blotting 法测定各组大鼠肾组织 Collagen Ⅰ 蛋白的表达：与模型组比较，各单体组均可明显降低 Collagen Ⅰ 蛋白水平有显著统计学差异（$P<0.01$）。中药单体对 Collagen Ⅰ 抑制作用的趋势：丹酚酸A>黄芪甲苷>大黄酚组>齐墩果酸组。单体之间比较无差异。与氯沙坦组比较，无统计学差异。

2）Western Blotting 法测定各组大鼠肾组织 Collagen Ⅲ 蛋白的表达：与模型组比较，各单体组均可明显降低 Collagen Ⅲ 蛋白水平，有显著统计学差异（$P<0.01$）。对 Collagen Ⅲ 抑制作用依次是科素亚，丹酚酸A、黄芪甲苷、齐墩果酸、大黄酚。丹酚酸A、黄芪甲苷、齐墩果酸与氯沙坦组比较无显著差异。氯沙坦组与中药单体组比较，作用仅优于大黄酚组，有显著统计学差异（$P<0.01$）。中药单体组间比较：齐墩果酸组、黄芪甲苷组、丹酚酸A组作用均优于大黄酚组（$P<0.05$）；齐墩果酸组、黄芪甲苷组、丹酚酸A组比较无显著差异。

3）Western Blotting 法测定各组大鼠肾组织 LN 蛋白的表达：与模型组比较，各治疗组均可明显降低 LN 蛋白水平，有显著统计学差异（$P<0.01$）。各组降低 LN 作用的趋势：丹酚酸A组>齐墩果酸组>氯沙坦组>大黄酚组>黄芪甲苷组。与氯沙坦组比较，丹酚酸A组、齐墩果酸组作用与氯沙坦组相当，而大黄酚组、黄芪甲苷组降低 LN 蛋白水平的作用差于氯沙坦组，有显著统计学差异（$P<0.01$）。单体组间比较：大黄酚组与黄

芪甲苷组比较无差异;齐墩果酸与丹酚酸 A 组比较无差异。丹酚酸 A、齐墩果酸对 LN 的降低作用优于黄芪甲苷和大黄酚($P<0.05$)。

4）Western Blotting 法测定各组大鼠肾组织 FN 蛋白的表达:与模型组比较,各治疗组均可明显降低 FN 蛋白水平,均有显著统计学差异($P<0.01$)。各治疗组降低 FN 蛋白趋势:丹酚酸 A>大黄酚>齐墩果酸>氯沙坦>黄芪甲苷。与氯沙坦组比较,无统计学差异。单体组间比较黄芪甲苷组表达低于齐墩果酸组、大黄酚组和丹酚酸 A 组($P<0.05$)。单体组间比较:黄芪甲苷组与大黄酚组、丹酚酸 A 组、齐墩果酸组比较有差异($P<0.05$),其他单体两两比较无差异。

5）RT-PCR 法测定各组大鼠肾组织细胞外基质基因的表达

RT-PCR 法测定各组大鼠肾组织 Collagen Ⅰ mRNA 表达:与模型组比较,各单体组 *Collagen* Ⅰ 基因水平均有不同程度的降低($P<0.01$)。对 *Collagen* Ⅰ 基因降低作用:氯沙坦>丹酚酸 A>黄芪甲苷>大黄酚>齐墩果酸,与氯沙坦组比较,其他用药各组均无统计学差异。单体组间比较:丹酚酸 A 与齐敦果酸比较有差异,$P<0.05$。其他单体比较无意义。

RT-PCR 法测定各组大鼠肾组织 Collagen Ⅲ mRNA 表达:与模型组比较,各单体组 *Collagen* Ⅲ 基因水平均有不同程度的降低。有显著统计学差异($P<0.01$)。对 *Collagen* Ⅲ 基因降低作用依次为氯沙坦>丹酚酸 A>黄芪甲苷>齐墩果酸>大黄酚。各单体组与氯沙坦组比较,均无统计学差异。单体组间比较无差异。

RT-PCR 法测定各组大鼠肾组织 LN mRNA 表达:与模型组比较,各单体组 *LN* 基因水平均有不同程度的降低。均有显著统计学差异($P<0.01$)。对 *LN* 基因降低效果丹酚酸 A>齐墩果酸>氯沙坦>大黄酚>黄芪甲苷。与氯沙坦组比较,其他用药各组均无统计学差异。单体组间比较无差异。

RT-PCR 法测定各组大鼠肾组织 FN mRNA 表达:与模型组比较,各单体组 *FN* 基因水平均有不同程度的降低。对 FN 抑制效果最好的是丹酚酸 A 组、大黄酚组、齐墩果酸组($P<0.01$)、其次是黄芪甲苷组($P<0.05$)。治疗组对降低大鼠肾组织 FN mRNA 表达趋势:丹酚酸 A>齐墩果酸>氯沙坦>大黄酚>黄芪甲苷。与氯沙坦组比较,其他用药各组均无统计学差异。单体组间比较无差异。

（5）讨论

1）肾纤维化与细胞外基质:肾纤维化是慢性肾脏病发展到终末期肾病(terminal stage renal diseases,ESRD)的共同途径及最终结局。主要为肾小球硬化和肾小管间质纤维化和肾血管的硬化。是指在各种致病因子如炎症、损伤等作用下,使肾小球内微循环障碍,导致缺血、缺氧,促使肾小球毛细血管内皮细胞受损,进而导致肾小球毛细血管襻闭塞和细胞外基质增多,尤其是基质蛋白合成增加,基质降解受到抑制,而造成细胞外基质(ECM)成分的过多堆积。大量 ECM 沉积可致纤维瘢痕形成和肾组织重构,导致肾实质毁损和肾功能丧失,最终导致肾小球硬化和小管间质的纤维化。纤维化是肾脏的不可逆损伤,是影响各类肾脏疾病治疗和预后的重要因素之一。其病理特点包括细胞外基质增多、肾小管扩张或萎缩、细胞凋亡等。

ECM 是由成纤维细胞、间质细胞、上皮细胞等体内各种组织和细胞合成和分泌的一类分布和聚集在细胞表面和细胞间质的大分子物质所构成的复杂网络结构,是细胞和组织赖以生存、活动和调节的外环境。细胞外基质的组成可分为三大类:①糖胺聚糖(glycosaminoglycans)、蛋白聚糖(proteoglycan),它们能够形成水性的胶状物,在这种胶状物中包埋有许多其他的基质成分;②结构蛋白,如胶原和弹性蛋白,它们赋予细胞外基质一定的强度和韧性,胶原蛋白是 ECM 的主要成分,是 ECM 中的框架结构;构成肾组织框架结构的胶原蛋白主要有Ⅰ、Ⅲ、Ⅳ型胶原,Ⅳ型胶原是基底膜胶原。③黏着蛋白(adhesive):如 FN 和 LN,它们促使细胞同基质结合。FN 属于非胶原性糖蛋白,能使纤维蛋白、纤维蛋白原及胶原结合,促进 ECM 各成分间的结合,从而发挥中心环节的作用。这类成分的增加或进行性积聚是导致肾组织纤维化的主要物质基础,也是肾小球硬化早期形态学改变的一个重要标志。大量的临床及实验研究结果表明,LN、FN、Col-Ⅰ、Col-Ⅲ等是肾间质纤维化的重要细胞外基质的成分,LN、FN、Col-Ⅲ、Col-Ⅰ在体内的积聚可以较好地反映肾脏纤维化的程度,减少细胞外基质的形成可有效延缓肾纤维化,延缓肾功能的进展,已成为目前研究肾纤维化的检测指标。FN 由肾小球细胞合成分泌,主要局限在系膜区,少数存在于基底膜稀疏层、内皮及上皮细胞和足突表面。在 ECM 成分中,FN 与Ⅰ、Ⅱ、Ⅲ型胶原的结合力大于Ⅳ、Ⅴ型胶原,并可与多种糖胺多糖结合,参与细胞黏附促进细胞运动,是与成纤维细胞黏附的最先物质,在 RIF 过程中起着重要作用。肾间质中大量的信息传给成纤维细胞,使其分子增殖,并分泌 FN,为其他 ECM 成分的沉积和胶原的形成提供支架,参与 RIF 的过程,是最早出现在损伤肾组织中的基质成分。FN 的合成增加在一定程度上代表了 ECM 的过度积聚。局部 FN 和胶原的堆积促进成纤维细胞、肾小球系膜细胞、肾小管上皮细胞的增殖及肾纤维化的形成。LN 主要分布于肾小球基底膜(GBM)的透明层,与Ⅳ型胶原共同维持 GBM 的网状结构,是近年发现的一种重要结构的糖蛋白。在 CRF 时,血清中的 LN 含量随着肾小球纤维化的进展而异常升高。随着 CRF 的进展,Ⅰ、Ⅲ型胶原在间质中积聚增多,导致间质纤维化逐渐加重。陈继红等运用高脂饲料加多柔比星建立肾小球硬化模型,结果发现模型组大鼠肾小球出现局灶阶段性硬化,细胞外基质 FN、CoLⅣ表达上调。沈存等建立单侧输尿管梗阻(unilateral ureteral obstruction, UUO)大鼠模型,于造模后第 7 日、14 日、21 日,分别检测肾组织中 FN,Ⅳ型胶原表达。结果显示,模型组大鼠肾组织 FN、Ⅳ型胶原表达均升高,予和解聚散方治疗后,与模型组比较,治疗组对大鼠肾间质纤维化不同时点 FN,Ⅳ型胶原的表达均有下降。何立群等研究发现丹酚酸 B 能降低马兜铃酸肾病模型大鼠尿 NAG 和 β2-MG 水平,减少Ⅲ型胶原、纤维连接蛋白、α平滑肌肌动蛋白在肾组织的表达,具有较强的抗纤维化作用。金祥秋等研究发现姜黄素可通过下调腺嘌呤诱发 RIF 大鼠血、尿 FN、TGF-β1、Col-Ⅳ水平,从而延缓肾纤维化的进程,且效果优于尿毒清。李芳等运用尿毒清颗粒治疗慢性肾衰竭患者,结果发现治疗组患者的 Scr、BNU 及血浆层粘连蛋白、Ⅳ型胶原、Ⅲ型前胶原的水平较治疗前均有明显的下降。

2)基因和蛋白水平联合检测同一指标比单一方法检测意义更大:在本次实验中我们采取了蛋白质印迹法和 RT-PCR 法两种检测手段来检测细胞外基质成分的表达。

RT-PCR 法是从分子水平看 mRNA 表达。它首先将细胞因子产生细胞的 RNA 提取出来，再经逆转录合成 cDNA，以 cDNA 为模板，在细胞因子引物的引导下，进行 PCR 扩增。这种技术是迄今最敏感的细胞因子检测技术，而且可以直观反映淋巴细胞产生细胞因子的能力。但缺点是操作较为繁琐，测定结果只能代表细胞因子基因的表达，而不能代表活性细胞因子的水平，并且不容易对细胞因子表达水平进行定量。而蛋白质印迹法即 Western Blot，它是通过特异性抗体对凝胶电泳处理过的细胞或生物组织样品进行着色，通过分析着色的位置和着色深度获得特定蛋白质在所分析的细胞或组织中的表达情况的信息。是利用抗原抗体特异反应，能反应蛋白质水平的表达。两者对试验结果具有互补和互相验证的作用，从基因表达、蛋白水平上更好的说明实验结果的可信性。本次实验通过两种方法检测的细胞外基质蛋白水平和基因的表达情况，结果显示两种方法均提示 4 个中药单体对细胞外基质 FN、Col-Ⅳ胶原、LN、Col-Ⅲ有抑制作用。

3）中药单体对细胞外基质的影响：以往研究表明抗纤灵方、健脾清化方能较好降低 CRF 大鼠肾组织 FN、C-Ⅳ胶原的表达，降低血清 LN、C-Ⅲ的水平。在 UUO 模型中发现大鼠肾间质胶原纤维、TGF-β1、FN 及 PAI-1 的表达较假手术组显著增加，ECM 在肾间质过度积聚与沉积，而在抗纤灵方基础上增加黄芪制作的抗纤灵二号方能够通过下调 TGF-β1、FN 及 PAI-1 的表达，抑制 ECM 的合成，促进 ECM 的降解，改善肾间质纤维化的程度。通过蛋白印迹法、PCR 法观察了中药单体对 5/6 肾切除大鼠肾组织 Col-Ⅰ、Col-Ⅲ、LN、FN 蛋白及基因的表达，结果显示：与假手术组比较，模型组大鼠肾组织 Col-Ⅰ、Col-Ⅲ、LN、FN 蛋白水平均有显著升高，具有统计学意义（$P<0.05$ 或 $P<0.01$）。且两种检测方法结果一致，说明 5/6 肾切除大鼠肾组织 ECM 过度沉积，肾纤维化明显。丹酚酸 A 组大鼠肾组织 Col-Ⅰ、Col-Ⅲ、LN、FN 蛋白表达值均有下降，其作用优于其他单体治疗组，说明丹酚酸 A 能显著抑制 ECM 的过度沉积，改善肾纤维化。黄芪甲苷组大鼠肾组织 Col-Ⅰ、Col-Ⅲ蛋白表达值也有明显的下降，其作用大于大黄酚和齐墩果酸组，而对 LN、FN 虽有抑制作用，但作用较其他单体要差。

中药单体可不同程度的降低肾组织中 Col-Ⅰ、Col-Ⅲ、LN 蛋白及基因的表达，具有减轻肾组织纤维化的作用。齐墩果酸虽然对尿蛋白定量、尿素氮、肌酐无明显改善作用，但 Western Blot 和 RT-PCR 结果均显示，其对 5/6 肾切除大鼠肾组织 Col-Ⅰ、Col-Ⅲ、LN 蛋白及基因的表达具有一定的抑制作用，说明其也具有减轻肾组织纤维化的作用。

实验结果中我们可以看到益气活血的黄芪甲苷与丹酚酸 A 对细胞外基质的抑制作用较好。这与以往的研究益气活血可以改善肾纤维化的结论相符合。细胞外基质在肾脏内的过度沉积，属于中医学"肾络病""癥积病"的范畴。慢性肾衰日久以致脾肾气虚，气虚则行血无力而见血瘀，与慢性肾衰细胞外基质沉积的病理特点相符合。因此益气活血治疗可有效改善肾络瘀阻，也就是说可以改善细胞外基质的过度沉积。黄芪甲苷、丹酚酸 A 是中药黄芪、丹参的有效单体。而黄芪、丹参是益气活血的代表药物，这也可以说明黄芪甲苷、丹酚酸 A 对细胞外基质的作用效果较好的原因。

3. 中药有效成分对慢性肾衰大鼠 BMP-7/Smads/TGF-β 信号通路的影响 RF 发生机制复杂,"基质浸润学说""免疫损伤反应学说""炎症学说"等从不同角度对 RF 的形成作出了解释。但迄今没有一个学说可以完全解答 RF 的发病机制。细胞因子在慢性肾衰的发生发展过程中起着重要的作用,有促肾纤维化因子和抗肾纤维化因子,通过与靶细胞膜上的受体结合通过各种信号传导通路参与 RF 形成。目前研究 RF 信号通路主要涉及转化生长因子 β/Smad 信号转导通路、丝裂原激活蛋白激酶级联信号通路、腺苷信号通路。各信号通路之间存在交互关系,其中以 TGF-β/Smad 信号转导通路和 MAPK 级联的信号转导系统研究最多。研究表明,Smad 是导致肾纤维化的关键信号分子,在上述交错复杂的信号通路中,阻断 Smads 环节比阻断 TGF-β 环节能更加显著地减少组织胶原形成,从而抑制肾纤维化的发生。抗 RF 因子 BMP-7 与 TGF-β 有着相似的下游 Smad 信号通路,彼此反馈调节,具有拮抗肾纤维化,保护肾脏的作用,是近年来研究的热点。

中药单体能有效抑制细胞外基质的过度沉积,具有抗纤维化作用。为了进一步阐明其抗纤维化作用的可能机制,本实验采用蛋白免疫印迹法检测各组大鼠肾组织 TGF-β1、CTGF、BMP7、p-smad2/3、p-smad1/5/8 蛋白的表达,采用 RT-PCR 法检测肾组织 *TGF-β*1、*CTGF*、*BMP7*、*smad*6、*smad*7 基因的表达,从细胞因子角度探讨中药单体对 5/6 肾切除大鼠 BMP-7/Smads/TGF-β 信号通路的干预作用来研究其抗纤维化机制。

(1) 实验材料:同上。

(2) 实验方法:同上。

(3) 观察指标:肾组织 CTGF 蛋白、TGF-β1mRNA、CTGF mRNA、BMP7 蛋白、BMP7 mRNA、Smad6 mRNA、Smad7 mRNA、p-Smad2/3 蛋白、p-Smad1/5/8 蛋白的表达。

(4) 研究结果

1) Western Blotting 法测定各组大鼠肾组织 CTGF 蛋白的表达:与假手术组比较,模型组大鼠肾组织 CTGF 蛋白的表达显著升高,具有统计学差异($P<0.01$);与模型组比较,各治疗组大鼠肾组织 CTGF 蛋白的表达有不同程度的降低,均有显著统计学差异($P<0.01$)。治疗组抑制大鼠肾组织 TGF-β1 蛋白表达的趋势:齐墩果酸>氯沙坦>大黄酚>丹酚酸 A>黄芪甲苷。与氯沙坦组比较,黄芪甲苷组抑制大鼠肾组织 CTGF 蛋白表达作用差于氯沙坦组,有显著统计学差异($P<0.01$)。

2) RT-PCR 法测定各组大鼠肾组织 TGF-β1mRNA 的表达:与假手术组比较,模型组肾组织 TGF-β1 蛋白的表达显著升高,具有统计学差异($P<0.05$);与模型组比较,各治疗组大鼠组织 TGF-β1 蛋白的表达降低,具有显著统计学差异($P<0.01$)。各治疗组降低大鼠组织 TGF-β1mRNA 表达的趋势:丹酚酸 A>氯沙坦>大黄酚>齐墩果酸>黄芪甲苷,与氯沙坦组比较,各单体组均无统计学差异。

3) RT-PCR 法测定各组大鼠肾组织 CTGF mRNA 的表达:与假手术组比较,模型组大鼠肾组织 CTGFmRNA 的表达显著升高,具有统计学意义($P<0.01$);与模型组比较,齐墩果酸组大鼠肾组织 CTGFmRNA 的表达显著降低($P<0.01$),大黄酚组、黄芪甲苷组、丹酚酸 A 组大鼠肾组织 CTGFmRNA 的表达均呈现不同程度的降低,有显著统计

学差异（$P<0.05$）。各治疗组降低大鼠组织 CTGFmRNA 表达的趋势:齐墩果酸>氯沙坦>大黄酚>丹酚酸 A>黄芪甲苷。中药单体组与氯沙坦组比较,均无统计学差异。

4) Western Blotting 法测定各组大鼠肾组织 BMP7 蛋白的表达:与模型组比较,黄芪甲苷组、丹酚酸 A 组、氯沙坦组大鼠肾组织 BMP7 蛋白的表达均升高,有显著统计学差异($P<0.01$ 或 $P<0.05$)。与氯沙坦组比较,黄芪甲苷组、丹酚酸 A 组大鼠肾组织 BMP7 蛋白的表达无统计学差异。

5) RT-PCR 法测定各组大鼠肾组织 BMP7 mRNA 的表达:与假手术组比较,模型组大鼠肾组织 BMP7 mRNA 的表达降低,具有统计学意义($P<0.05$)。与模型组比较,丹酚酸 A 组、氯沙坦组大鼠肾组织 BMP7 mRNA 的表达升高,有显著统计学差异($P<0.01$),其他用药各组无统计学差异。与氯沙坦组比较,丹酚酸 A 组优于氯沙坦组并有统计学差异($P<0.05$)。

6) RT-PCR 法测定各组大鼠肾组织 Smad6 mRNA 的表达:与假手术组比较,模型组大鼠肾组织 Smad6 mRNA 表达降低,具有统计学差异($P<0.05$)。与模型组比较,黄芪甲苷组、氯沙坦组、丹酚酸 A 组大鼠肾组织 Smad6 mRNA 表达升高,均有显著统计学差异($P<0.01$ 或 $P<0.05$);齐墩果酸组无统计学差异。与氯沙坦组比较,黄芪甲苷组、丹酚酸 A 组对大鼠肾组织 Smad6 mRNA 表达的升高与氯沙坦组无统计学差异。

7) RT-PCR 法测定各组大鼠肾组织 Smad7 mRNA 的表达:与模型组比较,各组对大鼠肾组织 smad7mRNA 的表达均升高,具有显著统计学差异($P<0.01$ 或 $P<0.05$)。与氯沙坦组比较,氯沙坦组 Smad7 mRNA 表达增加优于齐墩果酸组、大黄酚组、黄芪甲苷组且有显著统计学差异($P<0.05$);而丹酚酸 A 组有 Smad7 mRNA 表达高于氯沙坦组的趋势但无统计学差异。

8) Western Blotting 法测定各组大鼠肾组织 p-Smad2/3 蛋白的表达:与模型组比较,各组大鼠肾组织 p-Smad2/3 蛋白的表达均下降,有显著统计学差异($P<0.01$)。与氯沙坦组比较,氯沙坦组大鼠肾组织 p-Smad2/3 蛋白的表达明显下降优于齐墩果酸组、大黄酚组,有显著统计学差异($P<0.05$)。单体组间比较:丹酚酸 A 组大鼠肾组织 p-Smad2/3蛋白的表达的降低优于大黄酚组、齐墩果酸组、黄芪甲苷组,有统计学差异($P<0.05$)。余组间比较无差异。

9) Western Blotting 法测定各组大鼠肾组织 p-Smad1/5/8 蛋白的表达:与模型组比较,黄芪甲苷组、丹酚酸 A 组、氯沙坦组大鼠肾组织 p-Smad1/5/8 蛋白的表达升高,有显著统计学差异($P<0.05$)。与氯沙坦组比较,黄芪甲苷组、丹酚酸 A 组大鼠肾组织 p-Smad1/5/8 蛋白的表达无显著统计学差异。单体组间比较:黄芪甲苷组、丹酚酸 A 组大鼠肾组织 p-Smad1/5/8 蛋白的表达无显著统计学差异。

(5) 讨论与分析:在尿毒症高发的情况下研究 RF 的发病机制及其防治对策是当今医学面临的严峻挑战。RF 确切病因尚不清楚。大量流行病学调查发现,慢性炎症、血脂异常、糖尿病、高血压、肥胖等均是 RF 发生的危险因子。典型的 RF 病变是指肾小球的固有细胞增殖,其内沉积了大量细胞外基质,浸润单核及淋巴细胞;α 肌动蛋白大量增殖,伴有胶原、蛋白聚糖等细胞外基质分泌增多;由单核细胞衍生的巨噬细胞及平滑肌细胞均可摄取脂蛋白而形成泡沫细胞;坏死的泡沫细胞及组织碎片阻塞于肾小球毛细血管,导致管腔堵塞、血流阻断,而至硬化。肾纤维化涉及炎症反应、肾脏固有细胞及免疫细胞凋亡、氧化应激反应增强、促/抑纤维化细胞因子失衡等多个环节。因此,主要通过抑制或阻断炎症、抗凋亡、抗氧化应激、调节肾组织局部免疫微环境等途径开发抗肾纤维化的药物。

近年来研究发现 TGF-β 是肾纤维化的关键因素,TGF-β1 信号转导级联在纤维化的发生中起着重要作用,已成为治疗肾纤维化的作用靶点,因此有效切断 TGF-β1 的信号转导,是终止和减轻肾纤维化的关键。Smad 蛋白是 TGF-β 家族信号从受体到核内的转导分子,BMP-7 是 TGF-β 超家族的重要因子,BMP7 通过与其受体(BMP7 receptor, BMP7 R)结合后再作用于相应的下游信号分子 Smads 蛋白来传递信号,发挥生物学效应。BMP-7/TGF-β1/Smads 信号通路在肾纤维化的发生中起着重要的作用。

1)TGF-β 与肾纤维化:TGF-β 是 20 世纪 70 年代末从血小板中分离出来一种调节细胞生长和分化的多肽,主要来源于淋巴细胞、血小板、单核细胞和肝库普弗细胞。属于一组调节细胞生长和分化的超家族分子。TGF-β 超家族广泛存在于哺乳动物体内,包括 TGF-β、活化素、骨形态发生蛋白三大类。它可在上皮生长因子的存在下刺激正常肾纤维细胞在琼脂中生长,并失去生长中的密度依赖的抑制作用,这是转化细胞的特征,故将之称为 TGF。TGF 有 5 重异构体,分别是 TGF-β1、TGF-β2、TGF-β3、TGF-β4 和 TGF-β5。哺乳动物主要有 TGF-β1、TGF-β2 和 TGF-β3 三种形式,它们的生物学特征基本相同,尤以 TGF-β1 最为重要。肾间质中成纤维细胞是 TGF-β1 的重要来源。

研究发现,TGF-β 具有调节细胞的增殖、分泌、迁移和凋亡等多种生物学活性。在肾纤维化中的作用涉及细胞外基质(ECM)、细胞增殖及转分化、炎症浸润等 3 个重要环节。TGF-β 既能促进 ECM 的生成,包括胶原Ⅰ、胶原Ⅲ、胶原Ⅳ、纤连蛋白、层黏蛋白以及蛋白多糖等;又能通过直接或间接途径抑制 ECM 的降解,如增强基质金属蛋白酶抑制物 1 和纤溶酶原激活抑制物 1 的表达,进而导致纤连蛋白、层黏蛋白降解减少;能诱导小管上皮细胞凋亡或转分化为成纤维细胞而破坏小管细胞的完整性,使其正常表型丧失,能分泌一系列炎性因子和分子,积极参与小管间质微炎症状态和纤维化进展;增加 ECM 受体整合素的合成,增加细胞与 ECM 的相互作用。

TGF-β 是迄今已知作用最强的一种促肾纤维化的细胞因子,在肾纤维化发生发展中起着举足轻重的作用。TGF-β1 可以通过多种途径引起细胞外基质重构,促进其在肾小球系膜区积聚,从而导致肾小球硬化,可作为肾小球硬化的标记物。已成为目前研究纤维化的标志性指标。大量研究表明,TGF-β 与肾纤维化存在密切的关系。研究发现,TGF-β1(1μg/L)促进足细胞间充质细胞 FSP1 和 α-SMA 的表达,抑制 P-cadherin 和 ZO-1 的表达;保护素 D1(400nmol/L)可抑制 TGF-β1 诱导的 FSP1 和 α-SMA 表达上调,升高 P-cadherin 和 ZO-1 的表达从而抑制 DN 小鼠的肾纤维化。Yeh 等研究表明 TGF-β1 通过诱导整合素 β1 表达增强从而介导了肾小管上皮细胞-间充质细胞转分化并致肾纤维化。

2）CTGF 与肾纤维化：结缔组织生长因子（connective tissue growth factor, CTGF）由 Bradham 等于 1991 年首次在人脐静脉内皮细胞条件培养液中发现，是一种富含半胱氨酸的生长因子，相对分子质量为（$34 \sim 38$）$\times 10^3$，在人肾组织中的含量最高，属于 CNN 家族。正常情况下，CTGF 的表达很低或无表达，但在器官纤维化等病理情况下，TGFβ1 能诱导多种细胞表达 CTGF，如 CTGF 在成纤维细胞内过度表达。Guha 等发现应用 CT-GF 反义寡核苷酸治疗可以减少 DN 大鼠肾脏纤连蛋白、I 型及 IV 型胶原的表达，可见 CTGF 在肾纤维化的发病机制中起重要作用。

研究发现 CTGF 在肾纤维化中作用重要，且生物效应较单一。它不仅能够促进成纤维细胞增殖和 ECM 的合成增加，具有不依赖于 TGF-β1 的促纤维化作用。另外，CTGF 可以被 TGF-β1 诱导表达，且作为 TGF-β1 促纤维活性的下游信号介质，CTGF 还能介导 TGF-β1 诱导的刺激细胞增生和细胞外基质的形成，在 TGF-β1 致纤维化通路中发挥重要的作用。CTGF 和 TGF-β1 在转录水平互相调节。Smad3 的活化是 TGF-β1 诱导合成 CTGF 蛋白所必需的。CTGF 可以与 TGF-β1 直接结合，增强 TGF-β1 与其受体结合的能力，从而活化 TGF-β1 的信号通路，是 TGF-β 诱导 Smad1-细胞外信号调节激酶磷酸化所必需的，但并不是激活 Smad3 所必需的。

CTGF 具有不依赖于 TGF-β1 的促纤维化作用。且 CTGF 只介导了 TGF-β 的负面效应，如 ECM 聚集等；其正面效应由非 CTGF 途径介导。因此阻断 CTGF 即可阻断 TGF-β1 的负面效应，而不影响 TGF-β1 的正面作用。

3）BMP-7 与肾纤维化：骨形态发生蛋白 7（bone morphogenetic protein-7, BMP-7）是 Urist 于 1965 年首先发现从骨基质中提取的一组诱导异位软骨及骨形成的细胞因子之一，也被称为骨调素-1（osteogenic protein-1, OP-1），在肾脏中含量最丰富，具有广泛的生物活性。BMP-7 是肾脏发育中所必需的功能蛋白，BMP-7 缺陷的胚胎中，输尿管的分支、肾间充质的聚集、上皮结构的分化，均受到损伤，导致小鼠肾发育不良，并且在出生后不久即死亡。BMP-7 属于 TGF-β 超家族，是一种分泌型多功能蛋白。最近研究发现，BMP7 与肾脏纤维化关系密切。是一个重要的抑制肾纤维化的细胞因子，具有拮抗 TGF-β 致纤维化作用。BMP7 通过维持上皮细胞表型、抑制肾脏上皮细胞凋亡，促进 ECM 降解，减少多种促炎症因子表达而发挥其纤维化的负调节作用。在 5/6 肾切除模型、遗传性肾病模型、狼疮性肾炎等模型中均发现 BMP7 能明显改善肾脏纤维化，具有保护肾脏作用，BMP-7 活性减低与肾脏纤维化密切相关。Zeisberg 等在 IV 型胶原 α3 链缺失模型和 MRL/MpJlpr/lpr 狼疮小鼠模型中还发现，BMP7 的治疗效果与促纤维化分子如 I 型胶原、纤维连接蛋白、肾成纤维细胞等表达明显降低相关。杜月光等观察发现糖尿病模型大鼠 BMP7mRNA 表达降低，而 TGFβ1mRNA 表达升高；并且随着病变的加重，BMP7mRNA 表达水平呈下降趋势，而 TGFβ1mRNA 表达逐渐升高，且与肾功能分别呈负相关和正相关。肖瑛等观察显示丹芪合剂和依那普利能通过促进内源性 BMP-7 及其受体 ALK-3 的表达，使 FN 的沉积减少，从而对糖尿病大鼠肾脏起保护作用。俞东容等研究发现 UUO 大鼠肾组织 TGF-β1 表达下降、BMP-7 表达上调，防己黄芪汤可下调 UUO 大鼠肾组织 TGF-β1、上调 BMP-7 的表达，从而改善肾间质纤维化。

4）Smads 蛋白：Smads 蛋白是 TGF-β 超家族信号传导中一种独特的信号通道蛋白。在哺乳动物中共发现了 8 种不同的 Smads 蛋白，根据其结构和功能特性分为 3 类：第 1 类受体激活型 Smads（receptor-activted Smads，R-Smads），是 TGF-β 家族受体激酶的直接底物，包括 Smad1、Smad2、Smad3、Smad5，可被 I 型受体特异的丝氨酸激酶磷酸化而活化，然后才能与 Co-SMAD 结合并形成复合物，转移到核内调控转录。其中 Smad1、Smad5、Smad8 主要通过 BMP 受体磷酸化，介导 BMP7 信号传导。Smad2、Smad3 可促进 TGF-β1 的刺激信号由细胞质向细胞核传导，为受体激活型 Smad，介导 TGF-β1 信号传导。第 2 类是共用 Smad 蛋白（common Smads，CO-Smads）。它不能被磷酸化，也不能结合 TGF-β 或 BMP 受体，但它可以稳定 Smads 多聚体复合物的结构，使其具有有效的转录活性。它通过同 R-Smad 结合参与信号转导，Smad4 是哺乳动物中唯一的 Co-Smad，在 BMPs 和 TGF-β 信号通路中共享，它几乎可以和所有活化的激活型 Smad 蛋白结合，形成低聚复合体，促进激活型 Smad 蛋白进入核内与其靶基因结合，参与调节 TGF-β 信号传导。第 3 类 I-Smads（Inhibitory Smads），包括 Smad6 和 Smad7，它通过与配体激活后的 I 型受体发生牢固结合，阻止受体对 R-Smads 的磷酸化，从而阻断 R-Smads 的激活，也就抑制了 TGF-β 信号转导。其中 Smad-7 对 TGF-β1 信号转导起负调节作用，通过与激活型 Smad 竞争性地结合被受体激活的 TGF-β I 型受体，从而阻断信号的转导。Smad6 主要通过与 BMP I 型受体结合而阻断 BMP 信号转导。

5）BMP-7/Smads/TGF-β1 信号通路与肾纤维化：Smads 蛋白是将 TGF-β 超家族成员与其受体结合后产生的信号从细胞质传至细胞核内的重要中介分子，是迄今为止唯一一已被证明的受 TGF-β 受体作用的底物。TGF-β 和 BMP-7 是 TGF-β 超家族的两个关键因子，在慢性肾脏病中发挥重要的但又有不同的作用。两者有着相似的下游 Smad 信号通路，彼此反馈调节，保持其生物活性的平衡。在肾损伤时，这种平衡被显著改变，导致 TGF-β 信号通路中 TGF-β1 的上调和 Smad3 的激活，而 BMP-7 及其下游 Smad1/5/8 的下调，最终导致肾纤维化的产生。BMP-7 作为抗纤维化因子，不仅与 TGF-β1 存在互逆作用，还影响 TGF-β1-Smads 通路的信号转导，可多方面抵消 TGF-β1 的促肾纤维化作用。BMP-7 与其 II 型受体（ActR II，ActR II B 及 BMPR II）结合后再与 I 型受体结合，从而使 I 型受体（ALK-ALK-3 及 ALK-6）发生磷酸化。激活的 BMP I 型受体与磷酸化的 Smad 蛋白结合后，可发挥细胞内第 2 信使的作用。I 型受体磷酸化后，作用于 Smad1 或 Smad5 羧基端末端的 2 个丝氨酸并使之磷酸化，随后 Smad1 或 Smad5 再与 Smad4 结合成复合体，移位到细胞核内，再作用于特定基因的启动子，引起许多生物学效应，如使 Smad6 表达增加等。研究发现在输尿管梗阻再通模型中，BMP-7 的上调介导了其下游的 Smad 相关蛋白 1/5/8 的活化，从而抑制了 TGF-β 的表达，促进了肾脏的修复。TGF-β1 通过 Smad2 和 Smad3 的激活而发挥其生物效应。而 Smad6 和 Smad7 是 TGF-β 信号通路的负反馈调节因子，可通过与 TGF-β 激活的 I 型受体结合，抑制 Smad2 和 Smad3 的磷酸化从而抑制 TGF-β 的效应。TGF-β1 和 BMP-7 通过与受体结合磷酸化激活 Smad 转录因子，TGF-β1 激活 Smad2/3，BMP-7 激活

Smad1/5/8,磷酸化的 Smad 竞争性地结合 Smad4 蛋白从而调节下游靶基因的转录。目前认为,Smad6 主要通过与 BMP I 型受体结合而阻断 BMP 信号转导。Smad7 主要通过与 TGF-β I 型受体结合抑制 TGF-β 信号转导。BMP-7/Smads/TGF-β1 信号转导通路在肾纤维化发生发展中的重要作用。因此,有效切断 TGF-β1 的信号转导,是终止和减轻肾纤维化的关键。也是治疗慢性肾衰的关键。Smad2/3、Smad1/5/8 的磷酸化在这一通路中具有重要的意义,它直接影响了 TGF-β 信号转导。

6) 中药有效单体对 BMP-7/Smads/TGF-β1 信号通路:研究结果显示:模型组大鼠 BMP-7 蛋白与基因的表达较假手术组明显降低,TGF-β1、CTGF 蛋白与基因的表达较假手术组明显升高,这与文献报道相一致。

黄芪甲苷组、丹酚酸 A 组、氯沙坦与模型组比较,慢性肾衰竭大鼠肾组织中 Smad6、Smad7、BMP-7、p-Smad1/5/8 的表达增高($P<0.01$ 或 $P<0.05$),p-Smad2/3、TGF-β1、CTGF 表达降低($P<0.01$ 或 $P<0.05$),实验结果证实黄芪甲苷、丹酚酸 A、氯沙坦可以通过增高慢性肾衰竭大鼠肾组织中 Smad6、Smad7、BMP-7、p-Smad1/5/8 的表达,降低 p-Smad2/3 的表达,影响 BMP-7/Smads/TGF-β1 信号通路,抑制了 TGF-β1 信号向细胞核内转导的通路,抑制细胞外基质增生,起到延缓肾间质纤维化的作用。

齐墩果酸组、大黄酚组 BMP-7、p-Smad1/5/8 的表达与模型组比较无显著差异,但对 Smad7 的表达增高($P<0.01$ 或 $P<0.05$),p-Smad2/3、TGF-β1、CTGF 的表达降低($P<0.01$或$P<0.05$),表明齐墩果酸、大黄酚可以通过增高 Smad7 的表达,抑制 p-Smad2/3、TGF-β1、CTGF 的表达,影响 TGF-β1/Smad 信号通路,抑制了 TGF-β1 信号向细胞核内转导,从而抑制细胞外基质增生,起到延缓肾间质纤维化的作用。其作用并不依赖于 BMP-7/Smad 信号通路。

在前期通过体外中药单体的筛选,初步得出抗纤灵方对肾纤维化起关键作用的药物基础上,本研究从体内研究该方有效单体:黄芪甲苷、丹酚酸 A、大黄酚、齐墩果酸对 5/6 肾切除大鼠的抗纤维化作用及可能机制,明确了中药单体的抗纤维化作用。但是,还有很多工作需要进一步完善:肾纤维化是一个复杂的疾病,多种因素参与疾病的进程,单一中药单体治疗效果有限,如何对中药单体进行不同配伍,来进行抗纤维化研究,力求找出治疗肾纤维化的最佳配伍组合,及最佳配伍剂量如何,配伍后的协同作用如何都是我们下一步需研究的内容。

目前对中药单体的治疗局限在体内和体外实验,尚缺乏临床的实验数据,需进行临床研究以进一步明确中药单体在人体内的作用效果,为中药新药开发提供有力的依据。肾纤维化的机制复杂,目前已知的就包括炎症、免疫应激、血流动力学改变等,中药治疗肾纤维化具有多靶点、多途径的优势,本次对中药单体抗纤维化作用的研究仅着眼于其对 BMP-7/Smads/TGF-β1 信号通路的调节作用,不能全面反映中药单体抗纤维化的作用机制,需在今后的工作中进行序列研究加以完善,为中药抗纤维化治疗提供更有力的科学依据。

总之,中药单体黄芪甲苷、丹酚酸 A 能降低 5/6 肾切除大鼠血肌酐、尿素氮水平,大黄酚可降低血肌酐水平,对肾功能具有明显的保护作用,而齐墩果酸对大鼠肾功能指标无明显改善。中药单体黄芪甲苷、丹酚酸 A、大黄酚、齐墩果酸对 5/6 肾切除大鼠肾组织细胞外基质的沉积成分 Col-Ⅰ、Col-Ⅲ、LN、FN 蛋白及基因的表达具有一定的抑制作用，说明这些中药单体具有减轻肾组织纤维化的作用。黄芪甲苷、丹酚酸 A、氯沙坦可以通过增高慢性肾衰竭大鼠肾组织中 Smad6、Smad7、BMP-7、p-Smad1/5/8 的表达，降低 p-Smad2/3 的表达，通过 BMP-7/Smad/TGF-β1 信号通路，抑制了 TGF-β1 信号向细胞核内转导的通路，抑制细胞外基质增生，起到延缓肾间质纤维化的作用。齐墩果酸、大黄酚可以通过增高 Smad7 的表达，抑制 p-Smad2/3、TGF-β1、CTGF 的表达，通过影响 TGF-β1/Smads 信号通路，抑制了 TGF-β1 信号向细胞核内转导，从而抑制细胞外基质增生，起到延缓肾间质纤维化的作用。其作用并不依赖于 BMP-7/Smad 信号通路。中药单体黄芪甲苷、丹酚酸 A 通过影响 BMP-7/Smads/TGF-β1 信号通路的转导，齐墩果酸、大黄酚通过影响 TGF-β1/Smads 信号通路的转导，进而减轻肾纤维化可能是益气活血中药单体延缓慢性肾衰竭的机制之一。

中药单体的研究是中药由整体到局部的研究，但中医提倡的是整体观念，辨证论治是中医治疗的基础，我们对中药单体疗效的研究，其最终目的仍要回到整体，以期指导现代中医处方配伍，使中药配伍更合理精简、效果更明确。为广大的肾脏病患者服务，为中医现代化研究和评价提供有力的科学依据。

二、健脾清化方

（一）理论研究

1. 中医学对慢性肾脏病、肾纤维化的认识　慢性肾脏病、肾纤维化是在现代医学逐渐发展中被人们认识和命名的，因此在传统医学中并没有严格对应的病名和病症。由于在疾病的发展过程中常出现呼吸溺臭、水液泛溢肌肤、小便不利、恶心呕吐、腰部酸痛、镜下或肉眼血尿等临床症状，故可归为传统医学"溺毒""水肿""肾风""癃闭""关格""腰痛""虚劳""尿血"等病症的范畴，在历代的论述中，以近代何廉臣所描述的症状"溺毒入血……恶心呕吐，呼吸带有溺臭"与慢性肾衰患者表现出的症状最为符合。关于其病因病机，中医学则认为无论由于人体禀赋不足，或由于饮食情志失于调养，或由于感受外邪，抑或由于过度劳累、患病后误治及失治，皆可导致人体出现阴阳气血的虚衰，若脾肾亏虚则土不克水、水无所主，可引起水毒湿浊在体内聚集停滞，阻碍气的升降出入，日久病邪入络，气滞血瘀，最终导致湿、痰、瘀、浊、毒等多种病理因素在体内交错作用，使病情不断恶化，出现代谢产物在人体内潴留，水、电解质、酸碱平衡失调，部分具有内分泌活性的物质生成和灭活异常，全身多系统、多脏器损伤。故本病乃属本虚标实、虚实夹杂之证，病位主要在脾肾，涉及心、肝、肺、胃等脏腑，本虚以脾肾虚衰为主，标实则包括水邪、痰饮、湿热、浊毒内蕴，瘀血阻滞。根据其病机，临床常用治疗方法包括健脾补肾、清热利湿、利水化痰、活血化瘀、解毒泻浊等诸法。

2. 慢性肾脏病、肾纤维化脾虚湿热证产生的机制　在慢性肾脏病、肾纤维化的病机中,脾虚占至关重要的地位,水湿痰饮之邪均为脾肾亏虚不能运化水液的产物,恰如《灵枢·口问》所言"中气不足,溲便为之变"。通过对四位古今医家学术思想的研究,我们发现在脾虚的基础上,人体可以通过多种途径产生湿热之邪:脾虚运化水液失权,水湿内生,阻滞全身气机升降,郁久而化热,湿与热合乃成湿热;湿属阴邪,湿胜则阳气衰微,日久可导致阳损及阴,阴虚则内生虚热,虚热与湿邪搏结则湿热乃成;肾病属阳气不足者常需服用温补之剂,若剂量过大或服用时间过长则容易导致体内邪火妄动,火邪与湿邪相结乃成湿热;肾病患者由于感染和大量蛋白尿等病情,长期使用各类抗生素、激素或雷公藤制剂,此类药物都有助湿化热的弊端;脾虚之人正气不足,抵御外邪的能力减弱,易感受外来湿热之邪,内生之湿邪与外来之湿热相合,亦成湿热之证。另外,湿邪损伤阳气后,阳虚导致水液更加失于温化,则湿阻、气滞不断加重,导致湿热亦不断加重。

3. 脾虚湿热在慢性肾脏病、肾纤维化中的重要地位 多位古今名医重视脾虚湿热机制、实践健脾清化法。通过文献回顾我们看到,李东垣主要从脾虚湿热论述肾脏病机并创立了健脾清化为主的治疗方剂;童少伯认为治疗肾脏病应重视健脾补肾、扶正祛邪,针对脾虚湿热证使用健脾清化为主的温脾汤合黄连温胆汤治疗;何立群重视脾肾虚损在慢性肾病发病中的核心地位,重视湿热两邪在加重慢性肾病中的作用,临床重用健脾补肾、清热化湿,且健脾重于补肾,在此基础上兼顾瘀血、风邪、浊毒等病理因素,参用凉血、活血、祛风、通腑诸法;陈宏生重视脾肺肾三脏,尤重健脾,重视祛湿清热化瘀诸法且善用风药。虽然四位医家对于慢性肾脏病、肾纤维化病机的解读和治疗特色各有偏重,不尽相同,但我们发现他们的共同点都是非常重视脾虚和湿热在慢性肾脏病、肾纤维化发病及进展中的地位,在理论上从不同角度对脾虚湿热病机进行了深刻的阐释,在治疗中都常用、善用或重用益气健脾、清热化湿的药物并取得了显著的疗效。

4. 李东垣治疗慢性肾脏病、肾纤维化学术思想 李东垣乃我国金元时代的著名医家,善于通过调理脾胃以治百病,是中医著名学说"脾胃学说"的创始人,其著作《脾胃论》揭示了脾虚湿热在肾病发病中的重要地位,还创制了有效治疗方剂补脾胃泻阴火升阳汤,具体如下。

(1) 脾胃虚衰乃诸病之源:李东垣认为脾胃在人体生理病理中占有极其重要的地位,所谓"土者生万物",脾胃能"滋养元气",是人体长寿和健康的根本和关键之一,而"脾胃之气既伤,而元气亦不能充,而诸病之所由生也",因此脾胃虚衰乃百病之源头。在发病形式上,脾胃虚衰之人不仅仅表现为脾胃不适,还可表现为肾脏等多种脏腑的证候,治疗都应抓住脾胃虚衰这个关键,即"脾胃不足,不同余脏,无定体故也;其治肝、心、肺、肾,有余不足,或补或泻,唯益脾胃之药为切"。

(2) 脾胃虚衰与湿、热之邪的关系:关于脾胃虚衰和火热之邪的关系,李东垣指出,脾胃的功能为化生元气,而"相火、下焦胞络之火为元气之贼",故而"火与元气不两立,一胜则一负",健康人体通常表现为正气充足,阴火(即心火)潜藏,而当脾胃虚衰之时,则会出现"元气不足,而心火独盛";另外,脾胃虚衰时的一种基本病机变化为脾胃之气不能运化水谷精微,故水液不归正化而出现湿邪内蕴,表现为"怠惰嗜卧……或沉困,或泄泻"。由此可见,湿、热之邪是脾胃虚衰时人体内存在的两种最重要的病邪,脾虚湿热是常见的证候类型。

（3）脾胃虚衰导致慢性肾脏病、肾纤维化发病的机制:中焦脾胃为人体气机升降之枢纽,当脾胃运作正常时,可使阳升阴降,升则上输心肺,降则下归肝肾,从而使得"清阳出上窍,浊阴出下窍",而脾胃虚衰之时,人体不能维持体内正常的气机升降,便会出现"脾胃气虚,则下流于肾,阴火得以乘土位"、"脾胃即为阴火所乘,谷气闭塞而下流,即清气不升,九窍为之不利",即出现精微物质下流并从肾脏漏出,表现为蛋白尿、血尿,而体内毒物、水液亦不能正常排出,表现为下窍不利,于是发为肾病。

（4）补脾胃泻阴火升阳汤:李东垣补脾胃喜用人参、黄芪、炙甘草,《脾胃论》中如补中益气汤等颇多方剂皆以此诸药补益脾胃之气,在此基础上,若"气复不能转运,有热者,微加黄连""有湿……加苍术"。针对脾虚湿热证,李东垣创制补脾胃泻阴火升阳汤,方中人参、黄芪、炙甘草益气健脾兼补益肺气,黄芩、黄连、石膏清热燥湿以泻阴火,苍术燥湿运脾,柴胡、升麻升清助阳,羌活祛风除湿,诸药相合,可使脾胃之气渐盛、热清湿消、升降之机恢复,于是元气得以化生,阴火潜藏,谷气免于下流而下窍可通,诸症皆平,故可用于治疗慢性肾脏病、肾纤维化之脾虚湿热。

5. 海派名医童少伯及其传人治疗慢性肾脏病学术思想　童少伯为孟河医派丁氏内科的主要学术继承人之一,对于中西两种医学的研究皆颇为透彻,善于治疗心、肾、肺、脾、胃多种内科疾病,尤其擅长治疗各种肾病,在慢性肾病的治疗中重视对脾肾的培补,重视辨证运用补剂和泻剂,在对脾虚湿热证的治疗上,则善用温脾汤合黄连温胆汤加减治疗,具体如下。

（1）重视补脾益肾:童少伯认为慢性肾病多表现为水液代谢障碍,其关键脏腑应在于脾肾。肾为水脏,若阳气充足则能蒸化水液,故能助人体排出体内多余的水分,若肾气不足,则水液蒸化失权而发为水肿;脾主运化水液,若脾气虚衰,或脾阳虚弱,土不能制水,则会导致肾水泛滥,亦发为水肿。故脾肾之虚乃慢性肾病之根本,而水湿之邪为慢性肾病之标。在治疗上不能仅仅着眼于水湿,一味使用利湿燥湿之品,应抓住脾肾的虚损,扶正为主,兼顾其标,促使脾肾之气恢复,方能恢复体内水液的正常代谢,达到让肾病痊愈的最终目的。

（2）重视辨证运用补剂和泻剂:从本虚标实的病机出发,童少伯提出治疗慢性肾病应补剂和泻剂相结合治疗,即遵循扶正祛邪的治则,同时还应考虑到慢性肾病病情较为复杂,常常表现为寒热虚实互相错杂,故对于慢性肾病的不同阶段、不同证型,应认真权衡比较,衡量邪正之间的力量对比,再仔细确定其具体治疗法则。若急性期水湿、热毒、风邪等邪实为主时,常以祛邪为先,待邪势渐缓,再予以扶正复原;慢性期表现为邪实正衰时,予以扶正祛邪同用;而邪退正虚之时,则以培补脾肾法扶正为主,用大剂人参、黄芪复其元气。

（3）善用温脾汤合黄连温胆汤加减治疗慢性肾病脾虚湿热证:童少伯认为在肾病慢性期邪实正衰的患者中,脾气虚者为多见,且湿浊之邪常从热化,从而表现为脾虚湿热证。针对此证当扶正和胃、清热化湿降浊,可投以温脾汤合黄连温胆汤加减治之,药用人参、炙甘草、黄芪健运中焦脾胃以扶正,黄连清热燥湿,大黄清热泻浊,茯苓、半夏、健脾燥湿化痰,陈皮、生姜理气和胃止呕,全方补泻同用,扶正不恋邪,祛邪不伤正,若脾气虚甚至阳虚阶段,则酌加干姜、附子等温补之剂温中回阳。

何立群教授作为童少伯治疗肾病学术思想传承人,继承和发扬童少伯治疗慢性肾病经验,注重健脾温肾,重视脾胃湿热对慢性肾脏病的影响,重视凉血药、活血药、祛风药和通腑药的应用,具体如下:

(4) 重视脾肾虚损在慢性肾病发病中的核心地位,健脾重于补肾:笔者认为"脾肾虚损"是慢性肾病发病之关键所在,但如果要深刻理解它的内涵,就一定要深入挖掘传统医学对肾脏功能以及肾脏损伤的认识,立足于中医学中"清""浊"这两个字。在东西方医学体系中,"肾"的概念迥异,传统医学中肾的内涵和外延,主要包括下丘脑-垂体-性腺轴、丘脑-垂体-肾上腺皮质轴和西方医学所述的肾脏的部分功能。而西方医学体系所认识的肾脏,其肾小球基底膜滤过代谢废物并使之向下排出,而对人体有用的物质却保留在体内,这个功能应当属于中医脾"升清降浊"的功能;其肾小管重吸收对人体有用的物质,则与脾肾两气的"固摄"功能相互吻合。在慢性肾病早期,患者临床表现为蛋白尿、血尿,乃气血精微与人体内的废物一并经膀胱水道泄出,这就是所谓的"清气不升""气虚不能固摄",为脾肾功能失常;而慢性肾病后期,体内废物排出减少或完全不能通过膀胱水道排出,这就是所谓的"浊气不降",乃脾的"降浊"功能失权的表现。故脾肾之气是肾脏生理病理的关键,其虚损必将导致肾脏的疾患。

基于中医脾在升清降浊和固摄中都起到非常重要的作用,而肾气仅仅具有固摄的作用,笔者认为在健脾补肾之时,应以黄芪、党参、白术益气健脾为主,辅以续断、杜仲、牛膝补肾,故党参、黄芪常用至 30～45g,而补肾气药物则多以 15g 为主。为了增强气的固摄作用,可以临证酌加芡实、益智仁、覆盆子等收涩之药物,以配合减轻蛋白尿、血尿。

(5) 重视湿热二邪在加重慢性肾病中的作用:在导致慢性肾病加重的众多因素中,笔者认为"湿热二邪伤脾"极为重要。对于脾而言,火与元气不两立,火热之邪最容易导致脾气的严重虚耗,而脾本身性喜燥恶湿,湿邪一盛则脾胃运化不健,中气自然削弱,因此湿、热二邪是脾气受损的关键因素,故而亦成为影响慢性肾病进展的关键因素。在临床中,湿热证在慢性肾病患者中普遍存在,且贯穿始终,湿热常通过以下几种途径形成:脾虚不能运化水湿,湿邪蕴久,阻滞气机,郁而化热;外感湿热毒邪;过服温补之剂,邪火妄动;湿盛阳微,阳损及阴,阴虚内热;激素、抗生素助湿化热。在正虚及湿、热的基础上,日久可渐次形成血瘀、浊毒内壅,若兼挟风邪则风火相煽,导致病情急剧发展。

针对热邪,笔者根据上焦肺热、心火,中焦湿热及下焦阴虚火旺之不同,治疗上亦有上中下之分别:上焦肺热,投以金银花、连翘等疏风清热之品,阴虚时可参以麦冬、沙参滋养肺阴;心火偏旺者,予淡竹叶、莲子芯清心除烦;中焦湿热偏盛者,黄连、黄芩、虎杖在必用之列;下焦阴虚火旺者,则加用女贞子、旱莲草滋肾阴清浮火。针对湿邪,常渗、利、燥数法同用,以茯苓、米仁根健脾淡渗利湿,车前子、白茅根、冬葵子利尿通淋,苍术、草果燥湿运脾,配伍用之,其效益彰。

6. 流行病学提示脾虚湿热在慢性肾脏病、肾纤维化普遍存在　慢性肾病属本虚标实之症,故目前慢性肾病的中医分型包括本虚的分型、邪实的分型两个方面,正虚之中通常包括脾肾亏虚(气虚、阳虚、阴虚)、肝肾阴虚、阴阳两虚数种,邪实的中医证候分型则分为湿邪(湿热、水湿、湿浊)、痰邪、瘀血、风邪。在临床实践中我们发现慢性肾衰患者大多表现为口中粘腻、口干口苦口臭、恶心呕吐、脘腹闷胀、纳差、舌苔黄腻等脾虚湿热症状,且此类症状与肾功能减退程度平行;刘旭生等对 840 慢性肾衰患者进行中医证型分布特征的临床研究,结果显示其中脾肾亏虚者占 79.52%,挟痰湿者占 61.3%;余江毅等研究 251 例慢性肾病患者,结果发现其中脾肾亏虚者占 74.50%,湿热证患者则占 69.72%;而孙伟等人在研究 152 例慢性肾病患者时则发现,肾病综合征合并湿热证的比例高达 85.3%。在氮质血症期为 72.2%,尿毒症期占 84.4%。而贾秀琴等在对269 篇中药抗肾纤维化报道进行用药规律研究时,发现中药的使用频率由高到低依次为补益药、活血化瘀药、清热药和利水渗湿药,反映出益气健脾、清热化湿药物在慢性肾纤维化的治疗中属于最为常用药物,亦从一个侧面证明了脾虚湿热在慢性肾脏病、肾纤维化中广泛存在。以上研究皆表明,脾虚挟湿是慢性肾脏病临床最为常见的病理状态,从健脾清热化湿的角度组方并研究其抗慢性肾纤维化的作用具有重要的临床价值。

(二) 组方原则

1. 健脾清化方的立方依据　首先,根据以上关于慢性肾脏病、肾纤维化脾虚湿热证产生的机制的探讨及李东垣"火与元气不两立,一胜则一负,脾胃气虚则下流于肾,阴火得以乘土位"的论述,可以归纳出由于脾胃"中气式微"引起"阴火乘土、正虚与湿热浊毒胶着对垒、三焦壅塞"而导致慢性肾脏病、肾纤维化的脾虚湿热机制,同时流行病学显示脾虚湿热在慢性肾脏病、肾纤维化病程中长期普遍存在,故应选用益气健脾及清热化湿的药物,从"脾"论治肾纤维化;其次,慢性肾脏病、肾纤维化病位在脾肾两脏,且肾虚亦是其常见病机之一,但是肾如"薪火"、脾如"鼎釜",先天之本需要后天滋养方能生化无穷,同时,由于肾病患者中焦不利,故益肾气则易壅滞气机,养肾阴则滋腻碍胃,常常虚不受补,而调理脾胃则避开了这一弊端,使脾气健旺得以散精,来实现对肾的濡养支援,故治疗肾病应取道中焦以济下焦,看似不补肾而实为补肾;第三,中焦为气机枢纽,司一身之升降开合,可升清降浊,慢性肾脏病、肾纤维化患者常表现为蛋白精微不摄而水浊潴留,恰与中焦气机乖戾、升清降浊功能失常完全契合,《素问·六微旨大论》有云"出入废则神机化灭,升降息则气立孤危",故正如名医刘渡舟所指出的"要给肾脏松绑,开其郁,利其气,恢复其升降出入的能动作用","松绑"的关键就是恢复中焦气化枢纽的正常运行,故应斡旋中土气机,健脾以升清,清热化湿以降浊,重新建立人体升降秩序,使下焦肾的活动开合有度,逐渐走向正轨。基于以上三点,我们着眼中焦脾胃,拟定益气健脾、清热化湿的治疗原则来治疗慢性肾脏病、肾纤维化。

在选方用药上,由于李东垣的补脾胃泻阴火升阳汤即是为脾虚湿热而设,故笔者在补脾胃泻阴火升阳汤基础上进行加减化裁而创立以益气健脾、清热化湿为主要治疗原则的健脾清化方。我们通过对古今四位医家遣方择药的分析研究,发现其用药习惯颇为相似,益气健脾药皆首推黄芪、党参,而清热药多选用黄连,燥湿药多选用苍术,恰与健脾清化方选用黄芪、党参、黄连、苍术四味不谋而合,这表明健脾清化方的方药构成其实体现着多位名医的临床心得。

2. 健脾清化方组方分析　健脾清化方由补脾胃泻阴火升阳汤去升麻、柴胡、石膏、黄芩、甘草、羌活等诸药,人参改为党参,加草果、制大黄而成,方中共有六味中药:生黄芪、党参、制大黄、黄连、苍术和草果。

黄芪味甘性微温,具有益气健脾、补肺固表止汗、养阴生津、通脉行滞、行水消肿、升阳托毒、排脓生肌之功,《本草汇言》言其能"补肺健脾,卫实敛汗,驱风运毒",《本草逢原》则称之"能补五脏诸虚,治脉弦自汗,泻阴火,去肺热,无汗则发,有汗则止",正因为黄芪可补益全身之气,治五脏虚损,故清医黄宫绣称赞黄芪为"补气诸药之最"。党参味甘性平,可补气健脾益肺,生津养血,《本草从新》称其能"补中益气,和脾胃除烦渴",《本草正义》则赞其"力能补脾养胃……其尤可贵者,则健脾运而不燥,滋胃阴而不湿,润肺而不犯寒凉,养血而不偏滋腻,鼓舞清阳,振动中气,而无刚燥之弊"。大黄味苦性寒,功具清热通腑、活血化瘀、凉血解毒、利湿退黄、通经,《神农本草经》载其能"主下瘀血、血闭、寒热,破癥瘕积聚,留饮宿食,荡涤肠胃,推陈致新,通利水谷,调中化食,安和五脏"。黄连味苦性寒,具有清热泻火、解毒化湿之功,《药类法象》言其"泻心火,除脾胃中湿热,治烦躁恶心,郁热在中焦,兀兀欲吐。治心下痞满必用药也",《本草发挥》则云:"苦入心,寒除热。大黄、黄连之苦,以导泻心下之虚热"。苍术味辛苦性温,能发表散寒,燥湿运脾,祛风明目,《本草从新》称其"燥胃强脾,发汗除湿,能升发胃中阳气,止吐泻,逐痰水"。草果味辛,性温,有温中燥湿、截疟化痰之功,《本经逢原》言其能"除寒,燥湿,开郁,化食,利膈上痰",《本草正义》则称赞草果"善除寒湿而温燥中宫,故为脾胃寒湿主药"。

在健脾清化方中,生黄芪、党参味甘性温以益气培土、扶正治本,脾气健旺则水湿可化,生黄芪、党参还可兼益肺气、固表止汗,防止外邪侵袭人体,且黄芪能行水消肿;黄连、大黄味苦性寒以直折阴火、清热燥湿,草果仁、苍术味辛性温燥以搜荡湿浊、燥湿运脾,制大黄尚可通腑泻浊、活血化瘀,六药合用,共奏益气健脾、清热化湿之功效。全方补中有泻,泻火燥湿而不伤正,益气扶正而不助邪,能使正气渐旺,湿热消退,适用于慢性肾脏病、肾纤维化脾虚湿热证患者。

健脾清化方由党参、黄芪、草果仁、苍术、黄连、大黄组成,是由李东垣《脾胃论》中的补脾胃泻阴火升阳汤化裁而成。认为慢性肾衰患者大多具有"湿热内生"的病机特点和临床表现,故用人参易党参,协同黄芪、苍术健脾益气;黄芩易大黄,和黄连泻阴火,清热化湿;佐以草果仁燥湿,共奏健脾益气、清热利湿的功效。方中以党参、黄芪健脾益气,大黄清热利湿、活血泻浊,黄连、苍术、草果仁清热燥湿。补虚不恋邪,燥湿不伤正。临床研究显示健脾清化方能改善患者的蛋白尿、肾功能、血脂水平,降低患者超敏 C 反应蛋白水平和炎症因子白细胞介素-17 和干扰素-γ 水平,具有抗炎,提高细胞免疫功能,从而改善肾功能的作用。在对 Platt 模型大鼠和多柔比星所致 FSGS 模型大鼠的实验研究发现,健脾清化方可明显改善大鼠蛋白尿、血脂异常和肾功能,降低肾小管间质 FN mRNA、ColⅣ mRNA、Col-Ⅲ mRNA 表达水平,从而抑制 ECM 的合成及 TGF-β1 mRNA及 CTGFmRNA 表达,抑制肾纤维化进程;健脾清化方可升高肾组织超氧化物歧化酶活性,降低肾组织丙二醛、游离脂肪酸含量,降低 ATⅡ 及 NADPH 氧化酶的表达,从而改善慢性肾衰竭大鼠的氧化应激反应,延缓肾纤维化进程。能降低模型鼠脾淋巴细胞 CD4+/CD8+比值,抑制 T 淋巴细胞的激活,降低肾组织 TNF-α、IL-6、IL-10 水平,降低 MCP-1、ICAM-1 的表达,从而抑制细胞通路中的 NF-κB 和 MAPK 炎症通路,改善大鼠的炎症损伤,延缓肾纤维化。体外研究显示,健脾清化方中药单体可以抑制活化的肾成纤维细胞株和系膜细胞株的增殖以及 TGF-β 的分泌,有效防治肾纤维化。其中黄芪甲苷对活化的两种细胞株抑制效果最好,其次是大黄酚和大黄素,再次是黄芪皂苷Ⅰ、党参炔苷。抑制活化的两种细胞株 TGF-β 的分泌效果最好的是黄芪甲苷和黄芪皂苷Ⅰ,其次是党参炔苷、盐酸小檗碱、大黄酚和黄芪皂苷Ⅱ,再次是大黄酸、四氢小檗碱和大黄素。

湿热、血瘀是贯穿慢性肾衰疾病始终的重要病理产物,而脾肾气虚是 CRF 发生的重要因素。因此在清热利湿、活血化瘀治疗的同时,健脾补气益肾当成重要治法,如果单用补养之法,可谓补不敷失,欲塞流,须澄源,运用活血清热之法能达通因通用之功,以达"祛菀陈莝",实现虚实并治;如果单用活血清热法,有可能祛邪太过而伤正,所以应该在活血基础上结合补养,以达到健脾补气益肾、活血清热利湿的作用,切中慢性肾衰的关键病机,体现了中医学"辨证论治""审因论治"的精髓。

(三) 临床研究

中医对于慢性肾脏病的治疗有着丰富的经验。笔者总结大量文献资料并经过长期临床实践,提出慢性肾脏病患者早中期阶段部分患者表现为"脾虚湿热证",重视脾虚、湿热在慢性肾脏病发病中的作用,提出健脾清化法,并以经验方健脾清化方治疗早中期慢性肾脏病者。观察健脾清化方对早中期慢性肾脏病的治疗效果,以期提高慢性肾脏病的疗效,丰富中医治疗慢性肾衰竭的内容和方法。

1. 研究方法

(1) 病例选择:选择近年来于上海中医药大学附属曙光医院肾病科门诊和病房就诊的原发性慢性肾小球疾病(CKD3 期)患者108 例。将患者按随机分为替米沙坦(欧美宁)加健脾清化方模拟剂组、健脾清化方加替米沙坦(欧美宁)模拟剂组、替米沙坦(欧美宁)加中药组各36 例。3 组患者于入组时在人口学资料、血肌酐、血尿素氮、肾小球滤过率、24 小时尿蛋白定量等方面的比较无明显差异性,$P>0.05$,两组资料具有可比性。

(2) 诊断标准

1) 西医诊断标准:根据美国肾脏病学会(2002)慢性肾脏病临床实践指南规定。

慢性肾脏病(CKD)诊断标准:肾损害 ≥3 个月,有或无 GFR 降低。肾损害系指肾脏的结构或功能异常,表现为下列之一:肾脏病理形态学异常;或具备肾损害的指标,包括血、尿成分异常或肾脏影像学检查异常。GFR<60ml/（min·1.73m²）≥3 个月，有或无肾损害表现。

2）慢性肾脏病分期标准：根据美国肾脏病学会（2002）慢性肾脏病临床实践指南规定。

慢性肾脏病（CKD）临床分期标准：

1 期：肾损伤指标（+）、GFR 正常或增加、GFR≥90 ml/min。

2 期：肾损伤指标（+）、GFR 轻度下降、GFR 60～89.9 ml/min。

3 期：GFR 中度下降、GFR 30～59.9 ml/min。

4 期：GFR 严重下降、GFR 15～29.9 ml/min。

5 期：肾衰竭、GFR<15 ml/min（或透析）。

3）慢性肾脏病（CKD）蛋白尿诊断标准：24h 尿蛋白定量>0.15g。

4）中医辨证分型标准：参照《中药新药临床研究指导原则（试行）》制定。

气虚证

主症：倦怠乏力（必备），气短懒言，食少纳呆。

次症：大便不实。

舌脉象：舌质淡边有齿痕，脉沉。

湿热证

主症：恶心呕吐，身重困倦，口干口苦。

次症：脘腹胀满、口中黏腻。

舌脉象：舌苔黄腻（必备），脉濡数。

5）纳入标准：年龄 18～70 周岁。

诊断为原发性慢性肾小球疾病，慢性肾脏病 3 期。

24h 尿蛋白定量在 0.5～2.0g。

导入期：2 周，从导入期起始及导入期末，患者 GFR：30～59ml/（min·1.73m²）、24h 尿蛋白定量为 0.5～2.0g、Bp≤130/80mmHg。

血管紧张素转换酶抑制剂（ACEI）或血管紧张素 Ⅱ 受体拮抗剂（ARB）治疗者已经接受 2 周洗脱期，或入组前未使用 ACEI 及 ARB。

感染、高血压、酸中毒、电解质紊乱等加重因素得到有效的控制且病情稳定的非透析患者，血压在 130～90/80～60mmHg、血钾在正常范围内。

中医辨证符合脾虚湿热型患者。

签署知情同意书，自愿接受药物治疗者。

6）排除标准：不符合纳入标准者。

继发性慢性肾脏病包括糖尿病肾病、高血压肾病、系统性红斑狼疮和药物性肾损害等。

合并有心、脑、肝及造血系统等严重原发性疾病者。

急性肾功能衰竭或者急性肾损伤患者。

肾移植术后、精神病史患者。

妊娠及哺乳期妇女。

已知对所用药物有过敏反应的患者。

正参加其他药物临床试验者、3 个月内参加过其他临床试验者或者用过西药糖皮质激素、细胞毒性药物、免疫抑制剂、雷公藤制剂。

如果用过血管紧张素转换酶抑制剂,需要洗脱 2 周后才可入选。

血压≤90/60mmHg。

7) 剔除病例标准:不符合纳入标准者。

入组后无任何可利用数据者。

入组后不接受任何治疗。

患者依从性差。

无法判断疗效,资料不全等影响疗效以及安全性判断者。

(3) 治疗方法

1) 基础治疗:主要包括饮食营养、控制血压、血脂等。

饮食营养:患者蛋白质摄入量为每日 0.8 ~ 1.0g/kg,高生物价蛋白>50%。在低蛋白质饮食的同时,热量的摄入应该维持每日 30 ~ 35kcal/kg(1kcal = 4.186kJ)。聘请专门的营养师,根据每个入组患者具体的体重、身高、及肾功能情况进行个体化指导,做出参考配餐。

控制血压:对血压增高者,参照 JNC Ⅶ 和 K/DOQI 推荐标准、根据尿蛋白定量,将血压控制在 130/80mmHg。降压首先应用 CCB 类制剂,如不能将血压控制在靶目标者,则可加用中枢或受体拮抗剂等降压药物,除方案许可外不再增加其他 ARB/ACEI 类药物。

控制血脂:对血脂增高者,参照 1997 年我国血脂防治建议和美国 2001 年 5 月公布的国家胆固醇教育计划第三次报告(NCEP ATPⅢ)标准,使总胆固醇<5.72mmol/L(<220mg/dl),LDL 胆固醇<3.642mmol/L(<140mg/dl),三酰甘油<2.26mmol/L(<220mg/dl)。调脂药物可用阿托伐他汀钙片每日 10mg。

2) 用药方法:分为三组。替米沙坦(欧美宁)加中药模拟剂;中药加替米沙坦(欧美宁)模拟剂;替米沙坦(欧美宁)加中药。具体药物情况如下。

健脾清化方:由党参 15g、生黄芪 15g、草果仁 6g、苍术 10g、黄连 3g、制大黄 9g 组成,制成免煎颗粒剂,每日 1 袋,分 2 次口服。

健脾清化方模拟剂:予健脾清化方颗粒剂外观一致的安慰剂,每日 1 袋,分 2 次口服。

替米沙坦(欧美宁):替米沙坦每日 80mg,口服。

替米沙坦(欧美宁)模拟剂:予替米沙坦(欧美宁)外观一致的安慰剂,每日 1 次,每次 1 粒,口服。

方案中的健脾清化方中药颗粒剂、健脾清化方模拟剂均由江苏省江阴天江药业有限公司生产。替米沙坦(欧美宁)及替米沙坦(欧美宁)模拟剂由宜昌长江药业有限公司生产。

3）治疗过程：患者经导入期筛查，入组期确定入组，予治疗后每4周随访1次，共6次，以24周为1个疗程。每次随访包括患者体格检查、中医证候学观察指标、实验室检查，并在入组期及最后一次随访时进行安全性观察。观察时间窗为观察时点±7日。每2次随访作一次疗效评定分析，包括中医证候疗效判定以及西医疗效判定。

（4）观察指标

1）疗效性指标：主要指标：24h尿蛋白定量。次要指标：中医症状（量化积分）、血肌酐（Scr）、血尿素氮（Bun）、血白蛋白（Alb）、肾小球滤过率（eGFR）。

2）安全性指标：血常规、尿常规、大便常规。肝功能。心电图。

3）营养性指标：血前白蛋白、转铁蛋白、血胆固醇、三酰甘油、低密度脂蛋白、极低密度脂蛋白。

4）免疫炎症指标：CD4+T细胞、超敏C反应蛋白（HCRP）、尿TGF-β。

5）可能出现的不良事件及不良事件发生率。

（5）108例慢性肾脏病肾穿刺率及肾穿刺患者在各组的分布：108例慢性肾脏病（CKD3期）患者中，其中施行肾穿刺患者为45例，肾穿率为41.7%。45例肾穿刺患者中，IgA肾病为32例，局灶节段性病变为8例，系膜增生性为4例，弥漫增生病变为1例。具体分组如下：替米沙坦加中药模拟剂组：肾穿患者17例，具体为IgA肾病9例，系膜增生性3例，弥漫增生病变1例，局灶节段性病变4例；中药加替米沙坦模拟剂组：肾穿患者15例，具体为IgA肾病14例，局灶节段性病变1例；替米沙坦加中药组：肾穿患者13例，具体为IgA肾病9例，系膜增生性1例，局灶节段性病变3例。

（6）统计方法：采用SPSS19.0统计软件进行数据分析。疗效分析涉及两组人群：全数据分析（full analysis sets，FAS）人群和符合方案受试者（per-protocol subjects analysis，PPS）人群。而安全性分析集（safety set，SS）用于安全性评价分析。由于退出脱落造成的数据缺失值，在分析中采用最近一次观测值结转法处理。①计量资料：符合正态分布且方差齐的采用均数±标准差（$\bar{x}\pm S$）进行统计描述，组间比较采用重复测量资料方差分析检验；不符合正态分布的采用中位数，最小值与最大值进行统计描述，组间比较采用广义估计方程检验。相同时间点组间比较采用多变量方差分析。②计数资料：采用频数、构成比等进行描述，对于分析指标无序的采用卡方检验；分析指标为单向有序的等级资料，组间比较采用Kruskal-Wallis H检验。③重复测量的等级资料：采用广义估计方程进行分析。所有的统计检验均采用双侧检验，$P \leq 0.05$认为差异有统计学意义。

2.研究结果

（1）中医证候疗效分析。各次访视中医证候得分比较：三组患者脾气虚证总得分重复度量方差分析，经重复测量资料广义估计方程分析得到：①三组患者脾气虚证治疗前后比较均有统计学意义：替米沙坦加中药模拟剂组，$F = 186.44$，$P < 0.001$；中药加替米沙坦模拟剂组，$F = 62.05$，$P < 0.001$；替米沙坦加中药组，$F = 106.40$，$P < 0.001$；说明随着治疗时间的延长，三组患者脾气虚证总得分均数都降低。②所有患者脾气虚证总得分治疗前后比较有统计学意义，$F = 250.80$，$P < 0.001$，说明随着治疗时间的延长，脾气

虚证总得分均数呈下降趋势。治疗时间与组别之间不存在交互作用（$F=0.566$，$P=0.758$），随着治疗时间的延长，三组患者脾气虚证总得分下降趋势相近。③相同时间点的组间比较结果：基线0、访视1、访视2、访视4和访视6组间脾气虚证得分比较无统计学意义，还不可以认为脾气虚证总得分不同。访视3和访视5，组间脾气虚证得分比较有统计学意义，访视3（$F=4.21$，$P=0.018$），访视5（$F=6.66$，$P=0.013$），得分比较：替米沙坦加中药组<替米沙坦加中药模拟剂组<中药加替米沙坦模拟剂组。

三组患者湿热内蕴证总得分重复度量方差分析：经重复测量资料广义估计方程分析得到：①三组患者湿热内蕴证治疗前后比较均有统计学意义：替米沙坦加中药模拟剂组，$F=100.85$，$P<0.001$；中药加替米沙坦模拟剂组，$F=63.47$，$P<0.001$；替米沙坦加中药组，$F=100.22$，$P<0.001$；说明随着治疗时间的延长，三组患者湿热内蕴证总得分均数都降低。②所有患者湿热内蕴证总得分治疗前后比较有统计学意义，$F=254.94$，$P<0.001$，说明随着治疗时间的延长，湿热内蕴证得分均数呈下降趋势。治疗时间与组别之间不存在交互作用（$F=0.040$，$P=0.835$），随着治疗时间的延长，三组湿热内蕴证总得分下降趋势相近。③相同时间点的组间比较结果：各访视点组间湿热内蕴证得分比较无统计学意义（$P>0.05$）。

三组患者中医证候疗效的比较：经 Kruskal-Wallis H 检验：①访视2：$\chi^2=4.596$，$P=0.100$，可认为三组患者中医证候疗效无差异。②访视4：$\chi^2=6.889$，$P=0.032$，可认为三组间中医证候疗效有差异，总有效率：中药加替米沙坦模拟剂组<替米沙坦加中药模拟剂组<替米沙坦加中药组。③访视6：$\chi^2=3.229$，$P=0.199$，可认为三组间中医证候疗效无差异。

经重复测量资料广义估计方程分析得到：①替米沙坦加中药组与替米沙坦加中药模拟剂组相比较，中医证候疗效有显著差异（Wald $\chi^2=8.355$，$P=0.004$），中药加替米沙坦模拟剂组与替米沙坦加中药模拟剂组之间的中医证候疗效无显著差异（Wald $\chi^2=1.409$，$P=0.235$）。②与访视2比较，访视4、访视6的 Wald $\chi^2=43.970$ 和 92.336，P均小于0.001，说明治疗不同时间的中医证候疗效不同。参数估计 OR 和95%的可信区间：访视6为145.039（52.562，400.615）；访视4为16.676（7.257，38.321），说明随着治疗时间的延长，中医证候疗效有着好转的趋势。

（2）三组各访视点24h尿蛋白定量重复度量方差分析。经重复度量方差分析得到：①替米沙坦加中药模拟剂组24h尿蛋白定量治疗前后比较有统计学意义，$F=3.798$，$P=0.005$，说明随着治疗时间的延长，24h尿蛋白定量均数有降低。中药加替米沙坦模拟剂组、替米沙坦加中药组24h尿蛋白定量治疗前后无统计学意义，$F=1.461$，$P=0.219$ 和 $F=0.287$，$P=0.851$，但还不能认为24h尿蛋白定量治疗前后不同。②所有患者24h尿蛋白定量治疗前后比较无统计学意义，$F=0.208$，$P=0.937$，说明随着疗程的延长，24h蛋白定量均数呈平稳趋势。治疗时间与组别存在交互作用（$F=2.423$，$P=0.015$）。替米沙坦加中药模拟剂组从基线0至访视2保持相对平稳的状态，于访视3至访视4经历快速下降的过程，从访视4至访视6时基本呈均匀下降；中药加替米沙坦模拟剂组在基线0至访视3的24h尿蛋白定量呈上升趋势，访视3至访视4的24h

尿蛋白定量呈下降趋势,视 4 至访视 6 的 24h 尿蛋白定量又呈上升趋势;替米沙坦加中药组整个疗程中 24h 尿蛋白定量呈下降趋势。③相同时间点的组间比较结果:导入期至访视 5 各组患者 24h 尿蛋白定量比较无统计学意义($P>0.05$),访视 6($F=3.523,P=0.033$),替米沙坦加中药模拟剂组降低 24h 尿蛋白定量的疗效优于替米沙坦加中药组和中药加替米沙坦模拟剂组。

（3） 肾功能血肌酐(Scr)比较:经 Kruskal-Wallis H 检验:①导入期:$\chi^2=1.019,P=0.601$,无统计学意义,可认为三组患者初始血肌酐水平情况均衡。②基线 0:均高于正常,无统计学意义,可认为三组患者初始血肌酐水平情况均衡。③访视 1:$\chi^2=5.452,P=0.065$,可认为三组血肌酐水平无差异。④访视 2:$\chi^2=2.936,P=0.230$,可认为三组血肌酐水平无差异。⑤访视 3:$\chi^2=1.059,P=0.589$,可认为三组血肌酐水平无差异。⑥访视 4:$\chi^2=0.000,P=1.000$,可认为三组血肌酐水平无差异。⑦访视 5:$\chi^2=3.510,P=0.173$,可认为三组血肌酐水平无差异。⑧访视 6:$\chi^2=0.270,P=0.874$,可认为三组血肌酐水平无差异。

（4） 三组尿素氮重复度量方差分析比较:经重复度量方差分析得到:①替米沙坦加中药模拟剂组、中药加替米沙坦模拟剂组、替米沙坦加中药组尿素氮治疗前后无统计学意义,$F=0.189,P=0.935$,$F=0.472,P=0.742$ 和 $F=1.216,P=0.306$,但还不能认为尿素氮治疗前后不同。②所有患者尿素氮治疗前后比较无统计学意义,$F=0.690,P=0.612$,说明随着疗程的延长,尿素氮均数呈平稳趋势。治疗时间与组别不存在交互作用($F=0.462,P=0.896$)。三组在整个疗程中的尿素氮基本保持相同。③相同时间点的组间比较结果:三组组间在各访视点无差异,P 值均大于 0.05,不存在统计学意义。

（5） 三组肾小球滤过率(eGFR)重复度量方差分析比较:经重复度量方差分析得到:①中药加替米沙坦模拟剂组肾小球滤过率(eGFR)治疗前后比较有统计学意义,$F=4.175,P=0.006$,说明随着治疗时间的延长,肾小球滤过率(eGFR)均数升高;替米沙坦加中药组肾小球滤过率(eGFR)治疗前后比较有统计学意义,$F=3.338,P=0.024$,说明随着治疗时间的延长,肾小球滤过率(eGFR)均数升高;替米沙坦加中药模拟剂组肾小球滤过率(eGFR)治疗前后有统计学意义,$F=0.814,P=0.475$,但还不能认为肾小球滤过率(eGFR)治疗前后不同。②所有患者肾小球滤过率(eGFR)治疗前后比较有统计学意义,$F=5.070,P<0.001$,说明随着疗程的延长,肾小球滤过率(eGFR)呈上升趋势。治疗时间与组别不存在交互作用($F=0.396,P=0.674$)。三组整个疗程中肾小球滤过率(eGFR)均保持上升趋势。③相同时间点的组间比较结果:三组组间在各访视点无差异,P 值均大于 0.05,不存在统计学意义。④正常成人的肾小球滤过率(eGFR)为 125ml/min,三组患者的肾小球滤过率(eGFR)都低于正常人。

3. 讨论与分析　慢性肾脏病是常见的临床疾病,可因多种因素(感染、高血压、高血糖、高血脂、电解质紊乱、血容量不足等)可加速疾病的进展、恶化,最终进入肾衰竭终末期(ESRD)。中国约有 1.2 亿的慢性肾脏病患者,治疗慢性肾脏病所投入的精力及财力,不仅是对家庭同样是对社会的一种沉重负担。

（1）蛋白尿与慢性肾脏病：蛋白尿是多种肾脏疾病的共同临床表现，反之，长期的蛋白尿同样会加重肾脏负担，导致肾小球硬化以及肾小管间质损伤，引起肾间质纤维化——慢性肾脏疾病进展到 ESRD 的共同病变过程。1995 年 MDRD 临床试验首次确定了蛋白尿是非糖尿病性慢性肾脏病进展的一个独立危险因素。之后经一系列的临床研究证实，血管紧张素转化酶抑制剂类（ACEI）、血管紧张素 II 受体拮抗剂类（ARB）药物能显著减少蛋白尿，并延缓进入 ESRD。现代研究认为蛋白尿加重慢性肾脏病的机制主要为：①蛋白尿直接作用于肾小管细胞：蛋白尿被近端肾小管上皮细胞摄入后，产生活性氧分子，从而通过蛋白激酶 C 途径激活 NF-κB，被激活的 NF-κB 作为转录因子调节细胞多种基因表达水平（如转化生长因子-β1、白细胞介素-8 等），炎症细胞因子招募、活化淋巴细胞和巨噬细胞，使其分泌更多炎症因子和生长因子，生长因子刺激肌成纤维细胞聚集、增殖和活化，促进细胞外基质合成，从而导致肾间质纤维化。在转化生长因子 β1 作用下，肾小管细胞发生上皮-间质转化，细胞丢失 E 钙黏蛋白分子而开始合成激动蛋白 α，向肌成纤维细胞分化，合成和分泌大量细胞外基质，进而加速肾间质纤维化。②蛋白尿激活补体加速肾小管间质纤维化：在蛋白尿性肾病的患者和小鼠的肾小管上皮刷状缘有异常 C3 和 C5b-9 的沉积，提示补体激活过程和蛋白尿相关。在肾小管，补体通过替代激活途径被激活，C3 的裂解作为始动因素，经替代激活途径，最终形成 MAC（C5b-9 复合体），同时产生过敏毒素 C3a 和 C5a，补体激活的产物可加速肾小管间质纤维化。③蛋白尿诱导肾小管上皮细胞凋亡：体外研究发现白蛋白可诱导近端小管细胞凋亡，凋亡程度与白蛋白剂量和诱导时间相关。上皮细胞凋亡的发生与 Fas-Fas 相关的死亡结构域蛋白（FADD）-caspase 8（FADD 样的白细胞介素-1β 转换酶）通路的激活有关。过氧化物酶增殖物激活受体（PPAR）在含脂肪酸的白蛋白诱发人近端小管细胞凋亡的过程中起一定作用。临床研究如何降低蛋白尿，控制引起肾衰竭危险因素，减轻（改善）肾间质纤维化，延缓慢性肾脏病患者进入 ESRD 是治疗慢性肾脏病的重要诊疗思路。

（2）中医与慢性肾脏病：中医并没有特定指代慢性肾脏病这种疾病的名称，而是根据患者临床的症状表现：浮肿、少尿、无尿、恶心、呕吐等，分为"水肿""癃闭""关格""呃逆"等。古代中医认为本病多因先天不足、后天失养、感受外邪、湿热内盛、水瘀交阻所致，《素问·水热穴论》云"勇而劳甚，则肾汗出，肾汗出逢于风，内不得入于藏府，外不得越于皮肤，客于玄府，行于皮里，传为胕肿，本之于肾，名曰风水"，此之谓水肿之因。对病机的认识则认为与脾、肾二脏最为相关，肾居下焦，为先天之本，水火之脏，主藏精，寓有真阴真阳，肾失封藏，导致肾中精气流失，以致肾亏；主水液，赖肾气蒸腾气化作用起到水液代谢功能。脾居中土，为后天之本，气血生化之源，主运化，主统血，《素问·至真要大论篇》言："诸湿肿满，皆属于脾。"古代中医对疾病的认识与现代研究常有不谋而合之处，如中医言肾之精微，可包含蛋白尿；慢性肾脏病所引起的贫血则与脾虚密切相关；氮质血症消化道症状，恶心、呕吐与脾胃虚弱，浊邪犯胃以致脾胃升清降浊失司相关。对疾病的治疗多以益气扶正，活血化瘀，健脾益肾，攻逐浊毒等。慢性肾衰病的一份流行病血调查发现血瘀证占 67.51%。同时，在临床诊疗过程中，导师发现部分慢性肾衰患者表现为脾虚湿热的证候,如乏力、纳差、脉细、苔黄腻等。有学者认为湿热贯穿于慢性肾脏病发展过程始终,是肾病蛋白尿反复发作难愈,导致肾小管间质损害,甚至纤维化,最终导致肾功能衰竭的重要因素。另有学者从肾功能、血液流变学及血脂、免疫等方面对湿热证相关生化指标进行研究,发现湿热证对疾病的预后起着重要的作用。

因此,对于慢性肾脏病发展的过程中所呈现出不同的证型,需辨证论治。现代中医对慢性肾脏病病因病机的认识基本上可归纳为:本虚标实,本虚为脾肾两虚为主,贯穿疾病的整个发展,同时兼及肺、肝等多脏器;标实以"痰、湿、瘀、毒"相兼夹,既是疾病发展过程中产生的病理产物,同时也是加重疾病发展的影响因素。对慢性肾脏病发病过程的机制及发展规律有整体的认识、辩证地看待及恒动地思考是中医药在治疗上取得成功的关键。

(3) 健脾清化方疗效分析:李东垣在《脾胃论》中首先提出"火与元气不两立,一胜则一负,脾胃气虚则下流于肾,阴火得以乘土位"的学术理论,蔡淦教授根据这一理论并总结自己多年来临床治疗经验,提出补脾胃(益气),降阴火(散阴火)的治疗原则,以东垣所创补脾胃泻阴火升阳汤而组成了健脾清化方,具有益气健脾,清热化湿之功,对早、中期慢性肾功能不全脾虚湿热型的患者取得了较好的疗效。方中人参、黄芪益气健脾为君,黄芩、黄连降阴火、清湿热为臣,佐以苍术、草果仁燥湿,共奏健脾益气、清热化湿之功。西医学对于蛋白尿则多认为是肾小球基底膜变性,通透性增加,或者是肾动脉血流量减少,导致肾小球的通透性改变所致。动物实验发现黄芪对大鼠肾毒血清性肾炎有预防作用,比较对照组,蛋白尿量显著降低,肾脏病理改变减轻,并能延迟蛋白尿与高胆固醇血症的发生。对 5/6 肾切除所致肾小球硬化大鼠模型具有降低血尿素氮、肌酐水平,提高肾小球滤过率,减轻肾脏病理损伤保护和改善残余肾单位的作用。也有研究发现黄芪抑制 DN 大鼠的肾皮质 TGF-β 的过度表达,其作用机制可能部分是通过抑制 TGF-β 的过度表达,防止肾纤维化的结果。本方用药配伍从多层次、多途径、多靶点整体改善胃肠功能,进而改善肾功能。MoorHead 等于 1982 年首先提出"脂质肾毒性"理论,认为脂质代谢紊乱是导致慢性肾脏病患者肾功能恶化的重要原因之一,通过建立慢性肾衰高脂血症动物模型,发现健脾清化方能降低大鼠蛋白尿、尿素氮、血肌酐,减少肾组织内 OX-LDL 沉积量,抑制促纤维化因子 TGF-β/βactin mRNA 表达,减轻肾纤维化,改善肾功能的作用。同样在动物模型实验中发现健脾清化方有抑制胃动素、胃泌素,改善胃肠道症状,延缓肾衰竭的进展。临床上对于脾虚湿热型慢性肾衰的患者使用健脾清化方之后,发现有升高 IL-2 含量,降低尿 TGF-β5、IL-6 含量,改善患者炎症状态,提高患者免疫力的作用。

在保证患者用药安全以及在基线时各组患者的构成(人口学资料、指标性资料)均衡的前提下,所开展的这次研究完成后,可以得到以下结论:

在访视 3 时,3 组对大便不实症状缓解程度,替米沙坦加健脾清化方组>健脾清化方加替米沙坦模拟剂组>替米沙坦加健脾清化方模拟剂组;在访视 4 时,3 组对于食少纳呆及口干口苦症状缓解程度,替米沙坦加健脾清化方组>替米沙坦加健脾清化方模拟剂组>健脾清化方加替米沙坦模拟剂组;在访视6时,3组对于口中黏腻症状缓解程度,替米沙坦加健脾清化方组>健脾清化方加替米沙坦模拟剂组>替米沙坦加健脾清化方模拟剂组。

对于脾气虚证及湿热内蕴证得分降低程度,从基线至访视3治疗期间,各组差异不明显,从访视4至访视6期间,表现出:替米沙坦加健脾清化方组>替米沙坦加健脾清化方模拟剂组>健脾清化方加替米沙坦模拟剂组的趋势。

对于中医证候疗效,各组在治疗前后均有明显改善($P<0.01$),随着治疗时间的延长,脾虚湿热的临床症状得到很好的缓解,替米沙坦加健脾清化方组的中医证候疗效明显优于其他两组。

从治疗前后24h尿蛋白定量变化的显著性可以看到替米沙坦加健脾清化方模拟剂组($P=0.005$)较其他两组有优势,健脾清化方加替米沙坦模拟剂组与替米沙坦加健脾清化方组治疗前后无明显差异($P>0.05$)。从趋势图可以看到替米沙坦加健脾清化方模拟剂组随着治疗时间的延长显著下降,健脾清化方加替米沙坦模拟剂组随着治疗时间的延长有上升的趋势,替米沙坦加健脾清化方组则在整个过程中保持相对平稳的趋势。

经3组治疗后血清白蛋白较基线都呈上升趋势,替米沙坦加健脾清化方的显著性($P=0.034$)优于其他两组。肾小球滤过率改善的变化,健脾清化方加替米沙坦模拟剂组($P=0.006$)、替米沙坦加健脾清化方组($P=0.024$)具有显著地升高,且健脾清化方加替米沙坦模拟剂组优于替米沙坦加健脾清化方组。对于西医疗效判定,健脾清化方加替米沙坦模拟剂组于访视4取得显著疗效($P=0.031$),至访视6时,替米沙坦加健脾清化方组($P<0.001$)、替米沙坦加健脾清化方模拟剂组($P=0.003$)取得显著西医疗效。尿TGF-β治疗前后虽无统计学意义,但趋势图与24h尿蛋白定量相似。其他指标如:尿微量白蛋白/尿肌酐、血肌酐、尿素氮等三组比较无差异($P>0.05$),治疗前后保持稳定。对安全性指标、营养学指标及免疫炎症性指标治疗前后比较,各组之间无差异($P>0.05$)。

研究结果提示健脾清化方及替米沙坦在对中医证候的治疗上面都有一定的疗效,替米沙坦联合健脾清化方组的疗效为最好,在治疗前期,健脾清化方组在改善症状学方面的效果要好于单用替米沙坦组。而到治疗后期,单用替米沙坦组疗效好于单用健脾清化方组,究其原因:一是中医证候多为患者主观的感受,经过半年的治疗患者多觉改善;二是中药组患者接受一段时间治疗后,其证型发生改变,健脾清化方已经不是辨证论治地使用了,受到了一定的局限,且当患者湿热症状得到改善后,再用苍术、草果的香燥之品,其燥性太过对患者也是一种制约,从这点解释更符合中医的观念。慢性肾脏病本身是一种慢性、进展性疾病,加用健脾清化方组对于保护肾功能有着显著的疗效。对于蛋白尿及尿TGF-β的治疗上,单用替米沙坦组好于加用健脾清化方组,这其中的机制是否因为存在中药与替米沙坦之间发生何种药理反应,或者因为党参替代了原方中的人参以及免煎剂颗粒等造成药性降低等的可能性还是有待商榷的。中药与西药在降低蛋白尿与保护肾功能之间各有所长,是要采用降蛋白尿疗效更好的西药,还是采用对保护肾功能效果更好的中药,则要辩证看待,权衡利弊,或者更合理、更符合临床实际的方法是科学地使用中医药,在健脾清化方的基础上辨证加减中药,这才是中医的特色。

(四)实验研究

1. 对局灶节段性肾小球硬化模型大鼠肾功能、蛋白尿的影响 健脾清化方临床疗效研究,结果显示该方能有效改善慢性肾病患者临床症状及肾功能水平,并能明显降低其肾纤维化指标,故本研究将健脾清化方应用于动物模型,在实验动物体内进一步研究和验证该方的改善肾功能的作用。

健脾清化方由益气健脾药物和清热化湿药物组成,为了了解两类药物在健脾清化方中改善肾功能、血脂、炎症指标、纤维化指标方面的权重,从而指导不同类型药物在组方时的剂量比例调整,获取更好的临床疗效。本研究将健脾清化方拆方为益气健脾方(党参、黄芪)和清热化湿方(黄连、大黄、草果仁、苍术),分别观察其疗效。

尿毒清是临床上市的治疗慢性肾衰的药物,治则为健脾利湿、通腑降浊、活血化瘀,由大黄、黄芪、桑白皮、苦参、白术、茯苓、制何首乌、白芍、丹参、车前草诸药组成,大量临床及动物实验证明该方可有效降低肌酐、尿素氮,稳定肾功能,延缓透析时间,疗效已获得国内同行公认。故本研究将之设定为对照组,对于判定健脾清化方的各项疗效非常有说服力。

用于研究肾纤维化动物模型主要包括单侧输尿管梗阻肾纤维化模型、肾大部切除所致的慢性肾衰模型、肾切除联合多柔比星诱导局灶节段性肾小球硬化模型、缺血—再灌注模型和腺嘌呤肾病模型。其中肾切除联合多柔比星诱导局灶节段性肾小球硬化模型的病变特点与人类的局灶节段性肾小球硬化(FSGS)最为相似,且模型的制备稳定而均衡,故在肾病研究领域得到广泛应用,成为目前研究慢性肾纤维化公认的动物模型。多柔比星属蒽醌类广谱抗生素,目前广泛应用于癌症化疗中,但其副作用严重,制作FSGS 大鼠模型即是利用其肾脏毒性,其具体造模机制为:多柔比星可引起肾小球脏层上皮细胞损伤,导致肾小球结构功能异常,滤过率改变,由此产生的大量尿蛋白刺激肾脏细胞释放多种炎症因子及细胞因子,导致肾小球系膜细胞和肌成纤维细胞增殖,大量分泌细胞外基质(ECM)成分堆积于系膜、肾间质,分别产生肾小球硬化和肾间质纤维化。考虑到 FSGS 大鼠模型在 5 种常见模型中病理表现最接近人类肾纤维化,且在模型制备上亦具有优势,故采用肾切除联合多柔比星诱导局灶节段性肾小球硬化模型进行研究。

(1)实验材料

1)实验动物:健康雄性 SD 大鼠 84 只,2 月龄,清洁级,体重(200±20)g,购自上海西普尔-必凯实验有限公司,动物合格证号:SCXK(沪)2008-0016,在上海中医药大学实验动物中心 SPF 级喂养,在室温 25℃、相对湿度 45% 、人工 12h 昼/夜循环照明环境中分笼饲养,设备使用证号:SCXK(沪)2009-2069,自由进食标准饲料和饮水。

2)实验药物:健脾清化方及其拆方的制备。

健脾清化方，由党参 15g、生黄芪 15g、草果仁 6g、苍术 10g、黄连 3g、制大黄 9g 组成；益气健脾拆方，由党参 15g、生黄芪 15g 组成；清热化湿拆方，由草果仁 6g、苍术 10g、黄连 3g、制大黄 9g 组成。以上药材由上海中医药大学附属曙光医院东院中药房统一进货。根据健脾清化方授权专利规定进行煎制：以陶制砂锅，煎前冷水浸泡 30min，水量略高出药物 3.3cm，二汁则用水相应减少，用文火久煎，头汁煎 25min，二汁煎 20min。头、二汁混合，每次 100～150ml，药中大黄头煎完成前 10min 放入，然后加入 7 倍量 90% 乙醇热回流 1h，得提取液，药渣加入 7 倍量 50% 乙醇热回流 1h，再得提取液，两次提取液合并浓缩至每毫升含生药 2g。

尿毒清颗粒，购自广州康臣药业有限公司（国药准字 Z1097122）。

（2）实验方法

1）肾切除联合多柔比星诱导局灶节段性肾小球硬化模型的制作：将 84 只 SD 大鼠适应性喂养 1 周，若生长情况良好则进行造模。采用抽签法将所有大鼠随机分为 3 组，12 只大鼠为正常组；60 只为造模组，均建立左侧肾切除联合多柔比星诱导局灶节段性肾小球硬化模型：2% 戊巴比妥钠 30mg/kg 腹腔注射麻醉，备皮及常规消毒，左侧背部纵行切口，暴露左肾，剥离肾脏周围脂肪及肾上腺，结扎左肾门血管后切除左肾，缝合切口；12 只为假手术组，不结扎血管且不切除左肾，余操作同模型组。造模组大鼠于手术 1 周后尾静脉注射多柔比星溶液 3mg/kg，手术 5 周后再次尾静脉注射多柔比星溶液 3mg/kg；假手术组注射同等体积的生理盐水。以血肌酐显著高于正常组（$P<0.05$）为造模成功的标准。

2）实验分组：模型制作成功时已有 5 只造模组大鼠死亡，成模后根据血肌酐值将造模组大鼠分为 5 组（模型组、健脾清化方组、益气健脾组、清热化湿组、尿毒清组，$N=11$），使 5 组间血肌酐差异无统计学意义（$P>0.05$）。

3）给药方法及标本采集：健脾清化方组、益气健脾组、清热化湿组、尿毒清组分别以对应治疗药液按 60kg 正常人 20 倍剂量（分别为 1.9g/100g、1.0g/100g、0.95g/100g、1.35g/100g）灌胃，每日 1 次，正常组、假手术组和模型组以同体积生理盐水灌胃，连续灌胃 8 周后处死。处死前 1 日代谢笼留取 24h 尿液，无菌取血及残余肾组织，血液在取样后迅速以每分钟 3 000r 离心 10min，采集上层血清分装并置于 -80℃ 冰箱中保存以检测相关指标，肾组织分为两份，一份放入 10% 甲醛固定，用于制作病理切片，另一份放入液氮保存以检测相关指标。

（3）检测指标：①一般情况：观察大鼠一般状态，有无精神萎靡、少动、厌食、毛发光泽、腹泻、体重下降等表现，观察大鼠存活情况。②血肌酐（Scr）测定（除蛋白法）。③血尿素氮（BUN）测定（脲酶法）。④血尿酸（UA）测定。⑤24h 尿蛋白测定（CBB 法）。

（4）研究结果

1）各组大鼠一般情况观察：正常组和假手术组大鼠一般情况较好，精神状态正常，反应灵敏，活动自如，未发现饮食减少、腹泻，体重随时间推移逐渐增加，毛色有光泽。造模期间共有 5 只造模大鼠死亡，模型制作成功后的药物治疗期间，模型组、益气健脾组分别有 5 只大鼠死亡，两组各剩余 6 只，健脾清化方组、清热化湿组、尿毒清组分别有 4 只大鼠死亡,3 组各剩余 7 只。模型组和各治疗组大鼠均有不同程度的精神萎靡、反应迟钝、运动减少、厌食、体重减轻和腹泻、毛发杂乱无光泽等表现,其中模型组及益气健脾组以上症状较重,而其余各治疗组上述症状则较轻。

死亡原因分析:造模期间,造模组大鼠共有 5 只死亡;模型制作成功后至处死所有大鼠期间,模型组、益气健脾组分别有 5 只死亡,死亡率为 45.5%,健脾清化方组、清热化湿组、尿毒清组分别有 4 只死亡,死亡率为 36.4%。死亡大鼠体型羸瘦,体重均低于150g,死亡前一般情况较差,进食量少,精神萎靡,死亡均发生在晚间,无呼吸道、消化道出血痕迹,剖腹检查亦未发现饮食过量引起的胃肠胀气,肾脏病理可见肾脏结构紊乱,肾小球硬化超过 70%,肾小管内存在大量管型,肾间质炎症浸润程度较为严重,综合考虑认为多柔比星毒性引起的肾组织严重损伤可能是其死亡的原因。

2) 各组大鼠肾功能水平比较:与正常组相比,假手术组大鼠血清 Scr、BUN 及 UA 水平无明显升高;模型组血清 Scr、BUN 及 UA 水平较之正常组均明显升高($P<0.01$);与模型组相比,健脾清化方组血清 Scr、BUN 水平显著下降($P<0.01$),清热化湿组血清 Scr 亦显著下降($P<0.01$),同时 BUN 降低($P<0.05$),尿毒清组大鼠血清 Scr 水平降低($P<0.05$),且 BUN 明显下降($P<0.01$),益气健脾组血清 Scr、BUN 水平均无明显下降($P>0.05$);各治疗组血清 UA 水平较模型组均无明显下降($P>0.05$);与健脾清化方组相比,益气健脾组血清 Scr 水平明显较高($P<0.01$),清热化湿组和尿毒清组血清 Scr 水平亦高于健脾清化方组,但无统计学意义($P>0.05$),同时,益气健脾组、清热化湿组血清 BUN 水平高于健脾清化方组,但无统计学意义($P>0.05$),尿毒清组血清 BUN 水平则与健脾清化方组接近;与益气健脾组相比,清热化湿组血清 Scr 水平明显较低($P<0.05$),其血清 BUN 水平亦低于益气健脾组,但无统计学意义($P>0.05$)。

3) 各组大鼠 24h 尿蛋白定量(24hUpr)水平比较:与正常组相比,假手术组大鼠24hUpr 水平无明显升高;模型组 24hUpr 水平与正常组相比明显升高($P<0.01$);与模型组相比,健脾清化方组 24hUpr 水平明显下降($P<0.01$),尿毒清组 24hUpr 水平亦降低($P<0.05$),清热化湿组和益气健脾组 24hUpr 水平无明显降低($P>0.05$);与健脾清化方组相比,益气健脾组 24hUpr 水平明显较高($P<0.05$),清热化湿组 24hUpr 水平亦高于健脾清化方组,但无统计学意义($P>0.05$),尿毒清组 24hUpr 水平与健脾清化方组接近;与益气健脾组相比,清热化湿组 24hUpr 水平较低,但无统计学意义($P>0.05$)。

(5) 讨论与分析

1) 健脾清化方的疗效探讨:由于慢性肾脏病、肾纤维化具有正气虚衰与邪实相互交错的病理特点,目前治疗此类疾病的中药复方多同时使用扶正和祛邪药物。部分学者通过文献回顾发现清热解毒化湿药物和扶正药物对于改善肾功能衰竭、逆转肾组织损伤均有不同程度的作用,针对慢性肾脏病脾虚湿热证,采用益气健脾与清热化湿相结合的方法进行组方。一方面,益气健脾药物除了可以补益中气之外,还能通过扶助正气、健运脾胃使脾主运化水湿的功能恢复正常,湿邪得以运化则湿热减轻,从而达到清热祛湿的目的;另一方面,脾喜燥恶湿,且火邪最易伤脾胃元气,运用清热利湿药可使湿热之邪速去,邪去则正气自复,脾气因而健旺,因此也能间接实现益气健脾;故益气健脾药物和清热化湿药物均可不同程度改善脾虚湿热证,两者作用相辅相成,理论上两者配伍使用的效果应优于单独使用。研究结果显示,模型组大鼠血清肌酐、尿素氮、尿酸及24h尿蛋白定量水平较正常组明显升高,提示单侧肾切除联合多柔比星诱导局灶节段性肾小球硬化模型制作成功;进行药物干预后,健脾清化方组血清肌酐、尿素氮及24h尿蛋白定量水平较模型组明显下降($P<0.01$),说明健脾清化方能够有效改善模型大鼠的肾功能,延缓慢性肾脏病的进展;同时,健脾清化方在降低血清肌酐、尿素氮及24h尿蛋白定量水平方面均不同程度地优于益气健脾组和清热化湿组($P<0.05$ 或 $P>0.05$),说明益气健脾法与清热化湿法联合使用确实优于两种方法单独使用;以上结果从动物实验方面验证了健脾清化方组方的合理性和科学性。

对照组使用药物尿毒清为获得国内公认的治疗慢性肾衰的中成药,由大黄、黄芪、桑白皮、苦参、白术、茯苓、制何首乌、白芍、丹参、车前草等药物组成,方中黄芪、白术益气健脾,桑白皮、大黄清热降浊,苦参、茯苓、车前草燥湿利湿,丹参、白芍活血养血,何首乌补肾填精,故除了益气健脾、清热利湿作用外,尚具有活血化瘀、补肾的作用。尿毒清的治则较之健脾清化方看似更为全面,然而本研究结果显示,尿毒清组与健脾清化方组血清 Scr 由于数据离散度较大的原因,两组间尚无统计学差异,但尿毒清组血清 Scr 均值明显高于健脾清化方,提示健脾清化方在降低血肌酐方面优于尿毒清颗粒。究其原因,可能是因为中药使用讲究配伍精当、效专力宏,经典的配伍往往疗效肯定,能够胜过面面俱到的时方、大方,如经方的使用就是很好的例子。研究中尿毒清颗粒由十味药组成,选药较多,兼顾活血化瘀、补肾填精,故药力分散,而健脾清化方配伍结构精简,针对脾虚湿热证药力专一,故在改善血清肌酐方面获得了更好的疗效。

2) 健脾清化方的主要起效药物:在慢性肾脏病、肾纤维化的治疗上,不同医家配伍使用祛邪和扶正药物的剂量比例差异很大,目前并没有相关实验研究对两类药物的效果差异进行比对。部分中医学者认为若能祛除浊邪则正气容易恢复,浊邪久积则疾病必然难以医治,从理论角度提出治疗该类疾病应采取"清除秽浊为主,扶正为辅"的手段,在组方时应确立祛邪药物的主体地位。因此本研究从对比扶正、祛邪两类药物的治疗权重入手,设立健脾清化方的拆方,将益气健脾与清热化湿药物完全分开从而比较两者改善肾功能的疗效差异。结果显示益气健脾方组血清肌酐、尿素氮、24h尿蛋白定量虽然相对模型组比较也有不同程度的下降,但并无明显统计学差异,组内大鼠的一般情况也与模型组基本相似,反观清热化湿方组,虽然其24h尿蛋白定量与模型组相比亦无明显改变($P>0.05$),但血清肌酐、尿素氮水平与模型组相比明显下降($P<0.01$ 或 $P<0.05$),且组内大鼠一般情况较好。研究结果提示,清热化湿类药物对于纠正该模型大鼠的氮质血症、改善肾功能恶化作用更加显著,而益气健脾类药物则在该方中扮演从属角色,这恰可印证本段前述之中医观点。究其原因,中医理论认为,痰湿壅滞中焦时不宜单独使用党参、黄芪等补益药物,使用不当的话不仅不能益气健脾,还会助邪,并加重中焦气滞,导致湿热难去,研究中益气健脾药物疗效不佳的原因可能是因为模型大鼠体内湿热状态较为严重,并不适合单独及大量使用益气健脾药,所以应用益气健脾药后对脾虚湿热的改善作用较差,相反,单独使用清热化湿药物却能够快速祛除湿热,湿热祛

则正气自复,故对于改善脾虚湿热及肾功能作用明显。根据此实验结果,在将来进一步的研究中,可以对方内清热化湿药物的剂量和数量进行增加,以期更好地延缓或逆转肾功能衰竭,使肾病患者最大程度地获益。因此健脾清化方能明显改善 FSGS 模型大鼠的血清肌酐、尿素氮及 24h 尿蛋白定量水平,保护肾脏功能,延缓慢性肾功能衰竭的进展。在 FSGS 模型中,清热化湿药物在纠正氮质血症、改善肾功能恶化方面优于益气健脾药物。清热化湿法、益气健脾法的联合使用在改善肾功能方面优于两种治法单独使用。

2. 对局灶节段性肾小球硬化模型大鼠血脂及体液免疫的影响　健脾清化方能够有效改善 FSGS 大鼠的肾功能,这与前期临床研究中健脾清化方改善慢性肾衰患者的肾功能的结果是一致的。那么,除肾功能之外,健脾清化方是否能够对其他血液指标也产生影响,从而影响慢性肾脏病进程呢?大量研究表明,脂质代谢紊乱和体液免疫损伤是慢性肾脏病发生和发展的重要因素,且脂质代谢紊乱与湿热密切相关,同时体内免疫与脾虚密切相关。因此,采用酶法、选择性沉淀法及 ELISA 法观察模型大鼠血清总胆固醇、三酰甘油、低密度脂蛋白、极低密度脂蛋白的变化,采用免疫浊度法观察血清补体 C3、C4 的变化,采用 ELISA 法观察血清免疫球蛋白的变化,并研究健脾清化方干预后各指标的变化,从而明确健脾清化方是否可以通过调节模型大鼠的脂质代谢及体液免疫反应对慢性肾脏病起到积极的干预作用。

(1) 实验材料:同上。

(2) 实验方法:同上。

(3) 检测指标:总胆固醇(TC)测定(酶法),三酰甘油(TG)测定(酶法),低密度脂蛋白(LDL)测定(选择性沉淀法),极低密度脂蛋白(VLDL)测定(ELISA 法)。血清补体 C3 测定(免疫浊度法),血清补体 C4 测定(免疫浊度法),血清 IgG 测定(ELISA 法),血清 IgA 测定(ELISA 法),血清 IgM 测定(ELISA 法)。

(4) 研究结果:与正常组相比,假手术组血清 TC、TG、LDL 及 VLDL 水平无明显差异,模型组血清 TC、TG、LDL 及 VLDL 水平均明显升高($P<0.01$);与模型组相比,健脾清化方组、清热化湿组及尿毒清组血清 TC、TG、LDL 及 VLDL 水平明显下降($P<0.01$),益气健脾组血清 TC、TG 及 VLDL 水平明显下降($P<0.01$),但 LDL 水平无明显下降($P>0.05$);与益气健脾组相比,清热化湿组血清 TC、TG、LDL、VLDL 水平有不同程度的下降($P<0.01$ 或 $P>0.05$);健脾清化方组血清 TC、TG、LDL 及 VLDL 水平明显低于益气健脾组、清热化湿组($P<0.01$ 或 $P<0.05$),其 TC、TG、VLDL 均值水平亦低于尿毒清组,但无统计学差异,其 LDL 水平则与尿毒清组近似。

血清补体 C3、C4 水平比较:假手术组大鼠血清 C3、C4 水平较正常组无明显差异;模型组血清 C3 水平较正常组明显下降($P<0.01$),C4 水平较正常组明显升高($P<0.01$);与模型组相比,健脾清化方组、尿毒清组血清 C3 水平均明显升高($P<0.01$),C4 水平均明显下降($P<0.01$),清热化湿组血清 C3 水平升高($P<0.05$),C4 水平下降($P<0.01$),益气健脾组血清 C4 水平亦明显下降($P<0.01$),而 C3 水平则无明显升高($P>0.05$);健脾清化方组与尿毒清组血清 C3、C4 水平组间比较无明显差异($P>0.05$),健脾清化方组血清 C3 水平高于益气健脾组、清热化湿组，C4 水平低于益气健脾组、清热化湿组，但无统计学差异；与益气健脾组相比，清热化湿组血清 C3 水平较高，但无统计学差异，C4 水平则与益气健脾组近似。

　　血清免疫球蛋白 IgG、IgM、IgA 水平比较：假手术组血清 IgG、IgM、IgA 水平与正常组相比无明显差异；模型组血清 IgG 水平较正常组明显下降（$P<0.01$），IgM、IgA 水平较正常组明显升高（$P<0.01$）；与模型组相比，健脾清化方组、尿毒清组血清 IgG 水平均明显升高（$P<0.01$），IgM、IgA 水平均明显下降（$P<0.01$），清热化湿组、益气健脾组血清 IgG 水平有不同程度的升高（$P<0.05$），IgM、IgA 水平亦有不同程度的下降（$P<0.01$ 或 $P<0.05$）；与益气健脾组相比，清热化湿组 IgM 水平下降更为明显（$P<0.05$），IgA 水平亦有下降，但无统计学意义，IgG 水平则与益气健脾组近似；健脾清化方组血清 IgG 水平明显高于益气健脾组、清热化湿组（$P<0.01$ 或 $P<0.05$），IgM、IgA 水平低于益气健脾组、清热化湿组（$P<0.01$ 或 $P>0.05$）；与健脾清化方组比较，尿毒清组 IgG 升高程度更大，IgM 降低程度更大，IgA 降低程度则不如健脾清化方组，但均无统计学意义。

　　（5）讨论与分析

　　1）健脾清化方对 FSGS 大鼠脂质代谢紊乱的干预作用：随着"脂质肾毒性"于 1982 年被 Moorhead 等人首次揭示，脂代谢紊乱作为肾小球硬化独立的危险因素开始走入研究者的视野，它既是慢性肾脏病的常见表现，又参与慢性肾脏损害的过程，大量的科学研究证实脂质可以参与 MAPK 信号通路的调节、促进肾脏固有细胞损伤和系膜细胞增殖、刺激促纤维化细胞因子的分泌、介导炎症反应、影响细胞外基质（ECM）合成与降解的平衡，因此可与其他因素共同推进慢性肾脏病及肾纤维化的进展。有研究发现，在原发性肾小球疾病中，湿热证患者的血清总胆固醇和三酰甘油水平明显高于非湿热证患者，该结果提示脂质代谢紊乱与中医湿热证密切相关；而现代临床及药理研究发现，诸多中药可改善脂质代谢紊乱，如黄芪中所含黄芪多糖、大黄中所含大黄多糖可以降低血清 TC、TG 及 LDL，黄连中所含小檗碱可以明显降低血清 TC、TG 及 VLDL，且降脂药物多为清热化湿类中药，这亦从侧面证明了脂质代谢紊乱与湿热的关系。

　　研究结果显示，模型组各项血脂指标与正常组比较均明显上升，提示 FSGS 模型大鼠体内发生了明显的脂质代谢紊乱。经药物治疗后，健脾清化方组大鼠的各项血脂水平均较模型组明显降低（$P<0.01$），结合其肾功能改变，提示该方能够通过干预脂质代谢改善肾脏功能，从而影响肾脏病发展的进程。其拆方清热化湿方、健脾益气方也能有效降低模型大鼠的 TC、TG、VLDL 水平（$P<0.01$），但益气健脾组 LDL 水平较模型组无明显降低（$P>0.05$），而清热化湿方则能有效降低模型大鼠的 LDL 水平（$P<0.01$）；同时，与益气健脾组相比，清热化湿组 TC、TG、LDL 及 VLDL 水平均有不同程度的降低（$P<0.01$ 或 $P>0.05$），以上结果提示健脾清化方中清热化湿药物和益气健脾药物均能不同程度干预脂质代谢紊乱，但清热化湿药物对于降低血脂水平起主要作用，此结果符合前段关于脂质代谢紊乱与湿热关系的认识。另外，健脾清化方组各项血脂指标均明显低于益气健脾组和清热化湿组（$P<0.01$），提示在干预脂质代谢紊乱方面，益气健脾法、清热化湿法的联合运用比采用单一治法具有更好的疗效。临床常用药物尿毒清因含有益

气健脾、清热化湿药物,故亦可有效降低模型大鼠的血脂水平($P<0.01$),但健脾清化方组 TC、TG、VLDL 的均值较尿毒清组更低,由于数据离散度的原因,两组间尚无显著统计学差异,此结果提示在干预脂质代谢紊乱方面健脾清化方优于尿毒清颗粒。

2)健脾清化方对 FSGS 大鼠体液免疫的干预作用:免疫学说是慢性肾脏病和肾纤维化成因的重要学说之一,众多研究已揭示体液免疫反应参与了慢性肾脏病的发生和发展,传统医学认为,体液免疫与中医脾虚证密切相关,如《灵枢·师传》有云"脾者,主为卫",《金匮要略》则指出"四季脾旺不受邪",皆表明中医脾与人体抵御外邪的功能息息相关,脾气健旺则免疫系统功能正常,人体不易患病,若脾气亏虚则人体免疫反应亦出现异常,导致各种疾病的发生。近年来临床研究发现,脾虚患者体内存在血清免疫球蛋白 IgG、IgM、IgA 水平及补体 C3、C4 表达的异常,而动物实验则表明,益气健脾药物黄芪能提高血清 IgG 水平和补体 C3 的含量,土人参根能够升高脾虚大鼠 IgM、IgG、C3、C4 水平,而具有益气健脾作用的复方如补中益气汤、四君子汤则能提升脾虚证小鼠的 B 淋巴细胞增殖的能力,以上结果均从实验角度证明了中医脾虚证与体液免疫之间具有密切的关系。

实验结果显示,模型大鼠血清 IgA、IgM 及 C4 水平较正常组明显增高,表明单侧肾切除联合多柔比星诱导的 FSGS 模型大鼠体内存在体液免疫功能的亢进,同时模型组血清 C3 明显降低,说明体液免疫反应导致 C3 在补体系统激活时被大量消耗。本实验还发现模型大鼠血清 IgG 明显下降,这与其他研究中对血清免疫球蛋白测定的结果一致,分析其原因可能为以下两点:一是免疫复合物形成中消耗了部分的 IgG;二是 IgG 分子量相对较小,FSGS 大鼠模型中有大量蛋白从损伤的肾小球漏出,因此,IgG 从尿液中大量丢失。经健脾清化方干预后,FSGS 模型大鼠血清 IgA、IgM 及 C4 水平明显下降($P<0.01$),IgG、C3 水平明显升高($P<0.01$),表明健脾清化方具有调节体液免疫的作用。IgG 的升高则可能跟肾脏损伤减轻后尿中丢失减少有关。实验结果还显示,益气健脾方和清热化湿方亦可不同程度的降低模型大鼠血清 IgA、IgM 及 C4 水平($P<0.01$ 或 $P<0.05$),升高血清 IgG、C3 水平($P<0.05$ 或 $P>0.05$),提示健脾清化方中益气健脾药物与清热化湿药物均能有效干预体液免疫。同时清热化湿组 IgM、IgA 的降低较益气健脾组更为明显($P<0.05$ 或 $P>0.05$),提示在 FSGS 模型中,清热化湿药物在调节体液免疫方面比益气健脾药物具有更多的贡献,该结果与改善肾功能方面的作用比较结果相一致,究其原因,可能是该模型中大鼠的湿热状态较为严重,在不能祛除湿热的情况下,单独使用益气健脾药物无法有效发挥其功能,而清热化湿药物能够有效祛除湿热,使邪去而正复,间接起到了益气健脾的作用,因而获得了良好的调节体液免疫的作用。健脾清化方在改善免疫球蛋白水平方面,疗效明显优于其拆方益气健脾方和清热化湿方($P<0.01$ 或 $P<0.05$),提示益气健脾法、清热化湿法相结合在调节体液免疫反应上优于两种方法单独使用。另外,对照组药物尿毒清亦可有效提高模型大鼠血清 IgG、C3 水平($P<0.01$),降低其 IgA、IgM 及 C4 水平($P<0.01$),提示尿毒清同样具有调节体液免疫的作用,与健脾清化方比较,尿毒清对 IgM、IgG、C3 均值的影响稍优于健脾清化方,在对 IgA 均值的影响上则不如健脾清化方,由于数据离散度较大,以上各数据两组

间均无明显统计学差异,该结果提示两者在调节体液免疫功能方面疗效类似。因此,健脾清化方能明显降低 FSGS 模型大鼠血清 TC、TG、LDL、VLDL 水平有效干预脂质代谢紊乱而延缓慢性肾脏病进展。健脾清化方能明显降低 FSGS 模型大鼠血清 IgA、IgM 及 C4 水平,升高 IgG、C3 水平,有效调节体液免疫功能。健脾清化方中的清热化湿药物对于调节脂质代谢紊乱、体液免疫反应起主要作用,其疗效优于益气健脾药物。清热化湿法、益气健脾法的联合使用在调节脂质代谢紊乱、体液免疫反应方面优于两种治法单独使用。

　　3. 对局灶节段性肾小球硬化模型大鼠肾组织病理及纤维化指标的影响　健脾清化方能够改善单侧肾切除联合多柔比星诱导局灶节段性肾小球硬化模型大鼠的肾功能、脂质代谢紊乱及体液免疫水平,通过前期临床研究还发现健脾清化方能够降低慢性肾衰患者的肾纤维化指标尿 TGF-β,那么,健脾清化方除了影响 FSGS 模型大鼠的肾功能、血脂等血液指标的水平,是否也可以改善 FSGS 模型大鼠的肾纤维化指标、对抗肾纤维化进程呢? 因此,采用 HE 染色、PAS 染色、Masson 染色的方法观察模型大鼠的肾组织病理变化,采用免疫组化观察肾纤维化指标四型胶原(Col-IV)、层粘连蛋白(LN)、纤维连接蛋白(FN)、α 平滑肌肌动蛋白(α-SMA)及采用 Western blot 的方法观察 TGF-β1 的变化,并研究健脾清化方的干预作用,从而明确健脾清化方是否可以在 FSGS 模型大鼠中发挥抗肾纤维化的作用。

　　(1) 实验材料:同上。

　　(2) 实验方法:同上。

　　(3) 观察指标:肾组织染色及观察:制作肾组织病理切片,肾组织 HE 染色,PAS 染色,PAS 染色的半定量分析,Masson 染色与观察,Masson 染色的半定量分析,免疫组织化学法检测肾组织 Col-IV、LN、FN、α-SMA 的表达,Western blot 法检测肾组织 TGF-β1 的表达,透射电镜检测肾组织超微结构:透射电镜 2% 戊二醛固定肾组织 2h,缓冲液清洗 10min×3 次,1% 锇酸固定 2h,缓冲液清洗 10min×3 次,脱水,10% 丙酮浸透,包埋,切片,染色,透射电镜摄片。

　　(4) 研究结果:各组大鼠肾组织病理改变。

　　1) HE 染色:正常组、假手术组肾脏组织结构基本正常,未见肾小球局灶节段性硬化,肾小球毛细血管襻开放良好、面积正常,系膜区无增宽,系膜细胞无增生,基底膜无明显增厚、断裂,肾小管结构完整,上皮细胞排列整齐,间质无明显炎性浸润,偶见成纤维细胞;模型组肾脏组织结构紊乱,可见肾小球局灶节段性硬化,肾小球代偿性肥大、部分萎缩,毛细血管襻开放不良、面积减少甚至完全闭塞,系膜区增宽,系膜细胞增生,基底膜增厚、断裂,肾小管扩张、肿浊、部分灶状萎缩甚至闭塞,上皮细胞颗粒变性、空泡变性、坏死,肾小管内可见大量管型及红细胞,肾间质炎性浸润、纤维组织增生;健脾清化方组、尿毒清组病变明显轻于模型组,肾小球、小管结构较为完整,肾小球硬化明显减轻,系膜轻度增生,肾小管间质病变轻浅,小管内管型明显减少,纤维组织轻度增生;清热化湿组病变相对模型组亦有一定程度的改善,但不如健脾清化方组、尿毒清组明显;益气健脾组病变程度较模型组轻微改善,肾小球呈明显局灶节段性硬化,间质纤维化及炎性浸润程度较为严重。

2）PAS 染色及半定量分析：正常组、假手术组肾小球系膜区、基底膜及肾小管基底膜的基质被染成紫红色，肾小球结构正常，系膜、基底膜基质无明显增生；模型组肾小球出现节段性硬化，系膜基质重度增生，基底膜及肾小管、间质内亦有不同程度的基质增生；健脾清化方组、尿毒清组病变较模型组明显减轻，系膜基质轻度增生，基底膜及肾小管、间质内基质增生也有一定程度的改善；清热化湿组系膜基质轻中度增生；健脾组系膜基质中、重度增生，相对模型组轻微改善。

半定量分析：与正常组相比，假手术组肾组织基质表达无明显差异；模型组肾组织基质表达水平与正常组相比显著升高（$P<0.01$）；各治疗组肾组织基质表达水平与模型组相比均显著降低（$P<0.01$），且健脾清化方组基质水平明显低于益气健脾组、清热化湿组（$P<0.01$）；与益气健脾组相比，清热化湿组肾组织基质表达水平下降得更为明显（$P<0.01$）；尿毒清组肾组织基质与健脾清化方组相比无明显差异（$P<0.01$）。

3）Masson 染色及半定量分析：正常组、假手术组肾小球系膜区、基底膜及肾小管基底膜的胶原成分被染成蓝色，胶原纤维无明显增多，其余肾组织未出现阳性染色；模型组肾小球系膜区胶原纤维大量沉积，肾小管和肾小管基底膜明显增厚，间质中亦可见胶原纤维增多；健脾清化方组、尿毒清组系膜区、小球基底膜和小管基底膜胶原轻度增多，胶原沉积程度较之模型组有明显改善，间质胶原亦少于模型组；清热化湿组肾小球、肾小管及间质中胶原纤维沉积与模型组比较有一定改善，但程度不如健脾清化方组、尿毒清组；益气健脾组改善则更轻微，肾小球系膜区、间质内均有大量胶原纤维沉积。

半定量分析：与正常组相比，假手术组肾组织胶原纤维表达无明显差异；模型组肾组织胶原纤维表达水平与正常组相比显著升高（$P<0.01$）；各治疗组肾组织胶原纤维表达水平与模型组相比均显著降低（$P<0.01$）；健脾清化方组胶原纤维水平明显低于益气健脾组、清热化湿组（$P<0.01$）；清热化湿组胶原纤维表达水平与益气健脾组比较下降得更为明显（$P<0.01$）；尿毒清组肾组织胶原纤维的表达水平与健脾清化方组相比无明显差异（$P<0.01$）。

4）各组大鼠肾组织 Col-IV、LN、FN、α-SMA 的表达：与正常组相比，假手术组肾组织 Col-IV、LN、FN、α-SMA 表达无明显差异；模型组肾组织 Col-IV、LN、FN、α-SMA 水平与正常组相比明显升高（$P<0.01$）；各治疗组肾组织 Col-IV、LN、FN、α-SMA 表达水平与模型组相比均明显降低（$P<0.01$ 或 $P<0.05$）；健脾清化方组 Col-IV、LN、FN 水平明显低于益气健脾组、清热化湿组（$P<0.01$ 或 $P<0.05$），其 α-SMA 水平低于益气健脾组（$P<0.01$）；与益气健脾组相比，清热化湿组肾组织 Col-IV、LN、FN 及 α-SMA 水平下降得更为明显（$P<0.01$ 或 $P<0.05$）；尿毒清组肾组织 Col-IV、LN、FN、α-SMA 表达水平与健脾清化方组相比无明显差异（$P<0.01$）。

5）各组大鼠肾组织 TGF-β1 的表达：与正常组相比，假手术组肾组织 TGF-β1 表达无明显差异；模型组肾组织 TGF-β1 水平与正常组相比明显升高（$P<0.01$）；与模型组相比，健脾清化方组肾组织 TGF-β1 水平显著下降（$P<0.01$），清热化湿组、尿毒清组肾组织 TGF-β1 水平亦降低（$P<0.05$），益气健脾组 TGF-β1 水平稍有下降，但无统计

学意义（$P>0.05$）；与益气健脾组比较，清热化湿组肾组织 TGF-β1 表达水平明显下降（$P<0.05$）；健脾清化方组 TGF-β1 表达水平明显低于益气健脾组，其均值亦低于清热化湿组，但无统计学意义（$P>0.05$），尿毒清组与健脾清化方组在 TGF-β1 表达水平上近似，组间比较无统计学差异（$P>0.05$）。

6）扫描电镜观察各组大鼠肾脏病理：正常组、假手术组足突排列整齐，基底膜连续无增厚，上皮细胞连续排列整齐，线粒体无肿胀；模型组基底膜明显增厚，足突广泛融合，微绒毛排列紊乱，正常肾小球结构消失，大量间质细胞浸润；健脾清化方组基底膜稍有增厚，毛细血管壁轻度塌陷，肾小球结构紊乱；健脾方组系膜基质增生，毛细血管壁塌陷，线粒体肿胀，足突融合；清化方组毛细血管塌陷，基底膜增厚，内皮脱落，空泡形成，足细胞排列紊乱；尿毒清组基底膜增厚，足突融合，毛细血管塌陷，除正常组、假手术组各组病理改变较健脾清化方组明显。

（5）讨论与分析

1）健脾清化方对模型大鼠肾脏病理的疗效：HE 染色显示，模型组大鼠肾组织出现肾小球和肾小管的病理损伤，间质发生炎症反应，有明显的系膜和基底膜改变，PAS、Masson 染色和 Masson 的半定量分析结果则显示模型组大鼠肾组织存在明显细胞外基质（ECM）积聚、胶原纤维沉积，且细胞外基质积聚的轻重程度与肾脏病理损伤的严重程度基本平行，提示模型造模成功，出现肾小球硬化及肾间质纤维化。与模型组相比，健脾清化方、尿毒清能够明显改善模型大鼠肾小球、小管及间质的结构，减轻炎症状态，减少 ECM 的积聚、胶原纤维的沉积和管型，故两者皆可有效改善肾脏病理损伤并对抗肾纤维化，在对病理改变的疗效方面健脾清化方、尿毒清效果接近。健脾清化方的拆方清热化湿方对于改善肾脏病理、抗肾纤维化的效果明显优于益气健脾方，与第对肾功能和蛋白尿的疗效基本相似，提示方中清热化湿药物对于改善肾脏病理损伤、纠正肾纤维化起主要作用。健脾清化方组改善肾脏病理、抗肾纤维化的效果优于益气健脾方和清热化湿方，提示清热化湿法、益气健脾法的联合使用在改善肾脏病理方面优于两种治法单独使用。

2）Col-IV、LN、FN 与肾纤维化的关系及健脾清化方的干预作用：肾纤维化的核心病理机制为细胞外基质的合成与降解速度之间出现显著落差，各种胶原、非胶原糖蛋白和蛋白多糖呈现不同程度的过量沉积，导致肾脏微观和宏观结构发生重构。ECM 的主要成分包括 Col-IV、LN、FN 等。Col-IV 属于典型的基底膜胶原，作为基底膜中主要的胶原蛋白，它构建着肾小球基底膜的支架。Col-IV 可由活化的肾小球系膜细胞、内皮细胞、上皮细胞、肾小管上皮细胞等合成和分泌，各种因素激发其过度表达将直接引起肾小球系膜进行性增殖和系膜基质积聚，从而将肾小球硬化和肾间质纤维化不断推向深入；LN 主要存在于肾小球基底膜疏松层的内侧，对于维持基底膜结构和功能至关重要，并能促进系膜细胞分泌其他基质，FN 是最早出现在损伤组织中的基质蛋白，能结合纤维蛋白、纤维蛋白原及胶原，是胶原沉积、产生肾小球硬化和肾间质纤维化的先决条件；三者在肾纤维化时均在肾组织内过度表达，故 Col-IV、LN、FN 是反映肾纤维化的重要指标。研究结果显示，模型组大鼠肾组织 Col-IV、LN、FN 的表达较正常组明显升高，提示模型大鼠肾组织存在明显的 ECM 增生,出现肾纤维化;经健脾清化方干预后,肾组织 Col-IV、LN、FN 水平明显降低($P<0.01$),表明健脾清化方能够改善模型大鼠肾脏 Col-IV、LN、FN 等纤维化指标,具有抗肾脏纤维化的作用;其拆方清热化湿组、益气健脾组与模型组相比也有明显差异($P<0.01$ 或 $P<0.05$),但清热化湿组疗效优于益气健脾组($P<0.01$ 或 $P<0.05$),提示清热化湿法、益气健脾法均可改善模型大鼠的 ECM 积聚,但清热化湿药物的贡献更为突出;清热化湿方组、益气健脾组在改善 Col-IV、LN、FN 表达上均不如健脾清化方组($P<0.01$ 或 $P<0.05$),提示清热化湿法、益气健脾法的结合使用在对抗肾纤维化方面起到相辅相成的作用,优于两种治法单独使用。另外,尿毒清组肾组织 Col-IV、LN、FN 水平相对模型组亦明显降低($P<0.01$),且与健脾清化方组相比无明显差异($P<0.01$),提示尿毒清亦具有抗肾脏纤维化的作用。

3) α-SMA 与肾纤维化的关系及健脾清化方的干预作用:肌成纤维细胞是组织纤维化的主要效应细胞,由间质中的成纤维细胞活化而来,它能大量合成和分泌包括 Col-IV、LN、FN 在内的 ECM 成分,是 ECM 的主要来源。当成纤维细胞活化时,其细胞骨架蛋白的成分及比例发生重组,细胞内应力纤维大量增加,其中以 α 平滑肌肌动蛋白(α-SMA)为主,故 α-SMA 是肌成纤维细胞的特异性标志物,其表达增多时,肌成纤维细胞的迁移能力、合成和分泌 ECM 的能力大大增强,故亦是反映肾纤维化程度的重要指标。研究结果显示,与正常组比较,模型组大鼠肾组织 α-SMA 的表达明显升高,提示模型组大鼠肾组织存在明显的肌成纤维细胞的活化和增殖,在健脾清化方给药后,模型大鼠肾组织 α-SMA 表达明显降低($P<0.01$),提示健脾清化方可以通过下调 α-SMA 的表达,抑制肌成纤维细胞的活化、增殖,从而达到抗肾纤维化的最终效果。其拆方清热化湿方、健脾益气方均可降低模型大鼠肾组织 α-SMA 的表达($P<0.01$),但清热化湿组疗效优于益气健脾组($P<0.05$),提示方中益气健脾药物、清热化湿药物均可抑制肌成纤维细胞活化和增殖,但清热化湿药物对于抑制肌成纤维细胞活化、增殖作用更为明显。尿毒清组肾组织 α-SMA 水平相对模型组亦明显降低($P<0.01$),且与健脾清化方组相比无明显差异($P<0.01$),提示尿毒清也可以通过下调 α-SMA 的表达来抑制肌成纤维细胞的活化、增殖,达到抗肾纤维化的目的。

4) TGF-β1 与肾纤维化的关系及健脾清化方的干预作用:TGF-β 是公认的人体内与肾纤维化进程关系最为密切的生长因子,广泛地参与肾纤维化的多个环节,并能调控其他多种促纤维化因子的基因转录,因此一直受到肾病研究者的密切关注。在哺乳动物体内其存在 TGF-β1、TGF-β2 及 TGF-β3 三种异构体,三者生物功能及特性大体一致,而以 TGF-β1 的含量和活性为最高。TGF-β1 参与的 TGF-β/smad 通路是肾纤维化研究中最为核心的信号通路,其机制为 TGF-β1 与其 II 型受体结合,吸引并磷酸化 I 型受体,继而导致其下游因子 Smad2/3 磷酸化并与 Smad4 结合,最终在核内定位,调控靶基因的转录,产生大量与肾纤维化相关的细胞因子。目前已知 TGF-β1 具有双向调节作用,在正常浓度下可以对抗细胞增生和炎症反应,而高浓度时则可以通过以下若干途径参与肾纤维化的发生发展:TGF-β1 可以刺激肾脏多种固有细胞如上皮细胞、成纤维细胞、系膜细胞大量合成和分泌 FN、LN 及多种胶原成分,加速 ECM 在肾组织内生成；可以通过调节基质金属蛋白酶、基质金属蛋白酶组织抑制剂及纤溶酶原激活物抑制剂的表达来打破 ECM 生成和降解的平衡，导致 ECM 成分在肾组织内过量堆积；可以刺激成纤维细胞活化，可通过 Smad 和非 Smad 途径刺激肾小管上皮细胞向间充质细胞转化，可以刺激血管内皮细胞向间充质细胞转化，从而形成大量过度分泌 ECM 的肌成纤维细胞；可以诱导上皮细胞凋亡，进而导致肾小管萎缩，可以介导系膜细胞的增生和凋亡，最终引发纤维化；可以诱导足细胞凋亡，破坏肾小球基底膜的结构和功能，引发肾小球硬化；可以刺激血管紧张素、结缔组织生长因子的分泌，加速肾纤维化的进程。研究结果显示，模型大鼠肾组织 TGF-β1 较之正常组显著升高（$P<0.01$），提示模型组大鼠存在明显的肾纤维化；经健脾清化方干预后，模型大鼠肾组织 TGF-β1 水平明显降低（$P<0.01$），提示健脾清化方可以有效影响 TGF-β1 的表达水平，改善肾脏纤维化；其拆方清热化湿方、益气健脾方可不同程度降低模型大鼠肾组织 TGF-β1 的表达水平（$P<0.01$ 或 $P>0.05$），但清热化湿组的 TGF-β1 水平明显低于益气健脾组（$P<0.05$），提示方中益气健脾药物、清热化湿药物均可通过抑制 TGF-β1 的表达改善肾纤维化，但清热化湿药物在对抗肾纤维化的作用上更具优势。尿毒清组肾组织 TGF-β1 水平相对模型组亦明显降低（$P<0.05$），且与健脾清化方组相比无明显差异（$P<0.01$），提示尿毒清也可以通过抑制 TGF-β1 的表达对抗肾纤维化的进程。因此健脾清化方能明显改善 FSGS 模型大鼠肾脏组织病理损伤，并能改善肾组织基质成分和胶原纤维增生等肾纤维化相关的病理特征，健脾清化方能明显降低 FSGS 模型大鼠肾组织 Col-IV、LN、FN、α-SMA 及 TGF-β1 等纤维化指标的表达，对抗肾纤维化的进程，健脾清化方中的清热化湿药物对于抗肾纤维化起主要作用，其疗效优于益气健脾药物，清热化湿法、益气健脾法的联合使用在对抗肾纤维化方面优于两种治法单独使用。

5）足细胞与肾纤维化的关系及健脾清化方的干预作用：肾小球是血液的过滤器，过滤膜由肾小球毛细血管壁组成，由内层的内皮细胞层、中层的肾小球基膜（内疏松层、致密层、外疏松层）、外层的上皮细胞（足细胞）层（足突）构成。在正常情况下，血液中绝大部分蛋白质不能滤过而保留于血液中，仅小分子物质如尿素、葡萄糖、电解质及某些小分子蛋白能通过。肾小球毛细血管丛小叶间的系膜由系膜细胞（mesangial cell，MC）及系膜基质组成，在肾小球内毛细血管间起支持作用。

足细胞具有蛋白滤过的分子和电荷屏障、调节肾小球滤过、抵抗肾小球内压力、分泌肾小球基膜的组成成分和降解酶、维持肾小球内皮细胞的功能完整性。小鼠足细胞表达一种 IgG 和白蛋白的转运受体-FcRn，参与免疫复合物的清除。足细胞足突的顶部、足突裂孔隔膜部、基底部分布着大量由足细胞表达并导致或参与足细胞足突融合的分子，导致蛋白尿。引起足突融合的机制可能与病变干扰了足细胞的细胞骨架、干扰了足突与基膜之间的相互作用、足细胞顶区受损，负电荷屏障破坏，损伤了裂孔隔膜复合体有关。FSGS 电镜下见不同程度的足细胞足突融合、局灶性顶端面微绒毛形成和基底面细胞骨架成分异常浓缩聚集，局灶性足细胞与基膜分离。

MC 是肾小球中最活跃固有细胞，也是分泌 ECM 的主要细胞。MC 可调节肾小球毛细血管表面积，控制肾小球的血流量；维护邻近基膜及对肾小球毛细血管起支架作用。正常情况 MC 的数量、形态和位置均相对稳定,合成基质的能力也较小。在疾病发生时,MC 细胞溶解,肾小球结构破坏、功能丧失。增生的 MC 能合成、分泌多种基质成分,同时伴有 ECM 积聚。MC 增殖和 ECM 积聚是肾小球硬化的主要成分。抑制 MC 增殖可有效减少 ECM 在肾小球的积聚。灯盏花注射液可抑制 ET-1 增殖,并呈一定的量效关系,延缓肾小球硬化进程。MC 主动参与慢性肾脏病发展及病变过程,在慢性肾脏病肾小球硬化和纤维化进展中,MC 增生是关键环节。

病理学通过对形态学与功能改变的研究,协助临床诊断疾病、判断预后。病理诊断方法除常规形态学检查外,还包括免疫组织化学、分子生物技术、流式细胞术、电子显微镜等技术。组织病理学检查是临床诊断疾病的标准诊断方法,肾组织病理学检查为肾脏疾病诊断的金标准,而血肌酐是临床作为评价肾功能的指标。研究表明血肌酐为 $451\mu mol/L \sim 707\mu mol/L$,肾功能显像为 CKD4 期及 CKD5 期,肾组织病理检查显示高度肾小球硬化及重度肾小管—间质病变,血肌酐与肾小球硬化及肾间质纤维化积分呈显著正相关。肾组织病理学诊断及肾脏功能诊断不可互相代替。

为观察健脾清化方对 FSGS 模型大鼠肾脏病理的影响,我们在前期对肾功能指标进行生化检测的基础上,同时采用透射电镜对模型大鼠肾脏的超微结构进行观察。透射电镜观察发现模型组和健脾方组均出现不同程度的足突融合,甚至模型组肾小球结构消失、健脾方组线粒体肿胀,清化方组和尿毒清组也出现上述不同病理表现,而健脾清化方组大鼠病理改变则明显减轻,仅见基底膜稍有增厚、毛细血管壁轻度塌陷、肾小球结构紊乱。说明健脾清化方在保护足细胞,保持肾小球内皮细胞功能的完整性,维持足突与基膜之间相互作用的平衡,保护细胞骨架,抑制 MC 的增生的作用优于尿毒清及健脾方。

因此,足细胞损伤在肾小球疾病发生中起关键作用。MC 有吞噬清除免疫复合物、异常蛋白质等异物的能力。健脾清化方改善模型大鼠 FSGS 可能与该方保护足细胞,维持足细胞正常功能,抑制 MC 增生的作用有关。

4. 对局灶节段性肾小球硬化模型大鼠炎症因子的作用　健脾清化方不仅能够改善 FSGS 大鼠的肾功能状况,还可以改善肾脏组织病理损伤,影响多项肾脏纤维化指标的表达,具有良好的对抗肾纤维化的作用。那么,健脾清化法为何能够治疗肾纤维化,其中的具体机制如何,是否与改善模型大鼠炎症状态有关,其途径是单一的还是多元的? 因此进一步采用 ELISA、Western blot 及 Realtime PCR 的方法,从蛋白及基因水平对血清及肾组织的部分炎症因子、核因子及其调控因子等进行观察研究,挖掘健脾清化方对抗 FSGS 模型大鼠肾纤维化的可能机制。

（1）实验材料:同上。

（2）实验方法:同上。

（3）检测指标:血清白细胞介素-6（IL-6）测定（ELISA 法），肾组织 IL-6 水平测定（Western blot 法）;肾组织 IL-10、IL-18、肿瘤坏死因子（TNF-α）水平测定（ELISA 法）;肾组织 IL-6mRNA、IL-10mRNA、IL-18mRNA、TNF-αmRNA 水平测定（Realtime PCR 法）。肾组织 P - NF - κBp65、TRAF6 水平测定（Western blot 法）肾组织 NF -

κBp65mRNA、TRAF6mRNA 水平测定（Realtime PCR 法）。

（4）研究结果

1）血清 IL-6 水平比较：与正常组相比，假手术组血清 IL-6 水平无明显升高，模型组血清 IL-6 水平明显升高（$P<0.01$）；与模型组相比，各治疗组血清 IL-6 水平均显著下降（$P<0.01$）；健脾清化方组血清 IL-6 水平明显低于益气健脾组（$P<0.01$），且其血清 IL-6 均值低于清热化湿组和尿毒清组，但尚无统计学意义（$P>0.05$）；与益气健脾组比较，清热化湿组血清 IL-6 水平明显降低（$P<0.01$）。

2）肾组织 IL-6 蛋白、IL-6mRNA 水平比较：与正常组相比，假手术组肾组织 IL-6 蛋白、IL-6mRNA 水平无明显升高，模型组肾组织 IL-6 蛋白、IL-6mRNA 水平明显升高（$P<0.01$）；与模型组相比，健脾清化方组、清热化湿组、尿毒清组肾组织 IL-6 蛋白、IL-6mRNA 水平明显下降（$P<0.01$），益气健脾组肾组织 IL-6 蛋白水平亦有一定程度的下降，但无统计学意义（$P>0.05$），IL-6mRNA 水平明显下降（$P<0.01$）；与益气健脾组相比，清热化湿组肾组织 IL-6mRNA 水平明显下降（$P<0.01$），肾组织 IL-6 蛋白水平亦下降，但无统计学意义；健脾清化方组肾组织 IL-6 蛋白水平明显低于益气健脾组（$P<0.05$），亦低于清热化湿组，但无统计学意义，IL-6mRNA 水平明显低于益气健脾组、清热化湿组（$P<0.01$ 或 $P<0.05$）；与健脾清化方组相比，尿毒清组 IL-6 蛋白水平较低，IL-6mRNA 水平偏高，但无统计学意义。

3）肾组织 IL-10 蛋白、IL-10mRNA 水平比较：与正常组相比，假手术组肾组织 IL-10 蛋白、IL-10mRNA 水平无明显升高，模型组肾组织 IL-10 蛋白、IL-10mRNA 水平明显升高（$P<0.01$）；与模型组相比，各治疗组肾组织 IL-10 蛋白、IL-10mRNA 水平明显下降（$P<0.01$）；与益气健脾组相比，清热化湿组肾组织 IL-10 蛋白水平明显下降（$P<0.01$），IL-10mRNA 水平无明显差异；健脾清化方组肾组织 IL-10 蛋白、IL-10mRNA 水平明显低于其余各治疗组（$P<0.01$ 或 $P<0.05$）。

4）肾组织 IL-18 蛋白、IL-18mRNA 水平比较：与正常组相比，假手术组肾组织 IL-18 蛋白、IL-18mRNA 水平无明显升高，模型组肾组织 IL-18 蛋白、IL-18mRNA 水平明显升高（$P<0.01$）；与模型组相比，健脾清化方组、清热化湿组、尿毒清组肾组织 IL-18 蛋白、IL-18mRNA 水平明显下降（$P<0.01$），益气健脾组肾组织 IL-18 蛋白水平亦有下降（$P<0.05$），IL-18mRNA 水平明显下降（$P<0.01$）；与益气健脾组相比，清热化湿组肾组织 IL-18 蛋白、IL-18mRNA 水平明显下降（$P<0.01$）；健脾清化方组肾组织 IL-18 蛋白、IL-18mRNA 水平明显低于益气健脾组、清热化湿组（$P<0.01$）；与健脾清化方组比，尿毒清组 IL-18 蛋白、IL-18mRNA 的均值水平稍高，但无统计学意义。

5）肾组织 TNF-α 蛋白、TNF-αmRNA 水平比较：与正常组相比，假手术组肾组织 TNF-α 蛋白、TNF-αmRNA 水平无明显升高，模型组肾组织 TNF-α 蛋白、TNF-αmRNA 水平明显升高（$P<0.01$）；与模型组相比，健脾清化方组、清热化湿组、尿毒清组肾组织 TNF-α 蛋白、TNF-αmRNA 水平明显下降（$P<0.01$），益气健脾组 TNF-α 蛋白、TNF-αmRNA 水平有一定程度下降，但无统计学意义（$P>0.05$）；与益气健脾组相比，清热化湿组肾组织 TNF-α 蛋白、TNF-αmRNA 水平明显下降（$P<0.01$ 或 $P<0.05$）；健脾清化

方组肾组织 TNF-α 蛋白、TNF-αmRNA 水平明显低于益气健脾组、清热化湿组（$P<0.01$）；与健脾清化方组相比，尿毒清组 TNF-αmRNA 均值稍高，但无统计学意义。

6）肾组织 P-NF-κBp65 蛋白、NF-κBp65mRNA 水平比较：与正常组相比，假手术组肾组织 P-NF-κBp65 蛋白、NF-κBp65mRNA 水平无明显升高，模型组肾组织 P-NF-κBp65 蛋白、NF-κBp65mRNA 水平明显升高（$P<0.01$）；与模型组相比，健脾清化方组、尿毒清组肾组织 P-NF-κBp65 蛋白、NF-κBp65mRNA 水平明显下降（$P<0.01$ 或 $P<0.05$），清热化湿组 NF-κBp65mRNA 水平明显下降，P-NF-κBp65 蛋白水平亦有一定程度下降，但无统计学意义，益气健脾组肾组织 P-NF-κBp65 蛋白无降低，其 NF-κBp65mRNA 水平稍有下降，但无统计学意义（$P>0.05$）；与益气健脾组相比，清热化湿组肾组织 NF-κBp65mRNA 水平明显下降（$P<0.01$），P-NF-κBp65 蛋白水平亦有一定程度下降，但无统计学意义；健脾清化方组肾组织 P-NF-κBp65 蛋白水平明显低于益气健脾组（$P<0.01$），其均值亦低于清热化湿组，但无统计学意义，其 NF-κBp65mRNA 水平明显低于益气健脾组、清热化湿组（$P<0.01$）；尿毒清组肾组织 P-NF-κBp65 蛋白、NF-κBp65mRNA 水平稍高于健脾清化方组，但无统计学意义。

7）肾组织 TRAF6 蛋白、TRAF6mRNA 水平比较：与正常组相比，假手术组肾组织 TRAF6 蛋白、TRAF6mRNA 水平无明显升高，模型组 TRAF6 蛋白、TRAF6mRNA 水平明显升高（$P<0.01$）；与模型组相比，健脾清化方组、尿毒清组 TRAF6 蛋白、TRAF6mRNA 水平明显下降（$P<0.01$ 或 $P<0.05$），益气健脾组、清热化湿组 TRAF6 蛋白水平有不同程度的下降，但无统计学意义（$P>0.05$），TRAF6mRNA 水平均明显下降（$P<0.01$）；与益气健脾组相比，清热化湿组 TRAF6 蛋白、TRAF6mRNA 水平稍低，但无统计学意义；健脾清化方组 TRAF6mRNA 水平明显低于益气健脾组、清热化湿组（$P<0.01$ 或 $P<0.05$），TRAF6 蛋白水平亦稍低于益气健脾组、清热化湿组，但无统计学意义；与健脾清化方组相比，尿毒清组 TRAF6 蛋白、TRAF6mRNA 水平稍高，但无统计学意义。

（5）讨论与分析

1）炎症与肾纤维化的关系：肾脏纤维化是指肾脏固有细胞在创伤、感染、循环障碍、免疫反应等多种因素影响下发生损伤，由此产生的以小管萎缩、炎性浸润、肌成纤维细胞活化、细胞外基质成分大量积聚为特征的生理病理改变，它将最终导致肾脏硬化，使肾功能严重减退甚至完全丧失。目前对于肾纤维化产生的确切病因及机制仍不清楚，流行病学研究显示 CKD 的危险因素包括高血压、糖尿病、血脂代谢紊乱、肥胖及慢性炎症等，这些因素相互影响，互为因果。"免疫损伤反应学说""基质浸润学说""炎症学说"等从不同角度对慢性肾脏病的形成作出了解释。免疫损伤反应学说从免疫复合物和补体的过度产生、沉积，免疫细胞的相互作用以及不适当的免疫应答引起的组织损伤等角度阐述 CKD 的成因；基质浸润学说认为组织损伤时，各种因素影响到纤溶系统和基质金属蛋白酶家族系统，引起细胞外基质的产生过量、降解减少，导致其在肾间质过度堆积，引发细胞营养供给障碍和死亡；炎症学说则从组织损伤时大量释放炎症介质，导致肾脏炎症反应的角度解释 CKD 的发病原理。然而，这些学说均不能完全解答 RF 的发病机制。

目前,越来越多的研究显示炎症反应在启动和推进肾纤维化进展中起核心作用,加之免疫反应引起的损伤均需炎症反应的参与,而基质的浸润和堆积也是以炎症反应为前提的,且慢性肾病患者普遍存在炎症反应,故在众多学说中,促进肾纤维化形成的炎症反应机制脱颖而出,越来越受到广大研究者的重视。该学说认为,炎症反应是一个极其复杂的过程,肾脏细胞在低氧、感染、蛋白尿、高血糖等多种因素影响下发生损伤并释放出炎性趋化因子,导致单核巨噬细胞、中性粒细胞和淋巴细胞在损伤部位聚集,炎症因子激活核因子 κB 等信号传导通路,使受损的肾脏固有细胞和炎性细胞进一步合成多种炎症性细胞因子、趋化因子和促纤维化因子,刺激间质成纤维细胞活化、增殖及小管上皮细胞向间充质细胞转分化,导致细胞增殖、细胞外基质增生、细胞凋亡以及成纤维细胞的分化,从而促进慢性肾纤维化的形成。由于该学说提出的所有的炎症和肾纤维化的关系已在大量研究中得到证实,且实验发现部分炎症因子同样具有直接和较强的促纤维化作用,因此炎症反应是肾纤维化发生发展的关键。

2）湿热与炎症的关系:《医方考》有云:"下焦之病,责于湿热。"实际上,湿热确实在慢性肾病中普遍存在,且贯穿始终;与此同时,慢性肾病患者普遍存在炎症反应,且血透患者普遍存在微炎症状态。关于湿热与炎症这两者之间的关系,则有实验表明,非透析慢性肾功能衰竭微炎症状态患者辨证中夹湿热证者微炎症状态程度最明显,而慢性肾功能衰竭急剧加重湿热证患者的血清 TNF-α、IL-6 水平明显高于正常人,同时和湿热证中医证候积分呈明显正相关,另外,慢性肾炎临床表现以水肿,恶心呕吐,尿色黄混,胸脘痞满,口中黏腻,舌苔黄腻,脉弦滑等湿热证候为主,中医药治疗慢性肾病微炎症状态的治疗以清热利湿方法为主,均是湿热与肾脏炎症密切相关的有力证据。

3）健脾清化方通过改善炎症对抗肾纤维化的机制探讨

Ⅰ. 炎症介质与炎症的关系及健脾清化方的干预作用:肿瘤坏死因子是炎性介质网络中的重要成员,具有多种生物活性,其主要来源为巨噬细胞。肿瘤坏死因子包括 TNF-α 和 TNF-β、TNF-γ 三种,其中 TNF-α 与 TNF-β 拥有共同的受体和基本相同的生物学作用,而 TNF-α 的生物学活性占 TNF 总活性的 70% ~95%。TNF 可通过多种细胞发挥其致炎效应,比如它能刺激内皮细胞、单核细胞和巨噬细胞产生 IL-8、IL-1,能单独或者与 IL-1 协同刺激系膜细胞产生前列腺素 E,增加花生四烯酸和血小板源生长因子的释放,能刺激免疫活性细胞产生 IL-1、单核细胞趋化蛋白-1,促进脂质释放,能通过增加一氧化氮的分泌刺激外周血单核细胞产生 IL-8,能够促进中性粒细胞黏附于内皮细胞,以上作用均能导致炎症细胞积聚和炎症反应的增强。另外,TNF-α 还能通过上调主要组织相容性抗原、黏附分子、血管活性物质的水平实现对炎症反应的促进。

白细胞介素-6 是体内重要的细胞因子,可由单核巨噬细胞、淋巴细胞及多种肾脏固有细胞分泌产生并在炎症介质网络中发挥重要的作用。它既可通过推动 T 淋巴细胞增殖分化、促进 B 淋巴细胞分化与产生抗体以及刺激肝细胞的分泌而发挥致炎作用,亦可通过抑制巨噬细胞产生白细胞介素-1、肿瘤坏死因子等炎症因子而发挥抗炎作用,因此具有对炎症反应的双向调节功能。当组织中 IL-6 浓度正常时,它发挥其抗炎作用,而当浓度明显升高时则加剧炎症反应。

白细胞介素-18 又称干扰素-γ 诱导因子,由单核巨噬细胞产生,在炎症反应中亦具有双向调节作用。它能刺激 Th1 细胞产生 IL-2、IL-4、IL-13、粒单核巨噬细胞集落刺激因子、干扰素-γ 等细胞因子,能刺激 B 细胞产生 IgE,能促进 IL-1α、IL-8、单核细胞趋化蛋白、TNF-α、单核细胞炎症蛋白 1 等的产生而介导炎症细胞浸润,还可激活 NF-κB,使炎症反应不断扩大;另一方面,IL-18 能促进 T 细胞和自然杀伤细胞 FasL 的表达,增强 Fas-FasL 系统介导的细胞毒效应及细胞凋亡。

白细胞介素-10 属于抗炎因子的一种,Th2 细胞、单核巨噬细胞、B 淋巴细胞、Th1 细胞、肥大细胞以及角质细胞等均可分泌 IL-10。当炎症反应发生时,IL-10 可抑制单核巨噬细胞、系膜细胞分泌促进炎症的白细胞介素、肿瘤坏死因子及其受体,抑制干扰素和一氧化氮的生成,故能有效减轻肾组织炎症反应。

通过以上分析可以看出,致炎因子能够启动和促进肾脏的炎症损伤,抗炎因子能够促进炎症消散和组织修复,无论是致炎因子、抗炎因子或是具有双向调节功能的炎症因子在炎症反应的发生发展中均发挥着关键的作用。本研究选用目前研究较多的 TNF-α、IL-6 及研究较少的 IL-10、IL-18 进行观察,结果发现,模型组大鼠血清 IL-16 水平和肾组织中 IL-6 蛋白、IL-10 蛋白、IL-18 蛋白、TNF-α 蛋白及 IL-6mRNA、IL-10mRNA、IL-18mRNA、TNF-αmRNA 的水平与正常组相比明显升高,提示单侧肾切除联合多柔比星诱导局灶节段性肾小球硬化模型大鼠外周血及肾组织存在明显的炎症反应,肾组织中 IL-10 蛋白、IL-10mRNA 水平的升高还表明在炎症反应过程中,致炎因子和抑炎因子表达水平均有上调,两者在相对平衡中共同参与肾脏疾病过程;经药物干预后,健脾清化方组各炎症指标均明显下降,提示健脾清化方能通过降低 IL-6、IL-18、TNF-α 等炎症介质的表达来改善模型大鼠的全身及肾组织的炎症损伤。由于炎症损伤的改善,抗炎因子 IL-10 亦相应分泌减少。其拆方清热化湿方、益气健脾方对于改善以上炎症因子亦有不同的疗效($P<0.01$ 或 $P<0.05$ 或 $P>0.05$),与益气健脾方相比,清热化湿方在降低大多数炎症指标上有更明显的效果($P<0.01$ 或 $P<0.05$),此结果提示清热化湿药物在通过降低炎症介质来改善肾脏炎症状态方面具有比益气健脾类药物更好的疗效。另外,健脾清化方组炎症介质的表达明显低于益气健脾组和清热化湿组($P<0.01$ 或 $P<0.05$),提示益气健脾法、清热化湿法联合运用对于改善肾脏炎症优于采用单一治法。尿毒清组各炎症指标亦明显下降,但大部分炎症指标均高于健脾清化方组,由于数据离散度较大,两组间并无明显统计学差异,该结果提示尿毒清亦可以通过降低炎症介质来改善肾脏炎症状态,但其作用不如健脾清化方。

Ⅱ. 脂质代谢紊乱与炎症的关系及健脾清化方的干预作用:大量实验结果显示,多种脂质和其氧化后的产物能够通过不同渠道影响肾脏局部的炎症反应并参与肾纤维化进程,如脂蛋白能够影响肾小管上皮细胞整合素的水平和分布情况,刺激上皮细胞产生血小板源生长因子、骨调素、单核细胞趋化蛋白-1、内皮素等,从而促进炎性细胞的黏附,导致炎症反应;肾脏固有细胞和单核细胞会在脂蛋白的刺激下产生 TGF-β,后者可引起多种炎症因子分泌增加;系膜细胞则会在脂蛋白的影响下大量分泌血小板源生长因子和白细胞介素-6,引起系膜增生及炎症反应;肾小球损伤时,氧化低密度脂蛋白不但可通过与清道夫受体结合并上调多种炎症因子、生长因子的表达,导致炎症反应加重,而且能刺激内皮细胞分泌 β2 整合素、血管细胞黏附分子及细胞间黏附分子,增强单核细胞—内皮细胞作用,促进炎症反应的发生。由此可见,脂质代谢紊乱与炎症之间存在极为密切的联系。

健脾清化方及其拆方清热化湿方、健脾益气方、尿毒清能够有效降低 FSGS 模型大鼠各项血脂指标,结合炎症因子的改变情况,提示健脾清化方及其拆方、尿毒清能够通过干预脂质代谢紊乱达到缓解肾组织炎症的目的。在该作用中,清热化湿药物的疗效优于益气健脾药物,而益气健脾法、清热化湿法的联合运用则比采用单一治法具有更好的疗效。

Ⅲ. 血清补体、免疫球蛋白与炎症的关系及健脾清化方的干预作用:目前已知体液免疫在慢性肾脏病发病中扮演着极为重要的角色,其主要机制为免疫复合物或抗体在肾脏沉积并造成损伤。B 淋巴细胞分泌的免疫球蛋白既可以在血液循环中与抗原结合形成免疫复合物并被动沉积至肾小球系膜区及血管内皮下,也可以直接在肾组织局部形成原位免疫复合物,两种方式均可激活补体系统产生趋化因子及细胞黏附分子,导致中性粒细胞、单核巨噬细胞和淋巴细胞在肾组织局部浸润和聚集,产生大量炎症因子和促纤维化因子,从而引起炎症反应并最终形成肾纤维化。长期慢性的免疫炎症损伤还可造成肾小球内压力过高,进一步加重肾小球硬化的程度。补体系统是一组存在于血液、组织液及细胞膜表面的蛋白质,活化后具有酶活性,能多层次参与机体免疫损伤反应、免疫调节、微生物防御反应,其中补体 C3 是该系统中含量最高的成分。在上述体液免疫损伤肾组织、产生炎症反应的过程中,补体系统的激活是关键的中间环节,目前已知的补体系统激活途径共有三条:经典途径、替代途径、凝集素途径,而 C3 的活化和裂解是三条途径共同的步骤,故 C3 的消耗导致血清 C3 的降低是体液免疫发生的重要表现。由此可见,补体和免疫球蛋白在体液免疫介导的肾脏炎症反应中起着非常关键的作用。

健脾清化方及其拆方清热化湿方、健脾益气方、尿毒清能够有效干预 FSGS 模型大鼠的血清补体及免疫球蛋白水平,具有调节体液免疫的作用,结合本部分炎症介质水平的改善,提示健脾清化方及其拆方、尿毒清能够通过调节体液免疫减轻肾组织的炎症损伤。在该作用中,清热化湿药物具有更多的贡献,而益气健脾法、清热化湿法相结合运用则优于两种方法单独使用。

Ⅳ. TRAF6 对 NF-κBP65 的活化作用与炎症的关系及健脾清化方的干预作用:在炎症反应发生发展的过程中,核因子 κB 占据重要的地位,已发现许多炎症因子(如 IL-1、IL-2a、IL-6、TNF-α 等)、趋化因子、黏附分子的合成都需要 NF-κB 参与启动。NF-κB 是由 NF-κB1(p50)、NF-κB2(p52)与 p65、RelB 和 c-Rel 蛋白组成的同源和异源二聚体,在转录过程中主要发挥作用的是磷酸化的 NF-κBp65(即 p50/p65 异源二聚体),其活化过程如下:静息状态的 NF-κBp65 以 p65/p50/iκBa 或 p65/p100 的形式存在于细胞的胞质中,由于细菌、病毒或细胞因子等外来刺激,I-κBa Ser32 和 Ser36 发生磷酸化,继而发生降解,核定位信号在降解后暴露,此后 P-NF-κBp65 进入核内,启动特定基因的转录。所以检测 P-NF-κBp65 比目前通常检测的总 NF-κB 或 NF-κBp65 能够更加准确地反应炎症状态下细胞因子转录的程度,选取 P-NF-κBp65 为研究对象。TRAF6 是目前肾纤维化领域研究较少的细胞因子,它是 Toll 样受体和 TNF 受体信号通路的交叉点,近年来研究发现 TRAF6 广泛参与了炎症和免疫应答过程,其中最重要的参与炎症的途径为 TRAF6 与 NF-κB 受体激活因子结合,通过 Toll 样受体介导的信号通路激活 NF-κB,从而启动下游多种炎症因子的合成。

实验结果显示,模型大鼠模型组大鼠肾组织中 P-NF-κBp65 蛋白、NF-κBp65mRNA、TRAF6 蛋白、TRAF6mRNA 的水平与正常组相比明显升高,提示模型大鼠中存在 TRAF6 表达上调引起的 NF-κB 的激活;经药物治疗后,健脾清化方组肾组织 P-NF-κBp65蛋白、NF-κBp65mRNA、TRAF6 蛋白、TRAF6mRNA 水平均明显下降($P<0.01$ 或 $P<0.05$),结合炎症介质的变化,提示健脾清化方能通过降低 TRAF6 水平实现对其活化 NF-κB 作用的抑制,减轻模型大鼠的炎症反应。其拆方清热化湿方、益气健脾方亦能不同程度地降低肾组织 P-NF-κBp65 蛋白、NF-κBp65mRNA、TRAF6 蛋白、TRAF6mRNA 水平($P<0.01$ 或 $P<0.05$ 或 $P>0.05$),但部分指标的降低程度与健脾清化方组相比有明显差异($P<0.01$ 或 $P<0.05$),提示益气健脾法、清热化湿法同用对于抑制 TRAF6 对 NF-κB 的激活优于采用单一治法。清热化湿组 P-NF-κBp65 蛋白、NF-κBp65mRNA、TRAF6 蛋白、TRAF6mRNA 水平相比益气健脾组较低($P<0.01$ 或 $P>0.05$),提示健脾清化方中清热化湿药物在抑制 NF-κB 激活方面优于益气健脾药物。尿毒清组肾组织 P-NF-κBp65 蛋白、NF-κBp65mRNA、TRAF6 蛋白、TRAF6mRNA 水平亦明显下降($P<0.01$ 或 $P<0.05$),但其水平稍高于健脾清化方组,由于数据离散度的原因,两组间尚无统计学差异,提示健脾清化方通过降低 TRAF6 抑制 NF-κB 活化的作用优于尿毒清。

5)健脾清化方抗肾纤维化的机制:健脾清化方能够通过改善炎症介质、干预脂质代谢紊乱、调节体液免疫及抑制 TRAF6 对 NF-κB 的激活而改善肾脏炎症,基于炎症与纤维化的关系,提示健脾清化方是通过以上多种途径改善肾脏炎症状态,最终实现其抗肾纤维化的作用。

健脾清化方能够有效降低 FSGS 模型大鼠血肌酐、尿素氮水平,改善其肾功能;健脾清化方能够有效干预模型大鼠脂质代谢紊乱、调节体液免疫、改善肾脏炎症及纤维化,基于脂质代谢紊乱、体液免疫损伤、肾脏炎症反应均可导致肾脏损害、引起肾功能减退,本研究提示健脾清化方改善肾功能的机制可能与其干预脂质代谢紊乱、调节体液免疫、减轻肾脏炎症反应有关。因此健脾清化方能通过有效降低多种炎症介质、抑制 TRAF6 对 NF-κB 的活化改善 FSGS 模型大鼠肾脏炎症反应。健脾清化方抗肾纤维化的机制可能与其降低炎症介质、干预脂质代谢紊乱、调节体液免疫、抑制 NF-κB 的活化,从而多途径改善炎症状态有关。健脾清化方中的清热化湿药物对于改善肾脏炎症反应起主要作用,其疗效优于益气健脾药物。清热化湿法、益气健脾法的联合使用在改善肾脏炎症反应方面优于两种治法单独使用。

5. 抑制局灶节段性硬化大鼠成纤维细胞增生研究　细胞外基质(extracellular matrixc,ECM),是由细胞合成并分泌到胞外,分布在细胞表面或细胞之间的大分子多糖和蛋白。当 ECM 合成与降解之间动态失衡,大量 ECM 积聚,沉积于肾小球、肾间质,致使肾脏血管堵塞,导致肾小球硬化。定量逆转录-聚合酶链反应(quantitative reverse transcription-polymerase chain reaction,qRT-PCR)是对组织和细胞进行目的基因表达的检测方法,是目前常用的分子水平检测手段,与其他检测方法相比有灵敏、快速、准确的优点。某些因素的刺激可活化成纤维细胞并使其发生表型和功能的转化,转变为表达肾小管间质骨架蛋白 α 平滑肌肌动蛋白(α-smooth muscle actin,α-SMA)的肌成纤维细胞(myofibroblast,MyoF),肌成纤维细胞分泌的纤维连接蛋白(fibronectin,FN)为其他胶原纤维的形成和基质成分的沉积提供支架。为进一步观察该方影响成纤维细胞活化并抑制其向肌成纤维细胞转化作用,应用左侧肾切除加尾静脉注射多柔比星建立大鼠肾脏局灶节段性硬化(focal segmental glomurular sclerosis,FSGS)模型,从分子水平探讨健脾清化方对多柔比星致肾脏 FSGS 模型大鼠肾纤维化的影响,进一步探讨健脾清化方改善肾纤维化的机制。

(1) 实验材料:同上。

(2) 实验方法:同上。

(3) 检测指标:定量 RT-PCR 检测肾小管间质 α-SMAmRNA、Col ⅢmRNA,肾小球及肾小管间质 FNmRNA、Col ⅣmRNA 水平。

(4) 研究结果:定量 RT-PCR 检测各组大鼠肾小管间质 α-SMAmRNA、Col ⅢmRNA、FNmRNA、Col ⅣmRNA 的影响:治疗 56 日后,与正常组相比,模型组大鼠肾小管间质 α-SMAmRNA、Col Ⅲ mRNA、FNmRNA、Col Ⅳ mRNA 相对荧光值明显升高($P<0.01$);健脾清化方组、健脾方组、清化方组、尿毒清组与模型组相比 α-SMAmRNA 相对荧光值明显降低($P<0.01$),健脾清化方组明显低于尿毒清组($P<0.01$);健脾清化方组、清化方组、尿毒清组与模型组相比 Col ⅢmRNA 相对荧光值明显降低($P<0.01$),健脾清化方组明显低于尿毒清组($P<0.01$);健脾清化方组、清化方组与模型组相比 FNmRNA 相对荧光值明显降低($P<0.01$),健脾清化方组明显低于尿毒清组($P<0.01$);健脾清化方组、清化方组、尿毒清组与模型组相比 Col ⅣmRNA 相对荧光值明显降低($P<0.01$),健脾清化方组明显低于尿毒清组($P<0.01$);与健脾方比较,健脾清化方组、清化方组 α-SMAmRNA、Col ⅢmRNA、FNmRNA、Col ⅣmRNA 明显降低($P<0.01$);组间无统计学差异($P>0.05$)。

(5) 讨论与分析:由于创伤、感染、炎症、血循环障碍、免疫反应等多种因素刺激,导致肾脏固有细胞受损,大量胶原沉积、积聚,细胞外基质(extracellular matrix,ECM)异常沉积,最终导致肾小球硬化、肾间质纤维化和肾内血管硬化。目前公认的肾间质纤维化(renal interstitial fibrosis,RIF)形成的分子机制分为 4 个过程:细胞的活化和受损→促纤维化因子的释放→纤维化的形成→肾脏结构和功能受损,而系膜外基质沉积是肾小球硬化的病理基础。

研究发现,MyoF 是 RIF 的关键效应细胞和导致病理条件下肾间质中细胞外基质

（extracellular matrix，ECM）过度沉积的主要细胞来源。MyoF 激活的特异性标志物是 α 平滑肌肌动蛋白（α-smooth muscle actin，α-SMA），α-SMA 阳性的 MyoF 比正常成纤维细胞分泌 ECM 的能力更强。细胞骨架蛋白 α-SMA 在正常肾脏组织中表达很少，肾间质纤维化时，可在肾间质细胞胞质、肾小管上皮细胞的基底部表达。肾小管上皮细胞受损后分泌功能显著增强，可产生多种致纤维化因子、炎性因子、血管活性因子等，这些因子相互影响，促进 RIF，使发生表型转化的肾小管上皮细胞表达 α-SMA，加重 RIF 的进程。α-SMA 作为肌成纤维细胞的特异性标志物与肾小管间质损伤程度密切相关，研究表明 α-SMA 表达增加提示模型组大鼠肾小管上皮细胞发生了转分化，而肾间质损伤指数的变化与 α-SMA 的变化一致。

Ⅲ型胶原（collagen type Ⅲ，Col Ⅲ）是 ECM 的主要成分之一，肾纤维化的特征是肾间质有过量的 ECM 积聚及 RIF 细胞的增生，健脾益肾、活血化瘀药物可明显降低多柔比星肾硬化模型大鼠尿蛋白、血肌酐、尿素氮和Ⅲ型胶原蛋白表达水平，明显改善肾组织病理改变。随着Ⅲ型胶原的表达随人系膜增生性肾小球肾炎病变程度的加深而明显增加。Ⅲ型胶原在 UUO 所致肾小管肾间质纤维化模型明显增加。Col Ⅲ 是反映肾纤维化的指标之一，其在肾间质的高表达意味着 ECM 的堆积及肾纤维化的加重。

纤维连接蛋白（fibronectin，FN）和Ⅳ型胶原（collagen type Ⅳ，Col Ⅳ）是肾小球系膜基质结构中含量最丰富，胶原中 Col Ⅳ 是 DN 基质增殖最主要成分，FN 是 ECM 主要成分之一，是反映 ECM 早期变化及促进肾小球硬化的敏感指标，导致肾小球硬化的关键因素是 Col Ⅳ 和 FN 等 ECM 合成增多，ECM 沉积引起。在糖尿病肾病（diabetic ne-phropathy，DN）病程的早期，系膜细胞增殖、ECM 如 FN、Col Ⅳ 合成增多，在弥漫性肾小球硬化阶段，Col Ⅳ 及 FN 在肾小球基底膜和系膜基质积聚明显。FN 作为始动因素，可以诱导 Col Ⅳ 的形成，促进 RIF 及肾小球硬化。Col Ⅳ 是肾纤维化的重要标志，其含量反映了肾纤维化的程度。

RIF 是 ECM 代谢失衡，合成增多降解减少，在间质中异常积聚所致。既往认为肾功能衰竭是肾小球病变所致，但近些年的研究表明，在肾脏病进程中肾小管间质的病变比肾小球病变更为重要。α-SMA 的增减可反应肾小管受损的程度，α-SMA 是可使 ECM 过度沉积的关键效应细胞 MyoF 激活的标志物，是造成 ECM 过度沉积的主要因素之一，成纤维细胞的增殖可促进 Ⅰ、Ⅲ胶原和 FN 的分泌，而 FN、Col Ⅲ 及 Col Ⅳ 为肾小管损伤及间质纤维化过程中重要的 ECM 成分，因此，肾小管上皮细胞表型转化的标志蛋白 α-SMA 的变化与反应 ECM 沉积的 FN、Col Ⅲ 及 Col Ⅳ 比较，α-SMA 对肾纤维化进程的影响更大。

中医学中无"肾纤维化"这一病名，该病属中医水肿、癃闭、关格、虚劳等范畴。研究表明单味中药大黄、黄芪、红花、丹参、雷公藤，以及中药复方益肾软坚散、抗纤灵颗粒、肾舒胶囊等治疗肾纤维化疗效明显。

以健脾清化湿热为治疗原则的健脾清化方是我们的临床经验方，在临床用于治疗慢性肾衰患者的治疗。该方由党参、生黄芪、草果仁、苍术、黄连、制大黄组成，具健脾益气、清热化湿之功。关于该方的临床疗效、抗氧化、抗炎、改善肾功能、改善肾脏病理、抑制免疫炎症等相关研究在文献中有相关报道。实验结果提示,与模型组相比,健脾清化方组可明显降低 α-SMAmRNA,明显抑制成纤维细胞向 MyoF 的转变,减少 MyoF 的分泌;健脾清化方明显降低 FNmRNA,对 FN 这一始动因素的抑制,可减少 Col Ⅳ 的形成,而实验结果中该方可明显较少 Col ⅣmRNA 的含量,与其抑制了始动因素的结果一致,并可减少 ECM 的沉积;同时健脾清化方可抑制 Col ⅢmRNA 的升高,减少 ECM 的聚集。健脾清化方干预后,肾功能明显改善,α-SMA、FN、Col Ⅲ 及 Col Ⅳ 明显下降,在肾功能改善的同时,成纤维细胞的激活也受到抑制,说明肾小管损伤、间质纤维化程度与肾功能的改善水平有关。健脾清化方对以上各指标的抑制效果优于尿毒清和健脾方。

　　成纤维细胞被某些因子激活转化为高表达 α-SMAmRNA 的 MyoF,加之 Col Ⅲ 的高表达,两者的共同结果加重 ECM 的沉积;MyoF 首先分泌的 FN 不仅可刺激 ECM 合成增多,还可诱导 Col Ⅳ 的生成,加重肾小球的硬化。对动物模型的研究表明,健脾清化方不仅可以改善模型大鼠肾功能,还可抑制其肾间质纤维化及肾小球硬化的进程,该结果可能与健脾清化方抑制成纤维细胞的激活,减少 α-SMA、Col Ⅲ 高表达及由于成纤维细胞的激活转化产生的 MyoF 数量,进而降低分泌 ECM 的能力、减少肾小球硬化及肾间质纤维化的始动因素 FN,减少 Col Ⅳ 的形成,降低 ECM 的合成有关。而且健脾清化法优于健脾法。

　　6. 抑制局灶节段性硬化大鼠 NF-κB 及下游因子过度活化的研究　　核因子-κB(nuclear factor kappa B,NF-κB)的活化可促进其主要下游因子肿瘤坏死因子-α(tumor necrosis factor α,TNF-α)的表达,TNF-α 是早期炎症反应的重要介质。TNF 的下游因子 TRAF6 是肿瘤坏死因子受体相关因子(tumor necrosis factor recep-tor-associated factors, TRAF)家族中唯一可以直接与 NF-κB 受体激活因子(receptor activator of nuclear factor-κB,RANK)相结合的信号分子,在 Toll 样受体(Toll-like receptors,TLR)介导的信号转导途径激活 NF-κB,TRAF6 是激活 NF-κB 通路和丝裂原活化蛋白激酶(mito-gen-activatedprotein kinase, MAPK)信号通路的交叉点。以上 3 种互为上下游关系的因子相互作用,扩大了对肾纤维化的作用。对 Platt 模型大鼠使用健脾清化方后发现,该方不仅对模型大鼠的肾功能和蛋白尿有明显改善,而且对 p38MAPK 免疫炎症通路也有明显抑制作用。为进一步观察该方对 NF-κB 通路的影响,研究从抑制 NF-κB 激活角度,探讨健脾清化方对多柔比星致局灶节段硬化肾病模型大鼠 FSGS 的影响,进一步探讨健脾清化方改善肾纤维化的机制。

　　(1) 实验材料:同上。

　　(2) 实验方法:同上。

　　(3) 检测指标:Western blotting 法检测各组大鼠肾组织 P-NF-κB p65、肾小管间质 TNF-α、TRAF6 的表达。

　　(4) 研究结果

　　1) Western blotting 法检测各组大鼠肾组织 P-NF-κB p65 的表达:P-NF-κB p65 在肾组织均有表达,在肾间质表达更明显。与正常组相比,模型组大鼠肾小管间质 P-NF-κBp65 表达明显升高($P<0.01$);与模型组相比,健脾清化方组、清化方组明显下降

（$P<0.01$），尿毒清组较模型组下降（$P<0.05$）；健脾清化方组、清化方组较尿毒清组下降（$P<0.05$）；与健脾方组相比，健脾清化方组、清化方组 P-NF-κBp65 表达明显下降（$P<0.01$）；组间差异无统计学意义（$P>0.05$）。

2）Western blotting 法检测各组大鼠肾小管间质 TNF-α 的表达：与正常组相比，模型组大鼠肾小管间质 TNF-α 表达明显升高（$P<0.01$）；与模型组相比，健脾清化方组、健脾方、清化方组明显下降（$P<0.01$）；与尿毒清组相比，健脾清化方组明显下降（$P<0.01$），健脾方组、清化方组较尿毒清组下降（$P<0.05$）；与健脾方相比，健脾清化方表达降低（$P<0.05$）；组间差异无统计学意义（$P>0.05$）。

3）Western blotting 法检测各组大鼠肾小管间质 TRAF6 的表达：与正常组相比，模型组大鼠肾小管间质 TRAF6 表达明显升高（$P<0.01$）；与模型组相比，健脾清化方组、健脾方组、清化方组下降（$P<0.05$）；健脾清化方组较尿毒清组下降（$P<0.05$）；组间差异无统计学意义（$P>0.05$）。

（5）讨论与分析：在炎症反应中，Janus 激酶-信号转导转录激活因子（Janus ki2nase-signal transduction and transcription activator，JAK-STAT）、丝裂原活化蛋白激酶（mitogen-activated protein kinase，MAPK）及核因子-κB（nuclear factorκB，NF-κB）是细胞中的 3 条重要信号通路。JAK-STAT 途径是 JAK 的底物信号转导子和转录激活因子（signal transducer and activator of transcription，STAT）被 JAK 磷酸化后发生二聚化，穿过核膜进入核内调节相关基因的表达。某些如白细胞介素（IL）、干扰素（IFN）、集落刺激因子（CSF）、生长激素（GH）等细胞因子的受体为单次跨膜蛋白，本身不具酶活性，但与配体结合后发生二聚化而激活，连接胞内酪氨酸蛋白激酶（如 JAK），其信号途径为 JAK-STAT 途径。NF-κB 是炎症介导的肾纤维化的中心环节，以 p50/p65 异二聚体形式参与并调控多种炎症因子基因表达，是启动肾间质炎症的关键因子，在各种炎症因子介导的肾纤维化进程中发挥着重要作用。

现代研究表明，p38 MAPK 可以调节 TNF-α、IL-1 等炎性因子的表达，参与炎症和纤维化过程。NF-κB 通过调控参与免疫反应早期和炎症反应各阶段的许多炎症因子如 TNF-α、IL-6 的表达，参与肾间质纤维化的进程。健脾清化方可明显抑制 Platt 模型大鼠的 p38MAPK 免疫炎症通路。TNF-α 是 NF-κB 的主要下游因子，是炎症反应中最早的启动因子和损伤内皮细胞的主要因素。NF-κB 是 TNF-α 引起炎症反应的关键通路。TRAF6 是 TNF 的下游因子，它是 TRAFs 家族中唯一可以直接与 NF-κB 受体激活因子（RANK）相结合的信号分子，最终激活核因子 NF-κB。基于此，我们通过对 NF-κB 下游因子 TNF-α 及 TNF-α 的下游因子 TRAF6 的研究，探讨健脾清化方在炎症介导的肾纤维化中的作用。

具健脾益气、清热化湿之功的健脾清化方在改善临床慢性肾衰患者肾功能及蛋白尿方面取得明显疗效，此结果与抑制 NF-κB 活性可降低肾病大鼠的尿蛋白的研究结果一致。健脾清化方组、清化方组 P-NF-κB p65 明显低于模型组，效果优于尿毒清组和健脾方组，提示健脾清化方可以抑制 NF-κBp 炎症通路的激活。狼疮性肾炎、UUO 动物模型中发现，NF-κB 的活化与肾小管间质损伤呈正相关；给予 NF-κB 抑制剂后，5/6

肾切除模型大鼠上调的 NF-κBp 下降,肾间质慢性炎症的病理改变和炎症细胞浸润明显减轻。健脾清化方对 NF-κBp 炎症通路的抑制可能是其改善模型大鼠肾纤维化的途径之一,而且健脾清化效果最佳。

　　大量研究表明 TNF-α 在多柔比星肾病模型大鼠形成中起重要的作用,糖尿病肾病患者 TNF-α 水平较正常患者明显升高,且升高的水平与肾损伤的程度呈正比,实验中模型组 TNF-α 的高表达与上述结果相同。在 TNF-α 的基因功能调节区存在 NF-κB 的结合位点,活化的 NF-κB(P-NF-κB p65)可增强 TNF-α 的基因转录,同时 TNF-α 可再次激活 NF-κB。TNF-α 表达的减少可能与其上游因子 NF-κBp 的减少降低了 TNF-α 的基因转录,使 TNF-α 产生和释放减少有关。健脾清化方组、健脾方、清化方组 TNF-α 表达与模型组相比明显下降,效果优于尿毒清组和健脾方组,并以健脾清化方组效果最佳。健脾清化方延缓模型大鼠肾脏损伤可能是通过抑制 NF-κB 及其受控因子 TNF-α 途径,且健脾清化的效果优于健脾法。TNF-α 是早期炎症反应的重要介质,说明健脾清化方可使肾脏的早期炎症得到改善。

　　肿瘤坏死因子受体相关因子(tumour-necrosis factor-receptor-associa-ted factors, TRAFs)家族是一类衔接蛋白,其中 TRAF6 介导了 NF-κB 的激活。TRAF6 不是蛋白激酶,是一种接头蛋白。TRAF6 在受到白细胞介素-1、脂多糖的刺激后被泛素修饰而活化,活化的 TRAF6 与 TAB1、TAB2 形成复合物,激活 IKK 的激酶 TAK1,继而激活 IKK 复合体,调控下游蛋白的表达。已证实 TRAF6 是唯一可与 NF-κB 受体激活因子(RANK)直接结合的信号分子,并介导调节下游因子,最终激活转录因子 NF-κB,参与细胞增殖。TLR4-MD2 复合物在脂多糖作用下导致 TRAF6 激活,进而激活 NF-κB,分泌大量细胞因子 IL-1、IL-6 和 TNF-α,参与炎症反应。在 IL-1β 干预下,TRAF6 在人牙龈成纤维细胞胞质中呈阳性表达,并随 IL-1β 浓度的升高呈增强趋势。实验提示,健脾清化方组、健脾方组、清化方组 TRAF6 的表达比模型组低,且健脾清化方的效果优于尿毒清组;TRAF6 是激活 NF-κB 通路和 MAPK 信号通路的交叉点,健脾清化方明显降低 P-NF-κB p65 抑制 NF-κBp 通路的激活,可能与其抑制 TRAF6 对 NF-κB 通路的激活有关。

　　健脾清化方中药单体如大黄酚、大黄素、大黄酸、黄芪甲苷、黄芪皂苷 I、黄芪皂苷 II、党参炔苷可抑制活化的肾成纤维细胞株和系膜细胞株的增殖,有效防治肾纤维化。健脾清化方改善肾纤维化的作用可能是通过抑制 NF-κB 通路激活,减少下游因子 TNF-α 的基因转录,降低 TRAF6 的表达,阻止 TNF-α 对 NF-κB 的再次激活有关。

　　7. 抑制局灶节段性硬化大鼠 IL-6、MCP-1、ICAM-1 的研究　IL-6 主要通过 JAK/STAT 途径、Ras/Erk 途径等信号转导通路发挥生物学功能。有研究表明血清 IL-6 水平与 BUN、Cr 明显相关,IL-6 可诱导单核巨噬细胞产生 MCP-1,参与调节 ICAM-1 的表达和其他促炎细胞因子产生。由于免疫失调可引起炎症改变,为进一步从炎症角度探讨健脾清化方的作用,我们从阻断炎症细胞生物功能角度,探讨健脾清化方对多柔比星致大鼠 FSGS 的影响,进一步探讨健脾清化方改善肾纤维化的机制。

　　(1)实验材料:同上。

（2）实验方法：同上。

（3）检测指标：蛋白质印迹（Western blotting）检测肾小管间质 IL-6、MCP-1、ICAM-1 水平，免疫荧光检测肾小管间质 MCP-1、ICAM-1 荧光强度表达。

（4）研究结果

1）Western blotting 法检测各组大鼠肾小管间质 IL-6 的表达：与正常组相比，模型组大鼠肾小管间质 IL-6 表达明显升高（$P<0.01$）；与模型组相比，健脾清化方组、健脾方组、清化方组、尿毒清组明显下降（$P<0.01$）；与健脾方组相比，健脾清化方组、清化方组 IL-6 水平降低（$P<0.05$）；健脾清化方组与尿毒清组比较无统计学意义（$P>0.05$）；组间差异无统计学意义（$P>0.05$）。

2）Western blotting 法和免疫荧光法检测各组大鼠肾小管间质 MCP-1 表达

Western blotting 法：与正常组相比，模型组大鼠肾小管间质 MCP-1 表达明显升高（$P<0.01$）；与模型组相比，健脾清化方组、健脾方组、清化方组、尿毒清组明显下降（$P<0.01$）；健脾清化方组较尿毒清组下降（$P<0.05$）；与健脾方组相比，健脾清化方组、清化方组 MCP-1 表达下降（$P<0.01$，$P<0.05$）；组间差异无统计学意义（$P>0.05$）。

免疫荧光法：除正常组及假手术组，其余各组 MCP-1 在肾小管、肾小球系膜区均有不同程度表达，呈现红色荧光。与正常组相比，模型组大鼠肾小管间质 MCP-1 荧光强度明显增强，其表达明显升高（$P<0.01$）；与模型组相比，健脾清化方组、健脾方组、清化方组、尿毒清组荧光强度明显减弱，其表达明显降低（$P<0.01$）；与尿毒清组比较，健脾清化方组、清化方组荧光强度明显减弱，其表达明显降低（$P<0.01$）；与健脾方组相比，健脾清化方组、清化方组荧光强度明显减弱，其表达明显降低（$P<0.01$）；组间差异无统计学意义（$P>0.05$）。

3）Western blotting 法和免疫荧光法检测各组大鼠肾小管间质 ICAM-1 表达

Western blotting 法：与正常组相比，模型组大鼠肾小管间质 ICAM-1 表达明显升高（$P<0.01$）；与模型组相比，健脾清化方组、清化方组、尿毒清组明显下降（$P<0.01$），健脾方组较模型组下降（$P<0.05$）；健脾清化方组较尿毒清组下降（$P<0.05$）；与健脾方组相比，健脾清化方组 ICAM-1 表达明显下降（$P<0.01$），清化方组 ICAM-1 表达下降（$P<0.05$）；组间差异无统计学意义（$P>0.05$）

免疫荧光法：除正常组及假手术组，其余各组 ICAM-1 在肾小管、肾间质、肾小球系膜区均有不同程度表达，呈现绿色荧光。与正常组相比，模型组大鼠肾小管间质 ICAM-1 荧光强度明显增强，其表达明显升高（$P<0.01$）；与模型组相比，健脾清化方组、健脾方组、清化方组、尿毒清组荧光强度明显减弱，其表达明显降低（$P<0.01$）；与尿毒清组比较，健脾清化方组、清化方组荧光强度明显减弱，其表达明显降低（$P<0.01$）；与健脾方组相比，健脾清化方组、清化方组荧光强度明显减弱，其表达明显降低（$P<0.01$）；组间差异无统计学意义（$P>0.05$）。

（5）讨论与分析：炎症会导致器官实质细胞发生坏死组织内细胞外基质异常增多和过度沉积，轻者纤维化，重者引起组织结构破坏而发生器官硬化。肾脏由于受到创伤、感染、炎症、血循环障碍及免疫反应等多种致病因素刺激，其固有细胞受损，后期出现大量胶原沉积和积聚,造成肾实质逐渐硬化,形成瘢痕。肾脏内固有细胞纤维化、硬化的过程即肾脏纤维化的过程。炎症刺激导致肾固有细胞受损,最终导致肾纤维化。

IL-6 来源于如活化的 T 细胞和 B 细胞、单核—巨噬细胞、内皮细胞、上皮细胞及成纤维细胞等多种细胞,其分子量在 21～30kd。IL-6 作用的靶细胞很多,包括巨噬细胞、肝细胞、静止的 T 细胞、活化的 B 细胞和浆细胞等,生物效应十分复杂。IL-6 的生物学功能是由广泛表达于多种细胞表面的 IL-6 受体(IL-6 receptor, IL-6R)介导,IL-6 与 IL-6R 结合后主要通过 JAK/STAT 途径、Ras/Erk 途径等信号转导通路发挥生物学功能,它可刺激一些炎症因子的产生,在炎症和免疫调节方面有重要作用。有研究表明,烧伤后 1h 模型组和甘露醇组兔血清 IL-6 开始升高,同时伴随肌酐和尿素氮的升高。IL-6 既可由淋巴细胞(T 细胞、B 细胞)分泌,也可由非淋巴细胞(成纤维细胞、巨噬细胞等)分泌。IL-6 的减少说明健脾清化方可阻断 T 细胞、B 细胞、成纤维细胞、巨噬细胞等对 IL-6 的分泌,可减少由 IL-6 刺激产生的炎症因子的生成。

MCP-1 既有促进炎症细胞迁移、黏附、聚集的作用,又具诱导趋化和激活单核细胞至炎症部位的双重功能,促使肾组织单核巨噬细胞浸润,调节肾间质纤维化的发生。MCP-1 基因和蛋白在正常肾组织很少表达。炎症时,包括巨噬细胞在内的许多细胞都可合成和分泌 MCP-1。MCP-1 能介导巨噬细胞参与肾间质纤维化,上调胶原纤维的合成和成纤维细胞的增生。MCP-1 的降低说明健脾清化方可抑制组织炎症,健脾清化方延缓肾纤维化的作用可能是通过对 MCP-1 的抑制从而进一步抑制胶原纤维的合成和成纤维细胞增生的途径。

ICAM-1 属于免疫球蛋白超家族成员,具有参与细胞毒性及 NK 细胞杀伤、引发机体抗体应答、ADCC 作用、淋巴细胞与基质细胞的相互作用等多种生物学效应,促进淋巴细胞聚集,激活的中性粒细胞可分泌多种蛋白水解酶,导致血管通透性增加,中性粒细胞激活后失去变形能力,不能通过毛细血管,阻塞微循环、延长组织缺血时间,加重组织损伤。ICAM-1 释放入血后成为可溶性黏附分子,成为血管内皮细胞受损、活化及炎症反应的标志。正常生理条件下 ICAM-1 少量表达,其与白细胞表面的特异性配体淋巴细胞功能相关抗原 1 结合,诱导内皮细胞骨架相关蛋白酪氨酸磷酸化,引起细胞骨架的改变,使白细胞与内皮细胞发生黏附。在某些病理因素下如 IL-6、TNF-α 等炎性因子和细胞因子刺激下,ICAM-1 表达量可成倍增加,白细胞经内皮连接处移至内皮细胞下,而后释放大量的毒性氧自由基和蛋白水解酶,损害局部的血管,并进一步吸引白细胞和血小板,促进其释放化学趋化介质,促进白细胞与血管内皮细胞的进一步黏附,形成缺血—炎症恶性循环,造成微血管堵塞,发生无再流现象。健脾清化方可能是通过抑制可刺激 ICAM-1 大量产生的 IL-6 水平使 ICAM-1 表达降低,ICAM-1 的降低可减轻血管内皮的损伤,减轻组织炎症反应,有可能打破缺血—炎症恶性循环。

IL-6 可诱导单核巨噬细胞产生 MCP-1,即介导单核细胞渗出为特征的肾小球肾炎,同时又参与调节 ICAM-1 的表达和其他促炎细胞因子产生。MCP-1、ICAM-1 互相作用促进单核细胞的局部聚集致肾脏系膜增生及基质增多。虽然健脾清化方降低 IL-6 的效果与尿毒清无差异,但对 IL-6 的作用明显降低,可减少对单核巨噬细胞生成

MCP-1 的诱导,进而间接减少受 MCP-1 调节的 ICAM-1 的表达。健脾清化方阻断 IL-6 的信号通路,即阻止了其发挥生物效应的途径,同时减少由于 MCP-1、ICAM-1 增多导致肾脏系膜细胞和基质增生引起的肾组织纤维化。

炎症反应是机体自身对感染的免疫应答而产生的有效机制。炎症因子的作用与中医学的"毒随邪生、变由毒起、毒损肾络"观点相一致。中医抗炎的基本原则在于扶助正气、祛除邪气,调整机体阴阳平衡。微炎症状态是指没有全身或局部明显的临床感染症状,机体存在持续低水平非感染性炎症,主要表现为细胞因子 IL-6、TNF-α 和血浆 C 反应蛋白(CRP)、FN 等轻度升高。相关研究发现,微炎症病变在肾脏和心血管中最为常见。中医认为肾病微炎症状态的关键病机是机体气血亏虚导致肾脏功能失调,气血亏虚致肾脏功能失调是内因,外感六淫邪气最终导致病变产生,故治以益肾扶正为原则。微炎症状态的发展是炎症病变损害血脉导致气血失和、血运不畅,因此进一步治疗以清利活血为法则,治疗血脉不利是微炎症状态逆转的重要环节。健脾清化方是在李东垣补脾胃泻阴火的"升阳汤"基础上化裁而来,具有健脾益气、清热化湿之功,可在扶助正气的基础上,清利湿邪,改善肾脏微血管炎症状态。

在临床对慢性肾衰患者的治疗中发现,健脾清化方可明显改善患者肾功能、蛋白尿,且有抗炎、抗氧化和改善肾脏病理的作用,临床疗效显著。在对 Platt 模型大鼠和多柔比星所致 FSGS 模型大鼠的研究中发现,健脾清化方可明显改善模型大鼠肾功能和蛋白尿,通过清化湿热法抑制 3 条重要细胞通路中的 NF-κB 和 MAPK 炎症通路,改善 FSGS 大鼠的炎症损伤,延缓肾纤维化的进程。实验提示健脾清化方可明显降低 Platt 模型大鼠肌酐和尿素氮水平。实验中我们发现健脾清化方组、健脾方组、清化方组、尿毒清组 IL-6 表达明显低于模型组,且健脾清化方组的效果优异健脾方组。实验表明,健脾清化方组、健脾方组、清化方组、尿毒清组 MCP-1 表达较模型组明显下降,且健脾清化方组优于尿毒清组和健脾方组。实验结果提示健脾清化方组、清化方组、尿毒清组 ICAM-1 的表达与模型组相比明显下降,健脾方组低于模型组,且健脾清化方组效果优于尿毒清组和健脾方组。通过激光共聚焦显微镜观察提示,健脾清化方组、健脾方组、清化方组、尿毒清组 MCP-1、ICAM-1 荧光强度表达与模型组相比明显减弱,健脾清化方组、清化方组荧光强度表达明显低于尿毒清组;与健脾方组相比,健脾清化方组、清化方组荧光强度明显减弱,其表达明显降低。

实验中对 MCP-1、ICAM-1 分别采用了 Western blotting 和免疫荧光两种方法进行了检测,其中 Western blotting 法是在蛋白水平对其进行检测,而免疫荧光是显示组织内抗原的方法。我们在两个不同层面对 MCP-1、ICAM-1 检测的结果一致,提示在蛋白和分子水平上,上述两个指标的表达是一致的,提示其参与组织炎症反应在分子和蛋白水平都有表达。

IL-6 诱导单核巨噬细胞产生 MCP-1,诱导 B 细胞产生抗体促进细胞毒性细胞形成,进一步加重血管的炎性反应。MCP-1 的增加会引起巨噬细胞的聚集和活化,释放炎症介质和细胞因子,同时促进系膜细胞分泌纤维连接蛋白,介导肾小球硬化、间质纤维化。受 MCP-1 调控的 ICAM-1 是诱导炎性细胞向肾间质组织浸润的主要黏附分子。

健脾清化方的效果优于尿毒清和健脾方,说明健脾清化法优于通腑降浊法和健脾法。该方明显降低 IL-6、MCP-1 和受 MCP-1 调控的 ICAM-1 的表达,改善肾纤维化的进程,可能与其终止 IL-6 信号通路、阻断 IL-6 发挥生物学效应,减轻由 MCP-1、ICAM-1 的增加引起的肾纤维化的同时又具健脾清化的作用有关。

8. 调节局灶节段性硬化大鼠 Th17 细胞免疫的研究 细胞免疫参与并介导局灶节段性硬化(focal segmental glomurular sclerosis,FSGS),其介导的肾脏损伤是肾小球疾病的始发因素,并导致肾小球炎症及纤维化,是肾纤维化重要的发病机制之一。免疫功能低下是中医脾虚证的病理变化之一,此免疫功能异常主要为细胞免疫功能低下。T 淋巴细胞是细胞免疫的主要细胞,CD4+和 CD8+显著降低时 T 淋巴细胞总数降低。免疫介导的肾小球疾病与 T 淋巴细胞功能紊乱相关,其中 CD4+T 细胞平衡紊乱、Th17 细胞功能改变与该疾病关系更为密切,T 细胞功能紊乱可能是肾小球病的发病机制之一。研究从细胞免疫介导的炎症损伤角度,观察了健脾清化方对模型大鼠 FSGS 的影响,以进一步探讨健脾清化方改善肾纤维化的机制。

(1)实验材料:同上。

(2)实验方法:同上。

(3)检测指标:定量 RT-PCR 检测肾组织中 IL-17AmRNA 的表达,流式细胞术检测大鼠脾脏淋巴细胞 CD4+、CD8+、Th17。

(4)研究结果

1)定量 RT-PCR 检测各组大鼠肾小管间质 IL-17AmRNA 相对荧光值:治疗 56 日后,与正常组相比,模型组、健脾方组、尿毒清组大鼠肾小管间质 IL-17AmRNA 相对荧光值明显升高($P<0.01$);健脾清化方组、清化方组与模型组相比 IL-17AmRNA 相对荧光值明显降低($P<0.01$),尿毒清组与模型组相比 IL-17AmRNA 相对荧光值降低($P<0.05$),健脾清化方组、清化方组明显低于尿毒清组($P<0.01$);与健脾方组比较,健脾清化方组、清化方组 IL-17AmRNA 相对荧光值明显降低($P<0.01$);组间无统计学差异($P>0.05$)。

2)流式细胞术检测各组大鼠脾淋巴细胞 CD4+/CD8+的比值:模型组与正常组和假手术组相比,CD4+/CD8+比值升高($P<0.01$);健脾清化方组 CD4+/CD8+比值低于模型组($P<0.05$);与健脾方组相比,健脾清化方组 CD4+/CD8+比值降低($P<0.05$);健脾清化方组与尿毒清组相比无统计学意义($P>0.05$);余组间差异无统计学意义($P>0.05$)。

3)流式细胞术检测各组大鼠 Th17 百分比:与正常组相比,模型组 CD4、IL17a、Th17 百分比明显升高($P<0.01$);与模型组相比,健脾清化方组、健脾方组、清化方组、尿毒清组 CD4 百分比明显降低($P<0.01$);与模型组相比,健脾清化方组、健脾方组、清化方组、尿毒清组 IL-17A 百分比明显降低($P<0.01$);与尿毒清组相比,健脾清化方组 IL-17A 百分比降低($P<0.05$);与模型组相比,健脾清化方组、清化方组、尿毒清组 Th17 百分比明显降低($P<0.01$),健脾方组 Th17 百分比降低($P<0.05$);与尿毒清组相比,健脾清化方组 Th17 百分比明显降低($P<0.01$),清化方组 Th17 百分比降低($P<$

0.05）；与健脾方组比较，健脾清化方组、清化方组 IL-17A、Th17 百分比明显降低（$P<0.01$）；组间无统计学差异（$P>0.05$）。

（5）讨论与分析：免疫调节失调，引起炎症介质过度分泌介导肾脏损伤。细胞免疫介导的损伤是 FSGS 发病机制之一，其机制主要通过致敏 T 细胞的直接杀伤作用及淋巴因子相互配合、协同杀伤靶细胞发挥作用。细胞免疫的主要细胞 T 淋巴细胞主要分为 CD4+和 CD8+T 淋巴细胞两大亚群，参与细胞免疫及免疫调节，在机体免疫中起重要作用。

作为 T 淋巴细胞的两大亚群，CD4+T 淋巴细胞中的辅助性 T 淋巴细胞（Th）产生的细胞因子 Th1 细胞能合成分泌 TNF-α、IL-2 等，可促进 IgG 的生成、增强 NK 细胞的杀伤能力，促进炎症反应；产生的细胞因子 Th2 能分泌 TNF-α、IL-6 等，其分泌的细胞因子可促进 B 细胞的增殖和抗体生成；CD4+T 细胞还可分泌一种成纤维细胞刺激因子-1，促进成纤维细胞增生和活化。活化的 CD8+T 细胞还能够分泌大量包括细胞因子、趋化因子（如 TNF-α、TNF-β、白细胞介素、IFN-γ 等）等炎症因子，导致血管壁的炎症、细胞外基质的沉积和血管平滑肌细胞的肥大和增生；激活能再释放多种细胞因子的巨噬细胞，诱导 MHC-Ⅰ类分子表达，使心肌成纤维细胞表型发生转变，激活免疫应激反应，最终导致心肌纤维化；CD8+T 细胞合成和分泌的 TGF-α 可促进纤维产生、抑制基质降解。CD4+、CD8+表现为免疫调节的改变但均可介导炎症损伤，同时前者可分泌成纤维细胞刺激因子，后者可分泌转化生长因子，促进纤维细胞增生。因此，两者失调可引起肾脏纤维化、炎症介质过度分泌介导肾脏损伤。

近年研究发现一类可分泌细胞因子 IL-17A，且不同于 Th1 和 Th2 的细胞亚群-Th17 细胞亚群，这些细胞因子可以集体动员、募集及活化中性粒细胞。CD4+的效应淋巴细胞 Th17 与细胞介导的自身免疫性疾病和炎性疾病有关，其参与自身免疫性、移植物抗宿主等疾病的发生和发展，决定疾病的转归和预后。免疫调节效应通过产生 IL-17，与广泛表达在多种组织细胞表面的 IL-17 受体特异性结合后参与炎症、免疫应答、免疫排斥等多种生物学活性。Th17 细胞及其细胞因子在人类和实验性肾脏疾病，尤其在增生性肾小球肾炎中 Th17 效应细胞活跃，Th17 可直接引起肾小球损伤。Th17 在分泌炎症因子的同时可引起肾小球毛细血管壁增厚、系膜细胞增生。

基于目前从药物干预角度观察 Th17 在 FSGS 模型大鼠中的作用目前国内外未见报道，Couser WG 在论及微小病变性肾小球肾炎和特发性 FSGS（minimal change disease/idiopathic FSGS spectrum）时，也未涉及 Th17 的相关报道。研究表明在 SLE 患者和狼疮小鼠中 Th17、IL-17 均升高。减少 IL-17 分泌可改善小鼠狼疮性肾炎。Crispin JC 等对符合美国大学修订的风湿分类的 24 例 27~57 岁女性 SLE 患者进行研究，静脉穿刺前泼尼松至少停用 24h。选用 16 名健康者为正常对照组。采用流式细胞术（flow cytometry）检测患者血液 Th17、流式细胞术（flow cytometry）和定量 RT-PCR（polymerase chain reaction, PCR）检测患者血液 IL-17 发现较正常对照组明显升高。Zhang Z 等研究近交系 C56BL/6J（B6），近交系 B6. MRL/lpr、MRL/lpr/2J（MRL）狼疮小鼠，MRL/MpJ（MPJ）干燥综合征模型小鼠，Rag-1 基因敲除小鼠（Rag-1 knockout mice）时发现，通过免疫荧光(for immunofluorescent staining)、流式细胞术(flow cytometry)、定量 RT-PCR (quantitative real-time PCR)检测模型小鼠脾脏和淋巴结提取 T 淋巴细胞提示 Th17、IL-17 明显升高。实验则是通过健脾清化方对尾静脉注射多柔比星致肾小球局灶节段硬化模型大鼠进行干预,通过流式细胞术(flow cytometry,FCM)检测辅助性 T 细胞 17,定量 RT-PCR 检测白细胞介素-17AmRNA,蛋白质印迹法(western blot)检测肿瘤坏死因子-α、白细胞介素-6。Crispin JC、Zhang Z 两组实验分别从临床和实验动物两个方面对 IL-17 和 Th17 进行了检测,仅说明了 IL-17 和 Th17 在 SLE 患者和狼疮小鼠中表达升高,没有进行药物干预,并且未阐述病理类型,不能体现针对狼疮患者及小鼠,尤其是 FSGS 病理类型的疗效,而在实验中使用健脾清化方对 FSGS 大鼠进行干预,结果说明健脾清化方在 FSGS 这一病理类型中改善肾脏纤维化作用明显,同时 Crispin JC 和 Zhang Z 的研究可作为健脾清化方有一定疗效的佐证,我们的实验为临床治疗同类患者提供可能途径的同时,阐述了该方改善模型大鼠 FSGS 的可能机制。

临床用于慢性肾衰患者治疗的健脾清化方在临床疗效、抗氧化、提高细胞免疫功能、改善肾功能、降低蛋白尿等相关研究在文献中有相关报道。健脾清化方由党参、生黄芪、草果仁、苍术、黄连、制大黄组成,具有清热泻火的作用。该方中党参补中益气生精,党参提取物具有抗溃疡活性。生黄芪补气固表、利尿托毒,皂苷类是黄芪的主要活性成分,具有免疫调节、抗氧化、抗病毒、抗肿瘤、降糖和改善心血管疾病等生物活性。黄芪皂苷IV可通过抑制 p38/MAPK 信号通路,增加细胞周期蛋白 d1 表达、减少细胞内的活性氧簇氧化性应激损伤来保护 H2O2 诱导的系膜细胞氧化性应激。黄芪皂苷IV可下调急性肾损伤大鼠 NF-κBmRNA,TNF-αmRNA 的表达,黄芪皂苷IV通过抑制 NF-κB 介导的炎性基因表达防止缺血性急性肾损伤。草果仁燥湿温中,挥发油是草果主要活性成分,具有抗菌、抗氧化和肿瘤、抗炎镇痛、调节胃肠功能等作用。苍术燥湿健脾,目前从苍术中已分离出 20 余种聚乙烯炔类化合物,其中主要有效成分为苍术素,具有抗炎、防止胃损伤、利胆等作用。黄连清热燥湿、泻火解毒,其有效成分盐酸小檗碱不仅具有抗感染、降血脂、抗肿瘤、降血糖和提高胰岛素敏感性的作用,而且还可改善微循环、抗氧化,并且有明显免疫调节作用,上述盐酸小檗碱药理作用与抑制核因子 NF-κB 通路,进而抑制血管新生和细胞增殖,抑制 TNF-α、TGF-β1 和 iNOS 等炎症介质的表达有关。体外研究发现,盐酸小檗碱可使肾损伤大鼠血清中 SOD 水平升高,而 MDA 水平下降,镜下观察肾小管细胞坏死明显改善。制大黄清热除湿通便,研究表明大黄素具有免疫抑制、抗炎、抗动脉粥样硬化、抗癌等活性;体外研究表明,大黄素能明显抑制肾小管细胞的增殖,并呈时间依赖,大黄素的治疗使慢性肾功能衰竭获益;大黄提取物能改善氧化应激,进而改善慢性肾衰竭微炎症状态。研究报道,改善高血糖、白细胞介素-1 等导致的肾脏病理改变,延缓肾脏纤维化的进展。以上诸药合用,共奏健脾益气、清热化湿之功,达抑制免疫、改善微循环、抗氧化、抗炎之效。

尿毒清颗粒为纳入中国国家药典运用于临床治疗肾气虚为本湿浊瘀血壅塞为标的慢性肾功能衰竭患者,在实验研究中通常选择该药为对照药物。

实验结果显示,健脾清化方组与模型组相比 CD4+/CD8+比值明显降低,可明显抑制 CD4+、CD8+的激活。CD4+/CD8+比值增高见于自身免疫性疾病、恶性肿瘤、病毒性感染、变态反应等。FSGS 肾组织(肾实质)中 T 淋巴细胞增多,以 CD8+为主,间质中 T 淋巴细胞和单核/巨噬细胞浸润,以 CD4+为主,且处于激活状态。机体有赖于各 T 细胞亚群维持一定的比例来维持正常的免疫功能状态,淋巴细胞亚群 CD4+/CD8+比值是反映机体免疫紊乱的敏感指标。健脾清化方对 CD4+/CD8+比值的影响提示该方对细胞免疫有一定的调节作用。

在 Th17 的观察中提示,与模型组相比,健脾清化方组、健脾方组、清化方组、尿毒清组 Th17 百分比明显降低;与尿毒清组相比,健脾清化方组 Th17 百分比明显降低,清化方组 Th17 百分比降低。Th17 可分泌炎症因子 IL-17A,健脾清化方对 Th17 的抑制,可能减少 IL-17A 的分泌。同时健脾清化方组、清化方组与模型组相比 IL-17AmRNA 相对荧光值、IL-17A 百分比明显降低,尿毒清组与模型组相比 IL-17AmRNA 相对荧光值降低、IL-17A 百分比明显降低,与尿毒清组相比,健脾清化方组 IL-17AmRNA 相对荧光值、IL-17A 百分比明显降低。健脾清化方对 IL-6、IL-17AmRNA 相对荧光值和 IL-17A 百分比的抑制,可能与健脾清化方对与细胞介导的自身免疫性、炎性疾病相关的 Th17 的抑制有关。Th17 淋巴细胞的成熟是在转化生长因子-β(TGF-β)和 IL-6 共存时,TGF-β 诱导 Th17 细胞的大量形成,在 TGF-β 和 IL-6 共同诱导下分化成的 Th17,分泌 IL-17 和 IL-6,参与炎症反应和自身免疫性疾病。因此,健脾清化方改善多柔比星肾病模型大鼠 FSGS 的结果可能与健脾清化方抑制 Th17,减少炎症因子 IL-17A 的分泌有关。IL-17 是 T 细胞诱导的炎症反应的早期启动因子,可以通过促进释放前炎性细胞因子来放大炎症反应,它的主要生物学效应是促进炎症反应,IL-17A 的抑制说明健脾清化方可抑制炎症反应的早期启动因子,阻止炎症反应的放大。

Th17 分泌的 IL-17 发挥生物学作用主要通过与其受体结合后活化 MAP 激酶、核转录因-κB(nuclearfactor κB,NF-κB)的活性,刺激内皮细胞、上皮细胞、成纤维细胞产生 IL-6、IL-8,并通过这些细胞因子发挥特有的免疫功能。IL-17 可诱导基质金属蛋白酶、促炎细胞因子和趋化因子的生成,促进炎性反应,导致炎症细胞浸润和组织的破坏,与许多炎症应和自身免疫性疾病的发生和发展有关。

中医认为"脾旺不受邪""脾胃所伤,百病由生",说明脾与免疫关系密切,脾虚证的病理变化之一为免疫功能的低下,主要表现为 T 细胞免疫低下和 T 细胞网络紊乱。现代研究提示脾虚时淋巴细胞增殖降低,免疫功能下降。实验中我们将健脾清化方拆方后,组成清化方和健脾方,清化方以清热化湿为主,健脾方以健脾益气见长,而健脾清化方则兼顾两方之治法,研究中发现与健脾方组比较,健脾清化方组、清化方组 IL-17AmRNA 相对荧光值和 IL-17A、Th17 百分比明显降低,健脾清化方组 CD4+/CD8+比值下降。健脾清化方和清化方在抑制 T 淋巴细胞和成纤维细胞激活、改善肾脏纤维化方面的效果好于健脾方。健脾方只有健脾益气之功而无清化湿热之力,健脾方对模型大鼠的效果逊于具有清热化湿功效的健脾清化方和清化方,且具有清热化湿、健脾益气功效的健脾清化方效果最好。因此,在 FSGS 大鼠模型的治疗中,仅用健脾益气之法不能奏效,必须兼有清热化湿之力。健脾清化法在调节细胞免疫、抑制炎症反应、改善肾纤维化方面的作用明显。

T 细胞介导的免疫发病机制中其效应细胞主要为单核/巨噬细胞,当 FSGS 时,肾组织和肾间质中的 T 淋巴细胞和单核/巨噬细胞增多,CD4+、CD8+处在激活状态。在分化与调节上,Th17 细胞与具有显著免疫抑制效应的调节性 T 细胞(regulatory T cells, Treg)反向调节关系密切。在功能上,Th17 细胞及其细胞因子介导炎症反应,在感染、炎症、自身免疫性疾病及移植物抗宿主病中发挥着重要作用。健脾清化方不仅可改善临床慢性肾脏病患者的肾功能及蛋白尿,而且同时可以通过抑制细胞免疫介导的炎症反应,健脾清化方对 CD4+/CD8+比值的抑制效果,说明其对模型大鼠 FSGS 的作用,可能是通过抑制 T 淋巴细胞的激活,抑制细胞免疫介导的炎症损伤的途径,并且通过清热化湿法调节细胞免疫,改善肾脏纤维化。Th17 是 T 淋巴细胞两大亚群中 CD4+亚群的效应淋巴细胞,同时参与炎症因子 IL-17 的调节,为细胞免疫介导的炎症损伤的重要环节。该方改善大鼠肾功能、肾间质纤维化及肾小球硬化可能是通过健脾清化方通过对与细胞介导的自身免疫性、炎性疾病相关的 Th17 的抑制,使 CD4+、CD8+得到调节,抑制炎症早期启动因子 IL-17A 的分泌有关。健脾清化方通过调节细胞免疫进而抑制炎症反应早期启动因子,使肾脏的早期炎症得到改善,阻止炎症反应放大的途径。健脾清化法在上述作用中表现了明显的优势。因此健脾清化方不仅可以改善模型大鼠肾功能和蛋白尿,还可抑制其肾间质纤维化及肾小球硬化的进程。作用机制可能通过下面 4 条途径:与健脾清化方抑制成纤维细胞的激活,降低分泌 ECM 的能力,抑制肾小球硬化及肾间质纤维化的始动因素(FN),减少 Col Ⅳ 的形成和 ECM 的合成有关。可能是通过抑制 NF-κB 通路激活,降低下游因子 TNF-α、TRAF6 的表达,阻止 TNF-α 对 NF-κB 的再次激活。通过抑制 IL-6 信号通路及 IL-6 生物学效应,减少由 IL-6 刺激产生的炎症因子(MCP-1、ICAM-1)的生成。与调节细胞免疫,抑制 Th17 及调节 CD4+、CD8+的平衡,抑制炎症早期启动因子 IL-17A 的分泌,使肾脏的早期炎症得到改善,阻止炎症反应放大,改善模型大鼠肾脏的细胞免疫介导的炎症损伤有关。

9. 对 5/6 肾切除大鼠 AT Ⅱ/NADPH 氧化应激通路的干预作用 肾脏纤维化是慢性肾脏病的共同病理过程,是所有 CKD 发展至终末期肾病(ESRD)的最后共同通路,肾脏纤维化是一个多因素参与的复杂过程,包括转化生长因子、细胞因子、氧化应激、炎症刺激等影响途径。越来越多的研究证明,氧化应激在肾脏疾病进展及其并发症发病中的作用十分重要,氧化应激存在于各种肾脏疾病的始末,在肾功能正常的 CKD1 期即已出现,并随着肾功能减退而不断加重,是影响 CKD 患者预后的重要危险因素,所以深入研究氧化应激在慢性肾衰进程中的作用机制,并寻求有效的遏制手段,对于延缓肾衰纤维化进程,具有重要意义。

NAD(P)H 氧化酶作为产生活性氧的主要来源,参与氧化应激损伤并进而影响多种疾病的发生发展,是目前公认的肾脏疾病中细胞增殖和基质积聚的关键因子,已有研究证实,Ang Ⅱ 是 NADH/NADPH 氧化酶重要的刺激因子,两者共同作用诱发氧化应激反应,在慢性肾脏病的进展中起到重要的作用。

健脾清化方作为我们治疗慢性肾衰的基本方,其中黄芪、大黄、草果、黄连等已有实验证实其抗氧化的作用,本课题的第一部分亦初步说明了健脾清化方对慢性肾衰大鼠肾脏功能的保护作用,本部分实验旨在进一步研究健脾清化方对慢性肾衰大鼠 AT Ⅱ／NADPH 氧化应激的影响,以探讨其临床疗效的可能作用机制。

(1) 实验材料

1) 实验动物:健康雄性 SPF 级 SD 大鼠,体重(180±20)g,由上海西普尔-必凯实验动物有限公司提供,实验动物安全合格证号:SYXK(沪)2008-0016。由上海中医药大学实验动物中心饲养,12h 光照,45% 左右相对湿度,自由饮水饮食。

2) 实验药物:健脾清化方由党参 15g、生黄芪 15g、草果仁 6g、苍术 10g、黄连 3g、制大黄 9g 组成,共 58g,按照人体 6 倍剂量换算,大鼠每日用量为 58×6/70＝4.97g/kg,水煎浓缩,使用时稀释,灌胃体积控制在 2ml,由上海中医药大学中药研究所制备提供。

(2) 实验方法:实验动物分组:假手术组 10 只,模型组 10 只,健脾清化组 10 只,氯沙坦组 10 只。造模方法:5/6 肾切除(Platt)法,具体同上。

(3) 检测指标:肾组织超氧化物歧化酶(SOD)活力的检测、肾组织丙二醛(MDA)的检测、Western Blot 法检测肾组织 AT1 受体的蛋白表达、RT-PCR 法检测肾组织 NADPH 氧化酶亚基 p47phoxmRNA 的表达。

(4) 研究结果

1) 各组肾组织超氧化物歧化酶(SOD)和丙二醛(MDA)表达:与假手术组比较,各组大鼠 MDA 含量明显增加($P<0.05$),SOD 含量明显降低($P<0.05$);与模型组比较,健脾清化方组和氯沙坦组 MDA 含量明显降低($P<0.05$),SOD 含量明显升高($P<0.05$),健脾清化方组 SOD 和氯沙坦组组间比较具有统计学意义。说明健脾清化方和氯沙坦对慢性肾衰大鼠肾脏 MDA 含量和 SOD 活性具有显著的改善作用。

2) 各组大鼠肾组织 AT1 蛋白表达:与模型组相比较,各组 AT1 表达明显降低,具有显著性差异($P<0.01$)。

3) 各组大鼠肾组织 NADPH 氧化酶亚基 p47phoxmRNA 表达:与假手术组比较,各组大鼠肾组织 p47phoxmRNA 表达均显著升高($P<0.05$);与模型组比较,健脾清化方组与氯沙坦组大鼠肾组织 p47phoxmRNA 表达均明显降低($P<0.05$),氯沙坦组与健脾清化方组 p47phoxmRNA 表达差异无显著性($P>0.05$)。说明健脾清化方和氯沙坦均能明显减少 NADPH 氧化酶 p47phox 的产生,具有显著的改善氧化应激的作用。

(5) 讨论与分析:氧化应激(oxidative stress,OS)是指反应性氧化物(reactive oxidative species,ROS)产生增多而抗氧化能力减弱对机体所造成的潜在伤害。氧化产物与抗氧化剂之间平衡的破坏是引起细胞损伤的重要原因之一。氧化应激在肾病的发生和发展及其并发症的发生中具有十分重要的作用,是多种病理损伤的共同途径。慢性肾衰竭患者因炎症、营养不良、尿毒症毒素代谢等原因使体内 ROS 产生增多,血液透析患者还因血液透析过程中接触透析膜或透析液中的细菌毒性产物入血激活炎症反应而使氧化应激反应加重。另一方面各种原因导致机体抗氧化能力减弱,过氧化氢酶、超氧化物歧化酶等抗氧化酶活力的降低、谷胱甘肽,维生素 E、维生素 C 等抗氧化物质的减少也会引起氧化应激反应,ROS 又进一步激活多种信号转导通路导致炎症细胞释放炎症介质,从而形成恶性循环。

有较多实验研究证实,慢性肾衰竭患者的动脉粥样硬化、贫血、营养不良、微炎症状态、透析所致淀粉样变均与氧化应激有着密不可分的关系。因此重视氧化应激的作用途径的研究,抗氧化剂的开发和运用,对于改善慢性肾脏疾病患者的生活质量和并发症意义重大,近年来临床已开始通过多种途径干扰 ROS 的产生,包括应用抗氧化剂,清除炎症介质、抑制炎性细胞活性等方面。

氧在机体组织的正常代谢反应中,可以形成一些自由基。自由基的种类很多,其中活性氧(reactive oxygen species,ROS)与氧化应激反应关系最为密切,它主要为,包括超氧阴离子($O_2^{\cdot-}$)、烷氧基(RO)、过氧化氢(H_2O_2)等。机体内存在两类自由基防御系统:一类是酶促防御系统,包括超氧化物歧化酶(superoxide dismutase,SOD)、过氧化氢酶(catalase,CAT)、谷胱甘肽过氧化物酶等;另一类是非酶促防御系统,包括谷胱甘肽、维生素 C、维生素 E、α-硫辛酸(alphalipiocacid,ceLA)、褪黑素(melatonin,MLT)等。它们对清除自由基、保护细胞及机体起重要作用。活性氧的生成可以刺激抗氧化防御机制增高活性以对抗活性氧的伤害。

在生理条件下,自由基反应是机体防御机制的必要组成,自由基的产生和清除保持动态平衡。细胞内广泛分布的 SOD 和过氧化物酶在细胞质和线粒体基质中起重要的抗氧化防御作用。SOD 是体内清除超氧阴离子($O_2^{\cdot-}$)的一个重要的抗氧化酶,它可促进过氧化物的过氧化氢歧化作用,加速体内自由基的清除,防止自由基对 DNA 及其机体组织的损害。在某些病理情况下,机体抗氧化能力下降,防御机制受到损害,氧化能力大大超过抗氧化能力,自由基产生异常增多,与蛋白质、脂肪、核酸、碳水化合物以及其他分子发生强烈反应并使之变性,由于生物膜是脂质过氧化损伤的主要部位,氧自由基能攻击生物膜磷脂中的多聚不饱和脂肪酸,引发脂质过氧化,继而引起炎症反应、细胞凋亡、组织纤维化和细胞增殖,最终导致疾病的发生。MDA 是由自由基产生的脂质过氧化代谢产物,具有很强的毒性,可以损伤细胞膜的结构,造成生物膜损伤,从而影响细胞的功能,目前已被广泛用于机体组织中自由基含量的评价指标。因此,SOD 活力的高低反映了机体清除氧自由基的能力,而 MDA 含量的多少又间接反映了机体细胞受自由基攻击激活氧化应激的严重程度,同时检测 MDA 含量和 SOD 活性可以了解自由基生成与抗氧化系统的功能状态,本次实验中即选用这两项指标用以客观评价氧化应激的水平。

NAD(P)H 氧化酶作为产生活性氧 ROS 的主要来源,参与氧化应激损伤并进而影响多种疾病的发生发展,是目前公认的肾脏疾病中细胞增殖和基质积聚的关键因子。NADPH 氧化酶由 5 个亚基组成:2 个膜亚基 gp91phox 和 p22phox,两者构成一个膜复合体细胞色素 b558;3 个胞质亚基 p47phox,p40pox,p67phox。另外,还有 2 个低分子质量的三磷酸鸟嘌呤核苷(GTP)结合蛋白 rac1 和 rac2。NADPH 氧化酶系统激活后产生过量 ROS,打破机体正常氧化/还原动态平衡,造成生物大分子如蛋白质、脂质、核酸等的氧化损伤,形成氧化应激。研究者在大量的实验中发现血管平滑肌细胞、内皮细胞、成纤维细胞等均有 NAD(P)H 氧化酶的存在。其中 p47phox 是 NADPH 氧化酶发挥活性的关键亚基。当细胞处于静止期时,位于细胞膜上的 p22phox 和 gp91phox 相互结合形成一个异二聚体即细胞色素 b558;在受到刺激的情况下,NADPH 氧化酶通过其胞质成分 p47phox 的磷酸化与 p67phox 的移位,最后再与胞膜成分 gp91phox 和 p22phox 聚集而活化,以 NADPH 作为电子供体,将氧催化为超氧阴离子了,形成有活性的 NAD(P)H 氧化酶复合体,产生大量 ROS。因此 p47phox 亚基非常重要,NADPH 氧化酶的激活需要该亚基活化后由细胞质转移到包膜上,p47phox 可以被视为一个起始调节物质。文献报道,在内皮细胞,TNF-α 刺激可迅速(5min)诱导 p47phox 亚基磷酸化,并促使其转移至核周和胞膜上,导致 NADPH 氧化酶的活化和 ROS 的产生。因此本实验我们选用 p47phox 作为评价 NADPH 氧化应激通路活化的标志性物质。

随着局部肾素-血管紧张素系统(RAS)在心脏、脑、肾脏和肾上腺等多个重要靶器官的发现,局部 RAS 在正常组织的生理功能和在各种疾病的发生发展中的重要作用已成为实验研究的新热点,并不断取得新的进展。

肾脏具有丰富的血管,血管内皮细胞结构的改变直接影响了肾脏的结构和功能。血管紧张素 Ⅱ 是 RAAS 系统最主要的效应分子,作为众所周知的重要的血管活性物质,参与了肾脏血管结构的重塑,随着研究的深入,近年来 AngⅡ 在肾脏纤维化中的作用,也开展了越来越多的研究。

研究显示血管紧张素 Ⅱ 可作为一种强氧化剂激活细胞表面的还原型尼克酰胺腺嘌呤二核苷酸磷酸氧化酶[NAD(P)H 氧化酶]并产生大量活性氧簇(ROS),从而导致细胞发生氧化应激损伤。同样有研究者证实 AngⅡ 是 NADH/NADPH 氧化酶重要的刺激因子,AngⅡ 活化细胞膜上 NADPH 氧化酶,诱导血管平滑肌细胞、内皮细胞和肾小管上皮细胞等产生过多 ROS。

在众多的血管紧张素家族成员中,AngⅡ 作为最重要的生物活性物质。在局部肾脏组织,几乎所有已知的 AngⅡ 作用都是通过 AT1 受体介导的,AT1 受体是当下公认与肾脏疾病密切相关的主要靶点,AngⅡ 与肾脏细胞膜上的 AT1 结合后,可通过血流动力学依赖和非血流动力学依赖两种途径造成肾脏损害,既可通过增加肾小球毛细血管内压引起肾脏的损害,也可通过刺激肾脏细胞分泌 TGF-β 等各种生长、细胞因子,直接造成肾脏损害。最新的研究显示,AngⅡ 通过 AT1 受体的介导引起了 NADPH 亚型 Nox4 的活化,导致肾脏局部的 DNA 损伤。AngⅡ 受体拮抗剂替米沙坦可通过抑制 NADPH 氧化酶减轻 UUO 大鼠肾纤维化。与模型组相较,氯沙坦组大鼠 AT1 蛋白表达与 p47phoxmRNA 表达均有显著下调,氯沙坦对肾衰大鼠血清肌酐、尿素氮有显著的保护作用,故综合以上实验结果,表明 ATⅡ/NADPH 氧化应激通路的激活可能是加速肾纤维化的重要途径,而 ATⅡ 受体拮抗剂能有效抑制此通路的表达,从而延缓纤维化进程,与文献报道一致。

慢性肾衰病程冗长,病机错综复杂,属本虚标实,虚实夹杂之症。正虚又有气、血、阴、阳之不同;邪实则以湿浊热毒、瘀血为著。越来越多的临床资料表明,湿热与慢性肾衰竭的发生、发展、治疗和预后有着密切的关系。朱辟疆等选择非透析的 CRF 患者 69 例,探讨慢性肾功能衰竭(CRF)微炎症状态与中医证型的关系,结果显示夹湿浊或夹湿热证者微炎症状态最明显,认为微炎症状态程度可作为湿浊证及湿热证的重要辨证参考。而氧化应激作为强氧化剂和抗氧化剂的平衡破坏导致的潜在伤害,通过各种途径激活血液中的中性粒细胞和单核细胞,活化补体系统,产生大量的炎症细胞因子 IL-1、IL-6 及 TNF-α 等,是慢性肾衰微炎症状态的重要来源。由此推测,氧化应激损伤的有效抑制与慢性肾衰患者湿热状态的改善密切相关,进而对延缓肾衰纤维化进程产生重要作用。故而本次研究试图从湿热证与氧化应激相关性的角度进行探讨。

健脾清化方全方集清燥、淡渗、和中为一体,具有益气和中、清热化湿之功效,在前期的临床研究工作中,发现能较好地降低肌酐和尿素氮,从动物实验的角度证实了其改善肾功能的作用。研究发现,与假手术组比较,模型组大鼠 MDA 含量明显上升,SOD 含量显著下降,存在统计学意义,说明 5/6 肾切除大鼠模型中存在明显的氧化激活状态。健脾清化方给药后,大鼠血清肌酐、尿素氮较模型组降低显著,肾组织 MDA 含量亦明显降低,SOD 含量显著上升,具有显著差异($P<0.05$),提示健脾清化方改善肾功能可能与有效地清除氧自由基及减少氧自由基的合成相关。实验中同时发现,模型组大鼠肾组织中 AT1 蛋白及 p47phoxmRNA 表达较假手术组显著上升($P<0.05$);健脾清化方给药后,肾组织中 AT1 受体及 p47phoxmRNA 表达较模型组大鼠显著降低。实验结果显示 MDA/SOD 与 AT1/NADPH 的表达存在显著的相关性,表明健脾清化方能显著增加组织抗氧化能力和减少过氧化物的产生,对 ATⅡ/NADPH 氧化应激通路的抑制很可能是其作用机制之一。说明健脾清化方可以通过改善 ATⅡ/NADPH 介导的氧化应激通路,从而延缓肾脏纤维化进程,为健脾清化方在慢性肾衰中的治疗提供新的作用途径。

10. 对 5/6 肾切除大鼠磷酸化 p38 丝裂原活化蛋白激酶介导的炎症因子的调控作用 丝裂原活化蛋白激酶(mitogen-activated protein kinases, MAPKs)级联反应是细胞内重要的信号传导系统之一,参与了多种生理病理过程的调节。作为其中重要的分支,p38MAPK 信号传导通路通过转录因子磷酸化而改变基因的表达水平,参与多种细胞内信息传递过程,介导细胞生长、发育、分化及凋亡全过程,且在调控细胞因子产生、转录调节及缺血再灌注、氧化应激方面起到重要作用,近年研究发现,p38MAPK 在慢性肾脏疾病的发病过程中占有举足轻重的地位,参与多种发病机制的形成和病理过程的演化。

研究发现,ROS 是诱导 MAPKs 磷酸化而活化的重要因素,实验研究已证实健脾清化方能显著抑制血管紧张素Ⅱ/NADPH 氧化应激通路的活化,从而减少 ROS 的生成,那么是否健脾清化方能因着活性氧的减少对 p38MAPK 信号转导通路的磷酸化起到一定的抑制作用呢? 从而减少 p38 信号通路下游炎症因子的表达呢? 鉴于此,实验旨在通过检测磷酸化 p38MAPK 在慢性肾衰大鼠体内的活化情况以及下游炎症因子的表达,并用健脾清化方进行干预,以此来探讨此方在细胞信号转导通路以及抑制炎症方面可能的作用机制,为临床疗效提供进一步药理研究基础。

(1)实验材料:同上。

(2)实验方法:同上。

(3)检测指标:免疫组化法检测肾组织 NF-κBp65 的表达,免疫组化法检测肾组织 TNF-α 的表达,ELISA 法检测肾组织白细胞介素 10 的表达,Western Blot 法检测肾组织磷酸化 p38MAPK 的蛋白表达。

(4)研究结果

1)各组大鼠肾组织 NF-κBp65 表达:各组大鼠与假手术比较,NF-κBp65 表达明显上调($P<0.01$),药物干预后 NF-κBp65 表达较模型组显著下降($P<0.01$)。健脾清化方与氯沙坦组组间比较不存在统计学差异($P>0.05$)。

2)各组大鼠肾组织 TNF-α 表达:与假手术组比较,各组大鼠 TNF-α 阳性面积显著增加($P<0.05$);与模型组比较,健脾清化方组和氯沙坦组 TNF-α 阳性面积显著降低($P<0.05$),具有统计学意义。

3)各组大鼠肾组织白细胞介素-10(IL-10)表达:与假手术组比较,各组大鼠 IL-10 表达均明显升高($P<0.05$);与模型组比较,健脾清化方组大鼠 IL-10 表达明显下降($P<0.05$),具有统计学意义。

4)各组大鼠肾组织磷酸化 p38MAPK 蛋白表达:与假手术组比较,各组大鼠肾组织 p-p38MAPK 蛋白表达均显著升高($P<0.05$);与模型组比较,氯沙坦组与健脾清化方组 p-p38MAPK 表达均显著下降($P<0.05$),氯沙坦组与健脾清化方组比较无统计学意义($P>0.05$)。

(5)讨论与分析:丝裂原活化蛋白激酶(mitogen activated protein kinases,MAPKs)是细胞内重要的信号传递者,参与了多种生理过程的调节和疾病的发生发展。目前在哺乳动物体内共鉴定出 4 个 MAPK 亚家族,包括:c-Jun 氨基末端激酶(c-Jun N-terminal kinase,JNK)/应激激活蛋白激酶(stresactivated protein kinase,SAPK)通路、细胞外信号调节蛋白激酶(extracelluiar signal-regulated protekinases,ERKs)、ERK5/大丝裂素活化蛋白激酶 1(big MAP kinase,BMKI)以及 p38MAPK。

在 CKD 的发展过程中,众多研究发现肾组织的炎症反应及其相关的肾小球硬化和肾间质纤维化是导致 CKD 进展至终末期肾衰的重要因素。其病理特征主要表现为炎症细胞在肾小球和肾间质内的浸润、活化以及相关信号通路的激活。其中 p38MAPK 信号通路在调控 CKD 肾组织炎症反应中起着重要作用,是最近国内外研究的热点。

p38MAPK 信号通路作为 MAPK 家族的主要成员,通过对细胞内信号的传递参与细胞对外界许多刺激的调节反应。由于 p38 含磷酸化以及非磷酸化两种形式,p38MAPK 通过非磷酸化转化为磷酸化状态来促进下游底物的磷酸化,快速实现信号传递,因此其中磷酸化 p38 蛋白反映其真正的活性水平。

p38MAPK 可以由细胞外的多种应激如紫外线、渗透压、热休克、促炎因子、活性氧簇、生物引物等刺激时发生磷酸化而被激活。已有研究发现,ROS 参与了 p38 的活化。活化后的 p38MAPK 即 p-p38 可以进入细胞核内,调控多种核转录因子,如转录激活因子(ATF)-2,环磷腺苷反应元件连接蛋白(CREB),NF-κB 等基的表达和生物活性,并参与了多种因子的调节,抑制 p38MAPK 活性可以抑制 IL-1、IL-6、IL-10、TNF-α、TGF-β1 及骨调素等多种细胞因子、生长因子的产生,提示 p38MAPK 是调节炎症因子产生信号通路上的重要介质。

NF-κB 是一种广泛存在于体内多种细胞的核转录因子。在静息状态时,NF-κB 通常与其抑制物 IrB 结合形成三聚体,以无活性的复合物形式存在于细胞质中,当受到细胞外信号刺激时,lrB 降解从而使 NF-κB 与 IrB 发生解离,并迅速从细胞质易位到细胞核,与相应基因上的 κB 位点发生特异性的结合,进而调控细胞因子、趋化因子、黏附分子等相关基因的表达。已有研究发现,Ang Ⅱ 能刺激肾小管上皮细胞表达活化 NF-κB,引发单核巨噬细胞在间质的浸润,导致肾小管萎缩和肾间质纤维化。

TNF-α 是一种重要的炎症因子,在肾组织炎症反应中,TNF-α 作为细胞因子网络中心之一,可以引起多种炎性细胞因子 IL-1、IL-6 等的释放,导致 CRF 患者微炎症反应的级联,并促使巨噬细胞浸润至受损的肾间质中,并启动巨噬细胞相关纤维化因子的释放,进而加剧了肾间质的免疫炎症反应,引起成纤维细胞增殖及胶原的沉积。

IL-10 又名细胞因子合成抑制因子,是细胞因子网络中为数不多的抗炎因子之一。作为一个重要的免疫调节因子,IL-10 能抑制中性粒细胞、嗜酸性粒细胞及单核细胞分泌产生 TNF-α、IL-1、IL-6、IL-8 等前炎性细胞因子,具有下调炎症反应的作用。研究显示,慢性肾衰时,IL-10 的分泌明显增强,患者血清 IL-10 水平升高,增高的 IL-10 能抑制单核吞噬细胞产生各种炎症介质诸如 IL-1、IL-6、IL-8 及 TNF 等,其作用可能是抑制炎性细胞因子对肾小球系膜细胞的多种炎症反应,从而使患者肾功能得以保护和改善,反过来,炎性细胞因子也可调节 IL-10 的产生。致炎因子与促炎因子的动态平衡在维持机体内环境的稳态中具有重要意义。

慢性肾衰从病位分析所涉及脏腑众多,虽病本于肾,但与脾胃密切相关。脾喜燥恶湿,脾胃运化失常,水湿中阻,久而化热,纳呆、腹胀、恶心欲呕则现,《灵枢·口问》中说"中气不足,溲便为之变"即揭示了脾胃与肾病的关系。越来越多的临床资料表明,湿热证贯穿慢性肾脏病始终,与慢性肾衰竭的发生、发展有着密不可分的关系。与慢性肾衰密切相关的炎症细胞及炎症因子可归属于中医学"湿热""浊毒"范围。

健脾清化方宗李东垣脾胃学说中"火与元气不两立,一胜则一负,脾胃气虚则下流于肾,阴火得以乘土位"的主要学术理论所制,补虚之外、清热燥湿之功尤著,方中党参、黄芪健脾益气;黄连、大黄降阴火清湿热,苍术、草果仁燥湿,整方集清燥、淡渗、和中为一体,补虚而不恋邪,燥湿而不伤正,临床治疗中具有显著改善肾功能的作用。研究着眼于健脾清化方对慢性肾衰肾纤维化大鼠磷酸化 p38 丝裂原活化蛋白激酶介导的炎症因子的调控作用,进一步探讨其改善肾纤维化新的作用途径。

实验表明,模型组大鼠磷酸化 p38MAPK 水平较假手术组明显升高,健脾清化方给药后,p-p38MAPK 表达出现显著下调($P<0.05$),提示 5/6 肾切除后,p38MAPK 信号传导通路被激活,而健脾清化方能明显降低 p38MAPK 信号通路的活化。模型组大鼠 NF-κBp65 表达较假手术组显著增多,提示在慢性肾衰模型中 NF-κBp65 作为炎症因子产生的核心环节参与其中发挥重要的作用,而健脾清化方和氯沙坦干预后能显著下调 NF-κB 的活化,与 p38 的蛋白表达相平行。

模型组大鼠 TNF-α 的阳性面积显著高于假手术组,健脾清化方组阳性面积显著低于模型组,差异显著($P<0.05$),提示 5/6 肾切除后炎症反应明显被激活,而健脾清化方

能显著降低炎症反应的高表达。与假手术组比较,各组大鼠 IL-10 表达均明显升高($P<0.05$);与模型组比较,健脾清化方组大鼠 IL-10 表达明显下调($P<0.05$),正如健康人外周血单核细胞中无细胞因子的基因表达,不产生炎症因子,但肾功能衰竭时机体内毒性物质堆积,肾脏清除细胞因子能力降低,使细胞因子水平升高,假手术组大鼠体内无明显炎症状态,故保护因子 IL-10 处于较低的表达状态,而肾大部切除模拟的肾衰状态触发了众多炎症因子的高表达,继而激活了 IL-10 的抗炎反应,所以出现了模型组 IL-10 的高表达。健脾清化方给药 60 日后,大鼠体内的炎性因子诸如 TNF-α 等明显下降,炎症状态得以改善,故而作为保护因子的 IL-10 同样出现明显下降。各组之间 TNF-α 与 IL-10 表达的高度相关性正反映了致炎因子与促炎因子间的动态平衡。

模型组大鼠 AT1 的高表达,p47phox 激发了 ROS 的显著增多,与 p38 的显著活化趋势完全一致,可以推测由 Ang Ⅱ 诱导的氧化应激反应经过 NADPH 氧化酶的介导,继而引起了 p38 信号转导通路的活化,NF-κB 参与其中启动了下游多种炎症因子的瀑布式产生,从而加重 ECM 的沉积,促进了肾脏纤维化的发展。与已有的报道相符。结合药物干预组的实验结果,推测健脾清化方可能通过有效抑制 NADPH 氧化应激反应,减少 ROS 的生成,从而一定程度下调了 p38MAPK 的活化,后者又进一步降低了与 NF-κB 密切相关的炎症因子的表达,动态调控致炎因子 TNF-α 与抑炎因子 IL-10 的产生,从而有效改善慢性肾衰炎症状态,延缓肾衰进程。

11. 对 UUO 大鼠模型肾间质纤维化的作用研究　目前对肾间质纤维化的研究主要集中于以下两个方面:细胞生长因子的作用,主要包括促纤维化的转化生长因子 β(transforming growth factor-β,TGF-β)、成纤维细胞生长因子(FGF)、血管紧张素 Ⅱ(Ang Ⅱ)和起保护作用的肝细胞生长因子(HGF);肾小管上皮细胞—肌成纤维细胞转分化(epithelial mesenchymal transdifferentiation,EMT)过程的作用,包括表达 α 平滑肌肌动蛋白(α-SMA)的肌成纤维细胞、细胞外基质(ECM)成分如胶原(Ⅰ、Ⅲ、Ⅳ)、纤维连接蛋白(FN)等。因此从中选择几个较为常用的指标(TGF-β、Ⅰ 型胶原、Ⅲ 型胶原、α-SMA)来作为研究指标。

(1) 实验材料

1) 实验动物:健康雄性 SPF 级 SD 大鼠 100 只,体重($180±20$)g,由上海西普尔-必凯实验动物有限公司提供,实验动物安全合格证号:SYXK(沪)2008-0016。由上海中医药大学实验动物中心饲养,12h 光照,45% 左右相对湿度,自由饮水饮食。适应性喂养 1 周。

2) 实验药物:健脾清化方由党参 15g、生黄芪 15g、草果仁 6g、苍术 10g、黄连 3g、制大黄 9g 组成,共 58g,按照人体 6 倍剂量换算,大鼠每日用量为 $58×6/70=4.97g/kg$,水煎浓缩,使用时稀释,灌胃体积控制在 2ml,由上海中医药大学中药研究所制备提供。

(2) 实验方法

1) 实验动物分组:100 只雄性大鼠按体重随机分为 10 组,即:假手术组 10 只,模型组 10 只,健脾清化组 10 只,科素亚组 10 只。

2) 造模方法:模型组和治疗组大鼠以 2% 戊巴比妥钠(40mg/kg)腹腔注射麻醉,将大鼠右侧卧位固定于手术台上，备皮，用碘酒、75%乙醇消毒手术区后铺巾，选择左侧腹纵行切口，依次切开皮肤至腹腔，游离输尿管，将左侧输尿管用组织钳托起中段，1号丝线分别结扎输尿管，两结扎线相距5mm，不剪断输尿管，手术时注意不碰伤肾包膜并保护好周围组织，手术后把肾脏、输尿管复位，然后连续缝合腹膜间断缝合皮肤，术中遵守无菌操作，假手术组大鼠不结扎输尿管，其余步骤同上。

3）给药方法：大鼠按体重随机分组并行 UUO 造模后第 2 日起，治疗组和对照组用各组药物每日灌胃，假手术组和模型组同体积生理盐水灌胃，灌胃容积控制在 2ml，共14 日。

（3）检测指标：生化指标及尿蛋白检测：血样经离心后留取血清，血尿素氮、肌酐及尿蛋白的测定，用 BECMAN-△5 大型生化仪常规检测方法检测。

（4）研究结果

1）肾脏肉眼外观改变：假手术组大鼠两侧肾脏外观正常。模型组大鼠左肾（术侧）肿大，有囊性改变，内含混浊的褐色尿液，肾实质变薄，肾盂扩张，肾盏乳头受压，和周围组织无明显粘连，残肾易分离；右肾稍有肿大，颜色浅，组织结构清楚。

2）肾组织 HE 染色：HE 染色显示假手术组大鼠肾小球、肾小管结构基本正常，细胞排列整齐，小管周围肾间质无增宽，肾间质无明显炎性细胞浸润。模型组大鼠上皮细胞胞质疏松，间质水肿并伴有淋巴细胞、单核细胞浸润，纤维组织增生，部分肾小管萎缩、管腔闭塞或空泡样、坏死，部分管腔内有红细胞管型，小管间质区增宽，皮质极薄，小管结构遭到严重破坏，健脾清化方组和氯沙坦组与模型组相比有所减轻。

3）马松染色结果：蓝染纤维在假手术组仅在肾间质有少量表达，在模型组表达增多，健脾清化方组和氯沙坦组相比模型组均有不同程度的下降，表达部位主要在肾间质。

蓝染纤维阳性面积比例上，与假手术组相比，模型组蓝染纤维面积比例明显增高，差异有意义（$P<0.01$）；与模型组相比，健脾清化方组和氯沙坦组的蓝染纤维面积比例均减少，有统计学意义（$P<0.01$）；与氯沙坦组相比，健脾清化方组表达减少，差异无统计学意义（$P>0.05$）。

4）免疫组织化学染色结果：免疫组化染色Ⅰ、Ⅲ型胶原、α-SMA、TGF-β 的阳性物质呈棕黄色。在假手术组仅在肾间质有少量表达。在模型组表达增多，表达部位主要在肾间质，健脾清化方组与氯沙坦组的表达较模型组减轻。

阳性面积比例上，与假手术组相比，模型组阳性面积比例明显增高，差异有意义（$P<0.01$）；与模型组相比，健脾清化方组和氯沙坦组的Ⅰ、Ⅲ型胶原、α-SMA、TGF-β 阳性表达面积均降低，差异有统计学意义（$P<0.01$）；与氯沙坦组相比，健脾清化方Ⅰ、Ⅲ型胶原阳性表达面积均减少，差异有统计学意义（$P<0.01$），健脾清化方的 α-SMA 阳性表达面积减少，但无统计学意义（$P>0.05$），健脾清化方的 TGF-β 阳性表达面积减少，差异有统计学意义（$P<0.05$）。

（5）讨论与分析

1）中医学对肾间质纤维化的认识：中医学中没有"肾间质纤维化"一名，但肾间质纤维化是慢性肾衰进行性发展到一定阶段产生的病理表现,而且慢性肾衰总的病机特点为本虚标实,故可以认为中医学中,肾间质纤维化的病机特点为本虚标实,虚实夹杂。脾肾两虚是形成肾间质纤维化的根本,并且始终贯穿整个肾纤维化过程。在邪实方面,大多数医家认为以水湿、湿热、毒浊、瘀血为主,而且这些邪实又可以进一步损伤肾脏,总之,肾间质纤维化的病机错综复杂,往往虚实夹杂,阴阳失调,寒热交错,既有正气的损耗,又有邪实的蕴阻,是一个病情不断发展的过程,故其总的治疗大法为补益脾肾,兼清热利湿或泻浊解毒或祛瘀解毒,两者兼顾。目前中医界多以"久病入络,病久多瘀"而论,如有研究者认为,慢性肾脏病过程中普遍存在高凝状态,可将其辨证归属于中医"血瘀"范畴,认为活血化瘀是治疗肾纤维化的一种重要方法。还有研究者认为,"气虚""血瘀"证是肾纤维化的常见证候,以气虚为本,血瘀为标,以气虚血瘀证为病机关键。由此可知,现代中医对肾纤维化的研究主要是从脾肾两虚兼瘀血阻络为主,而对脾肾两虚兼湿热、热毒的研究则较少,因此,我们此次研究选用健脾清化方以健脾益气、清热利湿的治疗思路来研究肾间质纤维化的机制。

健脾清化方的治则是补益脾肾、清热利湿,它是根据李东垣《脾胃论》中提出"火与元气不两立,一胜则一负,脾胃气虚则下流于肾,阴火得以乘土位"的学术理论,采用补脾胃、降阴火的治疗原则,结合慢性肾功能衰竭患者的"湿热"病机和临床表现创制。方中党参补中益气,健脾益肺,《本草从新》曰:"补中益气,和脾胃除烦渴。"《本草正义》曰:"党参力能补脾养胃,润肺生津,腱运中气,本与人参不甚相远。其尤可贵者,则健脾运而不燥,滋胃阴而不湿,润肺而不犯寒凉,养血而不偏滋腻,鼓舞清阳,振动中气,而无刚燥之弊。"黄芪补气升阳,固表益卫,拔毒排脓,利水消肿,补肺健脾,《药品化义》载"黄芪,性温能升阳,味甘淡,用蜜炒又能温中,主健脾,故内伤气虚,少用以佐人参,使补中益气"。《本草正义》载"(黄芪)补益中土,温养脾胃,凡中气不振,脾土虚弱,清气下陷者最宜"。现代的很多研究也证明了黄芪对慢性肾功能衰竭的防治有重要的作用,可以减少蛋白尿、改善肾功能,延缓肾功能衰竭。慢性肾功能衰竭的中医病机为本虚表实,脾肾两虚,不能气化行水,水湿浸淫、湿浊蕴结为表,故补脾肾、行气利水为重要的治疗原则,而黄芪正为补益脾气、行气利水的良药,能攻补兼施,标本兼顾。苍术燥湿健脾,《玉楸药解》曰:"燥土利水,泄饮消痰,行瘀,开郁,去漏,化癖,除癥,理吞酸去腐,辟山川瘴疠,回筋骨之痿软,清溲溺之混浊。"苍术有补益脾胃,化湿利水的作用。大黄清热泻浊活血利水,《神农本草经》云:"大黄,味苦寒。主下瘀血……破癥瘕积聚……推陈出新,通利水……"近年来众多研究者对大黄的研究表明,大黄具有抗菌、消炎、抗肿瘤、延缓肾功能衰竭的作用,现代医学研究表明大黄可能通过以下两种作用延缓肾功能衰竭:①大黄有攻下泻毒的作用,可以使一部分氮质从肠道排出体外;②大黄具有活血化瘀的作用,能改善 CRF 患者的高凝、高黏状态;有研究得出大黄素(大黄的主要有效成分)能抑制肾间质成纤维细胞增殖,诱导其凋亡,并能抑制多种细胞生长因子及细胞外基质成分;大黄酸能抑制其刺激的细胞外基质合成,抑制 TGF-β1 激活肾间质成纤维细胞及拮抗其导致的纤维连接蛋白的表达及合成。也有研究表明大黄酸能减少UUO 肾皮质脂质过氧化物的产生,同时增加抗氧化酶的含量,通过下调 TGF-β1 和 bF-

GF 的表达,从而减轻肾间质纤维化,发挥肾保护作用。更有研究表明大黄素能抑制肾脏肥大,减轻肾小球高滤过,减少蛋白尿,抑制细胞外基质增加。草果仁燥湿除寒、消食化积,归脾胃经,《本草正义》云:"草果,辛温燥烈,善除寒湿而温燥中宫,故为脾胃寒湿主药。"大黄与党参、黄芪、苍术配伍补泻结合,补而不滞邪,泻而不伤正,大黄寒凉之性又可抵消党参、黄芪之温燥。综观全方,精简又不失功效,健脾益气,清化湿热,攻补兼施,温凉并用,尤以补益脾胃,清化湿热为特征,切中病机,体现了中医"辨证论治"的精髓。

2)西医学对肾间质纤维化的认识:目前西医认为,慢性肾衰过程中肾功能会渐行性下降,是因为在慢性肾衰进展过程中会形成肾间质纤维化。肾间质纤维化是以细胞外基质在肾间质的过度积聚与沉积以及成纤维细胞增生为特征,是多种细胞因子共同参与,相互作用,最终导致细胞外基质合成增多,降解减少,过度沉积的结果。Ⅰ、Ⅲ型胶原是细胞外基质中的胶原蛋白成分,Ⅰ、Ⅲ型胶原的合成、分泌增多以及降解减少是许多肾脏疾病发展、ECM 积聚和肾脏纤维化的重要原因。肾脏的缺血缺氧、炎症等可引起肾脏局部内环境的改变,肾脏合成分泌的多种细胞因子、炎性因子等致使内环境紊乱,导致肾纤维化的发生,这些细胞因子中就包括 TGF-β,TGF-β 是大家公认的致纤维化因子。TGF-β 主要作用为刺激肾小球系膜细胞、近曲小管上皮细胞、成纤维细胞等合成 Ⅰ、Ⅲ、Ⅳ型胶原(主要为 Ⅲ型胶原)、纤维粘连蛋白、蛋白多糖等细胞外基质成分,使 ECM 增多,同时通过增加组织基质金属蛋白酶抑制剂(tissue inhibitor of metalloproteinase,TIMP)的活性和降低基质金属蛋白酶(matrix metalloproteinase,MMP)如胶原酶的活性从而减少 ECM 的降解,进而导致纤维化的发生。有报道指出,TGF-β 可以通过受体信号传导促进细胞合成胶原蛋白、纤连蛋白、层粘连蛋白以及蛋白多糖等,这些均证实 TGF-β 是肾纤维化的调控因子。OGATAY 等的研究结果也显示,单侧输尿管梗阻大鼠模型在造模成功后 TGF-β1 表达增强,梗阻解除后肾纤维化缓解,Ⅳ型胶原表达下降,TGF-β1 表达亦下降,证明 TGF-β1 在梗阻侧肾脏促进细胞外基质的合成。TGF-β可以引起肾小管上皮细胞可以转化为肌成纤维细胞,这一过程称为肾小管上皮细胞-肌成纤维细胞转分化(EMT),有研究显示,纤维化的肾间质中的成纤维细胞大部分是通过 EMT 由肾小管上皮细胞转化而来的。EMT 过程中,正常的维持细胞形态的基因表达受到抑制,肌成纤维细胞表型的基因得到表达,肾小管上皮细胞基底膜受到破坏,细胞失去原有的上皮细胞的特性从而获得间充质肌成纤维细胞的特性,例如表达 α-SMA,并具有高度的增殖性,能大量分泌 EMC。α-SMA 是平滑肌肌动蛋白和肌成纤维细胞的标志蛋白,α-SMA 的表达不仅表示肾小管上皮细胞形态上的转化,并且也使其具有迁移收缩的功能。有研究证实,肾小管上皮细胞转分化为肌成纤维细胞后,可表达 α-SMA,并分泌大量的细胞外基质成分如 Ⅰ型胶原。由此可见,在 EMT 的发生过程中,α-SMA 的表达程度与肾间质纤维化的程度密切相关。有研究发现,UUO 模型小鼠中梗阻侧肾脏 α-SMA 的表达增高。

研究发现,UUO 模型中,与假手术组相比,模型组肾组织中的 Ⅰ、Ⅲ型胶原、α-SMA和 TGF-β 表达均明显增加($P<0.01$),说明肾间质纤维化形成,纤维化的模型造模成

功。与模型组相比,用药组肾组织中Ⅰ、Ⅲ型胶原、α-SMA和TGF-β表达有明显降低($P<0.01$),说明健脾清化方能有效降低梗阻肾脏中Ⅰ、Ⅲ型胶原、α-SMA和TGF-β的表达。本研究证实健脾清化方能抑制TGF-β的表达,延缓CRF进展,与以往的研究一致。健脾清化方组α-SMA的表达要明显低于模型组,表明健脾清化方能延缓EMT的进展,这可能是健脾清化方延缓肾间质纤维化的部分机制。

健脾清化方可以改善UUO模型梗阻肾脏的病理表现,降低肾脏组织中Ⅰ、Ⅲ型胶原、α-SMA和TGF-β的表达,具有抗肾间质纤维化的作用,其作用机制可能是健脾清化方通过降低TGF-β的产生,从而抑制EMT的发生,减少Ⅰ、Ⅲ型胶原等EMC的产生和积聚,使α-SMA的表达减少,从而减轻肾间质纤维化。

(五) 体外研究

1. 对AngⅡ刺激下大鼠系膜细胞NADPH/p38MAPK氧化应激通路的影响 慢性肾衰通常表现为肾小球硬化,肾小球周围和间质的纤维化,以及间质中不同程度的单核细胞、巨噬细胞、淋巴细胞的浸润和慢性炎症、肾小管萎缩。无论是细胞外基质(ECM)还是广泛的肾小球硬化,系膜细胞(MCs)在其中均起到非常重要的作用,由于ECM增多首先表现在系膜区,滤过的大分子蛋白更易在系膜区沉积继而诱发一系列炎症反应,从而刺激细胞外基质合成,最终ECM的合成与分解平衡紊乱导致了肾小球的硬化发生。

众多的研究表明,氧化应激和细胞因子在系膜细胞增生中发挥了重要作用,前两个部分的实验已经证明健脾清化方能明显减少NADPH亚基p47phox的表达,从而使活性氧产生减少,MDA及SOD均较模型组有显著改善,进一步减少p38信号转导通路的活化。本部分研究采用体外培养大鼠MCs,观察其在AngⅡ的刺激下NADPH/p38MAPK信号转导通路的活化和活性氧表达标志物MDA、SOD的表达情况,以及健脾清化方的干预作用,旨在进一步从细胞水平,排除其他影响因素验证健脾清化方在改善慢性肾衰大鼠氧化应激可能的作用途径。

(1) 实验材料

1) 细胞来源:正常大鼠肾脏系膜细胞株(HBZY-1)购自上海复盟基因生物科技有限公司。

2) 实验动物:健康成年雄性SD大鼠(SPF级),8周龄,体重(200 ± 20)g,由上海西普尔-必凯实验有限公司提供,共12只。分笼饲养于上海中医药大学实验动物中心,25℃、12h光照、45%相对湿度的环境中,自由饮水,进食标准普通饲料。

3) 实验药物:健脾清化方水煎剂制备:党参15g、生黄芪15g、草果仁6g、苍术10g、黄连3g、制大黄9g,共计58g。由上海中医药大学中药研究所提供,水煎浓缩为生药含量0.58g/ml。

对照药:氯沙坦钾片,100mg/片(由杭州默沙东制药有限公司生产,药物批号:100395),将药研成细粉,用生理盐水配成1mg/ml的混悬液。

(2) 实验方法

1）含药血清的制备:选择 SD 大鼠 12 只分为正常组、健脾清化方组、氯沙坦组,每组 4 只。健脾清化方治疗组按每日 5.8g/kg 灌胃;氯沙坦治疗组按每日 10mg/kg 灌胃,用药剂量按人体用药量 6 倍进行换算,灌胃每日 1 次,共 3 日。正常组同体积生理盐水灌胃。末次给药后 2h 腹主动脉取血,冷冻离心机 3000rPm 离心 10min,0.22um 过滤除菌,分装,放入-80℃低温冰箱冻存。

2）大鼠肾小球系膜细胞的培养与血清处理:大鼠肾小球系膜细胞株常规培养于含 10% 胎牛血清的 MEM 培养基中,培养条件为 37℃,饱和湿度 5% CO_2。每 2~3 日用含 0.05% EDTA 的胰酶消化传代,传代后第 3~5 代的细胞用于实验,按不同检测指标同时加入 AngⅡ和不同浓度的血清处理细胞,每组 3 个复孔,检测各组细胞的表达情况。

（3）检测指标与方法

1）系膜细胞内 NADPH 氧化酶亚基 p47phox 的检测。RT-PCR 法检测 AngⅡ刺激下不同时间点 p47phoxmRNA 的表达:将系膜细胞传到培养板中,加入 100nM AngⅡ,分别处理不同时间(30min、4h、8h、12h、24h)后收取细胞,提取 RNA,反转录成 cDNA,采用 Real-Time PCR 法检测系膜细胞在 AngⅡ刺激下不同时间点 p47phoxmRNA 的表达。并在保证实验效果和稳定性的前提下,以表达量最高峰时对应的时间点,作为后续各项指标的检测时间点。

RT-PC 法检测 AngⅡ刺激下不同浓度含药血清 p47phoxmRNA 的表达,分组如下。

A 组:10% 大鼠正常血清。

B 组:5% 健脾清化方+5% 大鼠正常血清。

C 组:10% 健脾清化方。

D 组:5% 氯沙坦+5% 大鼠正常血清。

E 组:10% 氯沙坦。

F 组:10% 胎牛血清+AngⅡ。

G 组:10% 大鼠正常血清+AngⅡ。

H 组:5% 健脾清化方+5% 大鼠正常血清+AngⅡ。

I 组:10% 健脾清化方+AngⅡ。

J 组:5% 氯沙坦+5% 大鼠正常血清+AngⅡ。

K 组:10% 氯沙坦+AngⅡ。

2）系膜细胞内超氧化物歧化酶(SOD)和丙二醛(MDA)的检测,分组如下。

A 组:10% 大鼠正常血清。

B 组:10% 健脾清化方。

C 组:10% 氯沙坦。

D 组:10% 大鼠正常血清+AngⅡ。

E 组:10% 健脾清化方+AngⅡ。

F 组:10% 氯沙坦+AngⅡ。

3）Western blot 法检测磷酸化 p38MAPK 蛋白的表达,分组如下。

A 组:10% 大鼠正常血清。

B 组:10% 健脾清化方。

C 组:10% 氯沙坦。

D 组:10% 大鼠正常血清+AngⅡ。

E 组:10% 健脾清化方+AngⅡ。

F 组:10% 健脾清化方+AngⅡ。

（4）研究结果

1）AngⅡ刺激下系膜细胞内不同时间点 p47phoxmRNA 表达:实验分别取 0min、30min、4h、8h、12h、24h 时间点进行检测,结果发现 p47phoxmRNA 表达峰值出现在 24h 时,各时间点的表达量呈时间依赖性升高。

2）AngⅡ刺激下不同浓度含药血清 p47phoxmRNA 的表达:A 组与 B、C、D、E 组比较,均不存在组间差异,无统计学意义($P>0.05$);F 组与 G 组比较,不存在组间差异,无统计学意义($P>0.05$),F 组与 H、I、J、K 组比较有显著组间差异($P<0.01$);H 与 I 组、J 与 K 组两两比较具有统计学意义($P<0.01$);H 与 J 组、I 与 K 组两两比较具有显著差异($P<0.01$),J 与 I 组比较两者间无统计学意义($P>0.05$);A 组与 G 组、B 组与 H 组、C 组与 I 组、D 组与 J 组均有显著统计学意义($P<0.01$);E 组与 K 组间无明显统计学意义($P>0.05$)。

3）AngⅡ刺激下超氧化物歧化酶(SOD)和丙二醛(MDA)的表达:A、B、C 组两两比较不存在组间差异,无统计学意义($P>0.05$);加入 AngⅡ后,D、E、F 组与 A 组比较差异显著,具有明显的统计学差异($P<0.05$);E 组和 D 组、F 组和 D 组两两比较均具有显著差异($P<0.05$)。说明药物干预后能明显降低 MDA 的表达,上调 SOD 的活力。

4）AngⅡ刺激下磷酸化 p38MAPK 的蛋白表达:健脾清化方干预组可明显抑制 ANGⅡ培养条件下肾小球系膜细胞内磷酸化 p38MAPK 的蛋白表达,与氯沙坦干预组比较无显著差异($P>0.05$)。

（5）讨论与分析:肾小球系膜细胞(MCs)是肾小球中最具有活性的固有细胞,位于肾小球毛细血管襻之间,邻接内皮细胞或基底膜,其形态不甚规则,细胞突起可深起至内皮细胞和基底膜之间,或经内皮细胞之间伸入到毛细血管腔内。其重要的生物学功能主要包括:维持肾小球毛细血管网的结构完整性;通过收缩或舒张毛细血管、改变血流量和滤过面积来调节肾小球滤过率;分泌多种细胞生长因子如转化生长因子-β(tansforming growth factor-β,TGF-β)、血小板源性生长因子(platelet-derived growth factor,PDGF)以及肾素和酶等生物活性物质发挥多种生物学功能。体外实验已经证明细胞生长因子、脂多糖等多种生物活性物质能刺激 MCs 发生活化、增殖,可以分泌细胞因子和细胞外基质、吞噬并清除大分子物质,同时还具有类似血管平滑肌细胞的收缩功能,从而促进肾小球炎症和硬化。肾小球系膜细胞的增殖和细胞外基质的增加几乎是所有呈慢性进行性发展的肾脏疾病一个最主要的组织学特征,因此,深入研究肾小球系膜细胞对于阐明慢性肾脏疾病的发病机制具有重要意义,这部分体外实验选取系膜细胞为研究对象,模拟慢性肾衰的共同病变过程——肾纤维化的病理变化过程进行研究。

AngⅡ是肾素-血管紧张素系统（RAS）的主要活性肽产物，作为重要的血管活性物质，参与调节肾小球血流动力学的变化，维持血容量和调节血压，除此以外，有研究发现，AngⅡ还与肾小球系膜细胞增殖肥大以及细胞外基质的产生有关，而这些均是导致肾小球硬化的关键因素，众多实验显示其产生的机制很可能与促炎性反应和氧化应激有关。AngⅡ作为氧化应激的重要介导物，可通过血管紧张素1型受体（AT1R）途径激活NADPH氧化酶，其与肾细胞上AT1R结合后，通过激活磷脂酶C（PLC），产生三磷酸肌醇（IP3）和二酰甘油（DAG），进而激活PLC。Lv等报道，AngⅡ介导了系膜细胞的凋亡和细胞内ROS的产生，而AT1R拮抗剂坎地沙坦可抑制这个过程，具有抗凋亡和抗氧化作用。作为NADH/NADPH氧化酶重要的刺激因子，AngⅡ可以诱导血管平滑肌细胞、内皮细胞和肾小管上皮细胞等产生过多的ROS，启动氧化应激反应。

在5/6肾切除大鼠肾衰模型中，代表AngⅡ激活的重要受体AT1在模型组中大量表达，并继而诱发了NADPH亚基p47phox所介导的氧化应激反应的爆发，在第三部分的实验中，氧化应激的中间环节ROS诱导了p38MAPK信号转导通路的磷酸化过程，下游炎症因子TNF-α、IL-10大量产生，结合之前两个部分的实验结果，证实了课题设计之初我们对于氧化应激在慢性肾衰进程中可能作用途径的推测。同时，在这两个部分的体内实验中，我们还证实了临床验方健脾清化方的干预显著下调了AT1/NADPH/p38MAPK这条氧化应激通路的活化状态，从而有效减少了炎症因子的分泌，为其显著的临床疗效提供了实验依据。

随着整体动物实验技术日臻完善的同时，越来越多的研究者也认识到其不可避免的缺点，尤其是不能排除体内相互作用的系统如神经内分泌系统、免疫系统的交互影响，各种实验因素可控性差等，体外实验的重要性日益凸显。体外实验能很好地控制各种环境因素，可同时、反复多次取样，实验间误差较少，快速而经济，能排除各种系统、各种信号通路的相互作用，故而整体动物实验和体外实验两者相互补充、相互验证是目前较为成熟的实验方法。基于此，本部分研究采用体外实验的方法，以AngⅡ刺激系膜细胞，观察由AngⅡ诱导的NADHP氧化应激以及p38MAPK信号转导通路的表达情况，并健脾清化方干预后通路变化的情况，以进一步验证前期的体内实验，为慢性肾衰的发病机制和健脾清化方的作用途径提供更翔实的实验依据。

对于系膜细胞内p47phox的表达，本次研究显示，AngⅡ刺激后肾小球系膜细胞内NADPH氧化酶亚p47phoxmRNA的表达量与刺激时间呈正相关，至24h达峰值，且表达稳定，故在随后的指标观察中均选择24h这个时间点进行观察。与A组比较，B、C、D、E组系膜细胞加入不同含药种类和不同浓度的血清后其p47phoxmRNA的表达无组间差异P>0.05，排除了药物本身引起p47异常表达的可能；F组10%胎牛血清和G组10%大鼠血清经过AngⅡ的刺激后无组间差异，证明来源于不同种属的动物血清本身不会引起p47分泌的差异性；与10%胎牛血清+AngⅡ即空白对照组比较，H、I、J、K各组的p47phoxmRNA表达量明显减少，统计学差异明显（P<0.01），证明健脾清化方或氯沙坦药物干预后能明显下调NADPH的表达，从而减少氧化应激的发生，且不同含药血清浓度均能获效；H与I组、J与K组两两比较，发现较高浓度的含药血清较低浓度的

含药血清降低 p47 的表达更为明显,具有统计学差异,呈明显的量效关系。H 组与 J 组、I 组与 K 组的比较中发现,对于相同血清浓度的两种药物,氯沙坦显示出更好的疗效,但是较低浓度的氯沙坦(5%)+Ang Ⅱ组(J 组)与较高浓度的健脾清化方(10%)+Ang Ⅱ组(I 组)比较,统计学差异消失,为提高健脾清化方血药浓度以更好的改善氧化应激提供佐证。与加入 Ang Ⅱ 刺激之前比较,A 组与 G 组、B 组与 H 组、C 组与 I 组、D 组与 J 组均存在显著的组间差异,未经 Ang Ⅱ 刺激的各组 p47 表达量低,加入 Ang Ⅱ 刺激后 p47 表达显著升高,提示 NADPH 介导的氧化应激途径由 Ang Ⅱ 诱发而迅速活化,而 E 组与 K 组组间比较无统计学意义($P>0.05$),说明加入 Ang Ⅱ 受体拮抗剂氯沙坦后,能明显阻断由 Ang Ⅱ 诱导的氧化应激过程,更有力的说明了 Ang Ⅱ 除了作为血管活性物质以外氧化应激诱导剂这个重要的生物学功能,与众多的国内外研究结果一致。健脾清化方能有效抑制肾小球 MCs 的氧化应激反应,且随着含药血清浓度的增高呈现更强的抑制氧化应激的作用。

ROS 是氧化应激反应的核心环节,因其寿命极其短暂,很难被直接检测到,所有我们通过检测 SOD 和 MDA 这两种氧化应激标志物来反映 ROS 的表达情况,D 组大鼠正常血清加入 Ang Ⅱ 培养后系膜细胞内氧化与抗氧化平衡被打破,SOD 的显著下降显示存在抗氧化防御能力的代偿不足,最终导致了氧化应激的发生,生物膜的脂质过氧化增加,使 MDA 大量生成,两者与 A 组正常血清组差异明显($P<0.01$)呈氧化应激状态。加入药物干预后,无论是健脾清化方还是氯沙坦组与 D 组比较,都能明显降低 MDA 的含量,提高 SOD 的表达量。与前期的体内实验结果完全一致。E 组和 F 组组间比较,SOD 表达量无组间差异($P>0.05$),MDA 表达量氯沙坦组更低,表明氯沙坦抑制细胞膜脂质过氧化减少 ROS 生成的作用更强。

已有研究发现,在血管紧张素 Ⅱ 的刺激下,由 NADPH 氧化酶介导的氧化应激产生过量 ROS,后者又是诱导 MAPKs 磷酸化而活化 MAPK 信号通路的重要因素。在此次研究中,同时发现正常大鼠血清加入 Ang Ⅱ 后 p-p38MAPK 表达量显著升高,据此结果可推测,氧化应激确实与炎症因子密切相关,与 p38 的信号通路激活密不可分,与研究报道一致。加入健脾清化方和氯沙坦干预后,与 D 组比较,可见磷酸化 p38 表达量明显下降($P<0.01$),说明两者均能明显抑制系膜细胞 p38MAPK 信号转导通路的磷酸化,且氯沙坦与健脾清化方组组间比较无统计学差异($P>0.05$),均具有很好的效果。

研究证实 Ang Ⅱ 可以上调肾小球系膜细胞 NADPH 氧化酶亚 $p47phox$ 基因和刺激细胞内 ROS 的生成,活化 p38MAP 信号转导通路,健脾清化方和 AT1R 拮抗剂氯沙坦干预后能够明显抑制上述氧化反应,并抑制继而发生的 p38 信号转导通路的磷酸化。这一实验结果与前两部分的整体动物实验研究相似,此部分实验进一步从细胞水平验证了氧化应激在慢性肾衰发病中的作用机制以及健脾清化方临床取效的作用途径,提示 Ang Ⅱ 可能部分通过诱导细胞内 NADPH 介导的 ROS 产生,进而激活 p38 信号转导通路,促进肾小球系膜细胞表达下游炎症因子,从而引起肾小球系膜基质增生和系膜区增宽,最终导致肾小球纤维化、肾功能衰竭,而健脾清化方治疗对于氧化应激的改善作用可能有助于延缓慢性肾衰的发生发展进程。鉴于中药的多层次多靶点的治疗特色,今后可考虑从其他氧化应激通路和炎症信号转导通路，以及各信号通路之间的相互关系进行更为深入的研究。

（六）有效成分研究

慢性肾脏病不仅包括肾病等原发性肾小球肾炎、肾小管间质性疾病及遗传性肾炎等传统意义上的慢性肾脏疾病，而且还包括狼疮性肾炎、紫癜性肾炎、乙型肝炎相关性肾炎和糖尿病、高血压、肾动脉狭窄等引起的肾损害及伴随年龄增长引起的肾功能的下降。

肾小管间质的病变程度是反映肾功能下降严重程度和判断预后的最重要指标，过去有大量的研究显示，各种肾脏疾病肾功能的损害程度与肾小管间质纤维化的程度密切相关。肾间质纤维化是各种慢性肾脏病发展至慢性肾衰竭的共同通路，其主要病理特点为肾间质成纤维细胞的增生和细胞外基质的过度积累。因此，进一步研究肾间质纤维化的发病机制，探索有效的防治措施，从而延缓慢性肾功能衰竭，降低 ESRD 的发病率已成为医学界肾脏病学的首要问题。

目前，中医药在抗肾间质纤维这方面已成为临床和实验研究的热点，且取得了很大的进展，根据患者不同的病因病机和临床症状，予不同的中药复方，单体及其有效成分进行治疗，均有不同程度的改善，从病理学上来说主要是通过抑制肾间质纤维化，从而延缓慢性肾功能衰竭的进展。中医认为肾间质纤维化的病机主要是本虚标实，以脾肾两虚为本，以湿热瘀毒为标。临床实践证明，补益类和清热泻浊类药物在延缓肾间质纤维化取得了显著的疗效。健脾清化方是由笔者所创立，前期研究已证实健脾清化方的抗肾纤维化的作用。所以，本研究主要以健脾清化方中的两味主要药物（黄芪和大黄）的有效单体（黄芪甲苷和大黄酚）进行研究，试图寻求黄芪甲苷和大黄酚延缓肾间质纤维化的可能作用机制，为中医药延缓肾衰进程提供了新策略，同时也为中药有效成分进一步的开发与应用提供了实验资料和参考。

1. 大黄酚、黄芪甲苷对 UUO 模型大鼠血肌酐、尿素氮的影响

（1）实验材料

1）实验动物：健康成年 SD 雄性大鼠 36 只，体重 180～200g，由上海西普尔-必凯实验动物有限公司提供，动物许可证号：SCXK（沪）2008-0016。大鼠分笼饲养于上海中医药大学实验动物中心，予 12h 光照，室温 20～25℃，45% 湿度的环境中，自由饮水，进食标准普通饲料。

2）实验药物：大黄酚（Chrysophanol），分子式：$C_{15}H_{10}O_4$，分子量：254.24，纯度为99%，批号：110627，购自上海融禾医药科技有限公司。

黄芪甲苷（Astragalus Saponin I），分子式：$C_{41}H_{68}O_{14}$，分子量：784，纯度为98%，批号：110702，购自上海融禾医药科技有限公司。

（2）实验方法

1）模型制作：先用 3% 戊巴比妥钠（40mg/kg）对大鼠行腹腔注射，待大鼠麻醉后，备皮、用 75% 乙醇消毒后铺巾，再将大鼠右侧卧位固定于手术台上，行左侧腹纵行切

口,依次切开皮肤至腹腔,夹住脂肪组织,取出肾脏,用生理盐水纱布覆盖于切口两侧,找到输尿管,用1号丝线将左侧输尿管结扎。术后将肾脏、输尿管放回原处,然后依次缝合肌肉层、皮肤层。假手术组除不结扎输尿管外,其余操作步骤同上。

2)实验分组及给药:根据大鼠体重随机分为4组:假手术组、模型组、大黄酚组、黄芪甲苷组,每组各9只。自术后第1日起予每日灌胃,大黄酚组按每日5mg/kg的剂量(相当于人的6.25倍剂量)灌胃,黄芪甲苷组按每日1.5mg/kg的剂量(相当于人的6.25倍剂量)灌胃,灌胃容积控制在2ml以下,持续灌胃14日。假手术组和模型组均予等量蒸馏水灌胃。整个实验过程中并无老鼠死亡。

3)标本采集:中药治疗2周后处死大鼠,采取心脏采血,用于检测血肌酐、尿素氮。

(3)指标检测

1)一般情况观察:观察各组大鼠进食量、饮水量、体重、活动及精神状态的变化。

2)血肌酐、尿素氮检测:将采集的血液经离心后提取血清,用于检测血肌酐及尿素氮,将血清送至上海中医药大学附属曙光医院检验科用生化仪常规检测方法进行检测。

(4)结果

1)一般情况观察:假手术组大鼠进水进食量正常,活动灵活,精神状态良好,体重增长均匀,体毛光泽;模型组大鼠进水进食量减少,身体消瘦,活动迟钝,精神萎靡,体毛无光泽;黄芪甲苷组与大黄酚组大鼠进水进食量增多,活动逐渐灵活,整体状况均较模型组明显改善。

2)肾功能水平的比较

血肌酐的比较:模型组与假手术组比较有明显增高,呈显著性差异($P<0.05$);经治疗后,黄芪甲苷组和大黄酚组的血肌酐较模型组相比均有所下降,有统计学意义($P<0.05$)。而与假手术组相比,黄芪甲苷组和大黄酚组的血肌酐仍有所升高,有统计学意义($P<0.05$)。

尿素氮的比较:模型组与假手术组比较有明显增高,呈显著性差异($P<0.05$);经治疗后,黄芪甲苷组和大黄酚组的尿素氮较模型组相比均有所下降,有统计学意义($P<0.05$)。而与假手术组相比,黄芪甲苷组和大黄酚组的尿素氮仍有所升高,有统计学意义($P<0.05$)。

2. 大黄酚、黄芪甲苷对UUO模型大鼠尿蛋白的影响

(1)实验材料:同上。

(2)实验方法:同上。

(3)检测指标:尿NAG、尿β2-MG、尿α1-MG、尿TRF、24h尿蛋白定量。

(4)研究结果

1)尿NAG比较:模型组与假手术组比较有明显增高,呈显著性差异($P<0.05$);经治疗后,黄芪甲苷组的尿NAG较模型组相比均有所下降,有统计学意义($P<0.05$)。而大黄酚组的尿NAG与模型组比较差异无统计学意义($P>0.05$)。而与假手术组相比,黄芪甲苷组的尿NAG无统计学意义($P>0.05$)。

2）尿 β2-MG 比较：模型组与假手术组比较有明显增高，呈显著性差异（$P<0.05$）；经治疗后，黄芪甲苷组和大黄酚组的尿 β2-MG 较模型组相比均有所下降，有统计学意义（$P<0.05$）。而与假手术组相比，黄芪甲苷组和大黄酚组的尿 β2-MG 均无统计学意义（$P>0.05$）。

3）尿 α1-MG 比较：模型组与假手术组比较有明显增高，呈显著性差异（$P<0.05$）；经治疗后，黄芪甲苷组的尿 α1-MG 较模型组相比均有所下降，有统计学意义（$P<0.05$）。而大黄酚组的尿 α1-MG 与模型组比较差异无统计学意义（$P>0.05$）。而与假手术组相比，黄芪甲苷组的尿 α1-MG 仍有所升高，有统计学意义（$P<0.05$）。

4）尿 TRF 比较：模型组与假手术组比较有明显增高，呈显著性差异（$P<0.05$）；经治疗后，黄芪甲苷组和大黄酚组的尿 TRF 较模型组比较差异均无统计学意义（$P>0.05$）。

5）24h 尿蛋白定量比较：模型组与假手术组比较有明显增高，呈显著性差异（$P<0.05$）；经治疗后，黄芪甲苷组的 24h 尿蛋白定量较模型组相比均有所下降，有统计学意义（$P<0.05$）。而大黄酚组的尿 24h 尿蛋白定量与模型组比较差异无统计学意义（$P>0.05$）。而与假手术组相比，黄芪甲苷组的 24h 尿蛋白定量仍有所升高，有统计学意义（$P<0.05$）。

（5）讨论与分析：健脾清化方的系列研究证实其具有良好的抗肾纤维化、保护肾功能的作用。前期我们通过体外研究对抗纤灵方、健脾清化方的有效单体的抗纤维化作用进行了初步筛选，发现其有效单体丹酚酸 B、丹酚酸 A、大黄酚、大黄酸、大黄素、齐墩果酸、黄芪甲苷、黄芪皂苷Ⅰ、党参炔苷、盐酸小檗碱、四氢小檗碱可以抑制肾成纤维细胞株和系膜细胞株的增殖和 TGF-β 的分泌，具有抗纤维化作用。这为我们进一步深入研究其有效成分的作用奠定了坚实的基础。黄芪益气健脾补肾，大黄清热利湿活血，是健脾清化方的主药。以往对丹酚酸 B、大黄酸、大黄素在肾纤维化方面已有不少研究，本研究在参考中药单体体外研究结果的基础上，研究这些中药有效单体对肾纤维化的干预作用及其作用机制，以期为中医走向国际、中医现代化提供科学依据。

为了进一步探讨健脾清化方中究竟哪味药物发挥主要功效，且以此方的功效健脾益气，清热化湿为主要依据，本实验研究重点筛选出具有同类功效的有效中药：具有健脾益气功效的黄芪和具有清热泻浊功效的大黄，来探讨它们的有效单体对抑制肾间质纤维化，延缓慢性肾衰的可能作用机制。

1）黄芪对肾间质纤维化的影响：黄芪是膜荚黄芪或者内蒙黄芪（两者均为豆科多年生草本植物）的干燥根，性微温而味甘，入肺、脾经。黄芪具有补气固表、利尿托毒、排脓、敛疮生肌等功效，还可益气养阴、通调血脉、流行经络，虽性温补却"无碍于壅滞"（《本经逢原》）。然黄芪的诸多功效，皆源于其补气之功，故有"补气诸药之最"的美称。

现代临床抗肾间质纤维化的补益类药物中，单药以黄芪应用最为普遍。药理研究表明，黄芪在调节免疫，对细胞缺血、缺氧等损伤的保护，对胶原合成和代谢的影响，抗肿瘤等方面中具有重要作用。近年来有研究证实黄芪在治疗慢性肾脏病中发挥重要作用。其主要作用机制可概括为：①抗氧化作用，减少氧自由基的生成；②调节内皮素与一氧化氮的平衡，改善血液流变学的异常；③改善肾小球滤过屏障；④改善血小板功能；⑤抗蛋白非酶糖化作用及抗细胞因子的作用，抑制炎症因子，减少纤维生成的作用；⑥改善水钠代谢，利尿消肿；⑦改善蛋白质及脂代谢；⑧调节免疫系统。

左川等在单侧输尿管梗阻模型的实验中发现，黄芪能有效减轻 UUO 肾脏纤维化，在核酸和蛋白水平抑制细胞外基质表达分泌。左川等通过另一实验证明黄芪能抑制肾间质炎细胞浸润，缓解小管间质损伤及小管萎缩，使肾间质胶原沉积减少，而有效缓解 UUO 所致肾脏损害保护肾组织。马丹等动物实验中发现黄芪注射液能调节脂质代谢紊乱，抵抗自由基介导的脂质过氧化，减少细胞因子（TGF-β 和 CTGF）的释放，减轻肾组织病理形态结构损伤，进而改善一般肾脏功能指标。有研究结果表明，黄芪可通过降低血压，提高肾组织一氧化氮的含量以及一氧化氮合成酶的活性，进而激活抗氧化酶，提高超氧化物歧化酶活性，以减少过多氧自由基对肾组织的损害，从而达到降低自发性高血压大鼠尿微量白蛋白与 β2-MG 的含量，保护肾功能。王站旗临床研究发现，黄芪注射液可降低肌酐、尿素氮水平，延缓维持性血液透析患者残余肾功能丢失，对改善患者肾功能，延缓疾病进程有一定作用。

2）大黄对肾间质纤维化的影响：大黄始载于《神农本草经》，其性苦、寒，归脾、胃、大肠、肝、心经。具有泻下攻击，清热泻火，利湿退黄，止血，解毒，活血化瘀等功效，能攻能守，有毒能解，有阻能通，出血能止，瘀浊能排，倍受古今医家的推崇。《神农本草经》云："大黄主下瘀血、血闭、寒热、破癥瘕积聚、留饮宿食、荡涤肠胃、推陈致新、通利水谷、调中化食、安和五脏。"

现代药理研究表明，大黄具有泻下、抗菌、抗炎、抗肿瘤、调血脂、保肝利胆等作用，且大黄是改善肾功能、缓解肾间质纤维化、治疗慢性肾衰竭的有效药物。其作用机制主要包括：①对细胞因子（转化生长因子、肿瘤坏死因子、白细胞介素-6 等）的调节作用；②对糖、脂质代谢的影响；③抑制成纤维细胞的增殖；④改善微循环，调节肾组织血流动力学；⑤清除氧自由基的作用，减轻肾脂质过氧化损伤。

大黄能抑制肾单位高代谢，防止细胞外基质的堆积并促进其降解，延缓肾小球硬化；通过荡涤肠腑，能使一部分氮质从肠道排出，抑制系膜细胞及肾小管上皮细胞增生，减轻代偿性肥大，同时还能改善肾衰患者的高凝、高黏状态，改善肾血流量，从而保护残余肾功能，减少蛋白尿，延缓慢性肾衰的进展。宋海翔等发现大黄能通过抑制 IL-6 等细胞因子的分泌减轻免疫炎症反应从而保护肾功能。李俊等研究发现，大黄不仅能降低尿酸性肾病大鼠血清中 Scr、BUN 的含量，还能降低 CTGF 的表达，升高肝细胞生长因子（HGF）的表达，从而减轻肾脏纤维化的损害，达到保护肾功能的目的。杜鹃等实验研究证明，大黄能上调肾硬化大鼠肾小球细胞周期 p27 蛋白的表达，减轻肾小球细胞增殖，从而延缓肾硬化的进展。

大黄酚（Chrysophanol，Chry）大黄味苦，寒。归脾、胃、大肠、肝、心经。具有清湿热泻火、活血祛瘀、解毒功效。是临床上治疗慢性肾衰的主要药物之一。现代药理研究表明：大黄具有保护肾、肝、胃等重要器官的功能，具有促进新陈代谢、抑制胃肠毒素、抑制炎症、改善微循环的作用。大黄主含大黄蒽醌类成分,以游离蒽醌、结合蒽醌和总蒽醌等多型体存在,游离蒽醌代表性成分是大黄酚、大黄素、芦荟大黄素、大黄酸、大黄素甲醚等。大黄酚又名大黄根酸,属单蒽核类蒽醌衍生物,具有抗菌、缩短血液凝固时间、兴奋神经、麻痹肌肉、止咳、利尿、抗癌的作用。实验表明大黄酚具有改善学习记忆及抗衰老促智作用。大黄素、大黄酸在慢性肾衰中已有较多研究,但对大黄酚的研究较少。近期体外研究发现大黄酚可抑制活化的成纤维细胞和系膜细胞的增殖和TGF-β 的表达。

3. 大黄酚、黄芪甲苷对 UUO 模型大鼠肾组织病理学的影响

(1) 实验材料:同上。

(2) 实验方法:同上。

(3) 检测指标:肾组织病理观察 HE 染色、Masson 染色。

(4) 研究结果

1)光镜观察:通过 HE、Masson 染色可观察到假手术组肾小球和肾小管结构清晰,小管上皮细胞排列整齐,未见肾小球及肾小管扩张、变形,血管壁正常,间质中未见明显的炎症细胞浸润和胶原纤维增生;模型组可见部分肾小管和集合管呈囊性扩张,伴有蛋白管型,上皮细胞变性、坏死、脱落,少量小管萎缩消失,间质宽度增加,且可见大量炎症细胞浸润和大量的胶原纤维沉积。黄芪甲苷组和大黄酚组肾小管间质病变均有不同程度改善。

2)Masson 染色结果显示:细胞核被染成蓝紫色,红细胞、肾间质细胞胞质和肾小管上皮细胞被染成红色,肌成纤维细胞被染成蓝色。根据本实验结果分析,模型组与假手术组相比,蓝染纤维阳性面积率显著增加,具有统计学意义($P<0.05$);经治疗后,黄芪甲苷组和大黄酚组的蓝染纤维阳性面积率较模型组相比表达明显减少,具有统计学意义($P<0.05$)。而与假手术组相比,黄芪甲苷组和大黄酚组的蓝染纤维阳性面积率仍有所升高,有统计学意义($P<0.05$)。

(5) 讨论与分析:在中医学理论中,肾间质纤维化并没有相对应的病名,但根据其临床症状、体征,以及疾病的发生发展,可归纳于中医"水肿""癃闭""虚劳""关格""癥积"等范畴。水肿之名首见于《诸病源候论》,《景岳全书》则明确提出水肿与肺、脾、肾三脏的关系,认为"其本在肾""其标在肺""其制在脾",强调补益脾肾的重要性,并称补益为治水肿的"正法"。癃闭之名首见于《内经》,《诸病源候论·小便病诸候》曰:"小便不通,由膀胱与肾俱有热故也。"虚劳之名首见于《金匮要略·血痹虚劳病脉证并治》,《中藏经·劳伤论》曰:"劳者,劳于神气也;伤者,伤形容也。饥饱无常则伤脾。思虑过度则伤心,色欲过度则伤肾,起居无常则伤肝,喜怒悲愁过度则伤肺。"《证治汇补·癃闭·附关格》说:"既关且格,必小便不通,旦夕之间,徒增呕恶。此因浊邪壅塞三焦,正气不得升降。所以关应下而小便闭,格应上而生呕吐,阴阳闭绝,一日即死,最为危候。"癥积的记载最早见于《内经》,《灵枢·百病始生》曰:"卒然外中于寒,若内伤于忧怒,则气上逆,气上逆则六输不通,温气不行,凝血蕴里而不散,津液涩渗,著而不去,而积皆成矣。"

对于其病机,中医认为多是先天不足,后天失养,饮食不调,劳累过度,外感邪气,情志内伤,或是失治误治,调理不当,以致脏腑气血阴阳俱亏,尤以脾肾两虚为主。正如《素问·至真要大论》曰:"诸湿肿满,皆属于脾。"脾虚则导致运化功能失调,水湿内停,日久伤阳,阳虚失于温养则加重水肿;肾虚则蒸腾气化功能失调,以致津液不能正常输布与排泄。脾为先天之本,肾为后天之本,脾肾二脏在生理上相互资助,相互促进,在病理上亦常相互影响,互为因果。肾虚,阳不足,火不暖土,脾失温煦滋养,则脾虚由然,脾气虚,运化无力,精血化生乏源,先天缺乏后天温养,进一步加重命门火衰,形成恶性循环,最终导致脾肾俱病,水湿内蕴,壅塞三焦,阻遏气机,日久极易化热、化瘀,出现体内代谢产物的蓄积,水电解质的紊乱,酸碱平衡及内分泌功能失调的证候。本病病机特点主要为本虚标实,以脾肾两虚为本,以湿浊、湿热、瘀毒为标。

各代医家对肾间质纤维化的中医认识也持有不同的看法。黄氏等认为本病以肾虚为本,日久则蕴浊成毒。水湿、浊毒、瘀血等邪相互交结,阻滞肾络,致使肾失所养,进一步加重肾脏的虚损程度,如此反复形成恶性循环,缠绵难愈,甚则日久产生变证。有专家认为肾虚为本病发生发展的基础,湿瘀既是病理产物,又是致病因素,湿瘀互结是本病进展的中心环节。何小萍等则认为该病多因实致虚,湿热和血瘀病邪贯穿疾病发展的始终,病邪羁留体内,久而伤肾,导致肾失开阖,不能分清泌浊。郑平东教授认为脾肾虚损是本病的本因,标因乃肾病日久,损及分清泌浊的功能,使湿浊贮留体内,弥漫三焦,波及其他脏腑,而引发本病。程丑夫认为慢性肾衰竭其病机重点当在气机升降失调,指出关格虽症见于上下,而病变实与三焦气机不利密切相关,故其论治以擅调气机升降出入为主,用药遣方多以升降散加减常有奇效。

4. 大黄酚、黄芪甲苷对 UUO 模型大鼠纤维化指标的影响

(1) 实验材料:同上。

(2) 实验方法:同上。

(3) 检测指标:免疫组化指标:肾组织 LN 的表达Ⅲ型胶原。

(4) 研究结果

1) 肾组织 LN 的表达:假手术组肾小管间质中 LN 表达少,而模型组肾间质中 LN 表达明显增强。模型组与假手术组相比,肾组织 LN 的阳性表达面积明显升高,呈显著性差异($P<0.05$);经治疗后,与模型组相比,黄芪甲苷组和大黄酚组均能显著降低 LN 的阳性表达面积,有统计学意义($P<0.05$)。而与假手术组相比,黄芪甲苷组和大黄酚组的大鼠肾组织 LN 的阳性表达面积仍有所升高,有统计学意义($P<0.05$)。

2) 肾组织Ⅲ型胶原的表达:正常情况下,在肾小球系膜区Ⅲ型胶原呈微弱的阳性,除稍大的动脉周围结缔组织呈阳性表达,余肾间质Ⅲ型胶原无表达。在病理条件下,Ⅲ型胶原可表达于肾间质,围绕在萎缩的肾小管周围,或散在于肾间质中。本实验结果中,模型组与假手术组相比,大鼠肾组织Ⅲ型胶原的阳性表达面积明显升高,呈显著性差异($P<0.05$);经治疗后,与模型组相比,黄芪甲苷组和大黄酚组均能显著降低Ⅲ型胶原的阳性表达面积,有统计学意义($P<0.05$)。而与假手术组相比,黄芪甲苷组和大黄酚组的大鼠肾组织Ⅲ型胶原的阳性表达面积仍有所升高,有统计学意义($P<$

0.05）。

（5）讨论与分析：在前期研究中，已证实黄芪甲苷和大黄酚在抗肾纤维化，延缓慢性肾衰进程中发挥的作用，为本研究提供了实验依据。王东等通过体外实验，观察了健脾清化方有效单体对活化的肾成纤维细胞株和系膜细胞株的影响。研究结果中，发现对活化的两种细胞株抑制效果最好的黄芪甲苷，其次是大黄酚。抑制活化的两种细胞株 TGF-β 的分泌效果最好的是黄芪甲苷、其次是大黄酚。表明 TGF-β 刺激因子可促进成纤维细胞和系膜细胞的活化，黄芪甲苷和大黄酚可抑制活化的成纤维细胞和系膜细胞的增殖和 TGF-β 的表达。

黄芪的主要有效成分为黄芪多糖、黄芪皂苷和黄芪异黄酮。而黄芪皂苷中活性研究较系统的为黄芪甲苷，其在黄芪中含量最高，目前已采用黄芪甲苷作为评价黄芪药材质量优劣的标准。这也是本研究选取黄芪甲苷作为研究对象的原因之一。

在本次实验中，模型组大鼠血肌酐、尿素氮、尿蛋白、纤维化指标等均高于假手术组，提示 UUO 造模成功，成功模拟了肾小管受损，肾间质纤维化的状态。也恰恰证明了肾间质纤维化程度与肾功能减退密切相关。经黄芪甲苷治疗后，我们发现：

肾功能指标：黄芪甲苷组的血肌酐和尿素氮水平较模型组相比均显著下降，具有统计学意义（$P<0.05$）。但与假手术组相比，黄芪甲苷组的血肌酐和尿素氮水平仍有升高，具有统计学意义（$P<0.05$）。说明黄芪甲苷能够下降血肌酐和尿素氮的水平，改善肾功能，起到延缓肾功能衰竭的进程，但并不能逆转。

尿蛋白指标：黄芪甲苷组的尿 NAG、尿 β2-MG、尿 α1-MG、24h 尿蛋白定量的水平较模型组相比较显著降低，具有统计学意义（$P<0.05$）。黄芪甲苷组的尿 TRF 水平较模型组相比无差异，无统计学意义（$P>0.05$）。但与假手术组相比，黄芪甲苷组的尿 α1-MG 和 24h 尿蛋白定量的水平仍有升高，具有统计学意义（$P<0.05$）；黄芪甲苷组的尿 NAG 和尿 β2-MG 无差异，无统计学意义（$P>0.05$）。说明黄芪甲苷能明显下降小分子量尿蛋白如尿 β2-MG 和尿 α1-MG 以及尿 NAG 的水平，可以有效改善肾小管变性坏死引起的肾小管功能下降，也可下降 24h 尿蛋白定量，改善肾功能。但对于中分子量的尿 TRF，黄芪甲苷则无明显作用。其原因可能是 TRF 在正常情况下不能通过肾小球滤过膜，当肾小管滤过膜电荷选择屏障受损时，尿 TRF 才会升高。说明本实验中，黄芪甲苷的治疗作用主要表现在肾小管上，对肾小球的作用则较弱。过去的研究表明尿中 β2-MG、α1-MG 增高提示肾小管重吸收功能下降，可早期反映肾小管功能障碍。尿 NAG 活性升高可作为肾小管损伤的标志酶。24h 尿蛋白定量测定作为诊断肾脏疾病和判断其预后的方法，一直被誉为是"金指标"。

肾组织病理情况：经 HE 和 Masson 染色观察，模型组可见部分肾小管和集合管呈囊性扩张，伴有蛋白管型，上皮细胞变性、坏死、脱落，少量小管萎缩消失，间质宽度增加，且可见大量炎症细胞浸润和大量的胶原纤维沉积。黄芪甲苷组的肾小管间质病变较模型组比较，其病变程度较轻，肾小管结构损伤较轻，间质中炎症细胞浸润较少；黄芪甲苷组的蓝染纤维阳性面积率较模型组相比表达明显减少，具有统计学意义（$P<0.05$）。而与假手术组比较，黄芪甲苷组的蓝染纤维阳性面积率仍有升高，具有统计学

意义($P<0.05$)。说明黄芪甲苷能够改善 UUO 模型肾组织纤维化的程度,但并不能逆转纤维化的程度。

α 平滑肌肌动蛋白(α-smooth muscle actin,α-SMA)是间质成纤维细胞(MyoF)标志之一,其可以抑制小管细胞-肌成纤维细胞的转分化,被认为是判断多种慢性进展性肾病预后的良好指标。正常情况下,肾脏血管中层表达 α-SMA,在肾小球和肾间质中几乎无表达。在病理情况下,α-SMA 可在肾小球、肾小管及肾间质中表达。研究发现 CTGF 能直接诱导成纤维细胞表达 α-SMA,进而转分化为肌成纤维细胞,还可以和 TGF-β 协同下调肾成纤维细胞产生基质金属蛋白酶2(MMP-2),并促进肌成纤维细胞生成(MyoF),MyoF 是肾间质纤维化细胞外基质的主要来源。

在生理情况下,细胞外基质处于不断代谢更新和降解重塑的动态平衡中,而当这种动态平衡失调时,就会导致 ECM 不断合成,降解逐渐减少,最终引起 ECM 在肾间质的过度沉积,这便是引起肾间质纤维化的主要原因。ECM 的过度积聚主要包括 Ⅰ、Ⅱ、Ⅲ、Ⅳ型胶原、纤维连接蛋白和层粘连蛋白的沉积。

纤维连接蛋白(fibronectin,FN)是重要的细胞外基质蛋白,可在细胞表面形成纤维网状结构,以利于细胞分泌的胶原等其他基质蛋白沉积。当肾间质中成纤维细胞被活化增殖后,分泌大量的 FN,为其他胶原的形成和基质成分的沉积提供一个支架,而后出现细胞外基质的积聚,参与了肾间质纤维化的过程。有研究发现,CTGF 和 TGF-β 可联合刺激肌成纤维细胞的产生,并增加以 FN 为代表的细胞外基质的分泌。

层粘连蛋白(laminin,LN)是肾细胞外基质大分子非胶原糖蛋白,由基底膜的上皮细胞和内皮细胞合成,是构成基底膜的一种主要成分。当肾脏发生纤维化时,可见肾小管萎缩,小管基底膜增生,成纤维细胞活化增殖,合成并分泌大量的 LN 等间质成分。LN 对细胞外基质的影响,主要表现在与 Ⅳ 型胶原、硫酸乙酰肝素蛋白多糖等结合,介导细胞外基质的黏附及运动等行为。

5. 大黄酚、黄芪甲苷对 UUO 模型大鼠细胞因子的影响

(1) 实验材料:同上。

(2) 实验方法:同上。

(3) 检测指标:肾组织 CTGF、TGF-β 表达。

(4) 研究结果

1) 肾组织 CTGF 的表达:假手术组大鼠肾小管上皮细胞胞质中 CTGF 呈少量表达,而模型组中大鼠肾小管上皮细胞及肾间质细胞胞质中 CTGF 呈强阳性表达。模型组与假手术组比,大鼠肾组织 CTGF 的阳性表达面积明显升高,呈显著性差异($P<0.05$);经治疗后,与模型组相比,黄芪甲苷组和大黄酚组均能显著降低 CTGF 的阳性表达面积,具有统计学意义($P<0.05$)。而与假手术组相比,黄芪甲苷组和大黄酚组的大鼠肾组织 CTGF 的阳性表达面积仍有所升高,具有统计学意义($P<0.05$)。

2) 肾组织 TGF-β 的表达:假手术组大鼠肾间质中 TGF-β 呈弱性表达,模型组中 TGF-β 呈强阳性表达,可表达在成纤维细胞和肾小管上皮细胞胞质。模型组与假手术组比,大鼠肾组织 TGF-β 的阳性表达面积明显升高,呈显著性差异($P<0.05$);经治疗

后,与模型组相比,黄芪甲苷组和大黄酚组均能显著降低 TGF-β 的阳性表达面积,有统计学意义($P<0.05$)。而与假手术组相比,黄芪甲苷组和大黄酚组的大鼠肾组织 TGF-β 的阳性表达面积仍有所升高,有统计学意义($P<0.05$)。

　　(5) 讨论与分析:肾间质纤维化(renal interstitial fibrosis, RIF)几乎是各种肾脏疾病发展至终末期肾衰竭的共同途径。其形成是一个缓慢的、动态的发展过程,其病变过程主要涉及肾小管上皮及间质的损伤,炎性细胞的浸润,细胞因子的产生,成纤维细胞的增殖及活化,细胞外基质的沉积等一系列相关而又复杂的过程。其中细胞因子之间的相互作用以及细胞外基质的沉积在这一病变过程中起到至关重要的作用。

　　转化生长因子-β(transforming growth factor-β, TGF-β)是一个多功能的多肽生长因子,参与了肾间质病变的各个环节,是开启纤维化进展链式瀑布样反应的关键。其主要由肾固有细胞或炎性细胞分泌,是目前最为公认的致纤维化细胞因子之一。其作用机制主要概括为:①促进细胞外基质(extracellular matrix, ECM)的合成,同时抑制细胞外基质的降解,以及促进整合素的表达进而增强细胞外基质的相互作用;②通过自分泌和旁分泌途径作用于成纤维细胞和单核细胞,促细胞外基质及细胞因子的表达分泌,从而促进纤维化的进程。

　　结缔组织生长因子(connective tissue growth factor , CTGF)是 TGF-β 促纤维化活性的下游递质,其生物活性与 TGF-β 相似,在肾间质纤维化方面也起重要作用。CTGF可直接作用于成纤维细胞促进其增殖、表型转化并增加细胞外基质如纤维连接蛋白、Ⅰ型胶原等的分泌。在单侧输尿管梗阻大鼠模型中初期即可发现,梗阻侧肾间质纤维化 TGF -β 和 CTGFmRNA 显著升高,同时伴有 Ⅰ型胶原和纤维连接蛋白 mRNA 的升高,而以 CTGF 反义寡核苷酸转染细胞后,可显著抑制细胞外基质的产生,因此,此研究证明了 CTGF 和 TGF-β 一样是调节肾间质纤维化的重要因子。

　　1) 中医治疗肾间质纤维化的常用方法及其作用机制:大量临床实践和实验数据表明,肾间质纤维化轻重程度是决定肾脏疾病预后的重要因素,也是慢性肾脏疾病走向肾衰竭的必经之路。西医学应用分子生物学、细胞生物学、病理学等多种方法对肾小管间质纤维化的发病机制进行了广泛的研究,显示有多种成分或因素参与小管间质纤维化的发生发展过程,但最终治疗效果差强人意。而中医对此确有独特之处,中医中药采用辨证论治为主,进行整体微调治疗最适宜于晚期临床所出现的涉及多脏器、多系统损伤的此类临床综合征,在延缓肾衰竭的进程上发挥了一定的疗效。中医治疗主要包括单味药及其有效成分提取物、中药复方制剂以及辨证论治。

　　Ⅰ. 单味药及其有效成分提取物:吕小燕等动物实验研究提示红背叶根活血通络的功效可能是拮抗大鼠肾间质纤维化的主要病机,其能显著降低肾间质胶原纤维的增生程度,减弱肾组织炎细胞的浸润,从而改善肾间质纤维化。邓英辉等采用单侧输尿管梗阻大鼠模型,观察黄芪注射液对肾间质纤维化病理过程的影响,结果发现黄芪注射液显示出良好的抗肾间质纤维化作用,其作用是通过抑制 TGF-β1、α-SMA 和热休克蛋白(HSP47)的表达,阻止肾小管上皮细胞转分化,减少胶原合成和细胞外基质(ECM)堆积而实现的。谢席胜等首次从基因和蛋白水平证实了人参皂苷 Rg1 能够抑制 TGF-β1 的表达,从而发挥抗纤维化的作用。有研究表明,丹参酮ⅡA 发挥抗肾间质纤维化的作用主要是通过降低大鼠肾间质 TGF-β1 和 α-SMA 的表达水平,减少Ⅰ型胶原增生及炎性细胞浸润,从而保护肾小管的正常结构。

Ⅱ. 中药复方制剂:董华玲等前期研究中已证实芪红合剂对单侧输尿管结扎致肾间质纤维化大鼠模型肾组织的病变程度有一定的改善,并可减少结缔组织生长因子的表达,后再次推测芪红合剂可能是通过抑制基质金属蛋白酶组织抑制剂-1(TIMP-1)表达的上调而发挥抗肾小管间质纤维化的作用。秦建国等采用单侧输尿管结扎的方法制作肾间质纤维化的模型,观察到具有活血化瘀功效的通脉益肾方可以增加肾组织中的肾上腺髓质素(ADM)的含量,下调 α-SMA 蛋白水平的表达,通过抑制肾小管上皮细胞的表型转化而拮抗肾间质纤维化。有研究表明,肾炎康复片可下调 FN 和 TIMP-1 在 UUO 大鼠肾间质中的表达,从而延缓肾间质纤维化的进程。笔者等研究认为,抗纤灵冲剂可减少单侧输尿管梗阻模型大鼠的微量蛋白尿水平,增加肾纤维化保护因子的表达,减少胶原纤维的积聚,抑制 ECM 的沉积,促进 ECM 的降解,从而达到改善抗肾间质纤维化的作用。

Ⅲ. 辨证论治:马文波等观察调气活血补肾汤对 UUO 大鼠肾组织内一氧化氮(NO)、一氧化氮合酶(NOS)的影响,结果发现调气活血补肾汤早期能降低肾内缩血管物质,使得 NOS 的活性持续增强,同时也增加了舒血管物质 NO 的产生,从而降低血管张力,改善肾脏缺血、缺氧状态,起到保护肾脏的作用。王清兰等运用具有活血化瘀、益精补虚的扶正化瘀方治疗对 HgC12 诱导的大鼠肾间质纤维化,发现扶正化瘀方能升高 E-cadherin 的表达,并降低 α-SMA 的表达,通过调节 TGF-β1/Smads 信号通路上的信号分子从而抑制肾小管上皮细胞转分化过程,进而发挥其抗肾间质纤维化的作用。

2)健脾清化方治疗慢性肾衰的研究基础:现代临床研究证实,慢性肾脏病中各种感染的发生、蛋白尿、血尿和水肿等都与湿热证型密切相关。尿生化指标、肾功能指标和免疫功能指标等的异常也与湿热蕴结有一定的关系。这些都为慢性肾脏病存在湿热证型提供了客观依据。在临床运用中,清热化湿药物如黄葵胶囊、健脾清化方等在改善蛋白尿、缓解患者临床症状、改善临床指标上均显示出较好的临床疗效。

慢性肾衰患者因病程迁延日久,久病入脏,尤以脾肾两虚为主,脾肾两虚则导致水湿内停,日久化热。其病机主要为脾肾两虚,湿热内蕴。临床上患者也常表现出口苦,纳差,恶心呕吐,口中黏腻等脾虚湿热证。故中医治疗以益气健脾、清热化湿为主。笔者在多年临床经验的基础上,创立了健脾清化方治疗早中期慢性肾衰竭,此方来源于李东垣脾胃学说中"火与元气不两立,一胜则一负,脾胃气虚则下流于肾,阴火得以乘土位"的主要学术理论,其主要功效为健脾益气,清热化湿。方中党参、黄芪共为君药,起到健脾益气的功效,黄连清热化湿,佐以苍术、草果燥湿健脾,辅以制大黄清热泄浊,诸药合用,共奏健脾益气、清热化湿之功。

经过多年的临床试验和动物实验,都已证实健脾清化方在延缓肾纤维化,治疗慢性肾衰中确实发挥了较好的疗效。在临床试验中,健脾清化方能够提高慢性肾衰患者白细胞介素-2 含量,降低尿转化生长因子和血白细胞介素-6 的含量,改善患者炎症状态,提高免疫功能,防治肾小管间质的损伤以及由此产生的一系列肾损伤;能改善慢性肾衰患者脂质代谢紊乱,提高细胞免疫功能,从而改善肾功能,降低蛋白尿;能降低超敏 C 反应蛋白水平及细胞炎症因子白细胞介素-17 和干扰素-γ 的水平,改善患者微炎症状态,进而延缓慢性肾衰的进程。在动物实验中,健脾清化方能降低 5/6 肾切除大鼠 24h 尿蛋白定量、肌酐、尿素氮的水平;减少肾组织 TGF-β1、CTGFmRNA 的表达,降低细胞外基质的沉积,改善肾纤维化;降低 AT Ⅱ 及 NADPH 氧化酶的表达,改善氧化应激反应;并能有效阻止 p38MAPK 信号通路的活化,继而动态调控致炎因子 TNF-α 与抑炎因子 IL-10 的表达,改善炎症状态,从而起到保护肾脏,防止慢性肾衰进一步恶化。

由此可见,具有益气健脾,清热化湿功效的健脾清化方在治疗慢性肾衰,延缓其发生发展的过程中,其作用机制并不是单一孤立的,而是通过多途径、多靶点、多环节、多层次上共同发挥作用的。

3) 细胞因子:黄芪甲苷组的 TGF-β 和 CTGF 的表达较模型组相比较显著降低,具有统计学意义($P<0.05$)。而与假手术组比较,黄芪甲苷组的 TGF-β 和 CTGF 的表达仍有升高,具有统计学意义($P<0.05$)。说明黄芪甲苷能够减少细胞因子 TGF-β 和 CTGF 的释放,从而抑制肾间质纤维化的进程,同样不能逆转纤维化的程度。前面已证实细胞因子 TGF-β 和 CTGF 是促进肾间质纤维化的重要致病因子。

纤维化指标:黄芪甲苷组的 Ⅲ 型胶原、FN、LN 及 α-SMA 的表达较模型组相比较显著降低,具有统计学意义($P<0.05$)。而与假手术组比较,黄芪甲苷组的 Ⅲ 型胶原、FN、LN 及 α-SMA 的表达仍有升高,具有统计学意义($P<0.05$)。说明黄芪甲苷能够直接下调 Ⅲ 型胶原、FN、LN 及 α-SMA 纤维化指标的表达,进而减少细胞外基质的沉积,改善肾间质纤维化的程度,延缓慢性肾衰的进程,但并不能逆转纤维化的程度。前面也已证实 Ⅲ 型胶原、FN 及 LN 时细胞外基质的主要成分,α-SMA 是平滑肌和肌成纤维细胞的标志蛋白,α-SMA 表达增多,意味着肌成纤维细胞数量增多,进而分泌胶原及产生大量的细胞外基质。

过去,也有研究表明黄芪甲苷在治疗慢性肾脏病,改善肾功能上发挥一定的作用。黄芪甲苷对肾脏纤维化具有多种药理作用,如减低肾小球系膜细胞和成纤维细胞由静止表型向增殖表型的转化,减轻肾小球硬化和间质纤维化,降低蛋白尿和保护肾功能等。黄芪甲苷与苄达赖氨酸合用可增强它们降低 TGF-β 的水平,从而增强了对高糖引起的 ECM 增生的抑制作用。郭维文等研究发现黄芪甲苷对糖尿病肾病肾脏有明显保护作用,能降低血糖和尿蛋白排泄量,改善足细胞黏附功能,从而延缓糖尿病肾病的进展。唐英等在 5/6 肾切除所致的慢性肾衰动物模型中,发现黄芪甲苷可能通过抑制肾组织 TGF-β1、CTGF mRNA 的表达,降低血清 Cr、BUN 水平,改善肾纤维化,从而延缓慢性肾功能衰竭的恶化。

过去对黄芪甲苷在肾纤维化中治疗的意义与本次研究结果一致。本次实验结果中,我们发现:黄芪甲苷能够减轻 UUO 模型大鼠梗阻侧肾组织的病理损伤,改善肾功能,减少蛋白尿,其作用机制可能是通过减少细胞因子 TGF-β 和 CTGF 的释放,降低纤维化指标 Ⅲ 型胶原、α-SMA、FN 和 LN 的水平,抑制成纤维细胞的增殖及向肌成纤维细胞的转化,减少细胞外基质的合成,起到抗肾间质纤维化的作用,进而延缓慢性肾衰的进程。

4) 大黄酚对肾间质纤维化的影响:大黄的有效成分为蒽醌衍生物,游离性的蒽醌衍生物有大黄酸、大黄素、芦荟大黄素、大黄酚、大黄素甲醚,为大黄的抗菌成分。但究竟何种成分是大黄治疗慢性肾衰竭的活性成分尚不十分清楚。过去对大黄酸、大黄素在防治肾间质纤维化方面的报道较多,姚健等实验研究发现大黄素不仅能够抑制系膜细胞分泌和细胞膜相关的纤维连接蛋白水平,还能抑制 TGF-β1 对系膜细胞产生的刺激作用。宁英远等同样也发现大黄素能够抑制人肾成纤维细胞的增殖,进而拮抗肾间质纤维化。何东元等的体外细胞培养实验结果显示,大黄酸能够下调 TGF-β1 的表达,阻止 TGF-β 所致间质成纤维细胞由静止期(G0/Gl 期)进入增殖期(G2/M 期),从而有效抑制该细胞的增殖;此外,大黄酸还能下调 α-SMA 蛋白的表达和 FN 的合成,减少细胞外基质的沉积。

对于大黄酚对肾间质纤维化的研究,过去报道较少。因我们前期研究已初步证实大黄酚在抗肾脏纤维化,延缓慢性肾衰的作用。故本次实验中,以大黄酚作为另一研究对象来进一步探讨其对肾间质纤维化的影响。本次研究结果中,经大黄酚治疗后,肾功能指标:大黄酚组的血肌酐和尿素氮水平较模型组相比均显著下降,具有统计学意义($P<0.05$)。但与假手术组相比,大黄酚组的血肌酐和尿素氮水平仍有升高,具有统计学意义($P<0.05$)。说明大黄酚能够下降血肌酐和尿素氮的水平,改善肾功能,但并不能逆转。

尿蛋白指标:大黄酚组的尿 β2-MG 水平较模型组相比均显著下降,具有统计学意义($P<0.05$);但与假手术组相比,大黄酚组的尿 β2-MG 无差异,无统计学意义($P>0.05$)。而大黄酚组的尿 NAG、尿 α1-MG、24h 尿蛋白定量的水平较模型组相比无差异,无统计学意义($P>0.05$)。说明大黄酚在治疗尿蛋白上效果欠佳。

肾组织病理情况:经 HE 和 Masson 染色观察,模型组可见部分肾小管和集合管呈囊性扩张,伴有蛋白管型,上皮细胞变性、坏死、脱落,少量小管萎缩消失,间质宽度增加,且可见大量炎症细胞浸润和大量的胶原纤维沉积。大黄酚组的肾小管间质病变较模型组比较,其病变程度较轻,肾小管结构损伤较轻,间质中炎症细胞浸润较少;大黄酚组的蓝染纤维阳性面积率较模型组相比表达明显减少,具有统计学意义($P<0.05$)。而与假手术组比较,大黄酚组的蓝染纤维阳性面积率仍有升高,具有统计学意义($P<0.05$)。说明大黄酚能够改善 UUO 模型肾组织纤维化的程度,但不能逆转纤维化的程度。

细胞因子:大黄酚组的 TGF-β 和 CTGF 的表达较模型组相比较显著降低,具有统计学意义($P<0.05$)。而与假手术组比较,大黄酚组的 TGF-β 和 CTGF 的表达仍有升高,具有统计学意义($P<0.05$)。说明大黄酚通过减少细胞因子 TGF-β 和 CTGF 的释放,从而抑制肾间质纤维化的进程,同样不能逆转纤维化的程度。

纤维化指标:大黄酚组的 Ⅲ 型胶原、FN、LN 及 α-SMA 的表达较模型组相比较显著降低,具有统计学意义($P<0.05$)。而与假手术组比较,大黄酚组的 Ⅲ 型胶原、FN、LN 及 α-SMA 的表达仍有升高,具有统计学意义($P<0.05$)。说明大黄酚能够直接下调 Ⅲ

型胶原、FN、LN 及 α-SMA 纤维化指标的表达,减少细胞外基质的沉积,进而改善肾间质纤维化,延缓慢性肾衰的进程,同样不能逆转纤维化的程度。

过去有报道,大黄酚对高糖环境下的肾小球系膜细胞的增殖有抑制作用,此外,大黄酚还能对抗 TGF-β 对肾小球系膜细胞的刺激作用。王东等实验研究结果中,也发现抗纤灵方中的有效单体大黄酚可抑制活化的成纤维细胞和系膜细胞的增殖和 TGF-β 的表达,有效防治肾纤维化,其作用机制可能与其抑制 TGF-β 的分泌有关,且治疗效果优于大黄素和大黄酚。提示大黄酚可能在抗肾间质纤维化,延缓慢性肾功能衰竭的过程中也发挥重要作用,是大黄的另一有效成分之一。

实验结果中,我们也发现:大黄酚能够显著改善肾功能,减轻 UUO 模型大鼠梗阻侧肾组织的病理损伤,其作用机制可能是通过减少细胞因子的释放,降低纤维化指标的水平,减少细胞外基质的合成,进而延缓肾间质纤维化的进程。

黄芪甲苷和大黄酚虽都能改善肾功能、起到抗肾间质纤维化的作用。但两者之间仍有各自的侧重点。黄芪甲苷在降低尿蛋白上明显优于大黄酚,说明黄芪甲苷在改善肾小管功能上优于大黄酚。究其原因,可能是因为蛋白尿为人体精微物质,由脾生化又有肾封藏,若脾失于运化,肾失封藏,则精微下注形成蛋白尿。脾肾气虚是蛋白尿的根本病机,而黄芪的功效主要是益气健脾,后天又可滋养先天,补气力量显著,故能明显减少蛋白尿的形成。

黄芪侧重补气,大黄侧重清热化湿排毒,本实验中结果显示黄芪甲苷在改善肾间质纤维化的程度明显优于大黄酚,可能是因为肾间质纤维化的发病与脾虚湿热内蕴关系密切,而虚贯穿疾病的始终,而尤以虚为主。因黄芪补气功效较强,故证实具有补气功效的黄芪与具有清热化湿的大黄比较,黄芪的有效单体——黄芪甲苷在改善肾间质纤维化的程度上效果显著。说明补气药比清热化湿药更能缓解肾间质纤维化的程度。

而大黄酚在改善肾功能这方面优于黄芪甲苷,其原因可能是:肌酐、尿素氮在体内长期蓄积便成为人体有毒物质,可引发各种系统疾病,而大黄清热化湿排毒的功效使浊邪有出路,促进有毒物质的排出,进而保护肾功能。

由此可见,因本研究采用单侧输尿管结扎来制作肾间质纤维化模型,主要影响肾小管的功能,导致肾小管间质的损伤。结合本实验结果,发现具有益气健脾的黄芪对肾小管功能的改善优于具有清热化湿排毒的大黄。

黄芪甲苷、大黄酚虽能改善肾功能、下降尿蛋白、改善肾组织病理情况,减少细胞因子及纤维化指标,但都未能达到正常水平,说明黄芪甲苷、大黄酚只能延缓肾间质纤维化,但不能逆转。但到底是通过何种途径减少 TGF-β 和 CTGF 的分泌以及是否存在信号转导通路有待于下一步研究探讨。且本次对黄芪甲苷、大黄酚的研究仅限于动物实验,还需要通过临床实验进一步验证其疗效。

三、抗纤灵二号方

肾小球硬化、肾小管间质纤维化和肾小血管硬化被认为是肾功能损害过程中的三大始动因素。其中,肾小管间质损伤(tubular-interstitial lesion,TIL)被认为是较之肾小球病变更为重要的,决定肾功能进行性衰竭进程及肾脏十年存活率的关键影响因素。TIL 不单单发生于原发性及特发性肾小管间质肾炎,还是所有 CKD 包括各类原发性、继发性肾小球疾病,肾小管、间质及血管疾病以及肾脏移植慢性排斥性疾病发展至 ESRD 的最后共同通路。因此尽早地发现 TIL,积极有效干预,对改善 CKD 预后有着革命性的意义。

目前西医对 TIL 尚无特异性治疗方法,多为经验性治疗,相反中医药在抗 TIL 上显示出了广阔的前景。中医认为 TIL 的病理改变表现是一种微型癥积,辨属血瘀证的范畴。正虚血瘀是形成肾微癥积的重要病理机制和中心环节,在中医药防治 CKD 的全程中,主张以活血化瘀、扶正降浊为治疗大法。笔者课题组以为 CKD 迁延日久,脏腑虚衰,最终将导致脾肾阳气虚衰,瘀血浊毒内阻而发诸证,故提出脾肾阳(气)虚兼血瘀证是存在 TIL 的 CKD 患者的代表证型,创制了益气温阳、活血化瘀的抗纤灵二号方。在实验室研究阶段,已经多次证实了该方有减轻肾小管损伤、改善小管功能、延缓肾间质纤维化的作用。

(一) 理论研究

1. 中医学对 TIL 的认识

(1) CKD 与 TIL 的中医学范畴:中医学虽然没有"慢性肾脏病"的病名,但据其临床表现当属"水肿""尿浊""尿血""癃闭""腰痛""肾风""虚劳""溺毒""关格"等范畴。其病位涉及脾、肾、肺、肝、膀胱、心等多脏,但以脾肾二脏为主,本虚标实、正虚邪实是其病机特点。

随着中医四诊现代化研究的不断深入,"肾小管间质损伤"的概念正逐渐为中医界所认知。目前比较为公认的观点是,肾小球、小管、集合管和间质等肾脏精细结构可以作为祖国医学"络脉"之"肾络"的范畴,肾小管间质损伤时出现的肾小管萎缩、消失,肾间质水肿、炎细胞浸润以及肾间质增生和纤维化等病理改变,借助肾穿刺和显微镜检查进行微观辨证,多辨属瘀血阻络的范畴,是发生在肾脏的微型癥积。

(2) TIL 的病因病机探讨

1) 脾肾两虚是 TIL 的发病基础:《景岳全书·积聚》云"壮人无积,虚人则有之",正虚邪实正是 TIL 的病机特点。正气亏虚主要责之于脾肾两虚是因为:肾为先天之本,脾为后天之本,共成人体生命之基础,是人体正气的来源。肾乃人体元阴元阳所居之处,肾阴是人体阴液之本,濡养脏腑,以维护其形态结构;肾阳为人体阳气之根,温煦四肢百骸,以维护脏腑正常功能。脾主运化水谷精微,并将水谷精微输布于五脏六腑、四肢百骸,助力肾阴肾阳发挥作用。肾络功能的正常有赖于脾肾功能的健旺,脾肾失健、正气匮乏使络脉失养、络脉空虚,空虚的络脉容易导致邪气的侵袭,最终导致了邪气的瘀积,发为络病。所以以脾肾两虚为主的正气亏虚是 TIL 的发病基础。

2) TIL 多见脾肾阳气亏虚:脾肾两虚有气血阴阳之分,我们以为 TIL 又以脾肾阳气虚为盛。这一观点也得到现代研究证实,陈香美等在探讨 286 例 IgA 肾病(IgAN)中医证型分布规律及其与肾脏病理关系的多中心、前瞻性研究中发现脾肾阳虚证的肾小管—间质积分明显高于其他 3 个证型（肺脾气虚、气阴两虚、肝肾阴虚）。研究发现肾小管的功能主要可概括为"重吸收、分泌和排泄"，这些功能和中医理论中的"肾主气化"观点高度一致。王耀光等通过肾失气化与肾小管病理损伤相关性的临床研究结果显示，肾失气化形质上与肾小管病理损伤相关，生理上与肾小管的过度代偿、过度蛋白负荷、重吸收功能减退有关。正符合陈修园提出的"肾气足则化，肾气不足则不化"的观点。而《素问·阴阳应象大论》又指出"阳化气、阴成形"的阴阳基本大法，结合张景岳"阳动而散，故化气"的论注，我们可以认为肾之气化功能的完善有赖于脾肾阳气的旺盛。这是由于肾阳为人身之元阳，气化之根本，又为水中之阳，肾阳在脾阳的共同辅佐下蒸腾肾阴化为肾气，发挥正常的生理功能。若"命门火衰，既不能自制阴寒，又不能温养脾土，则阴不从阳而精化为水。故水肿之证，多属火衰也"（《医宗必读》）。可见，TIL 多以脾肾阳气虚为前提。

3）脾肾阳气亏虚易导致血瘀：在 TIL 发生发展中，脾肾阳气虚是导致血瘀证的常见原因，多源于以下机制：①因虚致瘀：气为血帅，气行则血行。脾肾气阳两虚，鼓脉无力，络脉中精血、津液艰涩难行，最终形成瘀积。如王清任云："气既虚，必不能达于血管，血管无气，必停留而瘀。"②因寒致瘀：血液得温则行，遇寒则凝。脾肾阳虚，阳虚寒自内生，血液凝结难行则瘀血内生。如诚如《仁斋指直方》谓："气温则血滑，气寒则血凝。"③气滞致瘀：脾肾阳气虚弱，至气机不畅，气滞血停，而致血瘀。如《直指附遗方论》道："气有一息之不运，则血有一息之不行。"④水湿痰浊致瘀：脾肾两虚，脾的运化、肾的泄浊功能障碍，致水湿停滞，聚湿生痰，痰湿内蕴，阻遏气机，水病累血成血瘀，水湿痰瘀互阻而致瘀等。如《血证论》有"病水者未尝不病血"之说。此外，瘀血又可致邪从内生，使病机复杂化，病情迁延难愈。

4）瘀血阻络是 CKD 的共有病机、是 TIL 的主要病理过程：血瘀证与肾脏病的关系在古籍中多处被论述，如《素问·调经论》云："瘀血不去，其水乃成"，"孙络水溢，则经有留血"。《金匮要略》谓："血不利则为水。"《血证论》道"血与水素本不相离，病血者未尝不病水，病水者未尝不病血"，"瘀血化水，亦发水肿，血积即久，亦能化为痰水"等。现代中医认为肾小球、小管、集合管和间质等肾脏精细结构属于中医学"络脉"之"肾络"的范畴。CKD 病情迁延日久，脏腑日虚，以脾肾阳气亏虚为代表的正气匮乏可使肾络失养、络脉空虚，气机不畅，虚损的络脉更易为寒湿痰浊等实邪侵袭，最终导致了肾络瘀阻，发为络病。肾络瘀阻为 CKD 的共有病机，肾络瘀阻不仅指瘀血阻络，还应包含津凝、痰结、气滞、湿热、浊毒等病邪蕴结，但以瘀血阻络为肾络瘀阻的病变核心，这与中医"病久入络""久病血瘀"的观点不谋而合。

CKD 患者瘀血阻络的临床表现，除了传统辨证认为的面色黧黑，腰痛固定或呈刺痛，肌肤甲错，肢体麻木，尿血或皮肤黏膜出血，舌质青紫或舌体有瘀点、瘀斑或舌下脉络怒张，脉细涩等证候外，还能借助现代实验室检查方式给予补充扩展。研究认为，血流动力学改变、凝血机制激活和脂质代谢紊乱等表现几乎见于所有肾脏疾病，在尿毒症和肾病综合征中表现尤为突出。有机体血液的这种"浓、黏、聚、凝"病理过程当属于中医学的血瘀范畴。而各类肾脏疾病局部的病理学改变也皆呈现血瘀的表现:如急性肾小球肾炎多有肾实质的微循环障碍:常出现肾小球毛细血管充血,管腔狭窄、甚至阻塞,或微血栓形成,致肾组织缺血缺氧;慢性肾炎多呈肾脏弥漫性病理变化:主要表现为肾小球毛细血管内细胞增生,血小板凝集使血液凝固形成毛细血管栓塞,肾小球基底膜增厚,进而发生肾小球硬化,肾小管和间质纤维化,最后发展到肾萎缩;慢性肾盂肾炎的病理变化也以纤维组织增生瘢痕形成为特点。我们认为 TIL 的病理改变可作为血瘀证的微观辨证依据,这一论点得到多项现代科研研究支持:柳丛等分析了 78 例 CKD 患者血瘀证与肾小管—间质病理损伤的相关性后提出:CKD 患者血瘀证与肾小管间质损伤存在相关性,血瘀证可能是导致 CKD 进展的重要因素。危成筠等对 94 例 IgAN 血瘀证患者的病理资料进行分析,结果显示肾小管间质总积分、间质炎症细胞浸润、间质纤维化和小管萎缩积分均显著高于非血瘀证组。王永钧等通过对光镜、电镜等检测到的肾脏病理形态学研究,结合中医理论,认为肾纤维化是发生在肾脏的微型癥积,瘀血阻络则是肾微型癥积的主要病理基础。王刚等认为肾纤维化的病理过程与"内结为血瘀""肾络瘀阻"有关。可见,瘀血阻络在 CKD 患者身上多以血瘀证中医证候、血液高凝状态、肾脏纤维化的病理改变来体现,血瘀是 CKD 的共有病机,贯彻在 CKD–TIL 的始终,也是本病持续发展和肾功能进行性减退的重要原因。

5)癥积的病因病机:癥积主要是由于日久正气亏虚,脏腑失和,气滞、血瘀、痰浊、水湿、湿热、浊毒等蕴积而成。其病机《诸病源候论》谓"癥瘕者由寒温不调,饮食不化,与脏气相搏所生也"。《丹溪心法要诀》"积者有形之邪,或食、或痰、或血,积滞成块"。癥积病机为本虚标实,本虚以气虚、阳虚为主,亦有阴虚、血虚,而以血瘀、痰浊、水湿、湿热为标。素体正虚之人,易感外邪,血瘀、痰浊、水湿、湿热、浊毒等实邪积聚,日久必伤正气,"邪之所凑,其气必虚",故预后一般较差。《景岳全书·积聚》说:"无形之聚其散易,有形之积其破难",因此此病多为难治之顽症。

王永钧等认为肾脏纤维化是发生在肾脏的微型癥积,瘀血阻络则是肾脏微型癥积的主要病理基础。晏子友等认为,慢性肾病日久,必致肾络瘀阻、水液代谢障碍、体内代谢产物潴留,蕴积成毒,瘀毒互患,终至损伤脏腑,败坏形体。以此我们可以看出"瘀毒"为本病病机的关键。RIF 非短短几日即可成病,而是由于瘀毒长时间的积聚而成。瘀血既是病理产物,又是致病因素,两者相互影响,相互为患。

瘀证病机可表现为:

虚可致瘀:气为血之帅,正气不足,气虚推动无力,血行不畅而瘀滞,正如周学海《读医随笔·虚实补泻论》谓:"叶天士谓久病必治络,病久气血推行不利,血络之中必有瘀凝……"

湿可致瘀:水湿泛滥,气机阻滞,水道运行不利,血行缓而成瘀,如唐容川《血证论》有"病水者未尝不病血"之说。

热可致瘀:血热煎熬津液成块而成瘀;寒亦可致瘀:寒邪凝滞血脉,血脉不通而成瘀。如《医林改错·膈下逐瘀汤所治之症目》有"无论何处,皆有气血……气无形不能结块,结块者必有形之血也。血受寒则凝结成块,血受热则煎熬成块"之说。

湿浊毒邪入络,与血相搏,血液因邪毒蕴遏而为瘀;湿毒浊邪耗气,气虚血瘀,气血运行不畅而成瘀。瘀与寒湿热毒、六淫时邪之间亦可相互为患。瘀血为有形之邪,难以速去,与六淫互结使肾病迁延化或慢性化。正如柳宝诒《温热逢源》所言"热附血而愈觉缠绵,血得热而愈形胶固",《血证论》云"既已成瘀,无论初起,已久,总宜散血,血散瘀去,则寒热风湿无遗留迹之"。说明邪之瘀,矛盾主要在瘀血,瘀去则六淫易除。而《读医随笔》认为"瘀血若不驱除,新生之血不能流通,元气终不能复"。此乃邪生瘀,瘀生邪,陈陈相因,互为因果,致使肾纤维化病机复杂化。

综上所述血瘀证是肾脏疾病发病过程中的共性,它贯穿于 RIF 的所有阶段。

（3）癥积的治疗原则:对于癥积的中医治疗,主要有以下几个原则。

1）聚证重调气,积证重活血。聚证病在气分,以疏肝理气、行气消聚为基本治则,重在调气,积证病在血分,以活血化瘀、软坚散结为基本治则,重在活血。

2）"久病入络"。络病是疾病传变的中心环节。

3）切记攻伐太过。《素问·六元正纪大论》记述:"大积大聚,其可犯也,衰其大半而止,过者死。"李中梓《医宗必读》则更有深入的阐述,如:"愚谓积之成也……,不攻去之。丧亡从及矣。然攻之太急,正气转伤,初、中、末三法,不可不讲也。初者,病邪初起,正气尚强,邪气尚盛,则任攻伐;中者,受病渐久,邪气较深,正气较弱,任受且攻且补;末者,病魔经久,邪气侵凌,正气削残,则任受补……"

4）"治实当顾虚""补虚勿忘实"。《血证论》谓"瘀血在经络脏腑之间,则结为癥瘕……癥之为病总是气与血胶结而成,须破血行气,以推除之,元恶大憨,万无姑容。即虚人久积,不便攻治者,亦宜攻补兼施,以求克敌"。

癥积的治疗应扶正祛邪兼顾,在补虚泄浊的同时,辅以活血化瘀之法,以求疾病能够得到更好的治疗。

病机为本虚标实,本虚以脾肾虚损为主,标实以湿热、瘀血、浊毒为多,其中瘀血贯穿于癥积的始终。在标实诸证中,瘀血为邪实之首,久病入络,故均存在不同程度的瘀血阻络证。因此活血化瘀法是治疗慢性肾病,防止及延缓肾纤维化的重要治法之一。

综上所述,我们认为脾肾亏虚(尤其是脾肾气阳两虚)是 TIL 发病的基础,瘀血阻络是其病机关键及加重因素,TIL 的病理改变表现是一种微型癥积,微观辨证属血瘀证的范畴。基于以上研究依据,笔者课题组特以脾肾阳(气)虚兼血瘀证为研究证型,这是符合存在 TIL 的 CKD 患者证型分布规律的。

（4）益气温阳、活血化瘀法在抗 TIL 上的运用:正如《内经》所言"结者散之""血实宜决之""久病者邪气入深,去血脉",当代中医常以活血化瘀大法治疗各类肾脏疾病,尤其在延缓肾衰竭、抗肾间质纤维化、治疗糖尿病肾病等方面运用广泛。基于 CHKD 期刊全文数据库(2005—2010 年)数据,有关活血化瘀法对 CKD 治疗的动物实验研究及临床观察的报道约 1 200 余篇文献,其中各地临床医师观察使用活血化瘀法治疗各种 CKD 患者为 38 300 余人,且疗效明显。笔者认为血瘀证贯彻 CKD 发生发展始终,提出肾脏病早中期患者即使没有血瘀证的典型表现,结合其肾小球弥漫性增生、肾小球细胞外基质积聚、血管襻闭塞、球囊粘连、局灶或节段性肾小球硬化与肾间质纤维化,肾盂肾盏的炎性增生、瘢痕狭窄、肾实质纤维增生等肾微型癥积改变,也要给予活血抗纤的治疗。对于血瘀证的临床辨证,我们也主张"一症即可,不必尽现",参考相关理化、病理检查,根据"久病入络"等理论,仍可"从瘀论治"。活血化瘀大法在 CKD 的运用中,主要分为补气活血,行气活血,温阳活血,滋阴活血,泻热逐瘀,化湿活血,利水逐瘀等,临床运用时可以一法辨治,也可根据证候病情多法联用。但随着肾脏病的进展,肾小管间质损害的病理恶化,CKD 患者的脾肾两虚会更加凸显,无论起初是以气虚为主,还是阴虚为要,最后不免发展为气阳两虚、阴损及阳,故在有器质性病变的 CKD 患者中脾肾阳气亏虚会逐渐成为主流,形成脾肾阳(气)虚兼血瘀证这一代表证型。所以我们推崇以益气温阳、活血化瘀为治疗大法,益气温阳以治肾络损伤之本,活血散结以祛肾络损伤之标,且二法联用,血得气则行、血得温则动,活血化瘀之力更大,可谓相得益彰。正如《景岳全书·杂病谟·水肿论治》道:"水肿证以精血皆化为水,多属虚败,治宜温脾补肾,此正法也。"现代研究也验证了益气温阳、活血化瘀法在抗 TIL 上的妙用。赵玉庸以化瘀通络、益肾健脾的癸水清方(淫羊藿、黄芪、大黄、黄精、红花、鬼箭羽、地龙等)治疗以 5/6 肾切除的方法复制的 CRF 大鼠,发现该方能通过降低血浆内皮素和血管紧张素Ⅱ 的含量来保护残存肾单位,减轻代偿肾小球的滤过系统损伤以及硬化进展,减轻肾小管及间质的损伤及病变的发展,促进肾组织病理损害的修复,延缓肾功能恶化进程。孙美娟等以健脾益肾活血方(生黄芪、党参、炒当归、怀牛膝、生地、白术、丹参、川芎、制大黄)治疗 60 名 CKD(2~3 期)患者疗效显著,认为在常规治疗基础上,配合使用健脾益肾活血中药能更有效地保护及修复肾小管功能,减轻肾小管间质损伤,从而在慢性肾脏病早期延缓病程进展,其作用机制可能与该方可减少尿蛋白排出及减轻肾脏缺血缺氧状态有关。段光堂等以补肾化瘀泄浊方(黄芪、巴戟天、淫羊藿、肉苁蓉、菟丝子、枸杞子、覆盆子、车前子、黄连、紫苏叶、砂仁、生大黄、六月雪、当归、丹参、泽兰、三七)治疗高血压性肾损害患者 79 例,认为该方可能通过调节免疫功能、减少尿蛋白、调节血管活性物质、改善肾血流量,来恢复肾小管功能作用,疗效优于西药组。李均等以温阳活血方(桃仁、红花、肉苁蓉、淫羊藿、牡丹皮等)对 UUO 肾间质纤维化大鼠进行干预,发现该方可能通过抑制 TGF-β1、TIMP-1 的表达,恢复和促进 MMP-3、Smad7 的表达,以此来调节 MMP-3/TIMP-1 的比例,减轻 RBP、β2-MG 的排出,减轻肾小管上皮细胞的损害,保护肾小管功能,减缓间质纤维化的进展,而此方中桃仁的作用优于肉苁蓉。纵观各实验临床研究,益气温阳、活血化瘀治中药主要是通过减轻蛋白尿的肾损害,扩充肾血容量,抗高凝状态,改善血流动力学,改善肾脏微循环,调节脂质代谢,完善氧化-抗氧化系统,减轻炎症反应,调节免疫功能,抑制高度表达的细胞生长因子和炎症因子,抑制肾素-血管紧张素-醛固酮系统,调节肾脏血管活性物质对肾组织的损害,阻断肾小管上皮细胞、肾间质成纤维细胞表型转化,促进组织修复与再生等来减轻肾小管间质损害、延缓慢性肾衰竭进展。说明益气温阳、活血化瘀中药对肾脏病的保护作用是多途径、多环节的。

(二)组方原则

1. 抗纤灵二号方立方依据　我们在临床观察中发现,脾肾阳气亏虚、瘀血阻络是形成肾微癥积最重要的病理机制,且贯穿于发病过程的始终。所以,我们在治疗上推崇益气温阳、活血化瘀为大法。我们认为院内制剂抗纤灵冲剂活血作用有余而补气温阳药力不足,因此在抗纤灵的基础上增加黄芪、淫羊藿两味药创制了益气温阳、活血化瘀的抗纤灵二号方。抗纤灵二号方的组成是:生黄芪 30g、淫羊藿 15g、牛膝 10g、桃仁10g、丹参 15g、制大黄 10g。

2. 抗纤灵二号方的配伍分析 该方以黄芪、淫羊藿为君药,黄芪性微温,功能补气升阳、利水消肿、固表生津,淫羊藿性温,温肾壮阳、强健腰膝,两者相合,补肾健脾、益气温阳以求其本;再以丹参、桃仁、怀牛膝三药为臣,丹参善于活血祛瘀、凉血散结,有"一味丹参,功同四物"之说,为活血化瘀要药,桃仁功能破血行瘀、润燥滑肠、善泄血分之壅滞,牛膝性善下行,有活血通经之能,又善补益肝肾、利尿通淋,三药相济,共谋活血祛瘀、消积通络以求其标。制大黄力猛善行,有斩关夺将之力,功效攻破积滞、活血祛瘀、凉血止血、泻热解毒、通泄祛浊,为中医治疗关格证的要药,为本方佐药。全方共达益气温阳、活血化瘀之意,以活血为主,兼以扶正泻浊,攻补兼施,寒温并用,使泻而不伤正,补而不滞邪,相辅相成,共凑良方,适用于脾肾阳气亏虚、瘀血阻络的 TIL 患者。

(三) 临床研究

1. 研究方法

(1) 病例选择:本研究 60 例临床资料主要来源于上海中医药大学附属曙光医院肾内科门诊、病房诊治的患者,病例收集起止时间为 2011 年 7 月至 2012 年 4 月。

(2) 慢性肾脏病(CKD)诊断标准

1) 肾损害≥3 个月,有或无 GFR 降低。肾损害系指肾脏的结构或功能异常。

2) 肾脏病理形态学异常;或具备肾损害的指标,包括血、尿成分异常或肾脏影像学检查异常。

3) GFR<60ml/(min·1.73m^2)≥3 个月,有或无肾损害表现。

(3) 中医辨证分型诊断标准

1) 脾肾阳(气)虚证

【主症】畏寒肢冷、倦怠乏力、腰部冷痛、腰膝酸软、夜尿清长、身体浮肿。

【次症】气短懒言、脘腹胀满、口淡不渴、大便不实、食少纳呆。舌脉象:舌淡胖有齿痕,脉沉细。

以上证型主症具备 3 项及以上,次症有 2 项及以上(包括 1 项舌象)即可诊断。

2) 血瘀证

【主症】面色晦暗,腰痛。

【次症】肌肤甲错,肢体麻木。舌脉象:舌暗紫,有瘀点、瘀斑或舌下静脉粗张,脉涩或细涩。

以上证型主症及次症有 1 项及以上(包括 1 项舌象)即可诊断。

(4) 纳入标准

1) 年龄 18~80 岁。

2）符合 CKD 诊断,CKD 临床分期在 1～3 期。

3）评定后判定存在肾小官间质损伤;50% 纳入者有肾穿病理报告支持。

4）中医辨证符合脾肾阳(气)虚兼血瘀证。

5）感染、酸中毒、电解质紊乱、高血压等加重因素得到有效控制且病情稳定的非透析患者。

6）自愿接受本次临床研究各试验方案治疗。

7）近 3 个月内未进行其他药物测试或已经有效的药物洗脱期。

（5）分组情况:共有 60 例存在 TIL 辨属脾肾阳(气)虚兼血瘀证的 CKD1～3 期患者纳入本课题临床观察,其中治疗组 30 例,1 例未完成治疗,3 例资料不全;对照组 30 例,4 例资料不全。最终本研究有效病例治疗组为 26 例,对照组为 26 例。

2. 治疗方法

（1）基础治疗:原发病治疗,祛除及控制可逆的加剧因素。

1）饮食营养:参照我国《慢性肾脏病蛋白质营养治疗专家共识》,蛋白质摄入量为每日 0.8～1.0g/kg,其中高生物价蛋白>50%。在低蛋白质饮食的同时,热量的摄入应维持为每日 30～35kcal/kg(1kcal＝4.184kJ)。即采用优质低蛋白质饮食。针对不同患者,选择叠加以下饮食方案:低嘌呤饮食(高尿酸血症患者)、低盐饮食(高血压、水钠潴留患者)、糖尿病饮食(糖尿病、糖耐量异常、空腹血糖受损患者)、低脂饮食(高脂血症患者)、低钾饮食(高钾血症患者)、高钙低磷饮食(钙磷代谢异常患者)、忌海腥(全体 CKD 患者)。

2）控制血压:对血压增高者,参照 JNC Ⅶ和 K/DOQI 推荐标准,将血压降至 130/80mmHg。纠正肾性高血压首选血管紧张素转换酶或受体抑制剂,如不能将血压控制在靶目标者可加用钙通道阻滞剂、血管扩张剂等。

3）降低大量蛋白尿:对于蛋白尿患者,参照 K/DOQI 推荐标准,将 24h 尿蛋白降至 0.5g。主要采用血管紧张素转换酶或受体抑制剂,并积极控制蛋白尿的诱发因素。

4）控制血脂:对血脂增高者,参照 1997 年我国血脂防治建议和美国 2001 年 5 月公布的国家胆固醇教育计划第 3 次报告(NCEP ATPⅢ)标准,使总胆固醇<5.72mmol/L(<220mg/dl),LDL 脂蛋白 < 3.64mmol/L (< 140mg/dl),三酰甘油 < 2.26mmol/L(<200mg/dl)。调脂药物可用阿托伐他汀钙片。

5）纠正贫血:对贫血患者,参照 K/DOQI 推荐标准,将血红蛋白控制在 110～130g/L。肾性贫血患者如无用药禁忌者,使用促红细胞生成素 10000U,每周 1 次。同时及时补充造红细胞原料:如铁剂、叶酸和维生素等。

6）纠正低钙及高磷血症:对钙磷代谢异常患者,参照 K/DOQI 推荐标准,使磷、钙磷乘积小于 $55mg^2/dl^2$。一般以碳酸钙降磷,合理使用骨化三醇胶丸(罗盖全)等药物,纠正继发性甲旁亢及肾性骨病。

7）其他:纠正水电解质紊乱、酸碱平衡失调;积极合理抗感染;预防并纠正心力衰竭。

（2）治疗组(抗纤灵二号方+基础治疗):抗纤灵二号方:生黄芪 30g、淫羊藿 15g、丹参 15g、制大黄 10g、牛膝 10g、桃仁 10g。上海中医药大学附属曙光医院中药房配药，中药每日 1 剂，上药加水 400ml，浸泡 60min，然后煮沸 30min，取汁；再加水 200ml，煮沸 20min，取汁；两汁相合，每日分 2 次服。

（3）对照组（百令胶囊+基础治疗）：百令胶囊每日 3 次，每次 3 粒。由杭州中美华东制药有限公司生产。

（4）观察疗程：临床推广观察 90 日。

（5）观察指标及观察时点

1）一般信息：姓名、性别、身份证号、地址、联系电话、出生日月、职业、婚姻状况等。

2）病情信息：病史、病程、病理报告、既往史、过敏史、合并用药情况等。

3）临床症状和中医积分：根据中医辨证分型的各项主症、次症及舌象、脉象等，评定相应积分。

（6）实验室检查

1）尿液检查指标：尿常规、24h 尿蛋白定量（24hUPro）、尿系列微量蛋白（尿 IgG、尿转铁蛋白、尿微量白蛋白、尿 α1-微球蛋白）、尿 β2-微球蛋白、尿 N-乙酰 β-D-葡萄糖苷酶（NAG）、尿视黄醇结合蛋白（RBP）。

2）血液检查指标：血肌酐（Scr）、血尿素氮（Bun）、血白蛋白（ALB）、血色素（Hb）、血胱抑素-C（Cys-C）、肾小球滤过率（GFR）、血常规。

3. 研究结果

（1）一般临床资料分析：本次课题最终有 52 例病例进行病例分析，治疗组为 26 例，对照组为 26 例。治疗组中男性 12 例，女性 14 例；年龄范围在 20～71 岁之间，平均年龄为 51.92±12.25 岁；病程最长 17 年，最短 7 个月，平均病程 81.23±58.12 月；治疗前平均血肌酐 92.08±29.92μmol/L。对照组中男性 14 例，女性 12 例；年龄范围在 21～77 岁，平均年龄为 55.62±15.20 岁；病程最长 24 年，最短 9 个月，平均病程 80.46±65.6 月；治疗前平均血肌酐 95.46±42.73μmol/L。52 例病例中共有 27 例病例行肾活检，治疗组 15 例，对照组 12 例。治疗组中 IgA 肾病 5 例（1 例伴急性小管间质病变），膜性肾病 5 例，局灶节段性肾小球硬化 3 例（1 例伴肾小管间质性肾炎），局灶节段增生性肾小球肾炎 2 例。对照组中 IgA 肾病 5 例，膜性肾病 3 例，局灶节段性肾小球硬化 1 例，系膜增生性肾小球肾炎 3 例。全部纳入病例都有肾小管损伤的标志物质指标异常，所有肾穿病例的病理报告都证实存在一定程度的肾小管间质损伤病理改变。两组病例在性别、年龄、病程和肾功能方面无统计学差异（$P>0.05$），具有可比性。

（2）两组病例中医证候疗效比较

1）中医证候总积分比较：治疗前两组中医证候积分无统计学差异（$P>0.05$），具有可比性。干预后，治疗组与对照组脾肾阳（气）虚及血瘀症状都有不同程度的改善，但治疗组明显优于对照组，能显著改善患者的脾肾阳（气）虚和血瘀证候（$P<0.01$），与对照组治疗后比较也有明显统计学差异（$P<0.01$）。

治疗组干预后脾肾阳（气）虚各症状改善明显：其中，倦怠乏力、畏寒肢冷、腰部冷痛、腰膝酸软、夜尿清长、身体浮肿、气短懒言这 7 项的治疗后积分与治疗前相比差异有显著统计学意义（$P<0.01$）；食少纳呆和脘腹胀满两项治疗前后积分差异有统计学意义（$P<0.05$）。对照组干预后脾肾阳（气）虚各症状也有一定改善，以倦怠乏力、腰膝酸软、气短懒言这几项最为显著（$P<0.01$），同时对夜尿清长和身体浮肿两症也有一定疗效（$P<0.05$）。对比治疗组和对照组的疗效发现，治疗组在改善患者畏寒肢冷（$P<0.01$）、腰部冷痛（$P<0.01$）、身体浮肿（$P<0.05$）这几方面优于对照组。

经抗纤灵二号方治疗后，患者血瘀证候改善显著，除肌肤甲错积分减少有统计学意义（$P<0.05$）外，其余面色、舌象、腰痛和肢体麻木的积分减少都有显著统计学意义（$P<0.01$）。而百令胶囊对改善患者面色晦暗、腰痛症状上有一定帮助（$P<0.05$）。与对照组相比，治疗组在改善患者面色晦暗（$P<0.01$）、血瘀舌象（$P<0.01$）和腰痛（$P<0.05$）这三大血瘀症状上更具优势。

两组数据非正态分布，使用秩和检验。治疗前尿 $\alpha1-MG$、$\beta2-MG$、NAG 及 RBP 无统计学差异（$P>0.05$），具有可比性。干预后，对照组各指标前后改变无统计学差异（$P>0.05$），在 $\beta2-MG$ 和 RBP 两项指标上可见好转趋势。治疗组各观察指标都有一定好转，其中，尿 $\beta2-MG$ 较治疗前显著降低（$P<0.01$），尿 $\alpha1-MG$ 降低也有统计学意义（$P<0.05$），而对尿 RBP 及 NAG 的改善尚无统计学差异（$P>0.05$）。治疗后两组比较无统计学意义（$P>0.05$）。

2）24h 尿蛋白定量肾功能比较：24h 尿蛋白定量数据不符合正态分布，使用秩和检验；血白蛋白数据符合正态分布，使用 t 检验。经统计分析，治疗前两组 24h 尿蛋白定量、血白蛋白无统计学差异（$P>0.05$），具有可比性。治疗后，治疗组 24h 尿蛋白定量降低有统计学意义（$P<0.05$），血白蛋白升高但无统计学差异（$P>0.05$）；对照组干预后的 24h 尿蛋白定量、血白蛋白也略有改善，但无统计学意义（$P>0.05$）。两组治疗后比较无统计学差异（$P>0.05$），但所见趋势治疗组优于对照组。

血肌酐和血尿素氮数据符合正态分布，使用 t 检验；血胱抑素-C 和肾小球滤过率不符合正态分布，使用秩和检验。经统计软件分析，治疗前各观察指标无统计学差异（$P>0.05$），具有可比性。干预后对照组的血肌酐、血尿素氮、血胱抑素-C 和肾小球滤过率各指标未见改善，反见肾功能水平有所下降，但皆未达到统计学差异（$P>0.05$）。治疗组干预后血尿素氮有所升高，但无统计学差异（$P>0.05$）；治疗后血肌酐较治疗前减低，虽尚无统计学差异，但与对照组治疗后相比提示抗纤灵二号方降低血肌酐作用优于百令胶囊（$P<0.05$）；治疗后血胱抑素-C 水平较治疗前明显减低（$P<0.05$），但与对照组治疗后相比尚无统计学差异（$P>0.05$）；治疗组治疗后患者肾小球滤过率提高，但无统计学差异（$P>0.05$）。

4. 讨论与分析

（1）西医学对 TIL 的认识

1）肾小管间质损伤（TIL）与慢性肾脏病（CKD）：TIL 指肾小管上皮细胞变性、坏死、肾小管扩张、萎缩、消失，肾间质水肿、炎细胞浸润以及肾间质增生和纤维化等。狭义的 TIL 特指原发性及特发性肾小管间质肾炎，广义的 TIL 可发生于所有 CKD，包括各类原发性、继发性肾小球疾病,肾小管、间质及血管疾病以及肾脏移植慢性排斥性疾病,是 CKD 发展至 ESRD 的病理基础和最后共同通路。CKD 伴发 TIL 的机制极其复杂,以 CKD 中有代表性的肾小球疾病为例简单论述。肾小球疾病促使肾小管间质的进行性损伤的机制主要涉及血管、血流动力学、肾小球滤过、蛋白尿、肾小管、炎症介质、免疫损伤等多个环节,主要是由慢性缺血缺氧所致管周毛细血管损失,蛋白尿直接和间接毒性,小管过度负荷损伤,细胞因子、生长因子、免疫复合物和炎细胞等在小管间质聚积、浸润、刺激所造成的,继而肾小管上皮细胞、肾间质成纤维细胞表型转化,细胞凋亡或细胞过度增殖,ECM 合成增多、降解减少,造成 ECM 过度沉积,最终导致了肾小管萎缩消失、RIF 等不可逆的损害。肾小管间质病变后,又可以通过管球反馈等机制加重肾小球的进行性损伤,甚至直接引起肾小球硬化或纤维性新月体形成,使小球功能荒废,加重肾衰竭,如此往复,恶性循环。国内外研究表明,最常见的累及肾小管间质的肾小球疾病有:新月体肾炎、IgA 肾病、淀粉样变肾病、冷球蛋白相关肾小球疾病、狼疮性肾炎、糖尿病肾病等。国内病理资料提示,IgAN 伴肾小管间质损害有 68%,其中轻度 42%,中度 22%,重度 4%,肾小管间质损害程度与肾小球各项病理指标、分级呈平行关系。TIL 在 CKD 的发生发展中有着重要的地位,被认为是较之肾小球病变更为重要的,决定肾功能进行性衰竭进程及肾脏十年存活率的关键影响因素。我国肾脏学科权威专家王海燕提出各种原因引起的肾脏疾病无论肾脏病原发病因和部位在肾小球、肾小管还是肾血管,常常伴随着肾小管间质的损伤,最终均可导致肾小管萎缩和消失、肾间质增生和纤维化,肾小管间质损害的程度决定着肾脏疾病的预后。

2)西医对肾小球疾病伴发 TIL 的防治:目前西医对肾小球疾病伴发的 TIL 尚无特异性治疗方法,多为经验性治疗。主要是从积极治疗原发病,控制各类促进病程进展的诱发因素(如高血压、高血糖、高血脂、高尿酸、高蛋白质饮食、感染和电解质紊乱等),减少蛋白尿漏出,减轻肾小管超负荷,改善缺血缺氧,抑制肾素-血管紧张素-醛固酮系统,减轻炎细胞浸润,拮抗促纤维化因子,诱导抗纤维化因子,阻断肾小管上皮细胞、肾间质成纤维细胞表型转化,抑制肾小管上皮细胞凋亡,抑制肾间质成纤维细胞的增殖和促进其凋亡,减少 ECM 的沉积,促进其降解,这几个方面入手。目前实验和临床研究依据比较充分的西药有:①血管紧张素转化酶抑制剂(ACEI)、血管紧张素受体拮抗剂(ARB)、醛固酮拮抗剂(Ald 拮抗剂);②抗炎类药物:糖皮质激素、雷公藤制剂、秋水仙素;③免疫抑制剂:环孢素、环磷酰胺、霉酚酸酯(MMF)、硫唑嘌呤、苯丁酸氮芥、他克莫司(FK506)、雷帕霉素、来氟米特;④组织因子途径抑制剂:如 TGF-β1 拮抗剂或阻滞剂:己酮可可碱(PTX)、吡非尼酮(PFD),如血小板衍生生长因子(PDGF)的中和抗体、PDGF 受体(PDGFR)拮抗剂;⑤红细胞生成素;⑥1,25-$(OH)_2D_3$;⑦抗氧化剂;⑧他汀类降脂药物;⑨噻唑烷二酮类降糖药物;⑩抗血小板凝聚、抗凝、抗纤溶和改善微循环药物;⑪基因治疗。以上许多方法尚处于实验研究阶段,还缺乏临床实践的论证。相比,中医药在这一领域显示出了广阔的前景。正确选择中医药治疗手段,与西医学的一体化治疗相结合,尽可能地减慢 CKD 患者进入透析的速度和改善生活质量,具有极大的社会效益和经济效益。

3）抗纤灵二号方前期研究成果：抗纤灵二号方在实验和临床研究上都取得可喜的成绩。我们应用不同剂量的抗纤灵二号方对单侧输尿管梗阻（unilateral ureteral obstruction，UUO）方法建立的肾间质纤维化的大鼠模型进行干预，发现该方可能通过减轻肾小管损伤，改善肾小球、肾小管功能，减少胶原纤维积聚，下调 α-SMA（alpha-smooth muscle actin，α 平滑肌肌动蛋白）、TGF-β1（transforming growth factor-β1，转化生长因子-β1）、纤维连接蛋白（fibronectin，FN）及纤溶酶原激活物抑制剂-1（plasminogen activator inhibitor-1，PAI-1）表达，诱导肝细胞生长因子（hepatocyte growth factor，HGF）高表达，抑制肾小管上皮细胞间充质转分化（Epithelial mesenchymal transdifferentiation，EMT），抑制细胞外基质（extracellular matrix，ECM）沉积，促进 ECM 降解，从而达到改善肾间质纤维化的作用。临床研究发现该方治疗伴有大量蛋白尿的慢性肾衰疗效优于西药组，能很好地降低蛋白尿、改善肾功能、减轻患者的血瘀症状，其机制可能与其改善脂质代谢、血流动力学及氧化-抗氧化系统有关。

4）抗纤灵二号方的临床疗效探讨：临床试验中，我们以百令胶囊作为对照，用抗纤灵二号方观察治疗了 52 例辨属脾肾阳（气）虚兼血瘀证、存在肾小管间质损伤、CKD1~3 期的患者，发现抗纤灵二号方在改善患者临床症状，减轻肾小管间质损伤，保护修护肾小管功能，减少蛋白尿排除，改善肾功能、贫血和延缓病程进展上都是很不错的疗效，总有效率为 76.92%，优于对照组（$P<0.05$）。

肾小管损伤的检测指标主要有尿 α1-MG、β2-MG、NAG 及 RBP 4 项。治疗前各尿检指标无统计学差异（$P>0.05$），具有可比性。干预后，治疗组各观察指标都有一定好转，其中，尿 β2-MG 较治疗前显著降低（$P<0.01$），尿 α1-MG 降低也有统计学意义（$P<0.05$），而对尿 RBP 及 NAG 的改善尚无统计学差异（$P>0.05$）。对照组各指标前后改变无统计学差异（$P>0.05$）。从实验结果中我们看到，抗纤灵二号方能降低小分子蛋白的排泄，减少损伤性尿酶的溢出，能更好地保护修护肾小管功能，减轻肾小管间质损伤，且疗效较百令胶囊显著。在改善患者临床症状方面抗纤灵二号方表现突出，能显著改善患者的脾肾阳（气）虚和血瘀证候（$P<0.01$），作用明显优于对照组（$P<0.01$）。在改善患者脾肾阳（气）虚证候上，疗效以倦怠乏力、畏寒肢冷、腰部冷痛、腰膝酸软、夜尿清长、身体浮肿、气短懒言这 7 项最显著（$P<0.01$），食少纳呆和脘腹胀满两项也作用较显（$P<0.05$），在减轻畏寒肢冷（$P<0.01$）、腰部冷痛（$P<0.01$）、身体浮肿（$P<0.05$）这 3 项上疗效更优于对照组。在改善患者血瘀证候方面，发现抗纤灵二号方能明显减少患者面色、舌象、腰痛和肢体麻木的积分（$P<0.01$），对改善肌肤甲错也有疗效（$P<0.05$），与对照组相比，抗纤灵二号方在改善患者面色晦暗（$P<0.01$）、血瘀舌象（$P<0.01$）和腰痛（$P<0.05$）这三大血瘀症状上更具优势。从结果中我们可以看到，抗纤灵二号方活血化瘀、益气温阳功效卓越，能全面改善患者血瘀症状，作用远胜于百令胶囊，配合黄芪、淫羊藿两味补益脾肾、益气温阳、扶正利水的要药，攻补兼施、扶正祛瘀能很好地改善肾病患者脾肾阳气俱虚、肾失气化、瘀血阻络的临床症状。百令胶囊补益肺肾、秘精益气，能一定程度改善患者气精两虚临床症状，但其活血和温阳之力远不如

抗纤灵二号方,作用靶点也不如抗纤灵二号方那样专注于脾肾二脏,故在畏寒肢冷、腰部冷痛、身体浮肿、面色晦暗、血瘀舌象和腰痛这几个方面疗效远不如抗纤灵二号方。通过患者中医证候积分前后对比,我们认为通过接受抗纤灵二号方治疗能很大幅度地减轻患者血瘀和脾肾阳气虚证候,依据中医"司外揣内"的理论,结合现代医学对"肾病高凝状态""肾脏纤维化"等病理生理状态与中医血瘀阳虚证候的认识,我们推测抗纤灵二号方可能对改善肾病患者血流动力学、抗高凝状态、改善肾脏微循环也有一定作用。

比较干预前后患者24h尿蛋白定量我们发现,抗纤灵二号方能很好地减少蛋白尿($P<0.05$),并有升高血白蛋白作用但尚无统计学差异($P>0.05$),和对照组治疗后相比虽然未见到统计学差异($P>0.05$),但可以看出其改善幅度较对照组明显。我们推测抗纤灵二号方保护肾小管间质作用可能与其减少蛋白尿排除,缓解蛋白尿对小管间质的直接和间接损害,减轻小管过度负荷损伤有关。

在临床研究中,我们还发现抗纤灵二号方有保护肾功能作用,经抗纤灵二号方干预后,患者血胱抑素C水平较治疗前明显减低($P<0.05$),血肌酐也较治疗前减低,虽尚无统计学差异,但与对照组治疗后相比提示抗纤灵二号方降低血肌酐作用优于百令胶囊($P<0.05$);治疗后患者肾小球滤过率也见提高趋势,但尚无统计学差异($P>0.05$)。而百令胶囊治疗后的血肌酐、血尿素氮、血胱抑素C和肾小球滤过率各指标未见改善,反见肾功能水平有所下降,但皆未达到统计学差异($P>0.05$)。对比两者疗效,我们认为抗纤灵二号方有降低肾衰患者血胱抑素C、血肌酐的作用,同时对提高肾小球滤过率也有一定帮助,其改善肾功能作用优于百令胶囊。

肾病患者常伴发肾性贫血,由于肾间质是产生促红细胞生成素的重要部位,因而肾间质损害患者贫血更为突出。本课题也对血红细胞及血红蛋白检测观察,通过组内治疗前后比较及两组治疗后组间比较,发现两观察指标变化无统计学差异($P>0.05$),但从治疗组干预后血红细胞及血红蛋白均高于干预前,而对照组干预后血红细胞及血红蛋白均低于干预前的现象,我们可以推断抗纤灵二号方可能对改善CKD患者造血功能有一定作用,而百令胶囊对改善贫血作用不大。所以,我们认为抗纤灵二号方有淫羊藿温阳生髓、黄芪益气补血,配合各活血化瘀药物推陈出新,对伴发TIL的肾病患者贫血可能有一定帮助。而患者的贫血得到缓解,有效血容量得到扩充,肾脏缺血缺氧能够好转,对肾损伤修复也会有一定益处。此外,患者造血功能的改善也可能与治疗组患者肾间质损伤得到修复有关,肾间质损伤好转,其分泌促红细胞生成素等生物活性物质的能力也得到提升,患者造血功能自然得到改善。当然这只是推论,需要进一步科研实践来验证。

5)研究设计中关键指标的论述:肾小管的功能主要体现在重吸收、分泌和排泄、浓缩和稀释功能,当肾小管间质损伤时肾小管的功能也同时出现障碍。定位、定性判断肾小管间质损伤的程度,对全面了解患者病情、预后,指导临床治疗有着重要意义。肾活检一般认为是诊断肾小管间质损伤的金标准,但肾活检存在禁忌证,具有创伤性、难以重复性等局限,不能作为一种常规的动态检测手段。而且肾小管功能异常与组织形态改变之间不一定完全一致,肾小管功能检查应与肾活检病理相结合以正确判断。临床上常用的各段小管功能的检查手段有:①近端小管功能检查:主要测定依赖近端小管重吸收的小分子物质(分子量<40 000),由受损的肾小管上皮释放或脱落的物质;②远端肾小管功能检查:以尿浓缩稀释功能检查为主;③肾小管酸中毒的检测。研究中以α1-微球蛋白(α1-microglobulin,α1-MG)、β2-微球蛋白(β2-microglobulin,β2-MG)、N-乙酰-β-D氨基葡萄糖苷酶(N-acetyl-β-D-glucosaminldase,NAG)和视黄醇结合蛋白(retinal binding protein,RBP)来检测,现将其意义及抗纤灵二号方的干预作用简述如下。

β2-MG在TIL中的意义及抗纤灵二号方的干预作用:β2-微球蛋白(β2-MG):是一种主要由淋巴细胞产生的,分子量约为11.8KD的小分子蛋白。血中β2-MG可以自由从肾小球滤过,其中99.9%被近端小管摄取,所以正常人尿β2-MG甚微,5μg/h左右。当近端小管轻度受损时,尿β2-MG明显增高,且与肾小管重吸收率成正比相关。故其被认为是对近端小管受损敏感的,能反映受损程度的标志物。但要用此指标作评价时,必须排除合成因素影响,并需留取新鲜尿液尽快检测。

本次课题研究中,入组病例一半以上经肾活检证实具备肾小管间质损伤,几乎所有患者治疗前尿检β2-MG显著异常,侧面证实了尿β2-MG作为肾小管损伤检测指标的科学性。治疗后对照组有降低尿β2-MG趋势,但无统计学意义($P>0.05$);治疗组尿β2-MG较治疗前显著降低($P<0.01$),但与对照组治疗后相比未见统计学差异。可见,抗纤灵二号能减轻肾小管间质损伤,保护修护肾小管功能,显著降低尿β2-MG的排泄,疗效较百令胶囊显著。

α1-MG在TIL中的意义及抗纤灵二号方的干预作用:α1-微球蛋白(α1-MG):是主要由肝脏细胞产生,分子量约33KD的小分子蛋白。它通过肾小球滤出后几乎全部被近端肾小管重吸收,当肾近端小管损伤时,其重吸收功能下降,导致尿中排泄增多。其敏感性较强,能早期提示损伤,早于肾小管形态学改变。α1-MG相比β2-MG有在尿液中排泄量大(5~50mg/d)、易于保存、稳定性高、操作性强、重复性好等特点,因此目前正逐渐成为评价近端肾小管间质损伤的首选低分子蛋白指标。

研究中,入组病例一半以上经肾活检证实具备肾小管间质损伤,几乎所有患者治疗前尿检α1-MG显著异常,侧面证实了尿α1-MG作为肾小管损伤检测指标的科学性。治疗后对照组尿α1-MG未降反升,但无统计学意义($P>0.05$);治疗组尿α1-MG较治疗前降低($P<0.05$),但与对照组治疗后相比未见统计学差异。可见,抗纤灵二号能减轻肾小管间质损伤,保护修护肾小管功能,降低尿α1-MG的排泄,而百令胶囊未见此疗效。

RBP在TIL中的意义及抗纤灵二号方的干预作用:视黄醇结合蛋白(RBP),主要由肝脏合成,分子量约21KD,未结合的视黄醇可自由通过肾小球,在近曲小管被重吸收分解。近曲小管功能正常时,尿RBP排泄量极少,约100μg/24h。近曲小管重吸收功能受损时,尿RBP排泄量明显增多,故将其视为近曲小管受损的敏感指标。临床上唯有肾衰竭能使血清RBP增高,因此可根据尿RBP浓度与肾小球滤过率(GFR)之间的比例,判断 RBP 增高是由于肾小球滤过功能减退还是近曲小管重吸收功能障碍所致。而且 RBP 在酸性尿液中稳定,无须碱化尿液,但利尿剂可影响其排出,测定时应停用。

本次课题研究中,入组病例一半以上经肾活检证实具备肾小管间质损伤,几乎所有患者治疗前尿检 RBP 显著异常,侧面证实了尿 RBP 作为肾小管损伤检测指标的科学性。经干预后,治疗组和对照组的尿 RBP 指标都有一定程度的好转,但尚无统计学差异($P>0.05$),但从趋势来看,治疗组优于对照组。可见,抗纤灵二号对保护修护肾小管功能,降低尿 RBP 的排泄有一定帮助,且优于百令胶囊。

NAG 在 TIL 中的意义及抗纤灵二号方的干预作用:尿 N-乙酰 β-D-葡萄糖苷酶(NAG)是一种目前研究最成熟、广泛应用于临床检测的尿酶,分子量为 130~140KD,主要来自于肾近曲小管上皮细胞,少量来自肾小球、皮质集合管。肾小管间质损伤时,尿中 NAG 活性增加先于尿白蛋白出现,故 NAG 为近曲小管受损的早期标志物之一。临床研究认为糖尿病肾病早期,尿中 NAG 的升高比尿微量白蛋白(mAlb)的增加出现得更早。目前临床主张 mAlb 和 NAG 作为早期发现和监控糖尿病肾病的常规指标。在原发性肾小球疾病的研究中发现尿 NAG 上升先于肾小管细胞形态损伤。

入组病例一半以上经肾活检证实具备肾小管间质损伤,几乎所有患者治疗前尿检 NAG 显著异常,侧面证实了尿 NAG 作为肾小管损伤检测指标的科学性。经治疗后,对照组尿 NAG 指标未见好转,治疗组干预后尿 NAG 降低,但其改善尚无统计学差异($P>0.05$)。可见,抗纤灵二号对保护修护肾小管,减少损伤性尿酶产生有一定帮助,而百令胶囊未见此疗效。

(四) 实验研究

1. 实验材料

(1) 实验动物:选用清洁级雄性 8 周龄 SD 大鼠 90 只,体重(180±20)g,由上海西普尔-必凯实验动物有限公司提供,在上海中医药大学实验动物中心清洁级饲养,人工光照,阴暗各 12h,45% 左右相对湿度,自由饮食,适应性饲养 1 周。

(2) 实验药物:缬沙坦胶囊(代文),80mg/片,北京诺华制药有限公司提供,批号:国药准字 H20040217,溶解于生理盐水。

抗纤灵二号方:黄芪 30g、淫羊藿 15g、丹参 15g、怀牛膝 10g、制大黄 10g、桃仁 10g。上海中医药大学附属曙光医院中药房提供,水煎 2 次后合液浓缩。

2. 实验方法

(1) 造模方法:首先将 90 只雄性 SD 大鼠随机分为假手术组 10 只,造模组 80 只。造模方法如下:先以 3% 戊巴比妥钠按 0.15ml/100g 腹腔注射麻醉大鼠,右侧卧位固定于解剖板上以暴露背部左肾区,局部剃毛,常规消毒,从左肾区正上方处作一 2cm 长横行切口,经后腹膜暴露、游离左侧肾脏,在肾门处游离输尿管,用组织钳托起左侧输尿管,两端以止血钳夹住,再用 7-0 丝线结扎,不剪断输尿管,然后分层缝合肌肉、皮肤,局部及肌注青霉素预防感染。假手术组除不结扎输尿管外,余步骤同上。

（2）分组给药：由于麻醉及手术操作不当，术中及术后共死亡 5 只，剩余 75 只大鼠按体重随机分为模型组、缬沙坦胶囊组、抗纤灵二号方低、中、高剂量组，每组各 15 只。

抗纤灵低剂量组：相当于人用剂量的 5 倍，生药含量 0.75g/ml，给药量为每日 15g/kg。

抗纤灵中剂量组：相当于人用剂量的 10 倍，生药含量 1.25g/ml，给药量为每日 30g/kg。

抗纤灵高剂量组：相当于人用剂量的 20 倍，生药含量 2.5g/ml，给药量为每日 45g/kg。

缬沙坦胶囊对照组：相当于人用剂量的 20 倍，给药量为每日 13mg/kg。

假手术组和模型组：给予等量生理盐水。

以上各组大鼠自由进食及饮水，每日灌胃 1 次，连续 4 周。

3．观察指标

（1）大体观察：进食、饮水、体重、活动、排泄物等一般情况。

（2）血清 Scr、BUN：用 BECKMAN-CX4 自动生化仪测定，由上海中医药大学附属曙光医院生化室完成。

（3）尿 β2-MG：用放射免疫法测定；尿 NAG：用氯硝基苯基-乙酰-氨基葡萄糖苷法测定，由上海中医药大学附属曙光医院生化室完成。

（4）血浆 Ang Ⅱ：用竞争性放射免疫分析方法测定，由上海中医药大学附属曙光医院同位素室完成。

（5）HE 及 Masson 染色：观察肾小管间质病理变化。

（6）免疫组织化学染色：观察 α-SMA、FN、PAI-1、TGF-β1、CTGF 及 HGF 在肾间质的阳性染色表达。

（7）免疫印迹法：观察肾组织 α-SMA 的蛋白定量表达。

4．研究结果

（1）对各组大鼠一般情况观察：假手术组大鼠活动灵活，被毛光泽，体重增长均匀。模型组大鼠活动差，被毛蓬乱，精神较差，体重增长较慢，各治疗组大鼠整体状况均较模型组有明显改善。由于灌胃操作不当、病理损害等原因，造成模型组死亡 3 只，低、高剂量组各死亡 2 只，中剂量组、缬沙坦胶囊组各死亡 1 只。

模型组大鼠 Scr、BUN 较假手术组显著升高（$P<0.01$），说明 UUO 造模 4 周后，肾小球滤过功能受损，Scr、BUN 在体内蓄积；抗纤灵二号方高、中、低剂量组及缬沙坦胶囊组 Scr、BUN 较模型组降低不明显（$P>0.05$）。

模型组大鼠尿 NAG 及 β2-MG 均较假手术组显著升高（$P<0.01$），说明造模后肾小管重吸收功能受损，尿 NAG 及 β2-MG 排泄增加；与模型组相比较，抗纤灵二号方高、中剂量组及缬沙坦胶囊组尿 NAG 均明显降低（$P<0.05$）；尿 β2-MG 降低不明显（$P>0.05$）。

假手术组大鼠血浆含有少量的 Ang Ⅱ，模型组 Ang Ⅱ 较假手术组明显增加（$P<0.05$），与模型组相比较，抗纤灵二号方高、中剂量组 Ang Ⅱ 均显著降低（$P<0.01$），缬沙坦胶囊组和低剂量组 Ang Ⅱ 也明显减少（$P<0.05$）；抗纤灵二号方高剂量组 Ang Ⅱ 较缬沙坦胶囊组明显降低（$P<0.05$）。

（2）对各组大鼠肾组织形态学观察：肉眼观察：假手术组大鼠两侧肾脏外观正常；模型组大鼠左肾肿大，有囊性感，内含混浊的褐色尿液，肾实质变薄，肾盂扩张，肾盏乳头受压。右肾稍肿大，颜色稍浅，组织结构清楚。抗纤灵二号方低、中、高剂量组及缬沙坦胶囊组大鼠上述病理改变较模型组略有改善。

光镜观察：HE 和 Masson 染色显示，假手术组大鼠肾小球、肾小管结构基本正常，模型组大鼠肾小管萎缩，管腔闭塞或扩张，部分管腔内有红细胞管型，小管间质区增宽，间质炎性细胞浸润明显，纤维组织增生较多，小管结构遭到严重破坏。说明本实验通过 UUO 方法造成大鼠左侧肾间质纤维化的模型成功；与模型组相比较，抗纤灵二号方高剂量组大鼠小管萎缩、管腔闭塞或扩张的情况明显减少，小管间质区较狭窄，间质炎性细胞浸润减少，纤维组织增生程度减轻，低、中剂量组及缬沙坦胶囊组上述病理改变也较模型组减轻。

假手术组大鼠肾间质几乎无胶原纤维表达，模型组胶原纤维显著增多，在小管肾间质广泛表达（$P<0.01$）；与模型组相比较，抗纤灵二号方高、中剂量组及缬沙坦胶囊组胶原纤维表达显著减少（$P<0.01$），低剂量组也明显减少（$P<0.05$）；抗纤灵二号方高剂量组胶原纤维表达与缬沙坦胶囊组比较无明显差异（$P>0.05$）。

假手术组大鼠 α-SMA 主要表达于血管平滑肌细胞，在肾间质表达极少；模型组大鼠肾小管上皮细胞胞质及肾间质可见广泛的棕黄色阳性表达（$P<0.01$）；与模型组相比，缬沙坦胶囊组和抗纤灵二号方高、中、低剂量组 α-SMA 阳性表达组显著减少（$P<0.01$）；抗纤灵二号方高剂量组 α-SMA 阳性表达与缬沙坦胶囊组比较无明显差异（$P>0.05$）。

假手术组大鼠肾组织 α-SMA 蛋白表达微量，模型组 α-SMA 蛋白表达较假手术组显著增加（$P<0.01$）；与模型组比较，缬沙坦胶囊组和抗纤灵二号方高剂量组 α-SMA 蛋白表达显著减少（$P<0.01$），中、低剂量组表达也明显减少（$P<0.01$）；抗纤灵二号方高、中、低剂量组 α-SMA 蛋白表达与缬沙坦胶囊组比较无明显差异（$P>0.05$）。

假手术组大鼠肾小管间质 FN 及 PAI-1 表达微弱，模型组大鼠肾间质及肾小管上皮细胞胞质可见广泛呈棕黄色颗粒状着色的 FN 及 PAI-1 阳性表达（$P<0.01$）；与模型组相比较，抗纤灵二号方高、中、低剂量组及缬沙坦胶囊组 FN 及 PAI-1 表达显著减少（$P<0.01$）；抗纤灵二号方高、中、低剂量组 FN 表达较缬沙坦胶囊组明显减少（$P<0.01$）；抗纤灵二号方高剂量组 PAI-1 表达与缬沙坦胶囊组比较无明显差异（$P>0.05$）。

假手术组大鼠 TGF-β1 在皮髓质交界区肾小管有微弱的表达，模型组大鼠肾小管上皮细胞胞质中有广泛的呈棕黄色颗粒状着色的 TGF-β1 阳性表达（$P<0.01$）；与模型组相比较，抗纤灵二号方高、中剂量组 TGF-β1 表达显著减少（$P<0.01$），缬沙坦胶囊组和低剂量组表达也明显减少（$P<0.05$）；抗纤灵二号方高剂量组 TGF-β1 表达较缬沙坦胶囊组明显降低（$P<0.05$）。

假手术组大鼠 CTGF 在肾小管上皮细胞、肾间质成纤维细胞有少量表达，模型组大鼠肾小管上皮细胞和肾间质成纤维细胞有广泛的呈棕黄色颗粒状着色的 CTGF 阳性表达（$P<0.01$）；与模型组相比较，抗纤灵二号方高、中、低剂量组 CTGF 表达显著减少（$P<0.01$），缬沙坦胶囊组也明显减少（$P<0.05$）；抗纤灵二号方高、中剂量组 CTGF 表达较

缬沙坦胶囊组明显降低($P<0.05$)。

假手术组大鼠 HGF 主要表达于间质细胞,模型组大鼠 HGF 表达较假手术组稍有增多($P>0.05$),可能由于造模后病理损害的刺激,激活机体自我保护机制,造成 HGF 表达应激性增加;与模型组相比较,抗纤灵二号方高剂量组和缬沙坦胶囊组大鼠肾间质 HGF 棕黄色阳性表达显著增加($P<0.01$),中剂量组表达也明显增多($P<0.05$);抗纤灵二号方高剂量组 HGF 表达与缬沙坦胶囊组比较无明显差异($P>0.05$)。

5. 讨论与分析

(1) 研究思路:近年来我们开展了中药制剂抗纤灵方治疗 CRF 的研究,临床研究显示该方可明显改善慢性肾衰患者的肾功能、蛋白尿,临床总有效率为 80%,并有降低 Ang I、Ang II、LN、III 型胶原和 TNF-α 的作用,实验研究显示该方能抑制慢性肾衰大鼠肾组织 TGF-β1、PDGF 过度表达,改善肾小球硬化。

因为肾间质纤维化和肾小球硬化是所有 ESRD 的共同病理特征,两者是相互促进的,肾小球疾病可通过多种途径引起小管间质损害,如肾小球通透性的损害导致一些对小管具有毒性的物质进入肾小管腔;肾小球的低灌注也可减少球后血流,引起小管间质缺血;肾小球的免疫损伤机制可引起免疫耐受的丧失,从而导致小管间质的损害;而肾小管间质病变使小管间毛细血管狭窄,血管阻力增加,也可影响肾小球的滤过功能,肾小管特别是近端肾小管萎缩必然损伤肾小管功能,通过球管反馈机制影响肾小球的某些功能。由此,我们推论抗纤灵方也可以改善 RIF。

根据中医慢性肾衰正虚邪实理论,正虚包括脾肾气阳两虚,气虚血瘀,阳虚推动血液运行无权,我们认为抗纤灵方活血作用有余而补气温阳药力不足,因此在抗纤灵的基础上增加黄芪、淫羊藿两味药创制了益气温阳、活血化瘀的抗纤灵二号方在临床上治疗伴有大量蛋白尿的慢性肾衰患者取得了良好疗效。

(2) 动物模型:UUO 模型是应用最为广泛的研究肾间质纤维化的实验动物模型。通过结扎单侧输尿管引起肾脏引流系统的阻塞,导致急性肾脏功能的改变和慢性肾脏结构的损害,模拟临床上常见的输尿管梗阻导致的肾间质损伤。因持续尿路压力升高,肾血流降低,静脉引流阻塞,巨噬细胞浸润,纤维细胞增殖,瘢痕形成,从而导致间质纤维化,肾功能衰竭。UUO 模型制作相对简单,重复性较好,肾间质纤维化发生迅速,可观察到肾脏细胞转分化过程。多种证据表明,此种模型的一些研究结果与梗阻后肾病患者的观察结果相似,啮齿类动物的 UUO 模型可反映人类梗阻性肾病和纤维化肾脏疾病过程。因此,UUO 模型是一种研究肾纤维化发生机制、肾脏细胞转分化和评价肾纤维化治疗方法的理想模型。

(3) 抗纤灵二号方组方原则:RIF 的发生是由于肾病迁延日久,脏腑功能日渐虚损,尤以脾肾虚损为主,属于正虚邪实证。我们在临床观察中发现脾肾阳虚、瘀血阻络是慢性肾衰患者最主要的病理机制,且贯穿于发病过程的始终。因此,在前期研究基础上创制了抗纤灵二号方,方中丹参,性微寒,功能益气补血活血;桃仁,性平,功能祛瘀活血;牛膝,性平,功能补肾活血;制大黄,性寒,功能清热泻浊活血;黄芪,性微温,功能补气利水消肿;淫羊藿,性温,功能补肾壮阳。该方以黄芪、淫羊藿为君,益气固表、温肾壮阳以求其本;以丹参、桃仁、怀牛膝为臣,活血祛瘀通络,再辅以制大黄清热活血泻浊以求其标。全方共达益气温阳、活血化瘀之意,以活血为主,兼以扶正泻浊,攻补兼施,寒温并用,使泻而不伤正,补而不滞邪,在临床上治疗伴有大量蛋白尿的慢性肾衰取得了显著疗效。

（4）研究关键指标与肾间质纤维化的相关性

1）NAG、β2-MG 与肾间质纤维化的关系:NAG 是一种溶酶体酶,分子量为 13000。正常情况下,肾小管上皮细胞以胞吐形式向尿液中分泌少量的 NAG 酶,尿液中含量极微。当肾小管细胞受损时,NAG 酶大量从肾小管上皮细胞释放,使尿液中的 NAG 酶显著增加。β2-MG 是由各种有核细胞产生,相对分子量为 11800,进入血循环后可从肾小球自由滤过,约 99.9% 被近端小管重吸收并在细胞内分解,仅 0.1% 由终尿排出体外,是反应近端小管受损的非常灵敏和特异的指标。

本研究结果显示,与模型组相比较,抗纤灵二号方高、中剂量组及缬沙坦胶囊组尿 NAG 均明显降低（$P<0.05$）,尿 β2-MG 也有不同程度降低（$P>0.05$）。说明抗纤灵二号方能够明显降低 NAG,起到减轻肾小管损伤的作用。

2）血管紧张素 Ⅱ 与肾间质纤维化的关系:在各种病因所致 RIF 的发病过程中,肾素-血管紧张素系统（RAS）被激活。Ang Ⅱ 是这一系统中造成肾脏损害的主要物质,参与调节血压、肾小球滤过与肾小管重吸收,同时能够促进 ECM 的积聚,肾小管间质纤维化时,系膜细胞合成增多,进而肾脏局部的 Ang Ⅱ 活性增高,通过直接或间接诱导 TGF-β 的表达,刺激肾脏局部单核细胞趋化蛋白 1 和 PAI-1 的表达,促进肾小管间质成纤维细胞的增殖、分化,导致大量单核巨噬细胞浸润肾小球,ECM 成分合成增多,降解减少。Ishidoya S 等研究显示 RAS 在肾小管间质纤维化发病机制中发挥着举足轻重的作用,由 UUO 造成的大鼠 RIF 很可能是由 Ang Ⅱ 在肾组织的生成增多所致。有研究显示,抑制 RAS 的药物能通过多条作用途径减轻肾小管间质纤维化所造成的损伤,其机制已公认与 RAS 相关。

研究结果显示,与模型组相比较,抗纤灵二号方高、中剂量组 AngⅡ均显著降低（$P<0.01$）,缬沙坦胶囊组和低剂量组 Ang Ⅱ 也明显减少（$P<0.05$）;抗纤灵二号方高剂量组 Ang Ⅱ 较缬沙坦胶囊组明显降低（$P<0.05$）。由此可见,抗纤灵二号方能够明显减少血浆 Ang Ⅱ 的生成,抑制 RAS 活性。

3）α 平滑肌肌动蛋白与肾间质纤维化的关系:Kallui 等报道在 RIF 的发生过程中,36% 的成纤维细胞来源于肾小管上皮细胞转分化（EMT）,肾小管上皮细胞失去上皮表型,获得间充质细胞的特征,如钙黏素 E（E-cadherin）的表达减少、表达 α 平滑肌肌动蛋白（α-SMA）。越来越多的证据表明,EMT 在肾间质纤维化发生发展中发挥重要的作用。无论原发疾病如何,在 RIF 发生发展过程中,表达 α-SMA 阳性的肌成纤维细胞（MyoF）是导致病理条件下肾间质中 ECM 过度沉积的主要细胞。因此,抑制 MFB 的产生是防治 RIF 的关键环节。

研究结果显示,与模型组相比,缬沙坦胶囊组和抗纤灵二号方高剂量组α-SMA 阳性表达组显著减少（$P<0.01$）,低、中剂量组表达也明显减少（$P<0.05$）;缬沙坦胶囊组

和抗纤灵二号方高剂量组α-SMA蛋白表达显著减少($P<0.01$),中、低剂量组表达也有所减少($P<0.01$)。由此可见,抗纤灵二号方能够明显降低α-SMA表达,抑制肾间质成纤维细胞的生成。

4)纤维连接蛋白与肾间质纤维化的关系:FN是细胞外基质中重要的非胶原糖蛋白,FN不仅是ECM的重要成分,同时也是一种重要的调理介质,通过与整合素受体结合在细胞增殖和ECM产生、沉积中发挥着重要介导作用。FN是最早出现在损伤组织中的基质蛋白成分,FN在细胞增殖和分化、黏附和移动等方面均起着重要作用,对维持ECM的形态和稳定也有重要影响。FN的合成增加在一定程度上代表了ECM的过度积聚。局部FN和胶原的堆积促进成纤维细胞、肾小球系膜细胞、肾小管上皮细胞的增殖及肾脏纤维化的形成。

研究结果显示,与模型组相比较,抗纤灵二号方高、中、低剂量组及缬沙坦胶囊组FN表达显著减少($P<0.01$);抗纤灵二号方高、中、低剂量组FN表达较缬沙坦胶囊组明显减少($P<0.01$)。由此可见,抗纤灵二号方能够降低FN的表达,减少ECM的生成。

5)纤溶酶原激活物抑制剂1与肾间质纤维化的关系:ECM积聚是引起肾内毛细血管内皮细胞损伤及RIF的重要病理基础,丝氨酸蛋白酶系统是ECM降解中最重要的降解酶系统之一。PA/PAI系统在丝氨酸蛋白酶类中占据主导地位。PA可分为组织型(t-PA)和尿激酶型(u-PA)两种,其主要生理功能是催化纤溶酶原转变为纤溶酶,降解纤维蛋白及胶原,从而减弱肾纤维化过程。u-PA具有内源性的抗肾纤维化活性,PAI-1作为u-PA的抑制剂,被认为是促进肾间质纤维化强有力的启动因子。PAI-1参与纤维化形成的机制尚未完全阐明,早期与间质细胞的聚集有关,远期与尿激酶活性的减弱有关。PA和PAI-1是调节纤溶系统生理功能的一对重要产物。PAI活性增加,纤溶过程受抑制,导致ECM降解障碍,促进ECM积聚间质纤维化进程。

研究结果显示,与模型组相比较,抗纤灵二号方高、中、低剂量组及缬沙坦胶囊组PAI-1表达显著减少($P<0.01$);抗纤灵二号方高剂量组PAI-1表达与缬沙坦胶囊组比较无明显差异($P>0.05$)。由此可见,抗纤灵二号方能够降低PAI-1的表达,促进ECM的降解。

6)转化生长因子β1与肾间质纤维化的关系:TGF-β1是由2个分子质量为12500的亚基通过二硫键连接构成的二聚体分子,可由体内包括肾小球系膜细胞、肾小管上皮细胞等多种细胞合成、分泌。是促进RIF最有力的诱导因子,在RIF的发生发展中多个环节起作用,主要表现在:

刺激肾小管上皮细胞Ⅰ型胶原(Col-Ⅰ)及蛋白聚糖表达,增加Ⅰ、Ⅲ、Ⅳ型胶原和非胶原糖蛋白等ECM成分的合成,使过多的ECM在小管周围沉积。

通过抑制胶原酶、丝氨酸蛋白激酶和PA的活性及TIMP的活性,从而抑制ECM的降解。

刺激小管上皮细胞转分化为肌成纤维细胞,在RIF的发生机制中起重要作用。

增加ECM受体如整合素及其他基质蛋白受体表达,使整个细胞的骨架与ECM蛋白成分紧密连接,从而增加了细胞—基质的相互作用。

TGF-β1 通过特异膜受体,以自分泌和旁分泌方式作用于纤维细胞和单核巨噬细胞,促进 ECM 及其他细胞因子的表达分泌,从而促进纤维化进程,这可能是肾小管间质纤维化病变机制的重要环节。

TGF-β1 能刺激骨调素和内皮素的产生,介导肾间质巨噬细胞浸润和间质纤维化。

研究结果显示,与模型组相比较,抗纤灵二号方高、中剂量组 TGF-β1 表达显著减少(P<0.01),缬沙坦胶囊组和低剂量组表达也明显减少(P<0.05);抗纤灵二号方高剂量组 TGF-β1 表达较缬沙坦胶囊组明显降低(P<0.05)。由此可见,抗纤灵二号方能够明显降低 TGF-β1 的表达,抑制纤维化的形成。

7) 结缔组织生长因子与肾间质纤维化的关系:CTGF 是一种富含半胱氨酸的分泌性多肽,属于即刻早期基因家族成员之一,在 TGF-β1 诱导下能由成纤维细胞等细胞生成,是 TGF-β1 的下游因子。CTGF 的生物学效应表现在促有丝分裂,加强其他细胞因子的有丝分裂作用,调节 ECM 的合成,介导细胞之间的趋化及黏附作用,调节细胞周期,促进血管生成、损伤修复、诱导细胞凋亡等。TGF-β 是导致组织纤维化形成的重要细胞因子之一,阻断 TGF-β 的表达或活性可以减轻组织纤维化,但其作用的靶细胞较多,效应复杂,除能诱导细胞增殖和促进组织纤维化外,尚有抗炎和抗细胞分化等功能。因此完全阻断其表达或活性,可能引起细胞生长失控、免疫失调、严重炎症等不良反应。CTGF 在正常生理状态下表达水平较低,生物学效应较单一,可能仅介导 TGF-β 的促纤维化效应。通过阻断 CTGF 可能减轻 TGF-β 诱导组织纤维化的效应,同时保留 TGF-β 有利的抗炎症和抗肿瘤细胞增生的效应。因此阻断 CTGF 表达或抑制其活性可能是一种更特异、更有效的防治纤维化的手段。

研究结果显示,与模型组相比较,抗纤灵二号方高、中、低剂量组和缬沙坦胶囊组 CTGF 表达显著减少(P<0.01);抗纤灵二号方高、中剂量组 CTGF 表达较缬沙坦胶囊组明显降低(P<0.05)。由此可见,抗纤灵二号方能够明显降低 CTGF 的表达,抑制纤维化的形成。

8) 肝细胞生长因子与肾间质纤维化的关系:HGF 是由 α 链和 β 链以二硫键组成异二聚体,通常由间质来源的细胞产生,如肾小球系膜细胞、内皮细胞、间质成纤维细胞和巨噬细胞等。体内外实验证实 HGF 是一种重要的抗纤维化的细胞因子,它能通过以下几种方式减轻 RIF 的程度。

减少 ECM 过度产生,活化的系膜细胞和肌成纤维细胞是主要的 ECM 生产细胞,HGF 通过抑制它们的活化而减少 ECM 过度产生。

加速 ECM 的降解,MMP/TIMP 以及 PA/PAI 是决定 ECM 降解的主要酶系,HGF 通过双重途径增加 ECM 的降解,一方面增加 MMP-9 的表达;另一方面减少 TIMP-2,PAI-1 的表达。

阻断肾小管 EMT 的发生,EMT 与 RIF 程度密切相关,HGF 能阻断 EMT 的发生,明显地改善 RIF 的程度。

抑制细胞凋亡,在肾脏纤维化过程中,凋亡造成足突细胞丢失、毛细血管崩溃、小管萎缩等,HGF 通过 PI-3K/AKT 途径抑制足突细胞、内皮细胞、肾小管上皮细胞凋亡的发生。

促进细胞增殖,作为一种促有丝分裂因子,HGF 能够诱导多种细胞增殖、分化。在慢性肾衰模型中,HGF 促进小管上皮增殖,保持其形态和结构的完整性,防止小管萎缩。

研究结果显示,与模型组相比较,抗纤灵二号方高剂量组和缬沙坦胶囊组大鼠肾间质 HGF 表达显著增加($P<0.01$),中剂量组表达也明显增多($P<0.05$),低剂量较模型组略有增加($P>0.05$);抗纤灵二号方高剂量组 HGF 表达与缬沙坦胶囊组比较无明显差异($P>0.05$)。由此可见,抗纤灵二号方能够诱导 HGF 的表达,抑制纤维化的形成。

(5) 抗纤灵二号方对大鼠 RIF 的疗效及机制探讨

1) 对肾小球、肾小管功能的疗效:本研究采用 UUO 方法造模 4 周后,模型组大鼠血清 Scr、BUN 和尿 NAG、β2-MG 较假手术组显著升高,肾小球及肾小管功能出现明显的损害;与模型组相比,抗纤灵二号方高、中剂量组及缬沙坦胶囊组尿 NAG 均明显降低,尿 β2-MG 也有不同程度降低;抗纤灵二号方高、中、低剂量组及缬沙坦胶囊组 Scr、BUN 较模型组也有不同程度降低。由此可见,抗纤灵二号方能够降低 UUO 大鼠 Scr、BUN 的蓄积,减少尿 NAG、β2-MG 的排泄,减轻肾小球、肾小管功能的损伤。

2) 对肾小管间质病变的疗效:模型组大鼠肾小管萎缩,管腔闭塞或扩张,部分管腔内有红细胞管型,小管间质区增宽,间质炎性细胞浸润明显,纤维组织增生较多,小管结构遭到严重破坏;与模型组相比,抗纤灵二号方高剂量组大鼠小管萎缩、管腔闭塞或扩张的情况明显减少,小管间质区较狭窄,间质炎性细胞浸润减少,纤维组织增生程度减轻;低、中剂量组及缬沙坦胶囊组上述病理改变也较模型组减轻。由此可见,抗纤灵二号方能够减轻 UUO 大鼠肾小管间质的病理变化,改善肾小管间质的纤维化程度。

3) 抗纤灵二号方的作用机制:抗纤灵二号方能够减轻 UUO 大鼠肾小球、肾小管功能的损伤,改善肾小管间质纤维化的程度,其作用机制可能通过以下几条途径来实现:降低 Ang Ⅱ 的生成,抑制 RAS 活性;下调 α-SMA 在肾间质的表达,减少肌成纤维细胞生成;下调 FN、PAI-1 在肾间质的表达,减少 ECM 沉积,促进 ECM 降解;下调 TGF-β1、CTGF 在肾间质的表达,诱导 HGF 的高表达,抑制纤维化形成。

因此,研究采用 UUO 造模大鼠肾间质纤维化成功,抗纤灵二号方能够减少 UUO 大鼠 Scr、BUN 的蓄积,降低尿 NAG、β2-MG 的排泄,从而改善肾小球、肾小管功能;能够降低 Ang Ⅱ 的生成,抑制 RAS 活性;能够下调 α-SMA 的表达,减少肌成纤维细胞生成;能够下调 FN、PAI-1 的表达,减少 ECM 沉积,促进 ECM 降解;能够下调 TGF-β1、CTGF 的表达,诱导 HGF 的表达,抑制纤维化形成,从而有效地起到防治 RIF 的作用。抗纤灵二号方高、中、低 3 个剂量组对 RIF 的疗效呈剂量依赖关系,高剂量组的疗效明显优于中、低剂量组,为探求抗纤灵二号方的量效关系提供了参考。此外,缬沙坦胶囊作为 Ang Ⅱ 受体拮抗剂,对 RIF 也有一定的改善作用,可能与其抑制 RAS 的活性有关,但如此大剂量的使用是否能够运用于临床还需进一步研究来验证。通过动物体内实验研究,从抗纤灵二号方对 RIF 形成过程的调节,探讨其对 RIF 的疗效及作用机制,为中医药治疗 CRF 提供一种新的理念和思路。选择临床疗效肯定的中药方剂,结合体内外研究深入探讨其分子机制,将推动中医药抗 RIF 临床研究的广泛开展。如何将经临床验证的有效方运用现代科学的理论来解释,阐明其作用机制与环节,并再将其推广到临床上,是我们中医药研究有待解决的一大难题,至今还没有找到一种比较确切的方法,还有待于我们在今后的研究中进一步深入摸索、探讨。

四、糖肾宁

(一) 理论研究

1. 糖尿病肾病的病机特点——气虚血瘀贯穿始终　糖尿病肾病依据其不同病变阶段分别属于中医的"消渴""水肿""关格"等范畴。其病因主要是素体阴虚,五脏柔弱,且多在情志失调、饮食不节、房劳伤肾、过度疲劳或失治误治等情况下发病。本病为本虚标实、虚实夹杂之证。本虚为气阴两虚渐至阳虚,标实为瘀血、水湿、痰浊等证。

中医学认为,糖尿病肾病无论是内因的禀赋不足,还是外因的饮食不节、劳欲过度等,均可使脏腑功能发生紊乱,体内的气血津液的生成、输布、排泄障碍,形成水湿痰饮等病理产物渗入脉中,损伤肾络为病。本病的病位以肾为主,涉及许多脏腑,早期病位在肝肾,继而脾肾两伤,晚期可伤及心气,出现心肾俱损的证候,病机是正虚邪实,根据病情变化,治疗侧重有所不同,或补虚为主,或祛邪为主,或标本兼顾。纵观历代疗法,《内经》中就已经把生津止渴作为其治则,并提出禁食膏粱厚味和石药等伤津燥热之品。唐代孙思邈在药物治疗上,也以清热生津之品为多;宋代王怀隐在《太平圣惠方》中强调以益肾滋阴降火为要则;而金元时期,朱丹溪也以养阴作为主要的治疗方法。

近年来有学者认为,本病关键在肾,肾气从阳则开,从阴则阖,肾阳虚衰,关门不利则水邪益甚,气损血行不利,必致瘀血内生,肾虚血瘀是糖尿病肾病主要病理基础。这一点与现代研究认为 DKD 患者血流动力学改变、血黏度增高可作为观察糖尿病患者微循环障碍早期改变指征的观点是吻合的。众多医家均重视瘀血的重要性,认为不论气阴两虚或肾虚,都有兼夹瘀血证的存在。《医学心悟》指出:"三消之治不必专执本经。但滋其化源,则病易痊矣。"糖尿病是慢性全身性疾病,病变日久而入络,或由气虚不能推动而致血瘀,或由阴虚津亏而致血瘀,瘀血既是糖尿病的病理产物,又是糖尿病加重的重要因素。《金匮要略·惊悸吐衄下血胸满瘀血病脉证并治》云:"病者如热状,烦满,口干而渴,是瘀血也。"《血证论·发渴》:"瘀血在里,则口渴,所以然者,血与气本不相离,内有瘀血,故气不得道,不能载水津以上行,是以发渴,瘀血去则不渴也。"血瘀证随糖尿病病程之迁延而上升,是 DKD 发生的根源,气虚血瘀是 DKD 贯穿始末的病理变化。现代研究发现,DKD 中的微血管病变与 DKD 有血瘀证者均有明显的血液高凝倾向,凝血与纤溶系统紊乱与糖尿病肾病密切相关,在其血管并发症的发生、发展中起关键作用。有研究表明,DKD 患者血浆 D-二聚体水平增高,形成微结晶沉积在血管壁,直接损伤血管内膜,另外 D-二聚体还促进血小板黏附、聚集,使体内血液处于高凝状态,导致肾脏微血管狭窄甚至闭塞,引起肾小球病变。故可提示临床及时采取一些适当抗凝、活血化瘀等改善患者血液高凝状态的有效措施,防止或延缓其进入 DKD 期。

2. 益气养阴、活血化瘀的治疗法则　基于以上的病机观点,中医认为"久病入络""久病必瘀",糖尿病肾病从最初的起病到影响肾脏,经过了气阴两虚、久病络瘀的过程,其主要病位在肾脾。气阴两虚为基本病机,而瘀血始终贯穿其中。瘀血在糖尿病肾病中既是病理产物,又是致病因素。两者结合,互为因果,共同致病,形成糖尿病肾病的病理基础。从此点出发我们确立了益气养阴、活血化瘀的治疗法则。

(二) 组方原则

1. 立方依据　通过对临床患者的观察,认为气阴两虚、瘀血阻络是本病的病机特点,益气养阴、补肾活血是本病的基本治则。根据长期临床经验总结的自拟方糖肾宁由太子参、生黄芪、生地、泽兰等组成,方中黄芪味甘性温,能益气补损,生地甘寒质润,气味俱厚,性沉而降,滋补肾中真阴,两药相配,升降相合,阴阳同用,益气补阴;太子参味甘,性微温,补肺健脾,益气生津,在方中以助黄芪补中益气之力;泽兰味苦辛、性微温,具有活血化瘀、利水消肿之功,再加上一些具有温阳作用的药物的应用,既有阳中求阴,又有防止疾病传变至阴阳两虚之意,且水得温则化,应用温阳药物尚可起到利水消肿的作用。

2. 现代药理研究　现代药理学实验证明,益气养阴之品可提高胰岛素受体敏感性,恢复胰岛细胞功能,活血化瘀之品可以降低血黏度,改善微循环。中药黄芪具有益气健脾、利水消肿作用,黄芪对治疗糖尿病肾病患者及糖尿病肾病大鼠有减少尿蛋白等肾脏保护作用。药理研究证实,黄芪具有调整体液免疫和细胞免疫,调节脂质代谢,促进水钠排泄,改善高凝状态,促进蛋白质合成的作用,有明确的改善胰岛素抵抗和抗炎的作用。在对单味药的研究中发现:黄芪具有双向调节血糖作用,并能提高抗病能力,它能抑制 DM 大鼠肾皮质转化生长因子-β 的过度表达,能减少 DM 大鼠血、尿肿瘤坏死因子-α 含量,且对大鼠注射兔抗鼠肾血清及注射氯化高汞所致的蛋白尿均有明显的治疗作用,用黄芪治疗可使糖尿病大鼠肾脏增高的一氧化氮合酶表达明显下调,从而认为黄芪可部分纠正糖尿病大鼠早期肾血流动力学异常。黄芪还能有效地降低血小板活化程度,抑制血小板 P 选择素的合成,抑制血小板内 5-羟色胺的合成和释放,降低血小板的聚集性,减少血栓形成,改善血液高凝状态,从而达到抗凝、减少尿蛋白的排出。

西医学认为,生地含地黄低聚糖,在降低实验性糖尿病大鼠血糖的同时使肝糖原含量增加,葡萄糖-6-磷酸酶活性下降,血浆胰岛素水平明显升高,伴血浆皮质醇下降,故生地通过对胰岛素加强拮抗激素和糖皮质激素相互作用,进而影响到肝糖原代谢及糖代谢的其他环节,使异常或紊乱的糖代谢向正常转化。

现代研究表明泽兰可能具有减少 TNF-α,改善肾脏纤维化,从而减缓肾衰的进展。黄连主要成分黄连素(berberine,BBR,又名小檗碱)具有降血糖、降血脂、降血压作用,可以抑制醛糖还原酶、抗氧化、降低系膜细胞纤维连接蛋白的蛋白表达水平,抑制 p38MAPK 及其下游核转录因子 CREB 的磷酸化,从而抑制肾脏纤维化,保护肾功能。

另有现代药理中也提示:生地、泽兰具有降糖作用。

西医学认为,黄连改善糖耐量异常及空腹血糖可能与小檗碱的作用有关。一些研究表明,小檗碱对于影响细胞对糖的消耗有着类似于胰岛素的直接作用,它能通过增加肝细胞和脂肪细胞的葡萄糖消耗量来降低血糖;且发现脂肪细胞对葡萄糖的转运能力在小檗碱的作用下有明显提高。两者都是不依赖于胰岛素的独立作用结果。动物实验也证明黄连可以改善胰岛素抵抗。

(三) 临床研究

1. 研究方法

(1) 病例选择:全部病例来源于上海中医药大学附属曙光医院肾内科门诊、病房诊治的患者。

(2) 纳入标准:糖尿病诊断标准按 1999 年 WHO 修订的糖尿病诊断标准;空腹血糖≥7.0mmol/L 或随机血糖≥11.1mmol/L 或 OGTT(2h 血糖)≥11.1mmol/L。糖尿病肾病的西医诊断标准参照国际公认的丹麦学者 Mogensen 的糖尿病肾病诊断分期方法进行。

临床糖尿病肾病:糖尿病患者,尿白蛋白排泄率(UAE)>200μg/min(相当于>300mg/24h)或持续尿蛋白每日>0.5g,并排除原发性高血压、心力衰竭、泌尿系感染、酮症酸中毒等引起尿白蛋白增加的因素者。年龄 20~75 岁。

中医证型:中医辨证为气阴两虚,兼有血瘀,其诊断标准参照中华中医药学会糖尿病分会制定的《糖尿病中医防治指南》。

主症:尿浊,神疲乏力,气短懒言,咽干口燥,头晕多梦,或尿频尿多,手足心热,心悸不宁,舌体瘦薄,质红或淡红,苔少而干,脉沉细无力。

次症:舌色暗,舌下静脉迂曲,瘀点瘀斑,脉沉弦涩。

(3) 排除标准:近 3 个月曾参加其他临床试验者;妊娠或哺乳期妇女;合并有心血管、肝和造血系统等严重原发性疾病;精神病患者;梗阻性肾病。

(4) 剔除病例标准:不符合纳入标准者;对本药过敏者;未按规定用药;患者的依从性差;无法判断疗效或资料不全等影响疗效或安全性判断者。

(5) 分组方法:将患者按治疗先后顺序编号,随机取样的原则分组。共有 68 例患者纳入本课题临床观察,其中 8 例未完成治疗而剔除,最终有 60 例符合病例分析,其中中药组 30 例,对照组 30 例。

中药组包括男性 15 例,女性 15 例;年龄最大 73 岁,最小 30 岁,平均 55.1±15.2 岁;病程从确诊为 DKD 起,最长为 11 年,最短为 3 个月。治疗前空腹血糖最高为 7.80mmol/L,最低为 5.00mmol/L,平均 7.10±0.18mmol/L;餐后 2h 血糖最高为 15.40mmol/L,最低为 5.50mmol/L,平均 9.20±0.31mmol/L;HbAlc 最高为 6.80%,最低为 4.60%,平均 6.21±1.23(%);24h 尿蛋白定量最高为 2.30g,最低为 0.15g,平均 1.86±1.55g;24h 尿微量白蛋白排泄量最高为 916.2mg,最低为 264.6mg,平均 537.78±137.51mg。

对照组包括男性 15 例,女性 15 例;年龄最大 75 岁,最小 33 岁,平均 51.9±11.7岁;病程从确诊为 DKD 起,最长为 10 年,最短为 1 年 1 个月。治疗前空腹血糖最高为 6.30mmol/L,最低为 5.10mmol/L,平均 7.29±0.23mmol/L;餐后 2h 血糖最高为 9.03±0.27mmol/L,最低为 5.20mmol/L,平均 9.10±0.29mmol/L;HbAlc 最高为 7.50%,最低为 5.12%,平均 6.81±0.90(%);24h 尿蛋白定量最高为 3.20g,最低为 0.37g,平均 1.98±1.69g;24h 尿微量白蛋白排泄量最高为 934.3mg,最低为 333.9mg,平均 562.85±173.38mg。

两组患者在年龄、性别、病程、尿蛋白量、血糖、糖化血红蛋白等一般资料方面无明显差异($P>0.05$),具有可比性。

(6)治疗方法

1)一般治疗:所有患者均给予糖尿病饮食,降糖治疗:根据患者情况选用口服降糖药(磺酰脲类、双胍类或两者合用)或胰岛素治疗。要求使患者血糖控制尽可能达到良好。即空腹血糖控制在 8.0mmol/L 以下,餐后 2h 血糖控制在 11.1mmol/L 以下,糖化血红蛋白控制在 8% 以内。降压治疗:根据患者情况选用各类降压药物,使患者血压尽可能控制在 135/80mmHg,不使用血管紧张素受体拮抗剂、血管紧张素转换酶抑制剂,低蛋白血症加开同片,降脂,纠正酸中毒和电解质紊乱。

2)分组治疗:对照组,在一般治疗的基础上加用福辛普利每日 10mg 口服,疗程 2 个月。福辛普利为上海施贵宝制药公司生产。

中药组,在一般治疗的基础上加用糖肾宁方每次 1 包,每日 2 次口服,疗程 2 个月。

糖肾宁方组成:太子参 30g、生黄芪 30g、生地 15g、泽兰 12g、黄连 6g、鹿角片 12g,由上海中医药大学附属曙光医院中药制剂室(国家中医药管理局三级实验室)加工成冲剂,每包 10g,每克含生药 6g。

(7)观察指标及检测方法

1)生化指标:空腹血糖(FBG)、餐后 2h 血糖、HbA1c,血清肌酐(Scr)、尿素氮(BUN)、血脂(胆固醇、三酰甘油、高密度脂蛋白、低密度脂蛋白),采用 BECKMAN CX4 生化自动仪测定。24h 尿蛋白定量(24hPro)用常规生化方法检测。24hU-Alb、尿系列微量蛋白。

2)血流动力学指标:血管紧张素 Ⅰ、血管紧张素 Ⅱ(Ang Ⅰ、Ang Ⅱ):用放射免疫法测定,药盒由苏州医学院提供。血液流变学:全血黏度(高切、低切)、血浆黏度、纤维蛋白原,采用 LBY-N6A 型旋转式血液黏度计测定。

(8)统计学方法:所有数据输入电脑,采用 SPSS 统计分析软件进行计算。数据用均数±标准差($\bar{x}±S$)表示,组间比较采用 t 检验,用软件包统计。

2.研究结果

(1)生化指标

1)肌酐(Scr)、尿素氮(BUN):见表 4-14。对患者 Scr,中药组治疗后与治疗前比较有改善($P<0.05$)。同时,对 BUN 也有一定程度的改善,但没有统计学意义。对照组没有改善。

表 4-14　治疗前后两组血 Scr、BUN 值($\bar{x}\pm S$,$N=30$)

项目 组别	n	BUN(mmol/L)		Scr(μmol/L)	
		治疗前	治疗后	治疗前	治疗后
对照组	30	8.97±4.03	9.11±4.01	92.82±35.43	95.29±36.21
中药组	30	8.92±4.36	8.51±3.62	93.38±36.56	80.77±30.72*

注:与本组治疗前比较,∗$P<0.05$。

2)血 FPG、2hPG、HbA1c:见表 4-15、表 4-16。两组在 FPG、2hPG、HbAlc 上治疗前后均没有变化,显示血糖稳定。

表 4-15　治疗前后两组 FPG、2hPG 的变化($\bar{x}\pm S$,$N=30$)

项目 组别	n	FPG(mmol/L)		2hPG(mmol/L)	
		治疗前	治疗后	治疗前	治疗后
对照组	30	7.29±0.23	7.32±0.15	9.10±0.29	9.32±0.48
中药组	30	7.10±0.18	7.53±0.39	9.20±0.31	8.78±0.21

表 4-16　治疗前后两组糖化血红蛋白的变化($\bar{x}\pm S$,$N=30$)

组别	n	治疗前	治疗后
对照组	30	6.81±0.90	6.00±0.68
中药组	30	6.21±1.23	6.79±1.23

3)24h 尿蛋白定量、24h 尿 U-Alb 的变化:见表 4-17。两组在 24h 尿蛋白定量、24h 尿 U-Alb 治疗后均有显著改善。以治疗更为明显。

表 4-17　24h 尿蛋白定量、24h 尿 U-Alb 的变化($\bar{x}\pm S$,$N=30$)

项目 组别	n	24h 尿蛋白定量(g/24h)		24h 尿 U-Alb(mg/24h)	
		治疗前	治疗后	治疗前	治疗后
对照组	30	1.98±1.69	1.71±1.05*	558.37±169.95	524.49±152.84*
中药组	30	1.86±1.55	1.54±1.21**	537.78±137.51	498.81±168.43**

注:与本组治疗前比较,∗$P<0.05$,∗∗$P<0.01$。

4)血脂变化:见表 4-18。中药组在 LDL、TG 较治疗前下降显著($P<0.05$),TC、HDL 治疗前后无显著差别($P>0.05$)。

表 4-18　血脂的变化($\bar{x}\pm S$,$N=30$)

组别 项目	n	对照组		中药组	
		治疗前	治疗后	治疗前	治疗后
TC(mmol/L)	30	5.31±1.18	5.10±0.98	5.48±1.09	5.29±1.12
TG(mmol/L)	30	2.23±1.23	2.39±1.40	2.20±1.00	1.65±0.89**△

（续表）

项目\组别	n	对照组		中药组	
		治疗前	治疗后	治疗前	治疗后
HDL(mmol/L)	30	1.32±0.43	1.29±0.44	1.48±0.71	1.48±0.65
LDL(mmol/L)	30	3.05±1.00	2.89±0.73	2.69±1.03	2.28±0.82 **△△

注：与本组治疗前比较，*P<0.05，**P<0.01；与对照组治疗后比较，△P<0.05，△△P<0.01。
下同。

（2）血流动力学指标

1）Ang Ⅰ、Ang Ⅱ变化：见表4-19。两组在Ang Ⅱ较治疗前下降显著（P<0.05），AngⅠ治疗前后无显著差别，略有升高（P>0.05）。

表4-19　血清Ang Ⅰ、Ang Ⅱ（$\bar{x}±S,N=30$）

项目\组别	n	Ang Ⅰ（ng/ml）		Ang Ⅱ（pg/ml）	
		治疗前	治疗后	治疗前	治疗后
对照组	30	1.47±2.87	1.51±3.09	101.29±58.40	78.25±40.33 **
中药组	30	1.50±2.38	1.57±3.01	100.35±63.12	77.89±48.12 **

注：与本组治疗前比较，*P<0.05，**P<0.01。

2）血液流变学变化：见表4-20。中药组治疗前后在血浆黏度、纤维蛋白原改善上有统计学意义（P<0.05），全血黏度没有改变。

表4-20　血液流变学变化（$\bar{x}±S,N=30$）

项目\组别	n	对照组		中药组	
		治疗前	治疗后	治疗前	治疗后
全血高切	30	5.09±0.18	5.28±0.20	5.10±0.19	4.69±0.17
全血低切	30	9.47±0.81	9.07±0.43	9.10±0.47	7.60±0.36
血浆黏度	30	1.65±0.40	1.91±0.81	1.69±0.20	1.28±0.11 *
纤维蛋白元	30	3.74±0.24	4.00±0.60	3.34±0.17	2.43±0.08 *

注：与本组治疗前比较，*P<0.05。

3. 讨论与分析

（1）中医学对糖尿病肾病的认识

1）中医学对糖尿病肾病病机的认识：中医学认为糖尿病肾病（DKD）属于"消渴病"继发的"尿浊""肾劳""水肿""关格"等范畴，认为其病机为本虚标实。主因脏腑娇嫩、素体禀赋不足，复因饮食不节、劳倦内伤为肾气、肾阴亏虚，渐至五脏阴阳亏虚，以肾肝脾为主；肾为水脏，肾气亏虚，气化失常，开阖不利，水溢脉外则为肿；肾虚封藏失职，失于固摄，水液精微下注，而见泡沫尿；同时肾为络脉聚集之所，"久病入络"，消渴病日久不愈，痰热郁瘀阻于络脉，形成微型癥瘕之候，最终可进展为阴阳两虚之关格。

《素问·阴阳别论》认为消渴病因病机为"二阳结谓之消"，晋代巢元方在《诸病源候论》指出消渴"其久病变，或发痈疽，或成水疾"。明确提出消渴病并发肾脏病变。汉代张仲景以肾虚立论，提出相应的方药"栝蒌瞿麦丸"与关格之名。唐代王焘《外台秘要》引《古今录验》提出："消渴病有三：一渴而引水多、小便数，无脂低麸片甜者，皆是消渴病也……渴而饮水不能多，但腿肿，脚先瘦小，阴痿弱，数小便者，此是肾消病也。"《圣济总录》亦有"消渴饮水过度，脾土受湿而不能有所制……聚为浮肿胀满而成水也""消渴病久，肾气受伤，肾主水，肾气虚衰，气化失常，开阖不利，水流聚于体内而出现水肿"的记载。

金元刘河间在《三消论》中说："夫消渴者，多变为聋盲疮癣痤痍之类……或水液妄行而面上肿也。"明确指出消渴病迁延日久，调理失宜，治法不当，可加速肾脏并发症的发生。明代赵献可《医贯·消渴论》"……故治消渴之法，无分上中下，先治肾为急……""久病不愈，非痰即瘀，水能病血，血能病水"。《医学真传·三消症起于何因》上说："消症生于厥阴风木主气，盖厥阴下水而上火，风火相煽，故生消渴诸症……更有先天真火浮游于上，而成上消，浮游于中而成中消，浮游于下而成下消，即以辨阳虚诀治之，法宜导龙归海，如潜阳、封髓二丹，或四逆、白通皆可酌用。"即，肝肾亏虚，先天真火浮游于上、中、下而成的三消症，宜从阳虚论治，应导龙归海，治以潜阳、封髓、四逆、白通诸方。更有陈士铎提出："消渴……以治肾为主，不必问其上、中、下三消也。"强调肾虚在消渴病及其继发各证中的重要地位。

2）中医学对糖尿病肾病证型的认识：为了更好地指导临床，武曦蔼等对北京的213例糖尿病肾病病例进行回顾性分析发现，DKD Ⅲ期主要表现为气阴两虚，可兼挟血瘀、热盛证；Ⅳ期则主要表现为气阴两虚挟瘀，可兼热盛或湿热等兼挟证；Ⅴ期中医证候为气血阴阳俱虚、湿浊阻滞、瘀血阻滞的本虚标实之证。由Ⅲ期的气阴两虚逐渐发展为阴损及阳的阴阳俱虚之症。标实证中血瘀证在持续性蛋白尿期即可发生，且贯穿病程始终。提示了血瘀证在 DKD 疾病发展中的重要地位。曲晓璐等对长沙地区1718例2型糖尿病患者调查及应用循证医学的研究手段，得出了相似的结论。熊玮对湖北省50例糖尿病肾病病例进行证候分析发现，早期糖尿病肾病以气阴两虚证为主（约53.8%）、其次肝肾阴虚证（46.2%）；谢桂权等对珠三角的292例糖尿病肾病患者进行调查发现，本虚首位是肾虚，气阴两虚，其次为脾肾气虚证，实证中以血瘀证最常见，其次湿热证。认为糖尿病肾病病属本虚标实，虚以气阴两虚为主，病位主要在脾肾；实则以瘀血内阻为主。气阴两虚、肾络瘀阻为糖尿病肾病的病机关键。

以上各家对不同地区的糖尿病肾病的证候调查，结论基本一致，即糖尿病肾病早中期以气阴两虚为主，晚期以阴阳两虚为主，其中兼证血瘀贯穿糖尿病肾病的病程始终，晚期兼证以血瘀为主，揭示了糖尿病肾病的中医病机转归，印证了中医学"久病入络"的理论。DKD 的中医病机是因消渴日久，肾之气阴两虚，致肾络虚，内生之痰瘀郁热毒阻滞肾络，其中心环节是"痰、瘀、毒"。用药以补虚药（35.82%）、活血化瘀药（13.78%）、清热药（12.53%）、利水渗湿药（12.39%）所占比例较大。也为我们应用活血温阳药物进行"治未病"的临床实践提供了理论依据。

3）西医学对糖尿病肾病的认识：微量白蛋白尿目前仍被认为是 DKD 的早期阶段。目前按照 Mongensen1989 年提出的分期标准，DKD 分为 5 期：Ⅰ期：肾小球高滤过增高和肾脏体积增大，经治疗可恢复。Ⅱ期：正常白蛋白尿期。此期尿白蛋白排出率（UAER）正常（<20μg/min）Ⅲ期：早期糖尿病肾病。此期主要表现为 UAE 持续高于 20μg/min，但小于 200μg/min。经有效治疗可减少尿微量白蛋白。Ⅳ期：临床糖尿病肾病期。大量非选择性蛋白尿及肾功能受损；GFR 降至正常以下，为不可逆损害。Ⅴ期：终末期肾功能衰竭期。通常认为 DKD 的早期表现为微量白蛋白尿（microalbuminuria），继而进展为大量蛋白尿（macroalbuminuria）甚至肾衰竭（renal failure）。尽管 EDIC/DC-CT 的研究发现，有相当数量的患者可以不经过微量白蛋白尿期而进展为肾功能不全，但是微量白蛋白尿目前仍被认为是 DKD 的早期阶段。蛋白尿、尤其大量蛋白尿可增加肾小球内高压、高灌注及高滤过，促进肾小球硬化；而且，滤过的蛋白质（包括补体及生长因子等）及与蛋白结合的某些物质（包括脂质及铁等）被肾小管重吸收入胞内后，可活化肾小管细胞释放致病。

在高糖状态下体内肾素（Ang Ⅰ）分泌增加，与全身无关的肾内 RAS 被激活，尤其是肾内血管紧张素Ⅱ（Ang Ⅱ）含量升高，是触发 DKD 的重要致病因素之一。高表达的 Ang Ⅱ可以使大鼠肾小球足细胞的 *nephrin* 基因和蛋白表达都下降，从而破坏裂孔膜的完整性，促进蛋白的漏出，其含量与尿微量白蛋白与成正相关。肾小管上皮细胞和浸润的单核细胞也可以通过大量 Ang Ⅱ直接诱导转录与合成Ⅳ型胶原，并能引起转化生长因子（TGF-β）和其受体在肾组织过度表达。Ang Ⅱ对 NF-κB 的刺激作用，可促进对免疫细胞的趋化、增生、分化和趋化因子生成的作用，并通过炎症反应加速对小管间质的损害。在糖尿病大鼠血管平滑肌细胞中 Ang Ⅱ信号通过 AT1 抑制胰岛素信号通路。从而能够而促进糖尿病肾病的发生及进展。

4）良好的血糖控制可延缓 DKD 发展：既往的随机干预试验表明，强化血糖治疗不仅对糖尿病视网膜病变（DR），而且对 DKD 的发生发展起到延缓作用。DCCT 对糖尿病患者分别进行的 4 年和 8 年的随访研究中，均发现强化治疗组的 DKD 发生率及进展率明显低于常规治疗组。来自 UKPDS 的数据也证明，良好的血糖控制可以显著减少 2 型糖尿病患者 DKD 发生的风险。

5）严格的血压控制也可以减少微量白蛋白尿：既往有研究报道，患高血压的糖尿病患者微量白蛋白尿的发生风险显著高于正常血压患者（24% *vs.* 14%）。UKPDS 进行随访 6 年的研究结果表明，严格的血压控制可以减少并发 DKD 风险的 29%。以福辛普利钠片为代表的 ACEI 类药物可通过扩张肾小球出球小动脉，降低肾小球内压，改善高灌注、高滤过及改善肾小球滤过膜的选择性大孔的通透性而减少尿蛋白排泄。同时亦有独立于降压作用之外的降蛋白尿作用。

（2）糖肾宁的临床疗效

1）糖肾宁方的组成及功用：糖肾宁方由太子参 30g、生黄芪 30g、生地黄 15g、泽兰 12g、鹿角片 12g、黄连 6g 组成。方中太子参、黄芪益气养阴，生地甘寒养阴，同少量黄连相合，清热泻火，降心火而滋肾水。泽兰活血利水、鹿角片温阳，既有阴中求阳，又有防止疾病传变到阴阳两虚之意。以上诸药合用,清温并用,滋而不腻,共奏滋阴养阴、清热活血之效。

现代药理学研究发现黄芪有扩血管、降血压、增加肾血流量、降低血小板黏附率、改善微循环保护肾小球基底膜电荷屏障和机械屏障的作用,改善局部血流动力学异常,从而减轻通透性蛋白尿、减轻或延缓 DKD 进展。太子参有一定的抑制亚油酸氧化活性作用,抑制 H_2O_2 诱导的血细胞膜被氧化受损而导致的溶血现象,提示太子参具有抗氧化作用。两者相合共为君药,共有保护血管内皮的功能。泽兰味苦辛、性微温,归肝脾经,具有活血化瘀、行水消肿之功。《雷公炮炙论》:"能破血,通久积。"现代研究表明泽兰可能具有减少 TNF-α,改善肾脏纤维化,从而减缓肾衰的进展。黄连主要成分黄连素(berberine,BBR,又名小檗碱)具有降血糖、降血脂、降血压作用,可以抑制醛糖还原酶、抗氧化、降低系膜细胞纤维连接蛋白的蛋白表达水平,抑制 p38MAPK 及其下游核转录因子 CREB 的磷酸化,从而抑制肾脏纤维化,保护肾功能。诸药合用,可能通过多种途径、多靶点作用于血管内皮、肾脏从而发挥保护肾脏的作用。

2)糖肾宁对气阴两虚兼阳虚血瘀证型改善的作用:糖尿病肾病的基本病机为禀赋不足、饮食不节发为消渴。消渴日久,耗气伤阴而致气阴两虚、气虚则见神疲乏力,气短懒言;脾气亏虚,运化乏力,故见食少纳呆,大便不实;脾主升清,脾气亏虚,水谷精微运化乏力,不能荣养四肢,腰为肾府,肾气亏虚,腰府失养,故见腰膝酸软。气虚日甚,损及脾肾阳气,温煦失常,故见畏寒肢冷,夜尿清长。"久病入络",瘀血内阻,故见面色晦暗、舌边瘀点或瘀斑。脉络瘀阻,故见肢体麻木;瘀血停于腰府,故见腰部刺痛。

从临床观察可见,糖肾宁治疗组与基础治疗的对照组治疗后阳虚血瘀症状都有不同程度的改善。而糖肾宁可以显著改善神疲乏力、腰膝酸软、畏寒肢冷、腰部冷痛或刺痛、大便不实、夜尿清长的临床症状。

3)糖肾宁可能通过保护肾小管,增加对尿白蛋白的重吸收发挥作用:传统医学认为肾主水,肾气亏虚,水液运化失常;肾气(阳)不足,肾失温煦,故见夜尿肾主封藏,肾气亏虚,肾失固摄,故见夜尿清长。在临床观察中我们发现,糖肾宁可显著改善夜尿清长的临床症状,而尿液的重吸收功能是由肾小管发挥的。提示糖肾宁可能具有保护肾小管功能的作用。尿 NAG、RBP、尿 β2-MG 是能够敏感的反映肾小管功能的指标。尿 N-乙酰-β-D 氨基葡萄糖苷酶(NAG)是分子量为 160kDa 的细胞内溶酶体水解酶,分布于肾小管及尿道上皮中,在肾近曲小管上皮细胞内含量最高,主要为肾小管溶酶体所释放。当肾实质性损伤时使细胞内溶酶体酶释放;或肾小球滤过膜功能受损,蛋白质滤出增加,在近曲小管上皮细胞重吸收激活溶酶体酶,使尿 NAG 排泄增加。

RBP 主要由血浆中特异结合维生素 A(视黄醇)的结合蛋白-全 RBP(holo-RBP),在维生素 A 的代谢中起重要作用。人血浆 RBP 是一种单链蛋白质,分子量约 21KD,生物半衰期约为 16h,属于一种快速转运蛋白。RBP 在血中绝大部分与前白蛋白结合形成蛋白复合体,从而不能通过肾小球滤过,当 holo-RBP 向目的脏器供给视黄醇变为脱视黄醇 RBP(apo-RBP)后,与前白蛋白的亲和性降低而解离,又称游离 RBP,其分子量小,可通过肾小球滤过,滤过系数为60%,滤过负荷达430mg/d。因此原尿中RBP浓度很高。但是,在正常情况下,原尿中的RBP几乎全部被肾小管重吸收降解,当感染或肾脏疾患等导致肾小管重吸收功能障碍时,尿RBP浓度升高,血清RBP浓度下降,可敏感准确地反映肾小管功能。尿RBP与肾脏病变程度有关,随病情好转,尿RBP也可逐渐降低并恢复至正常水平。因此尿RBP测定是诊断早期肾功能损伤和疗效判定敏感指标。

β2-MG是分子量为11800的小分子蛋白质,机体每天的产生量和血浓度相当稳定,血中β2-MG可自由经肾小球滤过,在肾小管几乎(99.6%)全部重吸收,局部分解代谢。正常情况下在血清中浓度很低,尿排泄亦甚微。近端小管是β2-MG在体内处理的唯一场所,当肾小管轻度受损时,尿β2-MG明显升高。

4)糖肾宁可能通过改善血流动力学发挥保护作用:糖尿病肾病早期,肾脏即存在高灌注、高内压、高滤过,血流动力学改变是糖尿病微血管病变重要的启动因素,肾脏组织的血流动力学改变有多种因素参与其发生。如肾素—血管紧张素系统、前列腺素系统、内皮素(ET)、一氧化氮(NO)等。而中药复方糖肾宁,同时具有益气、养阴、温阳、活血的作用,可同时作用于多个靶点,产生多系统的协同作用,以调节糖尿病肾病大鼠体内的血流动力学指标改善,进而可能使糖尿病肾病大鼠肾脏局部的血流动力学发生改变,保护肾功能。

5)糖肾宁可能通过调节RAS系统而发挥作用:AngⅡ主要通过与肾组织中的Ⅰ型受体结合而发挥作用,它在引起肾脏血流动力学变化。足细胞上表达ATⅠ和ATⅡ受体,为ATⅡ损伤足细胞提供了物质基础;同时ATⅡ又可以促进足细胞凋亡。足细胞损伤亦同高脂、糖基化终末产物沉积和氧化应激有关。正常情况下,足细胞细胞体和足突漂浮在肾小球包曼囊中,不直接与基底膜接触,两相邻组突间的裂隙孔,裂孔上覆有一层4~6mm厚的裂孔膜可阻挡血浆大分子物质滤过。足细胞具有蛋白滤过的分子屏障、电荷屏障功能。除此之外,足细胞还有抵抗肾小球内压力、维持肾小球毛细血管襻的空间结构的功能,分泌、合成VEGF从而维持肾小球内皮细胞的功能完整性。足细胞损伤常见于:①基底膜的改变和或基底膜同足细胞连接的改变;②裂孔膜成分的改变或结构改变;actin骨架蛋白的改变;足细胞表面负电荷的改变,有研究表明,高血糖状态可直接损伤足细胞,高表达AngⅡ可以使大鼠肾小球足细胞的*nephrin*基因和蛋白表达都下降,从而破坏裂孔膜的完整引起足细胞足突融合、肾小球滤过率增加,进而尿白蛋白排泄增加。高糖可通过线粒体途径导致足细胞凋亡。

研究结果显示糖肾宁能够减少血浆AngⅠ、AngⅡ的含量,且可减少肾组织中AngⅡ-1R的含量,从而改善糖尿病肾病肾小球高血流、高灌注状态,保护肾小球足细胞,减少尿白蛋白排泄量,从而发挥保护肾功能的作用。

(四) 实验研究

1. 实验材料　实验动物:采用健康雄性SD大鼠60只,体重(180±20)g,由上海西普尔-必凯实验动物有限公司提供。

2. 实验方法

（1）模型制作与分组：在上海中医药大学实验动物中心 SPF 级饲养，人工光照，阴暗各 12h，45% 左右相对湿度的普通设施中，自由饮食，适应性饲养 1 周，随机取 8 只为正常组，给予普通饲料喂养，其余为糖尿病造模组，应用高脂饲料（普通饲料加 10% 猪油、10% 豆油、10% 蔗糖）喂养加腹腔多次小剂量注射链脲佐菌素（STZ，美国 Sigma）建立糖尿病肾病模型。

造模组大鼠禁食 12h 后，每只大鼠腹腔内注射 0.5ml 福氏佐剂，第 2 日再按 25mg/kg 体重腹腔内注射 STZ（溶于 0.1mol/L 的枸橼酸钠缓冲液中，pH4.2），正常组腹腔内注射等量枸橼酸-枸橼酸钠缓冲液作对照。每周 1 次，连续 2 周重复上述步骤。造模完成 72h 后尾静脉采血测血糖，血糖>16.7mmol/L 作为糖尿病造模成功。糖尿病造模成功 1 周后，留取大鼠即刻尿，测尿微量蛋白及尿肌酐，模型组的尿微量白蛋白/尿肌酐（ACR）显著高于正常对照组，即为糖尿病肾病造模成功，未成功的大鼠予以剔除（有 6 只被剔除，在此期间还有 6 只大鼠死亡），造模成功后根据 ACR 值选取 32 只大鼠随机分为模型组、糖肾宁组、福辛普利钠片组、糖肾宁+福辛普利钠片 4 组，各组均 8 只。

（2）试剂配制：pH 为 4.2 的枸橼酸-枸橼酸钠缓冲液的配制：分别称取枸橼酸 4.2g，枸橼酸钠 5.9g，溶于 200ml 蒸馏水中，制成枸橼酸液（A）和枸橼酸钠液（B）；取 A 液 180ml+B 液 110ml 混匀，用电子 pH 测试仪测定，结果略酸，继续滴加 B 液混匀，调至 pH 为 4.2；将配置好的枸橼酸—枸橼酸钠缓冲液经滤菌器过滤后置洁净生理盐水瓶中保存。

STZ 注射液的配制：现用现配，将 100mgSTZ 粉剂溶于 pH 为 4.2 的枸橼酸—枸橼酸钠缓冲液 8ml 中，配成 12.5% 的 STZ 溶液，30min 内用完。

（3）分组处理：自由进食、饮水，不使用胰岛素及其他降糖药物。药物根据人鼠剂量换算约为人剂量的 20 倍。

治疗组分别予以糖肾宁（7g/200g 大鼠）、福辛普利钠片（0.67mg/200g 大鼠）、糖肾宁+福辛普利钠片灌胃，正常组和模型组予以等量的蒸馏水灌胃，每日 1 次。均连续观察 8 周后处死。

糖肾宁方流浸膏：太子参 30g、生黄芪 30g、生地 15g、泽兰 12g、黄连 6g、鹿角片 12g。由上海中医药大学附属曙光医院中药制剂室（国家中医药管理局三级实验室）加工，中药每剂水煎 2 次，合液浓煎，每毫升含生药 3.5g。

3. 检测指标及方法

（1）尿液检测指标：灌胃第 8 周最后 1 日代谢笼收集即刻尿和 24h 尿。检测 24h 尿蛋白定量，采用化学比色法测定；尿 N-乙酰-β-D-氨基葡萄糖苷酶（NAG），采用对硝基酚比色法测定，测定试剂盒由南京建成生物工程研究所提供；尿微量白蛋白（mAlb）、尿 α1-微球蛋白（α1-MG）、尿 β2-微球蛋白（β2-MG），采用放射免疫法测定，测定试剂盒由北京北方生物技术研究所提供；尿转铁蛋白（TRF）、尿视黄醇结合蛋白（RBP），测定采用酶联免疫抑制法（ELISA），测定试剂盒由上海麦约尔生物技术有限公司提供。

（2）血液检测指标：腹主动脉采血，分离血清测定血糖及 IL-1β，采用 OneTouch Ultra 血糖仪测定血糖；用放射免疫法测定血清 IL-1β，测定试剂盒由北京北方生物技术研究所提供。

（3）肾组织检测指标：禁食 8h 后，称重、麻醉、无菌操作，剖取肾脏，去除包膜后沿矢状线正中切开，取 1/2 肾脏用 10% 甲醛溶液固定，取小块皮质、脱水、石蜡包埋，切片，HE 和 PAS 染色，光镜下观察肾脏病理形态。用免疫组化法观察纤维连接蛋白（FN）、Ⅳ型胶原（C-Ⅳ）、转化生长因子-β1（TGF-β1）、血小板源生长因子（PDGF）在各组大鼠肾小球组织中的表达。测定试剂盒由海麦约尔生物技术有限公司提供。

HE 染色：60℃烘片 30min；二甲苯Ⅰ 10min；二甲苯Ⅱ 10min；无水乙醇Ⅰ 3min；无水乙醇Ⅱ 1min；95% 乙醇 1min；85% 乙醇 1min；70% 乙醇 1min；自来水冲洗 3 次，双蒸水冲洗 3 次；苏木素染色 15min；自来水冲洗 3 次，双蒸水冲洗 3 次；盐酸乙醇分化 2～3min，自来水、双蒸水洗至核为蓝色；伊红染色 2min；95% 乙醇Ⅰ 1min；95% 乙醇Ⅱ 1min；无水乙醇Ⅰ 1min；无水乙醇Ⅱ 1min；二甲苯透明；滴上中性树胶，封片。

PAS 染色：常规脱蜡至水，入 0.5% 高碘酸氧化 10min，自来水洗 5min，蒸馏水洗 2 次；入 schiff 氏液避光染色 20min，0.5% 偏重亚硫酸钠滴洗 2min，自来水洗 5min，蒸馏水洗 2 次；Harris 苏木素染 2～5min，自来水洗；1% 盐酸乙醇分化，自来水充分冲洗，常规脱水、二甲苯透明、滴上中性树胶，封片。

4. 研究结果　　实验期间，正常组大鼠重按正常生理增长，饮食、饮水均正常，反应敏捷，动作自如，毛色平伏有光泽。各造模组大鼠第 3 周大多出现多饮多食多尿，体重增长减缓，精神萎靡，反应迟钝，耸毛弓背等表现。随着实验的进展，各治疗组大鼠体重缓慢增长，多饮、多尿现象缓解，而模型组大鼠体重下降明显，饮水量、摄食量和尿量较多。

结果表明：模型组 24h 尿蛋白、尿 NAG 和正常组比较，明显高于正常组，各治疗组和模型组比较，均明显降低（$P<0.01$）。24h 尿蛋白各治疗组组间比较无统计学意义（$P>0.05$）；尿 NAG 糖肾宁+福辛普利钠片组、糖肾宁组与福辛普利钠片组比较均明显低于福辛普利钠片组（$P<0.01$），糖肾宁组与糖肾宁+福辛普利钠片组比较无统计学意义（$P>0.05$）。尿 mAlb、α1-MG、β2-MG 模型组和正常组比较，均明显高于正常组（$P<0.01$），各治疗组和模型组比较，治疗组均明显低于模型组（$P<0.01$），3 项指标各治疗组组间比较均无统计学差异（$P>0.05$）。尿 TRF、RBP 模型组和正常组比较，均明显高于正常组（$P<0.01$），各治疗组和模型组比较，治疗组均明显低于模型组（$P<0.01$），但两项指标各治疗组组间比较均无统计学差异（$P>0.05$）。

血液检测指标：结果表明：模型组血糖和正常组比较，明显高于正常组，各治疗组和模型组比较，均明显降低（$P<0.01$），糖肾宁组低于福辛普利钠片组，但无统计学差异（$P>0.05$）。血清 IL-1β 模型组和正常组比较，明显高于正常组（$P<0.01$），各治疗组和模型组比较，治疗组均明显低于模型组（$P<0.01$），血清 IL-1β 糖肾宁+福辛普利钠片组低于糖肾宁组和福辛普利钠片组，糖肾宁组亦低于福辛普利钠片组，但均无统计学差异（$P>0.05$）。

肾组织检测指标：各组大鼠肾组织病理形态的观察：正常组：（HE×200）肾小球结

构正常,肾小球包曼氏囊腔清晰,基底膜厚度正常,毛细血管襻开放,肾曲管结构清楚。(PAS×400)肾小球毛细血管襻结构正常,基底膜呈线状无增厚。

模型组:(HE×200)肾小球系膜细胞局部增生,基底膜增厚,系膜区增宽,基底膜增厚,部分区域出现局灶性肾小球硬化,球囊部分粘连,囊腔增大。(PAS×400)肾小球基底膜增厚,肾小球与包曼氏囊壁粘连,肾小管管腔见有大量蛋白管型。

治疗组:(HE×200)经糖肾宁、福辛普利钠片及糖肾宁+福辛普利钠片治疗后,大鼠肾组织系膜细胞和系膜基质增生减轻,肾小球硬化明显减少,少数肾小管扩张(图C/D/E)。(PAS×400)局部毛细血管襻壁轻度增厚,偶见肾小管管腔内有少量蛋白管型并以糖肾宁+福辛普利钠片组改善明显,糖肾宁组次之。

观察 FN、C-Ⅳ、TGF-β1、PDGF-B 在各组大鼠肾组织中的表达。

结果表明:正常组的大鼠肾组织中 FN 免疫组化染色,仅可见极少量的棕色颗粒,且着色非常浅淡。模型组大鼠肾组织和正常组比较可见明显的广泛的棕褐色颗粒存在($P<0.01$)。3 个治疗组染色强度介于正常组和模型组之间($P<0.01$),组间比较无统计学差异($P>0.05$)。

结果表明:正常组的大鼠肾组织中 C-Ⅳ 免疫组化染色,仅可见极少量的棕色颗粒,且着色非常浅淡。模型组大鼠肾组织和正常组比较可见明显的广泛的棕褐色颗粒存在($P<0.01$)。3 个治疗组染色强度介于正常组和模型组之间($P<0.01$),组间比较无统计学差异($P>0.05$)。

结果表明:正常组的大鼠肾组织中 TGF-β1 免疫组化染色,仅可见极少量的棕色颗粒,且着色非常浅淡。模型组大鼠肾组织和正常组比较可见明显的广泛的棕褐色颗粒存在($P<0.01$)。3 个治疗组染色强度介于正常组和模型组之间($P<0.01$),组间比较无统计学差异($P>0.05$)。

结果表明:正常组的大鼠肾组织中 PDGF-B 免疫组化染色,仅可见极少量的棕色颗粒,且着色非常浅淡。模型组大鼠肾组织和正常组比较可见明显的广泛的棕褐色颗粒存在($P<0.01$)。3 个治疗组染色强度介于正常组和模型组之间($P<0.01$),组间比较无统计学差异($P>0.05$)。

5. 讨论与分析

(1)西医学对糖尿病肾病的认识:DN 是糖尿病患者常见合并症,目前已成为导致终末期肾病的第2位原因。但针对 DN 的发病机制尚不明了,研究领域涉及遗传、血流动力学、糖代谢、炎症介质及氧化应激等多方面。其中,氧化应激和炎症与糖尿病肾病的发展关系最为密切,且两者之间的相互作用在 DN 这一病变过程中起到至关重要的作用。

1)氧化应激与糖尿病肾病:氧化应激是指机体内活性氮类自由基(RNS)和活性氧簇(ROS)等高活性分子代谢异常产生的自由基,致使生物膜脂质过氧化,细胞内的蛋白及酶发生变性,细胞受损后,最终导致机体组织的损害。ROS 被一致认为是引起细胞内氧化应激的主要因素。糖尿病长期高血糖状态下,糖代谢异常使肾组织中产生大量 ROS,超过肾组织的清除阈值,未清除的 ROS 与脂质、蛋白、DNA 等因子相互作用后,激活某些细胞信号通路,导致肾组织功能异常,形成氧化应激状态。持续高血糖使机体蛋白非酶促糖基化反应产生的糖基化终产物(AGEs)与特殊受体结合诱使蛋白功能改变,激活 PKC,促使产生 ROS。如此反复,加剧肾脏组织受损。研究发现,糖尿病患者血清和组织中的 AGEs 水平明显高于无糖尿病的对照组。AGEs 可修饰几乎所有的蛋白,经其修饰后的蛋白使组织的结构、功能和机械力发生异常。AGEs 通过干预 AGE 受体(the receptorfor AGE,RAGE)路径或通过 AGE 交联结构路径发挥作用。多项研究发现:AGE-RAGE 信号通路在糖尿病肾病形成中具有重要意义。该信号通路激活后产生 ROS,而 ROS 是造成氧化应激的主要原因。ROS 的产生在某种程度上依赖于还原型烟酰胺腺嘌呤二核苷酸磷酸(reduced form of nicotinamide-adenine dinucleotide phos phate,NADPH)氧化酶。Rosca 等运用蛋白质组学技术观察由 STZ 诱导的 1 型糖尿病大鼠肾脏线粒体功能的变化,实验提示 AGEs 的增多是持续高糖状态下氧化应激的表现,进而提示 DN 发病可能与 AGEs 和氧化应激的关系密切。

2)炎症与糖尿病肾病:近年来研究发现,炎症参与糖尿病肾病病变的进程。糖尿病患者持续高血糖致血流代谢异常,损伤肾脏的某些细胞后所产生的前炎症介质引起白细胞滤出至损伤部位并活化。在实验动物和糖尿病患者的肾脏活检标本中发现大量白细胞黏附分子和巨噬细胞。研究发现,炎性细胞中的巨噬细胞、白细胞等与糖尿病肾病关系密切。炎性细胞因子生理条件下维护肾脏正常功能,但病理状态下则促使肾小球病理改变,导致肾脏损害。

3)氧化应激刺激炎性物质产生:有研究者对健康志愿者或糖耐量受损患者,先注射谷胱甘肽抗氧化剂,5min 后再注射葡萄糖,试验结果发现急性高血糖可以增加受试者血液中 IL-6,IL-18 的浓度,这说明氧化应激可刺激白细胞介素的产生。由高血糖促使氧化应激激烈致 AGEs 产生并沉积,组织中 AGEs 受体又激活细胞核因子-κB(NF-κB)介导白细胞介素的产生。综上表明,糖尿病患者氧化应激的增加可以潜在促进白细胞介素水平。

(2)中医对糖尿病肾病的认识

DN 与虚、痰、瘀的关系:DN 依据其临床症状,可归属于中医学"尿浊""水肿""关格"等范畴。《灵枢·本藏》言:"肾脆则善病消瘅易伤。"《素问·奇病论》曰:"此人必数食甘美而多肥也,肥者令人内热,甘者令人中满,故其气上溢,转为消渴。"说明消渴病因,与先天禀赋、饮食失节有直接关系;其次过度劳欲、情志失调亦可导致该病的发生。消渴病日久,必伤及脾肾,脾虚无力运化,则精微下注膀胱;肾虚失于封藏,精关不固,膀胱气化失常,故见尿浊;气阴两虚日久,必损及阳,故脾肾阳虚,阳虚不能温化水液,致水湿内停而发水肿。脾肾衰败,先天之精不足,后天气血生化乏源,不能濡养诸脏,故 DN 是以肾脏为根本,最终导致机体整体衰败的病证。"至虚之处,便是留邪之地",即言在正气亏虚的病理基础上,又可导致各种病理产物的产生。气虚无力运血,阴虚血行滞涩,以及阳虚则生寒凝均可致血瘀证。有临床报道,DN 患者几乎都存在着瘀血的病理状态。朱氏认为 DN 据其临床表现及发病特点符合"久病入络""久瘀入络"的络病特征。彭氏提出脾肾亏虚、湿浊淤毒是 DN 发生的根源。我们认为糖尿病初期多见燥热,热灼津液,炼津成痰;待病情发展,燥热伤阴,阴虚火灼,炼液为痰;病程日久,阴损及阳,阳虚寒凝,津停为痰。脾虚湿盛内生痰浊,痰浊内阻中焦,加重脾功能障碍,痰浊、瘀血不仅是病理产物,同时又是致病因素影响病情进展。明代赵献可《医贯》曾言:"痰也,血也,水也,一物也。"这就是所谓的痰瘀同源,痰瘀同病,亦是消渴病辨证中不可忽视的病理因素之一。一旦 DN 患者体内产生痰浊、瘀血等病理产物,又可成为新的病因加重病情。瘀血碍津阻气,阻滞于肾,肾气化功能失常,则发水肿,如唐容川所言:"瘀血化水,亦发水肿,是血瘀而兼水也。"痰湿蕴结日久,化生热毒,浊毒上逆,则见恶心呕吐、神志不清等症状。瘀血、痰浊阻塞肾关,肾失开阖,致精微下泄,则见蛋白尿。由此可见,痰浊与瘀血既是 DN 病变过程中的病理产物,又是致病因素,相互影响,互为因果,使病情恶性循环加重。简言之,DN 病机是一个动态演变的过程,病机本虚标实,病位肺、脾、肾,病理基础以虚、痰、瘀为主。因此,临证治疗应以脾虚痰盛、瘀血阻络之病机辨证施治,以延缓和防止病情的发展,故益气活血、健脾化痰成治疗 DN 的主要方法之一。近年来有大量文章表明在临床上发现许多 DN 患者表现为脾虚痰甚,瘀血阻络证候如乏力、纳差、恶心、苔腻或黄腻、脉细,而且脾虚痰甚,瘀血阻络证候变化与 DN 的进展、预后关系密切。换言之,虚、痰、瘀与 DN 的发生、发展、治疗和预后有着密切的关系,因此,通过益气活血、健脾化痰中药改善糖尿病肾病肾血流动力学,增强抗氧化能力,从而降低血糖和蛋白尿,保护肾功能。

（3）中医治疗糖尿病肾病的常用方法:针对糖尿病肾病的治疗,西医基本以降糖、调脂或配合应用 ACEI、ARB 类等药物,治疗范围局限,疗效不甚满意。而中医药在治疗本病上,发挥特色,辨证施治,随症加减,尤其在改善糖尿病肾病早、中期临床症状和病变,效果更为显著,可有效预防、延缓糖尿病肾病的发生、发展。

1）辨证分型或分期治疗:聂莉芳将 DN 分为三期(早、中、晚)。早期以肺胃热盛,耗伤气阴为主,方以参芪地黄汤加减;中期又有气虚、气滞、血瘀、阴虚、阳虚、湿热内蕴 6 型;晚期分为虚损和关格,方以补虚、清湿热为主。李小娟将 DN 分为无水肿、有水肿两型。无水肿型常用滋补肝肾、益气养阴之法,方以生脉散合六味地黄汤加减;有水肿型则予健脾益肾、益气行水之法,方选六君子汤合六味地黄汤加减。刘宝厚根据 DN 发病阶段的不同特点,分为 4 期。早期(DM 初期和隐匿期),治以滋养肝肾、清热明目,药用山药、枸杞子、生地黄、山茱萸、玄参、麦冬、野菊花等;待患者出现持续微量白蛋白尿(早期肾病期),治以养阴益气,药用麦冬、山药、生地黄、葛根、太子参、黄芪、山茱萸等;临床出现水肿、蛋白尿、肾功能减退等症状时(临床肾病期),治以培补脾肾、益气活血,药用黄芪、党参、山茱萸、黄精、生地黄、桂枝、车前子等;晚期 DN(肾衰竭期),则行透析等肾脏替代治疗。

2）自拟方治疗:王秀芬等以补阳还五汤加减治疗早期 DN40 例,结果发现该方明显降低蛋白尿,并通过动物实验对其作用机制予以探讨。孙元荣对 64 例脾肾两虚,瘀血阻络证型的 DN 患者,予培土滋水汤(人参 15g,生黄芪 30g,山药 30g,桑寄生 30g,生地黄 15g,茯苓 30g,白术 20g,芡实、金樱子各 20g,赤小豆、益母草、丹参各 30g,陈皮 10g,砂仁 6g,苍术 10g,泽泻 30g)治疗 90 日,结果显示治疗后总有效率达 90.63%。北京中医药大学附属东直门医院将 64 例早期 DN 患者随机分为 2 组,对照组予常规治疗,治疗组在对照组基础上加用自拟中药方(白术10g,生黄芪50g,丹参20g,川芎20g,三七粉3g,大黄15g,知母5g,枸杞子10g,贯叶金丝桃30g,生地黄10g),治疗12周后观察临床效果。结果显示,治疗组的血糖、肾功能、尿蛋白水平均明显低于对照组($P<0.05$),治疗组临床总有效率明显高于对照组($P<0.05$)。

3)其他疗法:辛爽清用肾炎康复片治疗22例DN,对照组予厄贝沙坦治疗,结果显示治疗后肾炎康复组UAER及UMA水平明显低于厄贝沙坦组($P<0.05$),总有效率达81.81%。司廷林等予黄芪注射液治疗45例DN,对照组予常规疗法,试验结果显示黄芪注射液治疗组患者肾功能指标及尿蛋白水平明显低于对照组。王凌芬应用参麦注射液治疗DN43例,结果认为对早期DN患者使用麦冬和红参疗效显著。魏何泽使用中药灌肠法[生大黄(后下)、附子(先煎)、煅牡蛎、蒲公英、黄芪、厚朴]治疗DN30例,并观察治疗前后肾功能的变化,发现患者尿素氮、血肌酐水平明显低于治疗前,说明中药保留灌肠对DN氮质血症疗效肯定。

(4)糖肾宁治疗糖尿病肾病的研究基础:糖肾宁方是在多年临床经验的基础上,依据糖尿病肾病气阴两虚、瘀血阻络之病机特点拟成,依据目前临床用药的特点和现代药理研究成果而拟定的复方。该方由太子参、生黄芪、鹿角片、泽兰、生地黄、川黄连等组成。以往研究结果表明糖肾宁可明显改善DN患者的肾功能、蛋白尿,动物实验显示该方能改善DN大鼠的血流动力学、提高机体抗氧化能力,抑制肾组织TGF-β1过度表达、改善肾组织纤维化,体外实验表明该方可抑制猪肾小管上皮细胞TGF-β1的表达。结合临床经验,约有80%~90%的患者兼有痰的症状,故此次实验用方我们在以往糖肾宁方基础上加减,增强活血健脾化痰之功。故原方去生地黄、鹿角片,加白术、丹参、全瓜蒌,增强健脾化痰活血药物。方中黄芪味甘、性温,益气补虚;太子参味甘、性微温,补益元气、补肺健脾,佐助黄芪益气补中之力;黄连用量少,清热,起佐制之效;泽兰活血利水,白术健脾益气,燥湿利水;丹参味苦,性微寒。入血分,活血祛瘀;全瓜蒌性甘,微苦、寒,润肺,化痰,散结,润肠。该方依DN"虚、痰、瘀"病机特点拟成,健脾化痰,益气活血。本课题即在以往研究的基础上,进一步从AGEs-RAGE信号通路来阐述糖肾宁改善DN肾脏病理变化的机制,以期为临床提供疗效确切的治疗药物。

(5)糖肾宁对糖尿病肾病的影响及机制探讨

1)减少蛋白尿排泄,保护肾脏:DN的主要病理特征是肾小球细胞外基质堆积、基质增宽、基底膜增厚、肾小球硬化及肾间质纤维化,通过光镜我们可见,模型组大鼠肾小球囊壁轻度纤维性增厚,部分肾小管上皮细胞空泡变性,肾间质可见以淋巴细胞为主的炎细胞浸润;而糖肾宁组肾小球未见任何病理改变,仅见肾小管轻度扩张。模型组大鼠血糖、尿蛋白、肌酐与正常组比较呈显著性差异($P<0.01$),提示模型组大鼠存在肾脏损害,造模成功,可能进入终末期肾病。治疗后,各药物组蛋白尿水平明显低于模型组,且差异显著($P<0.01$或$P<0.05$);其中糖肾宁组低于格列喹酮组,但两者之间差异不显著($P>0.05$)。说明糖肾宁具有降糖以外兼降蛋白尿的作用,改善肾小球硬化,进而改善肾功能。

糖肾宁组的血肌酐和尿素氮水平较模型组相比均有所下降,说明糖肾宁一定程度上可改善肾功能,延缓肾功能衰竭的进展,但并不能逆转。

2)可能通过影响炎症因子发挥作用:C反应蛋白(CRP)大量升高显示机体处于炎性状态,研究显示,CRP的升高与2型糖尿病患者的蛋白尿可能有关。CRP增多致糖尿病肾病的可能发病机制为炎性反应诱导机体氧化应激,促使低密度脂蛋白(LDL)氧化为OX-LDL,而后者直接损伤肾小球内皮细胞,增强单核细胞对血管内皮的黏附及浸润,损害血管壁,导致血管炎性反应。研究提示,慢性炎性反应在微量白蛋白尿和血管病变之间起着潜在的媒介作用。

白细胞介素-6(IL-6)是由T细胞、巨噬细胞和成纤维细胞等产生的多功能细胞因子,通过释放继发性细胞因子或活化宿主细胞免疫来间接或直接实现其效应,在造血、神经系统和免疫中起重要作用。实验研究发现,在多种肾脏疾患模型中IL-6的水平与肾小管萎缩及系膜增生都成正相关性,糖尿病肾病患者血液中IL-6的水平高于正常人,肾脏活检发现肾间质IL-6水平反映肾间质损伤程度。

模型组的CRP、IL-6含量与正常组比较有显著性差异($P<0.01$);经治疗后,各药物组较模型组相比均有所下降,除格列喹酮组IL-6无统计学意义外,其余药物组差异均有统计学意义($P<0.05$),且与正常组比较差异不显著($P>0.05$)。说明糖肾宁能够直接下调CRP、IL-6含量,进而减轻炎症反应,改善肾间质损伤的程度,延缓DN的进程。

五、矢志方

尿酸性肾病本是西方国家的一种常见病,我国少见。但随着近年来经济情况的好转、饮食结构的变化,该病在我国的发病率日趋上升,21世纪将有可能成为一种常见病。由高尿酸血症而造成的一系列心脏、肾脏损害及代谢紊乱危害较大,因此对于该病的防治具有重要的临床和社会意义。

目前在该病的发病机制和治疗方面的研究虽然有了一些结论,但仍未十分明确。由于缺乏较理想的动物模型,因而大多停留于临床资料总结,基础实验研究较少。通过对尿酸性肾病动物模型创建的探讨,并结合上海中医药大学附属曙光医院肾内科数十年临床经验所得矢志方的动物实验研究,验证其疗效和研究其作用机制,以期从多方面探讨该病的发病机制并提供一疗效满意、机制明确的治疗方剂。

(一)理论研究

中医对尿酸性肾病的记载分散于多种病证中,如痛风、鹤膝风、历节、热淋、石淋、尿血、腰痛、痹证、水肿等病。《丹溪心法·痛风》说:"昼静而夜发,发时彻骨酸痛……痛有常处,其痛处,赤肿灼热或浑身壮热。"《济生方》有言:"腰者肾之府,转摇不能,肾将惫矣……因嗜欲过度,劳伤肾经,肾脏既虚,喜怒忧思,风寒湿毒,得之伤之,遂致腰痛。"《景岳全书》叙述其病机为:"瘀浊凝涩,血气为邪所闭……入腑则病浅易治,入脏则病深难治。"近代中医认为本病的大多数患者形体肥胖、年过中年,故其脏气日渐衰退,若再饮食不节、嗜食膏粱厚味或饮酒过度,久之必致脏腑功能受损,特别是脾肾功能受损,脾失健运则升清降浊无权,肾失气化则分清泌浊失司,人体水液不能正常运化从而聚湿生痰,痰湿内阻,血行不畅,则易于导致瘀血内生,痰瘀互阻,日久滞留血脉,肆逆为患,入脏则"穷必及肾",致肾气不足,肾络痹阻。

1. 中医学对高尿酸血症的认识

1)病名及历史沿革:由于中、西医对疾病认识的差异,中医学并无"高尿酸血症"病名的记载,故而单纯性高尿酸血症大多参照痛风病进行辨证治疗。而关于本病的中医病名归属,医学家们意见不一,有谓当属"历节病",认为《金匮要略》中的"历节病"的症状特点"疼痛如掣""脚肿如脱""不可屈伸"与痛风性关节炎极为相似。而部分学者则认为本病属于"痹病"范畴,其根据痛风的病因病机,认为本病当属于中医痛痹与脚气。由于痛风除关节症状外,最重要的是肾脏损害,故又有人认为当属于淋证中之"热淋""石淋"或"腰痛""虚劳""水肿"等。

早在金元时期,李东垣、朱丹溪首先提出"痛风"一名,并对其病因病机作了探讨。李东垣《兰室秘藏》认为,痛风的病因主要是血虚。朱丹溪《格致余论·痛风论》谓:"彼痛风也,大率因血受热,已自沸腾,其后或涉冷水,或立湿地,或扇取凉,或卧当风,寒凉外搏,热血汗浊凝涩,所以夜则痛甚,行于阴也。"《丹溪心法》曰:"肥人肢节痛,多是风湿与痰饮流注经络而痛,瘦人肢节痛,是血虚。"由此可见,当时已认识到痛风不同于"痹病"的风邪为患,也不同于"历节"的肝肾精血不足、筋骨失养的病因病机特点,痛风与湿浊有关,湿为阴邪,有流注下趋之性,故发病多从足部关节起,即"独足肿大""脚肿如脱"。《金匮要略》谓"其疾昼静而发,发则彻髓,疼痛乍歇,其病如白虎之啮"。伴"头眩短气,温温欲吐",病变关节"黄汗出"。这与西医痛风性关节炎常有滑膜渗液、关节肿胀,伴发热、头痛、心悸等症状描述极为相似。

2)病因病机:目前中医学者对高尿酸血症的病因病机有以下几种观点:①本病的大多数患者形体肥胖、年过中年,脏气日渐衰退,再饮食不节、嗜食膏粱厚味或饮酒过度,致脏腑功能受损,脾失健运则升清降浊无权,肾失气化则分清泌浊失司,人体水液不能正常运化从而聚湿生痰,痰湿内阻,血行不畅,则易于导致瘀血内生,痰瘀互阻。日久滞留血脉,肆逆为患,入脏则穷必及肾,致肾气不足,肾络痹阻;②本病辨证有虚实两端,实者多为湿热痰浊内蕴,虚者多为脾肾两亏或肝肾不足,而临床多见虚实夹杂。先天脾肾气虚,或年老肝肾气血生化不足,气化、排泄水液的功能减弱,后天又过食肥甘厚味伤及脾胃致水湿运化失常,内湿稽留,蓄积不化,日久化热,湿热内蕴;③通过对高尿酸血症患者进行中医证候观察分析认为,气虚、血瘀夹湿的证候明显高于其他证候;④本病由于外感风、寒、湿热之邪,嗜酒及贪食肥甘,复因七情、劳倦等使肺失宣降,脾失健运,肝失疏泄、肾失分清泌浊、气机升降失常,气、血、水等运行障碍,湿热、浊毒、痰瘀痹阻经络,滞留不去形成高尿酸血症。总之,大部分医家认为高尿酸血症是因饮食失宜,脾肾不足或肝肾阴虚,造成湿、热、痰、瘀、毒邪痹阻、沉积而形成的。

3)中药复方治疗高尿酸血症实验研究现状:时乐等在加味四妙方(苍术,黄柏,牛膝,薏苡仁,土茯苓等)基础上分离有效部位群(黄酮,皂苷,有机酸,挥发油,生物碱,水溶成分等),简称 A 组合,研究其不同剂量的实验性抗痛风作用,证明加味四妙方有效部位群代表了全方药效的物质基础,各剂量组在镇痛、降尿酸和抗炎方面有一定的量效关系。

熊湘明等观察中药复方(二妙散加减)对实验性高尿酸血症肾损害大鼠血清尿酸水平、肾功能的影响及对肾病理损害的修复作用。发现中药复方(二妙散加减)具有降低血清尿酸的作用,其第14日、21日血清尿酸水平与模型组比较明显降低;能改善高尿酸血症肾损害大鼠的肾功能,其血清肌酐、尿素氮已接近正常;对高尿酸血症肾脏病理损害有修复作用,病理结果示肾脏结构基本正常。

有学者等研究二妙丸水提取液对小鼠血尿酸水平和肝脏黄嘌呤脱氢酶和黄嘌呤氧化酶的影响,发现二妙丸水提取液和黄柏对正常小鼠和高尿酸血症小鼠都有促进尿酸排泄的作用,能相对抑制小鼠肝脏黄嘌呤脱氢酶和黄嘌呤氧化酶的活性,但作用低于别嘌呤醇,苍术有协助和增强黄柏降低血尿酸水平的作用。

高碧珍等分别用四妙散、二陈汤及血府逐瘀汤对高尿酸血症大鼠进行治疗,并进行血清尿酸、肌酐、尿素氮和黄嘌呤氧化酶等指标检测,发现血府逐瘀汤组各指标明显下降,能显著改善肾功能。

王文娟研究发现当归拈痛丸对尿酸酶抑制剂所致高尿酸血症小鼠和腺嘌呤合乙胺丁醇导致的高尿酸血症大鼠均有明显降低血尿酸的作用,抑制黄嘌呤氧化酶活性,促进尿液的排泄,使尿酸的生成减少的同时,尿酸排泄增多。当归拈痛丸能通过降低血尿酸,减少血尿酸对肾脏的刺激,防止肾中尿酸盐结晶沉积导致肾实质损害引起的痛风肾,预防肾衰竭。

孙维峰等观察中药泄浊除痹汤对大鼠血尿酸浓度及尿酸清除率的影响,一次经口灌服泄浊除痹汤可使大鼠血尿酸浓度明显降低,呈一定剂量依赖关系,且药后每分钟尿液中尿酸排出量和尿酸清除率均较溶剂对照组增多,泄浊除痹汤可通过增加内源性尿酸的消除率而降低血尿酸浓度。

熊湘明研究痛肾宁复方(苍术、黄柏、大黄、益母草、白花蛇舌草、猪苓、黄芪等)防治实验性高尿酸血症肾损害作用,认为痛肾宁通过有效降低实验性高尿酸血症肾损害大鼠的血尿酸水平,其中中剂量组的作用效果较好。能降低血清尿素氮、肌酐水平,改善肾功能。有效防止高尿酸血症引起的肾损害,对肾小球、肾小管、肾间质有明显的修复和保护作用,中剂量组的肾组织结构基本正常。

刘金元等通过痛风止痛散(苍术、黄柏、豨莶草、毛冬青、土茯苓、牛膝等)对高尿酸血症小鼠血尿酸和尿尿酸的作用进行研究,发现痛风止痛散高剂量组、中剂量组能明显降低次黄嘌呤所致小鼠血尿酸水平,与模型组相比有显著性差异,低剂量组、正清风痛宁缓释片也有作用但差异无显著性。痛风止痛散高、中、低3个剂量组之间虽然无显著差异,但存在着一定的量效关系趋势。

黄胜光、谭宁等发现除湿化瘀方(土茯苓、薏苡仁、益母草、丹参、金钱草、车前子等)高剂量给药7日、14日可明显降低腺嘌呤、乙胺丁醇诱发的大鼠血尿酸升高,第7日可明显降低黄嘌呤氧化酶水平,肾功能损害明显低于别嘌呤醇组。但其机制有待于进一步研究。

李志明研究发现固本化痰汤(何首乌、天麻、白术、苍术、薏苡仁、白芥子、决明子等)有效降低高尿酸血症小鼠血尿酸水平、减少尿酸盐结晶的沉积、降低血清肌酐、尿素氮、改善肾功能的作用。能有效升高血清 XO 活性,增强血清中鸟嘌呤脱氨酶和腺苷脱氨酶的活性,调节尿酸水平。

李蓉研究发现尿酸平煎剂能有效降低高尿酸血症大鼠血清尿酸水平,对尿酸性肾病有修复作用。通过抑制体内黄嘌呤氧化酶的活性,增加尿酸排泄,降低尿酸水平,促进尿酸盐结晶溶解,减轻炎性细胞浸润,促进肾功能恢复,并且能有效防止高尿酸血症形成及其对肾脏的损害,具有预防和保护作用。

目前中医药在治疗高尿酸血症的实验研究方面,已经取得了一定的进展,但是仍然存在一些问题。目前中药复方对高尿酸血症的实验研究皆是在观察其对尿酸及肾功能等生化指标的影响,对于其降尿酸作用深入的机制研究报道甚少,尚未发现中药复方降尿酸作用的分子机制研究。因此具有稳定疗效及明确作用机制的中药复方降尿酸药物的研发对于高尿酸血症的治疗非常重要。

(二) 组方原则

痰瘀为患在尿酸性肾病的发病过程中占有非常重要的地位。方正是从此点出发,确立了活血通络、利湿祛痰的治则。方以车前子利水祛痰和留行子祛瘀通经为主,配伍白芥子化痰散结,生山楂、生大黄、冬葵子活血祛瘀,再加粉萆薢、威灵仙祛风湿、通经络,诸药合用则痰瘀得除。

1. 化瘀祛痰的立法依据及组方思路

(1) 中医学有关痰瘀互结的认识

1) 津血同源、津血互化的生理现象:血与津液,来源相同,功能相似,又能相互渗透转化,所以两者在生理的联系和病理上的影响均较为密切。就来源而论,血与津液均由脾胃运化而生成的水谷精气化生而成,故有"津血同源"之说。就性状和功能而论,血与津液皆有形而静属阴,且都具有滋润和濡养的作用。血在脉中,津液在脉外。脉外的津液渗过脉管,进入脉中,与营气相合,变化而赤为血,成为血液的组成部分;血中的津液,亦可渗出脉外。所谓津液渗入脉中,与营气结合便是血;渗出脉外,与营气分离,即是津液。有分有合,有进有出,津血之间相互转化。

2) 津血同病、痰瘀互结的病理变化:痰的形成,多由外感六淫,或内伤七情,或饮食不节等,引起肺、脾、肾三脏功能失调,津液输布失常所致。痰作为一种致病因子,具有易行性、易聚性等病理特点。因此,若反复受病或治疗不当等多种原因,使肺、脾、肾三脏虚甚,水湿不得输布而内停,聚而成痰,停滞日久,气行不畅,脉道受阻,血涩不行,将出现凝痰聚瘀的病理。张山雷云:"痰涎积于经隧则络中之血必滞。"现代研究也佐证了中医学"痰可夹瘀""痰可致瘀"的理论。王琦通过体质调研发现,痰湿体质普遍存在微循环障碍、血黏度增高、红细胞电泳时间延长等;方永奇通过对痰证293 例的实验研究表明,痰证的血液循环基础是血液流变的改变,突出表现为血液浓稠性、黏滞性、聚集性和凝固性增高,以及脑血流量减少。

瘀血内停,久必生痰。瘀也可致痰,一为瘀阻脉络,"脉道不通,气不往来",使血脉内外之津液不能渗出或回于脉中,津液久聚则成痰,与瘀血相并;二为瘀血停积阻滞脉络,阻碍了津液入脉化血之路,聚为痰浊。《灵枢·百病始生》谓:"凝血蕴里而不散,津液涩渗,著而不去,而积成也","肠胃之络伤,则血溢于肠外,肠外有寒汁沫与血相搏结,则并合凝聚不得散而积成也"。上述论述,为后世"痰瘀同病同治"理论开启了源头。嗣后,张仲景在《金匮要略·水气病脉证并治》阐释了水气病有气分、水分、血分之分,并创造性地提出"血不利则为水",指出血滞不行,阻塞脉道,水液潴留是水气病的成因之一。《圣济总录》指出"三焦气涩,脉道闭塞,则水饮停滞,不得宣行,因之聚成痰饮,为病多端"。唐容川在《血证论》中也指出"血瘀既久,亦能化为痰水""痰血流注,亦发肿胀者,乃血变成水之证"。"血病不离乎水,须知痰水之壅,由瘀血使然,但去瘀血则痰水自消"。《医门法律》指出:"瘀血化水,赤缕外现,其水不去,势必不瘀之血亦尽化为水矣。"明代罗必诚在《医宗粹言》中指出:"先因伤血,血逆则气滞,气滞则生痰,痰与血相聚,名曰瘀血夹痰……治宜导痰消血。若素有郁痰所积,后因伤血,故血随蓄滞,与痰相聚,名曰痰夹瘀血……治宜破血消痰。"凡此种种,均阐释了血液瘀阻,阻碍脉道,瘀血不化,融溶为痰水的病理变化。

痰滞血瘀,血瘀则痰滞,形成恶性循环,交结不解,最后形成各种病变。痰浊一旦形成,则注之于脉,壅塞脉道,碍气滞血,出现痰挟血瘀之证;反之,血瘀则痰滞,瘀血挟痰,痰瘀胶结不解,终成难治之症。叶天士《临证指南医案》云:"经以风寒湿三气合而为痹,然经年累月,外邪留著,气血皆伤,化为败血凝痰,混处经络,盖有诸矣。倘失其治,年多气衰,延至废弃沉疴。"诸此等等,均提示久病入络,当有痰瘀互结之证。故朱丹溪在《丹溪心法·痰》有"痰挟瘀血,遂成窠囊者,不治"之说。

"百病皆为痰作祟""怪病皆属于痰""久病入络"。痰饮、瘀血一旦形成,相互胶结,日久不愈。因此,"痰瘀同病"为正确认识某些病证,尤其是疑难怪病的病因病机提供了理论依据;"痰瘀同治"的方法为治疗某些疑难怪病开辟了新的途径、提供了新的思路。

本病的大多数患者形体肥胖、年过中年,故其脏气日渐衰退,若再饮食不节、嗜食膏粱厚味或饮酒过度,久之必致脏腑功能受损,特别是脾胃功能受损、脾失健运则升清降浊无权,肾失气化则分清泌浊失司,人体水液不能正常运化从而聚湿生痰,痰湿内阻,血行不畅,则易于导致瘀血内生,痰瘀互阻,日久滞留血脉,肆逆为患,入脏则穷必及肾,致肾气不足,肾络痹阻。由此可见,痰瘀为患在高尿酸血症的发展过程中占有非常重要的地位。

为此我们正是从此点出发,确立了化瘀祛痰的治则及中药复方矢志方。临床应用有较好疗效,并申请了国家知识产权局发明专利,专利申请号:200510026468.9。在上海市自然科学基金课题(04ZR14127)资助下,动物实验证实本方可以降低尿酸性肾病大鼠血尿酸水平,抑制黄嘌呤氧化酶的活性,改善肾纤维化。为本课题对于其深入的降尿酸分子机制的研究奠定了基础。

(2) 化瘀祛痰方药组方分析

1）王不留行：味苦、平。《本草备要·草部》谓"其性行而不住，能走血分、通血脉……除风去痹，止血定痛，通经利便，下乳催生"。《药性论》谓其通血脉，治风毒。《神农本草经·卷一·上经》记载其"主金创，止血逐瘀，出刺，除风痹内寒"。《别录》谓其除痈疽恶疮，心烦鼻衄，瘘乳，妇人难产。《本草纲目》谓其"利小便"。

2）白芥子：始载于《开宝本草》："性温，味辛，味厚气锐，内而逐寒痰水饮，宽利胸隔；外而走经络，消痰结，止痹痛，除麻木。"元代朱丹溪曰："痰在胁下及皮里膜外，非白芥子不能达。"《开宝本草》谓其主"湿痹不仁……骨节疼痛"。《本草纲目》亦谓白芥子可治"痹木脚气、筋骨腰节诸痛"。现代朱良春老先生认为：久痹疼痛，未有不因停痰留瘀阻于经隧者，因此所谓治"骨节疼痛""不仁"云云，皆指其辛散温通，入经络、搜剔痰结之功。

3）车前子：味甘、咸、寒。《证类本草·卷第六》记载其"主气癃，止痛，利水道，除湿痹"。《医学启源》谓其主小便不通，导小肠中热。《雷公炮制药性解》谓其主淋沥癃闭，阴茎肿痛，痰涎水饮，湿疮，赤白带浊，血闭难产。现代药理研究发现车前子有利尿作用，可增加动物的尿量，促进尿中尿素氮、氯化钠和尿酸的排出。新近研究还发现，车前子具有清除自由基，发挥抗氧化的能力。

4）冬葵子：性凉，味甘，涩。始载于《神农本草经》，列为上品。《本草纲目》曰："葵菜……有紫茎、白茎二种，以白茎为胜。大叶小花，花紫黄色，其最小者名鸭脚葵。其实大如指顶，皮薄而扁，室内子轻虚如榆荚仁。八九月种者为冬葵"，功用：通大便，消水气，滑胎，治痢。《神农本草经》谓其主五脏六腑寒热羸瘦，五癃，利小便。《本草经集注》曰：葵子汁解蜀椒毒。《别录》谓其疗妇人乳难血闭。《药性论》谓其治五淋，主奶肿，下乳汁。《中华人民共和国药典》载其功用：清热利尿，消肿，用于尿闭、水肿、尿道感染、口渴等。

本病系痰湿内停，血行不畅，导致痰瘀互阻，滞留血脉。故本方选王不留行及白芥子为君药，共奏通络逐瘀、祛痰散结之效，使瘀血化，痰涎祛，津血运行通畅；配伍车前子为臣，因其利水除湿之功甚殊，与王不留行及白芥子相配，加强通络涤痰之效；佐以冬葵子利水消导，使邪有去路，津行得通，而使化瘀祛痰之效更甚。诸药合用，则脉道得通，血行得畅；水道通利，津行不滞。

（三）实验研究

1. **实验材料**　实验动物：选用清洁级雄性 SD 大鼠 61 只，体重 150～180g，上海西普尔-必凯实验动物有限公司产品，由上海中医药大学附属曙光医院实验动物中心提供。酵母干粉，英国 OXOID 公司产品，由上海化学试剂公司枫林路店提供。沙丁鱼，罐头食品，烘干后碾碎使用。腺嘌呤，上海丽珠东风生物技术有限公司产品，由上海化学试剂公司枫林路店提供。上海中医药大学附属曙光医院实验动物中心为标准的清洁级实验动物中心。

2. **实验方法**　分组和造模：动物购置后，适应环境 1 周，依不同配方的酵母干粉组合饲料，随机分为 7 组，每组 8 只，另设一个正常对照组，为 5 只，共 8 组：第Ⅰ、Ⅱ、Ⅲ组为酵母组,饲料配方为每日每千克体重 15g 酵母,其中第Ⅰ组为造模组(不予药物治疗),第Ⅱ组为中药治疗组(造模成功后予中药灌胃),第Ⅲ组为中药预防组(造模第 1 日即予中药灌胃);第Ⅳ、Ⅴ组为酵母加腺嘌呤组,饲料配方为 10g 酵母、每日每千克体重 100mg 腺嘌呤,其中第Ⅳ组为西药治疗组(造模成功后予别嘌呤醇灌胃),第Ⅴ组为中药治疗组(造模成功后予中药灌胃);第Ⅵ、Ⅶ组酵母加腺嘌呤加沙丁鱼组,饲料配方为 10g 酵母、每日每千克体重 80mg 腺嘌呤、每日每千克体重 5g 沙丁鱼,其中第Ⅵ组为西药治疗组(造模成功后予别嘌呤醇灌胃),第Ⅶ组为中药治疗组(造模成功后予中药灌胃);第Ⅷ组为正常组,食用普通市售粉饲料。根据以上分组、配方,参考大鼠的体重变化(大鼠每 10 日称体重 1 次),将酵母、腺嘌呤、沙丁鱼与市售粉饲料搅拌均匀后以喂养大鼠。动物自由饮水、摄食,自然照明,室温喂养。

3. 治疗

(1)药物组成:矢志方:王不留行子 10g、白芥子 10g、车前子 10g、冬葵子 15g、粉萆薢 15g、威灵仙 10g、生山楂 10g、生大黄 5g(后下)。由上海中医药大学附属曙光医院中药房提供。别嘌呤醇,由上海中医药大学附属曙光医院西药房提供。动物用药按成人体重用药量的 20 倍计算,对不同组别的大鼠分别给予相应的中西药灌胃。

(2)治疗方法:各组动物在进食酵母干粉组合饲料后第 21 日尾部取血,测定血尿酸、肌酐、尿素氮,根据其测定值确定模型成功,并依照血尿酸值进行分组,以避免各组间在实验开始前有组间差异,中药预防组除外。然后各组分别予以中药降尿酸方及西药别嘌呤醇治疗。动物第 51 日断头取血,取血后自然凝固,37℃水浴 30min,高速离心 5min,取上清液检测各项指标,并于断头后取一侧肾脏作病理检查。

4. 观测指标和方法

(1)肾功能和血脂的测定:血肌酐、尿素氮、尿酸、甘油三酯和胆固醇用常规生化测定方法检测。

(2)尿视黄醇结合蛋白(RBP)、β2 微球蛋白(β2-MG)的测定:尿 β2-MG 用同位素放免测定方法。尿 RBP 的测定选用上海亚都生物技术经营部提供的尿 RBP 含量测定试剂盒,采用 ELISA 法,用酶标仪测定,按试剂盒说明进行操作,步骤略。

(3)血清超氧化物歧化酶(SOD)测定:选用南京聚力生物医学工程研究所提供的 SOD 测定试剂盒,按试剂盒说明进行操作,用分光光度计测定。

(4)大鼠的肾脏病理检测:用 HE、PAS 染色,观察肾小球、肾小管和间质的病理变化。

5 研究结果

(1)各组造模效果比较:造模 20 日后各造模组的尿酸、肌酐、尿素氮都显著高于正常组($P<0.05$),说明尿酸性肾病造模成功;中药预防组各指标显著低于造模组($P<0.05$),说明中药具有预防作用。酵母加腺嘌呤组与酵母加腺嘌呤加沙丁鱼组的尿素氮值均显著大于酵母组($P<0.05$)。

(2)治疗后中西药效果比较

1)应用酵母造模后中药治疗及预防的结果:造模组在继续造模后尿酸显著增高

（$P<0.05$），伴随着尿酸的上升，肌酐、尿素氮也表现为显著增高（$P<0.05$）。而中药治疗组经中药治疗后尿酸、肌酐、尿素氮显著低于治疗前（$P<0.01$），并呈现持续下降趋势；中药预防组继续降低尿酸，改善肾功能。这说明降尿酸方不但有治疗作用，还有预防作用。

2）应用酵母加腺嘌呤造模后中西药治疗效果比较：研究结果显示，中药治疗可达到与西药一样的降尿酸作用，但西药治疗组的尿素氮治疗后与治疗前无差别（$P>0.05$），中药治疗组的肌酐、尿素氮治疗后显著低于治疗前（$P<0.01$），说明降尿酸方在降低血尿酸的同时能很好地改善肾功能。

3）应用酵母加腺嘌呤加沙丁鱼造模后中西药疗效比较：研究结果显示，降尿酸方对于酵母加腺嘌呤加沙丁鱼诱发的继发性尿酸性肾病有同样的降低血尿酸、改善肾功能的作用。

4）造模各组血脂、SOD 和肾小管功能的变化以及中西药物的治疗作用比较：应用酵母造模的造模组的血三酰甘油和胆固醇均显著高于正常组（$P<0.05$），说明尿酸性肾病存在着血脂的异常增高。中药治疗组的血脂显著低于正常组（$P<0.05$），因此，中药具有降血脂的作用。尿 RBP 与 β2-MG 是肾小管功能的敏感指标，造模组的尿 β2-MG 与 RBP 显著高于正常组（$P<0.05$），说明尿酸性肾病以肾小管病变为主。中药治疗组的尿 RBP 与 β2-MG 显著低于造模组（$P<0.05$）说明中药能通过降低尿酸来改善肾小管功能。造模组的 SOD 显著低于正常组（$P<0.05$），说明尿酸性肾病有抗氧化能力下降，氧自由基损害机体的情况。中药治疗后 SOD 显著高于造模组（$P<0.05$），说明降尿酸方降低血尿酸、改善肾功能可能与其增强机体抗氧化能力有关。

应用酵母加腺嘌呤、酵母加腺嘌呤加沙丁鱼所制作的尿酸性肾病模型中，西药治疗组的血三酰甘油和胆固醇显著高于正常组（$P<0.05$），说明西药对于本模型的血脂增高无治疗效果，而中药能明显地降低血三酰甘油和胆固醇。中药治疗组 SOD 显著高于西药治疗组（$P<0.05$），说明中药不仅能清除氧自由基，而且可以增加 SOD 的活性。在观察反应肾小管功能的尿 RBP 这一指标中，尽管中西药治疗组之间没有显著性差别，但相比之下，中药组仍呈下降趋势。

（3）造模各组中西药治疗前后的肾脏病理变化

1）酵母造模组：HE 染色 10×4 光镜下可见病变部位较多，大部分的肾小管和间质均被累及。HE 染色 10×10 光镜下见局灶性间质纤维化，伴大量淋巴和单核细胞的浸润，部分肾单位萎缩，另有部分肾小管呈囊性扩张，上皮萎缩。至 10×20 倍镜视野见间质细胞萎缩，有胶原纤维充填，伴肾小管的萎缩，部分肾小球体积缩小，与肾小囊壁粘连，肾小囊腔消失，一部分扩张的肾小管呈现矮小低平的上皮细胞，肾间质中有尿酸盐结晶沉积，引起灶性的异物巨细胞反应。PAS 染色 10×20 光镜下远端肾小管中见蛋白管型，部分肾小管管腔内见矩形或无定型尿酸结晶。

2）西药治疗组：HE 染色 10×4 光镜视野仅见散在的病变，大部分病变已恢复。至 10×10 倍镜见病变的部位肾小管轻度扩张，上皮轻度萎缩，程度远较造模组为轻，肾小球的病变已基本恢复，未见有尿酸盐结晶，但仍有炎症细胞的浸润。

3）中药治疗组：HE 染色 10×4 光镜视野可见的病变极少,已基本恢复正常。10×10 倍镜下除可见少数肾小管扩张外,余未见明显异常。

6. 讨论与分析

（1）现代药理研究

1）降低血尿酸。大黄：现代研究表明大黄中的大黄素对黄嘌呤氧化酶有较强的竞争性抑制作用,而黄嘌呤氧化酶在尿酸的形成过程中起着重要的作用,因此大黄素可影响尿酸的形成。另外,由于机体在高尿酸血症时期,肠道对尿酸的排泄将成为一条重要途径,大黄的泻下作用能帮助尿酸的排泄。有报道称口服大黄尿 PH 值可逐渐上升,还可促进尿液的碱化和尿酸的排泄;大黄煎剂对氮质血症有较好的治疗作用。总之,大黄能很好地起到降低血尿酸、改善肾功能的作用。车前子：车前子的利尿作用经犬、兔等动物实验及人实验均证实能增加水分、尿素、尿酸及氯化物的排泄,因而,其降低血尿酸的效果亦是肯定的。萆薢可降低血尿酸,威灵仙可溶解尿酸。

2）提高 SOD 活力,清除氧自由基。大黄：大黄鞣质和儿茶精类化合物有较强的超氧化物歧化酶（SOD）活性,对体内超氧阴离子自由基有较强的清除率,对其生成有较强的抑制率。山楂：据报道山楂、益母草组成的山楂合剂掺入饲料给高糖高脂饲料造成的动脉粥样硬化的鸡服用 16 周,可使 SOD 活性显著提高;另有研究山楂在体内对超氧阴离子自由基有较强的清除作用,对正常小鼠随增龄引起的 SOD 活性降低有显著改善作用。综合分析则表明山楂具有明显的抗氧化作用。

3）降低血脂。大黄：大黄能有效解除胰岛素抵抗性,升高红细胞胰岛素受体的最大结合力,降低血清胰岛素水平,显著降低血三酰甘油、胆固醇、极低密度脂蛋白,载脂蛋白 β,升高 HDL-Ch/TCh 的比值。萆薢能降低血清胆固醇;山楂可降低血三酰甘油和胆固醇,对 HDL-Ch/TCh 比值下降亦有显著改善作用。

4）抗炎作用。环留行子有抗炎作用,对于 5-HT、组胺、PGE2 引起的血管通透性增加有抑制作用,对于尿酸性肾病引起的间质炎症具有治疗作用。

实验结果来看,中药治疗组和中药预防组的血 UA、Cr、BUN、TG、TC、尿 RBP、β2-MG 显著低于造模组,SOD 显著高于造模组。可见正是由于降尿酸方可以降低血尿酸、提高 SOD 的活性、清除氧自由基和降血脂,因此,其对尿酸性肾病不仅有治疗作用,而且还有预防作用。

（2）动物模型制备的探讨：从文献报告来看,目前我国对该病动物模型的制备主要有两种方法:第一种是把抑制尿酸排泄的药物加上尿酸产生的原料给动物服用,如金沈锐等报道的使用黄嘌呤 600mg/kg 和盐酸乙胺丁醇 250mg/kg,次黄嘌呤 600mg/kg 灌胃连续 5 日而使尿酸显著升高。很显然,这主要是通过药物抑制尿酸排泄而造成的,属继发性高尿酸血症。第二种是通过腺嘌呤的作用,如徐曼等报道按每日 0.3mg/100g 体重剂量将腺嘌呤混入 2% 淀粉液灌胃 5 周,出现似人类尿酸性肾病的病理变化。腺嘌呤是核酸的主要组成成分之一,体内广泛存在,它主要是由体内合成,食物中的腺嘌呤大多在肠道黄嘌呤氧化酶的作用下转变为尿酸,少部分被重新利用合成核酸。当机体摄入大量腺嘌呤时,异常高浓度的腺嘌呤在黄嘌呤氧化酶的作用下则转变为极难溶于水的 2,8-二羟基腺嘌呤,沉积于肾小管,引起肾小管阻塞,进而导致血清尿酸、肌酐、尿素氮显著上升。此种动物模型造成的肾损害(肌酐、尿素氮的升高)并不是由于血尿酸升高到一定程度出现肾小管功能异常后影响至肾小球而造成的,而是因为肾小管排泄障碍致肌酐、尿素氮、尿酸同步上升,尿酸升高只是其症状之一,与尿酸性肾病的病程变化不一致,此其一;其二,此模型是肾后梗阻性病变,亦属继发性高尿酸血症;其三,腺嘌呤有毒性,大量服用动物死亡率高。因此,以上两种方法均非理想的造模方法。

实验使用了酵母、腺嘌呤和沙丁鱼三种物质造模,尝试了三种造模方式,即单纯酵母(每日每千克体重 15g 酵母),酵母加腺嘌呤(10g 酵母、每日每千克体重 100mg 腺嘌呤),酵母加腺嘌呤加沙丁鱼(10g 酵母、80mg 腺嘌呤、每日每千克体重 5g 沙丁鱼)。酵母即核糖核酸,在体内充分水解能产生含氮的有机碱(包括嘌呤碱类和嘧啶碱类)和磷酸,当大剂量的酵母投放入体内后,能干扰机体正常的嘌呤代谢,致嘌呤代谢紊乱,其主要表现为黄嘌呤氧化酶活性增加,加速了尿酸的生成,从而产生了大量的尿酸,由于血尿酸的升高出现肾小管功能异常,渐至肾小球的损害而造成肾功能受损(肌酐、尿素氮升高)。腺嘌呤的造模原理如前所述。至于沙丁鱼,则是一种富含嘌呤的食物,只是作为疾病发生的一个诱发因素。本实验三种方式造模所得动物尿酸值无差别,而后两种造模所得肾功能损害更甚于第一种,这是因为第一种方法只有原发性的因素,后两种则加上了继发性因素,从一开始肾功能即已受损。比较这三种造模方法,其中以单纯酵母造模者最为类似于人类尿酸性肾病,且酵母无毒性,动物死亡率低,因此是研究该疾病较理想的动物模型。但是,高尿酸血症持续多长时间才会引起肾功能的变化,以及是否随着血尿酸的增加肾功能相应继续变化,如果能解决这两个问题,对于临床有很好的指导意义。所以,应用酵母诱发高尿酸血症模型从理论上讲可以解决这两个问题,但是本实验是在造模 20 日后检测动物的尿酸值和肾功能,发现肌酐和尿素氮已升高,说明以后造模时间可以更短,比如 5 日、10 日、15 日时分别检测血尿酸、肌酐、尿素氮,直至摸索出尿酸值显著高于正常值而肾功能尚未受损的时间。然而,在继续造模的过程中我们发现随着尿酸继续升高伴随肌酐、尿素氮升高,两者呈平行关系,从而证明高尿酸血症是加快肾功能恶化的诱发因素之一。

(3) 矢志方治疗尿酸性肾病疗效的探讨

1) 血尿酸升高与肾小管功能的改变:肾小管的重吸收功能可通过对尿中小分子蛋白质的定量测定加以评估。近年来发现有两种小分子蛋白质适合作为肾小管重吸收功能的标志物:一种是 β2-微球蛋白(β2-MG),一种是视黄醇结合蛋白(RBP)。由于 β2-MG 在酸性尿中不稳定,甚至在 37℃膀胱环境中即可降解,而 RBP 在酸性尿中较为稳定,因而 RBP 是一更为实用的近曲肾小管功能的标准物。RBP 是一种单一肽链的蛋白质,分子量约为 21000,其空间结构形式以 β-结构为主,形成 8 段反平行的 β-结构、7 段发夹结构,仅有一个由 12 个氨基酸残基组成的 α-螺旋,以及 N-末端和 C-末端区域。最近通过 RBP 的 cDNA 碱基缺失的方法进行的结构分析表明:RBP 中的 3 个发夹结构,不仅构成视黄醇结合位点"口袋"的入口,而且残基完全被包括在与 TTR 和 RBP 受体相互作用区内。2 个 Leu 残基 L63 和 L64 变换成 Arg 和 Ser,则 RBP 结合到受体的功能完全丧失;碱基缺失,RBP 结合到 TTR 的功能全部丧失,并且相应减弱其与受体的亲和力;Leu35 变换为 Pro,则 RBP 结合 TTR 功能部分减弱,但不影响与受体的相互作用。这些结果表明:结合 TTR 和结合受体的 RBP 的区域是类似的。RBP 是视黄醇转运的载体蛋白,不仅提供转运视黄醇从肝脏到周围组织的运输工具,并可防止视黄醇转运过程中羟基氧化的危险,从而增加视黄醇在转运过程中的稳定性,而且,视黄醇结合蛋白(RBP)在血液中通常与 TTR 形成 1:1 复合物而循环,这可使 RBP 与视黄醇的结合更加稳定,并可防止小分子的 RBP 从肾小球滤过。当视黄醇从 RBP 到靶细胞释放时,RBP 结合到膜受体,释放视黄醇后,其构象发生变化,与受体的高亲和力完全丧失或转变为低亲和力形式,因此,根据上面所述理论 RBP 结合 TTR 和结合受体的区域是类似的,构象发生改变的 RBP 与 TTR 的亲和性也表现为下降,游离的 RBP 可顺利地通过肾小球,然后在肾小管重吸收和局部分解。正常情况下,尿 RBP 排泄量甚微,当肾近曲小管受损时,RBP 排泄量明显增加。因此,RBP 目前被公认为是最敏感的近曲小管损伤的指标。

目前对于血尿酸升高造成肾小管功能损害的理论是公认的。尿酸是 2,6,8−三氧嘌呤,其第 9 位上连接的氢离子可以电离成尿酸盐,而使溶液成微酸性。尿酸 pH 为 5.75,体液偏碱,因此在血液中主要以钠盐或钾盐形式存在。由于细胞外液中主要阳离子是钠离子,所以体内尿酸盐为尿酸钠,又因肾锥体乳头部钠离子浓度较血浆高 2~3 倍,而且肾髓质尿液呈酸性(pH<5.5),该部位是尿酸钠沉积的主要场所,含量较肾皮质高 6 倍。尿酸钠结晶沉积于肾间质−肾小管部位,刺激局部,引起淋巴细胞、单核细胞及浆细胞等炎症细胞的浸润,巨噬细胞对尿酸钠的吞噬,因而形成炎症反应,使肾小管扩张,上皮萎缩,导致肾小管功能障碍。并且由于细胞对结晶的吞噬而形成肉芽肿,肉芽肿周围胶原纤维随病程发展而增多,造成间质纤维化。

实验选用了尿 RBP 和 β2−MG 两个指标,从实验结果来看,模型组的数据均显著高于正常组,而经中药治疗后均显著低于模型组,这说明尿酸性肾病由于血尿酸的升高而导致了肾小管功能的障碍,而中药降尿酸方通过降低血尿酸而改善肾小管功能。

2）血尿酸升高与氧自由基:近年来,随着黄嘌呤氧化酶介导的氧自由基形成对肾脏疾病的发生发展所起的作用越来越受到重视,有人提出氧自由基与本病也有很大的联系,如周小舟等认为当供给动物高嘌呤饮食时,体内尿酸和超氧阴离子等自由基产量增加,两者共同损伤肾小管、肾间质。现代科学认为,黄嘌呤氧化酶能催化次黄嘌呤与氧反应,生成超氧阴离子、过氧化氢和尿酸;黄嘌呤氧化酶的原形即黄嘌呤脱氢酶以异柠檬酸脱氢酶为电子受体,而不是以氧为电子受体,因而仅生成尿酸,不产生超氧阴离子和过氧化氢。正常情况下,黄嘌呤脱氢酶活性约占黄嘌呤脱氢酶和黄嘌呤氧化酶总活性的 90%。当动物食用大量高嘌呤食物后可能引起嘌呤代谢紊乱而导致黄嘌呤氧化酶活性增高,黄嘌呤脱氢酶的活性远远低于正常时的 90% 这个比例,前者催化次黄嘌呤产生了大量的尿酸,在此过程中分子氧接受了大量的电子因而超氧阴离子的产量增加。超氧阴离子与肾组织细胞膜及细胞器膜性结构上的大量不饱和脂肪酸反应,产生脂质过氧化物;这些脂质过氧化物本身也是自由基,能进一步引起不饱和脂肪酸的过氧化,导致无休止的恶性循环。脂质过氧化能导致细胞膜的液态性下降,膜的转运功能障碍,各亚细胞器的功能改变等。此外,脂质过氧化物的降解产物丙二醛(MDA)能与蛋白质发生交联,导致酶蛋白的活性下降和组织结构的毁损;MDA 还能使核酸碱基对之间交联、碱基与蛋白质之间交联,导致核酸的模板功能障碍。超氧化物歧化酶(SOD)是清除超氧阴离子的重要金属酶,其主要功能是特异性地迅速捕捉体内生成的超氧阴离子,使之转变为过氧化氢,从而保护机体免受损伤,因此,血清 SOD 的活性在体内的改变能较客观地反映体内超氧阴离子的数量和机体抗氧化的能力。

从实验的结果来看,造模组的血清 SOD 活力显著低于正常组,黄嘌呤氧化酶抑制剂别嘌呤醇虽可显著抑制活性氧的产生,但对 SOD 的增加无明显作用,因此,西药治疗组与正常组无差异,而中药治疗组则显著高于造模组,也显著高于西药治疗组,证明氧自由基在本病的发生中确实起着重要的作用。但是,对于氧自由基的研究仅有 SOD 一个指标也许是还不够的,应该再对 MDA、黄嘌呤氧化酶等指标进行检测才显得较全面和客观,本实验中由于经费和实际操作中的一些问题而未检测,这将会是今后的一个研究方向。

3) 血尿酸升高与血脂的变化:国内文献对于血尿酸和血脂关系的报道越来越多,刘小晓认为高尿酸血症与高三酰甘油关系密切,而与高胆固醇关系不明显;陈红涛报道痛风患者血三酰甘油、胆固醇和 ApoB 水平显著高于正常组;王孟庸对 45 岁以上的文职人员 4 000 余例连续 5 年血尿酸与血糖、血脂的测定,结果血尿酸与血三酰甘油、胆固醇水平为正相关曲线等。可以看出普遍认为高血尿酸一般都伴随着血三酰甘油的升高,但对于血胆固醇是否升高仍有异议。本实验的结果认为尿酸性肾病模型伴有高三酰甘油和高胆固醇血症。对于血脂升高的原因,一般认为与高胰岛素血症有关,尽管本研究没有测定胰岛素水平,但国外有资料表明,高尿酸血症患者有高胰岛素血症、脂代谢异常和高血压;国内亦有文献提出高尿酸血症总有的血脂的升高与胰岛素受体减少和高胰岛素血症有关,不约而同地提出了高胰岛素血症这一因素。目前已知约有 40 多种不同的因素可降低胰岛素敏感性,诸如年龄、吸烟、饮酒、缺乏体力活动等,这些因素都经常出现在尿酸性肾病的患者当中;而且至今已经证实高尿酸血症与胰岛素抵抗有关,血清尿酸浓度与胰岛素敏感性负相关,甚至有作者提出血清尿酸能作为胰岛素抵抗的一个简易指标,因此笔者认为尿酸性肾病患者血脂升高与胰岛素抵抗关系最大。胰岛素抵抗(IR)为机体组织或靶细胞对胰岛素的作用缺乏正常反应即其敏感性或/和反应性降低的一种病理生理状态。在 IR 时,血浆葡萄糖不能有效地从循环中清除,高水平的血糖又刺激胰岛素 β 细胞进一步释放胰岛素,使胰岛素分泌增多,导致高胰岛素血症。IR 导致脂质代谢异常的机制可能如下:①胰岛素受体水平较正常低,造成胰岛素抑制游离脂肪酸的作用减弱,增加了游离脂肪酸到肝脏的量,由此增加了 VLDL 的产生和合成,而 VLDL 主要含三酰甘油,从而使血三酰甘油增加。②高胰岛素血症通过刺激交感神经兴奋,刺激 α1 受体或使血管紧张素 Ⅱ 增加,使脂蛋白脂酶减少,血浆三酰甘油分解降低。③高胰岛素血症患者血清和淋巴液 ApoA Ⅰ 浓度显著降低,因而影响血浆 HDL 的浓度及其功能,直接或间接抑制胆固醇逆向转运的 3 个主要步骤。④胰岛素受体水平低可增加 VLDL 合成,VLDL 是中间密度脂蛋白(IDL)的前体,VLDL 合成增多同样使 IDL 和 LDL 的形成增加,而 IDL 和 LDL 主要含胆固醇,故导致高胆固醇血症。尿酸性肾病患者的血脂升高不仅可以造成冠状动脉粥样硬化性心脏病等并发症的出现,而且还可以促进肾小管间质病变的进一步加重和肾小球硬化的发生。其对肾脏会造成如下损害:肾小管和肾小球内均有脂质沉着,渗入其中的单核细胞和巨噬细胞吞噬脂质增加,变成泡沫细胞;肾组织胆固醇及胆固醇酯含量绝对增加;肾内脂肪酸结构改变(必需脂肪酸相对缺乏),致肾内缩血管活性物质释放增加,升高肾小球毛细血管内压;高脂血症增加血浆黏度和红细胞刚性,改变肾小球血液流变学。

研究结果表明,造模组的血清三酰甘油和胆固醇均显著高于正常组,证明尿酸性肾病中确实存在着脂质的代谢紊乱,这是否应该归因胰岛素抵抗,还有待于进一步的研究。西药别嘌呤醇对血脂无明显作用,而中药降尿酸方在三种造模方法中却能显著地降低三酰甘油及胆固醇水平。

(4) 高尿酸血症与肾脏的病理变化:动物进食酵母配方饲料后,由于黄嘌呤氧化酶活性的增加,造成血尿酸的升高。由于尿酸盐结晶极易沉积于肾间质-肾小管部位,因而随着血尿酸的升高,大量的尿酸盐结晶沉积于肾小管和肾间质,刺激局部,引起淋巴细胞、单核细胞及浆细胞等炎症细胞的浸润,巨噬细胞对尿酸钠的吞噬,此时肾脏的病理表现为肾间质和肾小管中尿酸盐结晶沉积,引起灶性的异物巨细胞反应,伴有大量淋巴和单核细胞的浸润,部分肾小管萎缩,另有部分肾小管呈囊性扩张,上皮萎缩。临床上可见肾小管的功能障碍,尿 $\beta2$-MG 和尿 RBP 显著增高,这与病理结果相符。随着疾病的发展,由高尿酸血症引起的超氧阴离子和血脂的异常增高进一步加深了肾脏的病变,造成了肾小球的损害。此时肾脏呈现间质纤维化,肾小球硬化而致肾小球体积缩小,与肾小囊壁粘连,肾小囊腔消失,肾小管内可见管型。临床表现为肾功能的恶化,血肌酐、尿素氮的显著升高。上面所述,与本实验的结果相符,这说明高尿酸血症正是通过以上一系列的病变而发展成尿酸性肾病的。中药矢志方通过降低血尿酸,解除高尿酸血症这一病变基础,再加上清除氧自由基和降血脂的协同作用,使肾脏的病变基本恢复正常,因而,临床上也表现为各指标的全面好转。

因此,实验用酵母、酵母加腺嘌呤、酵母加腺嘌呤加沙丁鱼 3 种组合配成的饲料分别喂养 SD 大鼠 20 日,综合血尿酸、肾功能、肾脏病理检查来看,单纯酵母所诱发的疾病模型类似于人类的尿酸性肾病,较为理想。尿酸性肾病存在多种物质的代谢紊乱,是多种因素共同作用的结果。首先由于黄嘌呤氧化酶的活性增高,而致尿酸的生成增多,并产生了大量的超氧阴离子,高尿酸血症又可降低胰岛素的敏感性,导致胰岛素抵抗的发生。然后,由于尿酸盐沉积于肾小管和肾间质,造成肾小管功能的障碍;超氧阴离子对肾脏组织和细胞的破坏,造成肾功能的损害;由胰岛素抵抗而造成的血脂升高可进一步加重肾小管功能障碍和促进肾小球硬化的发生,使肾功能恶化,并引起致命的并发症。矢志方是上海中医药大学附属曙光医院肾内科多年经验所得,已被临床证明为有效。通过实验可知,矢志方不仅具有治疗作用,而且还有预防作用;不仅有与别嘌呤醇相当的降尿酸的作用,而且还可通过降低血尿酸、提高 SOD 的活性、清除氧自由基、降血脂等途径改善肾功能。因此,矢志方是一种有效而且安全系数较大的治疗尿酸性肾病的较理想的药物。

六、肾心宁

慢性非感染性疾病已经成为人类目前面临的主要健康问题,其中包括慢性肾脏病,而慢性肾脏疾病的共同归宿是慢性肾功能不全(CRF,肾脏功能逐步丧失),最终进入功能衰竭(ESRD)。长期以来,业界对 CRF 研究虽然取得了长足的进步,但依然任重而道远。

CRF 心脏病变作为影响 CRF 患者预后的主要并发症,目前治疗没有获得有效进展,对症治疗也没有从根本上降低死亡率。一旦临床症状的出现意味着心脏病变进入较难逆转的进行性加重期,预后不佳。中医药在延缓 CRF、CHF 进展上良好的应用前景,使得基础与临床医学工作者逐步认识到,在中医中药领域内寻找有效的预防、治疗方法和药物,是一项很有意义的探索性工作。

研究通过对临床 CRF 并发 CVD 患者的调查,总结其临床病变发展的中医证候规律,并以中医"心肾相关"为理论依据,以温阳活血、益气养阴的治疗方法拟定了肾心宁方对 CRF 患者进行早期干预,可以有效地预防和治疗 CRF 的 CVD 并发症。从实验研究显示,在改善肾脏病变的同时,可以在一定程度上降低毒素、改善贫血、改善 RASS 功能,对心脏各项纤维化指标也显示可以在一定程度上改善左室重构。上述的研究为中医学防治 CRF 心脏病变提供了一定的基础和临床依据,也从一个方面印证了中医学"心肾相关"、辨证论治、整体观等核心理论所具有的科学性。

由于近年来对 CRF 心脏病变的治疗没有获得有效进展,对症治疗也没有从根本上降低死亡率。同时,中医药在延缓 CRF 进展上良好的应用前景,使得基础与临床医学工作者逐步认识到,在中医中药领域内寻找有效的治疗方法和药物,并从降低毒素、改善心脏功能、预防和逆转左室重构方面着手,观察其临床疗效及其作用机制,是一项很有意义的探索性工作。

根据对 CRF 心脏病变的病因病机认识,我们提出以"心肾相关"及整体观理论为策略的治疗原则,从"本"益心温肾,从"标"化瘀泄浊的治疗方法。并从临床证候分析探索此治则,从实验研究验证此其疗效。基于对上述内容的研究,可以用来阐明本方法可能通过以下几个方面改善 CRF 心脏病变。

(1)从化瘀泄浊可以降低肌酐、尿素氮、甲状旁腺素,ox-LDL 等心脏毒性物质,改善脂代谢紊乱,从而改善心肌受损。

(2)益心补肾的扶正方法可以纠正贫血、强心,从而改善心脏功能。

(3)中医学"心肾相关"的治疗理论有可能通过调节机体 RASS 系统来实现,参与 RASS 一些活性因子(物质)可能是其物质基础。

(4)应用于减轻肾脏纤维化的中医中药,是否可以减轻心肌的纤维化,两者是否存在相似的机制?

（5）CRF 是多系统、多脏器的功能紊乱。在中医辨证论治的基础上，基于"心肾相关""整体观"等中医学理论，可以综合改善多系统、多脏器的病变。

上述的这些假想可能有助于 CRF 心脏病变的治疗、改善患者的预后。同时，有助于阐明中医"心肾相关"的物质基础，并使中医学的"整体治疗观"成为未来治疗肝、肾、心等脏器纤维化这类疾病的希望所在。

（一）理论研究

1. 中医学对 CRF 心脏病变的认识　目前，中医学在 CRF 领域中的应用成就有目共睹。CRF 根据其临床表现，一般归属"虚劳""关格""癃闭""溺毒"等范畴。其病因大致有三方面：①外邪侵袭，由表入里，病情反复而加重；②精神创伤或思虑过度，房室不节，起居异常；③素有肺脾肾亏损，复感外邪触发，或劳累过度，或治疗不当，使脏腑、阴阳气血进一步失调，风寒、湿热、瘀毒等实邪滋生。其病位在脾肾，病机是正虚邪实，以脾肾衰败，瘀浊内壅为主。根据病情变化，治疗侧重有所不同，或补虚为主，或祛邪为主，或标本兼顾。

肾与其他脏腑在生理病理上有密切联系。古人有"心肾相交""水火相济""乙癸同源""肺为气之主，肾为气之根""肾为先天之本，脾为后天之本"等论说。故病理上，肾病日久必然要累及他脏。如肾衰及心：肾乃血之源，为水精之藏。若肾体受损，肾阳受伤，命火不足，相火不发，不能蒸精化液生髓，久则髓虚不能生血，导致水火失济则血少不能上奉于心；心体失养，心阳亏乏，心气内脱，心动无力，血行不畅，瘀结于心而成心衰或心包络病变。肾衰及肝：肾衰则肾精亏损，肾水不足，不能养肝，筋虚血少，筋膜失养而见爪枯筋急、痉挛等症。若肝失肾水滋荣，肝气上逆，肝阳上亢，肝风上扰，上冲于脑，轻者震颤眩晕，重则神昏抽搐；肾病及脾：脾胃与命火在生理上是一升一降的枢轴。因肾衰命门之火亦衰，相火不足，不能温发脾升胃降枢机之轴，导致清气在上、浊气在下而生腹胀腹满、恶心呕吐之症；肾衰及肺：肾衰则相火之于下，肺失温润，则肺失肃降之利、治节之能、宣发之力、通调水道功能不全、三焦水渎不利，则水津内停呼吸不利，蓄结上焦可成肺水或悬饮之患。因此在治疗慢性肾功能衰竭时，应非常重视整体观念和五脏生克相关理论。

2. 何谓"心肾相关"理论　心与肾无论在生理方面还是在病理方面，都有着密切的联系。在生理上心肾同属少阴。心在五行属火，位居于上而属阳；肾在五行属水，位居于下而属阴。两脏统水火之气，心阳肾阳相温相助，心阴肾阴相滋相润，使心火不亢，肾水不寒，如此阴阳协调，水火互济，心肾相交；心为君火，肾藏相火，君火与相火相互资生，相互制约。肾藏精，心主神，精与神相互依存。肾藏精，心主血，精血相互化生。心与肾相互为用、相互制约的关系称为"心肾相交"，亦即"水火既济"。《灵枢·经脉》曰："肾足少阴之脉，起于小指之下……其支者，从肺出入心，注胸中。"《医贯》中又说："肾有二，生于椎膂十四椎下两旁各一寸五分……各有带两条，上系于心，下入于脊。"说明心肾二藏在经络循行上亦互有联系，两者经气相通。

心与肾在病理上的相互影响，称为"心肾不交"，也就是"水火失济"。表现为心火不能下降于肾而独亢,肾水不能上济于心而表现的一系列病理变化,可见失眠、心悸怔忡、心烦、腰膝酸软及男子梦遗、女子梦交等。此外,心肾阴阳之间,也有着密切的关系,在心或肾病变时,亦相互影响。肾虚(阳)水泛,上凌于心,而见水肿、惊悸、喘满等水气凌心的证候;心的阴虚,亦能下汲肾阴,而致心肾阴虚。《灵枢·经脉》亦有记载,足少阴之脉发生病变,可出现"心如悬若饥状,气不足则善恐,心惕惕如人将捕之""烦心心痛"等症。《诸病源候论·心腹痛病诸候》中亦说"肾气下通于阴,若腑脏和平,则水液下流宣利;若冷热相乘,致腑脏不调,津液水饮停积,上迫于心,令心气不宣畅",说明由于各种因素所致肾气化功能失常,水饮内停,则可上凌于心,心气失宣可出现心悸、胸闷痛等症。而心病亦可及肾,一旦心神被外物所扰,则心火易动,心火动欲念起则会扰动相火,而使精气暗耗。《格致余论·阳有余阴不足论》曰:"主闭藏者肾也,司疏泄者肝也,两者皆有相火,而其系上属于心。心,君火也,如物所感则易动,心动则相火亦动,动则精自走,相火会然而起,虽不交会,亦暗流而疏泄矣。"则说明了君火偏亢,耗伤阴精,导致肾阴亏虚,相火妄动的病机演变过程。

上述内容说明,心肾两脏之间密切的生理病理联系。我们将其总结为相关性,即"心肾相关"理论,这既是一种继承,也是一种发展,其具体内涵如下。

(1) 心肾精血同源互化:精血同源指精和血同出脾胃化生的水谷精微,心血循行流注于肾中,与肾精化合为精;肾精入冲任上交于心,与心血化合为血。

(2) 心神肾精相互为用:心藏神为人体生命活动的主宰,肾藏精为人体生命活动的根本。肾藏精舍神,精能生髓,髓上聚于脑养神,神是精的外在表现,两者相互为用,精神相依。

(3) 君火命火相得益彰:心主君火,肾主命火,君火在上为阳气之用,命火在下为阳气之根。君火为命火之统率,命火为君火之根基。人体五脏六腑组织结构的正常功能活动,一靠君火统率;二靠命火的温煦激发。

(4) 心火肾水相互制约:心居胸中属阳,在五行属火,肾在腹中属阴,在五行属水。心与肾的关系即上下阴阳水火的关系。生理状态下,心火下降于肾,与肾阳共同温煦肾阴,使肾水不寒;肾水上济于心,使心火不亢。

(5) 元气与心血相互为助:元气是维持人体的生命活动的原动力,元气是以肾所藏的精气为主,依赖肾中精气所化生。心主血脉,不仅需要心血的推动,还有赖于元气的推动激发。

因此,"心肾相关"包括了心肾水火相济、气血相济、阳气相济、阴精相济、阴阳调节等多方面的内容。

3. "心肾相关"理论现代研究　现代中西医结合研究的不断深入为"心肾相关"理论提供客观依据。近年来对五脏本质的研究表明,中医学的心、肾不仅包括现代解剖学上的心血管和肾脏,同时还包括了神经、内分泌、生殖、造血、免疫等系统的功能,心、肾两脏在上述几个方面密切联系、相互影响。

(1) 肾脏通过下丘脑-垂体-甲状腺轴调节甲状腺激素水平,发挥其调节心肌细胞氧化速率及脂肪代谢的作用,影响心脏生理、病理。

（2）肾脏通过下丘脑-垂体-肾上腺皮质轴调节肾上腺皮质激素水平，控制和调节细胞量和血浆钠水平。

（3）通过下丘脑-垂体-性腺轴调节性激素水平，性激素水平与心血管病的发病有密切关系，Phillip 曾提出男性雌二醇/睾酮（E2/T）比值升高，可能是心血管病变的一个危险因子，而女性 E2/T 降低、两者的平衡失调易发生心血管病变。

（4）肾脏通过肾素-血管紧张素-醛固酮系统调节细胞外流量和浓度，控制血管的舒缩功能。

从上述四个方面，肾脏通过神经、体液因素对心血管功能发挥重要的调节作用。同时，在加强物质基础方面的研究后，有学者发现心钠素（ANP）是心肾水火关系的物质之基础。

现代研究亦证明：冠心病之"本虚标实"，其本在肾，即肾阴阳的虚衰和失调，是其发生发展变化的重要病理基础。因此，补肾固本调整阴阳是冠心病的根本治疗大法。临床资料报道通过补肾治疗各类心脏疾病获得较好的疗效。

"心肾相关"理论其意义不仅在于揭示心肾之间所蕴含的深刻的科学性，更在于它应该成为西医学肾脏、心脏生理、病理和临床研究的索骥之图，发挥其有益的启迪与指导作用。

4. 从"心肾相关"认识 CRF 心脏病变　　CRF 心脏病变在古文献鲜有论述，西医学亦未得到应有的充分认识。根据临床主要表现为胸闷、气促、心悸、怔忡、水肿等症状，可归属于中医学之"胸痹""喘病""水肿""心悸怔忡"等证范畴。由于本病发病的基础是 CRF，因此我们有理由认为两者在病机上具有统一性和延续性。

CRF 心脏病变是在 CRF 原有脾肾衰败，毒邪内壅的基础上发展而来。经过长期的理论探索和临床实践，结合现代医学病因病机，总结为以下病机：①毒邪上犯于心：肾病日久，清浊相干，久酿为毒，上凌于心则面色晦暗、舌苔重浊、胸闷、气短、心悸、喘满。②肾阳衰败，水火不济：肾病日久，肾体受损，肾阳受伤，命火不足，相火不发，不能蒸精化液生髓，久则髓虚不能生血，导致水火失济则不能上奉于心；心体失养，心阳亏乏，心气内脱，心动无力，血瘀结于心，症见腰酸乏力、自汗或盗汗、贫血貌、头晕目眩、心悸怔忡、夜寐不安、水肿、唇甲青紫，甚至心阳暴脱。其总体病机总结为毒邪凌心、心肾阳虚。

（二）组方原则

肾心宁方治疗 CRF 心肌病变的理论基础：抗纤灵制剂作为治疗 CRF 的经验方，在治疗 CRF 方面已取得显著临床疗效和实验阶段性科研成就，长期的研究显示本方能降低血肌酐、尿素氮、提高内生肌酐清除率、改善贫血、改善血脂代谢、改善肾组织结构及抑制肾小球细胞过度凋亡、肾间质纤维化的作用。体外研究亦表明本方能显著抑制系膜细胞、成纤维细胞增殖及分泌细胞外间质和细胞因子的作用，从而提示该制剂能明显抑制肾间质纤维和肾小球硬化，从而延缓慢性肾衰的发展。

抗纤灵方能有效降低血肌酐、尿素氮、提高内生肌酐清除率、改善贫血、改善血脂、抗组织纤维化等功效，与引发 CRF 心脏病变的危险因素不谋而合。同时，中医学"心肾相关"的丰富内涵也启示我们两者之间存在内在的科学联系。清代陈士铎《石室秘录》中指出"治心之所以治肾,而治肾之所以治心。"《石室秘录评述·本治法》对这一心肾相关治疗学理论作了具体化评述,并归纳为"安心当治肾,治肾当治心"。这种"心肾相关"的治疗学理论为 CHF 心脏病变的治疗提供了理论依据。

根据这一理论,结合临床对 CRF 心脏病变中医证型的研究,提出需加强温阳益气养阴的扶正思想,在原有抗纤灵冲剂(制大黄,丹参,炒牛膝,桃仁,全当归)的基础上加减而成肾心宁方。组成药物有:制大黄 15g、丹参 15g、桃仁 15g、生黄芪 30g、麦冬 30g、鹿角片 12g、郁金 15g。CRF 并发心脏病变(左室扩大、心绞痛、心力衰竭等)的患者均有不同程度的肾阳虚衰、心阳不足(疲乏无力、贫血貌、腰膝酸软、胸闷、心悸、自汗、易感冒、大便溏薄、舌淡、脉细弱等)的表现,故加入鹿角片以温振心肾之阳,黄芪补益心气的功效。同时加入郁金以助行气之功。全方以温阳活血、扶正泄浊之功,切中 CRF 心脏病变的病机,蕴含"心肾相关、从肾治心,(心)还精于肾"的中医理论。

(三) 临床研究

近年来,全球开展了多个大样本的、关于 CKD 的流行病学研究,如美国、澳大利亚、荷兰、日本和新加坡等。这些研究为了解 CKD 的流行病学现状、危险因素及防治措施提供了大量的信息。美国肾脏数据登记系统(USRDS)的数据显示,从 1988~2002 年美国终末期肾病(ESRD)的年发病率由 39.4/100 万上升至 98.3/100 万,而且未来 10 年仍将以 4.1% 的速度上升。1999 年我国透析移植登记报告的数据显示当年新进入透析的患者占透析患者总数的 41.7%。美国第 3 次全国健康与营养调查(NHANES Ⅲ)的数据显示,在各个阶段的 CKD 患者中,ESRD 患者仅占 0.6%,可见在不断增加的 ESRD 患者背后,还隐藏着更多的相对早期的 CKD 患者。同时,CKD 各种并发症的出现导致 CKD 患者住院率及死亡率明显高于一般,并且医疗费用也随之升高。如 CKD 患者往往具备多种传统与非传统的心血管疾病(CVD)危险因素,如高血压、脂代谢紊乱、蛋白尿及高同型半胱氨酸血症等,其 CVD 事件发生率显著高于非 CKD 患者,并且与估计肾小球滤过率(eGFR)水平呈负相关。基于此背景,开展此流行病学方面的研究,可以提供有力防治证据。同时,对中医学证型方面的分析研究将为中医学探索此类疾病的防治原则、参与此类疾病的防治、提高此类疾病的临床疗效起到积极的作用。

研究探讨 CRF 并发心血管患者的原发病、性别差异、中医证型及邪实兼症规律,以了解其发病和病变的一般规律,指导临床,提高疗效。自 2003 年 9 月到 2005 年 12 月,对 477 例应用中医中药治疗的 CRF 患者并发心血管病的情况进行调查分析,采用 SPSS 统计学软件进行统计学分析处理,现将结果报告如下。

1. 研究方法

(1) 诊断标准

1) 慢性肾功能衰竭诊断标准:内生肌酐清除率(Ccr) <80ml/min;血肌酐(Scr) >133μmol/L;有慢性肾脏疾病或累及肾脏的系统性疾病病史。

2) 慢性肾功能衰竭临床分期标准,见表 4-21。

表4-21　肾功能不全分期

分期	Ccr(ml/min)	Scr(μmol/L)
Ⅰ肾功能不全代偿期	>50	<133
Ⅱ肾功能不全失代偿期	50~25	133~221
Ⅲ肾功能衰竭期	25~10	221~442
Ⅳ尿毒症期	<10	>442

3）心脏病变标准：参照上海市肾脏病心血管并发症调查协作组的相关文献制定。

阳性主诉：心悸、胸闷、活动后气促、夜间阵发性呼吸困难、端坐呼吸、胸痛等。出现上述1种以上症状且排除其他因素者；

阳性体征：心律失常、心力衰竭（心功能≤Ⅲ级）、心界扩大、心脏听诊杂音等。检出1种以上体征；

实验室检查：胸片、EKG、超声心动图（UCG）、心肌酶谱等。1项以上异常者为阳性累及。

4）慢性肾衰中医辨证分型：将慢性肾衰根据中医病因病机原则，虚则分为脾肾气虚、气阴两虚、肝肾阴虚、脾肾阳虚四类。具体证候如下：

【本虚】

脾肾气虚（气虚）：下肢浮肿，面色少华，脘闷纳呆，腰酸乏力或有便溏。舌淡，舌苔薄，脉细。

气阴两虚：面色㿠白或萎黄，气短乏力，心悸头晕，自汗，神疲懒言，夜尿清长。唇淡舌体胖，舌质淡，舌苔薄白或微黄腻，脉沉细。

肝肾阴虚：腰膝酸软，头晕目眩，耳鸣耳聋，牙齿动摇，足跟作痛，手足心热，盗汗遗精，口干咽燥，或虚火牙痛，大便干结。舌质红，舌苔薄，脉细数。

脾肾阳虚：倦怠乏力，面色晦滞，畏寒肢冷，食欲不振，腰酸，可有便溏。舌淡体胖，伴有齿痕，舌苔薄白，或薄腻，脉沉细无力。

【标实兼证】

瘀：面色晦暗或唇暗，腰痛或有固定部位疼痛，舌质紫暗或有瘀点、瘀斑、脉涩或细涩。

湿：身重困倦，纳呆腹胀，恶心呕吐，口中黏腻，舌苔厚腻。

（2）病例选择

1）纳入条件：符合慢性肾功能衰竭诊断；心脏病变1项以上阳性；未接受替代治疗。凡符合上述标准者，可纳入调查对象。

2）排除条件：神志不清，不能配合调查和治疗；伴有传染精神病及中毒性疾病；资料不全者；透析患者。

（3）统计学：采用SPSS11.5统计软件进行统计。全部资料均以平均值±标准差（$\bar{x}±S$）表示，计量资料组间比较采用独立样本t检验。计数资料采用非参数检验。

2．研究结果

（1）一般资料：调研病例共477例，均来自上海中医药大学附属曙光医院肾内科

2003 年 6 月至 2005 年 12 月的住院和门诊患者。其中男性 231 例,女性 246 例,男女比例 0.94。年龄最小为 24 岁,最大为 86 岁,平均年龄(55.99±12.44)岁。在本组 CRF 患者中,原发肾脏病的类型仍以慢性肾小球肾炎最为常见,占 71.70%(342 例)。其次为高血压肾病,占 10.69%(51 例)。糖尿病肾病占 9.01%(43 例)。其他原发病均不常见,各自均占 2% 以下。

(2)CRF 心血管并发症与原发疾病的关系:在 477 例 CRF 患者中心血管并发症 198 例,总发病率为 41.51%。其中慢性肾小球肾炎、高血压肾病、糖尿病肾病分别占有 26.62%,6.92% 和 5.45%。在同一原发病中,高血压肾病、糖尿病肾病、慢性肾小球肾炎的 CRF 患者心血管发病率依次为 64.71%、60.47%、37.13%。其他疾病心血管并发症由于病例较少,无法作出分析。

(3)CRF 心血并发症性别差异的分析:本次调研共 477 例,其中男性 231 例,女性 246 例,男女比例 0.94。心血管并发症的患者共 198 例,男性 104 例,女性 94 例,比例为 1.11。经卡方检验提示,CRF 心血并发症患者在性别上差异不显著。

(4)CRF 心血管并发症与肾功能关系的分析:本次调研对 CRF 肾功能不同期心血管发病率进行了比较,在 Ⅰ 期(肾功能不全代偿期)发病率为 18.18%,Ⅱ 期(肾功能不全失代偿期)的发病率为 22.89%,Ⅲ 期(肾功能衰竭期)的发病率为 52.51%,Ⅳ 期(尿毒症期)的发病率为 81.82%。根据非参数检验的 Kendall 等级相关检验,肾功能分级与心血管并发症患病比例的自身系数和相关系数均为 1,$P=0.042<0.05$,具有正相关性,即随着肾功能进展,心血管并发症的发病率逐步上升。同时,从其趋势图来看,早期发病率增长较缓,随着肾功能恶化则发病率加速上升。

(5)CRF 与虚证分布关系:在 Ⅰ 期(肾功能不全代偿期),以脾肾气虚型为主(51.52%),其次为气阴两虚型(37.88%);在 Ⅱ 期(肾功能不全失代偿期),则以气阴两虚型为主(54.22%),其次为脾肾气虚型(38.55%);Ⅲ 期(肾功能衰竭期),气阴两虚型、脾肾气虚型和脾肾阳虚型分别占有 40.22%、38.55% 和 18.99%。Ⅳ 期(尿毒症期),则以脾肾阳虚型为主(42.42%),其次为气阴两虚型(31.82%)。根据非参数检验的 Kendall 等级相关检验,肾功能分级与脾肾气虚型比例的分析得出:自身系数为 1、相关系数为 −1,$P=0.047<0.05$,具有负相关性,即随着肾功能进展,脾肾气虚型比例逐步下降。肾功能分级与气阴两虚型、肝肾阴虚和脾肾阳虚型比例的分析,虽然未能得出相关性结论,但从图看出其具有一定的趋势。随着肾功能的进展,脾肾阳虚型逐步增加。根据统计学对应分析的结果非常清楚地看出,脾肾气虚、气阴两虚与代偿期、失代偿期接近,两点距较近。而脾肾阳虚与尿毒症期接近,贡献率大于其他证型。

(6)CRF 与实邪兼证分布特点:从调研来看,CRF 单纯兼湿的比例 19.71%,单纯兼瘀的比例为 14.68%,湿瘀同兼的比例为 47.38%。兼湿的比例为 67.09%,兼瘀的比例为 62.05%。兼邪的比例为 81.76%。随着肾功能不断进展,其兼湿和兼瘀的比例也在不断上升。根据非参数检验的 Kendall 等级相关检验,肾功能分级与兼湿症患病比例的自身系数为 1,相关系数为 0.968,$P=0.032<0.05$,具有正相关性,即随着肾功能进

展,兼湿症患者的比例逐步上升。与兼瘀症患病比例的自身系数为1、相关系数为0.982,$P=0.018<0.05$,具有正相关性,即随着肾功能进展,兼瘀症患者的比例逐步上升。而单纯兼湿或兼瘀的趋势随肾功能进展而下降,湿瘀同兼则是随肾功能进展而不断上升。

（7）心血管并发症与虚证关系分析:在不同证型的CRF患者中,以脾肾阳虚型患者最易并发心血管疾病,其发病率高达90.00%,脾肾气虚型和气血两虚型发病率在30%左右。肝肾阴虚型病例较少,似不能做出相应分析。

（8）心血管并发症与中医邪实兼证关系分析:在心血管并发症患者中,单纯兼湿的比例为32.86%,单纯兼瘀的比例为23.16%,而湿瘀同兼的比例高达70.20%。具有邪实兼证的患者总比例为92.93%。

3. 讨论与分析　辨证论治是中医理论中最具特色的学术精髓,并作为一种的指导原则,一项基本的技术规范支撑着中医临床实践的全过程。证是疾病演进过程中某一阶段的病因、病性、病位、病势等病理的高度概括,是一个既有抽象意义又有客观内涵的概念。以往中医学对此的认识,基本依靠医家的长期个案经验积累,既费时日,又难以避免主观、片面性。在社会日益进步,科学日新月异的背景下,流行病学作为探索病因病机学研究的新方法,经过合理的科研设计,可以在短时间收集大量的临床信息,为证候的研究提供客观、真实、全面的临床资料,有助于中医学对该病种病因病机的认识和临床规范治疗,提炼和开发有效方药,提高临床疗效。研究通过对CRF心血管并发症的中医证型的流病学研究,总结规律,探讨病机,为临床治疗此类疾病提供有力的佐证。

（1）CRF的中医分型与肾功能的关系:中医药对CRF的防治已为患者广泛接受,其良好的应用前景成为业界共识。

关于CRF的病机,目前较为一致的看法是正虚邪实。正虚方面,认为病位主要在脾肾,正气虚衰主要表现为脾肾不足。但究竟以何种证型为主,则有不同意见,有医家认为其病机演变过程中脾肾阳虚贯穿始终,而肝肾阴虚少见,即使有阴阳两虚的表现,也是阳损及阴所致。如王氏在研究原发性肾小球肾炎中医辨证规律时发现,肾阳虚证候与肾功能损害密切相关,动物实验也证实温肾药可保护肾功能,改善肾脏病理变化,延长造模动物存活期,增强机体免疫力,因此辨证施治也应抓住此关键环节,以温补肾阳为主。陶氏通过对116例CRF死亡病例的病机分析也认为肾(脾)阳气虚是本病关键。但也有医家认为CRF进程中阳虚少见,而气阴两虚多见,即使在某一阶段由阴损及阳而见某些阳虚症状亦非主要矛盾。尚有学者分析了306例CRF患者证型,发现气阴两虚者占44.34%,据此认为CRF患者中最常见的正虚证型应为气阴两虚。1999年,通过681例慢性肾衰患者正虚证候分布特点调查分析,发现CRF正虚多为脾肾亏虚,代偿期、失代偿期及衰竭期以气阴两虚为主,尿毒症期主要是脾肾阳虚和阴阳两虚,而脾肾气虚和肝肾阴虚仅呈阶段性病变。通过477例CRF患者的调查,认为在Ⅰ期肾功能代偿期,以脾肾气虚型为主(51.52%),其次为气阴两虚型(37.88%);在Ⅱ期失代偿期,则以气阴两虚型为主(54.22%),其次为脾肾气虚型(38.55%);Ⅲ期衰竭期,气阴两虚型、脾肾气虚型和脾肾阳虚型分别占有 40.22%、38.55% 和 18.99%。尿Ⅳ期毒症期,则以脾肾阳虚型为主(42.42%),其次为气阴两虚型(31.82%)。根据等级检验及对应分析可以看出,随着肾功能进展,中医证型也从气虚→气阴两虚→阴虚→阴阳两虚的变化趋势。

在邪实兼证方面,目前一致认为血瘀证占 CRF 标证之首,且衰竭期及尿毒症期的发生率显著高于代偿期和失代偿期,验证了中医学"久病入络"的认识。肾小球硬化可以认为是血瘀证产生的病理学基础,活血化瘀中药可改善肾功能也证明了瘀血是邪实病机之一。而兼湿证一直以来认为是 CRF 仅次于血瘀兼证,更有甚者认为是贯穿 CRF 始终的病邪。对上述两种邪实进行统计研究认为:CRF 单纯兼湿的比例 19.71%,单纯兼瘀的比例为 14.68%,湿瘀同兼的比例为 47.38%。兼湿的比例为 67.09%,兼瘀的比例为 62.05%。兼邪的比例为 81.76%。随着肾功能不断进展,其兼湿和兼瘀的比例也在不断上升。统计学得出具有正相关性。而单纯兼湿或兼瘀的比例随肾功能进展呈现下降趋势,湿瘀同兼的比例则随肾功能进展而不断上升,说明随着肾功能的进展,实邪兼证表现了错综的特点。

CRF 虽然在不同阶段均有不同证型表现的患者,但总体经历一个从气虚到阴虚到阴阳两虚的发展过程,在此过程中"瘀、湿"兼证也不断上升。因此,长期以来对病因病机"本虚标实"的认识是完全正确的。只是,其"虚"的证型、"实"的兼证会随不同时期,不同饮食习惯、治疗方法和环境的变化有所变化。如 20 世纪 80 年代以前,CRF 主要从阴水论治,多责之于气(阳)不化水气,泛溢肌肤;20 世纪 80 年代以后,随着激素及细胞毒药物的广泛应用,温燥药物使用太过,且 CRF 的原发病中糖尿病肾病、良性肾小动脉硬化等日益增多,证型渐向气阴两虚转化。现今,随着医疗水平提高,使得患者的生存期延长,久病继而阳虚证型发病率将会不断增加。而饮食不节,嗜食肥甘厚味;环境污染;温补脾肾之阳的中药等长期应用;抗生素、糖皮质激素等的不断使用等均是湿邪形成的重要途径。

(2)CRF 心血管并发症的一般资料分析:由于我国对肾脏病的登记、统计工作起步晚,目前有关 CRF 患者心血管疾病流行规律的资料较匮乏。上海的一项调查显示,86.0% CRF 存在各种类型 CVD,以缺血性 ST-T 变化、心力衰竭(心衰)、心律失常等为常见;61.1% 有阳性主诉,46.7% 伴阳性体征,79.7% 实验室检测异常。认为 CRF 属CVD 高危人群,维持性透析前部分患者已存在 CVD 基础病变,早期把握血透时机可改善远期预后。侯凡凡等对中国五省市 1239 例慢性肾脏病患者进行流行病学调查显示,慢性肾脏病患者冠状动脉疾病(CAD)的患病率为 16.5%,左心室肥厚(LVH)为58.5%,充血性心力衰竭(CHF)27.7%,脑卒中(CVA)5.6%,大血管动脉粥样硬化性病变 31.5%,并且其患病率随肾功能恶化而增高。经 CNKI 总库查询,从 1990 年至今未能对 CRF 心血管疾病的中医证型分析研究。

研究发现非透析 CRF 的心血管并发症的总发病率为 41.51%,其中以慢性肾小球肾炎、高血压肾病、糖尿病肾病并发心血管疾病者分别占有 26.62%,6.92% 和 5.45%。而以高血压病、糖尿病病患者易并发心血管疾病,其发病率分别为 64.71% 和 60.47%,

慢性肾小球肾炎并发心血管的患者发病率37.13%。从上述资料来看,随着CRF发病率的不断上升,高血压肾病和糖尿病肾病占有比例的上升,可以预见CRF心血管并发症的发病率在未来将呈不断上升趋势。因此,加强对其基础临床的防治研究将能有效改善CRF患者的预后。

值得重视的是,男、女两性在CRF患者心血管并发症中的发病率无明显差异,这与我国一般人群中男性CAD或脑卒中等心血管疾病的患病率多高于女病患者的报告不同。也从一个方面说明CRF心血管疾病有其自身的规律。

对CRF肾功能不同期心血管发病率进行了比较研究,在Ⅰ期发病率为18.18%,Ⅱ期的发病率为22.89%,Ⅲ期的发病率为52.51%,Ⅳ期的发病率为81.82%。根据统计学等级相关检验,$P<0.05$,具有正相关性。即随着肾功能恶化,心血管并发症的发病率逐步上升。这个结论与侯氏的结论基本相同。同时,从其趋势图来看,心血管疾病早期发病率增长较缓,随着肾功能不断恶化,发病率加速上升,说明CRF心血管并发症发病可能是一个加速渐进的过程。因此,早期防治显得尤为重要。

(3)CRF心血管并发症的中医证型的分析:从CRF心血管并发症的中医证型来看,以脾肾阳虚型最常见为87.50%,肝肾阴虚型62.50%居次,其次分别为气血两虚型和脾肾气虚型。可见CRF心血管并发证虚证中以肾阳衰败为根本。从邪实来看,单纯兼湿的比例为11.6%,单纯兼瘀者的比例为11.11%,湿瘀同兼的比例高达70.20%。具有邪实兼证的患者总比例为92.93%。可见随着肾功能不断恶化进展,素邪积聚,成瘀成湿。

由于CRF心血管并发症是在慢性肾功能衰竭的基础上发展而来,两者在病机上存在以CRF为基础的转化规律。CRF属中医的本虚标实证。盖因各种肾脏病日久不愈,至后期脏器衰微,尤其是脾肾之阳气严重衰败,至阳衰无以化阴,引起阴霾弥漫,浊邪壅塞,终至形成一个阳微阴盛、本虚标实的病理状态。经历了一个从脾肾阳虚之本到心气受累的病机,而瘀湿毒等邪实加速诱发了其病情进展。也从一个方面印证了"心肾相关"理论在认识病理上的应用。

通过本次流行病学分析,从中、西医两个方面,在病因学、流行病学等方面,为CRF心血管疾病更深层次的研究奠定了一定的基础。

(四)实验研究

心脏重塑指初始的心肌损伤,继而心肌重构引起心肌肥厚、房/室壁肥厚,最终心腔扩大、变形,是心脏构型不断改建的病理生理过程,因为重塑的结果是以心室的表现最为显著,病理意义也最为重要,故目前多采用"心室重塑"(VR)一词概括。心室重塑的结构基础是心肌细胞和细胞外基质的变化,是目前慢性心力衰竭进程研究中研究较多的病理生理机制。尿毒症心肌病尽管是多种因素综合作用造成的心脏损害,其发病机制亦与高血压或慢性充血性心力衰竭不尽相同,但它同样存在心肌构型不断改建的病理生理过程,也即心肌重塑主要是左室重塑的发生。

根据CRF心脏病变的病因病机,通过合理组方(肾心宁方)对CRF大鼠的心脏重塑的进行实验研究,初步阐述益心补肾、化瘀泄浊法对 CRF 心脏病变的疗效及机制,同时有助于认识中医学"心肾相关"理论及"整体观"在治疗学上的科学性。

1. 实验材料

(1) 实验动物:选用清洁级雄性 8 周龄 SD 大鼠 100 只,体重(156.85±7.93)g[由上海西普尔-必凯实验动物有限公司提供,动物合格证号:SCXK(沪 2003-0002)]。在上海中医药大学附属曙光医院实验动物中心(具有上海市实验动物管理委员会颁发的合格证书,合格证号:动字第 02-63)。清洁级饲养,人工光照,阴暗各 12h,45% 左右相对湿度的普通设施中,自由饮食,饲料由上海必凯公司提供。适应性饲养 1 周。

(2) 实验药物

1) 福辛普利纳片(蒙诺):10mg/片,中美上海施贵宝制药有限公司,产品批号:0404088。碾成细末后溶于蒸馏水。

2) 肾心宁方:制大黄 15g、丹参 15g、桃仁 15g、生黄芪 30g、麦冬 30g、鹿角片 12g、郁金 15g。上海中医药大学附属曙光医院中药房配药,浓煎至生药含量 4.40g/ml。

3) 益气养阴拆方:生黄芪 30g、麦冬 30g。上海中医药大学附属曙光医院中药房配药,浓煎至生药含量 2.00g/ml。

4) 活血温阳拆方:桃仁 15g、鹿角片 12g。上海中医药大学附属曙光医院中药房配药,浓煎至生药含量 0.90g/ml。

2. 实验方法

(1) 动物模型(platt 法):采用 5/6 肾大部切除法,取 80 只大鼠随机取 7 只做假手术组。局部麻醉使用 2% 的戊巴比妥钠(2ml/kg),腹腔注射。如注射上述剂后未能达到手术条件者,使用 100% 乙醚吸入麻醉。假手术组于常规消毒铺巾局麻后,取腹中线左 1.5cm 上下肢中点处为入路,暴露左肾 20min,分层缝合。另 73 只(估计造模死亡率为 10%)开腹后暴露左肾,剥离脂肪囊,以血管夹夹取肾极,切除肾皮质约 2/3,注意避免损伤肾上腺,如前法关闭腹腔,1 周后第 2 次开腹,以腹中线右 1.5cm 高于左侧切口上端 1cm 处为入路,剥离脂肪囊,结扎肾极,切除右肾,关闭腹腔,1 周后尾静脉取血查 Scr,以造模组和正常组 Scr 比较,$P<0.05$ 为造模成功。

(2) 动物分组:依据血 Scr 值,剔除过高(>100μmol/L)和过低值(<50μmol/L),入选 50 只,按 Scr 值区组随机法(每组长度为 10)分为:①肾心宁方组(A 组)10 只。②益气养阴组(B 组)10 只。③活血温阳组(C 组)10 只。④福辛普利钠片对照(D 组)10 只。⑤病理对照组(E 组)10 只。⑥假手术组(F 组)7 只。分组后各组血 Scr、BUN 值见表 10。经统计,组间无差异。

(3) 给药方法

肾心宁方组(A 组):人鼠剂量 20 倍换算给药,每日 44g/kg。

益气养阴组(B 组):人鼠剂量 20 倍换算给药,每日 20g/kg。

温阳活血组(C 组):人鼠剂量 20 倍换算给药,每日 9g/kg。

福辛普利钠片对照组(D 组):人鼠剂量 20 倍换组,每日 3.33mg/kg。

病理组(E 组):每日灌胃 10ml/kg 蒸馏水。

上述治疗,福辛普利钠片溶于蒸馏水(0.33mg/ml)。中药每剂水煎 2 次,合液浓煎。全部灌胃给药,每日 1 次,疗程均为 8 周。

3. 观测指标和方法

(1)观测指标:血 BUN、Scr、Hb、RBC、钙磷离子、血尿酸、胆固醇、三酰甘油、高密度脂蛋白,低密度脂蛋白、肌酸磷酸激酶(CK)、肌酸磷酸激酶同工酶(CK-MB)、乳酸脱氢酶(LDH)。血清甲状旁腺素(PTH)、血浆和心肌肾素—血管紧张素(AngⅡ)。

心重指数、左室相对指数。心重指数(g/kg)=全心重量(g)/大鼠体重(kg),左室相对指数=左室相对重量(g)/大鼠体重(kg)。

Ⅰ型和Ⅲ型胶原、TGF-β1、增殖细胞核抗原(PCNA)。

(2)观测方法:大鼠心肌线粒体超微结构观察。大鼠心肌细胞形态学(图像分析)

4. 研究结果　在整个实验过程中,A 组(肾心宁方组)灌胃死亡 2 只,不明原因死亡 1 只;B 组(益气养阴组)灌胃死亡 1 只;D 组(福辛普利钠片对照组)不明原因死亡 2 只;E 组(病理组)不明原因死亡 4 只;C 组(温阳活血组)和 D 组(福辛普利钠片对照组)大鼠均无死亡。

(1)血 BUN、Scr:经治疗后各组的血 BUN、血 Scr 均较 E 组(病理组)有所改善。第 4 周的 BUN 以 A 组(肾心宁方组)改善明显,与 E 组(病理组)具有统计学意义(P<0.05),B 组(益气养阴组)改善较差。第 8 周的 BUN 以 A 组(肾心宁方组)和 C 组(温阳活血组)改善明显,E 组(病理组)具有统计学意义(P<0.05),B 组(益气养阴组)改善较差。第 4 周 Scr 以 A 组(肾心宁方组)、B 组(益气养阴组)、C 组(温阳活血组)和 D 组(福辛普利钠片对照组)均有改善,具有统计学意义(P<0.01~0.05)。第 8 周 Scr 以 A 组(肾心宁方组)和 D 组(福辛普利钠片对照组)改善最明显,具有统计学意义(P<0.01)。

(2)24h 尿蛋白定量:第 4 周,各组 24h 尿蛋白定量较 E 组(病理组)均有不同程度的改善,其中以 D 组(福辛普利钠片对照组)改善较为明显,具有统计学意义(P<0.05),B 组(益气养阴组)最不理想。第 8 周,C 组(温阳活血组)和 D 组(福辛普利钠片对照组)较病理组有明显改善,具有统计学意义(P<0.05~0.01)。同时 B 组(益气养阴组)不理想,且与 D 组比较有统计学意义(P<0.05)。

(3)血常规:检验时,B 组(益气养阴组)有 2 管凝血,C 组(温阳活血组)有 3 管凝血。各组在 RBC、Hb、hct 上均较 E 组(病理组)在不同程度上有所改善,有统计学意义(P<0.05~0.01)。其中,以 A 组(肾心宁方组)改善最为明显。

(4)血尿酸:实验中发现,以 A 组(肾心宁方组)血尿酸最高,其次为 B 组(益气养阴组)。C 组(温阳活血组)、D 组(福辛普利钠片对照组)、E 组(病理组)和 F 组(正常组)较 A 组(肾心宁方组)比较,差异具有统计学意义(P<0.01~0.05)。

(5)血脂:各组大鼠的血 Tc、LDL-C 高于正常组,差异具有统计学意义(P<0.01~0.05),各治疗组较病理组有一定趋势的降低,但没有统计学意义。各组 HDL-C 较病理组均高于病理组,差异具有统计学意义(P<0.01~0.05)。对三酰甘油的结果没有差别。

(6)血清钙、磷离子:血清钙变化来看,A、B、C 和 D 组均较 E 组(病理组)有一定升高,但没有统计学意义。从血清磷变化来看,以 A、B 和 C 组(温阳活血组)水平较 D 组(福辛普利钠片对照组)和 E 组(病理组)低,改善有统计学意义($P<0.01 \sim 0.05$)。

(7) 甲状旁腺激素(PTH):各组 PTH 值均高于正常组,其中以 E 组(病理组)最为明显($P<0.01$)。各治疗组较 E 组(病理组)均有不同程度改善,以 B 组(益气养阴组)最为明显,A 组(肾心宁方组)次之,但各组之间均无统计学意义($P>0.05$)。

(8) 血浆血管紧张素 Ⅱ 和心肌组织血管紧张素 Ⅱ 变化:各组经治疗后,血浆和心肌 AngⅡ 均有一定程度下降,其中以 A 组(肾心宁方组)和 D 组(福辛普利钠片对照组)改善较为明显($P<0.01$),其次为 C 组(温阳活血组)($P<0.05$),而 B 组(益气养阴组)改善较差,血浆 AngⅡ 甚至比病理组高。

(9) 心肌酶谱:肌酸磷酸激酶(CK)、肌酸磷酸激酶同功酶(CK-MB)、乳酸脱氢酶(LDH)由于 SD 值变化较大等原因,致使方差不齐。经非参数检验,上述 3 项指标均无任何差异。

(10) 心重指数、左室相对指数:实验中发现,心重指数各组均较 F 组(正常组)有所升高,以 B 组(益气养阴组)和 E 组(病理组)最高,A 组(肾心宁方组)、C 组(温阳活血组)和 D 组(福辛普利钠片对照组)相对较低,但没有统计学意义($P<0.05$)。左心室相对指数来看,各组均较 F 组(正常组)高,以 A 组(肾心宁方组)和 D 组(福辛普利钠片对照组)相对较低,B 组(益气养阴组)最高,但无统计学意义($P>0.05$)。

(11) 心肌组织 Ⅰ 型和 Ⅲ 型胶原:从实验数据来看,各组 Ⅰ 型胶原和 Ⅲ 型胶原阳性表达均较 F 组(正常组)有一定程度增多。但统计学上没有表现意义($P>0.05$)。总体来看,以 Ⅲ 型胶原变化较 Ⅰ 型胶原变化大。这种情况从两者比例变化来看更加明显。

(12) 心肌 TGF-β1:各组心肌 TGF-β1 阳性表达均较 F 组(正常组)有明显增高。经治疗后,均有一定程度的改善,其中以 D 组(福辛普利钠片对照组)最为明显($P<0.01$),其次为 A 组(肾心宁方组)和 C 组(温阳活血组)($P<0.01$),而以 B 组(益气养阴组)较差($P<0.01$)。同时,A 组(肾心宁方组)、C 组(温阳活血组)和 D 组(福辛普利钠片对照组)与 B 组(益气养阴组)比较,亦有统计学意义($P<0.05$)。

(13) 增殖细胞核抗原(PCNA):造模后 2 个月大鼠 100 个心肌细胞 PCNA 的平均阳性率为(5.26 ± 1.23)个,低于相关文献报道。从治疗后各组的情况来看,以 A 组(肾心宁方组)和 C 组(温阳活血组)阳性率低,但均没有统计学意义。

(14) 大鼠心肌细胞形态:通过心肌细胞 HE 染色,光镜下大鼠心肌细胞形态学分析发现,各组心肌细胞在平均面积(μm^2),平均周长(μm),平均最大直径(μm),平均最小直径(μm)上均较正常组有一定程度的增高,说明均有不同程度的心肌代偿性肥大,其中以 E 组(病理组)最为明显。经治疗后,改善情况总体以 D 组(福辛普利钠片对照组)、A 组(肾心宁方组)和 C 组(温阳活血组)为明显($P<0.01 \sim 0.05$)。

(15) 心肌细胞超微结构:经透射电镜观察显示,正常组心肌细胞形态正常,肌丝清晰;胞质中有丰富的线粒体,线粒体呈圆形或卵圆形,其嵴密集,排列有序,充满整个线粒体内腔,无肿胀及空泡样变,可见线粒体分裂生长。模型组心肌细胞肌原纤维存在一定的排列紊乱、断裂、分离,肌节各带结构不清,肌丝松散排列,肌丝灶性溶解。线粒体数量减少,排列不规整,并有肿胀,外膜不完整,嵴减少与稀疏,有脂滴与空泡。肾心宁方组与温阳活血组肌结构清晰,线粒体轻度肿胀,少量有空泡,局部肌丝排列有疏松,无断裂。福辛普利钠片组肌结构尚清晰,线粒体肿胀,有空泡和脂滴形成,肌丝排例疏松。益气养阴组肌结构欠清,线粒体肿胀,线粒体数量减少,有空泡和脂滴形成,肌丝排例疏松,甚至断裂。

5. 讨论与分析 慢性肾功能衰竭(CRF)可导致各系统功能紊乱,心血管疾病(CVD)是其主要的并发症。据国外资料显示,CRF心血管并发症的发生率是普通人群的 10~30 倍,虽然有替代治疗的保障,但仍约有 50% 死于 CVD 及其心血管相关的并发症,明显高于感染或败血症导致的死亡(约 15%)。对上海地区的 CRF 患者的调查亦显示,有 86.0% CRF 患者存在各种类型 CVD 并发症(以缺血性 ST-T 变化、心力衰竭、心律失常等为主),相关死亡人数占 CRF 总死亡人数 44.2%。基于 CRF 心脏病变的高发病率和高死亡率,目前愈来愈受到医学界的重视,已成为 CRF 研究中热点和临床治疗难题之一。

(1) 西医学对 CRF 心脏病变的认识

CRF 心脏病变的病理改变:Ansari 等报道了 106 例尿毒症维持血液透析患者的尸检心脏病理结果,各种心脏异常的发生情况为心脏重量增加(男 96%,女 86%),左室肥厚(66%,非对称性左室后壁肥厚)、冠状动脉和主动脉硬化(86%)及伴有积液的心包炎、心肌纤维化(31%)和瓣膜病变(28%)。

CRF 并发心血管疾病的范围较广,包括 CRF 所并发或伴发的冠状动脉疾病、心肌病、心包炎以及高血压、心功能不全等,其中以心脏病变心肌损害为主。初始的心肌损伤,继而心肌重构,是心脏构型不断改建的病理生理过程,因为重塑的结果是以心室的表现最为显著,其意义也最为重要,故目前多采用"心室重塑"(VR)一词概括。

心室重塑的结构基础是心肌细胞和细胞外基质的变化。其中心肌细胞的变化包括:①心肌细胞适应不良性肥大,以心肌纤维增多为主。细胞核及作为供给能源的物质线粒体也增大和增多,但程度和速度均落后于心肌纤维的增多。心肌从整体上显得能源不足,不断凋亡,继续发展终至心肌细胞死亡。心肌细胞外基质的变化主要是胶原纤维沉积和纤维化。间质纤维化不伴心肌细胞坏死时称反应性纤维化;心肌细胞坏死而由纤维组织取代时称为修补性纤维化。CRF 心肌间质纤维化主要属于前者。心肌间质纤维化导致:①心肌舒张期僵硬度增加,促发舒张性心衰;②心肌电传导的各向异性增加,使冲动传导不专一、不连续,诱发心律失常和猝死。随着重塑的进展,如果心肌舒缩功能不足以克服室壁应力时即进入适应不良阶段,左室进行性扩大伴功能减退,最终发展至不可逆心肌损害的终末阶段。

从上述内容中可以看出,心肌重塑的最主要特点即为心肌构型的改变以及心肌间质的纤维化,两者之间又有相互联系。临床则表现为心肌肥厚,心室腔扩大,心脏舒张/收缩功能减退。实验已证实,尿毒症心肌病的主要病理变化是心肌细胞肥大和心肌间质的纤维化,作为上述病理改变的重要结果——左心室肥厚是尿毒症患者最常见的心脏结构改变,继以心脏舒张/收缩功能障碍,射血分数与心排量减少,严重者可发生充血性心力衰竭。说明尿毒症心肌病尽管是多种因素综合作用造成的心肌损害,其发病机制亦与高血压或慢性充血性心力衰竭不尽相同,但它同样存在心肌构型不断改建的病理生理过程,也即心肌重塑主要是左室重塑的发生。

(2) CRF 心脏病变的原因:传统的 CVD 危险因素包括了年龄、性别、家族史、吸烟、高血压、糖尿病、高胆固醇血症、体力活动减少、绝经等。在 CRF 心脏病变患者,除上述因素外,高毒素潴留(肌酐、尿素氮、胍乙酸、甲基胍、甲状旁腺素、同型半胱氨酸、中分子物质(MMS)如糖基化终末产物等)、电解质紊乱及酸中毒、贫血、微炎症反应等更加重了心脏的损害。

1) 高毒素潴留:通过多年的临床研究,人们已从 CRF 患者的血中分离出 200 多种代谢产物或毒性物质,部分为 CRF 时所特有,部分则显示其含量比正常值明显增高,这些物质统称为尿毒症毒素。包括了肌酐、尿素氮、胍乙酸、甲基胍、甲状旁腺素、同型半胱氨酸、糖基化终末产物以及其他一些已知或未知的毒素,这些物质均可影响心脏的结构和功能。

2) 肌酐、尿素氮:Weisensee 等用血透患者的血清体外灌流培养大鼠心肌细胞时发现,无论是肌酐还是尿素氮或两者的混合物,均可降低心肌细胞的收缩性,诱发心肌细胞的不同步收缩,明显缩短心肌细胞存活时间,且随其浓度的增加,对心肌细胞的抑制作用增强。刘春艳等将尿毒症患者血清和从中提取纯肌酐、尿素氮分别配制成不同浓度的溶液用于培养 SD 大鼠心肌细胞后发现,尿毒症血清、高浓度肌酐或高浓度尿素氮溶液均可影响心肌组织的收缩节律,可使心肌组织内 cAMP 和心肌酶浓度增高,心肌细胞内 cAMP 的升高促进钙内流,通过钙与 cAMP 之间的反馈调节,从而使心率增快。cAMP 的增高还可影响细胞的能量代谢。另外心肌酶的增高是心肌细胞受损的结果。

3) 胍类:早在 20 世纪 70 年代,许多医学家强调胍类化合物尤其是甲基胍在尿毒症发病中的作用,因尿毒症患者血清及尿液中甲基胍浓度明显增高。有人用含甲基胍的透析液为无尿狗进行透析,或直接给动物注射甲基胍,动物会出现胃肠道、中枢神经系统和周围神经系统症状、出血倾向、心肌坏死和心包渗出等一系列尿毒症症状及体征。

4) 中分子物质(MMS):中分子物质(MMS)是分子量为 300 ~ 12000D 的一类多肽,对心肌的影响已越来越引起重视。大量实验研究证明:MMS 可直接或间接干扰体内正常的活性成分,如直接影响一些代谢过程中的关键酶,或通过酶发挥间接作用,如 Na^+-K^+-ATP 酶,受 MMS 抑制后,可继发性地抑制红细胞的生成、糖异生作用、DNA 的合成及许多酶的代谢,最终使机体的功能和代谢发生紊乱。崔存德等在实验中观察到 MMS 对大鼠心率有抑制作用,且随 MMS 注射剂量增大,抑制作用逐渐明显,同时心动周期相应缩短,心室舒张末期压力减少,心内压峰值减低。表明 MMS 对心功能有抑制作用,抑制强度与 MMS 量呈线性关系。

5) 甲状旁腺素(PTH):大量证据表明,PTH 对心肌具有直接毒性。研究发现伴有继发性甲旁亢的透析患者中,左心室(LV)舒张半径增宽,LV 质量/LV 容量下降和动脉收缩压降低;而甲状旁腺切除后,心脏射血分数显著提高。Amami 等在动物实验中也发现,心肌成纤维细胞表面可能存在 PTH 受体。心肌间质细胞纤维化及胶原沉积增加,仅在继发性甲旁亢时发生,这提示 PTH 是致心肌间质纤维化的重要因素。同时,PTH 介导的钙负荷的增加可以导致心脏毒性效应。由于长期暴露于高 PTH 的环境,细胞外钙内流增加及胞内钙外流减少所导致的心肌细胞内钙基础水平升高,从而抑制心肌细胞代谢和功能,并可能引起 LVH(左心室肥厚,以向心性肥厚为主),同时大量钙在心肌及血管壁中沉积,也将影响心脏功能。

6) 同型半胱氨酸(Hcy):同型半胱氨酸(Hcy)是一种含硫氨基酸,是甲硫氨酸去甲基后的代谢中间产物。在正常情况下,Hcy 同叶酸循环相耦联并从中获得甲基而重新合成甲硫氨酸得以再利用,或部分降解成胱硫醚,最终水解为牛磺酸从尿液排出体外,故循环中只有较低水平的 Hcy。肾功能损害是 Hcy 水平升高的常见原因,甚至在肾功能轻度受损时即可出现血浆总同型半胱氨酸(tHcy)水平上升,并且与血肌酐水平呈正相关,随肾功能损害的加重而逐渐升高。晚近的研究认为,Hcy 增高与 CRF 患者好发心、脑血管病变有关。体外培养的 SD 乳鼠心肌细胞经 Hcy 刺激后,细胞 DNA 合成和细胞蛋白质含量均明显增加,并呈剂量和时间依赖性,说明 Hcy 有促进心肌细胞增殖的作用。但 Hcy 水平升高在 CRF 患者 CVD 病变中的作用及其机制尚有待于进一步阐明。

(3) 容量负荷和高血压:已经得到公认,肾功能损害导致容量负荷增加、钠潴留、交感神经系统和肾素-血管紧张素-醛固酮轴兴奋、内源性血管活性物质的集聚等共同作用是 CFR 病人血压升高的病理生理机制,如果未采取有效治疗,血压会随着肾功能的损害而逐渐升高,血压的升高又进一步加促肾功能的恶化,从而形成恶性循环。与此同时,随着肾功能的恶化和血压的升高,左心室肥厚逐渐形成并加重。高容量负荷和高血压增加了心脏的负荷,目前被广泛认为是导致 LVH 的独立危险因素。但在 Huting 等的研究中发现在部分血压严格控制在正常范围的病人其左室壁厚度仍逐渐增厚。故有人认为 LVH 本质上可能不是由高血压直接引起的,而与主动脉顺应性下降相关。

(4) 贫血:贫血是 CRF 患者最常见的并发症之一。一般来说,贫血的程度与肾功能损害程度一致,促红细胞生成素(EPO)缺乏是其最主要原因。一组加拿大轻度 CRF 患者的连续观察结果表明,血红蛋白水平每下降 5g/L,发生心室肥厚的概率增加 1.3 倍。Pascual 等前瞻性研究表明,在透析的 CRF 患者中使用 EPO 部分纠正贫血后,左心室肥厚状况得到一定改善;早期尚未透析的 CRF 患者使用 EPO 提高血红蛋白水平同样能改善心室肥厚,平均血红蛋白浓度增加 2.7g/L 几乎能使所有患者左心室质量指数不同程度下降。所以早期使用 EPO 保持较理想水平的血红蛋白水平对于预防 CRF 患者发生 CVD 是有益的,同时也提示贫血可能是 CVD 的直接原因之一。

(5) 脂代谢紊乱:脂质代谢紊乱在 CRF 患者中常见,主要表现为血清三酰甘油(TG)中等增加而胆固醇(CH)在正常范围内,脂蛋白再分配异常,以极低密度脂蛋白胆固醇(VLDL-CH)和中间密度脂蛋白胆固醇(IDL-CH)显著升高,低密度脂蛋白胆固醇(LDL-CH)和高密度脂蛋白胆固醇(HDL-CH)显著降低,而 TG 水平在 VLDL、IDL、LDL 中显著升高。脂质代谢紊乱是引起动脉粥样硬化的危险因素。Christensen 等发现血胆固醇和血三酰甘油与健康人的心率变异值(HRV)呈负相关,这可能是血胆固醇影响自主神经系统,从而影响 HRV,而 24hHRV 下降是预测心脏梗死后患者死亡率和心律失常发生的强有力的指标,也能帮助预测无缺血性心脏病患者急性心搏骤停的发生。

(6) 代谢性酸中毒:CRF 患者多伴有代谢性酸中毒,其可抑制心肌的收缩性,诱发心律失常。酸中毒时,钙离子进入心肌细胞减少,特别是酸中毒时间较长时,心肌收缩蛋白对钙离子的反应性明显下降,心肌收缩力进一步下降;此外,酸中毒时伴有高血钾,也可以对心肌产生明显的抑制作用。酸中毒可使末梢血管扩张,降低外周血管阻力,导致低血压及组织灌注减少。

(7) 肾素-血管紧张素-醛固酮系统:正常情况下,水钠潴留可引起肾素-血管紧张素-醛固酮系统(RAAS)活性下降,但在部分 CRF 患者(5%～10%)却存在容量-肾素失衡,即 RAAS 活性不适当地增强。其中血管紧张素Ⅱ(AngⅡ)通过直接收缩血管以及中枢和动脉交感神经的兴奋作用等机制,引起外周血管阻力增加,并通过直接作用及刺激醛固酮(ALD)合成的间接作用,增加肾小管对钠的重吸收,产生钠潴留、容量扩张、心搏出量增加致血压升高,从而引起心脏病变。此外 RAAS 与心肌间质纤维化密切相关。Zhou 等将心脏成纤维细胞与 AngⅡ及 ALD 分别培养时,发现其胶原基因表达及合成增加,AngⅡ还可以使胶原酶活性降低。

(8) CRF 心脏病变的治疗:CRF 心脏病的发病主要为肾功能减退后毒性代谢产物堆积、水电解质紊乱及酸碱失衡的直接病理作用以及高血压、贫血因素等对心脏的长期损害。因此要改善 CRF 患者的心脏功能,目前主要以纠正或消除导致心脏病变的原因以及治疗心脏本身已存在的病变。如使用 ACEI、钙离子拮抗剂、β 受体阻滞剂等控制血压,EPO、铁剂、叶酸等纠正贫血,纠正电解质和纠正酸中毒等,出现心律失常、心衰时予以对症处理。终末期肾衰患者则进行替代治疗。

从目前的研究来看,CRF 心脏病变早在肾功能轻度受损的早期就开始了,并严重影响患者的预后及生活质量。目前对其发病机制仍存在一定争论,而当前治疗措施仍不能显著降低死亡率,需要进一步研究加以解决。

(9) Platt 法肾大部分切除造模后大鼠心肌病变的特征:CRF 并发心血管疾病的范围较广,包括 CRF 所并发或伴发的冠状动脉疾病、心肌病、心包炎以及高血压、心功能不全等,其中以心肌损害为主。心肌组织包括心肌细胞和间质。在尿毒症环境下,两者均有不同程度的改变,即心肌重构,包括心肌细胞重构和心肌间质重构。心肌细胞重构表现为心肌细胞肥大,引起左室肥厚、心脏重量增加。在失代偿的情况下,容量负荷过重则引起心脏扩张,心肌细胞拉长,同时有部分心肌坏死或凋亡。心肌细胞肥大的过程中,心肌间质也常发生重构。在心肌组织的整个胶原网络中Ⅰ型和Ⅲ型胶原起主要作用,Ⅰ型胶原决定心肌的僵硬度,而Ⅲ型胶原则决定心肌的顺应性。在缓慢发生的高血压、主动脉狭窄或肾血管性高血压所致左室肥厚模型和人缺血性心肌病中,观察到以Ⅲ型胶原增高为主。这种差别可能与胶原提取方法不同、疾病的发展阶段不同以及两种胶原在修复中出现的早晚有关。Ⅲ型胶原的增高出现早,持续时间短。而Ⅰ型胶原的增高出现相对较晚,持续时间较长。Ⅰ型和Ⅲ型胶原的适量比值对维持心肌组织结构及心脏功能的完整性具有重要意义。心肌间质重构使原有胶原增粗,新胶原沉积于原来缺乏胶原的心肌间质内,胶原体积增加,这些改变导致间质正常网络结构破坏,导致心室舒张期硬度增加,顺应性减退,首先出现舒张功能障碍,进而影响收缩功能,最终影响泵功能。此外,胶原纤维增加可使心肌组织异位电活动增加,容易引起心律失常,甚至猝死。

长期以来学者们都认为,出生后心肌细胞很快即退出了细胞周期,心肌细胞是有丝分裂终末期细胞,如当患者发生心肌梗死等使心肌细胞坏死的疾病时,心肌细胞不能像肝细胞那样很快分裂产生大量的新生细胞来恢复功能,而只是以瘢痕来取代已坏死的心肌细胞。心肌炎、心肌病、冠心病等多种疾病所致的心肌损伤使具有舒缩功能的心肌细胞数量减少,从而影响到心脏的功能,对这些疾病的治疗则集中在早期预防和缓解症状上,未能从损伤心肌增生修复上解决问题。然而,近年来的研究认为成年心肌细胞具有增殖能力,衰竭心脏的重量增加不能单独归结为心肌细胞的肥大,但是由于技术的限制未能证明肥大心肌中存在心肌细胞有丝分裂。1994年,用增殖细胞核抗原(PCNA)单克隆抗体标记心力衰竭终末阶段患者的心肌细胞,并观察细胞的有丝分裂相,发现49%±19%的心肌细胞表达PCNA蛋白,其有丝分裂指数约为11/106,认为心室肌细胞不是终末分化细胞,肌细胞的增生可能是疾病心脏的生长储备机制。研究指出,尿毒症时心肌细胞面积和体积增大,PCNA阳性,细胞凋亡加速,心肌细胞数量减少。

实验运用经典的Platt法肾大部切除制作CRF模型,长期的研究认为本模型可以使大鼠Scr、BUN、电解质紊乱、PTH升高、贫血、高血压、脂代谢紊乱等,能模拟CRF心脏病变的病理渐进过程。从实验的病理组和正常组的比较来看,病理组的大鼠Scr、BUN、钙磷离子、PTH升高、贫血、脂代谢紊乱、RASS系统变化等表现均与尿毒症心脏病变的患者表现相似。同时,心重指数、左心指数变化及心肌细胞形态肥大、胶原改变,细胞微观有肌纤维的排列紊乱、线粒体肿胀、空泡、嵴减少等,均具有心肌重构的表现。从心肌酶谱来看,病理组和正常组未表现出差异,说明心脏处于早期的代偿期,增加实验周期,可能有助于心肌酶谱的表现。

同时,现代药理研究表明肾心宁方中各味中药对心血管疾病均有良好的药理疗效。大黄及其有效成分能抗心肌缺血(通过抗血栓形成、抗冠状动脉痉挛等)、抗心律失常、强心、抗动脉粥样硬化、降低血压等功效。丹参可以改善心肌缺血再灌注的损伤,保护线粒体,改善能量代谢等作用。黄芪对心肌有正性肌力作用,对心肌缺氧有保护作用,并对血压有双向调节的作用。鹿角片能通过改善RASS系统等从而具有抗心肌纤维化作用,对心衰的心脏重构有逆转作用。郁金有改善血液流变性、减轻高脂血症、扩张冠状动脉、增加心肌供血的作用。上述的理论,为肾心宁方治疗CRF心脏病变奠定了坚实的科学基础。

(10) 肾心宁方对CRF心肌病的疗效及机制:通过肾心宁方对Platt法肾大部切除大鼠的实验研究发现,肾心宁方可以在一定程度上减轻肥大心肌的重量,抑制心肌重构,表现在心重指数和左心室相对指数的降低,心肌胶原阳性表达减少,PCNA阳性细胞数的减少。说明肾心宁方能够在一定程度上有效防止心肌肥大,阻止胶原增生,抑制心肌纤维化,逆转左室重构,从而降低心肌僵硬度,改善心肌舒缩功能。同时,对于益气养阴和温阳活血两组拆方的疗效来看,益气养阴组在改善心肌重构方面次于温阳活血组。同时,福辛普利钠片对照组在改善心肌重构方面表现了较好的疗效,这与相关的文献报道相同。

从肾心宁方能够有效降低血 BUN、血 SCR、24h 蛋白尿、改善贫血、降低 Tc 和 LDL-C、升高 HDL-C、降低 PTH,降低血与心肌组织的 AngⅡ浓度等来看,我们认为其疗效机制是通过降低 CRF 毒素对心肌的毒性、改善贫血、改善脂代谢及降低 AngⅡ改善 RASS 功能来实现的,而降低尿毒症毒素和改善 RASS 功能可能是最主要的两个方面。同时,在致纤维化的诸多因素中,RAAS 激活、AngⅡ水平增加是导致心肌纤维化的主要原因。同时,在细胞因子中转化生长因子 β1(TGFβ1)是最重要的促纤维化生长因子,活化的 TGFβ1 抑制细胞外基质降解、增加细胞外基质 mRNA 表达和蛋白质合成。研究表明,RAAS 激活、AngⅡ增高引起心肌纤维化均由于 TGFβ1 增加所致,TGFβ1 增加成了诸多因素所致心肌纤维化的共同通路。而肾心宁方能显著降低心肌细胞 TGFβ1 的阳性表达,这可能是导致改善 RASS、降低 AngⅡ的主要原因。

随着 CRF 发病率的不断增高,CRF 患者生存时间的不断延长以及高血压肾、糖尿病肾病发病的不断增多,对心血管并发症的防治具有重要意义,它将有效改善 CRF 患者的预后,保障替代治疗的进行,有效降低死亡率。

CRF 心血管并发症随着 CRF 逐步的毒素堆积、神经体液异常、代谢改变,有着其自身的病理变化过程。各类临床症状、体征及实验室检查异常的出现,说明患者进入较严重的心肌重构阶段,将增加治疗的难度。因此,提倡早期的预防对 CRF 患者的预后具有重要的临床意义。

西医学的治疗,是在 CRF 治疗的基础上,加用 ACEI、ARB、CCB 等药物的治疗,出现心律失常或心衰时则对症治疗。虽然,ACEI 在本研究中对心脏重塑具有良好的表现,但在临床上随着肾功能不断进展,其使用将受到限制。而中医学在防治 CRF 上的良好应用前景,以及"心肾相关""整体观"及"治未病"等治疗策略的应用,对于参与此类疾病的防治将起到积极的作用。

临床调研的结果证实,本病作为 CRF 病理的延续,其"本虚标实"的病理特征依然成立。长期的脾肾气虚导致脾肾阳气衰败,最终影响心之阳气。而湿瘀之邪作为"毒邪"影响着疾病的转归。因此,通过以"心肾相关"立论的心肾同补、标本同治的肾心宁方,迎合了上述 CRF 心脏病变的病理。通过实验研究,其能通过降低 CRF 毒素对心肌的毒性、改善贫血、改善脂代谢及降低 AngⅡ改善 RASS 功能,从而起到抑制和延缓心脏重构的目的。其临床疗效有待进一步证实。

七、优化辨证处方

(一) 理论研究

1. 中医学对蛋白尿的产生机制的认识　中医的典籍对尿蛋白没有合适的中医病名与之对应,也无明确记载,只是医学实验室尿常规诊断指标之一。根据其表现,可属于"精气下泄"范畴。西医学所说的蛋白质是构成人体和维持生命活动的基本物质,类似于中医学"精气""精微"等概念。"五脏者,藏精气而不泄也",中医学认为,"精气"宜藏而不宜泄。肾为"封藏之本""主水,受五脏六腑之精而藏之";脾主升清,有统摄精气的作用。各种肾脏疾病出现尿蛋白时,属于中医学"精气下泄"范畴。"精气下泄"则与脾肾有直接的关系。脾不摄精,肾失封藏,或脾气不升,皆有可能导致精微下泄而出现蛋白尿。综观各种慢性肾病的病理过程,多以脾肾虚损贯穿于始终,都可出现或多或少的蛋白尿。故可认为肾不藏精,精气下泄是慢性肾病出现蛋白尿的直接病机。现代医家认为尿蛋白的形成邪实多贯穿其中,有时本虚也为因实致虚。在邪实中以水湿、湿热,血瘀最为多见。

蛋白尿的中医辨证治疗

1）虚证的治疗:慢性肾炎所以反复发作,重要原因之一就是患者体质虚弱,正气不足,抵抗力下降。机体虚弱,以肺、脾、肾三脏虚损为主。《景岳全书》指出:"凡水肿等证,乃肺、脾、肾三脏相干之病,盖水为至阴,故其本在肾;水化于气,故标在肺;水惟畏土,故其制在脾。"慢性肾炎之虚,以气阴虚、阳虚多见。多以脾肾气阴、气阳两虚为主,贯穿于整个疾病过程。法当从脾肾论治,补肾健脾以治其本,如此则肾阴阳得复,肾气得化,固摄加强,则精微不得妄泄。临床上以益气补肾健脾治疗蛋白尿取得了良好的效果。研究发现,人参减少肾小球细胞的粘连和增殖,抑制不成熟的 TGF-β 转化为成熟的 TGF-β,调整细胞免疫,提高白细胞介素-2 的表达和 T 淋巴细胞转化,从而减少和清除肾小球基底膜免疫复合物的沉积,降低蛋白尿。研究表明,具有益气作用的黄芪和当归组方而成的黄芪当归合剂可明显改善肾病综合征患者的蛋白质和脂质代谢,提高血浆白蛋白水平。动物实验也证实,在大鼠单侧输尿管梗阻(UUO)导致的 RIF 模型中,黄芪当归合剂能够改善肾组织纤溶系统的失衡,减少细胞外基质的积聚,抑制肾纤维化。郭氏等采用中医辨证治疗肾病综合征 42 例,气阴两虚证:治以益气养阴,方选参芪地黄汤加减;脾肾阳虚证:治以温补脾肾,方选金匮肾气丸合六君子汤加减。脾肾气虚证:治以补气健脾益肾,方选六味地黄丸合四君子汤加减;肝肾阴虚证:治以滋养肝肾,方选知柏地黄丸合二至丸加减;结果:完全缓解 12 例,部分缓解 14 例,有效 10 例,无效 6 例,有效率为 85.7%。实验表明,温阳益气中药淫羊藿可扩张外周血管,减低外周阻力从而降低血压,减轻"三高"对肾脏的损害;并可在一定程度上提高肾阳虚雄性大鼠肾脏骨形态蛋白(BMP-7)的表达,从而达到保护肾脏的目的。

2）邪实的治疗:水湿是慢性肾炎的重要致病因素和病理产物,水肿则是其最常见的临床表现之一。慢性肾炎患者肾小球滤过下降,而肾小管对水钠的重吸收功能正常,致水钠潴留,即"球管平衡"学说。此外,慢性肾炎时免疫损害致全身毛细血管通透性增加,致血浆蛋白及液体进入组织间隙,这也是导致水肿的一个原因。大量蛋白尿的产生,导致机体血浆蛋白的水平降低,血浆胶体渗透压下降,使水分由血管转移向周围组织间隙而产生水肿。风湿内扰被中医学认为是肾病发生发展的重要病机,祛风化湿也是治疗肾病的重要手段。已经明确的祛风化湿药物雷公藤制剂能明显改善肾小球疾病病情,但由于该类药物治疗过程中带来的副作用如血白细胞下降、肝损、月经紊乱等也限制了进一步使用。刘圣君等研究发现,具有祛风利咽的中药蚕茧壳低血液内皮素,减少自由基释放,减少毛细血管内皮细胞损伤,降低蛋白尿。俞东容等研究发现防己黄芪汤能明显改善肾病蛋白尿,调节足细胞 podocin、nephrin 的表达,维护肾之封藏功能,以及具有一定的抗肾间质纤维化作用,其作用主要与黄芪、防己、白术有关。

湿热为病广泛,如朱丹溪在《格致余论·生气通天论章句辨》曰:"六气之中,湿热为病,十居八九。"徐灵胎在《续名医类案·肿胀》中曰"有湿则有热",虽未必尽然,但慢性肾炎病程绵长,湿邪郁久则易化热。肾受湿热之邪熏灼,统摄失司,致精关开多合少,精微外泄。湿热之邪胶着黏滞,病势缠绵不愈,使尿中蛋白不易消退。及"湿热不除,蛋白难消"。现代药理学研究证明,清利湿热中药能降低血液黏滞度,使肾小球毛细血管通透性降低,调整肾脏微循环及改善肾小球间质细胞基质增生,改善肾脏血供,改善肾功能。王忆平发现 CRF 急剧加重湿热证患者的血清炎症因子水平明显高于正常人,同时和湿热证中医证候积分呈明显正相关。笔者认为"湿热"作为加重慢性肾衰竭的影响因素,健脾清化方(由党参、生黄芪、草果仁、苍术、黄连、制大黄组成),能改善患者的肾功能,降低蛋白尿。

瘀血是慢性肾炎进程中的必然变化。中医学认为,血液在人体内流行不止,环周不休有赖于阳气的温煦和气的推动,气虚或气失温煦或气机郁滞等原因均可致血瘀。进一步的研究显示,诸如水停致瘀、因虚致瘀、情志所伤致瘀、出血致瘀,病邪致瘀和激素致瘀等均是慢性肾炎血瘀广泛存在的基础。慢性肾炎患者因迁延不愈,病情反复,久病损伤正气,正气虚则推动血液运行不力而致血瘀。实验已证实慢性肾炎患者全血高切黏度、血浆黏度均有显著升高。血小板凝集率升高,红细胞聚集指数下降,提示慢性肾炎患者血液呈高凝状态。研究表明,活血化瘀方中的桃仁、丹参、川芎可下调血管紧张素 II(Ang II)诱导的纤溶酶原激活物抑制剂-1(PAI-1)、系膜细胞 TGF-β1、细胞内活性氧(ROS)的表达,抑制血小板源性生长因子(PDGF)的表达,从而保护肾功能,延缓 RIF 病程进展。

综上所述,慢性肾炎病机为本虚标实,其中本虚多为脾肾亏虚,且多为气阴、气阳两虚为主,标实多为水湿、湿热与瘀血。而湿、热、瘀邪又可因正虚而加重,致正气更衰,邪实盛则正气衰,实邪肆虐,损害机体。邪实攻除,方可恢复正气,正气恢复,邪实则又可进一步减退。根据中医"久病及肾""久病多虚""因虚致瘀"理论,治疗应以补气健脾补肾,佐以清热利湿、活血化瘀贯穿始终为基本原则。

(二) 组方原则

尿蛋白是慢性肾炎的主要特征,大量的实验结果显示,尿中蛋白质与量的异常不仅是一个病变的指标,而且作为一个独立因素参与肾脏的病变过程。前瞻性的临床研究也证实肾病中蛋白尿的水平与慢性肾衰进展的速度密切相关,任何能够使蛋白尿减少的治疗干预都有利于减慢肾脏疾病的进展。西医学对蛋白尿治疗的经典方法是 ACEI 或 ARB 的治疗、激素或/和免疫抑制剂。对于控制慢性肾炎进展性病变,ACEI 或 ARB 的作用、激素或免疫抑制剂又往往难以施展,故其长期影响着患者的生活质量,困扰着患者的身体健康。

从资料来看,目前中药对改善慢性肾炎蛋白尿的实验研究备受重视,近年来我国学者积极探索运用中医药辨证治疗以延缓 CKD 的病情进展,有明显提高疗效,减少药物不良反应等优势。已对单味中药及其提取物有较深入的实验研究,且对一些经验复方也进行了研究,但由于中药单味药成分的复杂性、复方配伍的多样性以及剂型的影响,使中药方剂作用机制的研究多停留于临床观察阶段,实验研究甚少,多数实验尚不够成熟,并且有些方药缺乏实验研究,机制不明,不易经受反复验证。更存在样本量小,单中心研究等不足之处,然而在临床研究上尚存在科研设计不严密,辨证缺乏客观指标,临床疗效难以重复等问题,且未见有针对 CKD1～2 期这一特定阶段应用中医药辨证治疗的多中心、随机、对照研究结果,因此,中医药在治疗慢性肾炎蛋白尿的有效性和安全性还需要前瞻性、大样本、多中心的临床研究予以证实。

慢性肾炎病机为本虚标实,其中本虚多为脾肾亏虚,且多为气阴、气阳两虚为主,标实多为水湿、湿热与瘀血。慢性肾炎的病因病机在不同的发展阶段,其中医证型的变化往往是动态的,非一成不变的,因证型动态变化,则用药处方需有相应的调整变化。中医治疗学的精髓在于整体观念、辨证论治。尿蛋白的产生是一个多环节、多途径作用的过程,任何一种治疗药物只能干预其过程中某个或某几个环节。应用单味药、提取物改善慢性肾炎蛋白尿难以发挥中医整体及辨证治疗的优势。虽然中药复杂的成分产生了多靶点的作用环节,但难以形成有效的治疗方案,难以推广研究和应用。慢性肾炎蛋白尿的病程较长,其治疗过程中,要辨证明确,对症加减,长期服药,是巩固疗效防治病情复发的关键。因此证型演变的正确评估以及临床用药的处方合理,对患者病情的预后具有非常重要的意义。

考虑到慢性肾炎蛋白尿病机的多元化以及症状的多样化,虽以益气补肾健脾为基本治疗原则,但也要根据病情阶段与时间的有所区别,临床研究时针对相应证候,辨证施治,单一证候予单一组方,证候呈多时,按中医理、法、方、药的整体观和个体化原则,予相应组方联合使用,证候转换,组方亦相应转换。

基于中医学对慢性肾炎的认识,在中医理论指导下,通过中医辨证择药,优化组方,立足于尿蛋白的形成为本虚标实,本虚则以气阴、气阳占大部分,顾拟气阴两虚方(太子参、女贞子、山茱萸、生黄芪)以补气养阴,气阳两虚方(淫羊藿、党参、黄芪、覆盆子)以温阳补肾,标实则以水湿、湿热、血瘀贯穿疾病的始末,顾拟水湿方(茯苓、防己、白术、薏苡仁根)祛风除湿,湿热方(牛蒡子、虎杖、黄柏、车前子)以清热利湿,血瘀方(桃仁、丹参、川芎、当归)以活血化瘀,标本同治,突破惯用补肾健脾法治疗慢性肾炎尿蛋白难以取效的研究思路,通过前瞻性、随机性、多中心的临床研究,探讨不局限于专方专药治疗某病某证,遵从中医理论,辨证施治,着眼治理机体的自身调节功能,立足改善蛋白丢失的根本原因,寻找有效的临床优化治疗方案。

(三) 临床研究

1. 研究方法

(1) 病例来源:全部病例来源于上海中医药大学附属曙光医院肾内科临床诊断或

病理确诊的慢性肾炎（CKD1~2期）的患者，随机分为中医辨证治疗组和氯沙坦治疗对照组。共有127例患者进入本临床观察，其中7例未完成临床观察，共有120例能够进行病例分析，治疗组90例，对照组30例。

（2）诊断标准：参照《中药新药临床研究指导原则》（参照第三届全国肾脏病学术会议讨论通过的标准）、《慢性肾小球肾炎的诊断、辨证分型及疗效评定（试行方案）》和K/DOQI研究组对慢性肾脏疾病的分级标准拟定。

（3）中医诊断标准：参照《中药新药临床研究指导原则（试行）》制定。（郑筱萸主编，中国医药科技出版社，2002年5月第1版）

1）脾肾气阴两虚证

主症：倦怠乏力、腰膝酸软、咽燥口干、五心烦热。

次症：食少纳呆、脘腹胀满。

舌脉象：舌红苔少边有齿痕，脉细。

权重：腰酸、口干30%。

2）脾肾气阳两虚证

主症：畏寒肢冷、倦怠乏力、腰部冷痛、腰膝酸软、夜尿清长。

次症：气短懒言、脘腹胀满、口淡不渴、大便不实、食少纳呆。

舌脉象：舌淡有齿痕，脉沉细。

权重：腰酸、畏寒30%。

3）水湿证

主症：身体困重，食少纳呆，兼有水肿。

次症：脘腹胀满、口中黏腻。

舌脉象：舌苔白腻、脉濡。

权重：水肿30%。

4）血瘀证

主症：面色晦暗，腰痛。

次症：肌肤甲错，肢体麻木。

舌脉象：舌下系带紫暗或舌有瘀点、瘀斑，脉涩或细涩。

权重：舌下系带紫暗或舌有瘀点、瘀斑30%。

5）湿热证

主症：恶心呕吐，小便短赤、或尿涩而痛、口苦黏腻。

次症：皮肤疮疡、疖肿、口渴不多饮。

舌脉象：舌苔黄腻、脉濡数或滑数。

权重：舌苔黄腻，30%。

（4）纳入标准：①年龄18~70岁。②诊断原发性慢性肾小球疾病，符合慢性肾脏病（CKD1~2期），50%以上有肾穿的病理报告。③24h尿蛋白定量在0.5~2.5g。④血管紧张素转换酶抑制剂（ACEI）/血管紧张素Ⅱ受体拮抗剂（ARB）治疗者已经2周洗脱期，或入组前未使用ACEI/ARB。⑤感染、酸中毒、电解质紊乱、高血压等加重因素得到有效控制且病情稳定的非透析患者,血压在 130～90/80～60mmHg、血 K^+ 在正常范围内。⑥中医辨证符合脾肾气阴两虚型或脾肾气阳两虚型。⑦自愿接受该药治疗,签署知情同意书者。

（5）治疗方法

1）治疗组（中医辨证治疗加基础治疗组）:根据临床辨证给予中药颗粒剂每日 1 袋,分 2 次口服。其中脾肾气阴两虚者给予气阴两虚方(太子参 10g、女贞子 10g、山茱萸 6g、生黄芪 20g);脾肾气阳两虚者给予气阳两虚方(淫羊藿 10g、党参 10g、生黄芪 20g、覆盆子 10g)。兼有水湿证、湿热证、血瘀证者,分别在气阴两虚或气阳两虚方基础上加用水湿方(茯苓 10g、防己 10g、白术 10g、薏苡仁根 30g)、湿热方(牛蒡子 10g、虎杖 15g、黄柏 6g、车前子 15g)和血瘀方(桃仁 10g、丹参 10g、川芎 6g、当归 10g)。观察期间根据证候变化调整用药。本组治疗中降压药不使用 ARB/ACEI 类药物。所用中药委托江苏省江阴天江药业有限公司制成免煎饮片。

2）对照组:（ARB 加基础治疗组）予氯沙坦每日 50mg。由杭州默沙东制药有限公司生产。

3）基础治疗:主要包括饮食营养、控制血压、血脂等。

饮食营养:参照我国《慢性肾脏病蛋白质营养治疗专家共识》,蛋白质摄入量为每日 0.8～1.0g/kg,其中高生物价蛋白>50%。在低蛋白饮食的同时,热量的摄入应维持为每日 30～35kcal/kg。聘请专门的营养师,根据每个入组患者的具体体重、身高及肾功能情况进行个体化指导,做出参考配餐。

控制血压:对血压增高者,参照 JNC Ⅶ 和 K/DOQI 推荐标准、将血压降至 130/80mmHg。降压首先应用 CCB 类制剂,如不能将血压控制在靶目标者,则可加用中枢或受体拮抗剂等降压药物,除方案许可外再不增加其他 ARB/ACEI 类药物。

控制血脂:对血脂增高者,参照 1997 年我国血脂防治建议和美国 2001 年 5 月公布的国家胆固醇教育计划第 3 次报告（NCEP ATP Ⅲ）标准,使总胆固醇<5.72mmol/L(<220mg/dl),LDL 胆固醇<3.64mmol/L(<140mg/dl),三酰甘油<2.26mmol/L(<200mg/dl)。调脂药物可用阿托伐他汀钙片每日 10mg。

治疗过程中,监测各组患者血 K^+,如研究中血 K^+>6.0mmol/L 或血压〈90/60mmHg 时均需暂停用药进行针对性治疗,待血 K^+、血压正常后继续使用,如连续停药超过 2 周即退出临床试验。

（6）疗程:临床推广观察 6 个月。

（7）观察指标及观察时点

1）观察指标:①一般信息:姓名、地址、联系电话、出生日月、性别、民族、职业、婚姻状况、文化程度、合并用药情况等。②症状体征:中医症状（量化积分）、舌、脉象。③实验室检查:疗效观察指标:血肌酐(Scr)、血尿素氮(Bun)、肾小球滤过率(eGFR)、血胱抑素-C(Cys-C)、血白蛋白(ALB)、24h 尿蛋白定量、尿微量白蛋白/肌酐、尿 β2-微球蛋白、总胆固醇、三酰甘油、低密度脂蛋白、安全性观察指标:血常规、尿常规、大便常规加隐血检查,心电图、肝功能、电解质(钾、钠、氯)。④终点事件:慢性肾脏病血肌酐较基线加倍,病情加重;进入透析;医生判断需要退出者。⑤不良事件与不良反应。

2)观察时点及观察时间窗:疗效观察指标在治疗前及治疗后每 8 周检查 1 次,中医证候、24h 尿蛋白定量和尿蛋白/肌酐治疗前及治疗后每 4 周检查 1 次。安全性观察指标及总胆固醇、三酰甘油、低密度脂蛋白在治疗前及治疗后各检查 1 次,血电解质(钾、钠、氯)在治疗前及治疗后每 8 周检查 1 次,如血钾有变化可随时检查。观察时间窗为观察时点±1 周。

(8)疗效和安全性评价

1)疗效观察性指标:①主要效应指标:24h 尿蛋白定量。②次要效应指标:中医症状(中医症状分级量化积分,参照《中药新药临床研究指导原则(试行)》制定。中国医药科技出版社,2002 年 5 月第 1 版)、舌、脉象。血肌酐(Scr)、血尿素氮(Bun)、血胱抑素-C(Cys-C)、肾小球滤过率(eGFR)、血白蛋白(ALB)、尿微量白蛋白/肌酐、尿 β2-微球蛋白、总胆固醇、三酰甘油、低密度脂蛋白。

2)安全性观察:血常规、尿常规、大便常规加隐血检查、心电图及肝功能治疗前后各查 1 次,血电解质(钾、钠、氯)在治疗前及治疗后每 8 周检查 1 次。如病情有变化可随时检查。

2. 研究结果

(1)一般资料比较:患者肾脏病理类型及证型分布情况见表 4-22。

表 4-22 部分患者肾脏病理类型

组别	治疗组	对照组
局灶节段肾小球硬化	21	4
系膜增生性肾	13	1
IgA 肾病	13	3
膜性肾病	9	2
微小病变性肾炎	7	1

在入组的 120 例慢性肾脏病患者中,患者本虚证脾肾气阴两虚为 97 人次,脾肾气阳两虚为 33 人次,标实证为湿热证 73 人次。血瘀证为 52 人次,水湿证为 4 人次,11 例兼有水湿湿热证,16 例兼有湿热血瘀证,2 例兼有水湿血瘀证,3 例兼有水湿湿热血瘀证。

(2)两组患者各时间点 U-Pro/24h、MA/Cr、β2-MG 变化情况比较:组内比较,治疗组 U-Pro/24h 平稳下降,且在 16 周、20 周、24 周下降明显,与治疗前比较具有统计学意义($P<0.05$)。对照组 24 周下降明显,与治疗前比较具有统计学意义($P<0.05$)。组间比较,治疗组 24 周 U-Pro/24h 治疗效果优于对照组,具有统计学意义($P<0.05$)。治疗组尿 MA/Cr 在 24 周明显改善,与治疗前比较具有统计学意义($P<0.05$)。对照组尿 MA/Cr 各时间点比较无统计学意义。治疗组 β2-MG 在 8 周改善明显,具有统计学意义($P<0.05$),其余各时间点无统计学意义。对照组 β2-MG 各时间点无统计学意义。

（3）两组患者各时间点 U-Pro/24h、MA/Cr、β2-MG 下降值情况比较：组内比较，中药组用药后 24 周 U-Pro/24h、MA/Cr 下降值有统计学意义（$P<0.05$）；西药组用药后 24 周 U-Pro/24h 下降值有统计学意义（$P<0.05$），MA/Cr 下降值无明显变化（$P>0.05$）；组间比较，用药后 24 周 U-Pro/24h、MA/Cr 下降值有统计学意义（$P<0.05$）。

（4）患者血 Scr、BUN、UA、Cys-C、ALB、eGFR 变化比较：对照组治疗 24 周 BUN、UA、ALB、eGFR 无明显变化（$P>0.05$）；治疗组治疗 8 周、16 周、24 周 Cys-C 有所下降，与治疗前有统计学意义，（$P<0.05$）；治疗 8 周和 24 周 eGFR 有所上升，均有统计学差异（$P<0.05$）。组内比较，治疗组用药 24 周后 Scr、Cys-C 下降率有统计学意义（$P<0.05$），16 周、24 周 eGFR 上升率有统计学意义（$P<0.05$），对照组各下降值无统计学意义（$P>0.05$）；组间比较，治疗组 24 周 eGFR 上升率及 Cys-C 下降率与对照组比较有统计学意义。

（5）24 周时治疗组的血红蛋白（Hb）、血红细胞（RBC）水平较治疗前有所提高，与对照组相比，血红蛋白（Hb）、血红细胞（RBC）水平具有统计学差异（$P<0.05$），说明治疗组能纠正贫血，改善慢性肾病患者的营养状况。

（6）两组患者治疗前后脂类代谢指标情况：治疗组 24 周能有效降低胆固醇，与治疗前比较有统计学意义（$P<0.05$），对照组对脂类代谢无统计学意义（$P>0.05$）。

3. 讨论与分析与讨论

（1）蛋白尿的肾损伤：慢性肾脏病（chronic kidney disease，CKD）是导致终末期肾衰竭（end-stage renal disease，ESRD）的主要原因之一。慢性肾炎的发病机制比较复杂，由于实验性肾炎动物模型的成功复制以及分子生物学、细胞生物学方法的应用，慢性肾炎发病机制中非免疫因素介导的肾脏损害在慢性肾炎的发生与发病中起着很重要的作用。对尿蛋白的重要性有了新的认识。蛋白尿不仅仅是反映肾小球损伤，而且与肾小管间质纤维化（renal interstitial fibrosis，RIF）的发生发展有密切关系，是一个独立导致 CKD 进展的重要因素。基于大量的体外研究结果表明，尿蛋白具有潜在肾损害。这种肾损伤可分为两大类：①尿蛋白对肾小球系膜细胞的损伤作用；②肾小球滤出的某些蛋白成分因为被肾小管上皮细胞大量吞饮而对小管和间质有损伤作用。

（2）尿蛋白对肾小球系膜细胞的损伤作用：在对多种进行性肾衰竭动物模型例如残余肾模型、嘌呤霉素氨基核苷酸（PAN）肾炎模型中，都可以观察到大量的血浆蛋白在肾小球系膜区沉积，这些大分子物质在系膜区的沉积可引起系膜细胞损伤、系膜细胞增殖和系膜基质生成增加，进而导致肾小球的硬化。且对脂蛋白的研究发现，如果出现蛋白尿时，肾小球内有低密度脂蛋白（LDL）、极低密度脂蛋白（VLDL）以及脂蛋白（a）的载脂蛋白沉着。另外体外试验表明，LDL 能与系膜细胞上的某些受体结合，刺激原癌基因 *c-fos* 和 *c-jun* 的表达，加速细胞的增殖分化，并可以诱导血小板源性生长因子（PDGF）、单核细胞趋化蛋白 1（MCP-1）以及细胞外基质（ECM）的产生，加重肾小球的慢性炎性反应和硬化过程，另外，LDL 可被系膜细胞或者巨噬细胞氧化形成氧化 LDL，而且氧化后的 LDL 对系膜细胞具有更大的肾损伤，可以进一步加重肾小球的损伤。

（3）尿蛋白对肾小管和间质的损伤作用：众所周知，正常情况下大分子的蛋白质不能进入肾小管,只有部分白蛋白可通过基膜从而到达肾小囊,而只有相对分子量小于40 000的蛋白质才可进入肾小管。由肾小球滤过的白蛋白可以被近端小管上皮细胞(PTEC)重吸收,这是因为肾小管上皮细胞的表面存在白蛋白受体,白蛋白与受体的结合从而介导了细胞摄粒作用,之后又在溶酶体中进行分解。如果肾小球基膜的屏障作用受损,大分子蛋白质则进入肾小管,于是和小分子蛋白质竞争性地被肾小管上皮细胞重吸收。由于蛋白质含量的增多,使溶酶体的活性增加,肾小管刷状缘的脱落,从而直接损害了小管上皮细胞结构完整性。在病理状态下,肾小球通透性增加使大量血浆蛋白漏出到肾小管腔内。PTEC过度重吸收白蛋白导致胞质内溶酶体的活性增高,致细胞损伤。对蛋白尿大鼠模型的研究也证实PTEC存在明显的增生,而这些增生反应伴有多种炎症前物质、血管活性物质和细胞因子的产生,并且具有浓度依赖性,其中包括RANTES(调节活化正常T细胞表达和分泌)、内皮素等。这些物质的释放导致T淋巴细胞和单核/巨噬细胞迁移至肾间质,促进ECM的合成和肾间质纤维化。对研究蛋白尿患者的肾活检资料发现,肾间质的炎症细胞浸润程度与尿蛋白程度相关,而这些细胞在小管间质损伤中起着重要的作用。其中间质巨噬细胞是许多促纤维生长因子、血管活性物质和细胞因子的来源,肌纤维母细胞和成纤维细胞会产生细胞外基质蛋白,导致间质进行性纤维化。

研究发现,在入组的120例慢性肾脏病患者中,患者本虚证脾肾气阴两虚为97人次,脾肾气阳两虚为33人次,标实证为湿热证73人次。血瘀证为52人次,水湿证为4人次,11例兼有水湿湿热证,16例兼有湿热血瘀证,2例兼有水湿血瘀证,3例兼有水湿湿热血瘀证。慢性肾炎患者主证辨证中以脾肾气阴两虚者居多,气阳两虚相对较少。兼证中以湿热最多,依次是瘀血、水湿。高坤等对177例CGN患者研究发现脾肾两虚为本虚证基本表现,且气阴、气阳两虚为主要表现,标证以湿热、瘀血最为多见,随观察时间的延长,本证变化多不明显,但湿热和瘀血仍占很高比例,其中瘀血最为顽固。

同一病理类型的肾脏病,在不同的发展阶段,其中医辨证分型往往是动态的,并非一成不变,即使在同一证型中,其病理分级改变也并不相同。因此证型演变趋势的正确评估以及临床用药的合理变化对患者预后具有非常重要的意义。两组患者治疗后的中医证候疗效较基线时明显改善($P<0.05$),治疗组较西药组下降更为明显($P<0.05$)。通过健脾益肾、滋阴养阳、清热化湿、祛风消肿、活血化瘀之法,不但使治疗组的中医证候较治疗前明显减轻($P<0.05$),而且与对照组相比同样具有显著性差异($P<0.05$)。证明中医健脾益肾、滋阴养阳、清热化湿、祛风消肿、活血化瘀的理论可以应用于治疗慢性肾炎而改善中医证候。

在U-Pro/24h改善方面,治疗组U-Pro/24h平稳下降,治疗前比较具有统计学意义($P<0.05$),且治疗效果优于对照组,具有统计学意义($P<0.05$)。慢性肾炎慢性肾衰竭最常见的临床表现之一是蛋白尿,慢性肾炎患者常因脾肾两虚,肾之升降开阖失常精微不摄而漏出,水湿不泄而潴留,郁而化热,湿热郁留体内,血行不畅,病理产物遂成致病因素,脏腑受害与湿热毒邪互为因果,形成恶性循环,蛋白尿加重。本研究通过健脾益肾、滋阴养阳、清热化湿、祛风消肿、活血化瘀之法,不但使治疗组的蛋白尿较治疗前

明显减轻,而且与对照组相比同样具有显著性差异。这同时也验证蛋白尿的形成基本病机为本虚标实,更证明中医健脾益肾、滋阴养阳、清热化湿、祛风消肿、活血化瘀的理论可以应用于治疗慢性肾炎而降低蛋白尿。治疗组尿 MA/Cr 在 24 周明显改善,与治疗前比较具有统计学意义,与对照组比较具有统计学意义。治疗组 β2-MG 在 8 周改善明显,具有统计学意义($P<0.05$),其余各时间点无统计学意义。对照组 β2-MG 各时间点无统计学意义。新近研究显示微量白蛋白尿是预测肾脏疾病进展更有效的指标。来自挪威的"Nord-Trondelag 健康研究"中,对 65589 例患者进行了为期 10 年的前瞻性随访资料就尿微量白蛋白与 ESRD 的关系进行了分析,结果显示,在校正了 GFR 及其他混杂因素之后并发微量白蛋白尿和显性白蛋白尿进入 ESTD 的 HR 分别为 13.0(95% CI6.76~25.1)和 47.2(95% CI19.8~109.0);并发微量白蛋白风险甚至高于 eGFR 在 45~59 者。虽然尿微量白蛋白与尿肌酐排出量受各种因素影响而发生波动,但 UmA1b/Cr 比值保持恒定不变。从 20 世纪 80 年代末开始,国外的许多研究表明 UmA1b/Cr 可以用来检测尿蛋白排泄情况。其能更早更准确的反应早起肾脏疾病的改变,当尿总蛋白超过参考值 5 倍时其白蛋白可高达参考值 25 倍。更证明了中医辨证治疗能够早期有效地改善患者蛋白尿,减轻肾损害。

肾功能的改善方面,中医辨证治疗组 Scr 较治疗前有所下降,GFR 较治疗前有所升高,无论是组内比较还是与对照组比较均具有统计学差异($P<0.05$);故能认为中医辨证治疗组具有改善肾功能的作用($P<0.05$)。治病求本,慢性肾炎的病机是本虚标实,治疗应以补本虚、祛邪实为主,要降低 Scr、BUN 等邪实的指标,清除机体的淤血湿热毒邪,方可达到改善肾功能,恢复人体正常脾肾功能的目的。

脂类代谢的改善方面,中医辨证治疗组的 LDL、TG、TC 水平虽然较 0 周均有所下降,且胆固醇与对照组相比均有统计学差异($P<0.05$)。中医辨证治疗对于改善慢性肾炎患者的脂类代谢方面有一定疗效。

营养状况的改善方面,中医辨证治疗组治疗可升高慢性肾炎患者的 Hb、RBC,但与对照组比较无统计学差异($P>0.05$)。出现上述结果的原因可能与治疗的侧重点不同有关,同时也可能与观察的疗程短相关,毕竟慢性肾炎是一种慢性疾病,想要在短短的半年内营养状况有明显的改善还是比较困难的,因此对于营养状况的疗效还有待于进一步进行临床观察。

中医辨证治疗切中慢性肾炎蛋白尿的形成以脾肾气虚为本、湿热、血瘀、水湿为标之病机,起到攻补兼施、标本兼治、扶正祛邪,控制蛋白尿,降低血肌酐和尿素氮,稳定肾功能,从而改善脂类代谢,延缓 CKD 进展的作用。

辨证论治是中医诊治疾病的重要手段,是中医理论的精华所在,西医学对蛋白尿发病机制,病理变化、诊断治疗均有较深刻的认识,因此,无论是临床诊治还是科学研究,中医辨证、灵活处方是不可缺的。另外,更重要的一点是关于有其发生、发展和变化的规律。我们的研究既是根据中医理论,确定蛋白尿的主要病机,设立了蛋白尿的补肾益气、滋阴养阳、清热利湿、祛风消肿、活血化瘀为主的基本治法。

该临床实验的不足之处在于,对于慢性肾炎患者,中医治疗的最佳治疗时长及最佳随访时间都还没有定论,是否更长时间的治疗能降低该病的复发率今后还需要临床研究的证实。最后,该实验缺乏治疗前后肾脏病例情况的比较,因此目前无法得知治疗后肾脏病例是否得到改善。尽管如此,该研究仍然是目前治疗慢性肾炎尿蛋白的前瞻性、随机性、多中心、有效性和安全性中医治疗方案。因此中医辨证方具有减轻慢性肾炎(CKD1~2期)的蛋白尿、稳定及改善肾功能的作用,且有效率高于氯沙坦对照组,因此中医辨证治疗可作为慢性肾炎蛋白尿的有效的治疗方案。课题进一步验证了蛋白尿的形成的本虚标实的理论,蛋白尿的出现与消失,受着各种因素的干扰,治疗棘手,反跳频繁,但也并非无法调治,只要辨证准确,用药得当,仍可取效。明确滋阴补肾、温阳补肾、祛风除湿、清热利湿、活血化瘀在治疗慢性肾炎尿蛋白中的地位,从而为慢性肾炎蛋白尿的治疗提供有效的中医治疗方案。该样本量较小,缺少实验观察结束后临床随访统计,因此无法对中医辨证治疗的远期疗效及停药后的复发情况做出评估,另外缺乏患者治疗前后的肾脏病例数据,治疗后患者的病例情况是否得到改善,因此,关于辨证治疗蛋白尿的复发和长期肾脏预后的影响还需要今后长程临床研究的进一步探讨。

第 五 篇

研制新型慢性肾脏病肾纤维化、中医证型模型

一、局灶肾小球硬化性肾病模型

多柔比星（ADR）注射加单侧肾切除为大鼠慢性肾脏病的经典模型,多柔比星肾病造模中注射药物的产地、注射剂量及注射途径的选择决定着成模周期及成模率,文献报道显示 ADR 的注射剂量、注射途径各有不同,部分剂量不能诱导出肾脏局灶节段硬化(focal segmental glomerular sclerosis,FSGS)的病理改变,有些剂量模型虽然有 FSGS 表现,但死亡率高。为摸索一个既有 FSGS 表现,死亡率又低的 ADR 尾静脉注射剂量,对不同剂量 ADR 致大鼠 FSGS 肾病模型的建立进行了研究。

（一）实验材料

实验动物选用 SPF 级 8 周龄雄性 SD 大鼠,144 只,体重(200±20)g,由上海西普尔-必凯实验有限公司提供。合格证号:SCXK(沪)2008-0016。实验大鼠分笼饲养于上海中医药大学实验动物中心,温度 25°、12h 光照、45% 湿度的环境中,自由饮水,进食标准普通饲料。

（二）实验方法

1. 造模与分组 取 144 只 SD 大鼠随机分为 3 组,正常组($N=18$),假手术组($N=18$),模型组($N=108$)。模型组行单侧肾切除,以 2% 戊巴比妥钠(40mg/kg)腹腔注射麻醉,备皮,用碘酒、75% 乙醇消毒手术区后铺巾,距左脊肋骨 1.5cm 处斜向外方切口,暴露肾脏,分离肾周脂肪后,切除左肾,结扎血管,逐层缝合,分别于术后第 1 周分成 6 个剂量组 3mg/kg、4mg/kg、4.5mg/kg、5mg/kg、5.5mg/kg、6mg/kg,每个剂量组 18 只,行尾静脉注射 ADR,每次 0.6ml。假手术组仅作背部切口,剥离左肾包膜,保留肾上腺,逐层缝合,于术后第 1 周尾静脉注射等体积生理盐水,每次 0.6ml。模型组、假手术组于术后第 5 周再次尾静脉注射,重复前次剂量。

（三）研究结果

1. **各 ADR 注射剂量组大鼠成活率及与 ADR 注射剂量的相关性** 不同 ADR 注射剂量组大鼠 4 周、8 周成活率随着注射剂量的升高呈逐渐下降趋势，4 周、8 周时 4.5mg/kg 组、5mg/kg 组、5.5mg/kg 组、6mg/kg 组成活率低于 50%。

8 周时各注射剂量组大鼠成活率与注射剂量呈高度显著性负相关，见表 5-1。

表 5-1　各组大鼠成活率比较（单位：%）（$\bar{x} \pm S$）

分组	第 4 周	第 8 周
正常组	100%	100%
假手术组	100%	100%
3mg/kg 组	100%	100%
4mg/kg 组	66.7%	61.1%
4.5mg/kg 组	50%	27.8%
5mg/kg 组	44.4%	22.2%
5.5mg/kg 组	38.9%	16.7%
6mg/kg 组	27.8%	11.1%
F 值	70.80	51.72
P 值	0.000	0.000

2. **各 ADR 注射剂量组大鼠 24h 尿蛋白定量及与 ADR 注射剂量的相关性** 见表 5-2。ADR 第 2 次注射后 1 周、4 周、8 周，各 ADR 注射剂量组大鼠 24h 尿蛋白定量与正常组相比均明显升高（$P < 0.01$）。8 周时各注射剂量组大鼠 24h 尿蛋白定量与 ADR 注射剂量呈高度显著性正相关。

表 5-2　各组 24h 尿蛋白定量水平比较（单位：mg/24h）（$\bar{x} \pm S$）

分组	24h 尿蛋白（mg/24h）					
	n	第 1 周	n	第 4 周	n	第 8 周
正常组	18	0.012±0.03	18	0.014±0.005	18	0.012±0.004
假手术组	18	0.011±0.004	18	0.012±0.004	18	0.012±0.005
3mg/kg 组	18	0.033±0.006*	18	0.086±0.019*	18	0.074±0.022*
4mg/kg 组	16	0.046±0.013*	12	0.100±0.026*	11	0.083±0.008*
4.5mg/kg 组	12	0.057±0.007*	9	0.116±0.017*	5	0.126±0.011*
5mg/kg 组	10	0.068±0.010*	7	0.132±0.009*	4	0.151±0.009*
5.5mg/kg 组	10	0.079±0.009*	7	0.149±0.019*	3	0.170±0.010*
6mg/kg 组	9	0.090±0.012*	5	0.168±0.009*	2	0.198±0.004*

注：* 与正常组比较，$P < 0.01$。

3. 各ADR注射剂量组大鼠肾功能及与ADR注射剂量的相关性 见表5-3、表5-4。ADR第2次注射后2周、4周、8周,各ADR注射剂量组大鼠血清肌酐水平与正常组相比显著升高($P<0.01$)。血清尿素氮水平与正常组相比,各ADR注射剂量组大鼠在4周、8周时有明显升高($P<0.01$);2周时4mg/kg组较正常组升高($P<0.05$),3mg/kg组无统计学意义($P>0.05$),其余各组明显升高($P<0.01$)。8周时各注射剂量组大鼠血清Scr与ADR注射剂量呈高度显著性正相关;血清BUN与ADR注射剂量呈高度显著性正相关。

表5-3 各组血清肌酐水平比较(单位:μmol/L)($\bar{x}\pm S$)

分组	Scr(μmol/L)					
	n	第2周	n	第4周	n	第8周
正常组	18	87.16±8.46	18	87.71±7.76	18	88.32±8.30
假手术组	18	88.34±6.26	18	88.06±6.73	18	89.28±5.09
3mg/kg组	18	114.56±14.63*	18	140.32±16.72*	18	211.11±53.90*
4mg/kg组	16	132.10±18.08*	12	156.83±11.79*	11	248.77±45.05*
4.5mg/kg组	12	146.19±13.93*	9	173.53±7.91*	5	285.54±24.83*
5mg/kg组	10	158.13±3.37*	8	193.50±14.43*	4	329.67±4.10*
5.5mg/kg组	10	174.63±17.70*	7	213.91±14.35*	3	381.63±3.88*
6mg/kg组	9	191.22±13.70*	5	227.84±15.11*	2	440.80±13.44*

注:* 与正常组比较,$P<0.01$。

表5-4 各组血清尿素氮水平比较(单位:mmol/L)($\bar{x}\pm S$)

分组	BUN(mmol/L)					
	n	第2周	n	第4周	n	第8周
正常组	18	4.42±0.58	18	4.70±0.82	18	4.98±0.68
假手术组	18	4.23±0.83	18	4.62±0.61	18	5.07±0.58
3mg/kg组	18	5.39±1.65	18	12.29±3.95*	18	18.39±4.93*
4mg/kg组	16	5.56±1.58**	12	14.15±2.24*	11	21.87±3.79*
4.5mg/kg组	12	6.37±2.60*	9	16.58±3.03*	5	27.78±1.25*
5mg/kg组	10	6.01±1.92*	8	19.14±3.05*	4	31.80±0.48*
5.5mg/kg组	10	6.64±2.36*	7	21.83±1.55*	3	35.17±1.96*
6mg/kg组	9	6.97±1.49*	5	22.90±2.10*	2	37.69±1.28*

注:* 与正常组比较,$P<0.01$;** 与正常组比较,$P<0.05$。

4. 各组大鼠肾脏外观变化 肉眼观察:正常组、假手术组肾脏大小正常,色泽红润,表面光滑,肾包膜完整。各ADR注射剂量组大鼠残余肾呈肾代偿性肥大,色泽苍白,表面粗糙、布满颗粒状隆起,肾包膜不完整,和周围组织无明显粘连,残肾易分离,肾脏外观的改变随着 ADR 注射剂量的加大呈加重趋势。

5. 各组大鼠肾脏病理 HE 染色(200 倍,400 倍) 光镜(HE 染色):正常组、假手术组肾小球未见明显异常,系膜细胞无增生,毛细血管襻开放,血管壁正常,间质无明显炎性细胞浸润;各模型组大鼠肾脏可见肾小球增生、肥大、萎缩,上皮细胞空泡变性,肾小球系膜区增宽、系膜细胞明显增生,肾小球出现局灶节段硬化,硬化区偶有泡沫细胞形成;肾小管轻中度浊肿、扩张,部分小管内可见蛋白管型和红细胞;肾间质纤维化,可见大量炎性细胞浸润。随着 ADR 注射剂量的增加,肾小球硬化程度有逐渐加重的趋势。

(四) 讨论与分析

多柔比星(ADR)肾病大鼠模型报道于 20 世纪 80 年代,是目前公认的最接近人类肾小球疾病的模型。根据造模方法可分为急性肾病模型和慢性肾病模型,急性肾病模型类似于人类的微小病变型肾病(MCN),慢性肾病模型则类似于人类慢性肾小球肾炎和局灶节段性肾小球硬化(FSGS)。该模型为目前肾脏病研究领域应用较多的造模方法之一,其肾毒性的发病机制主要有两个方面:多柔比星是一种细胞周期非特异性的广谱化疗抗癌药物,具有强烈的细胞毒作用,可直接损伤肾脏细胞,干扰足细胞的蛋白合成,造成足细胞的改变;其次多柔比星中的醌式结构在肾脏内还原为半醌型自由基,与氧反应产生活性氧,诱发肾小球上皮细胞脂质过氧化反应,同时肾小球上皮细胞糖蛋白代谢在多种脂质介质如血小板活化因子的协同作用下改变,造成足细胞形态和基底膜阴离子位点的改变,使肾小球滤过膜分子和电荷屏障受损,导致肾小球滤过膜通透性增加引起蛋白尿。

FSGS 表现为部分(局灶)肾小球和(或)肾小球部分毛细血管襻(节段)发生病变。其早期就可以出现明显的肾小管间质病变,蛋白尿、肾病综合征是其突出表现。单纯注射多柔比星的大鼠模型是利用多柔比星的副作用引起的肾毒性模型,主要表现为肾小管的损害,以大量蛋白尿为特征。单侧肾切除可造成机械性肾损伤,使有效肾单位减少,以致残存肾单位不足以充分排泄代谢产物、维持内环境稳定,进而出现泌尿功能障碍和内环境紊乱。内环境紊乱及多柔比星药物毒性使肾小球内固有细胞受到不同程度的刺激,产生出大量细胞因子介导固有细胞的活化,造成细胞外基质产生增多、血浆渗出,进而使毛细血管襻塌陷、闭塞,硬化逐渐形成。文献报道的多柔比星注射加单侧肾切除大鼠慢性肾脏病模型的研究提示,注射多柔比星的剂量从 2.5～7mg/kg 不等,注射途径有腹腔和静脉等不同方式,有些剂量模型虽然有明显 FSGS 表现,但死亡率达 15%～56%。目前使用的肾小球硬化的动物模型主要有次全肾切除,肾动脉结扎模型,多柔比星、嘌呤霉素、正定霉素诱发等药物模型。多柔比星所致的肾小球硬化动物模型稳定且具有慢性进展性肾损害的特点,与人类进行性肾脏疾病的表现非常类似。

多柔比星模型的肾脏病理改变与多柔比星的产地、给药途径、动物品系有密切关系。由于多柔比星的心肌毒性和腹泻等副作用极易引起模型动物的死亡,尤其是多柔比星的心脏毒性是模型大鼠死亡的主要原因,从而影响了实验的效果。ADRN 模型可模拟人类各种肾小球和肾小管疾病,所以我们采用单侧肾切除加重复尾静脉注射的方法,分6个多柔比星注射剂量进行观察,评价不同剂量多柔比星的肾毒性、毒副作用,分析不同剂量多柔比星的造模效果,从而摸索出一个相对较优的注射剂量。实验提示,模型大鼠尿蛋白、血肌酐分别于造模后1周、2周出现明显升高,且呈进行性加重,这个结果与多柔比星诱发肾小球上皮细胞脂质过氧化反应,破坏滤过膜有关;肌酐升高的同时血清尿素氮也有所升高,24h尿蛋白、血肌酐、血尿素氮的升高及成活率呈多柔比星注射剂量依赖。各注射剂量组大鼠肾脏均出现FSGS病理改变,肾小球硬化程度随着多柔比星注射剂量的增加呈现出逐渐加重的趋势,考虑可能为多柔比星的肾毒性所导致。不同多柔比星注射剂量组大鼠4周、8周时4.5~6mg/kg组成活率低于50%,4mg/kg组的8周成活率为61.1%,成活率的下降可能与多柔比星的注射剂量及其副作用有关。实验结果提示:多柔比星注射剂量越大,FSGS的表现越重,Scr水平越高,肾功能越差;无论从外观还是肾脏病理,3~6mg/kg剂量组虽然都能出现FSGS的表现,但4~6mg/kg剂量组死亡率高。故较之其余剂量组,国产多柔比星使用3mg/kg注射剂量成模率高,死亡率最低,同时也符合人类FSGS表现,为ADRN较为理想的注射剂量。

因此,单侧肾切除后注射多柔比星为最经典的方法,其稳定性及模型的成活率会直接影响实验结果,所以,理想的注射剂量有助于在成模的同时减少动物死亡,避免因死亡率高或成模率低对实验结果造成的影响,由于国产多柔比星尾静脉注射剂量3mg/kg模型大鼠死亡率低,同时大鼠肾脏病理又能表现出符合人类肾小球FSGS的改变,是较为理想的造模剂量。

二、单侧肾后梗阻再通肾纤维化模型

单侧输尿管结扎(UUO)模型作为经典的肾小管间质纤维化动物模型为学术界所公认。但是UUO模型只能观察梗阻后肾组织的组织形态学变化,对于受损肾脏的功能难以评价,和临床实际遇到的输尿管梗阻以及不全梗阻患者治疗后解除梗阻后功能恢复以及病理形态好转的情况不相符合,鉴于此,建立一种既能观察梗阻后肾脏病理形态学变化又能研究其功能水平以及体现这两者之间的联系的新模型,为临床研发治疗肾纤维化药物提供新的研究对象显得尤为必要,本模型研制成功进一步发展和完善了肾小管间质纤维化动物模型。

肾间质纤维化是各种肾脏疾病进展到终末期肾功能衰竭的共同途径。大量临床和实验研究表明,肾小管间质损害程度与肾功能的相关性比肾小球病变更为密切,是反映肾功能下降严重程度及判断预后最重要的指标。目前抗肾纤维化还没有很好的西药。因此,在临床上寻找能阻止或减缓肾间质纤维化的中药具有重要意义。通过行大鼠单侧输尿管结扎(UUO)以及再通建立肾间质纤维化的模型(RUUO),动态观察抗纤灵对大鼠肾功能、α-SMA、COL1α2及肾脏病理改变的影响,探讨其可能机制,为临床防治肾纤维化寻找新的治疗途径。

（一）实验材料

实验动物选用健康 SPF 级雄性 SD 大鼠 150 只,体重(200±20)g,由上海中医药大学实验动物中心提供。实验动物许可证号:SYXK(沪)2004-0005;实验动物合格证号0058668。分笼饲养于 12h 光照,相对湿度 45% 左右的饲养笼中,动物自由饮水、摄食,室温喂养。上海中医药大学附属曙光医院实验动物中心为标准的 SPF 级实验动物中心。

（二）实验方法

制作单侧输尿管结扎(UUO)以及再通(RUUO)模型。

适应性喂养 1 周后,UUO 组 72 只 SPF 级 SD 大鼠以 3% 戊巴比妥钠(1.5ml/kg)腹腔注射麻醉后,右侧卧位于手术台上,局部剃毛,以碘复常规消毒,铺孔巾,取左侧肋腰点附近为手术切口,依次切开皮肤,皮下组织及肌层,暴露左侧肾脏及肾蒂,分离左侧输尿管,用 4-0 丝线进行双结扎输尿管近肾盂段,然后逐层缝合。分为模型对照组,抗纤灵组,科素雅组。假手术组以同样方法暴露肾脏后仅游离左侧输尿管后缝合。RUUO组 54 只 SPF 级 SD 大鼠接受左输尿管植入硅胶管脂肪垫加压梗阻后,分别于第 7 日后接受第 2 次手术,在第 2 次手术中,取出植入硅胶管,疏通左侧输尿管,从而解除左肾梗阻。

（三）研究结果

1. 肾脏外观改变 大鼠以 3% 戊巴比妥钠(1.5ml/kg)腹腔注射麻醉后,固定于手术台上,沿腹正中线依次切开皮肤,皮下组织,肌层及腹膜,暴露双侧肾脏,观察肾脏病变情况。UUO 术后 7 日,左侧(梗阻侧)肾脏体积明显较右侧增大,颜色灰红,肾脏包膜增厚,出现肾盂积水,右侧肾脏外观无改变。随着梗阻时间延长,梗阻侧肾脏显著增大肿胀呈大枣状,表面不平,灰红相间,包膜显著增厚,部分包膜出现新生血管,个别大鼠出现肾盂积脓。而再通组的左侧(解除梗阻侧)肾脏体积明显较同时间点的 UUO 缩小,颜色较红,肾盂积水减轻,右侧肾脏萎缩。随着解除梗阻时间延长,解除梗阻侧肾脏显著缩小,表面平滑,色泽红润。与对应时间点的 UUO 以及 RUUO 组相比,抗纤灵治疗组梗阻侧以及解除梗阻侧肾脏肿大及积水程度较轻,色泽较红润。

2. 大鼠尿 NAG 以及 β2-MG 改变 UUO 组术后第 7 日、14 日、21 日、28 日,NAG在模型组和假手术组相比较 $P<0.01$,有非常显著差异,证明模型成功。

3. 大鼠血尿素氮(BUN),肌酐(Scr)值的比较 假手术组术后 BUN,Scr 无明显变化。而 UUO 组 BUN,Scr 开始升高,与假手术组相比均有显著性差异($P<0.01$)。术后第 21~28 日,通过对侧肾脏的代偿,UUO 组 BUN,Scr 反而下降。

4. 肾脏组织病理改变 Masson 染色显示假手术组肾脏未见明显病变,UUO 术后第 7 日,梗阻侧肾组织出现炎性细胞浸润,主要为单核巨噬细胞及淋巴细胞,肾间质水肿,部分近端小管上皮细胞空泡变性,管腔内可见脱落坏死的上皮细胞,远端肾小管扩张。第 14 日,炎性细胞浸润及细胞增殖更为明显,部分小管消失,集合管、远曲小管扩张呈囊状,皮质变薄,部分近端小管保存尚好,出现间质纤维化。第 21 日,大量炎性细胞浸润及细胞增殖,皮髓质变薄,间质纤维化进一步加重。第 28 日,炎性细胞浸润有所减少,皮质极薄,部分小管萎缩消失,纤维化显著,小球病变均不明显。病理改变证明单侧输尿管结扎致肾间质纤维化的模型是成功的。再通模型组:Masson 染色显示部分近端小管保存尚好,肾组织出现炎性细胞浸润但是较 UUO 模型组明显减少。未见远端肾小管扩张,部分小管空泡变性,但是纤维化程度较轻。病理改变证明单侧输尿管结扎致肾间质纤维化再通模型是成功的。

5. 肾小管间质纤维化定量分析　肾脏组织病理:肾组织 Masson 特染,光镜观察。在 PAS-2000 高清晰度数码显微图像分析系统下计算肾小管间质纤维化指数。高倍镜(×200)下随机选取 6 个不重叠视野测定小管间质纤维化面积与同视野小管间质总面积的百分比,进行半定量评分。评分标准:0 分:无病变;1 分:<25%;2 分:26% ~ 50%;3 分:>50%。每张切片取 6 个视野的平均积分,再在各组取平均值。

UUO 术后梗阻侧肾脏出现了一系列病理变化。UUO 组肾小管间质纤维化损害指数由第 14 日的 2.66±0.18,升高到第 21 日的 2.69±0.07 以及第 28 日的 2.95±0.04。再通组在各时间点的肾小管损害和间质纤维化程度要显著低于 UUO 组,再通组肾小管间质纤维化损害指数由第 14 日的 2.42±0.27 下降到 21 日的 2.01±0.09 以及 28 日的 1.68±0.07,统计学分析差异有显著性(P<0.01)。

(四) 讨论与分析

临床中因为输尿管梗阻或者不全梗阻导致的肾纤维化时有发生,然而对于肾纤维化的治疗至今缺乏有效的办法。同时目前的研究已证实,肾间质纤维化程度与肾功能减退的相关性比肾小球病变与肾功能减退相关性更为密切。单侧输尿管结扎(UUO)模型制作相对简单,有较好的重复性,肾间质纤维化发生迅速,是目前公认的研究肾间质纤维化发生机制、肾小管上皮细胞转分化的理想模型,但是由于梗阻导致肾纤维化的不可逆性,所以观察药物干预治疗效果就存在较大的局限性。而单侧输尿管弹性塑胶加压结扎以及再通模型既能观察梗阻后肾脏病理形态学变化又能研究其功能水平以及体现这两者之间的联系的新模型,为临床研发预防和治疗肾纤维化药物提供新的研究对象。应用此模型能更好地观察抗纤灵抗纤维化的时间点以及作用机制。

单侧输尿管梗阻后,肾实质受压,局部血流量降低,使肾小管缺血、变性、萎缩,甚至消失。损伤的肾小管又是多种炎症和促纤维化因子的主要来源,促进和加重了肾间质纤维化的发生。研究发现,进行 UUO 术后第 7 日,梗阻侧肾组织即出现单核巨噬细胞及淋巴细胞浸润,间质水肿,部分近端小管上皮细胞空泡变性,管腔内可见脱落坏死的上皮细胞,远端肾小管扩张。第 14 日,炎性细胞浸润及增殖更为明显,部分小管消失,集合管、远曲小管扩张呈囊状,皮质变薄,出现间质纤维化。第 21 日,大量炎性细胞浸润及细胞增殖,皮髓质变薄,间质纤维化进一步加重。第 28 日,炎性细胞浸润有所减少,皮质极薄,部分小管萎缩消失,纤维化显著,而实验过程中肾小球病变均不明显。进行肾小管损害程度及肾间质纤维化定量分析显示:随着梗阻时间的延长,肾小管损害的比率及肾间质纤维化程度呈现动态加重的过程。而再通组则和 UUO 相反,呈现动态好转的过程。经过抗纤灵和氯沙坦治疗后 RUUO 组呈现动态好转的变化,而 UUO 组也较模型组好转的情况发生。特别是 7 日和 14 日,可见抗纤灵的作用点主要在早中期纤维化。同时 UUO 组术后第 7 日、14 日、21 日、28 日,NAG 在模型组和假手术组相比较 $P<0.01$,有非常显著差异,证明模型成功,而经过抗纤灵和氯沙坦治疗后和模型组相比较,均有不同程度的下降,抗纤灵组和模型组比较在 4 个时间点上 $P<0.01$,而氯沙坦组只有 21 日时间点 $P<0.01$,其余 $P<0.05$。$\beta2-MG$ 在模型组和假手术组相比较 $P<0.01$,有非常显著差异,证明模型成功。

观察 UUO 术后梗阻侧肾脏外观发现,随着梗阻时间延长,UUO 组梗阻侧肾脏显著增大肿胀,出现严重积水,表面不平,灰红相间,包膜显著增厚,而在对应时间点上,再通侧肾脏肿大及积水程度较轻,色泽较红润,说明再通可以改善梗阻肾积水及肿胀程度。术后第 14 日,由于梗阻后的早中期病变是以炎性细胞浸润,间质水肿,小管扩张为主。UUO 术后第 21 ~ 28 日,随着肾盂积水的加重,肾实质逐渐变薄,间质纤维化加重。再通组肾盂积水的减轻,肾实质逐渐变厚,间质纤维化逐渐恢复。手术后第 14 日 UUO 组及治疗组的血尿素氮、肌酐值开始升高,第 21 ~ 28 日,两组的血尿素氮、肌酐值反而下降并基本恢复正常,这可能与尿路梗阻后引起肾小球囊内压增高,肾脏局部血流动力学紊乱,导致肾小球滤过率下降有关,并提示急性单侧输尿管梗阻后,大鼠肾功能有一个急性失代偿逐渐过渡到对侧肾脏代偿的过程。而再通组肾功能呈现动态好转的过程。提示 7 日造成的早中期肾纤维化是可以部分逆转的。同时假手术组术后 BUN,Scr 无明显变化。而 UUO 组 BUN,Scr 开始升高,与假手术组相比均有显著性差异($P<0.01$)。术后第 21 ~ 28 日,通过对侧肾脏的代偿,UUO 组 BUN,Scr 反而下降。由于本模型研制成功为进一步研究肾纤维化逆转时间窗口进行有效的药物干预或找到不可逆转的肾纤维化时间点成为可能。

UUO 术后梗阻侧肾脏出现了一系列病理变化。UUO 组肾小管间质纤维化损害指数由第 14 日的 2.66 ± 0.18,升高到第 21 日的 2.69 ± 0.07 以及第 28 日的 2.95 ± 0.04。再通组在各时间点的肾小管损害和间质纤维化程度要显著低于 UUO 组,再通组肾小管间质纤维化损害指数由第 14 日的 2.42 ± 0.27 下降到 21 日的 2.01 ± 0.09 以及 28 日的 1.68 ± 0.07,统计学分析差异有显著性($P<0.01$),说明再通组能改善输尿管梗阻后的小管间质损害,和 UUO 组比较呈现一个动态好转的过程。

三、肾阳虚动物模型

(一) 实验材料

1. 实验用药物　腺嘌呤购自上海新兴化工试剂研究所,分子式 $C_5H_5N_5$,分子量:135.13 批号 061108。含量≥98%,层析试剂,规格:1g/瓶。

注射用氢化可的松琥珀酸钠由天津市生物化学制药厂生产。国药准字 H12020493,批号:20060202。规格:50mg/支。

雷公藤多苷片由湖北康圣医药公司生产。国药准字 Z52020369 批号:20070405。规格:10mg/片。

2. 实验动物　Wistar 雄性大鼠,体重(200±25)g,由上海市中医药大学附属曙光医院实验动物中心提供。成年 BALB/C 雄性小鼠,体重(25±3)g,由上海市中医药大学实验动物中心提供。

(二)实验方法

动物分组及模型制备

(1)腺嘌呤肾阳虚模型:运用腺嘌呤灌胃造成大鼠慢性肾功能衰竭模型,被广泛应用于肾病科学研究中。采用 Wistar 雄性大鼠,体重(200±25)g,40 只。随机分成以下 2 组。

正常组(10 只):生理盐水 2ml 灌胃;模型组(30 只):每日予 2% 腺嘌呤(2g/100ml 生理盐水)2ml 灌胃,共 4 周。

药物配制:腺嘌呤粉剂加入适量生理盐水,配制成 2% 腺嘌呤混悬液(2g/100ml)。各组大鼠均饲以该动物中心的标准复合饲料。

(2)氢化可的松肾阳虚模型:采用 Wistar 雄性大鼠,体重(200±25)g,80 只。随机分成以下各组。

正常组(20 只):生理盐水肌肉注射。

模型组(60 只):氢化可的松肌肉注射。分为小剂量组(20 只):氢化可的松 0.5mg/100g 体重;中剂量组(20 只):氢化可的松 2mg/100g 体重,大剂量组(20 只):氢化可的松 5mg/100g 体重。

(3)雷公藤模型:采用成年 BALB/C 雄性小鼠,体重(25±3)g,80 只。随机分为以下各组。

正常组(20 只):每日灌胃蒸馏水 0.5ml/只。

模型组(60 只):将雷公藤多苷片溶于水,灌胃。雷公藤高剂量组(20 只):雷公藤多苷灌胃每日 45mg/kg,相当于成人剂量 30 倍;雷公藤中剂量组(20 只):雷公藤多苷灌胃每日 22.5mg/kg,相当于成人剂量 15 倍;雷公藤低剂量组(20 只):雷公藤多苷每日 7.5mg/kg,相当于成人剂量 5 倍。每日观察各组小鼠的一般情况。灌胃 4 周后各组随机抽取 10 只观察预定指标,实验前后称量小鼠体重。4 周后将各组雄鼠与雌鼠 1:2 合笼 7 日,雄鼠继续灌胃,雌鼠 2 周后观察怀孕率。余鼠继续灌胃 4 周,再次合笼 7 日后,雄鼠眼球取血,迅速摘取睾丸,去除外包膜,放于液氮中保存备检。雌鼠正常饲养 2 周后查看每组的怀孕数。

(三)检测指标与检测方法

尿 17-羟皮质类醇、血清 T3、T4、睾丸酮、雌二醇、血清肌酐、血清尿素氮、尿肌酐、尿渗透压测定、骨密度测定,肾上腺、胸腺、前列腺、精囊、睾丸等组织病理,水通道蛋白,尿液代谢组学,生殖相关基因筛选。

1. 血清 T3、T4、睾丸酮、雌二醇测定　各组大鼠分别于最后留取尿液后,用 2% 巴比妥钠麻醉大鼠,腹主动脉取全血,在 4℃ 条件下,3000r/min 离心 10min,制备血清检测个指标。按放射免疫试剂盒要求进行,用 FT-GB 自动计数 Ⅰ125 放射免疫测量仪测定。

2. 尿 17-羟皮质类醇测定　氢化可的松各组于注射 2 周后,腺嘌呤各组大鼠分别于灌药 4 周后,代谢笼留取 24h 尿样,全自动生化分析仪检测尿 17-羟皮质类醇。

3. 尿肌酐、尿渗透压测定　氢化可的松各组于注射 2 周后,腺嘌呤各组大鼠分别于灌药 4 周后,代谢笼留取 24h 尿样,全自动生化分析仪检测尿肌酐;冰点渗透压仪检测尿渗透压。

4. 血清肌酐、血清尿素氮测定　各组大鼠分别于最后留取尿液后,用 2% 戊巴比妥钠麻醉大鼠,腹主动脉取全血,在 4℃ 条件下,3000r/min 离心 10min,制备血清检测个指标。全自动生化分析仪检测。

(四) 研究结果

1. 肾主温煦功能改变

(1) 外观表现腺嘌呤模型组大鼠 14 日后、氢化可的松模型组大鼠 10 日后开始出现不同程度的体重下降、尿量增加、活动减少、反应迟钝、喜扎堆、畏寒喜暖、体毛枯萎、肛周污染的症状,采食量减少,饮水量略增加的一系列类似中医的肾阳虚症状。符合科研造模肾阳虚证实验。雷公藤模型组小鼠 28 日后出现较给药前活动减少、反应迟钝、喜扎堆但轻于其他两种模型大鼠,且无上述其他表现。正常组大鼠没有出现上述症状。

(2) 大鼠血清甲状腺激素的变化:见表 5-5。

表 5-5　血清 T3、T4 含量比较($\bar{x}\pm S$)

组别	n	T3(ng/ml)	T4(μg/dl)
正常组	20	0.72±0.49	2.71±0.27
腺嘌呤组	20	0.45±0.14*	2.47±0.12*
可的松高剂量	20	0.56±0.13	2.59±0.31
可的松中剂量	20	0.68±0.12	2.88±0.36
可的松低剂量	20	0.55±0.11	2.77±0.26

注:* 与正常组比较,$P<0.05$。

从表中可以看出,腺嘌呤组大鼠血 T3、T4 较对照组大鼠明显降低,$P<0.05$。

(3) 腺嘌呤大鼠尿 17-羟皮质类醇含量的变化:见表 5-6。

表 5-6　尿 17-羟皮质类醇含量比较（$\bar{x} \pm S$）

组别	n	17-羟皮质类固醇（μmol/L）
正常组	20	9.34±2.50
腺嘌呤组	30	5.07±2.04 *
可的松高剂量组	20	7.61±4.80
可的松中剂量组	20	6.22±4.78 *
可的松低剂量组	20	8.77±6.00

注：* 与正常组比较，$P<0.05$。

从表中可以看出，腺嘌呤组大鼠尿 17-羟皮质类醇含量较正常组大鼠明显降低，$P<0.05$。氢化可的松模型组大鼠的尿 17-羟皮质类醇含量较正常组大鼠也有所降低，但以中剂量组最为明显 $P<0.05$。

（4）肾上腺组织的病理变化

1）正常对照组：肾上腺皮质丰富，束状带约占总皮质的 70% 以上。细胞排列规则，疏密有致，多数为空泡状细胞。

2）腺嘌呤组：肾上腺皮质变薄，尤以束状带萎缩明显，约占整个皮质的 10% 左右，细胞排列不规则，细胞体积缩小，空泡状细胞减少。

3）氢化可的松低剂量组：肾上腺皮质较厚，束状带占整个皮质的比例与正常组相近，细胞排列有序，但不及正常组，空泡状细胞明显增多。氢化可的松中剂量组介于高、低剂量组之间。

4）氢化可的松高剂量组：肾上腺皮质较薄，束状带占整个皮质的比例低于正常组低、中组，细胞排列不规则，但较腺嘌呤组有序，束状带占整个皮质的比例、空泡状细胞数量也较腺嘌呤组偏高。

（5）胸腺组织的病理变化

1）正常对照组：大鼠胸腺被膜完整，小叶结构明显，周边皮质较厚，皮质淋巴组织密集，细胞染色较深，上皮性网状细胞较少。位于中央的髓质呈散在的斑点状，含少量的胸腺细胞，较多的上皮性网状细胞，着色浅胸腺小体个体小，且数量也少，皮、髓质分界清楚。

2）腺嘌呤组：胸腺内胸腺细胞数量的明显减少，并伴有上皮细胞损伤、网状结构消失以及它们所分泌的可溶性因子的减少，皮质变薄，皮髓交界模糊，被膜下脂肪、纤维增多，小叶间隔变宽，胸腺细胞体积显著减小，细胞稀疏排列，间隙增大，细胞周缘模糊，部分细胞凋亡。

3）氢化可的松高剂量组：胸腺的皮质则小叶结构存在，被膜下脂肪、纤维增多，小叶间隔变宽；皮质变薄、髓质更加扩大，皮、髓质分界不清，但较腺嘌呤清楚。氢化可的松中剂量组大鼠的胸腺皮质变薄，细胞间隙变宽，髓质结构疏松，上皮性网状细胞增多，胸腺细胞数量减少，髓质内胸腺小体变大，且数量增多。氢化可的松低剂量组皮质胸腺细胞密集，上皮性网状细胞散在，皮、髓质分界较清，胸腺被膜较完整，小叶结构较明显。

2. 肾主水液功能的改变

（1）尿肌酐和尿渗透压的变化：见表5-7。

表5-7 尿肌酐和尿渗透压（$\bar{x}\pm S$）

组别	n	尿肌酐（μmol/L）	尿渗透（nmol/L）
正常组	20	3 875. 75±629. 55	2 111. 05±540. 50
腺嘌呤组	30	46. 23±59. 61 *	534. 03±56. 87 *
可的松高剂量组	20	2 632. 50±2 439. 05	1 991. 60±509. 34
可的松中剂量组	20	3 383. 45±2 410. 63	1 940. 25±473. 45
可的松低剂量组	20	3 770. 80±2 721. 40	1 936. 30±196. 81

注：* 与正常组比较，$P<0.05$。

从表中可以看出，腺嘌呤组大鼠尿肌酐和尿渗透压较正常组大鼠明显降低，$P<0.05$。与正常组比较氢化可的松各剂量组未表现出明显差异。

（2）各组大鼠血清腺激素的含量变化：见表5-8。

表5-8 血清睾丸酮、雌二醇含量比较（$\bar{x}\pm S$）

组别	n	雌二醇（pg/ml）	睾酮（ng/ml）
正常组	20	26. 44±3. 76	4. 22±1. 29
腺嘌呤组	20	37. 67±4. 32 *	2. 11±0. 15 *
可的松高剂量组	20	28. 40±3. 36	2. 72±0. 31
可的松中剂量组	20	29. 79±3. 09	3. 99±1. 31
可的松低剂量组	20	25. 44±2. 28	3. 72±1. 04

注：* 与正常组比较，$P<0.05$。

从表中可以看出，腺嘌呤组大鼠血清睾丸酮含量较正常组大鼠明显降低，$P<0.05$。而雌二醇的血清含量却高于正常组，有显著差异 $P<0.05$。

（3）雷公藤模型小鼠生育能力的变化：见表5-9。

表5-9 雄性小鼠致雌鼠怀孕情况

组别	n	4 周		8 周	
		怀孕数（只）	怀孕率（%）	怀孕数（只）	怀孕率（%）
正常组	20	12	60	13	65
雷公藤高剂量	20	3	15	0	0
雷公藤中剂量	20	5	25	3	15
雷公藤低剂量	20	7	35	5	25

从上表中可看出，与正常组比较，肾阳虚模型小鼠致雌鼠怀孕率明显降低，而且根据雷公藤造模计量的增大，所致雌鼠怀孕率成比例下降。而且随着造模时间的增加，雌

鼠的怀孕率进一步减少,显现出明显的量效和时效关系。

(五) 讨论与分析

1. 中医证候研究是中医客观化标准化的基础　辨证论治是中医诊疗体系的核心,脏腑证的辨治则是核心中之核心。中医建构的是"唯象模式"乃是通过四诊"司外揣内",把握生理、病理状态信息的综合判断的表述,因而具有模糊性和思辨性。中医证型的这种模糊性和思辨性使对于证本质的现代医学评价研究带来很大困难;另一方面,证本质研究恰恰又是证型规范化的前提与基础,是中、西医两种医学体系深层次沟通的必由途径。我们认为坚持不懈地探索中医"证"的诊断或评价指标、尝试对其进行定性定量的表达研究,是中医证型规范化及建立中医疗效评价指标体系的唯一出路,具有实际的临床应用价值。

2. 科研新方法各类组学的应用　近年来以"还原论"为核心的西方现代医学界由于在解决许多复杂病理问题方面的挫折而悄然发生变化,出现了循证医学、系统生物学、系统医学等新学科,而其中一些研究系统生物问题的科学新方法如蛋白质组学、代谢组学使得包括中医的证本质在内的复杂生物现象的研究,再次引起了研究者的兴趣。中医学界试图运用基因组学、蛋白组学等概念来阐释包括肾阳虚证在内的中医证型的本质,但至今尚未得出引人注目的研究结论。受基因组研究的启发,人们逐渐认识到根据多指标、整体性的分析比单个指标分析具有更多的优势,从生物样本中代谢物整体分析角度来评价人体状态(包括疾病状态)更为准确、全面。

3. 代谢组学与中医"证"　中医的"证"是机体在疾病发展过程中某一阶段的病理概括,它很可能是人体代谢网络功能发生变化后的一种特异性状态,或者两者有某种对应关系。物质代谢是生命现象的基本特征,是生命活动的物质基础。人体物质代谢是由许多连续的和相关的代谢途径所组成,而代谢途径(如糖的氧化,脂肪酸的合成等)又是由一系列的酶促化学反应组成。在正常情况下,各种代谢途径几乎全部按照生理的需求,有节奏、有规律地进行,同时,为适应体内外环境的变化,及时地调整反应速度,保持整体的动态平衡。可见,体内物质代谢是在严密的调控下进行的。从代谢组学的观点而言,人体处于不同的生理病理状态时必然存在特定的代谢组分模式。通过人体的血样或尿样的检测,是了解和发现人体生理病理状态的理想"窗口"。代谢产物的变化与脏腑生理、病理密切相关,与以往任何单一指标不同,理应最能反映中医"证"的概念。从津液代谢的过程看,依靠肾阳的温煦气化,输送到全身,经过代谢后则化为尿液排出体外。因此,尿液中代谢产物应能充分反映肾阳虚证的本质。肾阳虚证患者24h尿17-羟皮质类固醇(17-OHCS)含量降低就是患者代谢网络发生特征性变化的一个重要证据。尿液代谢组学指标具有先进性、科学性,而且采样简单属于无创伤性而具备实用性。本研究结果通过代谢组学分析比较更进一步说明了,尿液17-羟皮质类固醇是区分慢性肾衰竭肾阳虚证和非肾阳虚证的黄金指标。

4. 关于肾阳虚动物模型的建立　用动物模型进行证的中医药研究,可以弥补中医单靠临床研究的不足,从形态和功能等多方面阐述中药治疗的效果和原理,揭示中医理论的本质,并在此基础上产生新的理论和治疗方法,因此建立相应的中医证的动物模型是很有必要的。早在20世纪60年代开始,应用大剂量外源性糖皮质激素可致实验动物的"耗竭"现象,出现一系列"虚弱"症状,类似中医的"阳虚"。目前国内普遍用此法复制"阳虚"动物模型,所用的动物主要为大鼠和小鼠,亦有用豚鼠家兔的。药物主要为醋酸可的松、醋酸氢化可的松、皮质酮及地塞米松。在肾阳虚方面,用这一模型进行补肾中药作用机制及证本质的研究,研究的范围从整体水平到细胞水平以及亚细胞水平,甚至进入到分子水平。另一种阳虚动物模型为甲减阳虚模型,主要是通过切除动物甲状腺或给动物喂一段时间甲状腺激素合成抑制剂甲基硫氧嘧啶或他巴唑,使甲状腺合成和分泌甲状腺激素减少,T3、T4含量降低,出现形寒肢冷,饮水量减少,体重减轻,耗氧量下降,下丘脑、垂体、肾上腺、卵巢或睾丸等组织出现退行性病变,补肾助阳药如龟龄集、右归丸、附子肉桂合剂、参附汤可改善上述症状,防止组织受损害。而且这种甲减阳虚动物模型,基本上与临床病人相符,肾阳虚患者血清T3、T4降低,用助阳药治疗后浓度增高。1985年报道了一种新的肾阳虚证模型,即用含0.2%腺嘌呤饲料喂养大白鼠,造成腺嘌呤在动物体内经一系列酶的水解,形成尿酸。当血中尿酸浓度超过一定量时,尿酸盐析出结晶,沉积于肾小管与肾间质部位,形成尿酸盐异物肉芽肿性炎症,并堵塞肾小管腔引起相应的肾小管腔呈囊状扩张。随着病程的进展,肾单位大量丧失,导致肾功能衰竭,进而出现一系列的阳虚表现,如体重减轻,畏寒肢冷,缩拱背,精神委顿,体毛脱落,基础体温降低,多尿,同时伴有排泄尿素和肌酐能力降低,血中睾丸酮、雌二醇、T3、T4皮质醇等含量降低。肾脏体积肥大,颜色苍白,呈白色变。肾组织中一些代谢的酶活性也降低,睾丸的正常功能亦发生改变。与中医肾为先天之本,主一身之阳,主生长发育衰老等相符合,是上海中医药大学附属曙光医院肾病科制作,国内外首创的一种新型肾阳虚动物模型。

雷公藤多苷具有明显的抑精作用,早在20世纪80年代初,我国学者已发现口服雷公藤多苷可致男性精子计数下降,停药后可恢复正常,动物实验表明,雷公藤多苷可使雄性大鼠产生可逆性不育。张彬研究雷公藤多苷的抗雄性生育活性机制,给Wistar雄性大鼠灌服8周后;睾丸内的精子细胞及精子减少,曲细精腔缘出现病理形态的细胞及多核巨细胞,附管内可见精子断头及脱落细胞,睾丸间质细胞一氧化氮合成酶平均密度下降。实验结果表明雷公藤多苷的雄性抗生育作用主要作用于精子细胞,且对其他发育阶段的生精细胞及睾丸间质细胞也有影响。钱叶勇等探讨雷公藤多苷对肾移植受者生殖系统的影响作用,肾移植大鼠灌服(每日30mg/kg)20日后,睾丸生殖上皮呈退行性变,精子细胞和精子受累最早,精母细胞次之,精原细胞敏感性最低,卵巢病变相对较轻,各级卵泡细胞发育良好,但部分黄体出现萎缩退化。

研究采用腺嘌呤、氢化可的松和雷公藤多苷分别干预造成3种大鼠肾阳虚模型。前者采用2%腺嘌呤2ml灌胃14日后,模型大鼠出现体重下降、尿量增加、活动减少、反应迟钝、喜扎堆、畏寒喜暖、体毛枯萎、肛周污染的症状,采食量减少,饮水量略增加的一系列类似中医的肾阳虚症状。28日后终止给药观察给既定指标,肾脏体积略有增大,明显肿胀,质地松软,呈灰白色,仍可见深褐色斑点,缺乏光泽,包膜薄易剥脱,切面皮质明显变薄,肾实质有许多白色结晶状颗粒分布,皮髓质分界不清,典型的大白肾。氢化可的松组 7 日后出现多饮、躁动、易怒等阴虚症状,10 日左右出现上述症状,但较腺嘌呤模型便显得弱,14 日终止给药。雷公藤小鼠 28 日后出现活动减少、反应迟钝、喜扎堆、畏寒喜暖的一系列类似中医的肾阳虚症状但无前两种大鼠模型的体重下降、尿量增加、体毛枯萎、肛周污染的症状,采食量减少,饮水量略增加等症状但其生育能力明显降低,灌胃 8 周后雷公藤高剂量造模组的小鼠使雌鼠的怀孕率为零。17-羟皮质类固醇是目前公认的中医阳虚证的标志性指标,研究结果提示腺嘌呤组大鼠尿 17-羟皮质类醇含量较正常组大鼠明显降低($P<0.05$),同时腺嘌呤组大鼠肾功能及肾小管功能明显受损,证明本研究所采用的腺嘌呤所致肾阳虚模型复制成功。

　　研究中 3 种模型的比较:腺嘌呤是核酸的主要组成成分之一,当机体摄人大剂量腺嘌呤时,异常高浓度的腺嘌呤在黄嘌呤氧化酶的作用下则转变成极难溶解于水的 2,8-二羟基腺嘌呤,这种代谢产物沉积于肾小管与肾间质部位,形成异物肉芽肿性炎症,并堵塞肾小管腔引起相应的肾小管腔呈囊状扩张。随着病程的进展,肾单位大量丧失,导致肾功能衰竭。腺嘌呤代谢产物不仅因机械性阻塞肾小管而引起肾功能衰竭,而且还可能由于腺嘌呤代谢产物"毒性"作用,使肾组织中与糖、脂肪,蛋白质代谢有关的多种酶活性受抑制,影响了肾组织的能量代谢。进而出现一系列的阳虚表现,如动物竖毛拱背,畏寒怕冷,活动及觅食减少,出现少量腹水,生命质量下降,死亡率上升,呈现突出的肾阳虚表现。氢化可的松诱导的肾阳虚模型,为目前较为常用的方法,是利用激素的生理效应,能够使机体呈现烦躁多动等阴虚征象,同时可致下丘脑-垂体-肾上腺皮质轴反馈抑制,潜伏着"阴损及阳"的病理机转。当皮质激素突然停用,下丘脑-垂体-肾上腺皮质轴的抑制状态即暴露出来,对外界环境变化的应激、适应能力显著下降,水、电解质代谢失调,出现一系列的阳虚表现。动物外形的衰弱与寒象等与"阳虚"患者有类似之处,又由于大量外源性皮质激素的影响,使动物肾上腺萎缩,内源性皮质激素合成及释放减少,这也与"阳虚"患者皮质功能减退一致。也有观点认为,此类模型与人类"阳虚"有较大距离,"阳虚"患者存在皮质功能低下,而本类"阳虚"模型是由于外源性皮质激素的注入,体内皮质激素并不缺乏,血浆皮质醇反而明显增高。此外,在大量皮质激素作用下,肝糖原增加,肝细胞质内糖皮质激素受体增加,这也是同"阳虚"患者肾上腺皮质功能低下不同的,因此认为本模型是由于药物在体内大量蓄积导致动物亚急性中毒反应的结果。因腺嘌呤堵塞肾小管管腔引起相应的肾小管腔呈囊状扩张,肾小管损伤严重,故腺嘌呤诱导的肾阳虚模型大鼠尿量明显增多。随着病程的进展,肾单位大量丧失,出现"大白肾",进而出现非常明显的阳虚症状。而氢化可的松诱导的肾阳虚模型,虽可致下丘脑-垂体-肾上腺皮质轴反馈抑制,但肾脏基本无损伤,机体反馈性的调节这种抑制状态,从而使阳虚症状减轻,与临床患者持续性的肾阳虚症状不是很符合。因此,从一般情况比较来看,腺嘌呤诱导的肾阳虚模型较氢化可的松诱导的肾阳虚证外在表现更符合要求。而雷公藤模型是通过对精子细胞的抑制作用从而影响雄性小鼠精子活动度,是其生育能力明显下降,并且其损伤是可逆的,这与临床肾阳虚证出现生殖力下降后,运用温阳益肾药物使患者阳虚状态改善,又恢复生育能力是极为相似的,本研究结果表明雷公藤可以影响多个生殖相关基因的表达异常。雷公藤模型较其他两个模型更加适合从肾主生殖的角度研究肾阳虚证本质。

参 考 文 献

[1] Andrassy K A, comments on KDIGO 2012 clinical practice guideline for the evatuation and mancoment of chronic kidney disease Kidney Int 2013, 84(3):622-623.

[2] National kidney foundation. K/QODI Clinical practice guidelines for chronic kidney disease: evaluation classification and stratification [J]. AM, J Kidney Dis 2002, 39 (2suppl):1-266.

[3] Arora P, Vasa P, Brenner D, et al. (2013) Prevalence estimates of chronic kidney disease inCanada: results of a nationally representative survey [J]. CMAJ 185: E417 - E423.

[4] Zhang L, Wang F, Wang L, etal. (2012) Prevalence of chronic kidney disease in China: a cross-sectional survey [J]. Lancet 379:815-822.

[5] Otero A, de FA, Gayoso P. (2010) Prevalence of chronic renal disease in Spain: results of the EPIRCE study [J]. Nefrologia 30:78-86.

[6] Radhakrishnan J, Remuzzi G, Saran R, etal. (2014) Taming the chronic kidneydisease epidemic: a global view of surveillance efforts [J]. Kidney Int 86:246-250.

[7] Fraser SD, Roderick PJ, Aitken G, etal. (2013) Chronic kidneydisease, albuminuri and socioeconomic status in the Health Surveys for England 2009 and 2010 [J]. Public Health (Oxf). fdt117.

[8] Levey AS, Stevens LA, Schmid CH, etal. A New Equation to Estimat GlomerularFiltration Rate. Ann Intern Med. 2009, 150(9):604-612.

[9] U. S. Renal Data System, USRDS 2013 Annual Data Report: Atlas of ChronicKidney Disease and End - Stage Renal Disease in the United States. National Institutes of Health, National Institute of Diabetes and Digestive and Kidney Diseases. Bethesa, MD: 2013.

[10] Go AS, Chertow GM, Fan D, etal Chronic kidney disease and the risks of death, cardiovascularevents, andhospitalization. NEngl Med. 2004, 351(13):1296-1305.

[11] Crews DC, Charles RF, Evans MK, etal. Poverty, race, and CKD in a racially and socioeconomically diverse urban population [J]. AmJ Kidney Dis. 2010, 55(6):992-1000.

[12] Devraj R, Gordon EJ. Health literacy and kidney disease: toward a new line of research [J]. Am J Kidney Dis. 2009, 53(5):884-889.

［13］ Rosen N,She QB. AKT and cancer-is it all mTOR？［J］. CancerCell,2006,10(4)：254-256.

［14］ mai E,horio M,Watanabe T,etal. prevalence of chronic kidney disease in Japanse general population［J］. Clin EXP Nephrol,2009,13(6):621-630.

［15］ Coresh J,Astor B C,Green T,etal,prevalence of chronic kidney disease and decreased kidney function in the adult US population:the National health and nutrition Examination［J］. Am,J kidny dis 2003,41:1-12.

［16］ 王海燕. 译后评论:我国慢性肾脏病的新数据及其警示［J］. 英国医学杂志(中文版),2006,9(3):136.

［17］ National kidney foundation clinical praltive guidelinges for chronic kidney disease:evaluation classification and stratification,AmJ,kidney Dis 2002,39(supple2)S1-266.

［18］ LysaghtMJ,Maintenance dialysis population dynamic:currenterends and longterm implicationsJ,Am Soc Neohrol,2002,13(suppl1):S37-40.

［19］ Zhang,L,Wang,H,Chronic kinder disease epidemic:cost and health care implications in china Semin Nephrol,2009,29(5):483-486.

［20］ 张路霞,左力,徐国宾,等. 北京市石景山地区中老年人群中慢性肾脏病的流行病学研究［J］. 中华肾脏病杂志,2006,22(2):67-71.

［21］ 陈崴,王辉,董秀清,等. 广州市城区普通人群中慢性肾脏病的流行病学研究［J］. 中华肾脏病杂志,2007,23(3):147-151.

［22］ 刘东伟,刘章锁,胡晓舟,等. 郑州市城区成年人慢性肾脏病流行病学调查［J］. 中华肾脏病杂志,2008,24(9):603-608.

［23］ 周弋,孙乔,阮晓楠,等. 上海市浦东新区成人慢性肾脏病流行病学调查［J］. 中华肾脏病杂志,2011,27(7):504-510.

［24］ 王德光,郝丽,戴宏,等. 安徽省成人慢性肾脏病流行病学调查［J］. 中华肾脏病杂志,2012,28(2):101-104.

［25］ Zhang L,Wang F,Wang L,et al. Preva-lence of chronic kidney disease in China:a cross-sectional survey［J］. Lancet,2012,379(9818):815-822.

［26］ US Renal Data System:USRDS Annualdata report 2011. Volume one:Atlas of end stage renal disease in the United States［S］.

［27］ Yang W,Lu J,Weng J,et al. Prevalence ofDiabetes among Men and Women in China［J］. The New England Journal of Medicine,2010,(9):1090-1101.

［28］ 种冠峰,相有章. 中国高血压病流行病学及影响因素研究进展［J］. 中国公共卫生,2010,26(3):301-302.

［29］ Bello AK,Nwankwo E. Prevention ofchronic kidney disease:a global challenge［J］. Kidney Int,2005,68(Suppl 98):11-17.

［30］ 姚勇. 慢性肾脏病病因与流行病学. 中国实用儿科杂志,2011,26(6):404-406.

[31] 刘必成.慢性肾脏病——新理论与实践[M].南京:东南大学出版社,2008,228–230.

[32] Eddy AA. Molecular insights into renal interstitial fibrosis[J]. AM Soc Nephrol,1996,7(17):2495–2508.

[33] Bohel A,Mackensen–Haen S,VouGise,etal. The consequences of tubuloinsterstitial changes for renal function in glomerulopathies. A morphometric and eytologial analysis [J]. Pathol Res Pract,1990,18(1):135–144.

[34] Becker GJ,Hewitson TD. The role of tubulointerstitial injury in chronic renal failure [J]. Curr Opin Nephrol Hypertens,2000,(9):133–138.

[35] Relly RF,Bulger RE,KrizW. Strcture–function relationships in the kidney//Schier RW. diseases of the Kidney and Urinary tract[M]. the. Philadelphia:Lipp incotWilliams. Wilkins,2007:2.

[36] Eddy,AA. Molecularbasisrenalfibrosis[J]. Pediatrephrol,2000,15(3):290–301.

[37] Dudas PL,Argentieri RL,Farrell FX. BMP–7 fails to at–tenuateTGF–beta1–induced epithelial–to–mesenchymaltransition in human proximal tubule epithelial cells[J]. Nephrol Dial Transplant,2009,24(5):1406–1416.

[38] Strutz FM. EMT and proteinuria as progressionfactors[J]. Kidney Int,2009,75(5):475–481.

[39] Yang J,Dai C,Liu Y. A novel mechanism by which hepatocyte growth factor blocks tubular epithelial to mesenchymal transition[J]. J AmSoc Nephrol,2005,16(1):68–78.

[40] 杨婧,王琛,邵命海,等.肾衰Ⅱ号方对5/6肾切除大鼠肾血流量和肾内氧耗影响及其作用机制[J].中国中西医结合肾病杂志,2011,(12):578–581.

[41] Stravodimos KG,Koritsiadis G,Lazaris AC,etal. Hydro–nephrosispromotes expression of hypoxia–inducible factor 1 alpha[J]. UrolInt,2009,82(1):38–42.

[42] Higgins DF,Kimura K,Bernhardt WM,et al. Hypoxia promotes fibro–genesis in vivo via HIF–1stimulation of epithelial–to–mesenchymal transition[J]. J Clin Invest,2007,117:3810–3820.

[43] 陈凯锋,孙兴旺.基质金属蛋白酶及其抑制因子与肾纤维化的研究进展[J].泸州医学院学报,2008,31(3):352–354.

[44] Chevalier RL. Pathogenesis of renal injury in obstructive uropathy[J]. Curr Opin Pediatr,2006,18(2):153–160.

[45] Zeisberg EM,Potenta SE,Sugimoto H,et al. Fibroblasts in kidneyfibrosis emerge via endothelial–to–mesenchymal transition[J]. J AmSoc Nephrol,2008,19(12):2282–2287.

[46] Liu Y. Epithelial to mesenchymal transition in renal fibrogenesispathologic significance, molecular mechanism, and therapeuticintervention[J]. J Am Soc Nephrol,

2004,15(1):1-12.

[47] 黄翀,胡炜华,秦晓华,等.ERK 通路抑制剂对白蛋白诱导的人近端肾小管上皮细胞细胞外基质合成的影响[J].山东医药,2011,51(31):32-34.

[48] 姜飞鹏.肾间质纤维化与 Vimentin 和 α-SMA 的表达[J].中国中医药咨讯,2011,3(8):319,350.

[49] 钟雯,曾姣娥,李又空,等.糖尿病肾病中肾小管上皮细胞—肌成纤维细胞转分化的意义[J].实用医学杂志,2011,27(11):1929-1932.

[50] NIKSICL,MARTINPY.BMP-7(Bone morphogenetic protein-7):a future for chronic renal failiure[J].RevMed Suisse,2005,1(8):568-573.

[51] 许艳芳,万建新,TGF-β1 与 BMP-7 在肾间质纤维化中的作用[J].华夏医学,2007,20(3):623-626.

[52] 迟名锋,王世立,韩金祥.重组骨形态发生蛋白-7 在肾纤维化治疗中的研究进展[J].中国新药杂志,2008,17(24):2089-2092.

[53] 王延叶,李荣山.TGF-β1/Smad 与肾脏间质纤维化[J].国外医学泌尿系统分册,2005,25(6):840-843.

[54] Srisawat N,Manotham K,Eiam-Ong S,et al. Erythropoietin anditsnon-erythropoietic derivative:do they ameliorate renal tubulointer-stitial injury in ureteral obstruction [J]. Int J Urol,2008,15(11):1011-1017.

[55] Chen CL,Chou KJ,Lee PT,et al, Erythropoietin suppresses epithelial to mesenchymal transition and intercepts Smad signal transduction through a MEK-dependent mechanism in pig kidney(LLC-PK1)cell lines[J]. Exp CellRes,2010,316(7):1109-1118.

[56] 周娲,房向东.红细胞生成素与肾间质纤维化[J].广东医药,2011,32(19):2610-2613.

[57] 陈继红,孙伟,周栋,等.大黄䗪虫丸对肾小球硬化大鼠纤溶酶原激活物抑制物 1 和金属基质蛋白酶 1 组织抑制剂 mRNA 表达的影响[J].中西药结合学报,2008,6:512-516.

[58] Sakamaki Y,Sasamura H,Haysshi K,et al. Absence of gelatinase(MMP-9)or collagenase(MMP-13)attenuates adriamycin-induced albuminuria and glomerulosis[J]. Nephron Exp Nephrol,2010,115:72-73.

[59] 薛痕,陈亮,樊均明,等.MMP-9 与 TIMP-1 在肾小管上皮细胞转分化中的作用.四川大学学报(医学版),2008,39:34-38.

[60] BediS,VidyasagarA,DjamaliA. Epithelial-to-mesenchymal transition and chronic allograft tubulointerstitial fibrosis[J]. Transplant Rev(Orlando),2008,22(1):1-5.

[61] 周鹏飞,孙兴旺.肾小管上皮细胞损伤与肾间质纤维化的关系[J].现代临床医学杂志,2009,35(1):15-16.

[62] Chea SW,LeeKB. TGF-β mediated epithelial-mesenchymal transition inautosomal

dominant polycystic kidney disease[J]. Yonsei-Med J,2009,50(1):105-111.

[63] 袁伟杰,王轩. Ets-1 在肾脏纤维化中的双向作用及其机制[J]. 中国中西医结合肾病杂志,2011,12(12):1035-1037.

[64] 李羿,赵洪雯,申兵斌,等. microRNA 与肾间质纤维化的研究进展[J]. 现代医学生物进展,2014,14(24):4794-4797.

[65] 汤涛涛,吕林莉,刘必成. microRNAs 与肾脏纤维化[J]. 东南大学学报:医学版2014,33(6):788-793.

[66] Klahr S,Morrissey J. Obstructive nephmpathy and renal fibrosis[J]. Am J Physiol Rena physiol 2002,283(5):861-875.

[67] LanHY,ChungAC. TGF-beta/Smad signaling in kidney disease[J]. SeminNephrol,2012,32(3):236-243.

[68] Coelho RP,Yuelling LM,Fuss B,etal. Neurotrophin-3 targets the translational initiation machinery in oligodendrocytes[J]. Glia,2009,57(16):1754-1764.

[69] Rodríguez-Peña AB,Grande MT,Eleno N,et al. Activation of Erk1/2 and Akt following unilateral ureteral obstruction[J]. Kidney Int. 2008,74:196-209.

[70] ZengR,YaoY,HanM,etal. Biliverdin reductase mediates hypoxia-induced EMT via PI3-kinase and Akt[J]. J Am Soc Nephrol. 2008,19:380-387.

[71] Du R,Xia L,Ning X,et al. Hypoxia-induced Bmi1 promotes renal tubularepithelial cell-mesenchymal transition and renal fibrosis via PI3K/Akt signal[J]. Mol Biol Cell. 2014,25(17):2650-2659.

[72] Ma SK,Joo SY,Kim CS,et al. Increased Phosphorylation of PI3K/Akt/mTOR in the Obstructed Kidney of Rats with Unilateral Ureteral Obstruction[J]. Chonnam Med. 2013,11(3):108-112.

[73] Liang M,Lv J,Chu H,et al. Vertical inhibition of PI3K/Akt/mTOR signalingdemonstrates in vitro and in vivo anti-fibrotic activity[J]. Dermatol Sci. 2014,76(2):104-111.

[74] HuYnh ML,Fadok VA benison PM. Dhosphatidy lserim-dependent ingestion of apoptotic leus promotes TGF-β secretion and the resolution of flammation[J]. Clin,invest 2002,(109):41-44.

[75] Razeque MS,Taguehi T,Celular and molecular events leading to renal tubuloinersitlal fibrosis[J]. Med Electron Microse,2002,(3):68-75.

[76] Wang W,Koka V,Lan HY. Transforming growthfactor-beta and Smad signalling in kidney diseases. Nephrology(Carlton). 2005,10(1):48-56.

[77] Banas MC,Parks WT,Hudkins KL,Banas B,Holdren M,Iyoda M,Wietecha TA,Kowalewska J,Liu G,Alpers CE. Localization of TGF-β signaling intermediates Smad2,3,4,and 7 in developing and mature human and mouse kidney. J Histochem Cytochem. 2007,55(3):275-285.

［78］ Shi Y, Massagu, J. Mechansm of TGF-betas signaling from cell memberbrane to the nucleus［J］. Cell,2003,113(6):685-700.

［79］ PiekE,HeldinCH,TenDP,Specificity,diversity and regula-tionin TGF-β super family signaling［J］. FasebJ,1999,13(15):2105-2124.

［80］ Bob ik A. Transforming growth factor. betas and vascular disorders［J］. Arterioscler Thromb Vasc Bio,2006,26(8):1712-1720.

［81］ Yokote K,Kobayash iK,Saito Y. The role of Smad3 dependent TGF-β signal in vascular response to injury［J］. Trends Cardiovasc Med,2006,16(7):240-245.

［82］ ScharpfeneckerM,Floot,R,ussel,NS,etal. The TGF-β coreceptor endoglin regulates macrophagein filtration and cytokine production in the irradiated mouse kidney［J］. Radiother Oncol,2012,105(3):313-320.

［83］ HovaterMB,SandersPW. Effect of dietary salton regulation of TGF-β in the kidn［J］. SeminNephrol,2012,32(3):269-276.

［84］ HsiehTJ, HsiehPC, TsaiYH, etal, Melamine Induces Human renal Proximal Tubular CellInjury via Transforming Growth Factor-β and OxidtiveStress［J］. ToxicolSci, 2012,130(1):17-32.

［85］ 崔飞伦,邱镇,陆洪兵,等.TGF-β1 反义寡核苷酸对肾间质细胞的作用［J］.医学临床研究,2008,25(2):287-288.

［86］ Hill CS. Nucleocytoplasmic shuttling of Smad proteins［J］. Cell Res,2009,19(1):36-46.

［87］ Xu P,Liu J,Derynck R. Post-translational regulation of TGF-β receptor and Smad signaling［J］. FEBSLett,2012,586(14):1871-1884.

［88］ ConidiA,CazzolaS,BeetsK. etal,Few Smad proteins and many Smad—interacting proteins yield multiple functions and action modes in TGF-β/BMP signaling in vivo［J］. Cytokine Growth Factor Rev,2011,22(5/6):287-300.

［89］ Zheng R,Xiong Q,Zuo B,etal,Using RNA interference identify the different roles of SMAD2 and SMAD3 in NH/3T3 fibroblast cells［J］. Cel Biochem Funct,2008, 26(5):548-556.

［90］ Inazaki K,Kanamaru Y,Kojima Y,etal. Smad3 deficiency and apoptosis after unilateral ureteral obstruction［J］. Kidney Int,2004,66:597(2)(t).

［91］ WangW,KokaV,LanHY,Transforming growth factor-β and Smad signallingin kidney diseases［J］. Nephrology(Carlton),2005,10(1):48-56.

［92］ Li JH,Zhu HJ,Huang X,etal. Smad7 inhibits fibrotice effecte of TGF-β on renal tubular epithelial cells blocking Smad2 activation［J］. AmSocNephrol,2002,13(6): 1464-1472.

［93］ Chen R,Huang C,Morinelli TA,etal. Blocked of the effects of TGF-β on mesangial cells by overexpression of Smad7［J］. AmSocNephrol,2002,13(4):887-893.

[94] Gore-Hyer E, Shegogue D, Markiewicz M, et al. TGF-β and CT-GF have overlapping and distinct fibrogenic effects on human renalcells[J]. Am J Physiol Renal Physiol, 2002, 283(4):707-716.

[95] 高艳丽, 谌贻璞, 董鸿瑞, 等. 慢性马兜铃酸肾病肾间质纤维化发病机制的初步探讨[J]. 中华肾脏病杂志, 2005, 21(1):31-35.

[96] Sato M, Muragaki Y, Saika S, et al. Targeted disruption of TGF-β1/Smad3 signalling protects against renal tubulointerstitial fibrosis induced by unilateral ureteral obstruction[J]. J Clin Invest, 2003, 112(10):1486-1493.

[97] OemarBS, WernerA, Garnie JM, et al. Human connective tissue growth factor is expressed in advanced atherosclerotic lesion. Circulation, 1997, 95(5):831.

[98] Grotendorst GR, Okochi H, Hagash N. A novel transforming growth factor-β response element controls the expression of the connective tissue growth factor gene. Cell Growth Differ, 1996, 7(8):469.

[99] 刘芳, 黄颂敏, 刘小菁, 等. Losartan 延缓肾纤维化机制探讨[J]. 华西医大学报, 2002, 33(3):418-420.

[100] Ward SG, Finan P. Isoform-specific phosphoinositide 3-kinase inhibitors as therapeutic agents[J]. Curr Opin Pharmacol, 2003, 3(4):426-434.

[101] Cantley LC. The phosphoinositide 3-kinase pathway[J]. Science, 2002, 296(5573):1655-1657.

[102] Suire S, Condliffe AM, Ferguson GL, et al. Gbetagammas and the Ras binding domain of p110 gamma are both important regulators of PI3Kgamma signaling in neutrophils[J]. Nat Cell Biol, 2006, 8(11):1303-1309.

[103] Engelman JA. Targeting PI3K signaling in cancer: opportunities, challenges and limitations[J]. Nat Rev Cancer, 2009, 9(8):550-562.

[104] Franke TF. PI3K/Akt: getting it right matters[J]. Oncogene, 2008, 27(50):6473-6488.

[105] Xu G, Zhang W, Bertram P, et al. Pharmacogenomic profiling of the PI3K/PTEN-AKT-mTOR pathway in common human tumors[J]. Int J Oncol, 2004, 24(4):893-900.

[106] Shimamura H, Terada Y, Okado T, et al. The PI3-kinase-Aktpathway promotes mesangial cell survival and inhibits apoptosis invitro via NF-κB and Bad[J]. J Am Soc Nephrol, 2003, 14(6):1427-1434.

[107] Djordjevic S, Driscoll PC. Structural insight into substrate specificityand regulatory mechanisms of phsophoinositide 3-kinases[J]. TrendsBiochem Sci, 2002, 27(8):426.

[108] Martelli AM, Faenza I, Billi AM, et al. Intranuclear 3-phosphpinositide metabolism and Akt signaling: new mechanisms for tumorigenesisand protection against apoptsis[J]. Cell Signal, 2006, 18(8):1101-1107.

[109] Nicholson KM, Anderson NG. The protein kinase B/Akt signaling pathway in human malignancy[J]. Cell Signal, 2002, 14(5): 381-395.

[110] Blume-Jensen P, Hunter T. Oncogenic kinase signalling[J]. Nature, 2001, 411(6835): 355-365.

[111] Solit DB, Basso AD, Olshen AB, et al. Inhibition of heat shock protein90 function down-regulates Akt kinase and sensitizes tumors to Taxol[J]. Cancer Res, 2003, 63(9): 2139-2144.

[112] Brazil DP, Hemmings BA. Ten years of protein kinase B signalling: a hard Akt to follow[J]. Trends Biochem Sci, 2001, 26(11): 657-664.

[113] Meric-Bernstam F, Gonzalez-Angulo AM. Targeting themTOR signaling network for cancer therapy[J]. J ClinOncol, 2009, 27(13): 2278-2287.

[114] Guertin DA, Sabatini DM. An expanding role for mTOR incancer[J]. Trends Mol Med, 2005, 11(8): 353-361.

[115] Mitchell D, Rodgers K, Hanly J. et al. Lipoxins inhibit AKT/PKB activation and cell cycle progression in human mesangial cells[J]. AmJ Pathol, 2004, 164(3): 937-946.

[116] 彭红霞, 陈明, 张超, 等. G 单侧输尿管结扎对大鼠肾间质 PI3K-AKT 表达的影响[J]. 基础医学与临床, 2006, 26(12): 1345-1349.

[117] 任莉荣, 舒钧. 核因子 κB 的研究进展[J]. 医学综述, 2011, 17(6): 814-816.

[118] Mellou1 D. Role of NF kappaB in beta-cell death[J]. Biochem SocTrans, 2008, 36(3): 334-339.

[119] 闫喆, 段惠军. 2 Wnt/β-catenin 信号途径与肾脏疾病[J]. 基础医学与临床, 2010, 30(12): 1342-1346.

[120] Border W, Noble NA, Evidence that TGF-β should be a therapeutic target in diabetic Nephropathy kidney INT, 1998, 54: 1390-1393.

[121] 张奉莲, 刘建. ERK 信号通路与肾脏纤维化[J]. 医学综述, 2013, 19(3): 425-427.

[122] KLEIN R J, ZEISS C, CHEW E Y, et al. Complementfactor H polymorphism in age-related macular degeneration[J]. Science, 2005, 308(5720): 385-389.

[123] VARGHESE J, CHATTOPADHAYA S, SARIN A. Inhibition of p38 kinase reveals a TNF-α-mediated, caspase-dependent, apoptotic death pathway in a human myelomonocyte cell line[J]. The Journal of Immunology, 2001, 166(11): 6570-6577.

[124] MAFY, FLANCRS, TESCHGH, et al. A pathogenicrole for c-Jun aminoterminal kinase signaling in renal fibrosis and tubular cell apoptosis[J]. Journal of the American Society of Nephrology, 2007, 18(2): 472-484.

[125] 景宇, 何娅妮. p66Shc 的生物学效应及其在肾脏疾病中作用[J]. 肾脏病与透析肾移植杂志, 2010, 19(1): 55-58.

［126］梁先敏,杨克敌. Caspase 和 JNK/SAPK,p38 MAPK 与细胞凋亡［J］. 国外医学:卫生学分册,2008,35(1):5-10.

［127］Pellegrini M,Pacini S,Baldari C. p66shc:theapoptotic side of Shc proteins［J］. Apoptosis,2005,10(1):13-18.

［128］Arany I,Faisal A,Nagamine Y,et al. p66shc inhibits prosurvival epidermal growth factor receptor / ERKsignaling during severe oxidative stress in mouse renalproximal tubule cells［J］. Journal of Biological Chemistry,2008,283(10):6110-6117.

［129］徐丽斌,赵建荣. Ghrelin 在慢性肾脏疾病中的研究进展［J］. 中国中西医结合肾病杂志,2012,13(11):1026-1029.

［130］梁彦军综述,石理华,李辉审校. *Klotho* 基因在慢性肾脏病中的研究进展［J］. 武警后勤学院学报,2013,22(11):1039-1042.

［131］王继航,范晓明,陶煜. microRNA 与慢性肾病发病机制和治疗的研究进展［J］. 新疆医学,2012,42(1):55-59.

［132］田园青,王彩丽. *MYH*9 基因多态性与肾脏疾病关系研究［J］. 现代生物医学进展,2012,12(17):3381-3385.

［133］吴甘霖. Rho 激酶系统与慢性肾脏疾病的研究进展［J］. 湖北科技学院学报(医学版),2012,28(1):90-93.

［134］李华,王保兴. 肥大细胞在肾间质纤维化中作用机制的新进展［J］. 中华临床医师杂志(电子版),2013,7(10):4436-4439.

［135］李明亮,杜洁,戴英波. 肾纤维化信号通路的研究进展［J］. 医学综述,2013,19(18):3275-3277.

［136］李深. ADMA 慢性肾脏病患者的预后影响因子与潜在的治疗靶点［J］. 中国中西医结合肾病学杂志,2011,12(12):1110-1115.

［137］严震文,叶志斌. Hepcidin 与慢性肾脏病研究进展［J］. 医学综述,2011,17(3):336-338.

［138］沈蕾,卢国元,蒋丽琼. vWF/ADAMTS13 在慢性肾脏病中的临床意义［J］. 江苏医药,2011,37(13):1535-1537.

［139］Ruggeri ZM. Old concepts and new developments in the studyof platelet aggregation［J］. J Clin Invest,2000,105(6):699-701.

［140］Ono T,Mimuro J,Madoiwa S,et al. Severe secondary deficiencyof von Willebrand factor-cleaving protease(ADAMTS13) inpatients with sepsis-induced disseminated intravascular coagulation:its correlation with development of renal failure［J］. Blood,2006,107(2):528-534.

［141］Manea M,Kristoffersson A,Schneppenheim R,et al. Podocytesexpress ADAMTS13 in normal renal cortex and in patientswith thrombotic thrombocytopenic purpura［J］. Br J Haematol,2007,138(5):651-662.

［142］王丽敏,张勉之. 基质金属蛋白 vWF/ADAMTS13 酶及其抑制剂与肾脏疾病［J］.

医学综述,2011,17(10):1472-1475.

[143] 张晓东,方敬爱.细胞因子信号转导抑制分子与肾脏疾病[J].中国中西医结合肾病杂志,2011,12(11):1021-1022.

[144] 刘莉,叶鹏.血浆 FXⅡ-胰舒血管素—激肽轴在慢性肾脏病导致的高血压中的作用[J].中华高血压杂志,2014,22,(7):665-668.

[145] 王文姬,张薇.慢性肾脏病不同临床分期患者氧化应激水平的比较研究[J].上海中医药大学学报,2010,30(12):1521-1524.

[146] 梁晓静,廖蕴华,朱荃,等.大黄和尿毒清对大鼠肾组织抗氧化应激作用的比较研究[J].内科,2011,6(5):402-405.

[147] 常洁.氧化应激及其在糖尿病肾病中的作用[J].国际内科学杂志,2007,34(2):105-107.

[148] 刘晓燕,钟一红,刘红,等.慢性肾脏病患者氧化应激状态及其相关影响因素[J].上海医学,2009,32(9):787-790.

[149] 戴芹,曲晓璐,唐咏华.黄芪对慢性肾衰竭大鼠 SOD 和 MDA 的影响[J].中国中西医结合肾病杂志,2008,9(12):1083-1084.

[150] 陈瑗,周玫,侯凡凡,等.氧化应激与慢性肾功能衰竭透析患者动脉粥样硬化的发生[J].中华肾脏病杂志,2002,18(5):377-378.

[151] 田洁,夏天.维持性血液透析与氧化应激[J].国际移植与血液净化杂志,2007,5(6):22-25.

[152] Singh D,Kaur R,Chander V,Chopra K. Antioxidants in the prevention of renal disease[J]. Journal of medicinal food,2006,9(4):443-450.

[153] Terawaki h,Yoshimura k,Hasegawa t,et al. Oxidative stress is enhanced in correlation with renal dysfunction:examination with the redox state of albumin[J]. Kidney International,2004,66(5):1988-1993.

[154] Cottone S,Palermo A,Vaccaro F,et al. Oxidative stress and inflammation in long-term renal transplanted hypertensives[J]. Clinical Nephrology,2006,66(1):32-38.

[155] 李相友,夏瑗瑜,张素华,等.尿毒清颗粒对慢性肾衰竭动脉瓣膜钙化患者中氧化应激状态的影响[J].中国中西医结合肾病杂志,2011,12(5):438-439.

[156] 马云,肖炜,侯连兵.肾衰宁分散片对慢性肾衰竭模型大鼠血清 NO,NOS,SOD 和 MDA 水平的影响研究[J].中国药房,2008,19(24):1853-1855.

[157] 陈英,肖炜,马云,等.肾衰宁分散片对慢性肾衰模型大鼠肾脏 NO,NOS,SOD 和 MDA 水平的影响[J].中药材,2008,31(8):1190-1193.

[158] 冯曦,刘同强,李娟娟.N 乙酰半胱氨酸对糖尿病大鼠肾脏氧化应激的影响[J].中国临床医学,2008,15(6):842-843.

[159] Rhyu DY,rang Y,Ha H,et al. Role of reactive oxygen species in TGF-β induced mitogen-activated protein kinase activationand epithelialmesenchymal transition in

renal tubular epithelialcells[J]. JAm Soc Nephrol,2005,16(3):667-675.

[160] 张晓暄,李银辉,郑伟,等. 单侧输尿管梗阻大鼠肾间质纤维化中氧化应激的变化[J]. 中国现代医学杂志,2007,17(4):414-417.

[161] 孙佩. 盐酸曲美他嗪对肾间质纤维化防治作用的研究[D]. 济南:山东大学,2010.

[162] 袁继丽,刘成海,张悦,等. 氯化汞诱导大鼠肾间质纤维化的脂质过氧化损伤机制研究[J]. 中国中西医结合肾病杂志,2008,9(5):403-407.

[163] 马晓红,刘素筠. IκK 与糖尿病肾病[J]. 医学综述,2007,13(7):539-541.

[164] Tamada S,Alai T,Kuwabara N,et al. Molecular mechanisms and therapeutic strategies of chronic renal injury:the role of nuclearfactor κB activation in the development of renal fibrosis[J]. JPharmacol Sci,2006,100(1):17-21.

[165] 陶静莉,梁东,刘华锋,等. 特异性 NF-κB 抑制剂对单侧输尿管梗阻大鼠肾间质纤维化的治疗作用[J]. 中国药理学通报,2008,24(4):539-542.

[166] Farris AB,Colvin RB. Renal interstitial fibrosis:mechanisms and evaluation[J]. Curr Opin Nephrol Hypertens,2012,21(3):289-300.

[167] Zeisberg M,Strutz F,Müller GA. Renal fibrosis:an update[J]. Curr Opin Nephrol Hypertens,2001,10(3):315-320.

[168] Bosmans JL,Holvoet P,Dauwe SE,et al. Oxidative modification of low-density lipoproteins and the outcome of renal allografts at 1 1/2 years[J]. Kidney Int,2001,59(6):2346-2356.

[169] Gloire G,Legrand-Poels S,Piette J. NF-κB activation by reactive oxygen species:fifteen years later[J]. Biochem Pharmacol,2006,72(11):1493-1505.

[170] Bao W,Behm DJ,Nerurkar SS,et al. Effects of p38 MAPK Inhibitor on angiotensin II-dependent hypertension,organ damage,and superoxide anion production[J]. J Cardiovasc Pharmacol,2007,49(6):362-368.

[171] Scheuer H,Gwinner W,Hohbach J,et al. Oxidant stress in hyperlipidemia-induced renal damage[J]. Am J Physiol Renal Physiol,2000,278(1):F63-F74.

[172] Rahal A,Kumar A,Singh V,et al. Oxidative stress,prooxidants,and antioxidants:the interplay[J]. Biomed Res Int,2014,2014:19.

[173] Watanabe H,Miyamoto Y,Honda D,et al. p-Cresyl sulfate causes renal tubular cell damage by inducing oxidative stress by activation of NADPH oxidase[J]. Kidney Int,2013,83(4):582-592.

[174] Vásquez-Vivar J,Kalyanaraman B. Generation of superoxide from nitric oxide synthase[J]. FEBS Lett,2000,481(3):305-306.

[175] Jan G. Oxidative stress in chronic renal failure[J]. Nephrol Dial Transplant,2001,16(1):2135-2137.

[176] Halliwell B. Antioxidant defence mechanisms:from the beginning to the end (of the

beginning)[J]. Free Radic Res,1999,31(4):261-272.

[177] Peake JM,Gobe GC,Fassett RG,et al. The effects of dietary fish oil on inflammation, fibrosis and oxidative stress associated with obstructive renal injury in rats[J]. Mol Nutr Food Res,2011,55(3):400-410.

[178] Yamagishi S,Matsui T. Advanced glycation end products,oxidative stress and diabetic nephropathy[J]. Oxid Med Cell Longev,2010,3(2):101-108.

[179] Jiang Z,Seo JY,Ha H,et al. Reactive oxygen species mediate TGF-β-induced plasminogen activator inhibitor1 upregulation in mesangial cells[J]. Biochem Biophys Res Commun,2003,309(4):961-966.

[180] Touyz RM1,He G,El Mabrouk M,et al. Differential activation of extracellular signal-regulated protein kinase 1/2 and p38 mitogen activated-protein kinase by AT1 receptors in vascular smooth muscle cells from Wistar-Kyoto rats and spontaneously hypertensive rats[J]. J Hypertens,2001,19(3 Pt 2):553-559.

[181] Hannken T,Schroeder R,Zahner G,et al. Reactive oxygen species stimulate p44/42 mitogen-activated protein kinase and induce p27(Kip1):role in angiotensin Ⅱ-mediated hypertrophy of proximal tubular cells[J]. J Am Soc Nephrol,2000,11(8):1387-1397.

[182] Zhang H,Jiang Z,Chang J,et al. Role of NAD(P)H oxidase in transforming growth factor-beta1-induced monocyte chemoattractant protein1 and interleukin6 expression in rat renal tubular epithelial cells[J]. Nephrology (Carlton),2009,14(3):302-310.

[183] López-Novoa JM,Rodríguez-Pea AB,Ortiz A,et al. Etiopathology of chronic tubular,glomerular and renovascular nephropathies:Clinical implications[J]. J Transl Med,2011,9(13):2-26.

[184] Gorin Y,Block K,Hernandez J,et al. Nox4 NAD(P)H oxidase mediates hypertrophy and fibronectin expression in the diabetic kidney[J]. J Biol Chem,2005,280(47):39616-39626.

[185] Asaba K,Tojo A,Onozato ML,et al. Effects of NADPH oxidase inhibitor in diabetic nephropathy[J]. Kidney Int,2005,67(5):1890-1898.

[186] Lee YJ,Han HJ. Troglitazone ameliorates high glucose-induced EMT and dysfunction of SGLTs through PI3K/Akt,GSK-3β,Snail1,and β-catenin in renal proximal tubule cells[J]. Am J Physiol Renal Physiol,2010,298(5):F1263-F1275.

[187] Guijarro C,Egido J. Transcription factor-κB (NF-κB) and renal disease[J]. Kidney Int,2001,59(2):415-424.

[188] Lee GT,Ha H,Jung M,et al. Delayed treatment with lithospermate B attenuates experimental diabetic renal injury[J]. J Am Soc Nephrol,2003,14(3):709-720.

[189] Hsieh TJ,Zhang SL,Filep JG,et al. High glucose stimulates angiotensinogen gene ex-

pression via reactive oxygen species generation in rat kidney proximal tubular cells[J]. Endocrinology,2002,143(8):2975-2985.

[190] Qin J,Xie YY,Huang L,et al. Fluorofenidone inhibits NADPH oxidase via PI3K/Akt pathway in the pathogenesis of renal interstitial fibrosis[J]. Nephrology (Carlton),2013,18(10):690-699.

[191] Gill PS,Wilcox CS. NADPH oxidases in the kidney[J]. Antioxid Redox Signal,2006,8(9/10):1597-1607.

[192] Araujo M,Welch WJ. Oxidative stress and nitric oxide in kidney function[J]. Curr Opin Nephrol Hypertens,2006,15(1):72-77.

[193] Picard N,Baum O,Vogetseder A,et al. Origin of renalmyofibroblasts in the modelof unilateral ureter obstruction inthe rat[J]. Histochem Cell Biol,2008,130(1):141-155.

[194] 郭茹叶,胡顺金. 微炎症状态与慢性肾衰竭关系及中医药干预作用的研究进展[J]. 中医药临床志,2010,22(3):272-274.

[195] 王海波,俞为荣. MMP2,MMP9 在炎症中的研究进展[J]. 医学综述 2013,20(17):3120-3123.

[196] HuYnh ML,Fadok VA benison PM. Dhosphatidy lserim-dependent ingestion of apoptotic leus promotes TGF-β secretion and the resolution of flammation[J]. Clin,invest 2002,(109):41-44.

[197] Okon K,Stachura J. Increased mast cell density in renal interstitiumis correlated with relative interstitial volume,serum creatinineand urea especially in diabetic nephropathy but also in primary glomerulonephritis[J]. Pol J Pathol,2007,58 (3):193-197.

[198] Silva GE,Costa RS,Ravinal RC,etal. Mast cells,TGF-β and α-SMA expression in IgA nephropathy[J]. Dis Markers,2008,24(3):181-190.

[199] 章高平,党西强,易著文,等. 肥大细胞在过敏性紫癜肾炎患儿肾间质纤维化中的作用[J]. 中国当代儿科杂志,2007,9(2):125.

[200] 郭茹叶,胡顺金. 微炎症状态与慢性肾衰竭关系及中医药干预作用的研究进展[J]. 中医药临床杂志,2010,22(3):272-274.

[201] Bistrian B,Mcoowen KC,Chan S. Protein-energy malnutritionin dialysis[J]. Am Kjdney Dis,1990,33(1):172-175.

[202] Park K M,Kramers C,Vayssier-Taussat M,et al. Prevention of kidney ischemia/reperfusion-induced functional injury,MAPK and MAPK kinase activation,and inflammation by remote transient ureteral obstruction[J]. J Biol Chem,2002,277:2040-2049.

[203] Tugtepe H,Sener G,Biyikli N K,et al. The protective effect of oxytocin on renal ischemia/reperfusion injury in rats[J]. Regul Pept,2007,140:101-108.

[204] Enslen H,Raingeaud J,Davis R J. Selective activation of p38 mitogen activated pro-

tein（MAP）kinase isoforms by the MAP kinase kinases MKK3 and M［J］. Biol Chem,1998,273:1741.

［205］ Leonard M,Ryan MP,Watson AJ,et al. Role of MAP kinase pathways in mediating IL-6 production in human primary mesangial and proximal tubular cells［J］. Kidney Int,1999,56(4):1366-1377.

［206］ Lee JC,Laydon JT,McDonnell PC,et al. A protein kinase involved in the regulation of inflammatory cytokine biosynthesis［J］. Nature,1994,372(6508):739-746.

［207］ Sato H,Tanaka T,Kasai K,etal. Role of p38 mitogen-activated protein kinaseon renal dysfunction after hemorrhagic shock in rats［J］. Shock,2005,24(5):488-494.

［208］ Guijarro C,Egido J. Transcription factor-κB(NF-κB)and renal disease［J］. Kidney Int,2001,59(2):415-424.

［209］ hen ZJ. Ubiquitin signaling in the NF-κB pathway［J］. Nat Cell Biol,2005,7(8): 758-765.

［210］ Toblli JE,Cao G,Casas G,et al. NF-κB and chemokine-cytokine expression in renal tubulointer stitium in experimental hyper-oxaluria. Role of the renin—angioteasin system. Urol Res,2005,33:358-367.

［211］ Baud L,Ardaillou R. Tumor necrosis factor in renal injury［J］. Miner Electrolyte Metab,1995,21:336.

［212］ 许国莹,周红. 信号分子 TRAF6 的研究进展［J］. 细胞与分子免疫学杂志,2010, 26(12):1326-1328.

［213］ Ryan. S. Taylor CT,Mc,Nicholas WT. Systenic inflammation:a key factor in the pathogenesis of cardiovascular complications in obstructive sleep apnoea-syndrome. Thorax,2009,64:631-636.

［214］ Oliver K M,Garvey J F,Ng CT,Veale DJ,Fearon U,Cummins EP,et al. Hypoxia actives NF-κB-dependent gene expression through the canonical signaling pathway ［J］. Antioxid Pedox signal,2009,11(9):2057-2064.

［215］ 马晓红,何立群. 健脾清化方对局灶节段性肾小球硬化大鼠 NF-κB 及下游分子 的影响［J］. 细胞与分子免疫学杂志,2014,30(2):164-166.

［216］ YamauchiM,Tamakis,Tomoda. K,et al. Evidence for activation of unclear factor-κB in obstructive sleep apnea［J］. sleep,brrach,2006,10:189-193.

［217］ 杨蕾,刘永锋,崔宏. 肾移植受者术前分泌 TNF-α 能力与急性排斥反应的关系 ［J］. 辽宁医学杂志,2002,16(3):127.

［218］ 滕士阶. 食管癌手术前后血清 sIL-2R 和 SCP 活力检测的临床意义［J］. 放射免 疫学杂志,2005,18(3):238.

［219］ 童延清. 任继学教授对慢性肾功能衰竭病因病机的认识［J］. 上海中医药大学学 报,2004,18(1):21-23.

［220］ Johansen KL. Testosterone Metabolism and Replacement therapy in patients with end-stage renal disease[J]. Semin Dial,2004,71(3):202-208.

[221] Tonelli M,Wiebe N,Culleton B,et al. Chronic kidney disease and mortality risk:a syste matic review[J]. J AM SOC Nephrol,206,17(7):2034-2047.

[222] 刘渤,孟逾冰,付饶,等. 白细胞介素-6与慢性肾功能衰竭的相关性研究[J]. 中国实用医药,2008,3(36):81.

[223] 杨蕾,刘永锋,崔宏. 肾移植受者术前TNF-α、IL-0分泌能力与急性排斥反应的关系[J]. 辽宁医学杂志,2002,16(3):1271.

[224] 齐法莲,徐军,武翠华,等. 慢性肾衰患者血清IL-18、IL-10、sIL-2R、TNF-α水平变化[J]. 放射免疫学杂志,2006,19(3):178-170.

[225] Hoffmanu,Fischereder M,Mar M,et al. Inductionofcy to kinesand adhesion molecules instable hemodialysis patients:is there an effect of membrane material[J]. AM Jnephrol,2003,23(6):442-447.

[226] Jones SE,Kelly DJ,Cox AJ,et al. Mast cell infiltration and chemokine expression in progressive renal disease[J]. Kidney lnt,2003,64:906-913.

[227] Lnoue Y,King TE Jr,Barker E,et al. Basic fibroblast growth factor and its receptors inidiopathic pulmonary fibrosis and lymphangi-oleiomyomatosis[J]. Am JRespir Crit Care Med,2002,166:765-773.

[228] Okon K,Stachura J. Increased mast cell density in renal interstitium is correlated with relative interstitial volume,serum creatinineand urea especially in diabetic nephropathy but also in primary glomerulonephritis[J]. Pol J Pathol,2007,58(3):193-197.

[229] Silva GE,CostaRS,RavinalRC,et al. Mast cells,TGF-β and α-SMA expression in IgA nephropathy[J]. Dis Markers,2008,24(3):181-190.

[230] 章高平,党西强,易著文,等. 肥大细胞在过敏性紫癜肾炎患儿肾间质纤维化中的作用[J]. 中国当代儿科杂志,2007,9(2):125.

[231] 陈晓,崔艳,安惠霞. 巨噬细胞与肾间质纤维化[J]. 中国老年学杂志,2012,32(16):3604-3608.

[232] Kvey AS,Eckarih K,Tsukamol Y,elal. Definition and classification of chronic kidney disease:a posilion statement from kidney disease:improving Global Outcomes (KDIGO). Kidney International,2005,67(6).

[233] 兰亚婷,张洪瑞,向代军. 中性粒细胞明胶酶相关脂质运载蛋白在慢性肾病新分期中的临床意义[J]. 检验医学与临床,2015,12(22):3291-3299.

[234] Moorhead JF,Chan MK,El-Nahas M,et al. Lipid nephrotoxicity in chronic progressive glomerular and tubulo-interstitial disease[J]. Lancet,1982,2(8311):1309-1311.

[235] Song HM,Wei M,Xu K,et al. Differential effect of threemitogen-activated protein kinases on lipoprotein (a)-induced human mesangial cell proliferation[J]. Chin Med J (Engl),2010,123(2):216-220.

[236] Hong HK, Song CY, Kim BC, et al. ERK contributes tothe effects of Smad signaling on oxidized LDL-induced PAI-1expression in human mesangial cells[J]. Transl Res,2006,148:171-179.

[237] Xia JM,Zhang J,Zhou WX,et al. Downregulation of p38MAPK involved in inhibition of LDL-induced proliferation ofmesangial cells and matrix by curcumin[J]. J HuazhongUniv Sci Technolog Med Sci,2013,33(5):666-671.

[238] Chatauret N,Favreau F,Giraud S,et al. Diet-induced increase in plasma oxidized LDL promotes early fibrosis in a renalporcine autotransplantation model[J/OL]. J Transl Med,2014,12:76.

[239] Vaziri ND,Navab M,Fogelman AM. HDL metabolism and activity in chronic kidney disease[J]. Nat Rev Nephrol,2010,6(5):287-296.

[240] Yao XM,Ye SD,Zai Z,et al. Simvastatin protects diabeticrats against kidney injury through the suppression ofrenal matrix metalloproteinase-9 expression[J]. J Endocrinol Invest,2010,33(5):292-296.

[241] 王海燕. 肾脏病学[M]. 北京:人民卫生出版社,2008:735-792.

[242] 李金平,张凤如. 充血性心力衰竭和慢性肾功不全[J]. 国际心血管病杂志,2009,36(6):369.

[243] 朱同华,沈昊,沈国荣,等. 老年脑梗死患者血清小而密低密度脂蛋白胆固醇水平与颈动脉狭窄的相关性[J]. 中国老年学杂志,2012,32(24):5406-5409.

[244] Trevisan R,Dodesini AR,Lepore G. Lipids and renaldisease[J]. J Am Soc Nephrol,2006,17(4 Suppl 2):S145-S147.

[245] Tan YH,Hu P,Pei J,Li MF. Characteristics of lipidmetabolism disturbance in children with primary ne-phritic syndrome and the clinical significance[J]. GuangxiYi Ke Da Xue Xue Bao,2006,23(3):389-391. Chinese.

[246] 李学旺,李航,张国娟,等. 脂质异常肾损害的机制及他汀类药物对慢性肾脏疾病发生发展的作用[J]. 实用医院临床杂志,2008,5,(4):1-5.

[247] 范亚平,俞燕. 慢性肾脏病血脂异常的干预处理[J]. 中华肾脏病杂志,2010,26(3):233-236.

[248] 刘颖,李素华,桑晓红,等. 低密度脂蛋白胆固醇升高与慢性肾脏病进展的相关性研究[J]. Chinese general practice,2015,4,17(22):2623-2626.

[249] 赖钰明,张琴. 慢性肾病患者抗氧化低密度脂蛋白抗体水平与炎性细胞因子表达的相关性研究[J]. 检验医学与临床.2015,12(20):3075-3078.

[250] 徐敢风,丁思超. 慢性肾衰竭与动脉粥样硬化相关性的研究进展[J]. 临床医药文献杂志.2015,2(28):5959-5963.

[251] 王芸,宋光耀,刘颐轩,等. 脂质肾毒性研究进展[J]. 医学综述,2014,20(19):3475-3479.

[252] Nakayama Y,Nonoguchi H,Kohda Y,et al. Different Mechanisms for the Progression

of CKD with ACE Gene Polymorphisms[J]. Nephron Clin Pract,2009,111(4):c240-c246.

[253] Dhaun N,Lilitkarntakul P,Macintyre IM,et al. Urinary endothelin1 in chronic kidney disease and as a marker of disease activity in lupus nephritis[J]. Am J Physiol Renal Physiol,2009,296(6):F1477-F1483.

[254] Ohashi R,Kitamura H,Yamanaka N,et al. Peritubular capillary injury during the progression of experimental glomerulonephritis in Rars. J Am Soc Nephrol. 2000, (11):1434-1447.

[255] Bohle A,Wehrman M,Bogenschutz O,et al. The long term prognosis of primary glomerulonephritides. A morphological and clinical analysis of 1747 cases[J]. Pathol Res Pract,2001,188:908-924.

[256] Eckardt KU,Bernhardt WM,Weidemann A,et al. Role of hyoxia in the pathogenesis of renal disease[J]. Kidney Int,2005,(68):46-51.

[257] 任丽,蒋素华,刘红,等. 血肌酐水平、MDRD-GFR、CG-GFR 与肾小管间质病变相关性研究[J]. 检验医学与临床,2010,22(7):2436-2438.

[258] 章友康,王海燕. 肾小管间质病变与进行性肾小球损伤[J]. 中华肾脏病杂志,1994,10(1):39.

[259] 李芙蓉,袁发焕. 肾小管间质损伤的生物学标志[J]. 西部医学,2009,21(3):469-471.

[260] 傅晓晴,武一曼. 腺嘌呤制作肾阳虚型慢性肾功能衰竭大鼠模型的生化研究[J]. 福建中医药大学学报,2010,5(1):22-24.

[261] Manothamk,TanaKat, Matsunloto M,et al. Evidence of tubular hypoxia in the early phase in the remmant kidney model[J]. J Am Soc Nephrol,2004,15(5):1277-1288.

[262] Isekik,ikeniya,iseki C,et al. Haematocrit and the risk of developing end stage renal disease Nephrol Dial trantsplant[J]. 2003,18:899-905.

[263] 王海燕. 肾脏病学第三版[M]. 北京:人民卫生出版社,126,799-820.

[264] NangakuN,chronic hypoxia ang tubulointersitial injure:a finial common pathay to end stage renal failure[J]. J Am soci Nephrol,2006,17(1):17-25.

[265] Graciano ML,De cassia Cavaglinir,Delle H,et al. intrarent renial-angiotensin system is up regulated in experiental model of progressive renal disease induced by chronic inhibition of nitricoxide synthesis[J]. Jam soc Nephrol,2004,15(7):1805-1806.

[266] Mizuno K,Tani M,Hashimoto S,et al. Effects of losartan,anonpeptides angiotensin II receptor antagonist on cardiac hy-pertrophy and the tissue angiotensin II content in spontaneously hypertensive rats[J]. Life Sci,1992,51:367-374.

[267] Long DA,Price KL,Herrera-Acosta J,et al. How does angiotensin-II cause renal injury[J]. Hypertension,2004,43(4):722-723.

[268] Manotham K,Tanaka T,Matsumoto M,etai,Transdifferentiation of cultured tubular cells induced by hypoxia[J]. Kidney Int,2004,65(3):871-880.

[269] 邓毅恒,窦科峰,张色华,等.缺氧在大鼠肝纤维化形成中的作用机制[J].西安交通大学学报(医学版),2011,32:215-219.

[270] Semenza G,signal transdaction to hypoxia-inducible-factor[J]. Biochem pharmacol,2002,64(5-6):993-998.

[271] Faulkner JL,Szcykalski LM,Springer F,et al. Oringin of interstitialfibroblasts in an accelerated model of angiotensin Ⅱ-induced renalfibrosis[J]. Am J Pathol,2005,167(5):1193-1205.

[272] Garilova SI,Kolykhalov IV,Korovaitseva GI,et al. ApoE genotype and efficacy of neurotrophic and cholinergic therapy in Alzheimets disease[J]. Zh Nevrol Paikhiatr ImSS Korsakova,2005,105(4):27-34.

[273] 叶琨,刘伏友,刘映红.肾间质纤维化发生机制的研究进展[J].国外医学泌尿系统分册,2005,25(1):94-98.

[274] 何立群,李均,曹和欣,等.高蛋白饮食对慢性肾衰模型大鼠 NO 和 NOS 的影响[J].上海中医药大学学报,2005,1(19):44-46.

[275] 刘汉,景本年,李卓江,等.血栓前状态分子标志物研究进展[T].国外医学,临床生物化学与检验学分册,2000,2(5):239-240.

[276] 史宏,李晓静,徐鸣,等.过敏性紫癜患儿血浆肿瘤坏死因子、白细胞介素变化及低分子肝素干预治疗的影响[J].实用儿科临床杂志,2006,21(20):1394-1396.

[277] Okumura M,Imanishim,OkamuraM. etal. Role for thromboxane A2 from glomerular thrombi in nephropathy with type2 diabetic rats[J]. life Sci,2003,72(24):2695-2705.

[278] Ma DW,Wang QY,Chen FQ,et al. Zhonghua Neifenmi Daixie Zazhi[J]. 2011,27(3):204-209.

[279] Amemiya T,Sasamura H,Mifune M,et al. Vascular endothelial growth factor activates MAP kinase and enhances collagen synthesis in human mesangial cells[J]. Kidney Int,1999,56:2055-2063.

[280] 齐亮,何泽云,郭建.怡肾汤对肾间质纤维化大鼠 TGF-β1 及Ⅲ型胶原纤维表达的影响[J].上海中医药杂志,2010,56(10):76-80.

[281] Kang DH,Hughes J,Mazzali M,et al. Impared angiogenesis in the remnant kidney model Ⅱ Vscular endothelial growth factor administration reduceds renal fibrosis and stabilized renal function[J]. J Am Soc Nephrol,2001,(12):1448-1457.

[282] 王绍华,何生华.CTGF 和 ICAM-1 在自发性高血压大鼠肾脏的表达及意义[J].实用老年医学,2010,24(3):221-224.

[283] 林辉,黄颂敏,米绪华,等.西拉普利对糖尿病大鼠肾小球 VEGF、ICAM-1 表达的影响[J].四川大学学报:医学版,2003,34(4):694-697.

［284］李荟芹,李竞,秦莹,等. NF-κB 抑制剂对糖尿病大鼠肾组织 ICAM-1 和 VEGF 表达的影响[J]. 临床肾脏病杂志,2009,9(5):226-228.

［285］Kessler L,Wiesel ML,Attali P,et al. von Willebrand factor in diabetic angiopathy [J]. Diabetes Metab. 1998,24:327-336.

［286］李晓娜,阿祥仁,李子安. 血浆 vWF:Ag、Fib 及 PLG 活性水平与糖尿病微量白蛋白尿症的关系[J]. 中外健康文摘,2010,7(32):114-115.

［287］Kalk P,Thöne-Reineke C,Schwarz A,et al. Renal phenotype of ET-1transgentic mice is modulated by androgens[J]. EURJ MedRES,2009,14(1):55-58.

［288］罗洋,谌贻璞. 内皮素对人近端肾小管上皮细胞合成组织醛固酮的影响[J]. 中华医学杂志,2005,85(1):58-61.

［289］Crawford SE,Stellmach V Murphuy-Ullrich JE,et al. Thormbospondin1 is a major activator of TGF-β1 in vivo[J]. CelL,1998,93(7):1159-1170.

［290］Tada H,Kuboki K,Nomura K,et al. High glucose levels enhance TGF-β1-thrombospondin-1 pathway in cultured human mesangial cells via mechanisms dependent on glucose-induced PKC activation[J]. J Dabetes Complications,2001,15:193-197.

［291］Sakai K,Smui Y,Muramatsu H,et al. Thrombospondin1 promotes fibroblast-mediated collagen gel contraction caused by activation of latent transforming growth factor beta1[J]. ermatol Sci,2003,31(2):99-109.

［292］陈秋,张璟,敖绪军. 整合素连接激酶在人肾间质纤维化组织中的表达及意义[J]. 第三军医大学学报,2005,27(22):2262-2266.

［293］Li Y,Dai C,Wu C,et al. PINCH-1 promotes tubular epithelial-to-mesenchymal transition by interacting with integrin-linked kinase[J]. J Am Soc Nephro,2007,18(9):2534-2536.

［294］刘晓莉,金惠敏. 肾素—血管紧张素系统阻滞剂治疗慢性肾脏病的研究进展[J]. 上海交通大学学报,2011,31(1):108-110.

［295］李丹,丁洁. 蛋白尿加速慢性肾脏病进展的分子机制[J]. 北京大学学报(医学版),2010,42(5):608-610.

［296］戴厚永,刘必成. 蛋白尿与肾脏损伤[J]. 肾脏病与透析肾移植杂志,2011,20(5):467-469.

［297］汪卿,孙伟. 蛋白尿的中西医研究进展[J]. 四川中医,2013,31(7):160-163.

［298］吴永贵,林善锬. 蛋白尿与慢性肾功能衰竭发病机制新见解[J]. 中华内科杂志,1998,37,(11):772-776.

［299］金骊珠,陈泽君,龚蓉,杨斌. 蛋白尿对腹膜透析患者残余肾功能的影响探讨. 华西医药,2014,29(12):2205-2207.

［300］李铎,卞维静,张凌. 慢性肾脏病的流行病学及维生素 D 的缺乏[J]. 临床药物治疗杂志,2012,10(1):12-13.

［301］肖颖,董化江,王正晖,等.维生素 D 与慢性肾脏病研究进展［J］.新乡医学院学报,2015,32(3):278-282.

［302］陈凯,王昱,王成军,等.慢性肾脏病患者维生素 D 水平变化及其相关因素分析［J］.中国中西医结合肾病杂志,2015,16(2):125-127.

［303］史伟佳,张道友.关于维生素 D 与慢性肾脏病的最新进展［J］.辽宁医学院学报,2015,36(1):95-99.

［304］刘勇,张道友.尿酸与慢性肾脏疾病研究近况［J］.辽宁医学院学报,2014,35(1):102-105.

［305］鄂静,郑亚莉,曹丽,等.高尿酸血症引起慢性肾脏病的 meta 分析［J］.宁夏医学杂志,2015,37(3):229-232.

［306］陈刚,王莉审.代谢综合征与慢性肾脏病相关性研究进展［J］.实用医院临床杂志,2010,7(4):158-163.

［307］郭洁,袁利.铁代谢与慢性肾脏病相关研究进展［J］.中国血液净化,2010,9(9):513-516.

［308］Weiss G. Iron and anemia of chronic disease［J］. Kidney IntSuppl,1999,69:S12-17.

［309］Nicolas G,Bennoun M,Devaux I,et al. Lack of hepcidin geneexpression and severe tissue iron overload in upstreamstimulatory factor 2 (USF2) knockout mice［J］. Proc NatlAcad Sci U S A,2001,98:8780-8785.

［310］Liu G,Men P,Kenner GH,et al. Age-associated iron accumulation in bone:implications for postmenopausal osteoporosis and a new target for prevention and treatment by chelation［J］. Biometals,2006,19:245-251.

［311］Cornish J,Palmano K,Callon KE,et al. Lactoferrin andbone:structure-activity relationships［J］. Biochem Cell Biol,2006,84:297-302.

［312］Houtkooper LB,Stanford VA,Metcalfe LL,et a1. Preventingosteoporosis the bone estrogen strength training way［J］. ACSMs Health Fitness J,2007,11:21-27.

［313］Christen Y. Oxidative stress and Alzheimer disease［J］. Am JClin nutr,2000,71:621-629.

［314］Crichton RR,Ward RJ. Iron species in iron homeostasis andtoxicity［J］. Analyst,1995,120:693-697.

［315］Agarwal R,Vasavada N,Sachs NG,et a1. Oxidative stress andrenal injury with intravenous iron in patients with chronickidney disease［J］. Kidney Int,2004,65:2279-2289.

［316］Maruyama Y,Nakayama M,Yoshimura K,et a1. Effect ofrepeated intravenous iron administration in hemodialysispatients on serum 8-hydroxy-2-deoxyguanosine levels［J］. Nephrol Dial Transplant,2007,22:1407-1412.

［317］陈军斌,刘萍,余海峰,等.胰岛素抵抗与慢性肾脏病患者的相关性分析［J］.中

国中西医结合肾病杂志,2010,11(10):922-925.

[318] 周建平,殷华.冠心病患者血尿酸与胰岛素抵抗关系的研究[J].中华实用中西医杂志,2005,18(1):11-12.

[319] 倪杰,刘必成.胰岛素抵抗与肾脏疾病[J].中国中西医结合肾病杂志,2008,9(11):1022-1024.

[320] 陆晨,姬佳妮,岳华.胰岛素抵抗与慢性肾脏病的研究进展[J].医学综述,2010,16(18):2729-2732.

[321] 史伟,谈晓凡,赵星晨,等.足细胞损伤信号通路的研究进展[J].中华肾病研究电子杂志,2013,2(6):304-307.

[322] 杨柳,谢红浪.补体相关性肾病[J].肾脏病与透析肾移植杂志,2014,23(10):483-487.

[323] 郭银凤,张晓良.巨噬细胞活化表型与肾脏疾病[J].肾脏病与透析肾移植杂志,2014,23(3):261-264.

[324] 马雷雷,樊然然,尕丽亚,等.sirt1与肾脏相关研究进展[J].现代中西医结合杂志,2015,24(29):3297-3300.

[325] Sozeri B,Mir S,Mutlubas F,et al. The long-term results of pediatric patients with primary focal and segmental glomerulosclerosis[J]. Saudi J Kidney Dis Transpl, 2010,21(1):87-92.

[326] Okpechi I,Swanepoel C,Duffield M,et al. Patternsof renal disease in Cape Town South Africa:a 10-year review ofa single-centre renal biopsy database[J]. Nephrol Dial Transplant,2010,25(10):1-9.

[327] Coaccioli S,Standoli ML,Biondi R,et al. Open comparison study of oxidative stress markers between patients with chronicrenal failure in conservative therapy and patients in haemodialysis[J]. Clin Ter,2010,161(5):435-439.

[328] Hurton S,Embil JM,Reda A,et al. Upper extremitycomplications in patients with chronic renal failure receivinghaemodialysis[J]. J Ren Care,2010,36(4):203-211.

[329] Kocot A,Spahn M,Loeser A,et al. Long-term results ofa staged approach:continent urinary diversion in preparationfor renal transplantation[J]. J Urol,2010,184(5):2038-2042.

[330] Garcia TW,Veiga JP,Motta LD,et al. Depressed moodand poor quality of life in male patients with chronic renal failure undergoing hemodialysis[J]. Rev Bras Psi quiatr, 2010,15(11):1516-1521.

[331] 孙万森,吴喜利.中西医结合治疗肾小球疾病的研究与展望[J].西安交通大学学报(医学版),2011,32(3):268-270.

[332] 毕礼明,朱冬云,马济佩.中西医对慢性肾脏病进展机制的共同认识及思考[J].辽宁中医杂志,2011,38(10):2041-2043.

[333] 姚源璋,谢圣芳,丁杰.中西医结合治疗慢性肾功能不全方案评价研究[J].中华

中医药学刊,2011,29(4):808-810.

[334] 黎磊石,刘志红.中国肾脏病学[M].北京:人民军医出版社,2008:1381.

[335] 熊庆安,熊庆华,赵红.延缓或逆转早中期慢性肾衰进展的对策[J].公企医刊,2014,(5):588.

[336] Ranganathan N. Probiotic dietary supplementation in patients withstage 3 and 4 chronic kidney disease:a 6-month pilot scale trialin Canada[J]. Curr MedRes Opin, 2009,25(8):1919-1930.

[337] 刘芳.分解肌酐、尿酸基因工程菌的构建及其功能研究[D].中南大学,2012:1428-1431.

[338] Zhang S. Development of a recombinant ureolytic Lactococcus lactis for urea removal [J]. Artif Cells Blood Substit Immobil Biotechnol,2009,37(6):227.

[339] 刘曜源.肾功能衰竭肠道治疗的研究进展[J].内蒙古医学杂志,2015,47(6):704-706.

[340] 中华人民共和国卫生部.中药新药临床研究指导原则[S].北京:中国医药科技出版社,2002:163.

[341] 王长民,姚源璋.慢性肾衰竭失代偿期治疗思路与药物分析[J].山东中医杂志,2006,25(7):454.

[342] 杨健荣.慢性肾衰中医治法的研究进展[J].内蒙古中医药,2014(6):141-142.

[343] 武淑梅,刘金辉,刘兰英.慢性肾衰中医治疗思路[J].临床合理用药,2015,8(9):141-144.

[344] 梁星,毛炜,叶凤珍,等.基于医案分析的当代名中医治疗慢性肾衰常用药对[J].新中医,2014,46(9):183-185.

[345] 吴凡,陈雪功.慢性肾功能衰竭的中医药研究进展及思考[J].中医药临床杂志,2012,24(6):563-566.

[346] 胡晓娴,林启展.林启展教授治疗慢性肾衰经验介绍[J].辽宁中医药大学学报,2010,1(12):146.

[347] 解滢禾.慢性肾功能衰竭从脾论治[J].中国中医基础医学杂志,2009,15(11):851-856.

[348] 王亿平,李志萃,王东.曹恩泽辨治慢性肾衰经验[J].安徽中医学院学报,2010,29(6):36.

[349] 孙玲玲.何永生治疗慢性肾功能衰竭临床经验[J].四川中医报,2011,29(6):13.

[350] 国明俊,盛玉和.补肾益元方治疗早期慢性肾功能衰竭患者62例[J].中医杂志,2009,50(11):1006.

[351] 王佐良,管延花,孟庆阳,等.肾衰汤治疗早中期慢性肾衰竭50例[J].山东中医药大学学报,2009,33(5):392.

[352] 黄芳,张小鹿.益肾泻浊方治疗慢性肾功能衰竭100例[J].陕西中医,2009,

30(12):1580.

[353] 钱晓平,徐芳,杨金亮,等.中药口服、灌肠、熏蒸治疗慢性肾衰氮质血症期临床研究[J].光明中医,2010,25(1):25.

[354] 王延须.肾衰胶囊配合中药灌肠治疗慢性肾衰竭62例临床观察[J].中国中医药现代远程教育,2009,7(9):134.

[355] 李涛,王保和,易春梅.慢性肾衰竭的中医研究概况[J].中国中西医结合肾病杂志,2014,15(4):371-373.

[356] 钱莹.中医药外治法在慢性肾衰中的应用概况[J].中医临床研究,2013,5(8):119-121.

[357] 张静,彭六保,刘俏,等.中药某些活性成分治疗慢性肾衰的药理研究概况[J].中南药学,2011,9(9):969-972.

[358] 刘红亮,张琳琪,李伟明.活血化瘀方药防治肾纤维化的机制研究[J].中医学报,2011,26(12):1471-1473.

[359] 李罗德,李永刚,晏子友,等.慢性肾衰竭微炎症状态的中医病机及治疗探讨[J].四川中医,2012,30(12):22-25.

[360] 石震,春马跃飞,张珮.中医药治疗慢性肾性蛋白尿研究进展[J].河北中医,2011,33(12):1896-1899.

[361] 阳贵林,周家俊.慢性肾脏病蛋白尿中医药治疗进展[J].辽宁中医药大学学报,2013,15(5):240-243.

[362] 谭簪,曾松林,王迪,等.加味黄芪建中汤为主治疗胃溃疡40例疗效观察[J].湖南中医杂志,2011,27(5):18-19.

[363] 王清任.医林改错[M].上海:上海科学技术出版社,2005:13-15.

[364] 陈可冀,史载祥.实用血瘀证学[M].北京:人民卫生出版社,1999:438.

[365] 陈香美.凝血纤溶系统与细胞外基质调控系统在肾脏病中的作用[J].中华肾脏病杂志,2001,17(5):348.

[366] 张昕贤,陈刚,何立群.何立群教授从瘀论治慢性肾脏病经验撷菁[J].中医药信息,2011,28(5):72-73.

[367] 张史昭,潘达亮,于伟,等.肾络瘀阻与肾纤维化的关系[J].中国中西医结合肾病杂志,2003,4(8):458-459.

[368] 王永钧.痰瘀互结与肾内微型癥积[J].中医肾病通讯,2002,2(1):28-30.

[369] 卢祖礼.浅析肾纤维化的中医病机.湖北中医杂志,2004,26(11):18.

[370] 吴以岭.络病学基础和临床研究[M].北京:中国科学技术出版社,2008:345-350.

[371] 孙世竹,孙伟.抗肾纤维化中药复方配伍规律探讨[J].中国中西医结合肾病杂志,2005,6(12):734-736.

[372] 王东,何立群.单味活血化瘀中药及其有效成分防治肾纤维化的实验研究进展[J].上海中医药大学学报,2000,26(1):97-99.

[373] 宁英远,王俭勤,屈遂林.大黄素对人肾成纤维细胞增殖的影响[J].中西医结合杂志,2000,20(2):105-106.

[374] 高峻钰,时振声.大黄䗪虫丸治疗大鼠慢性肾功能衰竭的实验研究[J].中国中医药科技,1998,5(2):73-74.

[375] 胡海翔,刘占民,蔡庆,等.益肾活血泻浊方对慢性肾衰大鼠肾组织 TGF-β 的影响[J].中国中医基础医学杂志,2000,6(6):369-371.

[376] 傅文录,王暴魁.大方治疗疑难病证治发微[J].中医杂志,2004,45(10):732-733.

[377] 徐大基,林启展,陈彩风.张琪教授治疗慢性肾衰的组方思路考释[J].中医药学刊,2004,22(6):976-977.

[378] 沈庆法,何立群.肾脏病的中医药研究新进展[M].上海:上海中医药大学出版社.2004:16.

[379] Yang W,Lu J,Weng J,et al. Prevalence of diabetes among men and women in China[J]. New England Journal of Medicine,2010,362(12):1090-1101.

[380] 张百奎,刘超.终末期肾脏疾病血液透析患者的流行病学特征[J].江苏医药,2010,36(2):180-182.

[381] 孔振东,李翠娟,苗彦霞,等.中医药治疗糖尿病肾病用药规律分析[J].陕西中医学院学报,2009,32(6):97-98.

[382] 杜雨茂,杜治锋.应用经方为主治疗慢性肾功能衰竭[J].天津中医药,2010,8(27)4:271-273.

[383] 黄学民,赵进喜,张亚欣.论糖尿病肾病疏风通络法及其抗炎抗免疫损伤作用[J].北京中医药大学学报(中医临床版),2012,19(1):44-46.

[384] Fornoni A,Ijaz A,Tejada T,et al. Role of inflammation in diabetic nephropathy[J]. Curr diabetes Rev,2008,4(1):10-17.

[385] 吴蔚桦,汪汉,张茂平,等.雷公藤多苷治疗糖尿病肾病的系统评价[J].中国循证医学杂志,2010,10(6):693-699.

[386] 何立群."四蚕汤"治疗肾病综合征的临床观察[J].上海中医药杂志,1998,10:8-9.

[387] 何立群.肾脏病中医辨治新探[M].北京:人民卫生出版社,2009:94.

[388] 钱祝民.金匮肾气丸和六味地黄丸交替久服治疗慢性腰痛体会[J].山东中医杂志,2006,25(9):609.

[389] 范军芬,李学铭.金匮肾气丸治疗老年慢性尿路感染 30 例临床体会[J].浙江中医药大学学报,2009,33(4):558-559.

[390] 廖军.金匮肾气丸治疗老年病的临证体会[J].上海中医药杂志,2005,39(12):30.

[391] 沈自尹.肾阳虚证的定位研究[J].中国中西医结合杂志,1997,17(1):50.

[392] 杨学海,彭国瑞,许智奇,等.不同糖皮质激素所致"阳虚"动物模型血浆皮质醇、

皮质酮含量变化的观察[J].中医杂志,1984,11:72-73.

[393] 蔡定芳、沈自尹,张玲娟,等.右归饮对皮质酮大鼠细胞免疫及细胞因子的影响[J].中国免疫学杂志,1995,11(4):248-251.

[394] 周文江,姚菊芳,彭秀华.肾阳虚证大鼠模型的建立实验动物与比较医学[J].2007,27(4):242-243.

[395] 郑平东,朱燕俐,丁明城,等.腺嘌呤诱发"肾阳虚"动物模型的研究[J].中国医药学报,1990,5(3):68,73.

[396] 郑平东,朱燕俐,丁明城,等.腺嘌呤诱发睾丸功能损害肾阳虚模型的研究[J].中国医药学报,1989,4(3):67-69.

[397] 陈小野,许国光.小鼠甲状腺功能减退肾阳虚模型的胃黏膜病理研究[J].吉林中医药,1997,17(6):36-37.

[398] 秦路平,石汉平.Osthol 和 Icariin 对甲减小鼠血清甲状腺激素的影响[J].第二军医大学学报,1998,19(1):48-50.

[399] 夏卫平.康宁口服液对肾虚不育症影响的实验研究[J].上海中医药杂志,1997,(6):45-46.

[400] 曾庆明,雷跃.温阳活血法治疗蛋白尿、血尿、高血压 1 例[J].中医药导报,2006,12(8):65-67.

[401] 刘宇宁.中西医结合治疗慢性肾功能不全 60 例临床观察[J].中华中西医学杂志,2005,3(7):114-116.

[402] 哈孝贤,哈小博.关格刍议及治验 1 则[J].上海中医药杂志,2008,42(4):6-7.

[403] Qin Wanzhang, Lin Jian. Advance of the Research on Tripterygium Wilfordii Hook. F. to A New Height[J]. CJM,2005,11(2):87-88.

[404] 马鼎志.雷公藤对男性激素的影响[J].男性学杂志,1991,5(2):80-82.

[405] 杨静娴,韩国柱."五子四物瓜石汤"对抗雷公藤多苷生殖系统毒性的作用及机制研究[J].中国药理通讯,2002,19(3):22-23.

[406] 杨裕华,李震.肾阳虚动物模型及其诊断指标研究近况[J].辽宁中医药大学学报,2007,9(5):40-42.

[407] Lue Y, Sinha Hikim AP, Wang C, et al. Triptolide:a potential male contraceptive[J]. Androl,1998,19(4):479-486.

[408] 张丹,朱庆均,李震.金匮肾气丸对"劳倦过度、房室不节"肾阳虚小鼠睾丸结构功能的影响[J].江苏中医药,2008,40(11):111-112.

[409] 王一飞.人类生殖生物学[M].上海:上海科学技术文献出版社,2005:152-153.

[410] 王德俊,梁虹,孙云.肉苁蓉对腺嘌呤损伤大鼠精子生成的影响[J].中国药理学通讯,2000,17(4):47-48.

[411] 王德俊,盛树青,梁虹.肉苁蓉对小鼠睾丸和附睾形态学及组织化学的影响[J].解剖学研究,2000,22(2):101-103.

[412] 周广耀.雷公藤对类风湿性关节炎患者肾上腺皮质功能影响的初步研究[J].中

国医院药学杂志,1983,3(4):5-6.

[413] 李玉敏,魏韵韶.雷公藤对小鼠肾上腺结构的影响[J].第一军医大学学报,1989,9(3):247-250.

[414] 王洪武,陈菊花.雷公藤多苷联合小剂量泼尼松治疗肾病综合征临床观察[J].中国中西医结合肾病杂志,2008,9(2):165-166.

[415] 彭黎明,王曾礼.细胞凋亡的基础与临床[M].北京:人民卫生出版社,2000:66.

[416] 李凡,彭弋峰.雷公藤甲素致雄性生殖功能损害研究进展[J].生殖与避孕,2008,28(9):571-575.

[417] 张才田,王雪松,胡雪玲,等.雷公藤多苷抑制大鼠精子发生的研究[J].南京生殖医学杂志,2008,17(2):118-122.

[418] 沈自尹,黄建华,陈伟华.以药测证对肾虚和肾阳虚大鼠基因表达谱的比较研究[J].中国中西医结合杂志,2007,27(2):135.

[419] Coresh J,Astor BC,Greene T et al. Prevalence of chronic kidney disease and decreased kidney function in the adult US population:Third National Health and Nutrition Examination Survey[J]. Am J Kidney Dis,2003,41(1):1-12.

[420] Garg AX,Mamdani M,Juurlink DN,van WC. Identifying individuals with a reduced GFR using ambulatory laboratory database surveillance[J]. J Am Soc Nephrol,2005,16(5):1433-1439.

[421] Castro AF,Coresh J. CKD surveillance using laboratory data from the population-based National Health and Nutrition Examination Survey(NHANES)[J]. Am J Kidney Dis,2009,53(3 Suppl 3):S46-55.

[422] Orlando LA,Owen WF,Matchar DB. Relationship between nephrologist care and progression of chronic kidney disease[J]. N C Med J,2007,68(1):9-16.

[423] Owen WF Jr. Patterns of care for patients with chronic kidney disease in the United States:dying for improvement[J]. J Am Soc Nephrol,2003,14(7 Suppl 2):S76-80.

[424] 吴以岭.络病学[M].北京:中国科学技术出版社,2004:35-64.

[425] 李光善,邓悦,黄启福,等.毒损肾络是糖尿病肾病的病理基础[J].中医药学刊,2003,21(9):1477-1478.

[426] 许庆友,赵玉庸,徐华洲,等.复方丹参注射液对单侧输尿管结扎大鼠肾内局部血管紧张素Ⅱ的作用[J].中成药,2001,23(6):425-427.

[427] 万青松,夏明珠,胡家才.单侧输尿管梗阻大鼠Smad3/7的表达及肾通胶囊的影响[J].中国医师杂志,2004,6(5):595-598.

[428] 郭啸华,刘志红,戴春笋.大黄酸抑制TGF-β1诱导的肾小管上皮细胞肥大及细胞外基质产生[J].肾脏病与透析肾移植杂志,2001,10(2):101-105.

[429] 曹式丽,王宁肾络病证的核心特征与临床药物筛选原则[J].天津中医药,2007,24(12):486-488.

［430］黄文政.肾脏固有细胞表型转化及中医药研究进展［J］.中国中西医结合肾病杂志,2005,7(6):428-430.

［431］张悦,刘煜敏,何立群,等.抗纤灵方对单侧输尿管梗阻大鼠肾组织肝细胞生长因子 mRNA 及细胞外信号调控蛋白激酶 1/2 和 p38 磷酸化的影响［J］.中西医结合学报,2007,5(6):656-660.

［432］Liqun He,Peicheng Shen,Qiang Fu,et al.NePhro-Protective effect of Kangqianling decoction on chronic renal failure rats［J］.Journal of EthnoPharmacology,2009,122(2):367-373.

［433］何立群,王怡,曹和欣,等.抗纤灵冲剂对慢性肾衰模型肾组织 TNF-mRNA、PDGF-mRNA 的影响［J］.中国实验方剂学杂志,2003,9(5):29-32.

［434］Mythreye K,Blobe GC.The type Ⅲ TGF-β receptor regulates directional migration:new tricks for an old dog［J］.Cell Cycle,2009,8(19):3069-3070.

［435］时乐,徐立,谭秋薇,等.加味四妙方有效部位群抗实验性痛风作用的研究［J］.实验动物与比较医学,2007,27(4):236-238.

［436］熊湘明,田凤石,姜霞.二妙散加减方对实验性高尿酸血症肾损害的保护作用［J］.天津医科大学学报,2007,13(1):90-92.

［437］Kong LD,Yang C,Ge F,et al.A Chinese herbal medicine Ermiao wan reduces serum uric acid level and inhibits liver xanthine dehydrogenase and xanthine oxidase in mice［J］.J Ethnopharmacol.2004,93(2-3):325-330.

［438］高碧珍,李延平,李灿洞,等.不同方要对高尿酸血症大鼠模型黄嘌呤氧化酶及肾功能的影响［J］.中华中医药杂志,2008,23(3):97-99.

［439］王文娟,刘小会,孙耀光,等.当归拈痛丸对实验性高尿酸血症大鼠血尿酸及黄嘌呤氧化酶的影响［J］.现代中医药,2008,28(3):69-70.

［440］孙维峰,罗平,徐伟,等.泄浊除痹汤促尿酸排泄作用的实验研究［J］.中国中医药科技,2007,14(1):18,32.

［441］熊湘明.痛肾宁防治实验性高尿酸血症肾损害作用的研究［D］.天津医科大学,2002.

［442］刘金元,杨冬娣.痛风止痛散治疗高尿酸血症的实验研究［J］.吉林中医药,2005,25(5):52-53.

［443］黄胜光,谭宁,周汝云.除湿化瘀方防治大鼠高尿酸血症的研究［J］.中国中医药信息杂志,2004,11(8):692-694.

［444］李志明.高尿酸血症病机探讨及固本化痰方对 HUA 小鼠模型 UA 及相关酶的影响［D］.湖北中医学院,2005.

［445］李蓉.尿酸平对大鼠高尿酸血症模型的实验研究［D］.黑龙江中医药大学,2004.

［446］于俊生.略论痰瘀之间的相互转化关系［J］.辽宁中医杂志,1994,21(6):247.

［447］方永奇.痰证的血液循环特征初探［J］.湖北中医杂志,1992,14(6):33-34.

［448］王琦,叶加农.肥胖人痰湿型体质的血流变学及甲皱微循环研究［J］.中国中医

基础医学杂志,1995,1(1):52-54.

［449］刘广宏.浅谈"痰瘀同病"学说在临床中的运用[J].陕西中医函授,1990,(3):6-7.

［450］于俊生.略论痰瘀同病的病证特点[J].辽宁中医杂志,1993,(9):13-15.

附　　录

一、发表论文目录(1988—2017)

发表英文和 SCI 收录杂志

[1] Shen Peicheng, He Liqun, Huang Di. Clinical course and prognostic factors of clinically early IgA nephropathy[J]. Netherlands Journal of Medicine, 2008, 66(6):242-247. SCI, IF:1.58.

[2] He Liqun, Shen Peicheng, Fu Qiang, et al. Nephro-protective effect of Kangqianling decoction on chronic renal failure rats[J]. Journal of Ethnopharmacology, 2009, 122(2): 367-373. SCI, IF:2.08.

[3] Dong Feixia, He liqun. The chang-over of Ying-yang and gene regulation in kidney deficiency syndromes[J]. Journal of Traditional Chinese Medicine, 2009, 29(3): 237-239.

[4] Dong Feixia, Cheng Jinguo, Lin Songcang, et al. The clinical research on serum cystatin-C alteration on stage Ⅱ chronic kidneydisease with gubenquduyishen decoction treatment[J]. Journal of Ethnopharmacology, 2010, 131(3):581-584. SCI, IF:2.68.

[5] Shen Peicheng, He Liqun, Tang Ying, et al. Clinicopathological Characteristics and prognostic Factors of Asymptomatic IgA Nephropathy[J]. Journal of Investigative Medicine, 2010, 58(3):560-565. SCI, IF:1.62.

[6] Chen Gang, Lin Songchang, Chen Jiyuan, et al. CXCL16 Recruits Bone Marrow-Derived Fibroblast Precursors in Renal Fibrosis[J]. Journal of the American Society of Nephrology(JASN), 2011, 22(10): 1876-1886.

[7] Xiong Ji, Wang Hu, Guo Guangming, et al. Male Germ Cell Apoptosis and Epigenetic Histone Modification Induced by Tripterygium wilfordii Hook F[J]. PLoS ONE, 2011, 6(6): e20751.

[8] He Liqun, Dong Feixia, Fu Qiang, et al. Molecular Mechanisms of Nephro-Protective Action of HE-86 Liquid Extract in Experimental Chronic Renal Failure[J]. Intech, 2012, 11, 176-196.

[9] Wang Yongjun, He Liqun. Sun Wei, et al. Optimized project of traditional Chinese medicine in treating chronic kidney disease stage 3: A multicenter double-blinded randomized controlled trial[J]. Journal of Ethnopharmacology, 2012,139(3): 757-764. SCI,IF:3.04.

[10] He Liqun, Wang Yanlin. The Role of Bone Marrow Derived Fibroblasts in Renal Fibrosis[J]. Journal of Nephrology & Therapeutics, 2012, 2(2).

[11] Dong Feixia,Zhang Xinzhi, Wu Feng, et al. The Effects of Kangxianling on renal fibrosis as assessed with a customized chip[J]. JTCM,2012, 32(2):229-234. SCI, IF:0.26.

[12] Shen Peicheng,He Liqun, Yang Xuejun ,et al. Renal Protection of Losartan 50 mg in Normotensive Chinese Patients With Nondiabetic Chronic Kidney Disease[J]. J Investig Med, 2012, 60(7):1041-1047. SCI,IF:1.964.

[13] Yang Jun, Chen Jiyuan , He Liqun,et al. Effect of Interleukin 6 Deficiency on Renal Interstitial Fibrosis[J]. PLOS ONE ,2012,7(12):52415. SCI,IF:4.08.

[14] Yang Jun, Lin Songchang, He Liqun,et al. Adiponectin Promotes Monocyte-to-Fibroblast Transition in Renal Fibrosis[J]. J Am Soc Nephrol 2013,24(10):1644-1659. SCI,IF:9.6.

[15] He liqun, Shao Zhaodi, Wang Xiaoqin, et al. Diagnosis syndrome classification and efficacy evaluation on chronic kidney disease (Pilot protocol)[J]. Journal of Integrative Nephrology and Andrology, 2014,1(1): 91-96.

[16] Li Yi, Huang Di, He Liqun. Effect of Roucongrong (Herba Cistanches Deserticalae) on reproductive toxicity in mice induced by glycoside of leigongteng (Radix et rhizama triperygii)[J]. Journal of Traditional Chinese Medicine,2014, 34(3):324-328. SCI,IF:0.58.

[17] Shen Peicheng, Shen Jiaojiao, He Liqun,et al. Urinary Podocyte Can Be an Indicator for the Pathogenetic Condition of Patients with IgA Nephropathy[J]. Clin. Lab, 2014, 60(10):23-29.

[18] Zhang Li, Li Ping, He Liqun, et al. Efficacy and safety of Abelmoschus menihot for Primary Glomerular Disease: A Prospective, Multicenter Randomized Controlled Clinical Trial[J]. Am J Kidney Disease (AJKD),2014, 64(1):57-65.

[19] He liqun. Diagnosis, Pattern-Based Classification,and efficacy Evaluation in Chronic Kidney Disease (Pilot Protocol)[J]. Journal of Integrative Nephrology & Anorology (JINA),2015,2(2):43-45.

[20] He liqun. Development Bottleneck and Countermeasure of TCM Treatment for Nephropathy[J]. Journal of Integrative Nephrology & Anorology (JINA), 2015, 2(1): 1-4.

[21] Ma Xiaohong, Shen Peicheng,He Liqun. Jianpi Qinghua decoction improves renal

function in a rat model of Adriamycin−induced chronic renal failure[J]. Int J Clin Exp Med, 2015,9(2):1003−1014. SCI,IF:1.277.

[22] Sheng Peicheng, Li Wenwen, He Liqun,et al. Binding Mode of chitin and TLR2 via Molecular Docking and dynamics stimulation[J]. Molecular Stimulation, 2016, 84(11): 1−6. SCI,IF:1.38.

[23] Liang Hua, Zhang Zhengmao, He Liqun, et al. CXCL16 Regulates Cisplatin−induced Acute Kidney Injury[J]. Oncotarget,2016, 7(22):31652. SCI,IF:6.359.

[24] Ma Zhiheng, Zhong Liping, He Liqun, et al. Anti−fibrosis and relative mechanism of salvianolic acid A on rat model with renal fibrosis[J]. International Journal of Clinical and Experimental Medicine,2016, 9(7):12713−12720. SCI,IF:1.09.

[25] Ma Zhiheng ,Jin Xiaogao , He Liqun ,et al. CXCL16 Regulates Renal Inflammation and Fibrosis in Experimental Renal Artery Stenosis[J]. American Journal of Physiology, 2016,311(3): H815.

[26] Dai Qin, Liu Jian,Du Yunlei, et al. Histone deacetylase inhibitors attenuate P−aIgA1−induced cell proliferation and extracellular matrix synthesis in human renal mesangial cells in vitro[J]. Acta Pharmacologica Sinica, 2016, 37(2): 228−234. SCI,IF:3.53.

[27] Xia Jia, He Liqun. Interventional mechanisms of herbs or herbal extracts on renal interstitial fibrosis[J]. Journal of Integrative Medicine,2016,14(3):165−173.

[28] Liang Hua, Ma Zhiheng, He Liqun,et al. CXCL16 Deficiency Attenuates Renal Injury and Fibrosis in Salt−Sensitive Hypertension[J]. Scientific Report, 2016, 6: 28715. SCI, IF:5.63.

[29] Xia Jia ,Su Xiao ,He Li qun, et al. Azathioprine Treatment in Systemic Lupus Erythematosus A Double Edged Sword[J]. The International Medical Journal Malaysia (MJM),2015,14(2):16−17.

[30] Shen Peicheng,Li Wenwen,He Liqun,et al. Binding mode of chitin and TLR2 via molecular docking and dynamics simulation[J]. Molecular Simulation, 2016, 42(11):936−941.

[31] Shen Peicheng,Yang xuejun, He Liqun. Effect of Astragali and Angelica particle on proteinuria in Chinese patients with primary glomerulonephritis[J]. Journal of Traditional Chinese Medicine, 2016, 36(6): 299−306.

[32] Shen Peicheng,Huang Di, He Liqun ,et al. A study on the molecular mechanisms of cicada slough acting on IgA nephropathy[J]. Int J Clin Exp Med,2016,9(3):6413−6420.

[33] Shen Peicheng, Yang Xuejun, He Liqun. Effect of Astragali and Angelica partical on proteinuria in chinese patients with primary glomerulonephritis[J]. JTCM, 2016, 36(3):299−306.

［34］ Shen Peicheng, Shen Jiaojiao, He Liqun, et al. A system biology approach to underdtanding the molecular mechanisms of Gubentongluo decoction acting on IgA Nephropathy［J］. BMC Complementary and Alternative Medicine,2016,16(1):312.

［35］ Shen Peicheng, Li Wenwen, He Liqun, et al. Liver fatty acid binding protein protects renal function through down-regulation of oxidative stress in IgA nephropathy ［J］. Int J Clin Exp Pathol, 2017,10(2):1131-1139. SCI,IF:1.67.

［36］ Xia Jia, Wang Lin, He Liqun, et al. Cigarette smoking and chronic kidney disease in the general population:a systematic review and meta-analysis of prospective cohort studies［J］. Nephrol Dial Transplant(NDT),2017,32(3): 475-487. SCI,IF:4.085.

［37］ Li Yi, Sun Yuxia, He Liqun, et al. Moxibustion alleviates injury in a rat focal segmental glomerulosclerosis model［J］. Evidence-Based Complementary and Alternative Medicine, 2017(4): 7169547. SCI,IF:1.78.

［38］ Shen Peicheng, Yang Xuejun, He Liqun, et al. Wedelolactone from Eclipta alba inhibits lipopolysaccharide-enhanced cell proliferation of human renal mesangial cell via NF-κB signaling pathway［J］. American Journal of Translational Research, 2017, 9(5):2132-2134.

［39］ Zheng Ying, Cai Guangyan, He Liqun, et al. Efficacy and Safety of Niaoduqing Particles for Delaying Moderate-to-severe Renal Dysfunction: A Randomized, Double-blind, Placebo-controlled, Multicenter Clinical Study［J］. Chinese Medical Journal, 2017, 130(20): 2404-2409.

中文论文

2017 年

［1］ 陈建,曾莉,陈刚,何立群. 抗纤灵方对 AngⅡ诱导肾纤维化小鼠肾组织 α-SMA 和Ⅰ型胶原的影响［J］. 中华中医药杂志,2017,32(2):739-742.

［2］ 吴卿,李雯雯,沈沛成,何立群. 固本通络方对 IgA 肾病患者血 B 细胞活化因子的影响［J］. 中国中西医结合肾病杂志,2017,18(1):30-33.

［3］ 李雯雯,黄迪,沈沛成,何立群. 中药固本通络方对 IgA 肾病小鼠氧化应激作用机制的实验研究［J］. 四川大学学报(医学版),2017,48(2):210-215.

［4］ 王颖,麻志恒,钟利平,余柯娜,何立群. 抗纤灵方对 5/6 肾切除小鼠 p38MAPK/NF-κBp65 介导的炎症因子的影响［J］. 中国中西医结合杂志,2017,37(3):365-370.

［5］ 储瑾,何立群. 糖肾一号对气阴两虚型糖尿病肾病Ⅲ期患者影响的临床观察［J］. 上海中医药杂志,2017,51(6):56-59.

［6］ 李雯雯,沈沛成. 从风论治慢性肾小球肾炎研究进展［J］. 中医学报,2017,32(5): 864-867.

［7］ 袁杭海,何立群.何立群治疗肾小管损伤经验[J].河南中医,2017,37(7):1179-1181.

［8］ 孙成力,高建东,何立群.瓜蒌瞿麦丸加味治疗慢性尿路感染的临床观察[J].中国中西医结合肾病杂志,2017,18(6):538-539.

［9］ 王杰,何立群."肾络癥瘕"理论指导下的肾纤维化治疗思路辨析[J].中外医学研究,2017,15:(26):157-159.

［10］ 徐业,赵俊,黄科,王力勇,何立群.祛风活血方联合蒺沙坦治疗IgA肾病的疗效评价及对肾小管标志性蛋白和酶的影响[J].中国研究型医院杂志,2017,4(6):22-27.

［11］ 姜健,沈沛成,何立群.从"虚""瘀""风"论治慢性肾炎研究进展[J].辽宁中医药大学学报,2017,19(8):155-157.

2016 年

［12］ 李雯雯,黄迪,沈沛成,何立群.益气固本调免方治疗气阴两虚型IgA肾病热结咽喉证[J].中国实验方剂学杂志,2016,01:166-170.

［13］ 夏嘉,何立群.名医童少伯治疗内科杂病经验初探[J].中医药信息,2016,01:62-63.

［14］ 钟利平,麻志恒,余柯娜,何立群.抗纤灵方对5/6肾切除小鼠肾组织纤维化作用机制研究[J].中国实验方剂学杂志,2016,02:118-121.

［15］ 麻志恒,钟利平,余柯娜,何立群.海派名中医童少伯用药特色拾偶[J].辽宁中医杂志,2016,01:128-129.

［16］ 余柯娜,麻志恒,钟利平,何立群.何立群从肝论治慢性肾病经验拾萃[J].中华中医药杂志,2016,01:120-123.

［17］ 黄迪,刘丰喆,贺斐,吴燕升,王惠玲,吴锋,邵命海,王琛,何立群,高建东.血尿灵治疗气阴两虚型肾性血尿临床研究[J].中国中西医结合肾病杂志,2016,01:47-50.

［18］ 胥晓芳,张权,何立群,陈刚.抗纤灵二号方干预慢性肾脏病肾小管间质损伤的临床研究[J].中国中西医结合肾病杂志,2016,02:123-126.

［19］ 麻志恒,钟利平,余柯娜,何立群.抗纤灵对5/6肾切除诱导慢性肾脏纤维化小鼠模型细胞外基质的影响[J].分子影像学杂志,2016,01:40-43.

［20］ 严嘉伟,何立群.血液透析装置透析液加热配比系统技术分析及透析液温度对肾纤维化透析患者的影响研究[J].中国医学装备,2016,03:18-21.

［21］ 陈昵,李祥炜,何立群.何立群治疗尿路结石理法菁华[J].中国中医药信息杂志,2016,03:95-97.

［22］ 吴锋,何立群.童少伯运用"少火生气"理论治疗肾病水肿经验[J].贵阳中医学院学报,2016,02:77-79.

［23］ 钟利平,麻志恒,余柯娜,何立群.mTOR信号通路与肾纤维化及中医药对该通路影响研究进展[J].河北中医,2016,02:298-301.

[24] 夏嘉,何立群.IgA 肾病中医药治疗现状[J].中国中西医结合肾病杂志,2016,05：453-454.

[25] 沈沛成,何立群.固本通络方对 IgA 肾病小鼠 Peyer 小结 B 淋巴细胞 IgA 类别转换的影响[J].四川大学学报(医学版),2016,03：337-341.

[26] 汪容,曹和欣,何立群.中药复方含药血清对体外培养的肾小球系膜细胞的作用[J].中国中西医结合肾病杂志,2016,05：390-394.

[27] 张翼,何立群.齐墩果酸、丹酚酸对肾纤维化的拮抗作用[J].中国中西医结合肾病杂志,2016,04：324-326.

[28] 袁杭海,何立群.海派名医童少伯临证医案探幽[J].辽宁中医杂志,2016,06：1166-1167.

[29] 徐艳秋,杨超茅,顾向晨,卢嫣,王怡,何立群.慢性肾衰竭早期从脾论治的临床疗效分析[J].中国中西医结合肾病杂志,2016,06：502-505.

[30] 王瑞鑫,陈刚,何立群.抗纤灵方抑制肾络病慢性肾衰竭大鼠 TGF-β/P13K/Akt 信号旁路的实验研究[J].中国中西医结合肾病杂志,2016,06：480-483+565.

[31] 朱月琴,戴思思,何立群.个体化护理对糖尿病肾病血液透析患者治疗依从性和心血管并发症的影响[J].中西医结合护理,2016,04：8-10.

[32] 唐英,蒋宇锋,邹赟,张昕贤,何立群.IgA 肾病足细胞损伤机制及中医药治疗的研究进展[J].中国中西医结合肾病杂志,2016,08：744-746.

[33] 李瑞玲,杜霄壤,丁世永,黄迪,何立群,王琛,高建东.抑囊方治疗脾肾亏虚兼血瘀型多囊肾临床观察[J].中国中西医结合肾病杂志,2016,08：682-685.

[34] 黄迪,李雯雯,沈沛成,姜健,梁婷玉,何立群.基于系统生物网络研究固本通络方治疗 IgA 肾病的分子机制[J].中华中医药杂志,2016,08：3282-3286.

[35] 余柯娜,麻志恒,钟利平,何立群.抗纤灵对 5/6 肾切除小鼠转化生长因子 β 及其下游因子表达的影响[J].北京中医药,2016,08：730-733.

[36] 麻志恒,钟利平,余柯娜,王颖,何立群.抗纤灵水煎剂对慢性肾衰模型小鼠 PI3K-AKT-mTOR mRNA 表达的影响[J].中国实验方剂学杂志,2016,20：96-100.

[37] 麻志恒,彭文,倪兆慧,王怡,周家俊,汪年松,钟利平,余柯娜,何立群.健脾清化方治疗慢性肾脏病(3 期)脾虚湿热型患者的临床疗效观察[J].中华中医药杂志,2016,10：4333-4337.

[38] 曾宪涛,章友康,艾金伟,翁鸿,何立群.肾炎康复片联合激素治疗肾病综合征有效性 Meta 分析[J].中国实用内科杂志,2016,10：891-897.

[39] 张烨,何立群,彭文.糖尿病肾病中医辨证分型及与客观指标关系研究进展[J].山东中医杂志,2016,11：1012-1014+1017.

[40] 孙成力,陶慧琳,高建东,陆文,杨柳,何立群.倪海厦治疗慢性肾衰的特色解析[J].中国中医基础医学杂志,2016,12：1704-1706.

[41] 余柯娜,倪兆慧,汪年松,彭文,王怡,张长明,何立群.健脾清化方治疗脾虚湿热型慢性肾脏病 3 期的多中心随机对照临床观察[J].中国医学科学院学报,2016,

06:686-695.

[42] 储瑾,何立群.中医药治疗糖尿病肾病研究现况[J].中国中西医结合肾病杂志,2016,12:1112-1114.

[43] 袁杭海,何立群.童少伯治疗慢性肾小管间质损伤临床经验[J].山东中医杂志,2016,12:1056-1058.

[44] 姜健,王娴娴,沈沛成,孙川,何立群.IgA肾病患者黏膜免疫系统情况的临床调查[J].大连医科大学学报,2016,06:558-561.

2015 年

[45] 陈建,曾莉,陈刚,何立群.单侧肾切除及微渗透泵灌注血管紧张素Ⅱ诱导小鼠肾纤维化与高血压模型的建立[J].中国比较医学杂志,2015,02:26-29.

[46] 徐业,戴思思,赵俊,卢冰,沈晓琴,王力勇,黄科,何立群.不同透析膜在肾纤维化患者血液透析中对血清 β2-MG、iPTH 和 hs-CRP 的影响[J].中国医学装备,2015,02:5-7.

[47] 吴锋,张佩青,王小琴,聂莉芳,傅晓骏,彭文,王怡,李均,毕月萍,米秀华,丁小强,何立群.辨证论治慢性肾炎 CKD 1~2 期蛋白尿的多中心随机对照研究[J].四川大学学报(医学版),2015,01:145-148.

[48] 王永钧,何立群,孙伟,鲁盈,王小琴,张佩青,魏连波,曹式丽,杨霓芝,马红珍,高菁,李平,陶筱娟,袁发焕,李靖,姚晨,刘旭生.中药辨证组方联合苯那普利对慢性肾炎 CKD3 期的肾保护作用——317 例多中心、前瞻、双盲、随机对照试验[J].中华中医药学刊,2015,03:522-526.

[49] 于昊新,何立群,费秀丽,刘琨.益肾解毒汤对单侧输尿管梗阻大鼠模型肾组织氧化应激反应的干预作用[J].湖北中医药大学学报,2015,01:22-24.

[50] 黄迪,李雯雯,沈沛成,何立群.益气固本调免方治疗脾肾气虚型 IgA 肾病临床观察[J].上海中医药杂志,2015,03:54-56.

[51] 陈晛,李祥炜,张昕贤,何立群.何立群教授治疗慢性肾脏病韬略[J].中华中医药杂志,2015,03:758-760.

[52] 戴思思,徐业,赵俊,卢冰,何立群.聚醚砜膜透析器对肾纤维化终末期血透患者血清 β2 微球蛋白清除作用的研究[J].中国医学装备,2015,03:1-3.

[53] 何立群,唐英,张昕贤,曹和欣.基于抗肾纤维化的益气活血方及有效成分对慢性肾脏病疗效机制分析[J].中国中西医结合肾病杂志,2015,04:283-285.

[54] 吴锋,张新志,王骆冰,陈刚,邵命海,沈沛成,何立群.益肾止衰颗粒治疗慢性肾脏病 3~5 期的随机对照研究[J].中国中西医结合肾病杂志,2015,04:311-313.

[55] 费秀丽,何立群.生脉注射液对慢性肾衰不安腿综合征患者炎症反应的影响[J].中国中医药现代远程教育,2015,09:47-48.

[56] 麻志恒,钟利平,余柯娜,何立群.何立群教授运用抗纤灵治疗慢性肾脏纤维化的经验[J].中国中西医结合肾病杂志,2015,05:386-387.

[57] 刘丰喆,贺斐,何立群,高建东.慢性肾炎肾性血尿的中医研究近况[J].中国中西医结合肾病杂志,2015,05:453-454.

[58] 陈晛,李祥炜,何立群.何立群教授治疗肾性骨病心得集贝[J].中国中西医结合肾病杂志,2015,06:477-478.

[59] 朱祎,何立群,袁敏,丁小强,张欣贤,侯卫国.中医辨证治疗慢性肾脏病(CKD1~2期)前瞻性多中心临床研究[J].辽宁中医杂志,2015,06:1175-1177.

[60] 孙峰俐,曹和欣,何立群.中医药治疗糖尿病肾病研究进展[J].四川中医,2015,06:186-188.

[61] 陈建,曾莉,何立群.从巨噬细胞角度研究肾纤维化发病机制进展[J].中国中西医结合肾病杂志,2015,07:639-641.

[62] 余柯娜,麻志恒,钟利平,何立群.SD 大鼠与 C57 小鼠 5/6 肾切除慢性肾功能衰竭模型的比较[J].中国比较医学杂志,2015,08:48-53.

[63] 钟利平,麻志恒,余柯娜,何立群.抗纤灵方对 5/6 肾切小鼠肾组织中基质金属蛋白酶 2 及基质金属蛋白酶组织抑制因子 1 mRNA 表达的影响[J].中医杂志,2015,16:1425-1428.

[64] 方东行,何立群,郑贤国.中医药治疗慢性间质性肾炎研究概况[J].中医学报,2015,09:1357-1359.

[65] 欧娇英,王惠玲,吴燕升,贺斐,何立群,黄迪,高建东.益气养阴活血法治疗糖尿病肾病血脂及血黏度的荟萃分析[J].中国中西医结合肾病杂志,2015,08:693-697.

[66] 沈烨渠,廖顺花,张新志,黄迪,何立群.活血祛瘀方治疗慢性肾脏病 3 期血瘀证的临床观察[J].时珍国医国药,2015,07:1664-1666.

[67] 陈晛,何立群.童少伯治疗慢性疾病药对探幽[J].时珍国医国药,2015,07:1744-1745.

[68] 钟利平,麻志恒,余柯娜,何立群.抗纤灵方对 5/6 肾切除小鼠肾衰模型肾纤维化作用及机制研究[J].时珍国医国药,2015,07:1547-1549.

[69] 陈建,曾莉,何立群.海派中医童少伯治疗慢性肾炎经验[J].光明中医,2015,08:1612-1614.

[70] 戴芹,张佩青,王小琴,聂莉芳,傅晓骏,彭文,王怡,李均,毕月萍,米秀华,袁敏,何立群.益肾清热化湿方治疗脾肾两虚兼湿热证慢性肾小球疾病蛋白尿的临床研究[J].中国中西医结合杂志,2015,09:1039-1043.

[71] 钟利平,麻志恒,余柯娜,何立群.抗纤灵方通过 PI3K/AKT/mTOR 信号通路干预肾纤维化机制研究[J].中国实验方剂学杂志,2015,18:126-129.

[72] 李雯雯,吴卿,沈沛成,何立群.益气固本调免方治疗 IgA 肾病的临床研究[J].陕西中医,2015,09:1156-1158.

[73] 钟利平,麻志恒,余柯娜,何立群.海派名医童少伯治疗慢性肾病学术思想浅析[J].河北中医,2015,09:1285-1287.

[74] 李雯雯,何立群,沈沛成.四蚕加味方辨证治疗 IgA 肾病的临床观察[J].辽宁中医杂志,2015,10:1932-1936.

[75] 陈建,曾莉,何立群.童少伯从肺论治慢性肾炎经验初探[J].辽宁中医杂志,2015,10:1868-1870.

[76] 麻志恒,钟利平,余柯娜,何立群.海派名医童少伯论治肾脏病经验撷要[J].江苏中医药,2015,10:13-15.

[77] 余柯娜,麻志恒,陈建,钟利平,何立群.浅谈中医药从炎症角度治疗肾纤维化的研究进展[J].中国中西医结合肾病杂志,2015,10:938-940.

[78] 杨婧,王琛,祝婷婷,周珊珊,秦军燕,王福岗,何立群.PI3K/Akt 信号通路在慢性肾衰竭大鼠肾组织的表达及肾衰 II 号方的干预作用[J].中国中西医结合肾病杂志,2015,09:763-766.

[79] 吴凌波,何立群.慢性肾脏病病理与中医辨证动态变化关系的临床研究[J].中华中医药杂志,2015,10:3527-3530.

[80] 钟利平,麻志恒,余柯娜,何立群.抗纤灵方对 5/6 肾切除小鼠肾功能及脂质代谢的作用[J].中国中西医结合肾病杂志,2015,11:977-978.

[81] 麻志恒,钟利平,余柯娜,何立群.抗纤灵对 5/6 肾切除诱导的慢性肾纤维化小鼠 Akt-mTOR 信号通路的影响[J].上海中医药杂志,2015,11:67-70.

[82] 朱政洁,何立群.中医标本兼顾治疗慢性肾脏病的方法概述[J].中华中医药杂志,2015,11:4029-4031.

[83] 陈建,曾莉,陈刚,何立群.抗纤灵方对高血压肾损害模型小鼠肾功能的影响[J].上海中医药杂志,2015,12:65-67.

2014 年

[84] 唐英,朱祎,王东,何立群.黄芪、丹参有效单体对慢性肾功能衰竭大鼠肾组织转化生长因子 β1 和结缔组织生长因子 mRNA 的影响[J].中医杂志,2014,02:144-147.

[85] 唐英,朱祎,何立群,王东,谢婷婷.抗纤灵方有效单体对 5/6 肾切除大鼠细胞外基质成分的影响[J].中国中医药信息杂志,2014,03:43-46.

[86] 苏行,何立群.88 例慢性肾脏病肾活检患者病理类型与中医证型转归关系的研究[J].辽宁中医杂志,2014,04:616-618.

[87] 马晓红,何立群.健脾清化方对阿霉素肾病大鼠免疫炎症损伤的作用机制[J].四川大学学报(医学版),2014,01:19-23.

[88] 唐英,陈刚,曹和欣,何立群.糖尿病肾病抗氧化治疗的中医药研究进展[J].中华中医药杂志,2014,01:202-204.

[89] 张长明,周家俊,何立群,吴同茹,彭文,王云满,王浩,张先闻,邓跃毅,王怡.从血管活性因子角度研究抗纤灵方改善肾功能抑制肾纤维化的作用机制[J].中华中医药杂志,2014,02:405-407.

[90] 方东行,何立群,郑贤国.IgA 肾病的治疗与研究[J].中国中医基础医学杂志,2014,04:502-504.

[91] 谢婷婷,何立群,邵命海,吴同茹,王东,邹赟.采用 UUO 模型观察 7 种中药复方对慢性肾衰大鼠的疗效[J].中华中医药学刊,2014,05:1021-1023.

[92] 张翼,李丽,何立群.齐墩果酸、丹酚酸对 UUO 大鼠肾及肾小管功能的影响[J].中国中医急症,2014,04:569-570.

[93] 沈烨渠,廖顺花,孙悦,蒋宇锋,何立群.黄葵胶囊治疗慢性肾炎 CKDⅢ期 37 例[J].中国实验方剂学杂志,2014,10:205-208.

[94] 唐英,何立群.从脾论治糖尿病肾病[J].江苏中医药,2014,05:70-71.

[95] 李屹,何立群,丁小强,王怡,彭文,王云满,米秀华,沈丽萍,毕月萍.上海地区 127 例慢性肾脏病蛋白尿多中心前瞻性临床研究[J].中华中医药杂志,2014,04:1261-1265.

[96] 吴锋,吴卿,何立群.肾衰冲剂对慢性肾脏病 3~5 期患者血钾及尿钾的影响[J].中医杂志,2014,15:1292-1294.

[97] 吴锋,丁小强,王怡,彭文,米秀华,毕月萍,何立群.224 例慢性肾炎蛋白尿 CKD 1~2期患者的血脂水平和中医证型的关系[J].中华中医药学刊,2014,07:1561-1563.

[98] 马晓红,何立群.从抑制肾纤维化角度研究健脾清化方对阿霉素肾病大鼠肾功能的作用与机制[J].中国中西医结合杂志,2014,06:733-738.

[99] 朱祎,唐英,何立群.大黄酚对单侧输尿管梗阻模型大鼠肾组织 CTGF、α-SMA 和 FN 的影响[J].中南药学,2014,07:631-634.

[100] 吴锋,陈刚,何立群.中成药内服治疗慢性肾衰竭的临床研究进展[J].中国中西医结合肾病杂志,2014,07:637-638.

[101] 马晓红,何立群.健脾清化方对局灶节段性肾小球硬化大鼠 NF-κB 及下游分子的影响[J].细胞与分子免疫学杂志,2014,02:164-166.

[102] 李屹,曹和欣,张新志,吴锋,刘楠楠,何立群.糖肾宁对糖尿病肾病大鼠肾组织 AT1R 及细胞因子表达的影响[J].上海中医药杂志,2014,06:83-85.

[103] 张新志,曹和欣,吴锋,刘楠楠,何立群.从糖肾宁对糖尿病肾病大鼠糖脂代谢的影响研究其肾脏保护作用[J].中国中西医结合肾病杂志,2014,08:672-675.

[104] 章诚杰,杨雪军,何立群.从尿浊辨证运用大方论治泌尿系结石[J].新中医,2014,09:214-215.

[105] 杜义斌,吴晓,吴锋,李琦,张坤扬,段艳蕊,谢楚侨,何立群.云南灯盏花胶囊对慢性肾功能衰竭大鼠 TGF-β1 与 PAI-1 mRNA 表达及肾功能的影响[J].上海中医药大学学报,2014,04:70-73.

[106] 祝婷婷,范德生,杨婧,周珊珊,王琛,严睿峻,何立群.AngⅡ拮抗剂对慢性肾衰大鼠肾血流量和肾内氧耗的影响[J].中国实验动物学报,2014,05:1-6.

[107] 孙峰俐,曹和欣,何立群.糖肾宁对糖尿病肾病大鼠肾组织 AGEs 与 ROS 的影响

［J］.上海中医药大学学报,2014,05:57-60.

[108] 张新志,曹和欣,吴锋,刘楠楠,何立群.糖肾宁保护糖尿病肾病大鼠肾小管功能的研究[J].上海中医药杂志,2014,09:80-83.

[109] 蒋宇峰,唐英,曹和欣,刘昕,何立群.健脾清化方干预脾虚湿热型慢性肾衰竭微炎症状态的临床随机对照研究[J].上海中医药杂志,2014,09:57-59.

[110] 陈晛,何立群.健脾清化方在肾小球硬化大鼠中抗肾纤维化的作用及其机制[J].中国医学科学院学报,2014,05:461-465.

[111] 杨婧,严睿俊,王琛,何立群.肾衰Ⅱ号方对慢性肾脏病患者肾功能及炎症因子的影响[J].中国中医药信息杂志,2014,12:15-18.

[112] 杜义斌,吴晓,吴锋,李琦,张坤扬,段艳蕊,谢楚侨,何立群.灯盏花胶囊对慢性肾功能衰竭大鼠肾组织炎症因子的影响[J].中国中医药信息杂志,2014,12:63-65.

[113] 严嘉伟,何立群,顾燕萍,赵燕燕,赵丽萍.透析液电导率对肾纤维化终末期透析患者电解质平衡的重要性[J].中国医学装备,2014,10:28-32.

[114] 黄中迪,何立群,黄迪,高建东.益肾止衰颗粒改善5/6肾切除肾衰模型大鼠肾功能的作用机制研究[J].四川中医,2014,12:44-49.

[115] 蒋宇峰,邹赟,唐英,刘昕,何立群.健脾清化方对脾虚湿热型慢性肾功能衰竭患者微炎症指标的影响[J].中医杂志,2014,24:2106-2109.

[116] 贺斐,高建东,何立群.中医药减轻尿酸性肾病炎症损伤的机制研究进展[J].中国中西医结合肾病杂志,2014,12:1110-1112.

[117] 朱祎,唐英,何立群.黄芪甲苷对肾间质纤维化的拮抗作用[J].辽宁中医杂志,2014,12:2700-2702.

[118] 费秀丽,刘琨,于昊新,何立群.从结缔组织生长因子、α平滑肌肌动蛋白表达观察益肾解毒汤对肾组织纤维化的影响[J].上海医学,2014,11:978-981+898.

[119] 李雯雯,杨雪军,何立群,沈沛成.固本调免方治疗气阴两虚型IgA肾病临床研究[J].上海中医药大学学报,2014,06:33-36.

2013 年

[120] 陈刚,吴同茹,朱祎,何立群.益气养阴方治疗原发性慢性肾小球疾病蛋白尿的临床观察[J].中国中西医结合肾病杂志,2013,10:868-871.

[121] 何立群,孙峰俐.海派名医童少伯从脾论治慢性肾炎经验之我见[J].中国中西医结合肾病杂志,2013,11:941-943.

[122] 陈建,何立群.童少伯"阳损及阴"学术思想在临床上论治慢性肾炎应用研究[J].中国中西医结合肾病杂志,2013,12:1038-1039.

[123] 严嘉伟,张飞鸿,赵丽萍,胡晓颖,何立群.血透临床工程师对血透机的日常管理及维护保养[J].中国医疗设备,2013,12:86-88.

[124] 马晓红,何立群.健脾清化方调节局灶节段硬化大鼠炎症信号通路的机制[J].

南方医科大学学报,2013,11:1577-1582.

[125] 邓跃毅,杨洪涛,孙伟,何立群,倪兆慧,谢院生,陈香美.慢性肾脏病主要证型的中医辨证与治疗[J].中华肾病研究电子杂志,2013,05:228-231.

[126] 马晓红,何立群.不同剂量阿霉素致大鼠局灶节段硬化肾病模型的建立比较[J].中国比较医学杂志,2013,01:37-42+82-83.

[127] 王东,吴同茹,谢婷婷,黄迪,陈刚,曹和欣,何立群.糖肾宁对早期糖尿病肾病大鼠肾组织非酶糖基化终产物的影响[J].四川中医,2013,01:53-55.

[128] 丁世永,郑平东,何立群,侯卫国,邹赟,高建东.小柴胡汤改善慢性肾小球肾炎患者炎症及减轻蛋白尿的作用研究[J].中国中西医结合杂志,2013,01:21-26.

[129] 张长明,周家俊,何立群,吴同茹,彭文,王云满,王浩,张先闻,邓跃毅,王怡.抗纤灵方治疗慢性肾脏病3期患者110例临床研究[J].中医杂志,2013,03:214-217.

[130] 王东,张长明,王云满,何立群.抗纤灵方药物血清对骨髓来源成纤维细胞表型转化的影响[J].中医杂志,2013,05:420-423.

[131] 张长明,周家俊,何立群,吴同茹,彭文,王云满,王浩,张先闻,邓跃毅,王怡.抗纤灵方对CKD3~4期患者疗效及机制的临床多中心随机对照研究[J].辽宁中医杂志,2013,01:122-124.

[132] 曹蓓,王琛,何立群.血尿宁治疗慢性肾小球肾炎血尿的临床观察[J].上海中医药杂志,2013,02:34-37.

[133] 胡晓颖,张成亮,何立群.耳穴埋豆改善血液透析患者失眠症120例疗效观察[J].中国中西医结合肾病杂志,2013,04:345-346.

[134] 吴锋,何立群.五苓散加减治疗膀胱过度活动症临床研究[J].新中医,2013,04:46-48.

[135] 王东,吴同茹,谢婷婷,彭文,王怡,袁敏,米秀华,毕月萍,何立群.中医辨证治疗慢性肾脏病蛋白尿的多中心前瞻性临床研究[J].南方医科大学学报,2013,04:502-506.

[136] 沈烨渠,黄迪,孙悦,何立群.何立群教授运用药对治疗慢性肾炎经验[J].时珍国医国药,2013,03:744-746.

[137] 马晓红,王东,王云满,何立群.健脾清化方对慢性肾衰大鼠肾组织TGF-β1mRNA及CTGFmRNA表达的影响[J].中国中医药科技,2013,02:122-123.

[138] 邹赟,何立群,蒋宇峰,唐英.黄芪注射液联合还原型谷胱甘肽注射液对糖尿病肾病Ⅳ期肾小管标志蛋白的影响[J].上海中医药杂志,2013,06:41-43.

[139] 陈晛,何立群.中药复方治疗不同模型致肾纤维化的实验研究进展[J].中国中西医结合肾病杂志,2013,05:454-457.

[140] 杨雪军,张瑾,黄晓瑾,何立群,沈庆法.辨证与辨病治疗糖尿病肾病体会[J].中医杂志,2013,13:1152-1153.

[141] 邹赟,朱祎,王东,何立群.健脾清化方对肾衰大鼠磷酸化p38丝裂原活化蛋白

激酶介导的炎症因子的调控作用[J].上海中医药大学学报,2013,03:73-76.

[142] 吴锋,何立群.何立群教授治疗慢性肾脏病学术思想及经验浅析[J].中国中西医结合肾病杂志,2013,07:568-569.

[143] 李颉,黄迪,何立群.温阳益气方治疗慢性肾脏疾病肾阳虚证的临床观察[J].上海中医药大学学报,2013,04:42-45.

[144] 王东,张江,谢婷婷,吴同茹,李志苹,陈刚,何立群.抗纤灵有效单体对活化的肾成纤维细胞株和系膜细胞株的影响[J].中华中医药杂志,2013,09:2554-2559.

[145] 邹赟,朱祎,邵命海,王东,黄迪,谢婷婷,何立群.健脾清化方对 5/6 肾切除大鼠 AT Ⅱ/NADPH 氧化应激通路的干预作用[J].中南大学学报(医学版),2013,08:779-784.

[146] 王永钧,何立群,孙伟,鲁盈,王小琴,张佩青,魏连波,曹式丽,杨霓芝,马红珍,高菁,李平,陶筱娟,袁发焕,李靖,姚晨,刘旭生.中药辨证组方对慢性肾脏病3期的肾保护作用——315 例多中心、前瞻性、双盲、随机对照试验[J].世界中医药,2013,09:1001-1005.

[147] 马晓红,邹赟,张悦,何立群.丝裂原活化的蛋白激酶 p38 在健脾清化方改善大鼠慢性肾衰竭中的意义[J].浙江大学学报(医学版),2013,05:567-572.

[148] 陈晛,何立群.健脾清化方对肾纤维化大鼠肾功能、蛋白尿及肾组织 Col-Ⅳ 表达的影响[J].南京中医药大学学报,2013,06:548-552.

[149] 王东,张江,何立群.活血化瘀方有效单体对活化的肾成纤维细胞株和系膜细胞株增殖的影响[J].北京中医药大学学报,2013,11:762-767.

[150] 朱邦贤,周强,李明,董全伟,高成勉,刘平,包来发,尚力,英洪友,邢斌,何立群,娄月丽,程曦,杨丽娜,朗卿.基于"方证相对"原理抗肝肾纤维化方药筛选平台的构建与应用[J].上海中医药杂志,2013,09:8-10.

[151] 陈建中,黄迪,张珏,何立群.慢性肾脏病患者血清 SCC 和 CYFRA21-1 水平及其临床意义的研究[J].国际检验医学杂志,2013,21:2814-2815.

2012 年

[152] 吴锋,林日阳,何立群.基于肾主骨理论观察肾小球系膜细胞对成骨细胞增殖及功能的影响[J].中国中医基础医学杂志,2012,02:164-165.

[153] 张昕贤,张新志,林日阳,黄迪,李颉,吴锋,刘楠楠,何立群.从内分泌激素改变研究补肾中药对雷公藤小鼠生殖功能的干预作用[J].辽宁中医药大学学报,2012,02:37-40.

[154] 王东,何立群.单味活血化瘀中药及其有效成分防治肾纤维化的实验研究进展[J].上海中医药大学学报,2012,01:96-100.

[155] 刘伟芳,黄晓瑾,夏淋霞,何立群,杨雪军.中药拮抗肾素—血管紧张素—醛固酮系统研究概况[J].中医杂志,2012,06:527-531.

[156] 董飞侠,张新志,吴锋,黄迪,何立群.CHIP 调节 UUO 再通大鼠肾组织 TGF-β1/

Smads 信号通路的研究[J].中华中医药学刊,2012,02:245-248.

[157] 黄晓瑾,刘伟芳,孙雅婷,夏淋霞,何立群,杨雪军.具有抗高血压作用中药的规律探讨[J].上海中医药杂志,2012,01:75-78.

[158] 杨雪军,刘伟芳,黄晓瑾,夏淋霞,孙雅婷,何立群.肾心宁方干预 AT1-KO 小鼠慢性肾功能不全心室重塑的实验研究[J].上海中医药杂志,2012,03:73-76.

[159] 林日阳,秦军燕,吴锋,何立群.熟地黄、鳖甲对大鼠成骨细胞增殖、碱性磷酸酶蛋白和核心结合因子 α1 mRNA 表达的影响[J].北京中医药大学学报,2012,03:194-197.

[160] 吴锋,林日阳,何立群.体外肾系膜细胞对成骨细胞增殖及功能的影响[J].中国骨伤,2012,04:324-327.

[161] 孙悦,何立群.清热化湿改善慢性肾功能衰竭微炎症状态研究进展[J].中国医药指南,2012,10:440-442.

[162] 董飞侠,张新志,吴锋,何立群.The effects of Kangxianling on renal fibrosis as as-sessed with a customized gene chip[J].Journal of Traditional Chinese Medicine,2012,02:229-233.

[163] 邵命海,王琛,杨婧,何立群.丹参多酚酸盐对慢性肾功能衰竭大鼠肾功能和肾内氧耗的影响[J].上海中医药大学学报,2012,03:66-69.

[164] 吴锋,林日阳,何立群.经熟地黄鳖甲煎剂含药血清培养的肾系膜细胞对成骨细胞增殖和分化的影响[J].西安交通大学学报(医学版),2012,03:374-377.

[165] 张昕贤,黄迪,刘楠楠,李颉,林日阳,张新志,吴锋,何立群.雷公藤多苷诱导小鼠睾丸生殖相关基因异常表达及补肾中药的干预作用[J].中华男科学杂志,2012,05:466-471.

[166] 吴锋,孙悦,张彤,周庆华,何立群.健脾清化方对 CKD2～3 期患者慢性微炎症状态的随机对照多中心研究[J].中国中西医结合肾病杂志,2012,06:504-506.

[167] 林日阳,吴锋,何立群.肾系膜细胞在补肾药物基础上进一步上调成骨细胞 col-lagen I 和 cbfα1 基因表达[J].中华中医药杂志,2012,06:1665-1668.

[168] 邵命海,何立群,谢婷婷,邹赟,王东,刘伟芳,黄迪,陈刚,曹和欣,吴锋,林日阳,吴同茹,刘英超.应用 5/6 肾切除模型研究 7 首临床有效验方抗肾纤维化作用[J].中国中医基础医学杂志,2012,06:662-664.

[169] 林日阳,吴锋,何立群.熟地黄鳖甲与系膜细胞协同上调成骨细胞骨钙素基因及蛋白表达[J].中国组织工程研究,2012,20:3725-3729.

[170] 何立群,张长明.活血化瘀法在慢性肾衰竭临床应用中研究进展[J].中国中西医结合肾病杂志,2012,07:565-567.

[171] 王东,张江,陈刚,何立群.抗纤灵对 5/6 肾切除大鼠骨髓来源的成纤维细胞表型转化的影响[J].中国中医药信息杂志,2012,09:33-35.

[172] 杨雪军,何立群,沈庆法."阳中求阴"在 IgA 肾病治疗中的应用举隅[J].新中医,2012,08:227-228.

［173］ 李屹,黄迪,何立群.灸药结合对脾肾气虚型慢性肾脏病患者肾功能及尿 β 痕迹蛋白的影响[J].上海中医药杂志,2012,09:41-43.

［174］ 王东,张江,陈刚,何立群.抗纤灵药物血清对骨髓来源的成纤维细胞转化生长因子 β 和 Ⅰ 型胶原的抑制作用[J].中国中医药信息杂志,2012,10:29-32.

［175］ 张长明,顾耀东,何立群.抗纤灵冲剂对 5/6 肾切除大鼠尿微量蛋白干预作用[J].辽宁中医药大学学报,2012,09:52-54.

［176］ 王东,张江,陈刚,李志萃,谢婷婷,吴同茹,何立群.人参有效单体对活化的肾成纤维细胞生长及 TGF-β 表达的影响[J].浙江中医药大学学报,2012,08:917-920.

［177］ 秦军燕,王琛,杨婧,邵命海,留寅清,何立群.Ang Ⅱ 抑制剂对 HIF-1α 在慢性肾衰大鼠肾组织中表达的影响[J].第二军医大学学报,2012,09:965-968.

［178］ 沈沛成,王庆,曹和欣,何立群.慢性肾脏疾病合并高尿酸血症的中医证型分析[J].上海中医药大学学报,2012,05:53-57.

［179］ 王东,何立群.健脾清化方有效单体对活化的肾成纤维细胞株和系膜细胞株增殖的影响[J].细胞与分子免疫学杂志,2012,09:948-951.

［180］ 王东,张江,陈刚,何立群.人参有效单体对活化的肾系膜细胞株的影响[J].四川中医,2012,10:54-57.

［181］ 陈刚,张权,何立群.肾小球疾病中肾小管间质损伤的临床诊疗研究[J].求医问药(下半月),2012,08:457-458.

［182］ 张昕贤,吴锋,林日阳,张新志,刘楠楠,李颉,何立群.从肺脾肾不同组织水通道蛋白变化研究中医"水液代谢理论"的实验基础[J].南方医科大学学报,2012,10:1507-1510.

［183］ 方东行,何立群,郑贤国.慢性肾炎的治疗与研究[J].中国中医基础医学杂志,2012,10:1104-1106.

［184］ 张新志,刘琨,沈冰,费秀丽,张骢翀,何立群.丹栀逍遥散加减治疗肝气郁结型尿道综合征 32 例[J].安徽中医学院学报,2012,05:17-19.

［185］ 张新志,刘琨,沈冰,费秀丽,张骢翀,何立群.补中益气汤治疗中气下陷型尿道综合征的临床观察[J].浙江中医药大学学报,2012,10:1074-1076.

［186］ 张权,陈刚,王怡,周家俊,何立群.抗纤灵二号方对慢性肾脏病肾小管间质损伤的影响[J].中医杂志,2012,24:2100-2104.

［187］ 陈晓农,陈孜瑾,郝传明,袁伟杰,倪兆慧,叶志斌,丁小强,何立群,张金元,张芸,梅长林,陈楠.改善全球肾脏病预后组织慢性肾脏病矿物质和骨异常指南上海市调查问卷分析[J].上海医学,2012,09:734-739.

［188］ 王东,张江,吴同茹,谢婷婷,陈刚,何立群.淫羊藿有效单体对活化的肾成纤维细胞株和系膜细胞株的影响[J].中国中西医结合肾病杂志,2012,11:956-959.

［189］ 郭华伟,周家俊,何立群.补肾活血祛风法治疗脾肾气虚兼痰瘀型 Ⅳ、Ⅴ 期糖尿病肾病临床研究[J].辽宁中医杂志,2012,12:2411-2413.

[190] 沈烨渠,孙悦,黄迪,何立群.何立群教授治疗肾脏病常用药对举隅[J].中国中西医结合肾病杂志,2012,12:1043-1045.

[191] 张长明,顾耀东,符丹,阳贵林,何立群,邵命海.活血化瘀通络方对 5/6 肾切除大鼠肾功能及肾组织 p38MAPK 信号转导途径的干预作用[J].河北中医,2012,11:1704-1706.

[192] 王东,张江,何立群.体外培养大鼠肾脏组织骨髓来源的成纤维细胞[J].上海中医药大学学报,2012,06:101-104.

[193] 王东,王云满,彭文,何立群.抗纤灵对 5/6 肾切除大鼠肾组织 α-SMA 和 Ⅰ 型胶原的影响[J].中华临床医师杂志(电子版),2012,23:7790-7793.

2011 年

[194] 张新志,黄迪,吴锋,郝俊杰,李会龙,何立群.TGF-β1/p38MAPK 通路对肾间质纤维化影响及抗纤灵冲剂干预机制的实验研究[J].中华中医药杂志,2011,02:245-248.

[195] 钱璐,傅晓骏,何立群.肾毒宁冲剂对慢性肾衰竭大鼠肾组织细胞外基质的影响[J].中国中西医结合肾病杂志,2011,01:55-57.

[196] 吴锋,张新志,黄迪,董飞侠,何立群.动态观察抗纤灵冲剂对单侧输尿管梗阻及再通后大鼠血脂变化的影响[J].中华中医药杂志,2011,04:675-678.

[197] 钱璐,傅晓骏,何立群.肾毒宁冲剂对慢性肾衰竭患者血管活性物质的影响[J].浙江中西医结合杂志,2011,04:219-221.

[198] 钱璐,傅晓骏,何立群.肾毒宁冲剂对慢性肾衰竭患者自由基损伤的临床研究[J].浙江中医杂志,2011,04:235-237.

[199] 段晓虹,董竞成,何立群,张红英.补肾活血方对慢性肾炎肾虚血瘀证患者蛋白尿、尿 IL-6、TGF-β1 及 MCP-1 的影响[J].中国中西医结合杂志,2011,06:765-768.

[200] 何立群,许筠,孙伟,刘旭生.慢性肾衰竭诊疗指南[J].中国中医药现代远程教育,2011,09:132-133.

[201] 杨婧,王琛,邵命海,秦军燕,吴笛,李睿琳,庞欣,何立群.肾衰Ⅱ号方对 5/6 肾切除大鼠肾血流量和肾内氧耗影响及其作用机制[J].中国中西医结合肾病杂志,2011,07:578-581.

[202] 方东行,何立群,娄国菁.中医肾与其他四脏关系的研究与思考[J].上海中医药大学学报,2011,04:23-27.

[203] 周圆,王琛,庞欣,侯卫国,何立群.肾衰Ⅱ号方治疗 CKD 3~4 期患者的临床疗效观察[J].上海中医药大学学报,2011,04:37-40.

[204] 沈沛成,何立群,汪维.雷公藤免煎剂对 IgA 肾病患者尿蛋白及尿足细胞的影响[J].上海中医药大学学报,2011,04:41-44.

[205] 王毅兴,高建东,郑平东,何立群.矢志方对高尿酸血症大鼠尿酸代谢的影响及

相关机制研究[J].上海中医药大学学报,2011,04:74-78.

[206] 林日阳,何立群.解剖学的肾脏与藏象理论中的"肾"[J].中医杂志,2011,18:1617-1619.

[207] 张昕贤,陈刚,何立群.何立群教授从瘀论治慢性肾脏病经验撷菁[J].中医药信息,2011,05:72-73.

[208] 何立群,沈烨渠,黄迪.中医药对在慢性肾衰竭辨证治疗中的应用与研究[J].中国中西医结合肾病杂志,2011,08:659-662.

[209] 吴锋,孙悦,何立群.中医药治疗慢性肾衰竭疗效的系统评价[J].中国中西医结合肾病杂志,2011,08:687-689.

[210] 黄晓瑾,刘伟芳,夏淋霞,何立群,杨雪军.中药钙拮抗剂的研究概况[J].中医杂志,2011,20:1789-1792.

[211] 毕月萍,何立群.上海殷行社区 835 例血尿患者临床资料分析[J].中华中医药学刊,2011,09:2057-2059.

[212] 李屹,何立群.矢志方治疗痰浊瘀阻型高尿酸血症肾病 33 例[J].上海中医药杂志,2011,09:41-43.

[213] 刘伟芳,黄晓瑾,夏淋霞,何立群,杨雪军.中药利尿降压作用的研究进展[J].上海中医药杂志,2011,09:73-78.

[214] 张新志,吴锋,何立群.抗纤灵冲剂对单侧输尿管梗阻大鼠 *CTGF* 基因调控的影响[J].时珍国医国药,2011,12:2853-2855.

[215] 林攀,刘中华,邹建洲,丁小强,张金元,汪年松,何立群,鲍晓荣,徐树人,严海东,蒋更如,张景红,杨黄,朱开元,张薇.上海市透析患者贫血治疗现况调查[J].肾脏病与透析肾移植杂志,2011,04:332-337.

2010 年

[216] 符强,何立群.抗纤灵对5/6 肾切除大鼠肾组织核因子 κB、血管紧张素 Ⅱ 及其受体表达的影响[J].中医药信息,2010,01:65-68.

[217] 陆海英,刘克剑,张悦,何立群,刘煜敏,李靖,韩志芬,庞慧芳.中药抗纤灵方含药血清对 TGF-β1 刺激的 HK-2 细胞 c-Met 及其下游 MAPK 信号分子的调控作用[J].中国病理生理杂志,2010,01:154-157.

[218] 董飞侠,何立群,黄迪,张新志.单侧输尿管结扎再通大鼠模型的建立方法及其评价[J].中国比较医学杂志,2010,03:30-34.

[219] 沈烨渠,何立群.活血祛瘀法在肾间质纤维化中的防治机制研究进展[J].中国中西医结合肾病杂志,2010,02:178-180.

[220] 王毅兴,段君毅,李晓刚,何立群,高建东.中医药治疗高尿酸血症的实验研究进展[J].上海中医药大学学报,2010,01:81-84.

[221] 龚学忠,郑平东,杨践,周家俊,何立群.泰淋方对慢性逆行性肾盂肾炎大鼠肾皮质瘢痕的影响[J].上海中医药杂志,2010,04:72-75.

[222] 蒋宇峰,何立群,沈丽萍.灯盏花素联合氯沙坦治疗早期糖尿病肾病的临床观察[J].辽宁中医药大学学报,2010,04:43-45.

[223] 周健淞,陈刚,沈液渠,吴美,何立群.缬沙坦对单侧输尿管梗阻大鼠肾间质纤维化的影响[J].第二军医大学学报,2010,03:278-282.

[224] 唐英,沈沛成,张文君,何立群.IgA肾病中医证型与临床预后指标的相关性分析[J].上海中医药杂志,2010,05:27-30.

[225] 沈烨渠,何立群.补肾益气法防治肾间质纤维化机制研究概况[J].中医杂志,2010,05:468-470.

[226] 张新志,何立群.肾小管间质纤维化动物模型的研究进展[J].时珍国医国药,2010,04:969-971.

[227] 吴锋,沈丽萍,张新志,黄迪,董飞侠,何立群.抗纤灵冲剂对单侧输尿管梗阻及再通后大鼠尿微量蛋白的影响[J].时珍国医国药,2010,05:1038-1040.

[228] 曹和欣,何立群,黄迪.糖肾宁结合西医常规疗法治疗气阴两虚型早期糖尿病肾病35例[J].上海中医药杂志,2010,06:65-67.

[229] 吴锋,何立群.单侧输尿管梗阻模型肾纤维化的中医药研究进展[J].辽宁中医杂志,2010,06:1168-1171.

[230] 唐英,何立群,沈沛成,侯卫国.黄芪注射液合脉络宁注射液治疗慢性肾炎血尿临床观察[J].中国中西医结合肾病杂志,2010,06:524-525.

[231] 董飞侠,张新志,吴锋,黄迪,何立群.抗纤灵对单侧输尿管梗阻大鼠肾脏纤维化基因与蛋白表达的影响[J].中华中医药学刊,2010,07:1380-1382.

[232] 张新志,黄迪,何立群,董飞侠,吴锋.抗纤灵颗粒对单侧输尿管梗阻模型大鼠肾组织 NO cNOS iNOS 的影响[J].辽宁中医杂志,2010,07:1382-1384.

[233] 关鑫,高建东,王琛,余安胜,何立群.温针联合氯沙坦钾治疗慢性肾炎临床观察[J].上海针灸杂志,2010,06:347-349.

[234] 曹和欣,何立群,侯卫国,蒋宇峰.补肾活血法治疗慢性肾盂肾炎的临床研究[J].上海中医药大学学报,2010,03:37-39.

[235] 李颉,黄迪,何立群.雷公藤多苷致雄性生殖功能损害研究进展[J].辽宁中医杂志,2010,08:1626-1629.

[236] 沈沛成,何立群,汪维.IgA肾病患者尿足细胞的临床意义[J].临床荟萃,2010,16:1397-1400.

[237] 熊荣兵,傅晓骏,何立群.肾糖颗粒对糖尿病肾病大鼠 C-Ⅳ 与 FN 表达的影响[J].中国中西医结合肾病杂志,2010,08:677-680.

[238] 沈烨渠,周健淞,沈丽萍,何立群.活血祛瘀方对单侧输尿管梗阻大鼠肾间质细胞外基质的调节[J].辽宁中医杂志,2010,09:1831-1834.

[239] 唐英,何立群,沈沛成.肾病2号方治疗早中期慢性肾功能衰竭的临床研究[J].中国中医基础医学杂志,2010,09:794-795.

[240] 方东行,何立群,娄国菁.《古今医统大全》肾病诊治学术思想浅析[J].上海中医

药大学学报,2010,05:26-28.

［241］方东行,何立群,娄国菁.历代医家对中医肾和肾病的认识[J].中国中医基础医学杂志,2010,10:965-967.

［242］沈烨渠,周健淞,何立群.活血祛瘀方对单侧输尿管梗阻大鼠 TGF-β1 和 CTGF 表达的影响[J].中草药,2010,11:1859-1862.

［243］段晓虹,董竞成,何立群,徐长青,刘宝君.补肾活血方对肾小球硬化大鼠细胞外基质状态的影响[J].中国中西医结合杂志,2010,11:1197-1200.

［244］张新志,吴锋,黄迪,何立群,董飞侠.抗纤灵冲剂对单侧输尿管梗阻模型大鼠肾功能的影响[J].时珍国医国药,2010,10:2451-2453.

［245］何立群,黄迪,王云满,沈丽萍.丹酚酸 B 改善马兜铃酸肾病作用机制的研究[J].西安交通大学学报(医学版),2010,06:766-769.

［246］林静,丁小强,林攀,邹建洲,滕杰,张金元,汪年松,周福健,沈佩成,何立群,鲍晓荣,徐树人,杨黄,张景红,朱开元,李新华,蒋更如,张薇.上海市维持性血液透析患者高血压现状的多中心调查[J].中华高血压杂志,2010,11:1099.

［247］杨雪军,郭晶磊,沈庆法,何立群.肾性血尿论治偶得[J].新中医,2010,12:155-156.

［248］周庆华,何立群,邓跃毅,鲍玉芳,朱爱国,王林,房滢熙,顾翔华,艾茜,王智君.中药内服及穴位敷贴对慢性肾衰竭肾脏动脉血流动力学的影响[J].上海中医药杂志,2010,12:50-52.

［249］杨雪军,刘伟芳,何立群.肾心宁方结合西医常规疗法治疗慢性肾功能不全心脏病变的临床研究[J].上海中医药杂志,2010,11:39-42.

2009 年

［250］陈刚,周健淞,吴美,何立群.抗纤灵二号方对单侧输尿管梗阻大鼠肾间质细胞外基质的调节[J].江苏中医药,2009,02:75-77.

［251］邵命海,何立群,杨雪军.939 例慢性肾衰竭患者中医证候临床调查研究[J].上海中医药杂志,2009,03:20-22.

［252］周健淞,邵命海,何立群.系统性红斑狼疮合并产后溶血性尿毒症综合征 1 例报告[J].第二军医大学学报,2009,04:462-463.

［253］邵命海,蒋宇峰,邹赟,陈刚,杨雪军,何立群,米秀华.939 例慢性肾脏病患者的临床诊疗现状分析[J].中国中西医结合肾病杂志,2009,05:448-449.

［254］李颉,黄迪,何立群.雷公藤多苷对小鼠生育的影响及肉苁蓉干预作用的研究[J].中华男科学杂志,2009,06:569-572.

［255］董飞侠,何立群.The Change-Over of Yin-yang and Gene Regulation in Kidney Deficiency Syndromes[J].Journal of Traditional Chinese Medicine,2009,03:237-239.

［256］董飞侠,李颉,黄迪,何立群.雷公藤多苷对小鼠生殖功能的影响及肉苁蓉的干预作用[J].上海中医药杂志,2009,08:64-66.

[257] 黄迪,李颉,何立群.雷公藤多苷对小鼠生精功能相关基因 *Herc*4、*Ipo*11 和 *Mrto*4 表达的影响[J].遗传,2009,09:941-946.

[258] 蒋宇峰,何立群,杨雪军,米秀华.抗纤灵颗粒剂对尿毒症维持性血液透析患者微炎症状态的影响[J].中医杂志,2009,10:902-904.

[259] 刘克剑,张悦,李靖,何立群,庞惠芳,徐伟珍.抗纤灵方对大鼠单侧输尿管梗阻所致肾纤维化的防治作用[J].上海中医药大学学报,2009,05:44-47.

[260] 金亚明,殷敏,邓跃毅,何立群,朱戎,张志刚,张春崧,钟逸斐,张金福.大黄䗪虫丸治疗肾纤维化血瘀证的临床研究[J].中国中西医结合肾病杂志,2009,09:788-790.

[261] 董飞侠,黄迪,何立群,张新志,吴锋.抗纤灵冲剂干预单侧输尿管梗阻模型大鼠血清胱抑素 C 改变的实验研究[J].中国医药指南,2009,21:5-7.

[262] 刘楠楠,何立群.糖肾宁对糖尿病肾病大鼠血浆 ET、CGRP 含量的影响[J].中国医药指南,2009,23:5-7.

[263] 杨洪涛,何立群,赵菁莉.中华中医药学会肾病分会第三届(第 22 次)学术会议·会议纪要[J].中国中西医结合肾病杂志,2009,12:1129-1130.

[264] 吴锋,何立群,张新志,黄迪,董飞侠.抗纤灵冲剂对单侧输尿管梗阻大鼠肾组织氧化应激反应的影响[J].中国中西医结合肾病杂志,2009,12:1042-1045.

[265] 蒲冠军,王琛,郑平东,何立群.肾衰 2 号方对慢性肾衰大鼠肾皮质环氧化酶 2 及环氧化酶 1 mRNA 表达的影响(英文)[J].中西医结合学报,2009,11:1067-1072.

[266] 何立群.丹酚酸 B 对马兜铃酸导致肾小管损伤及肾纤维化的拮抗作用研究[A].中医药优秀论文选(上),2009:13.

2008 年

[267] 董飞侠,黄迪,何立群,贾伟.Ⅲ期慢性肾病肾阳虚证患者尿液代谢组学特征的研究[J].中华中医药杂志,2008,12:1109-1113.

[268] 符强,何立群.抗纤灵对5/6肾切除大鼠肾组织核因子 κB 及肿瘤坏死因子 α,白细胞介素 6 mRNA 表达的影响[J].时珍国医国药,2008,11:2684-2686.

[269] 刘煜敏,张悦,何立群,刘克剑,李靖,陆海英,韩志芬,庞慧芳,林敏.抗纤灵方对单侧输尿管梗阻大鼠 TGF-β1-Smad 通路的影响[J].中国病理生理杂志,2008,12:2423-2427.

[270] 胡晓颖,何立群,王云满,应汝炯.丹酚酸 B 干预慢性马兜铃酸肾病大鼠疗效研究[J].陕西中医,2008,01:116-118.

[271] 邵命海,肖静,王毅兴,黄迪,高建东,何立群.从"肾主生殖"角度评价腺嘌呤与氢化可的松诱导的肾阳虚模型[J].上海中医药杂志,2008,02:57-59.

[272] 郎旭军,傅晓骏,何立群.肾毒宁冲剂对慢性肾衰大鼠血管紧张素影响的实验研究[J].浙江中医杂志,2008,02:102-103.

[273] 肖静,何立群,高建东,黄迪. 腺嘌呤与氢化可的松大鼠肾阳虚模型造模方法比较[J]. 中国比较医学杂志,2008,03:77-80.

[274] 符强,何立群. 抗纤灵对肾小球硬化大鼠脂质代谢和 24h 尿蛋白定量的影响[J]. 中华中医药学刊,2008,03:542-543.

[275] 李顺民,伍新林,于俊生,孙伟,何立群. 尿酸性肾病的诊断、辨证分型及疗效评定(试行方案)[J]. 上海中医药杂志,2008,01:23-25.

[276] 肖静,王毅兴,高建东,黄迪,邵命海,何立群. 肾阳虚证的研究进展[J]. 上海中医药大学学报,2008,02:73-77.

[277] 李屹,何立群. 肾阳虚大鼠模型的水通道蛋白 1 改变[J]. 中西医结合学报,2008,05:498-501.

[278] 肖静,高建东,何立群. 多囊肾的研究现状及进展[J]. 中国中西医结合肾病杂志,2008,04:368-370.

[279] 黄迪,何立群,杨雪军,肖静. 腺嘌呤诱发慢性肾衰模型大鼠内分泌变化的研究[J]. 实验动物与比较医学,2008,02:95-98.

[280] 符强,何立群,黄迪. 基于代谢组学的肾阳虚证本质研究设想[J]. 中华中医药学刊,2008,06:1203-1204.

[281] 朱致军,傅晓骏,何立群,周华虹. 肾毒宁冲剂对慢性肾衰竭大鼠肾组织 TGF-β1 和 CTGF 的影响[J]. 中国中西医结合肾病杂志,2008,06:509-511.

[282] 董飞侠,何立群. 从肾功能逆向思维肾本质的科学构想[J]. 江苏中医药,2008,06:14-15.

[283] 段晓虹,董竞成,何立群,徐长青. 肾小球硬化大鼠蛋白尿与转化生长因子 β1 相关性分析及活血补肾复方的干预作用[J]. 中国实验方剂学杂志,2008,10:34-36.

[284] 周健淞,何立群. 中医药防治肾间质纤维化的机制研究进展[J]. 中国中西医结合肾病杂志,2008,09:840-842.

[285] 钟建,史伟,何立群. 慢性肾衰竭血瘀、湿瘀证形成机制探讨[J]. 辽宁中医杂志,2008,11:1641-1642.

[286] 周健淞,陈刚,吴美,何立群. 抗纤灵 2 号方对单侧输尿管梗阻大鼠肾小管上皮细胞转分化的调节作用[J]. 中国中西医结合肾病杂志,2008,11:961-965.

[287] 何立群. 丹酚酸 B 对肾小管损伤及肾纤维化有拮抗作用[N]. 中国中医药报,2008-12-08004.

2007 年

[288] 何立群,李均,曹和欣. 中药和针药结合对慢性肾衰的干预研究[N]. 中国中医药报,2007-01-17004.

[289] 董飞侠,何立群. 肾阴阳虚证转换与基因调控的科学构想[N]. 中国中医药报,2007-10-29004.

[290] 杨雪军,何立群.慢性肾衰竭大鼠心脏重塑与肾心宁及其拆方的干预作用[J].上海中医药杂志,2007,03:63-67.

[291] 侯卫国,何立群,沈沛成,陈刚.健脾清化方对不同饮食喂养的 CRF 大鼠胃动素、胃泌素的影响[J].上海中医药杂志,2007,05:66-69.

[292] 傅晓骏,郎旭军,何立群.肾毒宁冲剂对慢性肾衰竭大鼠 ET、CGRP、NO 和 NOS 的影响[J].中国中医药科技,2007,02:76-77.

[293] 何立群,李均,李屹.高蛋白饮食及大量蛋白尿对慢性肾功能衰竭大鼠的加重损害作用[J].中西医结合学报,2007,03:333-337.

[294] 聂莉芳,余仁欢,于大君,方敬爱,张胜容,何立群,王暴魁,林秀彬.223 例 IgA 肾病气阴两虚证患者证候特征分析[J].中医杂志,2007,04:345-347.

[295] 王丽莉,王琛,郑平东,何立群,侯卫国,唐英.肾衰 2 号方对 5/6 肾切除大鼠肾组织形态学的影响[J].中国中西医结合肾病杂志,2007,06:320-323+308.

[296] 陈刚,何立群.健脾清化方对不同蛋白饲料喂养慢性肾衰竭大鼠肾功能及血脂的影响[J].上海中医药大学学报,2007,03:66-68.

[297] 杨雪军,秦秀芳,何立群.肾心宁及其拆方改善 CRF 大鼠心脏重塑的机制研究[J].江苏中医药,2007,07:59-61.

[298] 何立群.丹酚酸 B 对马兜铃酸诱导的大鼠肾纤维化的拮抗研究[J].上海中医药杂志,2007,07:3-6.

[299] 马济佩,邵君,何立群,郑平东.葆肾 3 号影响慢性肾功能衰竭的实验研究[J].陕西中医,2007,08:1095-1098.

[300] 沈沛成,何立群,秦秀芳.单纯镜下血尿患者肾活检必要性的临床研究[J].临床荟萃,2007,18:1307-1310.

[301] 何立群,邵命海,侯卫国,李屹,李均,曹和欣.活血化瘀法对血瘀型早、中期慢性肾衰竭疗效评价及作用途径[J].医学研究杂志,2007,07:70.

[302] 郎旭军,傅晓骏,成栋,何立群.肾毒宁冲剂抗慢性肾衰大鼠自由基损伤的实验研究[J].浙江中医杂志,2007,10:602-604.

[303] 刘煜敏,张悦,何立群,陆海英,刘克剑,李靖,林敏.抗纤灵抗大鼠肾间质纤维化的实验研究[J].中国中西医结合杂志,2007,10:901-904.

[304] 王云满,何立群,陈灵.改良慢性马兜铃酸肾病大鼠模型的建立[J].实验动物与比较医学,2007,04:222-225.

[305] 刘克剑,张悦,李靖,何立群,韩志芬,庞惠芳,徐伟珍.单侧输尿管梗阻法制作大鼠肾间质纤维化模型的改进[J].中国实验动物学报,2007,06:410-412.

[306] 张悦,李靖,刘克剑,何立群,刘煜敏,陆海英,林敏.抗纤灵对阿霉素肾病大鼠 Smads 信号通路分子的影响[J].中国中西医结合杂志,2007,12:1094-1098.

[307] 张悦,刘煜敏,陆海英,刘克剑,李靖,何立群,林敏,周莉.抗纤灵方对单侧输尿管梗阻大鼠肾组织肝细胞生长因子 mRNA 及细胞外信号调控蛋白激酶 1/2 和 p38 磷酸化的影响[J].中西医结合学报,2007,06:656-660.

2006 年

[308] 李屹,何立群.针刺结合活血扶正中药干预大量蛋白尿致早中期慢性肾衰的研究[J].上海中医药杂志,2006,02:26-28.

[309] 聂莉芳,余仁欢,于大君,方敬爱,张胜容,何立群,王暴魁,李建先,孙明霞,张军,郑平东,赵文景,高建东,段昱芳,林秀彬,张昱,孙桂枝.益气滋肾颗粒控制IgA肾病血尿的多中心临床疗效评价[J].中国中西医结合肾病杂志,2006,04:215-218.

[310] 何立群,侯卫国,沈沛成,蔡淦.健脾清化方治疗脾虚湿热型慢性肾衰的临床疗效及细胞分子机制研究[J].上海中医药杂志,2006,04:6-8.

[311] 徐贵华,王忆勤,李福凤,袁利,赵立宇,何建成,何立群,金亚明,李果刚,庄燕鸿,汤伟昌,燕海霞.慢性肾衰竭虚证患者临床辨证舌象客观化研究[J].上海中医药大学学报,2006,02:14-17.

[312] 符强,何立群,曹和欣.健脾清化方对慢性肾功能衰竭高脂血症大鼠肾组织氧自由基和转化生长因子 β1 mRNA 表达的影响[J].中西医结合学报,2006,04:408-412.

[313] 何立群.慢性肾衰竭的诊断、辨证分型及疗效评定(试行方案)[J].上海中医药杂志,2006,08:8-9.

[314] 杨雪军,何立群.慢性肾衰竭心血管并发症及其中医证候分析[J].上海中医药杂志,2006,09:39-42.

[315] 徐贵华,袁利,王忆勤,李福凤,赵立宇,何建成,何立群.慢性肾衰竭患者不同肾功能分期舌象客观化研究[J].中国中西医结合肾病杂志,2006,09:530-531.

[316] 陈刚,何立群.健脾清化方治疗慢性肾衰竭53例临床观察[J].中国中西医结合肾病杂志,2006,10:591-593.

[317] 蒋宇峰,何立群,沈沛成.生脉注射液联合管通治疗血透相关性低血压的疗效观察[J].新中医,2006,10:61-62.

[318] 钟建,何立群,丁小强.146例慢性肾功能衰竭患者临床分型及相关生化指标研究[J].中医杂志,2006,05:374-377.

[319] 李均,何立群,李屹.扶正活血方对慢性肾功能衰竭大鼠血生长激素和胰岛素生长因子的影响[J].中医杂志,2006,06:456-458.

[320] 沈沛成,邹斌贝,何立群.2 型糖尿病合并非糖尿病性肾病 1 例及文献复习[J].中国中西医结合肾病杂志,2006,11:648-650.

[321] 王琛,何立群,高建东,李屹.消白冲剂对阿霉素肾病大鼠肾组织的影响[J].上海中医药杂志,2006,11:60-62.

[322] 陈中萍,何立群.抗纤灵对慢性肾功能衰竭骨代谢影响的临床研究[J].上海中医药杂志,2006,12:34-35.

[323] 蒋宇峰,何立群,沈沛成.红花注射液对家兔动静脉内瘘术后血中内皮素及一氧

化氮水平的影响[J].中国中西医结合急救杂志,2006,06:345-347.

2005 年

[324] 何立群,李均,曹和欣,秦秀芳.高蛋白饮食对慢性肾衰模型大鼠 NO 和 NOS 的影响[J].上海中医药大学学报,2005,01:44-46.

[325] 何立群,蔡淦.健脾清化方治疗脾虚湿热型慢性肾衰的临床观察[J].中西医结合学报,2005,04:270-273.

[326] 蒋宇峰,何立群,邵命海.红花注射液对动静脉内瘘成形术的影响[J].中国血液净化,2005,08:434-436.

[327] 聂莉芳,于大君,余仁欢,林秀彬,孙建实,张胜容,何立群,方敬爱,方芳,张昱. 308 例 IgA 肾病中医证候分布多中心前瞻性研究[J].北京中医药大学学报, 2005,04:66-68.

[328] 符强,何立群,曹和欣.糖肾宁对糖尿病肾病大鼠脂质代谢及氧自由基的影响 [J].上海中医药大学学报,2005,03:54-56.

[329] 何立群,杨雪军.中医肾病内涵与外延的理论研究[J].上海中医药大学学报, 2005,03:60-61.

[330] 符强,何立群.益气化湿清热中药对慢性肾功能衰竭高脂血症大鼠血脂及肾组织 OX-LDL 的影响[J].中医药学报,2005,05:34-36.

[331] 杨雪军,何立群.慢性肾功能衰竭心脏病变的研究进展[J].上海中医药杂志, 2005,12:58-61.

[332] 李均,何立群,李屹.黄芪对慢性肾衰大量蛋白尿大鼠血肿瘤坏死因子 α 的影响 [J].辽宁中医杂志,2005,12:1331-1332.

[333] 何立群,李均,李屹.扶正活血方对 5/6 肾切除大鼠肾组织 Fn 和 TGF-β1mRNA 表达的影响[J].中医杂志,2005,06:454-457.

[334] 马济佩,何立群,郑平东.慢性肾衰患者尿毒症毒素水平与中医辨证分型之间关系的临床研究[J].四川中医,2005,02:21-22.

[335] 聂莉芳,于大君,孙建实,张胜容,何立群,方敬爱,余仁欢,林秀彬,方芳,张昱. 308 例 IgA 肾病临床资料分析[J].中华中医药杂志,2005,02:95-97.

[336] 何立群,李均,李屹.有大量蛋白尿的慢性肾衰大鼠模型的建立[J].上海实验动物科学,2005,01:17-20.

2004 年

[337] 高建东,何立群,侯卫国,郑平东.肾衰冲剂抑制体外肾成纤维细胞增殖及分泌 TNF-α 的作用[J].北京中医药大学学报,2004,01:27-30.

[338] 何立群.脾胃湿热理论在肾脏病治疗中的应用[J].中西医结合学报,2004,01: 7-9.

[339] 曹和欣,何立群,沈雅静.糖尿病高血脂所致大鼠肾组织 SOD 和 GSH 及 MDA 的

变化[J].中西医结合学报,2004,01:36-38.

［340］何立群,龚学忠,郑平东,杨践.改良法大肠埃希菌制备的急性肾盂肾炎大鼠模型[J].中国比较医学杂志,2004,03:30.

［341］李福凤,王忆勤,李果刚,何立群.肾炎后慢性肾衰虚证患者 Upro、IgA、PTH、FN变化研究[J].上海中医药杂志,2004,10:3-5.

［342］王琛,郑平东,何立群.消白冲剂治疗气虚湿瘀型慢性肾炎 60 例[J].上海中医药杂志,2004,12:8-10.

2003 年

［343］何立群,肖黎,郑平东,章晓鹰.纤溶酶原激活物抑制剂 1 基因启动子区 4G/5G多态性与 IgA 肾病肾小球硬化的相关性研究[J].上海医学,2003,11:815-817.

［344］王怡,何立群,高建东.抗纤灵颗粒剂改善慢性肾衰竭肾纤维化的研究[J].中成药,2003,10:46-49.

［345］高建东,何立群,郑平东.肾衰冲剂抑制残余肾转化生长因子 β1 与组织金属蛋白酶抑制剂-1mRNA 的表达[J].中国中西医结合杂志,2003,01:40-43.

［346］郑平东,周家俊,高建东,何立群.固本通络冲剂治疗 IgA 肾病的临床疗效观察[J].中国中西医结合肾病杂志,2003,03:150-152.

［347］高建东,何立群,郑平东.肾衰冲剂调节慢性肾衰竭大鼠血液动力学改善肾功能的研究[J].中国中西医结合肾病杂志,2003,04:223-224.

［348］周家俊,高建东,郑平东,何立群.固本通络冲剂治疗 IgA 肾病的疗效特点分析[J].中国中西医结合肾病杂志,2003,06:334-335.

［349］高祥福,季菊珍,黄曼,何立群.护肾合剂治疗中晚期糖尿病肾病临床疗效观察[J].中国中西医结合肾病杂志,2003,07:404-405.

［350］周家俊,高建东,何立群,郑平东.固本通络冲剂治疗 IgA 肾病的实验研究[J].中国中西医结合肾病杂志,2003,08:442-444.

［351］聂莉芳,于大君,余仁欢,孙建实,方敬爱,何立群,张胜容,王暴魁.IgA 肾病综合临床疗效评价标准研究[J].中国中西医结合肾病杂志,2003,11:671-672.

［352］何立群,龚学忠,郑平东,杨践.单纯膀胱内注射不结扎输尿管制备急性肾盂肾炎大鼠模型[J].上海实验动物科学,2003,03:146-147.

［353］龚学忠,杨践,孟秋,郑平东,何立群.两种急性肾盂肾炎大鼠模型病理形态学比较[J].深圳中西医结合杂志,2003,02:74-77.

［354］龚学忠,孟秋,杨践,何立群,郑平东.益肾清利化瘀汤对急性肾盂肾炎大鼠病理改变的影响[J].深圳中西医结合杂志,2003,05:280-282.

［355］高建东,周家俊,何立群,郑平东.固本通络冲剂对实验性 IgA 肾病肾组织 6K-PGF(1α)、TXB2 的调节作用[J].中国中医药科技,2003,02:76-77.

［356］王琛,郑平东,何立群.消白冲剂对阿霉素肾病大鼠治疗机制的实验研究[J].浙江中西医结合杂志,2003,02:21-22.

[357] 何立群,王怡,曹和欣,李均.抗纤灵冲剂对慢性肾衰模型肾组织 TNF-mRNA、PDGF-mRNA 的影响[J].中国实验方剂学杂志,2003,05:29-32.

[358] 李福凤,王忆勤,李果刚,何立群,朱龙英,石强.慢性肾衰舌脉象与肾功能的相关性分析[J].中医药学刊,2003,12:2042-2043.

[359] 何立群,曹和欣,沈雅静.糖肾宁对早期糖尿病肾病大鼠微量白蛋白尿的作用及其机制研究[J].中西医结合学报,2003,02:119-121.

[360] 王怡,何立群,郑平东.抗纤灵冲剂治疗慢性肾功能衰竭 60 例疗效研究[J].中医杂志,2003,12:925-927.

[361] 何立群,王怡,高建东.抗纤灵冲剂对慢性肾衰肾纤维化及其影响因素的研究[J].医学研究通讯,2003,07:20.

2002 年

[362] 何立群.加快中医肾病学科建设[N].上海中医药报,2002-09-14007.

[363] 蔡雁萍,何立群.抗纤灵冲剂为主治疗慢性肾衰 30 例临床观察[A].中国中西医结合学会.第四次全国中西医结合中青年学术研讨会论文集[C].中国中西医结合学会,2002:1.

[364] 谢琦琦,何立群,黄中迪,张长明.用化学发光法检测抗纤灵颗粒中生药的体外抗氧自由基作用[J].中成药,2002,06:54-56.

[365] 张长明,何立群,黄中迪.抗纤灵冲剂对肾缺血—再灌注大鼠抗氧化系统的影响[J].中国中西医结合肾病杂志,2002,02:74-76.

[366] 王怡,何立群,郑平东.抗纤灵冲剂对慢性肾衰竭肾功能及纤维化指标影响的临床研究[J].中国中西医结合肾病杂志,2002,07:396-398.

[367] 黄中迪,何立群,张长明.抗纤灵冲剂对肾脏急性缺血再灌注大鼠血流动力学的影响[J].上海实验动物科学,2002,04:218-222.

[368] 李福凤,王忆勤,郭丽,王伟锋,李靖,王惠芳,何立群.慢性肾功能衰竭中医证型与实验室指标相互关系的研究[J].上海中医药大学学报,2002,03:33-36.

[369] 王忆勤,李福凤,何立群,李果刚,朱龙英,吴中华.不同证型慢性肾功能衰竭患者舌象的定量分析[J].上海中医药大学学报,2002,04:38-40.

[370] 王怡,王琛,何立群.黄芪胶囊对慢性肾炎蛋白尿大鼠血浆蛋白及免疫功能的影响[J].中国中医药科技,2002,04:257.

[371] 何立群,高建东,郑平东.肾衰冲剂缓解 5/6 肾切除大鼠肾小球硬化的实验研究[J].中国中医药信息杂志,2002,02:22-23.

[372] 蔡雁萍,何立群.抗纤灵治疗慢性肾衰 30 例临床观察[J].中国临床医生,2002,11:41.

[373] 王琛,郑平东,何立群,王怡.Experimental Study on Effect of Renal Failure Granule in Treating Uremia[J].Chinese Journal of Integrated Traditional and Western Medicine,2002,03:208-211.

[374] 何立群.中医药治疗慢性肾功能衰竭临床和实验研究述评[J].中医药通报,
2002,02:6-8.

2001 年

[375] 何立群,侯卫国,王怡,周家俊,邹士林,李屹.保肾康治疗慢性肾小球肾炎的疗
效及改善肾血液动力学临床观察[J].上海中医药杂志,2001,04:14-16.

[376] 曹和欣,何立群.糖肾宁对早期糖尿病肾病大鼠肾脏高滤过的影响[J].上海中
医药杂志,2001,05:19-21.

[377] 马济佩,何立群,郑平东.慢性肾衰患者红细胞免疫功能状况及其与中医辨证分
型关系的临床研究[J].浙江中医杂志,2001,03:44-45.

[378] 李果刚,王忆勤,李福凤,汤伟昌,何立群,李斌芳,王意乐.99 例慢性肾功能衰竭
患者虚证和虚实夹杂证的脉图参数分析[J].贵阳中医学院学报,2001,04:61-
62.

[379] 何立群,高建东,郑平东.抗纤灵冲剂对成纤维细胞增殖及其分泌 ECM 与 TNF-
α 的影响[J].中国中西医结合肾病杂志,2001,09:511-514.

[380] 吴锦美,马济佩,何立群,郑平东.降氮汤影响慢性肾衰竭患者红细胞免疫功能
状况的临床研究[J].中国中西医结合肾病杂志,2001,11:648-649.

[381] 郑平东,何立群,高建东.肾衰冲剂改善慢肾衰大鼠毒素潴留等作用研究[J].辽
宁中医杂志,2001,06:342-343.

[382] 高建东,何立群,郑平东.肾衰冲剂对大鼠残余肾系膜细胞重塑的影响[J].辽宁
中医杂志,2001,06:344-345.

[383] 何立群,聂永红,邹士林.新型尿酸性肾病动物模型的建立[J].上海实验动物科
学,2001,01:22-25.

[384] 郑平东,何立群,王琛,朱燕俐,高建东.肾衰冲剂对尿毒症毒素作用的临床研究
[J].上海中医药大学学报,2001,01:37-39.

[385] 马济佩,张长明,何立群,宓泳,沈皓,姚惠英.不同处理方法对中药微量元素含
量影响研究[J].时珍国医国药,2001,03:196-197.

[386] 何立群,张长明,马济佩,徐华伟,宓詠,沈皓,姚惠英.不同加工方法对中药微量
元素变化的研究[J].微量元素与健康研究,2001,01:43-44.

[387] 屠立茵,何立群.慢性肾衰的中医辨证分型与治疗[J].中国医刊,2001,06:56-
57.

[388] 王琛,郑平东,何立群.肾衰冲剂对慢性肾功能衰竭细胞免疫的影响[J].实用中
医药杂志,2001,06:6-7.

2000 年

[389] 王琛,何立群.郑平东教授治疗慢性肾功能不全的临床思路[J].新中医,2000,
05:9-10.

[390] 林芝韵,侯卫国,何立群,高建来.通络益肾合剂治疗糖尿病肾病临床观察[J].上海中医药杂志,2000,08:10-12.

[391] 何立群,郑平东,陈刚.大鼠肾大部切除诱发慢性肾衰模型的建立[J].上海实验动物科学,2000,01:11-13.

[392] 王怡,何立群,郑平东.抗纤灵冲剂改善慢性肾衰实验兔血液动力学及肾小球硬化的研究[J].上海中医药大学学报,2000,02:47-49.

[393] 何立群,郑平东,朱燕俐,王琛.肾衰冲剂对慢性肾功能衰竭动物肾组织的影响[J].上海中医药大学学报,2000,02:50-52.

[394] 王忆勤,李福凤,李果刚,汤伟昌,何立群,李斌芳,王意乐.101例慢性肾功能衰竭患者脉图参数分析[J].上海中医药大学学报,2000,04:33-34.

[395] 王怡,何立群,邹士林.郑平东教授治疗肾病水肿经验介绍[J].中国医刊,2000,06:43.

[396] 陆晓东,何立群.抗纤灵冲剂对肾缺血再灌注的实验研究[J].中医药研究,2000,06:40-41.

[397] 王琛,郑平东,何立群,王怡.肾衰冲剂对尿毒症毒素作用的实验研究[J].中国中西医结合杂志,2000,S1:50-52.

1999 年

[398] 王琛,郑平东,何立群,王怡.肾衰冲剂对慢性肾功能衰竭的甲状旁腺素及钙磷代谢的调节作用[J].上海中医药杂志,1999,09:7-9.

[399] 杨爱东,何立群,周家骏,郑平东.肾衰91冲剂对不同慢性肾衰大鼠毒素作用的实验研究[J].中国中医基础医学杂志,1999,09:26-29.

[400] 王怡,何立群,郑平东.抗纤灵冲剂对慢性肾衰实验兔肾纤维化的影响[J].中国中西医结合杂志,1999,S1:62.

1998 年

[401] 何立群."四蚕汤"治疗肾病综合征的临床观察[J].上海中医药杂志,1998,10:11-12.

[402] 何立群,王怡,郑平东.阳离子化牛血清白蛋白制作慢性肾衰动物模型[J].安徽中医临床杂志,1998,06:356.

1996 年

[403] 侯卫国,何立群,朱燕俐.大黄浸膏对糖尿病肾病动物模型的疗效观察[J].上海中医药杂志,1996,09:47.

[404] 杨爱东,何立群.肾衰91冲剂对尿毒症毒素作用的实验研究[J].中国中医药科技,1996,01:31-33.

1995 年

［405］朱燕俐,邹士林,陆剑萍,何立群.血尿灵加减治疗隐匿性肾炎单纯血尿 30 例［J].上海中医药杂志,1995,08:26-27.

1994 年

［406］何立群,郑平东,朱燕俐,钟念文.降氮汤治疗慢性肾功能衰竭的临床与实验研究［J].中国中西医结合杂志,1994,S1:43-45.

1992 年

［407］何立群,郑平东,朱燕例,钟念文,侯卫国.扶正降浊汤治疗慢性肾衰 50 例临床及实验研究［J].医学研究通讯,1992,07:19-20.

1991 年

［408］钟念文,何立群.慢性原发性肾小球肾炎中西治疗进展［J].中西医结合临床杂志,1991,02:25-27.

1990 年

［409］何立群,钟念文.肾灵方治疗慢性肾功能衰竭的临床研究［J].北京中医,1990,02:16-18.

1988 年

［410］何立群.钟念文老师治疗慢性肾炎的经验［J].陕西中医,1988,01:25-27.

二、专利（2005—2017）

（1）授权专利:（发明）一种治疗慢性肾衰的药物复合物 专利号:ZL200510028973.7。

（2）授权专利:（发明）一种治疗早、中期慢性肾功能衰竭的中药组合物 专利号:ZL200610119268.2。

（3）授权专利:（发明）一种防、治慢性肾脏病肾纤维化的中药复方制剂及制备方法 专利号:ZL201010257471.2。

（4）授权专利:（发明）用体外细胞培养方式鉴定"肾主骨"效应的测定方法 专利号:ZL201110151163.6。

（5）授权专利:（实用新型）一种单侧输尿管结扎再通动物模型及其建立方法 专利号:ZL200910057757.3。

（6）授权专利:（发明）一种改善肾功能并抑制肾组织纤维化的中药组合物 专利

号:ZL201110446157.3。

(7) 授权专利:(发明)一种治疗高尿酸血症及尿酸性肾病的药物复合物 专利号:ZL2005100264689。

三、主要研究成果(1996—2017)

(1)《张大宁学术思想文集》,中华中医药学会学术著作奖二等奖,2017年。

(2) 基于循证医学评价健脾清化方治疗慢性肾衰临床疗效及抑制肾纤维化关键机制,中国中西医结合学会科学技术奖二等奖,2016年。

(3) 健脾清化方调节免疫炎症抑制肾纤维化关键机制及治疗慢性肾脏病临床转化应用,上海中西医结合科学技术奖一等奖,2015年。

(4) 益气活血组方、有效成分抑制肾纤维化关键机制及临床转化应用,中国中西医结合学会科学技术奖二等奖,2014年。

(5) 益气活血方及有效成分干预慢性肾病纤维化关键机制及临床转化应用,国家教育部科学技术进步奖二等奖,2014年。

(6) 基于整体、器官和细胞基因水平建立和评价肾阳虚证客观化诊断平台及临床转化应用,上海中医药科技奖成果推广奖,2014年。

(7) 抗纤灵方治疗慢性肾脏病3期临床多中心疗效评价及组方和有效组分体内外抑制肾纤维化的作用,中华中医药学会科技进步奖二等奖,2013年。

(8) 抗纤灵复方治疗慢性肾衰多中心临床疗效评价和作用机制研究,国家教育部科学技术奖二等奖,2012年。

(9) 抗纤灵复方治疗慢性肾衰多中心临床疗效评价和作用机制研究,获上海市中医药学会科技进步奖一等奖,2012年。

(10) 活血温阳抗纤灵及衍生复方多靶点改善肾纤维化延缓慢性肾衰进展作用新机制获上海市科技进步奖二等奖,2011年。

(11) 活血温阳抗纤灵及衍生复方多靶点改善肾纤维化延缓慢性肾衰进展作用新机制,中华中医药学会科技进步奖二等奖,2011年。

(12) 抗纤灵及衍生复方延缓慢性肾衰进展临床疗效评价和多靶点作用途径,上海市科技进步奖二等奖,2011年。

(13) 抗纤灵颗粒剂对血瘀型早、中期慢性肾衰的疗效评价及作用途径,中华中医药学会科学技术奖二等奖,2008年。

(14) 活血化瘀法对血瘀型早中期慢性肾衰的疗效评价及作用途径,上海市科技进步奖二等奖,2006年。

(15) 大量蛋白尿加重慢性肾衰进展的机制和针药结合的干预作用,获上海市医学奖三等奖,2005年。

(16) 大量蛋白尿加重慢性肾衰进展的机制和针药结合的干预作用,获中国中西医结合学会科学技术奖,2005年。

（17）活血扶正中药干预慢性肾衰进展因素及延缓肾纤维化的作用,获上海市医学奖三等奖,2004 年。

（18）抗纤灵冲剂对慢性肾衰肾纤维化及其影响因素的分子生物学研究,获上海市科技进步奖三等奖,2002 年。

（19）化瘀排石汤治疗尿路结石的临床与实验研究,获年上海市科技进步奖三等奖,1999 年。

（20）对板层素、纤维联结蛋白观察研究抗纤灵冲剂对慢性肾衰肾纤维化的影响,获上海市卫生局科技进步奖三等奖,1998 年。

（21）91 肾衰冲剂治疗慢性肾衰临床与实验研究,获上海市科技进步奖二等奖,1996 年。

四、主要研究课题（2001—2017）

（1）肝肾阴虚型重症 IgA 肾病临床多中心大样本前瞻性研究,上海市科委项目,2015 年。

（2）从 mTOR 信号旁路研究慢性肾衰肾脏微癥积形成病机及抗纤灵对基因敲除小鼠抗肾纤维化作用,国家自然基金（面上项目）,2014 年。

（3）海派名医童少伯学术思想研究,上海市中医药发展三年行动计划项目,2013 年。

（4）上海市中医临床肾病基地研究,上海市中医药发展三年行动计划项目,2013 年。

（5）健脾清化法治疗脾虚湿热型慢性肾衰临床多中心大样本前瞻性研究,上海市科委重点科技攻关项目,2012 年。

（6）基于免疫炎症介导肾纤维化研究脾虚湿热加重慢性肾衰机制和健脾清化法干预作用,国家自然基金项目,2011 年。

（7）对骨形成蛋白的影响研究益气活血中药对糖尿病肾病蛋白尿的作用途径,上海市博士学位点建设科研项目,2011 年。

（8）健脾清化法治疗脾虚湿热型慢性肾衰临床多中心大样本前瞻性研究,上海市科委项目,2011 年。

（9）慢性肾炎蛋白尿和慢性肾脏病 4 期中医治疗方案验证和推广应用研究,科技部中医药行业科研专项,2010 年。

（10）基于成纤维细胞表型转化研究慢性肾衰瘀血阻络的理论基础和活血中药的干预作用,教育部博士点基金项目,2009 年。

（11）从特异基因蛋白质表达及引起的生殖内分泌的改变研究中医肾藏象理论的实验基础项目,上海市科委重点项目,上海市创新行动计划项目,2009 年。

（12）从 CHIP 对肾纤维化影响研究肾络病淤血阻络的实验基础及抗纤灵的干预机制,国家自然基金项目,2008 年。

（13）从内源性 CHIP 表达对下游基因 JunB 转录活性的影响研究抗纤灵干预大鼠肾纤维化的机制，上海市优秀学科带头人计划，上海市科委项目，2008 年。

（14）从对微炎症影响研究健脾清化方对慢性肾衰疗效及作用途径，浦东新区社会发展局卫生科技项目，2008 年。

（15）慢性肾脏病中医临床证治优化方案的示范研究，国家"十一五"科技支撑计划项目，2006 年。

（16）马兜铃酸致肾损害及丹酚酸盐的干预作用，国家自然基金项目，2006 年。

（17）早期慢性肾衰中西医结合治疗方案的前瞻性研究，上海市科委重点研究项目，2003 年。

（18）抗纤灵颗粒治疗早中期慢性肾衰的新药临床前研究，上海市科委项目，2002 年。

（19）中医药治疗早中期慢性肾衰质量控制标准的研究，上海市科委项目，2002 年。

（20）治疗早中期慢性肾衰新药肾衰冲剂的研制，上海市科委项目，2001 年。

（21）活血扶正中药对大量蛋白尿加重早中期慢性肾衰的研究，上海市科委项目，2001 年。

（22）糖肾宁改善糖尿病肾病肾小球硬化的作用机制的研究，上海市卫生系统百人计划项目，2001 年。

五、主要出版书籍（1999—2017）

（1）何立群. 童少伯学术经验集［M］. 北京：人民卫生出版社，2017. ISBN 978-7-117-25012-2.

（2）何立群. 中成药临床应用指南——肾与膀胱疾病分册［M］. 北京：中国中医药出版社，2017. ISBN 978-7-5132-4313-1.

（3）张大宁，王耀献，何立群，杨洪涛，庞国明. 中华中医药学会肾病分会简明史志［M］. 北京：中国中医药出版社. 2016. ISBN 978-7-5132-3571-6.

（4）梅长林，陈楠，郝传明，袁伟杰，余晨，丁峰，戴兵，何立群. 医师考核培训规范教程丛书——肾脏内科分册［M］，上海：上海科学技术出版社，2016. ISBN 978-7-5478-2951-6.

（5）何立群. 中西医防治肾脏病要略［M］. 上海：上海科学技术出版社，2016. ISBN 978-7-5478-2985-1.

（6）何立群. 童少伯学术经验集［M］. 上海：上海科学技术出版社，2016. ISBN 978-7-5478-3001-7.

（7）王永炎，何立群，王贵强，等. 中成药临床应用指南——感染性疾病分册［M］. 北京：中国中医药出版社，2015. ISBN 978-7-5132-2646-2.

（8）何立群. 中医临床诊疗指南释义——肾与膀胱分册［M］. 北京：中国中医药出

版社,2015. ISBN 978－7－5132－2665－3.

（9） 何立群. 肾病与食疗[M]. 北京:科学出版社,2011. ISBN 978－7－03－032005－6.

（10） 郑健,吴竞,何立群,等. 中西医结合肾脏病学[M]. 北京:科学出版社,2011. ISBN 978－7－03－030395－0.

（11） 冷方南,勾振堂,何立群,等. 肾衰尿毒症临床治疗学[M]. 北京:人民军医出版社,2011. ISBN 978－7－5091－5128－0.

（12） 何立群. 肾脏病中医辨治新探[M]. 北京:人民卫生出版社,2009. ISBN 978－7－117－11124－9.

（13） 金实,王秀莲,何立群,等. 中医内伤杂病临床研究[M]. 北京:人民卫生出版社,2009. ISBN 978－7－117－11829－3.

（14） 季伟苹,祝培英,何立群,等. 上海新中医医案精粹[M]. 北京:人民卫生出版社,2009. ISBN 978－7－117－11278－9.

（15） 沈庆法,何立群,张佩青,等. 中医肾脏病学[M]. 上海:上海中医药大学出版社,2008. ISBN 978－781121－036－1.

（16） 沈庆法,何立群,王小琴,等. 现代中医肾脏病理论与临床[M]. 上海:同济大学出版社,2008. ISBN 978－7－5608－3757－4.

（17） 沈庆法,何立群. 肾脏病中医药研究新进展[M]. 上海:上海中医药大学出版社,2004. ISBN 7－81010－813－1.

（18） 沈庆法,何立群. 中医临床肾病手册[M]. 上海:上海中医药大学出版社,2002. ISBN 7－81010－679－1.

（19） 沈庆法,于俊生,何立群,等. 调补与忌口[M]. 上海:上海科学技术文献出版社,2002. ISBN 7－5439－1996－6.

（20） 陈湘君,蔡淦,何立群,等. 中医内科学[M]. 上海:上海科学技术出版社,2001. ISBN 7－5323－5732－5.

（21） 张森,邢辉,何立群,等. 现代医学临床与理论研究[M]. 北京:中国古籍出版社,1999. ISBN 7－80013－783－X.